# A química do olfato

# A química do olfato

*Um passeio pelos aromas do mundo*

..............................................................

HAROLD McGEE

Tradução de Marcelo Brandão Cipolla

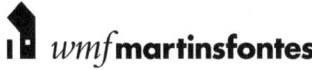

Esta obra foi publicada originalmente em inglês com o título NOSE DIVE.
© 2020, Harold McGee
Copyright © 2022, Editora WMF Martins Fontes Ltda.,
São Paulo, para a presente edição.

Todos os direitos reservados. Este livro não pode ser reproduzido, no todo ou em parte, armazenado em sistemas eletrônicos recuperáveis nem transmitido por nenhuma forma ou meio eletrônico, mecânico ou outros, sem a prévia autorização por escrito do editor.

1ª edição 2022

Tradução
MARCELO BRANDÃO CIPOLLA

**Acompanhamento editorial**
*Márcia Leme*
**Preparação de texto**
*Fernanda Alvares*
**Revisões**
*Ricardo Franzin*
*Ivana Alves Costa*
**Edição de arte**
*Gisleine Scandiuzzi*
**Produção gráfica**
*Geraldo Alves*
**Paginação**
*Renato Carbone*
**Capa**
*Victor Burton*
**Ilustrações das estruturas químicas**
*Alice Phung*

Dados Internacionais de Catalogação na Publicação (CIP)
(Câmara Brasileira do Livro, SP, Brasil)

McGee, Harold
  A química do olfato : um passeio pelos aromas do mundo / Harold McGee ; tradução de Marcelo Brandão Cipolla. – São Paulo : Editora WMF Martins Fontes, 2022.

  Título original: Nose dive: a field guide to the world's smells.
  Bibliografia.
  ISBN 978-85-469-0423-5

  1. Odores 2. Olfato I. Título.

22-134386                                              CDD-612.86

Índice para catálogo sistemático:
  1. Olfato : Fisiologia humana   612.86

Inajara Pires de Souza – Bibliotecária – CRB PR-001652/O

*Todos os direitos desta edição reservados à*
**Editora WMF Martins Fontes Ltda.**
*Rua Prof. Laerte Ramos de Carvalho, 133  01325-030  São Paulo  SP  Brasil*
*Tel. (11) 3293-8150  e-mail: info@wmfmartinsfontes.com.br*
*http://www.wmfmartinsfontes.com.br*

*A todos os químicos do passado e do presente
cujo fascínio pelas moléculas voadoras
possibilitou que este livro fosse escrito.*

# Sumário

Prefácio: Meu primeiro tetraz  *ix*
Introdução: Sensação essencial  *xix*

## Parte 1 • OS CHEIROS MAIS SIMPLES

Capítulo 1. Entre as estrelas  3
Capítulo 2. O planeta Terra, a vida primitiva, o fedor de enxofre  23
Capítulo 3. O *kit* básico da vida  40

## Parte 2 • OS ANIMAIS: DEPENDÊNCIA, MOBILIDADE, MICROBIOMAS

Capítulo 4. O corpo dos animais  57
Capítulo 5. Os sinais dos animais  80
Capítulo 6. O animal humano  95

## Parte 3 • AS PLANTAS TERRESTRES: INDEPENDÊNCIA, IMOBILIDADE, VIRTUOSISMO

Capítulo 7. O doce aroma do sucesso  137

Capítulo 8. Famílias voláteis dos vegetais: verde, frutado, floral, picante   *155*
Capítulo 9. Musgos, árvores, relva, ervas   *193*
Capítulo 10. Flores   *219*
Capítulo 11. Verduras e ervas comestíveis   *251*
Capítulo 12. Raízes e sementes comestíveis: alimentos básicos e especiarias   *275*
Capítulo 13. Frutas   *306*

## Parte 4 • TERRA, ÁGUAS, RESTOS MORTAIS

Capítulo 14. A terra: solo, fungos, pedras   *351*
Capítulo 15. As águas: plâncton, algas marinhas, frutos do mar, peixes   *385*
Capítulo 16. Restos mortais: fumaça, asfalto, indústria   *416*

## Parte 5 • OS AROMAS QUE ESCOLHEMOS

Capítulo 17. Fragrâncias   *455*
Capítulo 18. Alimentos cozidos   *499*
Capítulo 19. Alimentos curados e fermentados   *552*

Conclusão: meu segundo tetraz   *615*
Agradecimentos   *619*
Bibliografia selecionada   *623*
Índice remissivo   *671*

Prefácio
# MEU PRIMEIRO TETRAZ

Onde ou como quer que você esteja lendo estas palavras, neste exato instante há todo um mundo que se agita ao seu redor e dentro de você, provocando sinais de prazer, repugnância, compreensão e deslumbramento. É uma nuvem invisível de moléculas flutuantes: inúmeras partículas de matéria lançadas no ar que respiramos, zunindo em alta velocidade, cuja presença percebemos como aromas. Este livro trata dessas partículas e de cheiros, e trata também de como aproveitar ao máximo o nosso contato com eles.

Já se escreveram muitos livros excelentes sobre o sentido do olfato, os cheiros agradáveis de alimentos, bebidas e perfumes, e a natureza da repugnância. Aqui procurei criar algo diferente: um guia para o imenso universo dos cheiros, agradáveis ou não, e para as partículas moleculares que, transportadas pelo ar, os estimulam. Uma vez que essas partículas são amostras representativas de todo o cosmo material, gosto de chamar esse amplo universo de *osmocosmo* (do grego antigo *osme*, palavra que designava os "cheiros" ou "odores"), que ressoa com toques de magia. O osmocosmo abriga multidões – no mínimo milhares de moléculas diferentes, talvez milhares de milhares. Sua complexidade supera a capacidade perceptiva até dos mais sensíveis entre nós, e, no todo ou em parte, o osmocosmo é inacessível para muitas pessoas cujo sentido do olfato foi, de algum modo, comprometido. Independentemente do quanto sejamos capazes de captá-lo, estamos sempre mergulhados no osmocosmo. Trata-se de uma característica fundamental do mundo que habitamos. Vale a pena explorá-lo, ainda que apenas com a imaginação e o pensamento.

O termo geral com que se designam as moléculas transportadas pelo ar é "voláteis", palavra derivada do verbo latino que significa "voar", aplicada originalmente a pássaros, borboletas e outras criaturas aladas. Foi um desses voláteis originais, uma saborosa ave selvagem, que me atraiu para a exploração do mundo dos voláteis moleculares. Vou explicar como isso aconteceu e como espero que você use este guia para se tornar também um explorador de cheiros.

Minha especialidade é a ciência da culinária. Em 2005, quando a culinária experimental era o assunto mais comentado no setor de restaurantes, viajei à Espanha e à Inglaterra para sentir o gosto dessas inovações. Os principais *chefs* dessa vanguarda, os Adrià, os Roca e os Heston Blumenthal, buscavam oferecer aos clientes uma refeição inesquecível, com extensos menus compostos de pratos inéditos que poderiam ser assustadores, divertidos, desconcertantes e, às vezes, deliciosos. Minha viagem foi breve e estimulante. No entanto, a experiência gustativa mais memorável ocorreu quase no fim, em um almoço inglês bastante tradicional na companhia de Fergus Henderson e Trevor Gulliver, no restaurante deles, o St. John, em Londres.

Estávamos no começo do outono. Assim, pedi um tetraz, uma ave de caça da estação que eu nunca tivera a oportunidade de provar. Assada e malpassada, ela chegou sobre uma fatia de torrada em uma apresentação simples, ladeada de uma porção de agrião fresco. Eu tinha a expectativa de que gostaria do tetraz, mas não esperava que o primeiro pedaço me deixasse sem fala. Foi isso que aconteceu. Fui completamente engolido: primeiro por uma sensação intensa – um sabor de carne muito forte, quase a ponto de ser desagradável, com um toque de amargor – e, em seguida, por emoções confusas. Fiquei paralisado por um instante, incapaz de dizer qualquer palavra a meus companheiros de mesa, que me encararam preocupados, até que Fergus sorriu, assentiu com a cabeça e observou: "É claro. É seu primeiro tetraz".

Sempre me interessei por compreender o que torna os alimentos deliciosos, mas aquela experiência me impressionou como nenhuma outra, evidenciando o poder do sabor de desencadear sentimentos fortes – e de permanecer conosco. O tetraz ainda estava em minha boca muitas horas depois, enquanto eu tentava me concentrar em uma apresentação de *A tempestade*, de Shakespeare.

Alguns anos depois, outro momento me impressionou com o poder do cheiro apenas. Uma protuberância cresceu na ponta da minha língua, uma espécie de papila gustativa gigante, com talvez uns três milímetros de largura: boa piada para um crítico de culinária! Fui então a um especialista, que me aconselhou a retirá-la. Ele aplicou uma anestesia local, cortou-a fora e cauterizou a ferida com um instrumento elétrico que queima e sela os vasos sanguíneos. Formou-se nesse momento uma pequena nuvem de fumaça e senti o cheiro típico de carne de vaca em uma grelha bem quente, queimada, mas também ligeiramente putrefata. Foi uma surpresa, mas fazia perfeito sentido: era o cheiro de McGee grelhado. Outra boa piada. Mas, quando esse pensamento jovial me passou pela cabeça, senti uma tontura, meus membros ficaram pesados e comecei a suar frio. O médico logo reclinou a cadeira e em dois minutos eu já estava bem, embora envergonhado. Pensava estar encarando a experiência com tranquilidade e até apreciando a ironia, mas meu corpo me pegou de emboscada. Outro momento inesquecível com um cheiro inesquecível.

A referência cultural mais conhecida que trata do vínculo entre o sabor e as emoções é a madalena que o narrador de Marcel Proust mergulha em uma xícara de chá de tília, no primeiro volume de *Em busca do tempo perdido*. Esse bolinho surpreende o narrador anônimo com um estremecimento de "prazer delicioso", cuja origem o remete a uma ocasião em que provara a mesma combinação, em sua idílica infância. Também estremeci; não de prazer, mas de algo que mais se parecia com alertas instintivos. O tetraz era tão forte e tinha sabor tão intenso que poderia estar estragado; e é provável que a língua cauterizada tenha evocado as dores de quando eu extraíra as amígdalas, vinte anos atrás. Mas será que isso era tudo o que significavam? Eu sentia que havia algo mais por descobrir.

Essas ruminações acabaram me conduzindo a uma passagem menos célebre de Proust, a qual, porém, ressoou mais afinada com meus pensamentos. No quarto volume, *Sodoma e Gomorra*, o narrador toma uma de suas bebidas prediletas e se espanta com as sensações que ela provoca:

> A laranja espremida na água parecia entregar, à medida que eu ia bebendo, a vida secreta de seu amadurecimento, sua benéfica ação sobre certos estados desse corpo humano que pertence a um reino diverso, sua impotência em fazê-lo viver, mas, em compensação, o processo de irrigação pelo qual lhe podia ser favorável; cem mistérios revelados pela fruta à minha sensação, mas de modo algum à minha inteligência.

Mais uma vez, o sabor do alimento chama a atenção do narrador e desencadeia a fugidia sensação de que havia ali algum significado. Dessa vez, porém, esse significado não se refere a seu passado, mas sim ao alimento em si. A laranja evoca de algum modo o mistério de sua criação e do bem que faz a criaturas estranhas como nós. O narrador não persegue essa indicação como faz com o prazer da madalena. É claro que, se o fizesse, sua *recherche* deixaria de ter por objeto o tempo perdido e se voltaria para os fatos, as histórias naturais e as operações internas das frutas e dos animais.

A laranja de Proust encorajou-me a ver o sabor do meu tetraz como um convite a desvendar seus "mistérios". Foi uma chamada para que eu parasse, pensasse e aprendesse, para que perguntasse: *por que* aquela ave tinha um sabor tão forte e característico?

Foi essa pergunta que fiz, e aprendi. Ao contrário dos patos e dos pombos domésticos, os tetrazes britânicos são verdadeiras aves de caça, que vivem em estado selvagem nos grandes urzais, constantemente à procura de alimento e fugindo dos predadores, amiúde infectadas por parasitas intestinais que as tornam mais fáceis de ser detectadas pelo faro de cães e raposas. São espantadas de seus esconderijos e abatidas em pleno voo; sua carcaça é maturada – "pendurada" – por vários dias, com intestino e tudo, para que fique mais macia e com sabor mais intenso. Em 2007, fiz uma peregrinação à Escócia ocidental e passei um fim de semana inesquecível com Ben Weatherall, que fornecia carne de caça ao St. John e à família dele. Passei horas no urzal de Overfingland observando as aves, maravilhando-me com sua explosiva decolagem quando espantadas das moitas baixas, com sua estonteante velocidade e a habilidade com que contornavam as ondulantes colinas até se perderem de vista. Não me admirava que os músculos de suas asas fossem tão escuros, com aquele maquinário metabólico que fabricava sabor! Mastiguei as urzes amargas e adstringentes de que elas se alimentam e senti o cheiro pesado do ambiente fresco em que eram maturadas.

Um alimento silvestre de difícil digestão, músculos poderosos e bem exercitados, intestinos feridos dos quais os alimentos e o suco digestivo vazavam para uma carcaça à beira da decomposição: estes são alguns dos elementos que se combinam para dar ao tetraz tradicional seu sabor forte e perturbador. Tendo crescido na segunda metade do século XX, uma época anterior à embalagem, à higienização e à desodorização, naquele primeiro pedaço eu estava de certo modo provando pela primeira vez o sabor da carne, reconhecendo em algum nível, por meio do paladar, o sabor estarrecedor, tanto químico como emocional, da vida, das lutas e da morte dos animais. Talvez fosse um alerta de saúde, mas ao mesmo tempo era muito mais! Minha fome de entendimento se satisfez e a experiência se enriqueceu retroativamente.

Foi então que comecei a refletir sobre os significados a que poderiam aludir experiências alimentares mais cotidianas. É claro que a maioria dos alimentos tem o gosto deles mesmos, aquele gosto que esperamos sentir com base na experiência. O que chama a atenção é o incomum e o incongruente. Eu já me impressionara ao notar que alimentos que nada têm a ver um com o outro podem ter sabor semelhante. O queijo parmesão, por exemplo, pode ter sabor de abacaxi. Que ligação pode haver entre um leite de vaca envelhecido e uma fruta tropical madura? Ostras cruas podem ter gosto parecido com o de pepino; o xerez pode ter gosto de molho de soja; e tortilhas de milho, gosto de mel – de mel de castanheira, em específico. Ainda mais estranhos são os alimentos que evocam lembranças de coisas não comestíveis: o ar do mar no chá verde, estrebarias no vinho, pés suados em alguns queijos suíços.

As ideias do mar e de estrebarias e pés suados, bem como do McGee grelhado, sublinham o fato de que os ecos de sabor que eu percebera eram, especificamente, semelhanças de *cheiros*. O sentido do olfato faz a ponte entre nossa experiência com os alimentos e nossa experiência com um mundo maior. Acompanha, em geral, todo sopro inalado pelo nariz. Sentimos os cheiros no mundo ao inspirar e os sabores na boca ao expirar. Além disso, o olfato nos dá informações detalhadas sobre o que existe a nosso redor e o que estamos a ponto de engolir. De nariz tampado, sentimos o doce e o azedo na língua, mas não distinguimos um refrigerante de cola de um de laranja; não conseguimos perceber que o pão na torradeira está passando de marrom a preto-carvão.

Parecia-me que, para compreender os sabores do chá, do vinho e do queijo, eu teria de mergulhar nos cheiros do oceano, dos animais e dos pés a fim de descobrir por que *eles* cheiram como cheiram. Essa ideia me assustava – mas também me entusiasmava cada vez mais. Por que, inclusive, eu teria de me limitar aos cheiros que encontram ecos óbvios nos alimentos? Por que não poderia saborear tudo o que há no mundo como saboreamos o alimento e a bebida, cheirando as coisas de modo ativo e inquisitivo, aprendendo sobre suas moléculas voláteis e sua história natural e usando esse conhecimento para perceber o mundo de modo ainda mais pleno?

Fui fisgado por essa ideia. Passei a adorar o processo de cheirar tudo o que me viesse à cabeça, ligar essas sensações pessoais imediatas à identificação laboratorial precisa das moléculas que as desencadeiam e, por meio dessas moléculas, relacioná-las a uma compreensão científica mais ampla do funcionamento do mundo. Muitas vezes me maravilho diante desse funcionamento e do empenho coletivo da humanidade em desvendá-lo. Apesar da antiga fama de ser uma das faculdades inferiores do ser humano, está claro que o olfato tem o poder de nos envolver com o mundo ao nosso redor e revelar detalhes invisíveis e intangíveis dele, estimulando intensamente o sentimento e o pensamento e incentivando-nos a ser tão humanos e tão vivos quanto possível.

Assim, tornei-me um explorador amador do universo dos cheiros e mergulhei no osmocosmo. Parti em uma expedição olfativa de dez anos pelo mundo e pela literatura científica. Escrevi este livro para compartilhar o que aprendi, destacando os cheiros que estão por aí, à espera de ser observados, me aprofundando neles e relatando o que eles podem nos dizer acerca de como vieram a ser como são e acerca de modos de funcionamento do mundo que, de outro modo, passariam desapercebidos. E aqui me refiro não apenas ao cheiro de alimentos, bebidas e flores, mas também de adubo de compostagem e vasos encharcados de água, breu e computadores, livros velhos e patas de cachorro, uma miríade de elementos comuns mas reveladores que preenchem nossa vida. Há a nosso redor um rico universo de sensações e significados intangível, invisível e fugaz, mas ao mesmo tempo vívido e real.

Agora que já contei sobre o excêntrico caminho que me levou a escrever este livro, quero explicar as excentricidades encontradas nas páginas a seguir: por que elas estão cheias de tabelas que parecem notas de degustação ou listas de ingredientes em rótulos, e por que o primeiro capítulo começa com o *big bang*, que ninguém pode cheirar.

O olfato é um sentido tão forte e revelador porque ele de fato detecta pedacinhos dos elementos que existem no mundo. Esses pedacinhos são moléculas voláteis, tão pequenas que conseguem se separar de sua origem e voar invisíveis pelo ar até chegar ao nosso nariz. Começar a compreender o cheiro de algo, portanto, é identificar as muitas moléculas voláteis que ele emite. O cheiro geral de algo é um composto criado pelos componentes aromáticos, ou "notas", de suas moléculas voláteis mais destacadas. Quando substâncias diferentes parecem evocar lembranças de outras por meio dos componentes aromáticos que têm em comum, isso é sinal de que elas têm algumas moléculas voláteis em comum. E as identidades químicas das moléculas explicam por que: são sinais dos processos a partir dos quais elas foram criadas.

Isso significa que boa parte deste livro se baseia na química das moléculas voláteis. Mas a química, seja de que ramo for, dificilmente será um assunto convidativo para quem não é químico. Eu, no entanto, não sou químico, e a química neste livro não é um fim em si: é um meio para revelar intuições a respeito da nossa experiência pessoal do mundo físico, um meio para sentirmos cada vez mais aromas e passarmos a ter uma ideia do que esses aromas significam. Na verdade, muitas dessas moléculas são nossas amigas de longa data, e vêm nos agradando ou aborrecendo desde que nos conhecemos por gente, sem que saibamos de sua existência. Conhecemos, reconhecemos e apreciamos por meio do olfato esses pedacinhos significativos do mundo, mas ainda não fomos apresentados a eles individualmente e pelo nome. Os nomes que os químicos lhes deram podem, a princípio, nos confundir, mas têm sua lógica. Quando passamos a conviver com frequência com os cheiros e as moléculas já nomeadas, começamos a decorar os nomes. Hoje em dia, muitos apreciadores de cerveja já sabem falar dos ésteres e dos fenóis voláteis de sua bebida predileta; os aficionados da maconha conhecem seus terpenos; os perfumistas artesanais, seus aldeídos.

Uma vez que cada capítulo descreve dezenas de elementos diferentes, com cada um deles emitindo muitas moléculas voláteis e componentes aromáticos, destilei as informações pertinentes nas tabelas de aromas espalhadas pelo livro. Elas foram feitas para facilitar o controle, por parte do leitor, de sua exposição a essas substâncias químicas. A maioria das tabelas tem três colunas. A primeira lista alguns elementos de interesse correlato: partes do corpo, flores ou queijos, por exemplo. A segunda coluna lista alguns componentes aromáticos que contribuem para o cheiro geral de cada elemento. Podem se assemelhar com as notas de degustação presentes em anúncios e resenhas, mas não são meras impressões subjetivas. São os cheiros de moléculas específicas que foram objetivamente identificadas como moléculas voláteis importantes do item em questão. Elas estão listadas na terceira coluna.

Caso seu principal interesse sejam os componentes aromáticos cujo cheiro você detecta em sua pele ou em lascas de queijo parmesão e você não queira desviar sua atenção para a química, limite-se às duas primeiras colunas das tabelas. O simples ato de prestar atenção nessas nuances dos cheiros pode trazer em si uma recompensa. Em um poema de 1948, o escocês Hugh MacDiarmid zombava da abordagem química da "osmologia" moderna e louvava a atenção pura: "o cheiro de uma flor, por sua peculiaridade, aguça a apreciação dos outros".

No entanto, se tiver curiosidade de saber *por que* o cheiro da margarida é tão diferente do da rosa, por que sua pele às vezes tem um cheiro metálico ou por que o queijo parmesão pode ter um cheiro frutado e ao mesmo tempo enjoativo, consulte a coluna da direita para ver quais são as moléculas envolvidas e de onde elas vêm. Esses detalhes aguçam ainda mais uma apreciação acompanhada de entendimento.

Isso é o bastante no que diz respeito às tabelas; vamos falar agora de como o leitor deve navegar pelo livro como um todo.

Escrevi este guia tanto para que o leitor o folheasse sem compromisso quanto para que aprendesse sobre o grande osmocosmo. Ele não está organizado por cheiros, mas pelas coisas conhecidas do nosso mundo que os emitem. Assim, você encontrará o corpo humano no capítulo 6, as flores no capítulo 10 e os queijos no capítulo 19. Fique à vontade para se dirigir diretamente àquilo cujo cheiro você prefere, cujo cheiro detesta ou cujo cheiro acabou de conhecer. Ou, então, apenas folheie as páginas e consulte as tabelas para verificar o que atrai seu olhar.

Para os leitores que quiserem explorar de modo mais sistemático o universo dos cheiros e reavivar seu conhecimento do que é uma molécula, dispus os capítulos em uma sequência que me permitiu, como leigo em química, orientar-me entre tantas moléculas voláteis; espero que isso sirva também para você. A sequência nasceu de uma reflexão sobre os ecos aromáticos: se a ostra tem cheiro de pepino, qual dos dois foi o primeiro a carregar essa molécula? Será que, por acaso, alguma outra coisa continha tal molécula antes deles? Acabei percebendo que, como tudo no mundo físico, as moléculas aromáticas têm uma história que faz parte da história contínua da própria criação, da evolução do cosmo como um todo. Essa evolução começou há milhares de anos no mistério do *big bang*, antes que houvesse uma única molécula de qualquer tipo, e de lá para cá caminhou sempre na direção de uma diversidade e de uma complexidade molecular cada vez maiores.

Ao examinar a história primitiva do cosmo, fiquei fascinado ao notar que algumas moléculas cujo cheiro sentimos todos os dias já existiam muito antes de haver alguma criatura capaz de cheirá-las, ou antes mesmo que houvesse um planeta Terra onde tais criaturas pudessem viver. Elas estão entre as moléculas mais simples, com poucos átomos, tão fáceis de compreender quanto a $H_2O$. Algumas delas também são fontes dos cheiros produzidos pela maior parte das formas de vida. E, assim como a vida se diversificou no decorrer das eras, diversificaram-se também as moléculas voláteis emitidas pelos seus produtos.

O simples é mais fácil de assimilar e constitui um passo no caminho da compreensão da complexidade. Assim, estruturei o livro em cinco partes que introduzem as moléculas do aroma aos poucos, mais ou menos na ordem em que foram surgindo. Convido o explorador novato dos cheiros a imaginar-se ao lado do *Chef* do cosmo, sobre-humano, mas dotado de um nariz humano: cheire o cozido de matéria e energia à medida que ele se apura no decorrer das eras, perceba como seus cheiros se desenvolvem e conheça as moléculas cada vez mais complexas – e agradáveis! – dos quais eles se originam.

A Parte 1 começa com as esparsas moléculas voláteis primordiais do espaço sideral, o cheiro sulfuroso da Terra na época das primeiras formas de vida unicelulares e o *kit* introdutório básico das moléculas voláteis e dos aromas partilhados por todos os seres vivos. A Parte 2 mostra que o corpo dos animais – o nosso, inclusive – deve a maior parte de seus cheiros à sua mobilidade e às comunidades de microrganismos que levam consigo. A Parte 3 celebra a criatividade do reino vegetal e suas moléculas e cheiros incrivelmente diversificados: frescos, amadeirados, florais e frutados. A Parte 4 descreve os cheiros que emanam das águas e dos solos do planeta e dos resquícios de vida quando se transformam em fumaça e alcatrão, combustíveis e plásticos. E a Parte 5 fecha o livro com os cheiros que a humanidade ama e busca para si nas fragrâncias, nos alimentos e nas bebidas.

Seja, portanto, bem-vindo ao osmocosmo, o mundo que fervilha bem debaixo do nosso nariz!

Introdução
# SENSAÇÃO ESSENCIAL

> O cheiro do corpo de uma pessoa é o próprio corpo que respiramos pelo nariz e pela boca e que possuímos de repente, como se fosse a substância mais secreta do corpo e, em suma, sua natureza. O cheiro que está em mim é a fusão do corpo da outra pessoa com o meu. Mas é o corpo da outra pessoa sem a carne, um corpo vaporizado que continua sendo exatamente o que é, mas tornou-se um espírito volátil.
>
> Jean-Paul Sartre, *Baudelaire*, 1947.

Corpos vaporizados, substâncias secretas: seriam assim os cheiros? Sim, talvez algo nessa linha! Os cheiros podem ser sensações comuns e cotidianas, mas quanto mais de perto os observamos, mais extraordinários se tornam. Sartre, que, assim como Proust, foi um estudioso francês do mundo sensorial, captura a estranha e fantasmagórica corporalidade dos cheiros nesse trecho sobre as mulheres e os perfumes, na poesia de Baudelaire. Quando cheiramos o corpo de outra pessoa, literalmente trazemos uma parte desse corpo para dentro do nosso, para os tecidos da nossa cabeça, que então sinalizam sua presença para nossa mente. Isso é verdade quer estejamos sentindo o cheiro de uma amante ou de um desconhecido, de um esgoto ou de uma rosa. Sentimos o cheiro de algo porque partículas desse algo – suas moléculas voláteis vaporizadas e transportadas pelo ar – entram em nós e por um instante se tornam parte de nós.

É uma ideia perturbadora. Não admira que instintivamente prendamos a respiração quando sentimos um cheiro repugnante. Mas essa ideia também nos abre os olhos ou dilata as narinas. Significa que o olfato nos conecta de modo direto e íntimo com a própria substância do mundo em que vivemos. Significa que, embora o olfato seja tido como um dos sentidos humanos menos importantes, um sentido em que nossa habilidade é superada de longe pela de nossos animais de estimação, ele pode enriquecer nossa vida muito mais do que costumamos imaginar.

Antes de mergulharmos nos cheiros do mundo, vamos nos autoanalisar, analisar a nossa cabeça e nos familiarizar com o modo como o olfato funciona e o que ele tem a nos oferecer.

## Sentidos moleculares de um mundo molecular

Quando Sartre escreve que o cheiro de uma mulher é seu "corpo vaporizado" ou o "espírito volátil" de seu corpo, está na verdade falando de suas *moléculas* voláteis. As moléculas são partículas de matéria invisíveis de tão pequenas. Os diversos elementos que constituem os objetos do mundo físico lhes dão sua substância e suas qualidades específicas. O paladar e o olfato são sentidos moleculares: detectam e acusam a presença de determinadas moléculas ao nosso redor ou dentro de nossa boca. Embora mais prestigiados, os sentidos da visão e da audição não estabelecem um contato tão direto com as coisas do mundo: apenas registram ondas de luz ou ondas de pressão do ar cujo movimento tenha sido influenciado por sua presença. O sentido do tato, por sua vez, nos põe em contato direto com os objetos e os materiais físicos, mas somente de forma geral: é incapaz de distinguir moléculas particulares, como o olfato e o paladar. Os cheiros e os sabores são nossos encontros mais diretos, íntimos e específicos com as moléculas que constituem o mundo.

Como tudo o mais no mundo físico, nosso corpo é feito de moléculas, e nossos sentidos do paladar e do olfato funcionam por meio de suas próprias moléculas especializadas, os receptores gustativos e olfativos. Os receptores gustativos residem sobretudo nas papilas gustativas da língua. Ficam atentos à presença de umas poucas moléculas específicas ou a pedaços dessas moléculas, que se dissolvem no líquido salivar por meio dos alimentos que colocamos na boca ou de outros materiais que decidamos experimentar. Temos cerca de cinquenta tipos de receptores gustativos, que dão origem a um pequeno número de sensações gustativas – que diferenciamos entre as conhecidas doce, azeda, salgada e amarga e a menos conhecida umami, ou "saborosa". Em conjunto, essas sensações nos indicam a probabilidade de um alimento ou bebida ser adequado para nossa nutrição.

Os cheiros nascem de duas porções de pele sensível escondidas na parte frontal da cabeça, atrás dos olhos e um pouco abaixo deles. Sua área total equivale a menos de um décimo da área superior da língua – cerca de seis centímetros quadrados. Contém cerca de quatrocentos tipos de receptores de odor, que reconhecem as moléculas levadas pelo ar que inspiramos e expiramos. O olfato não fica atento apenas a algumas moléculas específicas, mas a *quaisquer* moléculas no ar que afetem de algum modo nosso bem-estar, quer se trate do aroma de morangos maduros em uma tigela ou do cheiro defumado de um incêndio na floresta a quilômetros de distância. Ele não se preocupa em registrar a grande maioria das moléculas do ar – o nitrogênio, o oxigênio, o dióxido de carbono e a água –, pois sua presença não tem muito significado: elas sempre estão ali, mas é muito sensível às moléculas que aparecem e desaparecem e nos dão pistas sobre o que está acontecendo ao redor. Uma vez que suas poucas centenas de receptores são capazes de trabalhar juntos em muitas combinações diferentes, o olfato pode, em tese, distinguir entre milhões de diferentes moléculas e misturas de moléculas.

O olfato é mais versátil que o paladar: é mais aberto, mais amplo, mais específico e mais sensível. E apreende muito mais informações, pois as coisas do mundo são feitas de muitos tipos de moléculas – muito mais do que as poucas dezenas que o paladar é capaz de detectar.

## Cheiros que nascem de misturas de moléculas voadoras

À semelhança da noção de corpos transformados em cheiros, mencionada por Sartre, as moléculas que respiramos e cheiramos são *voláteis*, termo que na química equivale a "tende a evaporar", tende a escapar dos materiais sólidos ou líquidos na forma de vapor gasoso. As moléculas dos cheiros desprendem-se de sua origem – o corpo de uma pessoa, um alimento, uma bebida, uma árvore, uma fogueira – e são carregadas pelo ar até chegar aos receptores olfativos no alto da cavidade nasal. A maioria das moléculas presentes nas coisas ao nosso redor é muito grande ou muito pesada para voar, ou se liga com força demasiada a outras moléculas; assim, o que de fato somos capazes de cheirar são as moléculas que se desprendem da superfície em que estão ligadas. Essas moléculas voláteis são amostras representativas dos corpos que as emitem, mas elas deixam esses corpos para trás.

A maioria dos elementos emite misturas de moléculas voláteis. Não existe a molécula da maçã ou a molécula da batata, por exemplo. Tanto as maçãs quanto as batatas são feitas de muitos tipos diferentes de moléculas – água, amido, açúcares, proteínas, gorduras, minerais, ácidos, DNA, pigmentos, substâncias fitoquímicas que repelem insetos, e por aí afora. Tanto a maçã quanto a batata emitem dezenas de moléculas voláteis. Os cheiros que as caracterizam são dados por suas diferentes misturas.

Uma vez que até os cheiros mais simples nascem de um composto de substâncias voláteis, eles costumam ser comparados a acordes musicais, que são combinações de várias notas que ouvimos como um único som reconhecível. Outra analogia, mais próxima de nosso assunto, é com algum alimento preparado. Podemos combinar tomates, azeite de oliva, alho e manjericão, e esses sabores se juntam para criar o sabor de um molho de tomate. Talvez você registre o cheiro de cada ingrediente, talvez não; no entanto, a junção deles contribui para o sabor característico do molho. Cada um desses ingredientes, por sua vez, é um composto de moléculas que se juntam para produzir seu sabor característico: o sabor do tomate, do azeite, do alho, do manjericão. São esses ingredientes moleculares que vamos explorar neste livro.

Não somos capazes de ver esses conjuntos de substâncias voláteis misturadas, mas é fácil imaginá-las e relacioná-las a nossas experiências do dia a dia. Moro em um bairro cercado de montanhas em São Francisco e estou acostumado a observar o ar e suas correntes tornarem-se visíveis quando a neblina passa por cima da colina de Twin Peaks e desce em direção à baía. Isso me fez pensar: se as moléculas odoríferas fossem visíveis como as gotículas de neblina, se cada uma delas fosse composta de trilhões de moléculas e seguissem de algum modo um código de cores que refletisse sua incrível diversidade, da minha janela eu veria nuvens odoríferas iridescentes formando-se e dissipando-se constantemente em baforadas, vórtices e massas móveis, desaparecendo, tornando a aparecer e misturando-se ao redor do jasmineiro, do limoeiro, do abeto e do eucalipto dos quintais vizinhos, dos telhados, das janelas abertas, das calçadas, dos cães e seus proprietários, dos automóveis e ônibus, dos ciclistas que se esforçam para subir a ladeira… E, quando sinto de fato o cheiro das flores e das árvores próximas, ou da fumaça de uma chaminé, é porque traços dessas nuvens de moléculas deslocaram-se diretamente para o ar ao meu redor, de onde pude aspirá-las para dentro do nariz.

Quando tiro uma folga da privação sensorial por que passo nos momentos em que estou sentado à escrivaninha e saio para correr, vejo, ouço e sinto muitas coisas, mas também *cheiro* muitas coisas. Os cheiros são mais intermitentes do que o cenário visual, que se modifica suavemente, os ruídos, o bater dos pés nas calçadas e o vento no rosto, mas há sempre vários cheiros diferentes, que surgem e desaparecem a cada poucas respirações, à medida que entro e saio das nuvens de misturas de substâncias voláteis.

Alguns cheiros emanam de fontes que identifico ao passar por elas: um restaurante tailandês; uma padaria; o asfalto novo em uma rua recém-recapeada; a madeira úmida ou serrada de uma casa antiga em reforma; a mistura de borracha e óleo de motor de uma oficina mecânica; latas de lixo; um bueiro fétido; um gramado recém-aparado; um carrinho de supermercado cheio de cobertores imundos.

Reconheço também outros cheiros, embora não saiba de onde eles vêm: fumaça de maconha; um transformador elétrico em curto; esterco bovino no jardim de alguém; o aroma intenso e estonteante de flores; uma secadora de roupas em funcionamento; vapores de cozinhas e de churrasqueiras – torrada queimada, peixe frito, cebolas fritas, molho de tomate, carvões recém-acesos com fluido de isqueiro, frango grelhado, carne bovina. E, à medida que corro contra o vento em uma calçada seca, sinto o cheiro da chuva no asfalto, sinal de que estarei molhado ao terminar a corrida.

Cada um de nós tem experiências como essas todos os dias – encontros efêmeros com nuvens de moléculas voláteis.

## Os cheiros e os sabores estão na nossa cabeça

Mesmo que estejamos dispostos a pensar nos cheiros como misturas de moléculas e no olfato como nosso sentido molecular mais específico e mais capacitado a fazer distinções, não é nada fácil perceber os cheiros como misturas. Na prática cotidiana, nós sentimos os cheiros de objetos e materiais que têm odores simples e instantaneamente reconhecíveis, como os de esterco e flores, carne bovina e de frango, qualidades que, como disse Sartre, parecem ser o espírito individual do corpo do qual evaporam.

Essa impressão ocorre porque o encontro dos receptores gustativos e olfativos com as moléculas é apenas o primeiro passo da nossa percepção de um aroma ou sabor. Embora digamos coloquialmente que os alimentos "têm" seus sabores e as flores "têm" seus aromas, o que eles têm, na verdade, são moléculas voláteis. As sensações e as percepções, os cheiros e os sabores, são produtos do nosso cérebro. O cérebro não se limita a registrar os relatórios diretos dos receptores; pelo contrário, cria ativamente cheiros e sabores, completando os relatórios com muitos outros tipos de informações disponíveis, sobretudo as tiradas do banco de dados de experiências anteriores.

Quando os receptores olfativos e gustativos registram suas moléculas-alvo por meio de algo presente no ar ou na boca, enviam pulsos elétricos, com duração de uma minúscula fração de segundo cada, para áreas receptoras particulares no cérebro. As células nervosas dessas áreas reúnem e organizam esses sinais e enviam seus próprios sinais a várias outras áreas, que, por sua vez, comunicam-se umas com as outras. Por fim – em uma movimentada fração de segundo –, o cérebro processa as muitas correntes de sinais e as integra em uma sensação a que os neurocientistas dão o nome de "imagem" ou "objeto" de um cheiro ou sabor, que percebemos conscientemente. Parte dessa sensação é uma associação com aquilo que a desencadeou.

Ou seja, em geral, não percebemos o cheiro do café como a mistura das muitas moléculas voláteis que o criam. Nós o percebemos simplesmente como café.

Por que o cérebro manipula dessa maneira as informações dos receptores, comparando-as com outras informações dos olhos, dos ouvidos e dos bancos de memória e apresentando à nossa mente consciente um resumo de todas elas? Porque evoluiu para ser o órgão que coordena todas as nossas funções biológicas de modo a nos ajudar a sobreviver em um mundo complexo e sempre mutável. Apesar de seu extraordinário poder, o cérebro humano é incapaz de acompanhar tudo o que acontece a todo momento. Por isso, precisa simplificar e concentrar-se. Os sentidos compõem um sistema que coleta ininterruptamente dados do entorno imediato, com especial atenção a mudanças (daí a falta de interesse do olfato pelo nitrogênio, pelo oxigênio e pela água), agregando-os, editando-os e comparando-os com um banco de dados de experiências passadas, chegando rapidamente a uma decisão de como reagir. Acima de qualquer outra coisa, o paladar e o olfato permitem que os animais reconheçam os alimentos nutritivos e os ingiram, que identifiquem os alimentos tóxicos ou estragados e os evitem ou cuspam, que percebam os potenciais perigos oferecidos por predadores ou incêndios próximos e fujam deles e que distingam os parentes dos estranhos, os saudáveis dos doentes. Seu propósito fundamental não é propiciar uma análise do aroma do café e seus ingredientes voláteis, muito menos uma ponderação das nuanças gustativas de uma laranja ou de um tetraz. Tampouco o propósito original da audição é o de ensejar a linguagem falada e a música! De fato, as pessoas que amam o café, os perfumes e muitos outros materiais aromáticos fazem essa análise e ponderação. Não se trata de algo natural, mas factível e enriquecedor.

## O cérebro em operação: a percepção de misturas e ecos

Os cheiros são primeiro desencadeados por misturas de moléculas voláteis e, depois, moldados e apresentados como percepções conscientes simplificadas por um cérebro dotado do poder ativo de editar e sintetizar. Captamos indícios disso toda vez que há algo incomum em um cheiro, algum tipo de discrepância, disparidade ou surpresa, quando o cérebro tem de se esforçar para chegar a uma imagem olfativa adequada.

Um belo dia, há alguns anos, cheguei em casa depois de uma longa corrida em ambientes de ar fresco e variado. Entrei na cozinha e logo percebi que havia algo errado. A princípio, o ar me pareceu apenas rançoso. Quando aspirei ativamente o ar pelo nariz, o cheiro me pareceu ainda menos agradável, como se a cozinha estivesse com mau hálito. Pensei que talvez tivesse alguma coisa estragada na despensa – um tomate ou uma cebola, que, quando apodrecem, podem exalar um cheiro repugnante. Verifiquei e percebi que todas as frutas e hortaliças estavam boas. O cheiro foi me incomodando cada vez mais. Seria o ralo da pia? Não. Perguntei-me se alguém esquecera de dar a descarga do lavabo. Não. Talvez um camundongo tivesse se metido no vão da parede e morrido ali – algo que me acontecera algumas décadas antes. Não seria fácil verificar isso.

Por fim, examinando a cozinha e cheirando aqui e ali, cheguei à fonte do cheiro. Em cima da mesa, bem à vista, sobre um prato e sob uma cúpula de vidro: um queijo de pasta mole de Vermont, envolvido em um fino anel de madeira de abeto. Eu o havia comprado no dia anterior e, após retirá-lo da embalagem, deixara-o sobre a mesa para recuperar-se de sua hibernação na despensa de queijos da loja. E me esquecera dele. Pus o nariz ao lado do prato e aspirei: era aquele mesmo o cheiro. Mais forte, e agora já tinha cheiro de queijo – ou de um aspecto do queijo. Levantei a cúpula, aspirei profundamente e senti aquele cheiro forte, fétido, mas também senti outros, entre os quais o de amônia, que por algum motivo não havia preenchido o ambiente como o fedor preenchera. O mistério havia sido resolvido.

Um belo exemplo de um cérebro ativo e falível em ação. Esquecendo que havia um queijo sobre a mesa, meu cérebro fez tudo o que pôde para entender aquele cheiro anormal que tomara conta do ambiente, aventando causas possíveis com base em meus encontros anteriores com cheiros parecidos.

Por estar pensando nas moléculas e no cérebro, quis logo ver qual era o gosto do próprio queijo depois dessa introdução inusitada. Fiz um orifício em sua parte superior e provei uma colherada daquele material pegajoso. Embora a fonte estivesse agora dentro da minha boca, a nota malcheirosa parecia um tanto reduzida, e aromas lácteos, carnosos, pináceos e frutais assumiram o papel principal, acompanhados de sabores salgados e azedos e da textura cremosa. O cheiro do queijo em minha boca era muito diferente de seu cheiro no ar da cozinha.

Uma experiência bastante comum, mas que nos dá muito em que pensar! Os cheiros são desencadeados por misturas de moléculas voláteis, e o cérebro se esforça ao máximo para entender e organizar as informações disponíveis. Aquele queijo tinha muitas características, e uma delas desagradou meu cérebro. Talvez ele emanasse certas moléculas voláteis em comum com nosso hálito matinal, hortaliças apodrecidas, ralos entupidos, fezes e animais mortos. Nada muito agradável. Por outro lado, também parecia emanar moléculas voláteis em comum com carnes e frutas maduras. Por que reparei apenas no cheiro não muito agradável antes de ver o queijo? Quando abocanhei uma colherada, por que essa nota se enfraqueceu em vez de ganhar força? E como a fabricação de queijos consegue extrair de um leite insípido tanto os aromas rançoso e de amônia como aromas carnosos e frutais?

Esse breve mistério na cozinha foi uma experiência rara, mas eu sempre me intriguei com alimentos cujos cheiros sugerem, evocam ou se combinam com coisas muito diferentes do mundo – pelo fato de meu cérebro perceber alguma característica que eles têm em comum. Queijo e animais mortos, queijo e frutas maduras: às vezes, de modo surpreendentemente específico, abacaxi! Cafés e vinhos com cheiro de estrebaria. Chá verde fresco que cheira a frango e, uma hora depois, restos de folha de chá com cheiro de praia. Flores azuis de borragem da horta com sabor de ostras. Um sal negro, extraído no Himalaia, com cheiro de ovos cozidos. Curioso!

Não é preciso saber nada sobre a natureza molecular dos cheiros para detectar essas semelhanças. No entanto, se você souber um pouco, poderá começar a investigar o seu possível sentido. As moléculas não surgem do nada; carregam traços de seus processos de formação. Isso é evidente no caso dos cheiros de peixe frito e molho de tomate que capto enquanto estou correndo, os quais são produzidos por pessoas cozinhando, combinando ingredientes e a eles aplicando calor. É menos evidente, mas não menos verdadeiro, no caso dos aromas de café e estrebarias, sal de rocha e ovos. Quais são as moléculas voláteis que eles partilham e como se constituíram em coisas tão diferentes? Os ecos aromáticos dão pistas do dinamismo invisível do mundo.

## A identificação das moléculas voláteis do mundo

Para a felicidade do farejador curioso, os químicos têm trabalhado duro para catalogar as moléculas emanadas de alimentos, estábulos e rochas. No fim da década de 1940, desenvolveram e refinaram aparelhos que fazem com os cheiros o que um prisma faz com a luz: dividem uma sensação aparentemente simples nas subsensações que a compõem. A luz branca neutra é uma mistura de todas as cores do espectro, e o prisma torna visível esse espectro, separando a mistura em seus diferentes comprimentos de onda. Aparelhos chamados cromatógrafos gasosos fazem o mesmo com as moléculas voláteis.

O cromatógrafo gasoso dos químicos trabalha com uma amostra de moléculas voláteis coletadas de um alimento, objeto ou local, e separa essas moléculas umas das outras por seu grau de volatilidade – pela quantidade de energia que precisam para escapar de sólidos e líquidos e se tornarem gases. A volatilidade de uma substância corresponde, *grosso modo*, a seu ponto de ebulição: quanto maior a volatilidade, menos energia é necessária para as moléculas escaparem e mais baixo o ponto de ebulição. O álcool é mais volátil do que a água e ferve a uma temperatura bem mais baixa: 78 °C, em vez de 100 °C. Ou seja, caso se aqueça uma mistura de álcool e água, o vapor que se desprende de sua superfície conterá mais álcool do que água quando ela se aproximar de 78 °C. Quando chegar a 100 °C, a maior parte do álcool já terá evaporado e o vapor será principalmente de água. É assim que os destiladores, a partir de uma cerveja que contém meros 5% de álcool, fabricam um uísque de teor alcoólico de 40%: usando um equipamento chamado alambique, aquecem a cerveja e coletam os vapores ricos em álcool que se desprendem dela a uma temperatura bem inferior a 100 °C.

O cromatógrafo gasoso se parece com um alambique, mas é projetado para trabalhar com misturas de moléculas com muitos graus diferentes de volatilidade. A amostra é injetada no ponto de entrada – a uma quantidade que pode ser mínima, fração de um grama – e, no fim, as moléculas voláteis vão escapando uma por uma no ponto de saída. Entre um ponto e outro, a amostra é carregada em gás hidrogênio ou hélio em movimento e adentra um longo tubo helicoidal revestido internamente de um material absorvente complexo. O tubo se situa dentro de um forno cuja temperatura sobe aos poucos. As moléculas voláteis da amostra aderem de início ao revestimento do tubo; depois, saem dele e passam para o fim da coluna em momentos diferentes, a depender de sua volatilidade. À medida que pulsos de diferentes moléculas voláteis saem do dispositivo, podem passar por outro instrumento, um espectrômetro de massa, que analisa sua composição química e permite que o químico correlacione os "tempos de retenção" dentro da coluna com moléculas específicas.

Os pulsos de moléculas voláteis do cromatógrafo também podem ser passados por um tubo que conduz ao nariz de um detector humano extremamente paciente, que cheira e rotula o tipo de aroma detectado nos diversos tempos de retenção. Essa combinação entre análise mecânica e análise sensorial é chamada de cromatografia gasosa/olfatometria, CG-O. (O termo que os cientistas preferem usar para denominar o sentido e o ato de cheirar é "olfação".) Ela permite que os químicos e os estudiosos dos sentidos analisem uma amostra olfativa – de uma flor, de um bife ou do ar nas imediações de uma fazenda de criação de porcos – e façam uma lista não só das moléculas voláteis específicas presentes nela, mas também do cheiro de cada uma dessas moléculas. Isso nos permite perceber duas coisas: quais são as moléculas envolvidas nesses cheiros e quais conjuntos de cheiros moleculares estão de certo modo agregados em nosso cérebro para constituir os aromas da flor, do bife ou de uma fonte malcheirosa qualquer.

A CG-O foi uma invenção brilhante. Centenas de artigos científicos foram publicados com listas de moléculas voláteis e dos cheiros associados a elas. É a esse censo científico das moléculas voláteis do mundo, que cresce a um ritmo constante, que vou recorrer em nossas explorações do mundo olfativo.

## Falando em cheiros: quem veio primeiro, o capim-limão ou a formiga?

O trabalho de olfação na CG-O é feito por avaliadores treinados para reagir com rapidez às moléculas voláteis isoladas que passam pelo tubo de olfação. Sem contexto algum, esses avaliadores devem descrever o cheiro dessas moléculas em um ou dois segundos, antes da chegada da próxima leva. Meti o nariz nessa empreitada algumas vezes. Para os destreinados, é uma tarefa de alta ansiedade, que me lembrou do esquete de Lucille Ball, em que ela não consegue acompanhar o ritmo da linha de produção de doces. Repetidas vezes, eu reconhecia um cheiro que me era familiar, mas – como no caso do queijo na cozinha – não conseguia identificá-lo ou rotulá-lo com precisão. Durante a meia hora que durou a análise de uma amostra de carne bovina moída frita, apertei o botão de detecção umas oitenta vezes, mas só tive confiança em minha descrição umas dez ou vinte vezes. E que mistura! As amostras individuais que escapavam pelo cromatógrafo podiam cheirar a hortaliças cozidas, giz de cera, estireno, removedor de esmalte, torrada, enxofre, folhas verdes, sabão, xarope de bordo, pão, suor, estrume, frutos secos e – na que me pareceu mais óbvia de imediato – morango. Morango!

A CG-O é uma técnica incrível, mas nos confronta com o maior desafio de mergulharmos nos cheiros e seus significados: só conseguimos descrever misturas moleculares que reconheçamos com base em nossa experiência ou moléculas individuais que reconheçamos como elemento que se destaca em misturas conhecidas. Embora possamos reconhecer um elefante de verdade quando o vemos pela primeira vez, desde que tenhamos visto antes uma foto ou desenho do animal, não conseguimos reconhecer nem avaliar um sabor ou um aroma se não o tivermos de fato sentido de antemão, ou sentido outro semelhante a ele.

Por isso, sabores e cheiros são necessariamente descritos por meio de referências ao que já degustamos ou cheiramos, como aconteceu com minha amostra de carne bovina frita.

O aroma de moléculas voláteis particulares é normalmente descrito como de relva, ou floral, ou frutado, ou carnoso, ou fecal, pois essas moléculas contribuem para os aromas característicos que sentimos com frequência na vida comum – de relva, flores, frutas, carnes ou excremento –, ou porque acionam, de algum modo, os mesmos circuitos cerebrais acionados por esses materiais. Como muitas moléculas voláteis particulares estão presentes na mistura aromática de diversos materiais diferentes, os avaliadores na técnica de CG-O podem dar descrições diferentes para a mesma molécula volátil, e um único avaliador pode dar vários nomes a uma única molécula. Há várias moléculas voláteis que têm cheiro de gato e de frutas, pois se encontram tanto nas caixas de areia quanto nas mangas. (Loucura! Voltaremos a esse assunto.) Outras são descritas como saponáceas, mas também de odor semelhante ao de folhas verdes ou coentro fresco, pois são moléculas voláteis presentes com evidência tanto no sabão quanto no coentro.

O fato de termos de nos basear na experiência significa que os cheiros que sentimos e o modo como falamos sobre eles dependem do acaso e das circunstâncias de nossa vida individual. Há alguns anos, tive a oportunidade de ouvir o *chef* brasileiro Alex Atala falar sobre alguns ingredientes pouco conhecidos, provenientes da Amazônia. No decorrer de sua palestra, ele nos entregou amostras de formigas da região amazônica. Como a maior parte do público, eu tinha a expectativa de sentir um sabor "interessante", mas não delicioso. Para nossa grata surpresa, no entanto, o sabor era semelhante ao de uma combinação de capim-limão e gengibre: sabores originalmente asiáticos que se disseminaram no Ocidente cosmopolita. Atala, no entanto, disse que precisávamos nos conscientizar de que, para o povo amazonense, as formigas são deliciosas porque têm gosto de formiga. Como ele escreveu mais tarde sobre a cozinheira que lhe preparara um caldo de formiga: "Quando fiz dona Brazi experimentar coisas que não existem na Amazônia, como capim-limão e gengibre, ela deu risada e disse que tinham gosto de formiga."

O modo como registramos e pensamos os cheiros depende primeiro de onde os encontramos. Trata-se de uma limitação tremenda de nosso pensamento, e também de nosso potencial de fruição, não só porque não há como experimentarmos tudo o que existe no mundo, mas também porque a nossa experiência é limitada em si. Muita gente adora o coentro das culinárias asiática e mexicana, o usam com abundância, mas há aqueles que o consideram repugnante, talvez por terem tomado contato com as principais moléculas voláteis do coentro ao sentirem o cheiro de sabão e não terem sido capazes de abstrair a identificação dessa erva com algo que não se deve pôr na boca.

Quando percebemos a subjetividade e a relatividade da experiência dos cheiros, podemos levá-la em conta e nos esforçarmos para enfocar os seus aspectos objetivos. A CG-O diz que existem moléculas voláteis de morango na carne bovina frita, e meu nariz me diz que as formigas de Atala produzem algumas moléculas também presentes no gengibre e no capim-limão. Assim, posso fazer um esforço consciente para perceber o cheiro frutado do meu hambúrguer, assim como posso tentar descobrir por que frutas e carnes, formigas e plantas parecem emitir as mesmas moléculas voláteis, embora sejam corpos tão diferentes, pertencentes a reinos completamente diversos da natureza.

## A amplitude da percepção de segunda mão

Sempre se soube que o olfato do ser humano é pouco desenvolvido quando comparado ao dos cães, por exemplo. Estes possuem a capacidade admirável de encontrar pessoas na floresta depois de cheirarem uma peça de suas roupas uma única vez. Estudos genéticos demonstram que o número de nossos receptores olfativos equivale a menos da metade do de nossos animais de estimação. E, como vimos, as poucas informações que nossos receptores são capazes de captar são tão processadas pelo cérebro que nossa mente consciente raramente tem acesso direto aos dados que vêm da boca e do nariz. Quais moléculas existem de fato? Não há como saber com certeza. Por isso, gosto – e cheiro – não se discutem. E que assim seja.

Em 2004, o eminente neurobiólogo Gordon M. Shepherd, de Yale, publicou um artigo intitulado "O olfato humano: somos melhores do que imaginávamos?". Shepherd afirmava que o número de receptores não é indicador do que se pode fazer com determinado sentido. Temos menos receptores auditivos do que muitos outros animais, mas nossa espécie desenvolveu a fala e a música. Os sabores e os cheiros são meros sinais isolados até o momento em que o cérebro os transforma em percepções integradas, e Shepherd assinala que nenhum outro animal dedica tanto poder cerebral ao olfato e ao paladar quanto os seres humanos. Não somos muito bons para rastrear uma trilha de odores no meio da mata, mas fazemos delicadas distinções entre os graus de torrefação das sementes do cafeeiro, entre as características de fermentados de uvas cultivadas em diferentes terrenos e entre os matizes de bálsamos caríssimos, feitos de fluidos extraídos de animais e vegetais, que passamos na pele. Nas áreas em que as pessoas se atêm aos cheiros – na perfumaria, nos vinhos, na alta gastronomia –, elas são incrivelmente sensíveis a nuanças.

O artigo de Shepherd, expandido posteriormente em seu livro *Neurogastronomy*, dava a entender que conseguimos aproveitar muito melhor o sentido do olfato – efetivando de maneira mais plena seu potencial intrínseco de intimidade e especificidade – porque *pensamos*. Não nascemos sabendo como usar os sentidos, como ver, ouvir ou cheirar. Aprendemos a usar as capacidades de nosso corpo desde a primeira infância e sobretudo de modo inconsciente. Na qualidade de criaturas pensantes, podemos decidir expandir esse aprendizado conscientemente. As mesmas atuações do cérebro que comprometem a precisão e a objetividade de nossa experiência sensorial direta podem também possibilitar uma ampliação dessa experiência.

Certamente, as pessoas se sentem intrigadas pelo se sentido do olfato e especulam a seu respeito há milênios. Acima de tudo, procuram encontrar alguma ordem na grande variedade de cheiros, talvez categorias ou qualidades gerais pelas quais eles pudessem ser organizados. Os antigos filósofos da Grécia, da China e da Índia criaram um pequeno número de categorias, a começar por "agradável" e "desagradável". Essas categorias se multiplicaram a partir do século XVII, à medida que cientistas, médicos e, mais tarde, perfumistas e produtores de alimentos e bebidas foram se envolvendo nessa empreitada, com foco nas qualidades relacionadas com sua profissão. As décadas recentes assistiram a novas tentativas, por parte de químicos e perfumistas, de se encontrarem as "verdadeiras" categorias básicas, e nos últimos anos alguns especialistas em análise de dados vêm carregando em seus computadores todos os sistemas de classificação dos cheiros, na esperança de descobrir eventuais padrões que se ocultam ali. No mundo dos alimentos e do vinho, grandes esforços foram despendidos na criação das "rodas de sabor", que dividem graficamente os sabores em seus elementos constituintes, a fim de orientar os entusiastas quanto à degustação das nuanças de algum alimento ou bebida. As primeiras rodas de sabor modernas foram criadas para uísques e, depois, vinhos, mas agora podem ser encontradas também para cervejas, queijos, cafés, chás, azeites de oliva, chocolates, xaropes de bordo, ostras e água de torneira. Há também rodas de aroma para fragrâncias.

## Para adquirir um novo nariz e descobrir um mundo novo

A perspectiva de aprender sobre o olfato em rodas de sabor e listas de moléculas pode afigurar-se suficientemente desconcertante para levar alguém a tampar o nariz. Isso se a pessoa não for um cientista dos sentidos, um químico, um profissional de alimentos ou aromas ou, ainda, um amador devotado, fato que pode despertar um interesse intenso e praticamente infinito, além de ter um efeito transformador. O sociólogo francês Bruno Latour defendeu a ideia de que quem se dedica a detectar alguns componentes de uma mistura complexa desenvolve não apenas a mente, mas também o corpo e o próprio mundo que é o objeto de sua experiência. Não se trata de mero exercício intelectual.

Em um ensaio de 2004 intitulado "Como falar sobre o corpo", Latour analisou o que acontece quando um aspirante a perfumista treina para aperfeiçoar sua capacidade de reconhecer fragrâncias básicas e trabalhar com elas. Os perfumistas veteranos montam *kits* de treinamento com dezenas de notas olfativas singulares, selecionando-as e dispondo-as de modo que os novatos possam ir aprendendo a reconhecer diferenças cada vez mais sutis entre elas. Isso talvez pareça um processo simples de mera memorização a serviço de um treinamento profissional. No entanto, por envolver a operação de um sentido que ainda não se desenvolveu ao ponto de perceber as sutis diferenças desses cheiros, Latour afirma que esse processo de olfação orientada e deliberada produz uma nova capacidade de discriminação e, também, portanto, torna acessível uma parte nova do mundo real.

> Começando com um nariz obtuso, incapaz de fazer distinções que vão muito além de odores "doces" e "fétidos", a pessoa acaba em pouco tempo se tornando ela própria "um nariz" (*un nez*), ou seja, alguém capaz de discriminar diferenças cada vez mais sutis e distingui-las umas das outras, mesmo quando estão encobertas ou misturadas com outras. Não é por acaso que a pessoa seja chamada de "um nariz", como se, pela prática, tivesse *adquirido* um órgão que define sua capacidade de detectar diferenças químicas e outras. Por meio das sessões de treinamento, ela aprendeu a ter um nariz que lhe permite habitar um mundo olfativo ricamente diferenciado. Assim, ao mesmo tempo que partes do corpo são adquiridas, suas "contrapartes" no mundo são registradas de maneira nova.
>
> A aquisição de um corpo é, portanto, uma empreitada progressiva que produz ao mesmo tempo um veículo sensorial e um mundo sensitivo.

A aquisição de um novo nariz pode dar a impressão de ser um doloroso procedimento cirúrgico, mas ela está acontecendo agora mesmo, enquanto você lê esta introdução – e sem dor alguma, espero! É claro que se trata de uma metáfora do desenvolvimento das partes conexas do cérebro. Com efeito, alguns estudos detectaram diferenças significativas nas estruturas e nas atividades cerebrais de perfumistas e enólogos treinados. O nariz físico é apenas o portal visível, e rígido, de um sistema sensorial oculto e dinâmico cujos códigos de operação, bancos de memória, bancos de dados e conexões são atualizados a cada respiração para que possam se manter a par do osmocosmo mutável e invisível sobre o qual fornecem informações. Quanto maior a quantidade de experiências e dados com que esse sistema precisa trabalhar, maior será sua capacidade de perceber e trazer esse aprendizado à nossa atenção.

Agora que já temos uma ideia geral do objeto e do modo de operação do nosso olfato, além de como fazemos e aprendemos sobre os cheiros, vamos ver o que um pouco de olfação de segunda mão pode fazer por nós.

*Parte 1*

# OS CHEIROS MAIS SIMPLES

Capítulo 1

# ENTRE AS ESTRELAS

> O intelecto estará vazio se o corpo não tiver jamais viajado para cá e para lá, se o nariz não tiver jamais vibrado na rota das especiarias. Ambos precisam mudar e se tornar flexíveis, esquecer suas opiniões e expandir até as estrelas o espectro de seus gostos.
>
> Michel Serres, *The Five Senses*, 1985.

Sim, as estrelas!

O banquete sensorial que nos é servido a cada dia da nossa vida foi posto no fogo há mais ou menos 14 bilhões de anos e vem cozinhando em fogo lento entre as estrelas desde então. Nosso Universo é um cozido de matéria e energia, e algumas moléculas que hoje degustamos e cheiramos borbulharam nele há muito tempo, muito antes do surgimento das mais simples formas de vida.

Talvez pareça loucura sentir os cheiros e os gostos do espaço interestelar, onde não há ar, mas gerações de astrônomos abriram os céus para nossa imaginação. Digamos, pois, que você esteja de pé em algum lugar sob o céu aberto, em uma noite sem nuvens, afastado das luzes da cidade. Depois de seus olhos se adaptarem à escuridão, você se torna capaz de distinguir algumas manchas aqui e ali, talvez as Três Marias no inverno ou a faixa da Via Láctea na constelação de Sagitário no verão. Com o olho da imaginação, aproxime-se dessas manchas de luz indistintas e baseie-se nas imagens telescópicas que já tenha visto de nebulosas soltas no espaço profundo: faixas dramáticas e vórtices de luz embutidos em um negrume crivado de estrelas, às vezes servindo de fundo para vórtices ainda mais escuros. São imensas nuvens de poeira estelar, uma matéria difusa expulsa de estrelas que queimaram, esgotaram-se, entraram em colapso e explodiram. As nuvens luminosas brilham de energia; as escuras, frias, absorvem essa energia.

Libere agora uma emanação supervolátil de si mesmo. Você é um viajante no espaço-tempo, um assistente do *Chef* do cosmo, sem corpo, mas dotado de sentidos químicos sensíveis o suficiente para perceber – e robustos o suficiente para suportar – seus sabores primordiais. Voe anos-luz na direção desse cozido cósmico, mergulhe nas nuvens de poeira e abra-se.

Você percebe uma salinidade mineral, um amargor, ácidos fortes e até algum dulçor. Sente e cheira a irritante pungência dos limpadores de amônia e do fedor que eles dissipam. Capta os cheiros inebriantes de solventes, álcoois, gases para fogareiros de *camping*, vinagre, ovos. E ainda um toque de frutas!

Pelos padrões terrenos, essa composição não parece particularmente deliciosa, mas não deixa de ser intrigante. O que essas moléculas familiares estão fazendo ali? E por que somente elas? O fato de começarmos tão longe no espaço e no tempo nos ajuda a ampliar tanto o entendimento quanto a sensação de maravilhamento. Mostra que os cheiros e os sabores que examinaremos, as várias criaturas terrenas que produzem seus próprios cheiros e sabores, bem como os perfumistas e os cozinheiros que os modificam e os multiplicam, participam todos do projeto original e contínuo do cosmo: o desdobramento das possibilidades da matéria.

Este capítulo trata dos estágios iniciais desse desdobramento: as fogueiras estelares e suas saborosas cinzas.

## A receita do Universo: misture matéria e energia e leve ao fogo

Como as moléculas voláteis cujo cheiro sentimos todos os dias podem existir tanto aqui quanto no espaço sideral? É uma longa história, que se depreende das observações coletivas de centenas de cientistas de muitos países, feitas no decorrer de muitas décadas. Envolve o nascimento do cosmo como um todo e as origens e a evolução da vida na Terra. No âmago desse relato da criação, não denominacional e transcultural, reside uma culinária cósmica.

Imagine-se fazendo caramelo no fogão. De início, há um único ingrediente: cristais brancos de açúcar refinado, inodoros, cujo sabor é simplesmente doce. Coloque o açúcar em uma panela, aplique energia térmica e mexa. Alguns minutos depois, os cristais sólidos terão se transformado em um líquido incolor, ainda inodoro. Caso se mantenha o calor, esse líquido adquirirá leve coloração amarelada – e começará a soltar cheiro. Torna-se marrom-claro e, depois, cada vez mais escuro e solta um cheiro mais forte. No fim, o que se obtém é um xarope escuro que, sem deixar de ser doce, é também azedo, amargo e ricamente aromático. Com uma substância, você fez muitas; criou complexidade a partir da simplicidade.

Um processo semelhante cozinhou todo o Universo tal como o conhecemos. A receita original do *Chef* do cosmo é mais ou menos a que segue. Misture uma dúzia de tipos de partículas elementares com quatro forças fundamentais e reserve. Após algumas centenas de milhões de anos, as partículas se combinam para formar cem tipos diferentes de átomos. Depois de mais um bom tempo, muitos desses átomos se combinam para formar moléculas – e a mistura começa a soltar cheiro. Algumas moléculas se combinam para formar partículas de poeira, e essa poeira se agrega para formar planetas. Pelo menos um planeta, o nosso, produz moléculas cada vez mais complexas e, depois, conjuntos de moléculas que de algum modo ganham vida – e esses conjuntos viventes geram um amplo buquê de novas moléculas voláteis a serem apreciadas pelo *Chef*, inclusive as de caramelo. Assim, de um punhado de partículas elementares, o *Chef* fabricou inúmeros tipos de moléculas com inúmeras qualidades.

Essa culinária primordial está por trás de todas as nossas experiências, tanto mundanas quanto milagrosas. Para compreender por que as moléculas voláteis vieram à existência e por que existem onde existem, vamos começar pela cozinha cósmica ainda limpa, antes de o *Chef* começar a trabalhar. Espere, pois ainda não há cheiros.

## Preparando as estrelas

Seja lá como o Universo conhecido tenha vindo à existência, a maioria dos astrofísicos concorda que isso aconteceu há cerca de 14 bilhões de anos, após uma explosão súbita a temperatura inimaginavelmente alta. A partir desse *"big bang"*, o Universo passou a se expandir. À medida que se expandia, também esfriava, e as espécies de matéria e energia que conhecemos na Terra começaram a aparecer. Na primeira fração de segundo, surgiram pacotes de energia eletromagnética, os fótons, que conhecemos nas formas de luz, calor e ondas de rádio. Junto com os fótons surgiram três tipos de matéria bruta, as partículas subatômicas que se combinam para formar os átomos: os prótons e os nêutrons, que constituem o núcleo central do átomo, e os elétrons, que o orbitam. São os diferentes números de partículas subatômicas presentes nos átomos que nos dão os pouco mais de cem elementos químicos, com suas diferentes qualidades: hidrogênio, carbono, oxigênio, e assim por diante. Um próton solitário forma o núcleo simples dos átomos de hidrogênio; assim, o hidrogênio foi o primeiro elemento a surgir, seguido pelos núcleos do hélio e um pouco de lítio.

Depois de apenas alguns minutos, a contínua expansão do Universo permitiu que a temperatura e a velocidade da matéria baixassem a ponto de os prótons e os nêutrons não terem mais energia para fundir-se e constituir núcleos atômicos mais pesados. A evolução da matéria fez uma pausa de algumas centenas de milhões de anos.

Nesse longo hiato, contudo, uma das forças fundamentais do Universo trabalhou de modo inexorável para energizar novamente a matéria. A gravidade é uma força que atua entre dois corpos materiais quaisquer, pequenos ou grandes, e os atrai um para a direção do outro. No Universo recém-nascido, formado por três elementos, os átomos foram aos poucos sentindo a atração gravitacional de seus vizinhos. Agregaram-se em aglomerados, que por sua vez agregaram-se em aglomerados maiores, movimentando-se cada vez mais rapidamente e entrechocando-se com força cada vez maior – liberando, a cada choque, ainda mais energia térmica.

À medida que o Universo em seu conjunto continuava a se expandir e esfriar, a gravidade criou bolsões quentes de átomos densamente acumulados. Alguns desses bolsões eram tão densos e quentes que começaram a emitir energia suficiente para manifestar-se na forma de luz. Essa foi a primeira geração de estrelas.

## Preparando os elementos químicos nas estrelas

A riqueza material do nosso mundo é reflexo de sua complexidade química, das incontáveis combinações dos poucos mais de cem elementos químicos existentes. As primeiras estrelas só podiam trabalhar com três elementos. Geraram quase todos os demais quando se tornaram fornos fantásticos, capazes de autoajustar-se e autodestruir-se a bilhões de graus de temperatura.

Imagine um membro daquela primeira geração de estrelas. À medida que a gravidade faz com que sua matéria se compacte e suas partículas se entrechoquem com força cada vez maior, sua temperatura e sua energia aumentam. Sob alguns milhões de graus, criam-se as condições para que dois núcleos de hidrogênio se fundam em um único núcleo de hélio. Essa reação libera energia – a qual ativa os núcleos e permite que se movam com rapidez suficiente para resistir à força gravitacional. A fusão e a gravidade se equilibram e a estrela pode queimar com uma chama estável durante bilhões de anos, usando os núcleos de hidrogênio como combustível e produzindo núcleos de hélio como resíduo. Quando a maior parte do combustível já foi consumida, a reação de fusão diminui de intensidade e a gravidade torna a dominar. O núcleo da estrela, composto sobretudo de hélio, começa a contrair-se e a temperatura sobe – até que os núcleos de hélio se tornem o novo combustível, fundam-se para formar núcleos ainda maiores e, mais uma vez, contrabalancem a gravidade para que a queima possa manter-se com estabilidade. O que temos agora é oxigênio e carbono: dois dos principais agentes químicos na saga da vida e do osmocosmo.

Esse ciclo de contração, aumento de temperatura e nova fusão se repete várias vezes a temperaturas cada vez mais altas. A estrela ganha uma estrutura semelhante à de uma cebola, com porções de elementos recém-formados acumuladas nas camadas exteriores e mais frias. Quando 25 elementos novos se criam, a gravidade prevalece por fim sobre a fusão e conduz a estrela, à força, a uma última explosão de criatividade – e generosidade. O núcleo estelar se contrai a tal grau de densidade e temperatura que acaba explodindo e se torna uma *supernova*. A energia liberada é tão imensamente gigantesca que desencadeia a formação de cerca de noventa novos elementos. A explosão, por sua vez, espalha esses elementos novos e os 26 anteriores pelo espaço interestelar, o espaço entre as estrelas.

A supernova, assim, serve sua criação ao cosmo, maior e mais calmo. E é então que os elementos são capazes de manifestar suas qualidades individuais, explorar suas afinidades mútuas, unir-se e dar início ao estágio seguinte no desdobramento das possibilidades da matéria – o estágio em que surgem as primeiras moléculas olfativas.

## Preparação das moléculas entre as estrelas

As moléculas são a matéria do nosso mundo, a substância de quase tudo que vemos, tocamos, degustamos e cheiramos. São simples combinações de elementos, dois ou mais átomos que se unem em um arranjo específico. Com cem elementos como matéria-prima, o número de arranjos possíveis é astronômico! É com o nascimento das moléculas que o cosmo alcança um nível de complexidade completamente novo.

As moléculas são produzidas pela força eletromagnética, a atração entre partículas de carga elétrica oposta. O núcleo de um átomo tem carga elétrica positiva graças a seus prótons. Os elétrons que orbitam o núcleo têm carga elétrica negativa, e é a força de atração entre os prótons positivos e os elétrons negativos que mantém os elétrons em órbita. As moléculas são as estruturas que se produzem quando os núcleos de diferentes átomos *partilham* elétrons uns com os outros. A partilha de elétrons é o elo que os mantém unidos em uma estrutura estável. Algumas moléculas contêm apenas dois ou três átomos – como o monóxido de carbono, CO, e a água, $H_2O$ –, ao passo que as moléculas de DNA contêm milhares. A maioria das moléculas voláteis contém desde uns poucos até algumas dezenas de átomos.

A força eletromagnética não é suficientemente poderosa para suportar a quantidade de energia presente em uma estrela. No entanto, forma moléculas com facilidade nas temperaturas moderadas presentes em nosso cotidiano, entre o fogo e o gelo. Sob tais temperaturas, os átomos se movem com lentidão suficiente para que possam colidir uns com os outros e unir-se sem que sejam separados de imediato. No frio quase imóvel do espaço sideral, com os átomos distantes entre si, muitos anos podem se passar até que esses átomos se encontrem e reajam uns com os outros. São mais favoráveis as regiões interestelares chamadas "nuvens moleculares gigantes", as manchas claras e escuras que conhecemos das imagens telescópicas das constelações de Órion e Sagitário. São restos de supernovas e estrelas velhas que a gravidade aos poucos congregou, compreendendo também estrelas novas próximas que estão apenas começando a queimar. Abrigam regiões em que a densidade atômica é maior, com uma temperatura próxima daquela de nossas cozinhas e fornos. Como seu próprio nome indica, é nessas nuvens que os astroquímicos têm maior probabilidade de detectar moléculas cósmicas.

As moléculas do espaço interestelar existem porque aconteceu de seus átomos se encontrarem e permanecerem juntos. Os átomos mais abundantes no espaço são os de hidrogênio (abreviado pela letra H), oxigênio (O) e carbono (C), cuja particular tendência à partilha de elétrons conduz naturalmente à formação de moléculas pequenas, como as do gás oxigênio ($O_2$) e do monóxido e do dióxido de carbono (CO e $CO_2$, respectivamente). Os átomos de carbono também se ligam facilmente uns com os outros para formar longas moléculas em forma de cadeia, bem como moléculas em forma de anéis com seis vértices. As cadeias e os anéis se aproximam de outros semelhantes a eles e podem agregar-se para formar massas cada vez maiores: uma fuligem cósmica. Os redemoinhos escuros das nuvens moleculares são uma mistura de fuligem de carbono e agregados semelhantes de minerais primordiais. Essas várias partículas constituem a chamada poeira interestelar.

Os grãos individuais de poeira interestelar são microscópicos de tão pequenos, mas sua influência sobre o desenvolvimento do cosmo é imensa. Eles proporcionam uma superfície sólida à qual os átomos e as pequenas moléculas flutuantes podem aderir. Atuam, assim, como pontos de reunião que estimulam a atividade química, novas reações, moléculas maiores. Foi nessas superfícies que o mundo material se tornou cada vez mais diversificado e complexo, capaz de proporcionar desenvolvimentos ulteriores. E, para o nariz do *Chef* do cosmo, tornou-se aromático – bilhões de anos antes de o Sol começar a brilhar.

Em 2020, a lista de moléculas interestelares conhecidas contava com mais de duzentos nomes. Vou registrar aqui somente umas poucas dezenas de moléculas, aquelas que também podemos sentir no dia a dia, com os materiais cotidianos que elas dominam e aos quais, portanto, assemelham-se aromaticamente.

## Detectar os cheiros do espaço

Cheiros, enfim! Mas como podemos saber – não imaginar, mas de fato saber – quais moléculas existem em cantos tão longínquos do espaço sideral?

Pelos vestígios que deixam na energia que constantemente desce do cosmo sobre nosso planeta. Os astroquímicos são *connoisseurs* da radiação eletromagnética, em particular da luz visível, da luz infravermelha e das ondas de rádio que se originam nas estrelas e nas galáxias e chegam a nós depois de atravessar a vastidão do espaço. Em um ano, essas formas de radiação percorrem distâncias vertiginosas, de modo que, quando vemos as estrelas e as galáxias, nosso olhar mergulha nas profundezas tanto do espaço quanto do tempo, voltando-se para a história passada do cosmo.

Os astroquímicos coletam as mais tênues emissões de luz e rádio com telescópios muito mais eficientes e sensíveis que nossos olhos ou aparelhos de rádio. Fazem-nas então passar pelo equivalente eletrônico de um prisma, que as separa nas cores ou nas frequências que as compõem. O padrão de frequências – o espectro – é uma espécie de impressão digital que nos permite identificar o tipo de matéria que o emitiu, bem como os tipos de matéria que podem ter absorvido parte dessa radiação em sua longa viagem à Terra.

As estrelas emitem sobretudo radiação eletromagnética de alta energia – como nos mostra a ofuscante luz visível do Sol e seus raios ultravioleta, que podem nos queimar. O espaço interestelar é frio, de modo que a maioria dos átomos e moléculas contidos nele não tem energia suficiente para irradiar. Pelo contrário, tendem a absorver a radiação das estrelas. Quando fazem isso, produzem no espectro uma linha escura de absorção que vem em nossa direção a partir das estrelas atrás deles. Essa matéria fria pode então voltar a irradiar parte da energia absorvida, emitindo-a em uma forma de baixa energia, muitas vezes nos segmentos infravermelho e de rádio do espectro eletromagnético.

Uma vez que as propriedades de irradiação e absorção da matéria podem ser estudadas pelos cientistas em laboratório, é possível comparar os espectros da luz das estrelas com os espectros laboratoriais e, assim, identificar os materiais que existem nas estrelas e no espaço ao redor delas. O poder dessa abordagem é tamanho que há 150 anos astrônomos ingleses e franceses descobriram a existência de um elemento até então desconhecido a centenas de milhões de quilômetros de distância, no Sol, décadas antes que ele fosse encontrado na Terra. Esse elemento era o hélio – cujo nome vem de *helios*, o nome grego do Sol –, que é abundante nas estrelas mas escasso em nosso planeta.

## Os menores materiais aromáticos: sulfuroso, amônia, ozônio

Vamos começar com as moléculas cósmicas mais simples para as quais possuímos receptores olfativos, as que são feitas de três ou quatro átomos apenas. (O cloreto de sódio tem dois átomos e é salgado, o cloreto de hidrogênio é azedo, mas nenhuma molécula de dois átomos é aromática.) Não possuímos receptores para a água, $H_2O$, para o dióxido de carbono, $CO_2$, ou para o óxido nítrico, $N_2O$, embora todos sejam importantes no ar que respiramos. Outras duas moléculas voláteis muito simples possuem, no entanto, cheiros muito familiares e aparecerão com frequência em nossas explorações do osmocosmo.

O **sulfeto de hidrogênio**, $H_2S$, sulfuroso e com cheiro de ovos, combina os elementos hidrogênio e enxofre em uma molécula cujo aroma podemos detectar quando presente em doses mínimas, talvez porque concentrações maiores sejam irritantes e até fatais. Costumamos identificar seu cheiro como "de ovos", pois é a nota característica dos ovos recém-cozidos; quando o odor é muito forte e ruim, cheira a "ovos podres", pois é emitido por todos os tipos de matéria orgânica em decomposição. No entanto, os vulcões e as fontes sulfurosas da Terra vêm emitindo essa molécula desde muito antes do surgimento dos primeiros organismos ou dos primeiros ovos. O melhor é chamar esse aroma primordial de "sulfuroso" ou "sulfúreo". O sulfeto de hidrogênio é o exemplo mais simples de uma regra geral do osmocosmo: a presença de um átomo de enxofre em uma molécula volátil empresta ao aroma desta uma qualidade distintiva que pode ser desagradável quando dominante, mas atraente quando misturada a outras. São as moléculas voláteis de enxofre que dão ao alho, à cebola e ao repolho sua identidade inconfundível. Porém, também contribuem para o apelo aromático das carnes assadas e do café, bem como das notas "exóticas" de algumas frutas e vinhos.

Outra molécula volátil de três átomos, contendo enxofre e detectável no espaço sideral, é o **dióxido de enxofre**, $SO_2$. Não é tão comum quanto o sulfeto de hidrogênio no dia a dia e é mais irritante que aromática, mas é inequivocadamente sulfurosa.

**ALGUMAS MOLÉCULAS AROMÁTICAS INTERESTELARES DE TRÊS E QUATRO ÁTOMOS**

| Aromas | Moléculas |
|---|---|
| ovos cozidos, sulfuroso | sulfeto de hidrogênio, $H_2S$ |
| irritante, sulfuroso | dióxido de enxofre, $SO_2$ |
| amônia | amônia, $NH_3$ |
| fresco, pungente | ozônio, $O_3$ |

A **amônia**, $NH_3$, que possui no centro um átomo de nitrogênio, foi uma das primeiras moléculas detectadas no espaço interestelar. Encontra-se também nas atmosferas dos planetas gigantes gasosos, como Júpiter, Saturno, Urano e Netuno, e em produtos de limpeza doméstica, queijos e salames ultramaturados, esterco animal submaturado e urina. Seu aroma é o dos produtos de limpeza sem perfume, que contêm cerca de 30% de amoníaco (outro nome da mesma substância). Os sais de cheiro também são feitos de amônia, pois ela é irritante e desencadeia fortes reflexos físicos; a exposição prolongada aos vapores da amônia pode ser fatal. Assim como as moléculas voláteis com um átomo de enxofre tendem a partilhar a mesma qualidade sulfurosa, muitas moléculas voláteis que contêm nitrogênio sugerem, com maior ou menor intensidade, o caráter penetrante da amônia ou da urina. A maioria delas contêm o elemento *amina* em seu nome químico: fique de olho nas diversas *metilaminas*.

O **ozônio**, $O_3$, pungente e fresco, foi batizado por um químico alemão a partir da raiz grega que significa "cheiro". Por ser uma molécula extremamente reativa, poucas vezes sentimos seu aroma diretamente, exceto quando um raio cai ou uma linha de alta-tensão solta faíscas nas imediações, ou, ainda, após o uso prolongado de impressoras a *laser* de alta voltagem, cuja energia elétrica é capaz de juntar três átomos de oxigênio, em vez dos dois habituais. Seu aroma pode ser dado por seu forte efeito oxidante sobre outras moléculas no ar ou mesmo no nariz.

## Cadeias e anéis de carbono: a espinha dorsal da vida e seus aromas

A maioria das moléculas primordiais com mais de quatro átomos contém carbono, o quarto elemento mais abundante no cosmo depois do hidrogênio, do hélio e do oxigênio. O carbono é a espinha dorsal da vida na Terra, e isso porque é o mais versátil dos elementos; é por meio dele que a criatividade da matéria – seu potencial para assumir novas formas – se expressa com maior facilidade. Sua versatilidade já se evidencia plenamente no espaço interestelar, onde há bilhões de anos ele vem criando uma antevisão dos cheiros que a vida na Terra viria a ter.

Graças à configuração particular de seus elétrons, cada átomo de carbono pode formar até quatro ligações com outros átomos. Os átomos de carbono formam facilmente longas cadeias abertas e complexas estruturas fechadas em forma de anel, pois cada átomo pode se ligar a dois outros átomos do mesmo elemento – tornando-se, assim, parte de uma rede –, e ainda lhe restarão duas ligações a serem formadas com outros elementos. Mesmo quando os átomos de carbono se ligam somente entre si, podem fazê-lo em muitos arranjos diferentes. É por isso que o carbono puro em estado sólido pode ser ou amorfo ou altamente organizado – partículas de fuligem negra, o grafite escorregadio e macio dos lápis, e diamantes transparentes e luminosos, respectivamente.

Os átomos de carbono se encontram na maioria dos milhões de moléculas naturais catalogadas pelos cientistas. As principais delas são as moléculas da vida. As estruturas físicas e os mecanismos químicos de todos os seres vivos do nosso planeta são feitos de moléculas compostas em sua maior parte de carbono. Os combustíveis fósseis originam-se de microrganismos e vegetais vivos que foram enterrados há centenas de milhões de anos; assim, tanto o carvão quanto o petróleo e o gás natural, bem como a maioria dos plásticos e muitas outras substâncias químicas industriais, entre as quais solventes e lubrificantes, são compostos sobretudo de carbono.

É também graças ao carbono que o ar nos traz tantos aromas a serem apreciados. As ligações entre os átomos de carbono nas cadeias desse elemento são simétricas do ponto de vista elétrico, e as ligações laterais com o hidrogênio, muito comuns, são quase simétricas. Isso significa que a maioria das moléculas de cadeia carbônica tende a ter assimetrias elétricas de baixa intensidade, o que faz com que sejam pouco atraídas pela água e outras moléculas assimétricas, que têm um polo positivo e outro negativo. Quando as cadeias carbônicas e a água se misturam, a forte atração elétrica das moléculas de água umas pelas outras pressiona as cadeias carbônicas, que se dividem em aglomerados separados. Um exemplo comum é a camada de gotículas de óleo em um molho de azeite e vinagre para saladas, outro é a película superior de óleo que aos poucos vai se constituindo pela agregação das gotículas. As moléculas de óleo são cadeias carbônicas longas e pesadas que se mantêm isoladas sobre o vinagre aquoso, pois as cadeias mais curtas e mais leves são móveis o suficiente para soltar-se no ar, onde podemos inalá-las e percebê-las pelo olfato. Assim, é a dissemelhança elétrica entre as cadeias de carbono e a água que ajuda a tornar *voláteis* as cadeias carbônicas curtas nos materiais naturais, ou seja, que ajuda a emprestar-lhes a tendência a escapar para o ar e se tornar aromáticas.

Como veremos no capítulo 3, a imensa quantidade de cadeias carbônicas voláteis do planeta Terra se divide em algumas famílias. Os seus primeiros membros surgiram há muito, muito tempo, a partir das propriedades básicas do carbono e de quatro outros elementos. Apresentamos agora, de forma introdutória, essas pioneiras pré-terrestres e alguns aromas surpreendentemente terrestres – bem como um método fácil de visualização das estruturas carbônicas invisíveis. Observe os desenhos da tabela a seguir. Em vez de rotular cada átomo que compõe a molécula, os químicos muitas vezes se limitam a esboçar as espinhas dorsais em zigue-zague ou os anéis formados pelos átomos de carbono, representando as ligações duplas com duas linhas. As pontas e os ângulos das linhas indicam os átomos de carbono, sendo omitidos quase todos os átomos de hidrogênio. Neste livro, serão apresentados esboços de algumas moléculas voláteis selecionadas, para que você tenha uma ideia mais clara das relações familiares que as ligam entre si e veja como um ou dois átomos são suficientes para mudar o odor de uma molécula.

## Moléculas de carbono e hidrogênio: combustíveis e solventes

Os hidrocarbonetos são moléculas feitas apenas de átomos de carbono e hidrogênio. Os átomos de carbono se ligam uns aos outros para formar ou cadeias retas de tamanho variado ou anéis, geralmente com seis componentes; depois, preenchem as ligações laterais restantes com átomos de hidrogênio. Constituem a família mais simples de cadeias carbônicas, por isso, provavelmente estavam entre as primeiras moléculas formadas no espaço interestelar. Estamos familiarizados com os hidrocarbonetos, pois são altamente inflamáveis e se misturam bem com óleos e graxas: são bons combustíveis e bons solventes.

O **metano**, que conhecemos pelo nome de "gás natural", é formado por um átomo de carbono e quatro de hidrogênio: $CH_4$. O metano é inodoro, mas sua versão com uma ligação livre, –CH$_3$, é um importante componente de muitas moléculas aromáticas; esse grupo, com um átomo de carbono, é indicado pelo prefixo **metil-** (muitas vezes escrito como uma palavra separada) nos nomes químicos. Assim como o acetileno, C$_2$H$_2$, usado como combustível em maçaricos, o metano é inflamável, mas inodoro: uma combinação potencialmente perigosa, que faz com que os fabricantes acrescentem a esses gases fedorentas moléculas voláteis de enxofre para torná-los detectáveis.

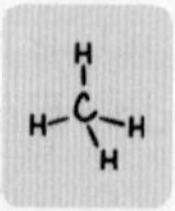

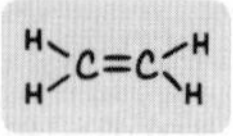

O **etileno**, de aroma fraco e doce, é um hidrocarboneto de dois carbonos detectado no espaço; sua fórmula é C$_2$H$_4$. No século XIX, era queimado nas lâmpadas de gás de rua e é um importante hormônio para as plantas, nas quais estimula tanto o amadurecimento dos frutos quanto retarda sua deterioração após armazenados.

**ALGUNS HIDROCARBONETOS INTERESTELARES AROMÁTICOS**

| | Aromas | Moléculas e esboços estruturais |
|---|---|---|
| = | sutil, doce | etileno, C$_2$H$_4$ |
| ⬡ | doce, gasolina | benzeno, C$_6$H$_6$ |
| | naftalina, fluido de isqueiro | naftaleno, C$_{10}$H$_8$ |

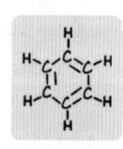

O **benzeno**, de aroma doce e enjoativo, semelhante ao de solvente, é uma molécula anelar de seis átomos. Na Terra, é produzido a partir de combustíveis fósseis e usado sobretudo para fins industriais. Hoje em dia, é raro sentirmos seu cheiro, pois trata-se de produto carcinogênico, cujo uso é regulamentado.

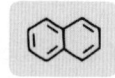

O **naftaleno**, de aroma semelhante ao da naftalina e fluido de isqueiro, é uma molécula de dois anéis e dez átomos de carbono. Além de ser usado para matar traças e como combustível nos isqueiros e nos fogareiros de *camping*, os enófilos conhecem uma versão modificada do naftaleno na forma da apreciada nota de "querosene" de alguns Riesling envelhecidos. O naftaleno é o menor de todos os "hidrocarbonetos aromáticos policíclicos" ou hidrocarbonetos de múltiplos anéis. Os hidrocarbonetos aromáticos policíclicos com quatro ou mais anéis são componentes não voláteis da fuligem criada pela queima incompleta de materiais como madeira, carvão e tabaco. São tóxicos, assim como, em alguns casos, o próprio naftaleno (seu uso nas bolinhas de naftalina é proibido em alguns países).

## Moléculas de carbono e enxofre e carbono e nitrogênio: sulfuroso e de peixe

As moléculas de cadeia carbônica simples que contêm enxofre ou nitrogênio são características: têm pelo menos alguma semelhança com o sulfeto de hidrogênio e a amônia.

O **metanotiol**, cujo cheiro remete a repolho podre, é a molécula $CH_3SH$, com um carbono e um enxofre, que pode ser produzida quando o sulfeto de hidrogênio, $H_2S$, reage com o metano, $CH_4$. É difícil imaginar algo mais orgânico do que uma hortaliça em decomposição; no entanto, essa molécula característica está presente entre as estrelas. Como o sulfeto de hidrogênio, o metanotiol é uma molécula volátil que encontraremos com frequência tanto na terra, no mar e no ar ao nosso redor quanto saindo de nós mesmos, na forma de um subproduto comum da vida. Somos ainda mais sensíveis a ele do que ao sulfeto de hidrogênio – e, como este, ele é tóxico. O **etanotiol**, parente do metanotiol com dois carbonos, é um pouco menos agressivo e sulfuroso, e na Terra contribui para o aroma de algumas frutas cruas e hortaliças cozidas. Nos nomes químicos, *tiol* indica a presença da dupla enxofre-hidrogênio (–SH) e está relacionado muitas vezes com um aroma sulfuroso ou, quando menos, incomum.

**ALGUMAS MOLÉCULAS INTERESTELARES AROMÁTICAS DE CARBONO E ENXOFRE E CARBONO E NITROGÊNIO**

| Aromas | Moléculas |
|---|---|
| repolho podre, sulfuroso | metanotiol, $CH_3SH$ |
| repolho cozido, cebola, sulfuroso | etanotiol, $C_2H_5SH$ |
| de peixe, amônia | metilamina, $CH_3NH_2$ |

A **metilamina**, com cheiro de peixe, é uma combinação de metano e amônia em que os átomos de carbono e hidrogênio se ligam entre si. É a mais simples de todas as *aminas*, um grupo de moléculas que contêm nitrogênio e que caracterizam o metabolismo e o cheiro dos animais. Embora nem todas as aminas sejam diretamente derivadas da amônia, o nome delas é. A palavra *amônia* vem, em última análise, do nome do deus egípcio Amon; um templo romano outrora associado a Amon, situado na atual Líbia, localizava-se nas proximidades de um rico depósito mineral de sais que continham nitrogênio.

## Moléculas de carbono e oxigênio: as famílias

Até aqui, os aromas das moléculas interestelares que abordamos são, em sua maioria, desagradáveis. Ou são "químicos", porque suas moléculas são as mesmas dos materiais que usamos na Terra para fazer fogo, limpar ou fumigar; ou são repugnantes, pois estão presentes sobretudo nos restos de animais e vegetais em decomposição. Todas essas moléculas voláteis primordiais têm uma coisa em comum: a ausência de átomos de oxigênio. Quando o oxigênio, o terceiro elemento mais abundante no Universo, é introduzido na estrutura das cadeias de carbono, o registro aromático começa a mudar.

Como veremos, o oxigênio foi importantíssimo para o desenvolvimento da vida na Terra, e raras são as moléculas de vegetais e animais que não incluem átomos de oxigênio adicionalmente aos de hidrogênio e carbono. As moléculas que contêm esses três elementos são relativamente raras no espaço, mas existem e apontam para certos temas químicos que os seres vivos vão explorar com maior variedade e de forma muitas vezes agradável.

As cadeias de carbono podem acolher átomos de oxigênio de várias maneiras, e cada uma forma a base para uma família de moléculas cujos membros são apenas cadeias de carbono de diferentes comprimentos. E, como veremos, essas diferenças de comprimento podem produzir aromas muito distintos.

O oxigênio prefere formar duas ligações com os outros átomos. Assim, se um átomo de oxigênio forma duas ligações com um mesmo átomo de carbono na extremidade de uma cadeia, o resultado é um membro da família dos **aldeídos**; se o oxigênio faz o mesmo com qualquer átomo de carbono que não esteja na extremidade de uma cadeia, o resultado é uma **cetona**; se o oxigênio forma somente uma ligação com o carbono do final da cadeia e usa sua segunda ligação para vincular-se a um átomo de hidrogênio, o resultado é um **álcool**; se dois oxigênios se ligam ao carbono da extremidade, um deles por uma ligação dupla e o outro por uma ligação simples, ligando-se adicionalmente a um hidrogênio, o resultado é um **ácido graxo** – assim chamado porque essa família proporciona os blocos com que se constroem as moléculas de gordura e óleo; e se um ácido graxo e um álcool reagem entre si para formar uma única molécula, com um oxigênio ligando as duas cadeias de carbono, o resultado é um **éster**.

Cada uma dessas famílias contribui de maneira importantíssima para os cheiros do nosso mundo, e todas elas surgiram há bilhões de anos.

## Moléculas de carbono e oxigênio: irritantes, solventes, vinagre... frutas!

Apresentamos a seguir os fundadores primordiais dos clãs de moléculas voláteis de carbono e oxigênio. Primeiro, os aldeídos interestelares:

O **formaldeído**, de aroma químico e irritante, é o aldeído de um único carbono, um conservante usado nos laboratórios de biologia, na indústria e nas técnicas de embalsamamento; sabe-se que é carcinogênico.

O **acetaldeído**, de aroma fresco, semelhante ao de maçã verde, é o aldeído de dois carbonos. Encontra-se em muitos alimentos fermentados, entre os quais o iogurte e vinhos envelhecidos.

O **propanal**, cujo aroma lembra cacau em pó, frutos secos e vinho, é um aldeído de três carbonos, bastante familiar porque pode ser encontrado em diversos alimentos fermentados. (Nos nomes químicos, o sufixo "aldeído" é muitas vezes abreviado como *al*, de modo que *propanaldeído* e *propanal* são nomes da mesma molécula.)

O **propenal**, de aroma acre e sufocante, é também um aldeído de três carbonos, mas os primeiros dois partilham duas ligações em vez de uma só. Ele é produzido quando sobreaquecemos o óleo no fogão e é tóxico. Também é conhecido por *acroleína*.

A menor de todas as cetonas, aquela que deu nome à família, é a **acetona**, com aroma de solvente. É uma cadeia de três carbonos e costuma ser usada como removedor de esmalte. Podemos detectá-la em nosso hálito quando passamos algumas horas sem comer. Nosso corpo a produz quando as reservas de carboidrato começam a esgotar-se e ele passa a queimar gordura para obter energia.

**ALGUNS ALDEÍDOS E UMA CETONA INTERESTELARES AROMÁTICOS**

| Aromas | Moléculas |
|---|---|
| conservante de laboratório de biologia | formaldeído ou metanal, $CH_2O$ |
| fresco, maçã verde | acetaldeído ou etanal, $CH_3CHO$ |
| terroso, cacau em pó, vinho | propanal, $CH_3CH_2CHO$ |
| irritante | propenal ou acroleína, $CH_2CHCHO$ |
| solvente | acetona, $CH_3COCH_3$ |

Agora os álcoois interestelares, que são dois:

O **metanol** e o **etanol**, cujos aromas assemelham-se aos de vodca ou de solvente, são os álcoois de um e dois carbonos. Ambos são inebriantes e tóxicos. A vodca pura, o álcool isopropílico e o álcool comum oferecem a experiência mais apurada do seu cheiro. O metanol, também chamado de "álcool metílico", é extremamente tóxico. É possível encontrar traços dessa substância nos produtos da fermentação alcoólica: vinhos, cervejas, bebidas destiladas. *Etanol* ou *álcool etílico* são os nomes químicos do que geralmente chamamos de álcool. Além da água, é o componente primário de todos os vinhos, cervejas e destilados.

Os ácidos graxos interestelares, dos quais até agora se conhecem dois, têm sabor azedo como todos os outros ácidos, mas também são voláteis:

O **ácido fórmico**, de aroma assertivo e levemente semelhante ao de vinagre, é o ácido volátil de um carbono, uma arma química encontrada em formigas e outros insetos, mas usada contra eles pelo tamanduá, que utiliza essa substância para digeri-los.

O **ácido acético**, de aroma igualmente assertivo e avinagrado, é o ácido volátil de dois carbonos. É muito conhecido, pois é a molécula que define o vinagre, sendo produzida a partir de moléculas de etanol por bactérias que podem crescer na cerveja e no vinho.

**ALGUNS ÁLCOOIS, ÁCIDOS E ÉSTERES INTERESTELARES AROMÁTICOS**

| Aromas | Moléculas |
|---|---|
| álcool isopropílico | metanol, $CH_3OH$ |
| vodca | etanol, $CH_3CH_2OH$ |
| assertivo, de vinagre | ácido fórmico, $COOH$ |
| vinagre | ácido acético, $CH_3COOH$ |
| frutado | metil formato, $CH_3OCHO$ |
| frutado, de vinho, de rum | etil formato, $CH_3CH_2OCHO$ |
| solvente, frutado | acetato de metila, $CH_3OCOCH_3$ |

Por último, e configurando-se os mais extraordinários, os ésteres interestelares, fusões de álcoois e ácidos. Por ora, são três:

O **metanoato de metila** ou **metil formato**, com dois carbonos, e o **metanoato de etila** (ou **etil formato**) e o **acetato de metila**, ambos com três carbonos, têm aromas semelhantes – de solvente, mas também frutados –, apesar das diferenças entre os álcoois (metila, etila) e ácidos (fórmico, acético) que os compõem. O **acetato de metila** se encontra em alguns removedores de esmalte e colas plásticas. A qualidade solvente dessas moléculas se confunde com um caráter frutado geral que caracteriza álcoois como vinho, *brandy* e rum e aponta para as delícias sem igual das frutas. A família dos ésteres é a especialidade volátil das frutas maduras e da fermentação natural.

## Novos sabores cósmicos nos asteroides

Até agora, temos sentido o cheiro das moléculas primordiais que se formaram a partir de átomos que flutuavam no espaço ou se acumularam sobre grãos de poeira. Mas existem outras moléculas no espaço sideral que escapam à visão dos astroquímicos. Depois de reunir moléculas em grãos de poeira, a gravidade reúne os grãos em corpos cada vez maiores, cujo interior pode abrigar reações e combinações ainda mais diversas e complexas – em parte por estarem protegidas da radiação que decompõe as moléculas. Temos uma ideia do que esses corpos contêm porque podemos de fato ter acesso a detritos provenientes da vizinhança imediata da Terra.

O Sistema Solar inclui o Sol e outros materiais que se situavam a uma distância muito grande dele ou se moviam de modo muito oblíquo para que pudessem ser atraídos para dentro da estrela. Os gases e as partículas de poeira que não mergulharam no Sol acabaram orbitando em torno dele, e então colidiram, agregaram-se e acabaram formando os planetas. Entre os resquícios desse processo temos os *meteoroides*, objetos rochosos cujo tamanho vai de alguns grãos de poeira a alguns metros; os *asteroides*, que podem ter até mil quilômetros; e os *cometas*, "bolas de neve suja" do tamanho de asteroides que contêm grande proporção de gelo e de outros gases congelados. E as colisões continuam acontecendo. Choques com asteroides no passado provocaram grandes extinções da vida na Terra, e milhares de pequenos meteoroides caem sobre o planeta Terra todos os dias, trazendo consigo muitas toneladas de matéria cósmica. Embora a maioria desses objetos seja pulverizada ou incinerada quando entra na atmosfera, alguns pedaços – chamados meteoritos – caem intactos no chão, e os astroquímicos podem analisar seu interior.

Muitos museus de ciência exibem fragmentos de meteoritos. É emocionante tocá-los e imaginar seu lento crescimento à medida que o Sistema Solar se formava, as explorações moleculares promovidas dentro de si conforme iam crescendo e sua entrada incandescente no nosso mundo. Os mais extraordinários são os *condritos carbonáceos*, fragmentos de asteroides que remontam aos primórdios do Sistema Solar e compreendem uma mistura de materiais semelhantes à cerâmica, pequenas esferas de vidro de sílica e moléculas à base de carbono. Um dos primeiros e mais famosos a serem examinados foi o meteorito de Murchison, que caiu em 28 de setembro de 1969 na província de Victoria, Austrália. Mais de cem toneladas de fragmentos foram recuperadas e enviadas aos laboratórios da Nasa para análise. Constatou-se que esses fragmentos pedregosos de detritos solares continham muitas cadeias e anéis de carbono que os seres vivos terrestres usam como elementos constituintes do DNA e do RNA, os anteprojetos da vida, bem como proteínas, os burros de carga da química vital.

É impressionante: pode ser que alguns ingredientes da vida na Terra tenham vindo do espaço sideral! Um pouco menos impressionante, mas não menos notável: esses ingredientes vinham acompanhados de muitas moléculas voláteis adicionais não detectadas no espaço interestelar, cujos aromas participam de modo proeminente de nosso cotidiano. Entre elas há cadeias e anéis básicos de carbono "decorados" com átomos adicionais ou grupos de metilas, de carbono e hidrogênio, que podem afetar seu odor. As "decorações" são frequentemente indicadas pelos seus nomes moleculares. Essas denominações são às vezes separadas por espaço ou hífen (como em "ácido metil butanoico" ou "ácido metil--butanoico"), outras vezes, apresentam-se unidas (como em "ácido metilbutanoico"). Os químicos têm regras para escrever os nomes; minha regra neste livro será a de tornar os nomes o mais claros possível para quem não é químico.

Os **ácidos graxos de cadeia curta**, cujo aroma lembra o de queijo, são extensões do ácido fórmico de um carbono e do ácido acético de dois carbonos detectados no espaço interestelar. Os ácidos propanoico (ou propiônico), butanoico (ou butírico) e hexanoico (ou caproico) têm, respectivamente, três, quatro e seis carbonos de comprimento, e são comuns em queijos envelhecidos e outros alimentos fermentados.

Os **ácidos graxos ramificados** com aroma que lembra os de queijo e suor, como o ácido metilbutanoico, são variações dos ácidos de cadeia curta que contêm um grupo metila extra, de um carbono, pendurado ao lado da cadeia. Como os ácidos de cadeia reta, seu aroma lembra o de queijo, mas também pode parecer o de suor humano: são nesses lugares que mais tendemos a encontrá-los.

O **benzaldeído** da essência de amêndoas é um anel de benzeno (de seis carbonos) com uma decoração semelhante à de um formaldeído, com um carbono em cada um dos vértices. Tem o aroma agradável dessa essência tão útil na cozinha e de cerejas.

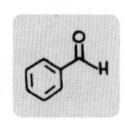

O **fenol**, de aroma antisséptico, é o mesmo anel de benzeno com um grupo de oxigênio e hidrogênio em um dos vértices e aroma "químico"; é ingrediente comum de limpadores e desinfetantes.

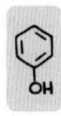

Os **cresóis**, com aroma de alcatrão e estábulo, são fenóis com um grupo metila em um dos outros anéis de carbono; são comuns em combustíveis fósseis e dejetos de animais.

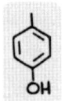

O **ácido fenilacético**, de aroma semelhante ao do mel, é um anel de benzeno com um ácido acético decorando um de seus vértices. Seu cheiro é deliciosamente doce e floral.

As **aminas** e a **piridina**, com aroma de peixe e amônia, são moléculas de carbono, hidrogênio e nitrogênio especialmente numerosas nos meteoritos. Há doze ou mais aminas condensadas a partir de amônia e diversas cadeias de carbono, ao passo que a **piridina** é formada de amônia e um anel de seis carbonos.

**ALGUMAS MOLÉCULAS AROMÁTICAS ENCONTRADAS EM METEORITOS**

| Aromas | Moléculas |
|---|---|
| azedo, queijo, vômito | ácidos propanoico, butanoico, hexanoico |
| suor, queijo | ácidos metilpropanoico, metilbutanoico |
| essência de amêndoas | benzaldeído |
| curativo adesivo, antisséptico | fenol ou hidroxibenzeno |
| estábulo, alcatrão | cresóis, metilfenóis ou metil-hidroxibenzenos |
| doce, mel, floral | ácido fenilacético ou ácido benzenoacético |
| amônia, peixe | dimetilamina, piridina |

É claro que todas essas moléculas estão presentes nos meteoritos em quantidades mínimas, provavelmente indetectáveis pelo olfato. Quase nada seria extraído do meteorito do tamanho de uma bola de golfe que um astrônomo e vinicultor chileno pôs dentro do barril do Cabernet Sauvignon Viña Tremonte 2010, apelidado "Meteorito". Se pudéssemos detectá-las, no entanto, teríamos uma extensão bastante aromática das moléculas voláteis detectadas por telescópio. Essa extensão iria do químico ao floral, passando por desagradáveis aromas de animais.

## Aromas primordiais, familiares e desconhecidos

Fizemos uma longa excursão extrassensorial pelos primeiros estágios da criação, passando por ambientes extremos que fogem por completo de nossa experiência imediata. Conhecemos algumas das primeiras moléculas que surgiram no espaço sideral, há bilhões de anos. No entanto, elas não são de modo algum estranhas a nós. É verdade que não são especialmente atraentes. Muitas são austeras e agressivas, qualidades que parecem refletir de maneira adequada o local onde nasceram. A amônia, o sulfeto de hidrogênio, o metanotiol e o propenal são sufocantes e tóxicos. Nosso corpo rejeita essas moléculas por reflexo, por uma questão de sobrevivência. Elas não provocam prazer, mas um sinal de alerta. Nos ovos, no repolho e no queijo, as moléculas voláteis de enxofre são um tipo de especiaria, uma pimenta primordial, interessante em pequena quantidade. Mas há moléculas mais atraentes. Os solventes e os combustíveis são tóxicos, mas também inebriantes e sedutores. Os aromas familiares e agradáveis são os de vinagre, indícios de queijo, frutas, mel – e suas moléculas voláteis se formaram em um lugar onde nenhum vegetal, animal ou protozoário jamais esteve.

O fato de todas essas moléculas voláteis terem se formado nas nuvens do espaço interestelar significa que são moléculas elementares e universais, e que, em condições propícias, podem se interligar. Na Terra, como veremos, elas são muitas vezes resíduos elementares das operações mais complexas da vida. Se tivéssemos acompanhado o *Chef* do cosmo desde o *big bang*, de modo que os cheiros de nossa casa estivessem entre os últimos que sentimos e não entre os primeiros, os ovos cozidos, as verduras podres, os vinagres e os álcoois nos lembrariam das nuvens de poeira, das primeiras ocasiões em que átomos conviveram com outros átomos por tempo suficiente para estabelecer relacionamentos, quando sua prole recém-nascida teria já apontado caminhos para o desenvolvimento da grande diversidade molecular do nosso mundo.

Os cheiros da Terra serão sempre nossos pontos de referência. Essa olfação imaginária pelo cosmo é, em grande medida, uma percepção de segunda mão. Mas de vez em quando, em circunstâncias propícias, ela pode evocar uma reflexão e acrescentar uma nova dimensão a sensações com as quais estamos familiarizados. É mais provável que isso ocorra em um piquenique ou em um churrasco ao ar livre que dure até depois do pôr do sol, talvez em um acampamento à noite, quando as fogueiras surgirem no crepúsculo para nos fazer recordar. Fluido de isqueiro, gás de fogareiro, óleo queimado, um molho vinagrete, um ovo cozido, um queijo recém-desembalado, um gole de vinho ou rum: todas essas coisas nos oferecem resquícios distantes do cosmo primordial, vestígios sensíveis da criatividade intrínseca e incansável com que a matéria explora suas próprias possibilidades – a criatividade da qual nós mesmos somos produtos e agentes.

Capítulo 2

# O PLANETA TERRA, A VIDA PRIMITIVA, O FEDOR DE ENXOFRE

..........................................................................................................................

> Ouve, agora, e explicar-te-ei a natureza
> Das regiões avernas e dos lagos próximos.
> Primeiro, são chamadas "avernas", ou seja, "sem pássaros",
> Pois são fatais para todos os tipos de aves.
> Sempre que as aves voam sobre esses lugares,
> Esquecem-se de seus remos emplumados, afrouxam as velas
> E caem suaves como gotas de chuva sobre a terra
> Se houver solo no local, ou sobre a água
> Se o que as aguarda embaixo é um lago averno.
> Há um desses nas proximidades de Cumas, onde montanhas que fedem a enxofre
> Soltam fumo, e em toda parte borbulham fontes termais. [...]
> Não vês, ademais, que a própria terra
> Produz enxofre e o fedor de asfalto?
> E quando os que buscam veios de ouro e prata
> Sondam com varas de ferro os fundos segredos da terra,
> Que odores não exala a Mina de Scaptênsula!
> Que males não expiram desses filões de ouro! [...]
> Todas essas marés de morte evaporam-se da terra,
> Que as exala sob o céu aberto.
>
> Lucrécio, Sobre a natureza das coisas, c. 50 a.C.

> Terra, rochas, pederneira, enxofre, hidrogênio: odores minerais aterrorizantes, primários, massivos, simples, primevos – eu ia dizer "atômicos". Nisso reside nosso horror pela química, a razão pela qual nossos antepassados queimaram alquimistas e feiticeiros na fogueira, aterrorizados pelo que há de comum entre o conhecimento e a morte.
>
> Michel Serres, The Five Senses.

As profundezas físicas da Terra. Um mundo lendário para onde se dirigem os mortos. Os odores de enxofre. Esse tipo de associação é antigo na cultura ocidental e talvez remonte às primeiras dinastias egípcias. E há bons motivos para que o enxofre seja citado. Esse elemento se cristaliza formando depósitos amarelados ao redor das bocas dos vulcões, as aberturas pelas quais é expelido do interior da Terra. Quando aquecido, o enxofre sólido derrete, transformando-se primeiro em um líquido amarelo e, depois, vermelho, a cor do fogo e do sangue. Uma simples faísca basta para inflamar o líquido, que queima com uma chama azul – razão pela qual o enxofre também é chamado de *brimstone*, palavra inglesa que na origem era *burn-stone*, "pedra que queima". Ao queimar, ela libera uma fumaça sufocante, de cheiro forte. Hoje, esse comportamento bizarro proporciona um divertido uso secundário para as pastilhas de enxofre usadas como fertilizante nos jardins: junte algumas delas em uma pilha e acenda um fósforo. Há milhares de anos, juntamente aos mistérios da morte e do violento mundo subterrâneo, essas propriedades ajudaram a inspirar visões de um mundo póstumo nas profundezas da terra, onde os mortos condenados eram punidos em lagos de enxofre derretido em chamas.

Lucrécio foi um poeta romano que procurou demonstrar que todas as coisas do mundo e da nossa experiência podem ser explicadas como manifestações de uma realidade puramente física. Nas crenças populares de sua época, o ar sulfuroso da região a oeste de Nápoles, que matava os pássaros, era um sinal de que os portões do Hades, o mundo dos mortos, se situavam nos arredores. Lucrécio derrubou esse mito, observando que as minas comuns e as fontes termais também exalam gases tóxicos e malcheirosos. Hoje, sabemos que o lago Averno e a antiga colônia de Cumas situam-se sobre os vestígios subterrâneos de um imenso vulcão, a caldeira dos Campi Flegrei, os "campos ardentes", com quilômetros de diâmetro, e que em todo o planeta os vulcões e as fontes termais emitem os mesmos gases.

No entanto, como diz Michel Serres, embora já não acreditemos em superstições, algo estranho e perturbador a respeito dos aromas do mundo mineral permanece. No jargão moderno usado no universo dos vinhos, o termo *mineralidade* pode denotar os aromas e as agradáveis associações com pedras úmidas, mas a palavra *mineral* designava originalmente os materiais retirados de minas. Detectamos as moléculas simples de enxofre que emanam do subsolo e as registramos como malcheirosas até em pequenas quantidades, pois são de fato perigosas e potencialmente fatais para todos os animais que precisam de ar, tanto os pássaros quanto nós, de modo que o melhor é afastar-se delas. Podem ainda ser um inquietante lembrete de que, embora nosso planeta pareça um vasto oásis hospitaleiro, uma Gaia ou Mãe Terra com campos, florestas e oceanos cheios de vida, a verdade é que a vida habita uma camada muito fina situada sobre um implacável conglomerado de asteroides.

No entanto, não é só a mortalidade que define tanto o dióxido de enxofre quanto o sulfeto de hidrogênio. Encontramos essas moléculas simples de três átomos no espaço interestelar, onde as primeiras delas provavelmente se formaram antes que houvesse asteroides ou mesmo grãos de poeira. E parece que podem ter sido ingredientes importantes para o surgimento da vida em uma Terra jovem e ainda nua, contribuindo, assim, para o nosso próprio surgimento. Os primeiros seres vivos – os primeiros agregados de moléculas capazes de se perpetuar e multiplicar-se – tiveram de se adaptar às agressivas condições daquele mundo. Algumas moléculas que hoje podem ser mortais para nós eram, para aqueles primeiros seres, essenciais. E essas mesmas moléculas ainda são cruciais para a existência de inumeráveis seres vivos que estão ao nosso redor e dentro de nós – invisíveis, mas olorosos. Seus vapores ocorrem não somente nas proximidades de águas termais e vulcões, mas também em pântanos, esgotos e até no café da manhã.

## O Hades na Terra: a panela e a água da sopa primordial

Nosso planeta surgiu depois de quase 10 bilhões de anos de moléculas se formando no espaço sobre grãos de poeira e no interior de asteroides. Será, então, que a Terra recém-nascida era tão saborosa quanto o meteorito de Murchison? Provavelmente não, e isso por uma simples razão: era um local onde as moléculas se decompunham. Os cientistas emprestam da mitologia grega o nome das primeiras centenas de milhões de anos da história da Terra, Éon Hadeano, um inferno ardente e hostil a qualquer complexidade química.

Acredita-se que a Terra tenha se formado primordialmente em razão de repetidas colisões entre asteroides gigantescos – colisões essas que teriam liberado uma quantidade imensa de energia térmica. Quando tinha cerca de 100 milhões de anos, a Terra foi atingida por outro corpo, mais ou menos do tamanho de Marte, que se despedaçou tão violentamente ao atingir o planeta que lançou ao espaço uma quantidade tal de si e da própria Terra que acabou por formar a Lua. Com o calor das colisões e a energia adicional liberada pelo decaimento dos elementos radioativos, a Terra recém-nascida teria alcançado uma temperatura de milhares de graus, tornando-se uma mistura derretida de elementos simples e moléculas menores, como as de água, monóxido de carbono, dióxido de carbono e dióxido de enxofre.

Esse período de bombardeio pesado encerrou-se há cerca de 3,8 bilhões de anos, com o declínio do número de asteroides nas proximidades do Sol. À medida que a Terra esfriava, seus vários elementos e moléculas se separaram em diferentes regiões e nichos, nos quais permanecem até hoje. A atmosfera primitiva, a camada de gases suficientemente pesados para que fossem atraídos pela gravidade terrestre, era muito diferente da atual. Não havia oxigênio livre, do qual nossa vida depende. O ar desse período era composto sobretudo de dióxido e monóxido de carbono, nitrogênio... e vapor de água.

A água viria a ser crucial para a criação dos sabores da Terra. Havia muita água naquele jovem planeta ardente, e boa parte dela teria sido trazida por meteoritos e cometas caídos sobre a superfície terrestre. Durante algum tempo, no entanto, essa superfície era algo entre uma sauna e uma panela de pressão, e a água superficial encontrava-se ou na forma de vapor ou na forma líquida, mas a uma temperatura mais elevada do que a de seu ponto de fusão habitual. À medida que o resfriamento prosseguia, o vapor acabou por condensar-se, e, após um dilúvio que provavelmente perdurou por muitos anos, os oceanos da Terra se formaram.

Foi um acontecimento marcante para a exploração que a matéria fazia de suas próprias possibilidades. A água líquida tem uma capacidade inigualável de se misturar com outras moléculas e dissolvê-las, permitindo que se movam, encontrem umas às outras e reajam entre si. Ademais, a concentração de moléculas na água líquida é 1 bilhão de vezes maior que no espaço interestelar. Assim, no Éon Arqueano ("inicial"), de clima relativamente temperado, as águas da Terra forneceram um ambiente novo e propício para a evolução química. Os oceanos dissolveram minerais da crosta sólida do planeta, gases da atmosfera e gases que emanavam de seu núcleo quente. Podem, ainda, ter incorporado moléculas mais avançadas, recebidas da chuva de meteoritos que então se abrandava.

Assim, as águas da Terra acabaram por abrigar multidões de átomos e moléculas diferentes, todos amontoados e livres para movimentar-se, chocar-se e reagir. Eles constituíram o caldo-base da sopa primordial que se formaria a seguir.

## Bafejos da Terra primordial: vulcões sulfurosos e fontes termais

Ao relato científico da formação da Terra talvez falte a simplicidade da história da criação no Gênesis, mas, a seu modo, ele inspira semelhante maravilhamento, dado o desdobramento das forças e dos acontecimentos puramente físicos que podemos reconhecer em nosso cotidiano, mas em uma escala espetacularmente grande e poderosa. Ao contrário do Criador bíblico, que parece ter se ausentado de sua criação, essas forças continuam a se manifestar até hoje. É por isso que, mais de 4 bilhões de anos depois do nascimento do planeta, ainda é possível sentir bafejos dos seus 99% que passam despercebidos e de seu passado infernal. Basta visitarmos os arredores de um vulcão ativo ou, o que é mais confortável, de uma fonte termal natural.

Os vulcões são as manifestações mais espetaculares das energias contidas no planeta mineral. Seu nome foi inspirado em Vulcano, o deus romano do fogo e da forja. Os vulcões são fendas presentes na crosta exterior da Terra, as quais liberam materiais do manto quente e pressurizado do planeta, que escapam em erupções de gases quentes, cinzas e, às vezes, rochas derretidas. A força explosiva é criada por gases presos que se expandem à medida que as rochas derretidas sobem. Esses gases são, na maior parte, água superaquecida – vapor – com um pouco de dióxido de carbono e dióxido de enxofre, além de vestígios de alguns outros compostos. Os vulcões desempenharam papel importante na formação da superfície da Terra desde os seus primeiros estágios, tendo afetado também a evolução dos seres vivos. Entre as várias extinções em massa que parecem ter pontuado essa evolução, algumas podem ter sido causadas por erupções vulcânicas com milhões de anos de duração. Elas preencheram a atmosfera com partículas de poeira e gotículas de ácido sulfúrico que bloquearam a luz do Sol e resfriaram o planeta.

Atualmente, cerca de cinquenta erupções vulcânicas significativas acontecem a cada ano. Um número bem maior de vulcões emite fumaça constantemente, o que nos dá a chance de sentir um bafejo do aroma do planeta antes de ser transformado pela vida. Já estive nas proximidades do cume do monte Etna, na Sicília, 3 mil metros acima do nível do mar, e me aproximei do monte Kilauea, no Havaí, a ponto de sentir seu cheiro. O cheiro dos vulcões é inconfundível, pesado e sufocante, acre e sulfuroso, devido à presença do dióxido de enxofre, o componente asfixiante do hálito vulcânico, e do sulfeto de hidrogênio, de aroma sulfúreo e igualmente tóxico. As emissões de dióxido de enxofre do Kilauea são tão comuns e irritantes que o Departamento de Saúde dos Estados Unidos criou uma escala padronizada para divulgar sua intensidade. Uma pequena fração de um grama em um metro cúbico de ar já pode ser tóxica, e o Kilauea pode liberar até 10 toneladas de dióxido de enxofre por hora. Em setembro de 2014, habitantes do litoral oeste da Noruega sentiram o cheiro de enxofre no ar. No fim, constatou-se que ele vinha da recente erupção do vulcão Bardarbunga, na Islândia, 1 300 quilômetros a oeste.

Há tantos vulcões e regiões geotérmicas na Islândia que a própria palavra *gêiser* vem de lá, assim como um termo menos conhecido que designa aquele aroma sentido pelos noruegueses: *hveralykt*, cheiro das fontes termais, que é dominado, em geral, pelo sulfúreo sulfeto de hidrogênio. As temperaturas subterrâneas que geram as fontes termais não são tão extremas quanto as dos vulcões, e a água favorece a conversão de parte do dióxido de enxofre em sulfeto de hidrogênio. As muitas fontes termais do planeta borbulham com águas que entraram em contato com áreas quentes da crosta ou até com magma derretido – e que, portanto, contêm vários gases e minerais adquiridos nesse contato.

Há várias fontes termais e sulfurosas na Califórnia. Minhas prediletas são as da região de Bumpass Hell, perto do monte Lassen. A denominação improvável homenageia o mineiro Kendall Vanhook Bumpass, que encontrou o local em 1865, mas perdeu uma perna ao pisar sobre uma crosta fina e afundar na lama abaixo dela, com temperatura próxima à da fusão da água. É possível sentir o cheiro das fontes ainda na trilha, antes de chegarmos a elas, e ouvir o rugido ciciante do que parece um motor a vapor ou uma fábrica. Da borda da cratera avista-se uma depressão árida, praticamente sem árvores, esbranquiçada pela chuva constante de ácido sulfúrico que se forma quando o dióxido de enxofre do barulhento respiradouro se dissolve na umidade do ar, substituindo por sulfatos toda a variedade de minerais presentes nas rochas expostas. O companheiro de Bumpass, editor do jornal *Red Bluff Independent*, relatou que "todas as maravilhas do inferno surgiram de repente na nossa frente". Trata-se de uma versão californiana do antigo Averno – não é mortal para as aves ou para os turistas que perambulam pelas passagens elevadas construídas em madeira, mas é sulfurosa o suficiente para nos revelar o sabor da cáustica Terra primitiva.

## Bafejos do início da vida: as fontes termais oceânicas

Se a Terra primitiva era tão tóxica e tão hostil à complexidade química e à própria vida, como pôde esta surgir e firmar-se? Trata-se de uma pergunta cujo fascínio não se esgota e que suscitou muitas teorias, mas permanece sem resposta. No entanto, pistas importantes foram encontradas nas últimas décadas de pesquisas em microbiologia ambiental, o estudo de quais microrganismos habitam quais nichos do planeta. Ocorre que, embora os vulcões avernos, as fontes termais e as minas sejam ambientes inóspitos para *nós*, alguns microrganismos se multiplicam tanto ao redor como dentro deles, evocando seus aromas. Trata-se de uma indicação de que seus antepassados provavelmente viviam do mesmo modo há muitos éons.

No extremo noroeste do estado norte-americano de Wyoming, o Parque Nacional de Yellowstone se estende sobre a vasta área de um supervulcão que entrou em erupção pela última vez há 3 300 anos. O parque é pontilhado de fontes termais, muitas delas enfeitadas com cores vivas e diversas – verde, laranja, rosa, vermelho e azul. Em meados da década de 1960, um microbiólogo da Universidade de Indiana chamado Thomas D. Brock descobriu que algumas dessas fontes abrigavam bactérias vivas a uma temperatura próxima da do ponto de fusão da água – muito mais quente do que se imaginava possível para qualquer ser vivo. De lá para cá, as fontes de Yellowstone se tornaram famosas entre os biólogos por demonstrarem vividamente que a vida pode ocorrer mesmo sob condições infernais. As cores são as assinaturas visuais dos vários microrganismos que se multiplicam na água fervente, às vezes tolerantes ao malcheiroso sulfeto de hidrogênio, às vezes sendo eles próprios os geradores do gás.

Em 1974, o biólogo Robert D. MacElroy deu a esses microrganismos e a outros tão resistentes quanto eles o nome geral de *extremófilos*, ou seja, "apreciadores de condições extremas", condições que estão no limite ou além do limite do que nós e a maioria dos seres vivos mais conhecidos podemos tolerar. Depois disso, os cientistas saíram em busca de outros extremófilos e encontraram microrganismos capazes de tolerar temperaturas extremas e altos graus de alcalinidade e acidez, secura, radiação e pressão, desde o vácuo do espaço sideral até o peso esmagador das profundezas da fossa das Marianas, no oceano Pacífico.

Em 1977, o desenvolvimento de um veículo submergível de grande profundidade (batizado de Alvin, o mesmo que anos mais tarde explorou os destroços do Titanic e do navio de guerra alemão Bismarck) possibilitou que, pela primeira vez, uma expedição alcançasse e recolhesse amostras de uma fonte hidrotermal – uma fonte termal situada no fundo do oceano – situada cerca de 2 400 metros abaixo da superfície do Pacífico oriental, perto das Ilhas Galápagos. Como relatou o explorador Robert Ballard tempos depois, os pesquisadores se espantaram ao descobrir que, no fundo oceânico sem vida, a fonte sustentava "uma rica comunidade biológica", que incluía mexilhões de 30 centímetros de largura. A presença desse oásis imediatamente levou os cientistas a formular uma pergunta básica:

O que aqueles organismos comiam? Eles viviam em rocha sólida, na escuridão total.

A resposta a essa pergunta começou a se esclarecer depois, quando as amostras de água recolhidas de dentro da fonte pelo *Alvin* foram analisadas. [...] Quando os químicos abriram a primeira amostra, o cheiro de ovo podre se espalhou pelo laboratório. Rapidamente se abriram as janelas. A chave era a presença do sulfeto de hidrogênio.

Esse fedor inicial acabou levando os cientistas a deduzir que a água da fonte, rica em sulfeto, alimenta uma população de microrganismos resistentes à pressão, os quais se situam na base de uma cadeia alimentar suficientemente desenvolvida para garantir o sustento dos imensos mexilhões. Expedições subsequentes pelo fundo do mar documentaram dezenas de fontes hidrotermais. Várias delas foram estudadas em detalhes, aventando-se a possibilidade de a vida ter começado quando organismos unicelulares evoluíram em condições físico-químicas igualmente extremas na Terra primitiva.

Além das fontes sulfurosas de Yellowstone e Bumpass Hell, o que tudo isso tem a ver com os cheiros do nosso mundo cotidiano? Os sistemas bioquímicos desenvolvidos pelas primeiras formas de vida para que pudessem sobreviver na Terra primitiva existem até hoje, e não apenas nos extremófilos. Os microrganismos que vivem ao nosso redor, e até dentro de nós, perfumam nosso mundo com um conjunto de moléculas definido nos primórdios fervilhantes da vida.

## A chave para a construção de moléculas: a energia

Onde e como quer que a vida tenha surgido, há um sistema fundamental de que todos dependem: um sistema de fornecimento de energia. É bastante óbvio que a construção de estruturas grandes, complexas e ordenadas a partir de conjuntos pequenos, simples e desordenados de elementos construtivos demanda energia. Na Terra primitiva, a principal fonte de carbono para a criação de cadeias carbônicas era o dióxido de carbono, $CO_2$. Para iniciar uma cadeia pela união de duas moléculas de $CO_2$, qualquer sistema de construção de cadeias terá de quebrar as ligações entre cada carbono e pelo menos um de seus dois oxigênios e depois causar a formação de uma nova ligação entre os dois carbonos. As ligações químicas são formadas pelos elétrons que dois átomos partilham entre si, de modo que, para romper e formar ligações, é preciso arrancar os elétrons de alguns átomos e enfiá-los em outros. Esse trabalho de arrancar e enfiar demanda energia.

Qual era a fonte de energia usada pela vida em seus primórdios? A mesma usada até hoje por todas as formas de vida: o fluxo natural de elétrons.

Lembre-se de que os átomos de diferentes elementos contêm diferentes números de partículas subatômicas: os prótons e nêutrons em seu núcleo e os elétrons que orbitam ao redor dele. Nem todos os elétrons de um átomo podem ser compartilhados com outros átomos, e os elementos diferem quanto à força da atração exercida pelo núcleo sobre os seus elétrons das ligações. Muitos metais não fazem objeção a entregar todos os elétrons usados em ligações. É por isso que o cobre e o ferro são bons condutores de eletricidade e calor: seus elétrons são livres para mover-se para onde quer que sejam puxados ou empurrados. O oxigênio, no outro extremo, não só agarra com força os seus elétrons de ligação como exerce forte atração sobre os elétrons de ligação de outros elementos. Os metais naturalmente doam elétrons e o oxigênio naturalmente os recebe.

Essa foi a poderosa fonte de energia que a vida primordial conseguiu obter e controlar: a tendência natural dos elétrons de transitar de elementos doadores de elétrons para elementos receptores de elétrons. É a mesma fonte que usamos nas pilhas e baterias que energizam nossas lanternas e telefones móveis.

Os seres vivos não possuem baterias sólidas para lhes fornecer um fluxo constante de elétrons, mas organizam o ambiente local de suas moléculas para estimular o fluxo de elétrons dos átomos doadores para os receptores, coordenando esse fluxo mediante a formação de ligações de cadeia carbônica. A exemplo de nossas modernas usinas de produção de eletricidade, que emitem gases pelas chaminés, a geração de energia em células microscópicas gera subprodutos químicos: os doadores e os receptores de elétrons alterados. E podemos sentir o cheiro de alguns deles.

## A versatilidade energética do enxofre

Para montar suas usinas eletroquímicas, as primeiras células vivas tinham de trabalhar com os elementos mais prontamente disponíveis no seu ambiente, organizá-los para estimular o fluxo de elétrons de doadores a receptores e controlar esse fluxo. O ferro é um doador de elétrons abundante e generoso, e é provável que tenha catalisado boa parte das reações químicas do carbono nos primeiros tempos. O controle dessas reações químicas demanda o envolvimento de elementos intermediários, para que os elétrons não deem um único salto e depois fiquem presos na molécula receptora. O enxofre, presente em abundância, é um excelente elemento intermediário. Aceita com facilidade um ou dois elétrons do hidrogênio ou do ferro para formar os sulfetos de hidrogênio e de ferro, mas também é capaz de ceder até seis elétrons para o oxigênio na formação do dióxido de enxofre e de compostos chamados sulfatos. Assim, pode ser tanto um doador de elétrons quanto um receptor. Em eras primordiais, é provável que estivesse presente em várias formas, entre as quais o dióxido de enxofre gasoso, emitido pelos vulcões, o ácido sulfúrico, que se forma quando esse gás reage com a água, os sulfatos e os sulfetos de metais (sais que se encontravam tanto na forma sólida como dissolvidos), partículas sólidas de enxofre elementar e sulfeto de hidrogênio gasoso e dissolvido. Sempre que uma dessas moléculas se transforma em outra, os elétrons fluem; e, em um ambiente químico adequado, essa energia pode ser aproveitada.

O enxofre foi apenas um entre os vários elementos que desempenharam papel importante na atividade de buscar energia a que a vida se dedicava quando a Terra ainda era jovem. No entanto, destacou-se o suficiente para marcar presença em algumas das rochas mais antigas a conter vestígios de metabolismo biológico. Na região de Pilbara, no noroeste da Austrália, existem antigos sedimentos oceânicos datados de 3,5 bilhões de anos atrás, ricos em ferro e sulfatos provenientes da atividade vulcânica e contendo grãos de pirita ou dissulfeto de ferro, $FeS_2$.

Acredita-se hoje que as primeiras células vivas desenvolveram sistemas químicos para extrair energia de quaisquer trincas de elementos doadores, receptores e intermediários que houvesse em seu ambiente local. Provavelmente, evoluíram juntas em associações ou redes de cooperação, em que determinados tipos de célula consumiam alguns recursos, mas também geravam moléculas que poderiam servir de recursos para outros tipos. Redes de células diferentes podiam assim florescer em circunstâncias nas quais tipos individuais morreriam de fome. Uma das primeiras redes desse tipo a ser identificada foi o *sulfureto*, uma rede de bactérias em que algumas usam os sulfetos como doadores de elétrons, gerando enxofre ou sulfatos, ao passo que outras usam o enxofre ou os sulfatos como receptores de elétrons, regenerando, assim, os sulfetos. Na prática, os diferentes grupos recarregam as baterias uns dos outros, ao mesmo tempo que geram sua própria energia. Às vezes, essas associações de microrganismos são visíveis a olho nu: no Parque Nacional de Yellowstone, a Octopus Spring [Fonte do Polvo] abriga várias camadas de microrganismos, e cada uma explora diferentes moléculas, sendo nutrida e protegida pelas camadas acima e abaixo de si. Uma massa folhada de microrganismos!

Assim, além de ser um produto primordial do espaço interestelar e da geologia do nosso planeta, o sulfeto de hidrogênio é tanto um componente quanto um subproduto da vida dos extremófilos, e isso provavelmente é assim desde que a vida surgiu. Mas é claro que não precisamos ir a uma fonte termal para sentir esse aroma sulfúreo. No próximo grande salto da evolução, a vida encontrou uma usina de energia ainda mais eficaz, reformou todo o planeta e redefiniu o conceito de *extremo*. O legado dos extremófilos e o sulfeto de hidrogênio estão muito próximos de nós em nossa existência cotidiana. Vamos encontrá-los, com frequência, tanto na natureza quanto em nossos alimentos e em nosso próprio corpo.

## A vida aprende a aproveitar a luz do Sol e a água

É provável que as primeiras formas de vida tenham usado minerais de ferro e enxofre para gerar fluxos de elétrons semelhantes aos de uma bateria de baixa voltagem. Essas primeiras células provavelmente se desenvolveram aos poucos e somente em alguns lugares, porque a energia disponível era escassa e, para obtê-la, elas dependiam de reservas locais dos minerais adequados. Para superar essas limitações, a vida recorreu a dois recursos abundantes e quase onipresentes na superfície da Terra, que continuam a ser as fontes de energia e de subsistência fundamentais para a maioria dos seres vivos terrestres: a luz solar e a água.

A luz é pura energia eletromagnética, e a luz do Sol é um subproduto das reações de fusão nuclear que ocorrem nele. Essas reações dão origem a novos elementos e despejam sobre a superfície terrestre uma enorme quantidade de fótons. Hoje em dia, as marcas do aproveitamento que a vida faz dessa fonte de energia são visíveis por toda parte, especialmente nos primeiros painéis solares de que se tem notícia, as folhas dos vegetais, que são verdes por causa de uma molécula pigmentar chamada clorofila, que absorve a parte do espectro luminoso que tem coloração avermelhada, capturando assim uma porção da energia da luz solar, transferindo-a para os elétrons de alguns de seus átomos. As versões primitivas da clorofila se organizaram em *fotossistemas* que dispunham esses elétrons energizados em um fluxo capaz de energizar, por sua vez, os mecanismos bioquímicos da célula. Em um processo chamado *fotossíntese*, eles são direcionados para um sistema que sintetiza longas cadeias de carbono a partir do simples dióxido de carbono presente no ar e na água. A fotossíntese representou um progresso tremendo de liberação da criatividade das células vivas. Graças a ela, as células puderam construir cadeias carbônicas, crescer e multiplicar-se com uma velocidade muito maior do que a da maioria delas até então.

Depois da luz do Sol, a segunda fonte de energia abundante que a vida primitiva aprendeu a aproveitar foi o oxigênio contido na água, $H_2O$. O oxigênio é inigualável quando se trata da capacidade de atrair elétrons e realocá-los, mas a vida primitiva não tinha acesso direto a ele. Em algum momento, uma linhagem de microrganismos provavelmente representada pelas atuais cianobactérias (*ciano* significa "azul esverdeado" em grego e se refere à cor de seus pigmentos) conseguiu adaptar um fotossistema para extrair oxigênio da água. Esse sistema usava elétrons energizados pela luz para romper as ligações entre os átomos de hidrogênio e oxigênio, e depois transferia os elétrons e os átomos de hidrogênio para um fotossistema associado que gerava mais energia e construía novas cadeias de carbono e hidrogênio. O processo liberava na atmosfera os átomos de oxigênio, pois eram resíduos desnecessários nas etapas posteriores da fotossíntese. O oxigênio passou a ficar, então, disponível para ser usado por outros sistemas celulares como poderoso receptor de elétrons. Acima de tudo, isso permitiu que as células extraíssem o máximo possível da energia envolvida na produção de cadeias de carbono, decompondo essas cadeias até chegar a seus materiais originais, ou seja, dióxido de carbono e água.

Assim, esses microrganismos turbinados foram capazes de construir inúmeras cadeias carbônicas em praticamente todos os corpos de água presentes na superfície do planeta e onde quer que houvesse acesso a luz solar, água e dióxido de carbono, com pouquíssimos minerais necessários para formar seus fotossistemas. Eles podiam produzir cadeias carbônicas o dia inteiro, guardar algumas como reserva de combustível e depois decompô-las com eficiência – "queimá-las" –, para obter energia pelo uso do oxigênio livre, a fim de permanecerem ativos durante a noite, quando não há luz solar.

Alguns cientistas comparam a invenção da fotossíntese *oxigênica* – geradora de oxigênio – pelos microrganismos com a invenção da agricultura pelo ser humano. Graças à agricultura nossos antepassados deixaram de ser caçadores-coletores – indivíduos que tinham de sair à procura dos limitados alimentos oferecidos pelo ambiente – e se tornaram agricultores, isto é, indivíduos que plantavam e armazenavam seus suprimentos. Isso propiciou o desenvolvimento de cidades e civilizações populosas. A fotossíntese oxigênica é tão vantajosa que se tornou o modo dominante de vida tanto nas águas quanto em terra. As cianobactérias pioneiras deram origem a todos os modernos vegetais marinhos e terrestres, desde as algas microscópicas até as gigantescas sequoias. E transformaram a superfície do planeta, inclusive seus aromas.

## A grande oxigenação limpa o ar

Se você e o *Chef* do cosmo observassem de fora a evolução da fotossíntese oxigênica, veriam a aparência da jovem Terra mudar. O vermelho-escuro enevoado de outrora passaria a dar lugar ao azul e branco brilhantes que conhecemos hoje. Caso se aproximassem de vez em quando para sentir os cheiros, perceberiam uma diminuição gradual do fedor acre. Seriam esses os sinais superperceptíveis daquilo que os geoquímicos chamaram de Grande Evento da Oxigenação (dando ênfase à introdução do oxigênio nos processos químicos do planeta) ou Grande Evento da Oxidação (sublinhando os efeitos químicos dessa introdução). Quando as microscópicas cianobactérias se multiplicaram e passaram a injetar no ar quantidades imensas desse elemento tão reativo e faminto de elétrons, alteraram o planeta desde o alto de sua atmosfera até o fundo de sua crosta rochosa.

Os primeiros bafejos de oxigênio liberados pelas cianobactérias foram absorvidos por metais e outros elementos dos oceanos e dos leitos marinhos, mas também em terra, formando camadas características, cor de ferrugem, de óxidos de ferro datados de até 3,5 bilhões de anos atrás. Essas reações espontâneas de oxidação dobraram o número de compostos minerais presentes na Terra, elevando-o a mais de 4 mil, e é graças a elas que as rochas superficiais e os sedimentos oceânicos são hoje dominados por compostos de oxigênio (óxidos), enxofre e oxigênio (sulfatos) e carbono e oxigênio (carbonatos). Quando os oceanos e a terra se oxidaram por completo, o oxigênio gasoso restante começou a se acumular nos oceanos; quando finalmente saturou-os, derramou-se para a atmosfera e nela adquiriu presença significativa pela primeira vez.

A chegada do oxigênio limpou o ar. Eliminou a névoa de fumaça avermelhada que cobria a superfície terrestre, oxidando o metano e vários dos seus subprodutos gerados por vulcões, microrganismos em decomposição e pela luz ultravioleta do Sol. Desodorizou os miasmas que saíam do interior da Terra e da vida terrestre, reagindo com o sulfeto de hidrogênio e a amônia para formar dióxido de enxofre e óxido de nitrogênio, que por sua vez reagem com a umidade para formar ácidos inodoros e caem na superfície na forma de chuva ácida. Assim, transformou o ar, nesse ambiente olfativamente neutro que temos hoje, no qual as moléculas voláteis flutuam para chegar a nossos receptores olfativos e, portanto, à nossa percepção. Adicionalmente, ao constituir moléculas de ozônio, $O_3$, que absorvem a luz ultravioleta e impedem que boa parte da radiação prejudicial do Sol chegue à superfície da Terra, o oxigênio tornou habitável a terra firme, de modo que seres vivos pudessem, nela, cheirar e ser cheirados.

## Organismos aeróbios e anaeróbios: o lado sombrio do sulfeto de hidrogênio

O que os geólogos chamam de Grande Evento da Oxidação é para os biólogos a Crise do Oxigênio ou Catástrofe do Oxigênio, pois causou uma das primeiras extinções em massa de seres vivos. O acúmulo de oxigênio desencadeou a primeira era glacial do planeta, oxidou minerais que muitos microrganismos usavam como matéria-prima de suas baterias e atacou os sistemas moleculares de todas as formas de vida que vinham evoluindo sem precisar lidar com sua reatividade. Na verdade, o oxigênio pode ser tóxico até mesmo para os seres vivos que hoje dependem dele para manter aceso seu fogo interior, incluindo aí todos os vegetais e animais e muitos microrganismos – algo que poderíamos chamar de Ironia do Oxigênio. As modernas formas de vida herdaram boa parte de seus mecanismos bioquímicos das células primitivas que evoluíram antes da chegada do oxigênio, e este, bem como seus subprodutos, pode danificar esses mecanismos. Daí a importância das moléculas *anti*oxidantes dos alimentos, que ajudam a limitar esses danos.

Os microrganismos são formas de vida resistentes e versáteis; por isso, apesar do aumento da disponibilidade de oxigênio, tóxica para eles, os tipos não fotossintéticos continuaram existindo. Como constatou o pioneiro químico francês Louis Pasteur, ao provar pela primeira vez que os microrganismos eram seres viventes, alguns deles precisam de oxigênio para crescer, mas outros só crescem na sua ausência. Deu a esses dois tipos de microrganismos os nomes de *aeróbios* e *anaeróbios*, das raízes gregas que significam "ar" e "vida". Os anaeróbios prosperam nas entranhas do planeta e dos seres vivos, nichos onde o oxigênio é usado pelos microrganismos aeróbios e não é substituído. Eles estão nos sedimentos oceânicos, em águas doces estagnadas e pântanos, nos sistemas digestivos de animais que respiram oxigênio (inclusive o ser humano) e nos dejetos digestivos excretados por eles. Pelo fato de os anaeróbios serem incapazes de usar o oxigênio para extrair o máximo possível de energia dos minerais ou dos detritos de outras células, seus sistemas de geração de energia não emitem dióxido de carbono e água, mas moléculas voláteis como sulfeto de hidrogênio, amônia e os restos curtos de cadeias de carbono, como o ácido butanoico, com aroma de queijo: ecos dos aromas primordiais do planeta mineral e do cosmo como um todo.

O mau cheiro primordial que o esterco, os pântanos e os esgotos têm em comum se deve aos microrganismos anaeróbios que residem nesses ambientes. Somos especialmente sensíveis ao sulfeto de hidrogênio, cujo aroma os cientistas do *Alvin* e muitos outros costumam descrever como de "ovo podre". Essa molécula, que já foi nutritiva e dominante, é hoje um dos elementos voláteis produzidos quando microrganismos se multiplicam em tecidos danificados de vegetais e animais e decompõem suas moléculas complexas em moléculas simples. Assim, em nosso mundo oxigenado, isso é muitas vezes sinal de morte e decomposição.

Espelhando os efeitos do oxigênio nos anaeróbios, o sulfeto de hidrogênio é venenoso para as formas aeróbias de vida, como nós. Isso foi notado pela primeira vez pelos trabalhadores que limpavam os esgotos e as fossas de Paris no século XVIII, quando seu aroma era associado à sufocação e ao escurecimento das moedas de metal que levavam no bolso. O sulfeto de hidrogênio interfere em nossos sistemas de geração de energia química por ligar-se aos cruciais átomos de ferro, como também fazem o cianeto e o monóxido de carbono. Há indícios de que algumas extinções em massa ocorridas após a oxigenação do planeta foram agravadas pela liberação maciça desse gás nas águas do fundo dos oceanos, pobres em oxigênio, ou por breves surtos de crescimento de microrganismos que produzem sulfeto no rastro de erupções vulcânicas. Somos capazes de detectar o sulfeto de hidrogênio em concentrações muito baixas, cerca de uma molécula do gás em 1 bilhão de moléculas de ar. Em apenas dez partes por milhão, ele irrita os olhos; bem acima desse nível, causa uma série de danos e nos sufoca.

## Águas termais, ovos cozidos em águas termais, sal negro: os sulfetos do bem

O sulfeto de hidrogênio e seu aroma também têm seu lado benigno, sobretudo quando somos capazes de controlar nossa exposição a eles. Em moderação, o sulfeto de hidrogênio faz parte do apelo das águas termais no mundo inteiro, consideradas benéficas para a saúde. A poucos quilômetros do mortífero lago Averno e dos míticos portões do Hades existem termas cujo uso remonta à era romana; suas águas odoríferas, ricas em minerais, são procuradas como fontes de cura. Segundo uma teoria, seu forte aroma sulfuroso – controlado pela deusa Mefite, de cujo nome deriva o termo *mefítico*, que significa "de aroma pestilento" – espantava a doença do corpo. Isso é pouco provável, mas os cientistas determinaram que o sulfeto de hidrogênio é, de fato, um subproduto menor do metabolismo da maioria dos seres vivos. Em pequena quantidade, ele estimula a germinação e o crescimento das mudas de plantas e retarda a deterioração de frutas maduras armazenadas. Seus vestígios produzidos no corpo humano podem relaxar as paredes dos vasos sanguíneos, efeito que, entre outras coisas, contribui para a ereção peniana. Não há nada de podre nisso.

Na verdade, falar em "ovos podres" é um clichê enganoso que nos desorienta quanto ao aroma real do sulfeto de hidrogênio. Com efeito, ele cheira a ovos recém-cozidos. Em 2013, químicos da Universidade de Sejong, em Seul, monitoraram as moléculas voláteis liberadas por ovos cozidos ao ponto e mantidos em temperatura ambiente por vários dias até estragarem. As proteínas da clara são ricas em aminoácidos que contêm enxofre, alguns dos quais emitem sulfeto de hidrogênio quando o calor desnatura essas proteínas. Quanto maior a temperatura e o tempo de cozimento dos ovos, mais sulfeto de hidrogênio se forma e mais forte é o cheiro. O índice de sulfeto de hidrogênio é mais elevado após o cozimento, caindo drasticamente logo depois, à medida que o aroma de ovo vai desaparecendo. Embora o sulfeto de hidrogênio volte a se manifestar quando microrganismos começam a colonizar e apodrecer os ovos, o principal elemento volátil nesse estágio é o metanotiol, outra molécula simples de enxofre que encontramos no espaço interestelar e cujo aroma, aqui na Terra, costumamos relacionar ao aroma de repolho podre. O sulfeto de hidrogênio e o metanotiol muitas vezes aparecem juntos em nossa vida, mas o metanotiol é um sinal mais confiável de putrefação.

Um belo exemplo das várias identidades do sulfeto de hidrogênio é o ovo negro. O Japão tem centenas de fontes termais sulfurosas, chamadas *onsen*, e muitos estabelecimentos que as exploram oferecem os macios "ovos *onsen*", cozidos lentamente em águas termais que geralmente alcançam a temperatura de 80 °C. O *kuro tamago* ou "ovo negro" de Owakudani, o "Grande Vale Fervente", é cozido em águas termais que brotam cerca de 20 quilômetros a sudeste do vulcânico monte Fuji, ricas em ferro e sulfeto de hidrogênio. Os dois reagem com o carbonato da casca do ovo para formar o sulfeto ferroso, FeS, de cor negra, que a casca porosa retém, constituindo um dramático contraste visual com a clara branca. O longo tempo de cozimento faz com que as moléculas de ferro e enxofre do ovo reajam e depositem uma película de FeS escuro sobre a superfície da gema. Sulfetos sobre sulfetos sobre sulfetos!

Um ingrediente culinário não tão comum é apreciado exatamente por temperar os alimentos com um aroma de sulfeto de hidrogênio. Ele o faz graças a um mineral que reflete a química não apenas das fontes hidrotermais do fundo do oceano, mas também de microrganismos famintos por energia. O *kala namak*, "sal negro" em hindi, é um sal comestível minerado no Himalaia indo-paquistanês. É usado para temperar diversos alimentos, especialmente petiscos indianos, os *chaat*. O sal negro é composto principalmente de cloreto de sódio, o sal de mesa comum, mas inclui vários outros minerais depositados juntamente a ele quando os mares que outrora cobriam aquela região evaporaram. Pitadas de sal negro têm, na verdade, cor vermelho-escura, devido à presença de um sulfeto de ferro ($Fe_3S_4$) chamado *greigita*, que se forma tanto em processos geológicos quanto biológicos, em fontes hidrotermais e também quando certas bactérias usam o sulfato como receptor de elétrons, gerando sulfetos. Quando se dissolve o sal negro na água, ele libera um forte aroma de ovos e solta uma nuvem de partículas negras, à medida que a greigita reage com a água para formar sulfeto de hidrogênio e um sulfeto ferroso simples.

Pensar no sulfeto de hidrogênio como possuidor de "aroma de ovo" é apenas uma primeira aproximação do lugar que ele ocupa na vida e na história da vida. Ele responde por uma presença marcante em nosso cotidiano. É uma das moléculas mais primitivas que existem, uma das primeiras que se formaram no Universo. Era um elemento dominante da agressividade que caracterizava a Terra primitiva, e ainda o é nos lugares em que o interior da Terra explode para o seu exterior. É alimento e subproduto das primeiras cooperativas moleculares que encontraram um jeito de se desenvolver naquele ambiente agressivo, as primeiras formas de vida. Pode ter desempenhado um papel na extinção em massa de formas de vida posteriores. É um sinal de morte, mas também das formas de vida mais resistentes. No conjunto, é muito mais que um simples produto acidental dos animais com penas, cuja existência tem a duração de um piscar de olhos em comparação com o tempo geológico! Em vez de "cheiro de ovo", o aroma dessa molécula interestelar, da Terra primitiva, das fontes termais, dos pântanos, do sal negro e do ovo cozido merece uma denominação menos incerta, que abarque tudo isso. Desta página em diante, nós o chamaremos de *sulfúreo*.

No entanto, dado o papel que o sulfeto de hidrogênio desempenhou na formação das primeiras formas de vida da rígida superfície mineral da Terra jovem, não deixa de ser maravilhosamente adequado que a ocasião mais usual para sentirmos seu aroma ocorra ao quebrarmos a casca mineral de um ovo recém-cozido, encontrando os insípidos ingredientes crus de uma nova vida, dotados agora de firmeza e sabor para nos nutrir e agradar.

Capítulo 3

# O *KIT* BÁSICO DA VIDA

> O carbono joga o jogo da complexidade em escala grandiosa. Tornou-se o maior herói da evolução química e biológica.
>
> Hubert Reeves, *Atoms of Silence*, 1981.

Desde o evento do *big bang*, a substância básica do nosso cosmo tem explorado seu potencial de assumir novas formas, gerar novas relações e organizações e alcançar novos níveis de complexidade. Os átomos são heroicos, como dito pelo astrofísico Hubert Reeves, na medida em que reiteradamente superaram ou contornaram as forças da realidade já constituída – a inércia, a estase, a entropia – para explorar o universo do possível. E o carbono sempre esteve na vanguarda dessa exploração. Entre todos os elementos criados nas estrelas, seus átomos são especialmente gregários, gostam de brincar com os outros e aproveitam bem as oportunidades.

Foram as brincadeiras constantes do carbono com a poeira cósmica, as rochas e os planetas que o levaram a formar diversas cadeias de átomos; que fizeram com que algumas dessas cadeias se organizassem em grupos, os grupos se organizassem em sistemas capazes de construir novas cadeias e os sistemas se organizassem nas entidades autocontidas que chamamos de células vivas, capazes de multiplicar a si mesmas – uma façanha mais que heroica, que nos causa perplexidade e admiração. E foi seguida por outra, quase tão inimaginável quanto ela: esses frágeis coletivos de cadeias de carbono conseguiram remodelar a própria Terra, transformando-a em um hábitat muito mais propício à exploração das possibilidades da matéria. Nesse processo, o Herói Carbono limpou o ar dos aromas que a princípio o dominavam, o malcheiroso odor sulfúreo que dominou o capítulo anterior, e começou a substituí-lo pelas diversas moléculas voláteis de carbono e pelos aromas que conhecemos hoje.

Este capítulo é uma rápida introdução às moléculas voláteis mais simples que caracterizam os seres vivos e à surpreendente gama de sensações com que elas nos brindam. Fala de química, mas de uma química que se pode cheirar. Você pode estudá-lo, pulá-lo ou consultá-lo quando já estiver em capítulos posteriores. Ele não é necessário para que você comece a explorar os aromas do mundo. No entanto, um pouquinho de química poderá ajudá-lo a se orientar no mundo menos conhecido dos aromas, o osmocosmo, e a conhecer alguns de seus marcos mais importantes.

## O *kit* básico de moléculas voláteis de carbono dos seres vivos

Em nosso passeio das estrelas aos planetas e destes aos microrganismos, feito à velocidade da luz, usei o termo *cadeia de carbono* ou *cadeia carbônica* para designar de forma resumida as complexas moléculas a partir das quais as células vivas se constituem. Agora que as primeiras células já limparam o ar e prepararam o caminho para que o carbono alcançasse novos níveis no jogo da complexidade, é hora de fazer uma pausa e conhecer algumas dessas cadeias. Vamos começar pelas moléculas que todas as formas de vida, primitivas e avançadas, podem liberar no ar durante seu metabolismo básico, a operação que mantém em funcionamento seus mecanismos bioquímicos. Pense nessas moléculas como um *kit* básico dos aromas da vida. Costumam ser encontradas em grupos, e, quando misturadas, criam uma espécie de presença volátil geral, o "ruído de fundo" olfativo da vida. Às vezes, uma ou duas predominam com suas próprias qualidades e criam uma impressão mais particular. Vamos constatar que elas contribuem para a ocorrência de muitos dos aromas que apreciamos – e muitos dos que evitamos! Todos eles são sinais da vida em sua operação, e nem todas as operações da vida concorrem para o nosso benefício.

Embora as cadeias de carbono dos seres vivos possam conter centenas e até milhares de átomos, a maioria das moléculas voláteis de cadeia carbônica é relativamente pequena e simples. O metabolismo básico das células vivas tende a gerar cadeias com dois a quatro carbonos de comprimento, e as mais comuns incluem somente átomos de carbono, hidrogênio e oxigênio. As cadeias compostas de mais de doze carbonos são pesadas demais para serem soltas no ar com facilidade, e tendem a se aninhar umas ao lado das outras, formando aglomerados ainda mais pesados. Não são muito voláteis. Por isso, nosso *kit* básico de moléculas voláteis vitais contém grupos de cadeias carbônicas leves, pequenas e simples. Classificam-se em quatro famílias químicas principais – ácidos, álcoois, aldeídos e hidrocarbonetos –, e as semelhanças entre os membros de cada família são bem marcadas. É claro que o carbono, sendo como é, cria muitas outras variações dessas cadeias, com dobraduras, ramificações e outros tipos de átomos – mais adiante, falaremos dessas variações. No entanto, o *kit* básico já nos fornece uma gama de aromas bastante impressionante.

Por que o metabolismo básico produz essas moléculas voláteis especificamente? Porque elas são fragmentos comuns do mecanismo de cadeias carbônicas da célula. Todas as células decompõem constantemente cadeias carbônicas complexas e formam os elementos construtivos mais simples a partir dos quais são construídas, tanto para gerar energia quanto para redirecionar suas próprias cadeias para serem reparadas ou criarem novas moléculas. Há três elementos construtivos principais: os açúcares, que constroem os carboidratos; os aminoácidos, que constroem as proteínas; e os lipídeos, que constroem as gorduras, os óleos e outras moléculas correlatas que se unem para formar a membrana à prova de água que circunda as células. Dois dos três elementos construtivos, os açúcares e os aminoácidos, não são voláteis em si: são fortemente atraídos pelas moléculas de água e uns pelos outros; por isso, não escapam com facilidade das células para o ar, de onde poderíamos cheirá-los. Porém, quando são decompostos para gerar energia, alguns de seus *fragmentos* são voláteis. A maioria dos açúcares e dos aminoácidos não tem mais de seis carbonos de comprimento, de modo que seus fragmentos são menores, contendo em regra de dois a quatro carbonos. Os lipídeos não sentem tanta atração pelas moléculas de água, de modo que tanto eles quanto seus fragmentos tendem a ser mais voláteis. Ademais, as cadeias lipídicas podem ser muito mais longas. Assim, a decomposição dos ácidos graxos é capaz de produzir cadeias dos mais diversos tamanhos, contendo desde dois carbonos até os cerca de doze que constituem o limite da volatilidade.

Munidos dessas informações básicas sobre a natureza das cadeias carbônicas voláteis, podemos entrar em assuntos mais específicos. Este é o *kit* básico dos aromas da vida.

## Álcoois fragrantes e ácidos penetrantes

Podemos aprender mais facilmente sobre as cadeias carbônicas voláteis básicas e suas famílias por meio da análise de seus representantes mais comuns e respectivos aromas. Vamos começar, então, com dois desses aromas: álcool e vinagre. Podemos cheirá-los em seu estado mais puro na vodca não saborizada* e no vinagre destilado, que são soluções bastante puras de uma única cadeia de car-

........................

\* E também no álcool comum de limpeza, que não costuma ser utilizado para esse fim nos Estados Unidos e por isso não foi mencionado aqui pelo autor. (N. do T.)

bono, sem o acréscimo de outras moléculas voláteis. A vodca não saborizada contém cerca de 40% de álcool e 60% de água. Tem cheiro de... um álcool forte, é claro. E o álcool é uma molécula de dois carbonos. Vejamos agora o vinagre destilado, identificado no rótulo da apresentação comercial como ácido acético a 5%. O ácido acético tem cheiro de... vinagre, é claro. Como o álcool, o ácido acético é uma molécula de dois carbonos. Mas essas duas moléculas de dois carbonos têm cheiros completamente diferentes!

A diferença de aroma se deve às diferentes terminações da cadeia de dois carbonos em cada molécula. Em ambas as moléculas, um dos carbonos se liga a três átomos de hidrogênio. O outro carbono, no entanto, se liga a átomos de oxigênio. O carbono do **álcool** partilha uma ligação com um átomo de oxigênio e duas com um segundo átomo de oxigênio. São essas duas ligações extras com o oxigênio que fazem a diferença entre o cheiro de álcool e o de vinagre.

E são elas que fazem a diferença entre a família dos álcoois e a família dos ácidos. Os membros de cada família têm números diversos de átomos de carbono em suas cadeias, mas têm em comum um número de ligações com oxigênio que define cada uma delas. O álcool isopropílico, por exemplo, é uma cadeia de três carbonos cuja ligação com o oxigênio ocorre no carbono do meio, e não no da extremidade. Esse átomo adicional de carbono na cadeia e a ligação com o oxigênio no centro bastam para torná-lo tóxico se ingerido – mas, mesmo assim, seu aroma é muito parecido com o do álcool etílico, que se pode beber. Quando uma cadeia de três carbonos tem três ligações de oxigênio no carbono da extremidade, já não se trata de ácido acético, mas de ácido propanoico, cujo cheiro é acre como o do vinagre, mas diferente: parece o de queijo suíço, o queijo com grandes buracos.

Vamos parar nesses quatro exemplos – dois álcoois e dois ácidos – para fazer algumas observações. Em primeiro lugar, as moléculas voláteis da mesma família partilham algumas qualidades: os álcoois têm aromas semelhantes entre si e os ácidos também. As famílias químicas são, pelo menos em certa medida, famílias aromáticas. Além disso, quando descrevemos os aromas de moléculas particulares, o fazemos por meio de associações com objetos do nosso cotidiano em que mais prontamente as reconhecemos. Dizemos que o ácido acético tem cheiro de vinagre porque encontramos essa molécula no vinagre, e o ácido propanoico de três carbonos tem cheiro de queijo suíço porque essa molécula se destaca nesse queijo específico.

Pelo fato de essas moléculas voláteis serem subprodutos tão comuns das células vivas, muitas vezes as encontramos em mais de um objeto, por isso, muitos descrevem seu aroma fazendo mais de uma associação. Um exemplo notável de múltiplas associações é o ácido butanoico, de quatro carbonos, que vem depois do propanoico de três carbonos. Como o ácido propanoico, ele se destaca nos queijos, mas sobretudo nos que foram envelhecidos por bastante tempo. Também chama a atenção no vômito humano. Assim, o ácido de quatro carbonos pode nos lembrar de dois materiais muito diferentes, um deles muitas vezes delicioso, e o outro, sempre repugnante. As múltiplas associações nem sempre são radicais como essa!

Vamos agora tratar de alguns outros representantes menos conhecidos das famílias dos álcoois e dos ácidos. Apresentamos uma tabela que lista doze membros de cada família, com os aromas que os químicos do sabor atribuem às cadeias carbônicas de diferentes comprimentos. Pare um pouco para examiná-la e conhecer melhor essas duas famílias. Pelo fato de haver muitos ácidos que não são moléculas voláteis – os ácidos clorídrico e sulfúrico, por exemplo –, os ácidos de cadeia carbônica são muitas vezes especificados com o nome de ácidos *graxos*. Os que têm menos de seis carbonos em sua cadeia são ácidos graxos de *cadeia curta*, ao passo que os que têm de seis a doze carbonos são os ácidos graxos de *cadeia média*. (As gorduras animais e os óleos de cozinha contêm os ácidos de *cadeia longa*, que têm vinte carbonos ou mais.)

**OS AROMAS DAS FAMÍLIAS DOS ÁLCOOIS E DOS ÁCIDOS**

| Átomos de carbono na cadeia | Álcoois (1 ligação com oxigênio na extremidade) | Ácidos (3 ligações com oxigênio na extremidade) |
|---|---|---|
| 1 | alcoólico | penetrante, pungente, frutado |
| 2 | alcoólico | vinagre |
| 3 | alcoólico | penetrante, queijo Emmental, vinagre |
| 4 | etéreo, de vinho, de uísque | queijo, rançoso, vômito |
| 5 | pungente, fermentado, de uísque | penetrante, queijo, suor, rançoso |
| 6 | folhas verdes, frutado, maçã | queijo, rançoso |
| 7 | fresco, floral, limão | cera, queijo, sujeira, frutado |
| 8 | laranja, cogumelo, melão | gorduroso, rançoso, queijo |
| 9 | fresco, floral, laranja | cera, sujeira, queijo |
| 10 | cera, floral, laranja | rançoso, azedo, gorduroso |
| 11 | fresco, cera, floral, sabão, roupa limpa | cera, creme de leite, queijo gorduroso, coco |
| 12 | sabão, cera, gorduroso, terra | suave, gorduroso, coco |

Incrível, não? Tantos aromas e associações diferentes! Desde odores desagradáveis, sujos e agressivos até aromas etéreos, refrescantes, limpos e deliciosos, florais, cítricos e tropicais. E tudo isso com um pequeno conjunto de cadeias carbônicas simples. O fato de poder evocar amostras da vida tão amplas com moléculas pequenas e singulares é apenas um exemplo do virtuosismo do nosso Herói Carbono – e das diferenciações operadas por nosso nariz e nosso cérebro.

E você percebe as semelhanças nas famílias? Os álcoois, sobretudo os de cadeias mais longas, tendem a partilhar uma qualidade revigorante, "etérea", que se expressa nas bebidas alcoólicas, nas flores e em algumas frutas, como as cítricas – especialmente nas cascas. O membro excêntrico da família é o álcool de oito carbonos, que caracteriza os cogumelos, habitantes do solo – nada que normalmente nos pareceria revigorante ou etéreo. Porém, se você cheirar um cogumelo tendo em mente essas qualidades, poderá perceber a semelhança e talvez passe a pensar nos cogumelos como flores e frutas do solo – são, com efeito, "corpos de frutificação" que liberam os esporos que darão origem à próxima geração.

Os ácidos, por sua vez, são, na maioria, o oposto de etéreos. Seu nome de família significa "cortante", "mordente", e muitos têm essa qualidade. Os ácidos com mais de dois carbonos também partilham os aromas animais de queijo e suor, sendo a rancidez outro tema recorrente. Os ácidos evocam esses materiais muito diferentes porque estão presentes em todos eles: do mesmo modo, o queijo, a carne em putrefação e o suor podem evocar uns aos outros devido aos ácidos que têm em comum. Isso ajuda a explicar por que é preciso se acostumar com o sabor dos queijos fortes para apreciá-los. Talvez sejam alimentos preparados com muito cuidado, mas seus ácidos voláteis podem nos lembrar de certas coisas que não devem ser comidas. Com sua tripla ligação com o oxigênio, os ácidos atingiram o limite da oxidação possível sem que o carbono da extremidade se solte da cadeia e vire dióxido de carbono. Seu valor energético é, portanto, pequeno, e a presença de ácidos é uma indicação de que as moléculas valiosas já foram exploradas, muitas vezes por microrganismos anaeróbios de baixa energia que não as decompõem totalmente em dióxido de carbono.

A maioria dos ácidos voláteis é essencialmente desagradável, e os álcoois não são particularmente agradáveis até que suas cadeias tenham pelo menos seis carbonos. Esse padrão talvez reflita o fato de que as cadeias mais curtas são, com frequência, subprodutos da decomposição de elementos construtivos por microrganismos ou pela longa exposição ao oxigênio do ar. Algumas dessas moléculas pequenas são, na verdade, armas químicas que os microrganismos usam para impedir outros microrganismos de competir pelos mesmos recursos. É isso que ocorre com o álcool produzido por leveduras na fabricação de vinho e cerveja, por exemplo, ou com o ácido acético gerado por bactérias a partir do álcool quando o vinho e a cerveja estragam – ou quando os transformamos intencionalmente em vinagre. As cadeias carbônicas de comprimento médio, por sua vez, tendem a ser moléculas voláteis produzidas de propósito por plantas, animais e microrganismos para funcionarem como sinais, a exemplo dos aromas de flores e frutos, cujo objetivo é chamar a atenção de insetos e outros animais, muitas vezes para atraí-los.

## Os hidrocarbonetos dos combustíveis líquidos, aldeídos de amplo espectro

Agora já sabemos um pouco a respeito das cadeias carbônicas básicas com uma ou três ligações com o oxigênio na ponta. No entanto, esses carbonos da extremidade também podem formar duas ligações com o oxigênio, ou mesmo não formar ligação alguma. Essas duas possibilidades nos conduzem a outras duas grandes famílias de moléculas voláteis carbônicas. Os *hidrocarbonetos* consistem somente de hidrogênio e carbono, sem oxigênio, daí seu nome. Já a família com duas ligações com oxigênio é a dos *aldeídos*, abreviação de "álcoois desidrogenados" (um álcool com um átomo de hidrogênio a menos). A tabela a seguir mostra as cadeias de hidrocarbonetos e aldeídos. Mais uma vez, pare um pouco para examinar as qualidades e os padrões e ver quanta diferença uma ligação com o oxigênio pode fazer.

**OS AROMAS DAS FAMÍLIAS DOS HIDROCARBONETOS E DOS ALDEÍDOS**

| Átomos de carbono na cadeia | Hidrocarbonetos (sem ligações com oxigênio) | Aldeídos (duas ligações com oxigênio) |
|---|---|---|
| 1 | nenhum | químico, pungente |
| 2 | nenhum | pungente, etéreo, frutado, verde, fresco |
| 3 | nenhum | etéreo, terroso, vinho |
| 4 | fluido de isqueiro, gasolina | pungente, cacau em pó, malte, mofo |
| 5 | nenhum | fermentado, pão, frutado |
| 6 | gasolina | relva, maçã verde |

*continua*

| Átomos de carbono na cadeia | Hidrocarbonetos (sem ligações com oxigênio) | Aldeídos (duas ligações com oxigênio) |
|---|---|---|
| 7 | gasolina, gás de fogareiro | fresco, gorduroso, verde, herbáceo |
| 8 | gasolina | cera, casca de cítrico, verde |
| 9 | nenhum | cera, rosa, casca de cítrico |
| 10 | nenhum | doce, cera, casca de cítrico |
| 11 | nenhum ou gasolina | cera, sabão, floral, cítrico, roupa limpa |
| 12 | nenhum ou gasolina | sabão, cera, cítrico, verde |

Os hidrocarbonetos são uma família à parte: ou não têm cheiro ou têm certo aroma "químico" – o aroma de vários líquidos inflamáveis que usamos como combustíveis e solventes. A versão inodora de um carbono, o metano, uma das moléculas mais importantes na atmosfera da Terra primitiva, é o que chamamos de gás natural. O aroma que associamos ao gás natural é o dos compostos malcheirosos de enxofre que os produtores acrescentam a ele a fim de torná-lo odorífero e, assim, menos perigoso. A versão de três carbonos, o propano, é um gás comumente usado em fogareiros e isqueiros, ao passo que a de quatro carbonos, o butano, é usado no fluido de isqueiro. O **octano**, de oito carbonos, é o hidrocarboneto de referência para a gasolina (que é, na verdade, uma mistura de várias cadeias de hidrocarbonetos de comprimentos diversos). O aroma dos hidrocarbonetos nos parece químico porque só os encontramos em quantidade proeminente em combustíveis e solventes. Mesmo assim, traços de alguns hidrocarbonetos estão presentes em muitos alimentos e em nosso próprio corpo, contribuindo para o ruído de fundo olfativo da vida.

Os aldeídos são a família de cadeias carbônicas que evoca a maior diversidade de objetos, entre eles folhas e frutas verdes e alimentos mais sofisticados que são primeiro fermentados ou germinados e depois assados ou tostados: pão, cacau em pó e malte de cevada. Os aldeídos de cadeia curta nos conduzem nessas direções, ao passo que os de cadeia mais longa, como o **octanal**, sempre evocam ceras e sabão sem perfume.
Isso talvez ocorra porque a cera de abelha e as ceras de parafina derivadas de petróleo sempre contêm traços de fragmentos mais curtos oxidados. O mesmo ocorre nos sabões, que são feitos decompondo-se as gorduras, a fim de se obterem os ácidos graxos que as constituem.

## Formigas, manteiga, cabras: os homônimos das cadeias de carbono

Até agora, foram apresentadas as moléculas voláteis de cadeia carbônica simples de acordo com sua estrutura – quantos carbonos de comprimento e quantas ligações com oxigênio elas têm – e com os materiais em que sua presença é mais marcante. Quando viajarmos pelo mundo, a partir do próximo capítulo, e encontrarmos algumas dessas moléculas, passarei a me referir a elas de modo específico, pelo nome. Infelizmente, um dos obstáculos para que nos sintamos à vontade na companhia das moléculas são seus nomes, que, por serem numerosos e pouco conhecidos, são difíceis de memorizar. Além disso, muitas moléculas têm mais de um nome. No entanto, você não precisa se preocupar em aprender os nomes das moléculas ou se lembrar deles. Os mais importantes se tornarão familiares pela repetição à medida que aparecerem nos capítulos posteriores – o ácido acético evocará o aroma de vinagre e o hexanol, o de relva e folhas verdes. E farei questão de especificar o aroma primário de cada molécula e seu nome. O importante é que você se sinta à vontade com a existência dessas moléculas, com o fato de elas pertencerem a famílias de cadeias carbônicas semelhantes, e de moléculas específicas estimularem sensações específicas.

No entanto, os nomes das moléculas são úteis e seguem uma espécie de lógica, ou melhor, duas lógicas diferentes. Muitos nomes originais das moléculas de cadeia carbônica se originaram de seus aromas, o que nos dá um gancho para lembrarmos deles. A lógica adotada posteriormente se baseia no número de átomos de carbono da cadeia, uma abordagem que possibilita a acomodação de um número infinito de moléculas e nos ajuda a distinguir entre moléculas de aroma parecido.

O sistema original de nomeação das moléculas de cadeia carbônica data do século XVIII, quando os primeiros químicos experimentais, sobretudo na França, reconheceram pela primeira vez a existência de diferentes tipos de ácidos em diferentes materiais naturais. Os químicos de então deram aos ácidos nomes derivados dos materiais nos quais estavam presentes ou que tinham o aroma mais parecido com o seu. Naquela época, os cientistas gostavam de usar o grego e o latim, por isso, derivaram os nomes dessas duas línguas antigas. Assim, o ácido de um carbono ganhou o nome de *fórmico*, da palavra que significa "formiga"; o ácido *acético*, de dois carbonos, ganhou o seu da palavra que significa "vinagre"; o ácido *butírico*, de quatro carbonos, ganhou o seu da palavra que significa "manteiga"; e assim por diante, como mostra a tabela. Hoje em dia, essas raízes nem sempre são óbvias em português.

**NOMES ORIGINAIS DOS ÁCIDOS E DOS ÁLCOOIS DE CADEIA CARBÔNICA**

| Átomos de carbono na cadeia | Nomes |
|---|---|
| 1 | ácido fórmico (*formica*, formiga) <br> álcool metílico ou metanol (*methys*, vinho) |
| 2 | ácido acético (*acetum*, vinagre) <br> álcool etílico ou etanol (*ether*, a parte superior da atmosfera) |
| 3 | ácido propiônico (*pro-*, adiante; *pion*, gordura) |
| 4 | ácido butírico (*butyrum*, manteiga) |
| 5 | ácido valérico (*Valeriana*, uma raiz aromática) |
| 6 | ácido caproico (*caper*, cabra) |
| 7 | ácido enântico (*oenanthe*, uva silvestre) |
| 8 | ácido caprílico (*caper*, cabra) |
| 9 | ácido pelargônico (*Pelargonium*, gerânio) |
| 10 | ácido cáprico (*caper*, cabra) |

Não havia nada sistemático nesses nomes, e nada neles indicava a estrutura química das moléculas. No século XX, os químicos já admitiam a existência das famílias de cadeias de carbono, cada uma delas com muitos membros possíveis. Assim, desenvolveram uma nova nomenclatura sistemática baseada no número de átomos de carbono em cada cadeia. Mantiveram os nomes das cadeias mais curtas, que são também as mais comuns, e depois aplicaram as raízes gregas dos nomes dos números às cadeias de cinco carbonos ou mais: *penta-* para cinco, *hexa-* para seis, *hepta-* para sete, *octa-* para oito, *deca-* para dez, e assim por diante. Como vários dos nomes originais já tinham então se tornado habituais, eles ainda são usados como sinônimos. Assim, o ácido hexanoico de seis carbonos também é chamado de "ácido caproico", nome originado das cabras; o ácido octanoico, de oito carbonos, também é chamado de "ácido caprílico", mais uma vez por causa das cabras; e o ácido decanoico, de dez carbonos, também é chamado de "ácido cáprico", em razão das indefectíveis cabras e sua gordura, de aroma rico! Nesse grupo de ácidos em particular, na verdade é mais fácil distinguir os prefixos *hexa-*, *octa-* e *deca-* do que as três variações do prefixo *capr-*.

Uma última tabela, agora, para resumir toda a gama de moléculas voláteis de cadeia carbônica simples, seus nomes, suas famílias e os aromas associados. Ela foi adicionada como referência e fonte de consulta, para ajudar a situar as moléculas que por acaso venham a intrigar o leitor nas páginas posteriores quando elas contribuírem para suas experiências aromáticas.

**NOMES E AROMAS DO *KIT* BÁSICO DE CADEIAS CARBÔNICAS**

| Átomos de carbono na cadeia | Hidrocarbonetos<br>H<br>\|<br>...—C—H<br>\|<br>H | Álcoois<br>H<br>\|<br>...—C—OH<br>\|<br>H | Aldeídos<br>H<br>\|<br>...—C=O | Ácidos graxos<br>OH<br>\|<br>...—C=O |
|---|---|---|---|---|
| 1 | **metano:** inodoro | **metanol:** alcoólico | **formaldeído:** químico, pungente | **ácido fórmico:** penetrante, pungente, frutado |
| 2 | **etano:** inodoro | **etanol:** alcoólico | **acetaldeído:** pungente, etéreo, frutado, verde, fresco | **acético:** vinagre |
| 3 | **propano:** inodoro | **propanol:** alcoólico | **propanal:** etéreo, terroso, vinho | **propanoico, propiônico:** penetrante, queijo Emmental, vinagre |
| 4 | **butano:** gasolina | **butanol:** etéreo, vinho, uísque | **butanal:** pungente, cacau em pó, malte, mofo | **butanoico, butírico:** queijo, rançoso, vômito |
| 5 | **pentano:** inodoro | **pentanol:** pungente, fermentado, uísque | **pentanal:** fermentado, pão, frutado | **pentanoico, valérico:** penetrante, queijo, suor, rançoso |
| 6 | **hexano:** gasolina | **hexanol:** folhas verdes, frutado, maçã | **hexanal:** relva, maçã verde | **hexanoico, caproico:** queijo, rançoso |
| 7 | **heptano:** gasolina, nafta | **heptanol:** fresco, floral, limão | **heptanal:** fresco, gorduroso, verde, herbáceo | **heptanoico** cera, queijo, sujeira, frutado |
| 8 | **octano:** gasolina | **octanol:** laranja, terra, cogumelo, melão | **octanal:** cera, casca de frutas cítricas, verde | **octanoico, caprílico:** gorduroso, rançoso, queijo |

*continua*

| Átomos de carbono na cadeia | Hidrocarbonetos $$\begin{array}{c}H\\|\\...{-}C{-}H\\|\\H\end{array}$$ | Álcoois $$\begin{array}{c}H\\|\\...{-}C{-}OH\\|\\H\end{array}$$ | Aldeídos $$\begin{array}{c}H\\|\\...{-}C{=}O\end{array}$$ | Ácidos graxos $$\begin{array}{c}OH\\|\\...{-}C{=}O\end{array}$$ |
|---|---|---|---|---|
| 9 | **nonano:** inodoro | **nonanol:** fresco, floral, laranja | **nonanal:** cera, rosa, casca de frutas cítricas | **nonanoico, pelargônico:** cera, sujeira, queijo |
| 10 | **decano:** inodoro | **decanol:** cera, floral, laranja | **decanal:** doce, cera, casca de frutas cítricas | **decanoico, cáprico:** rançoso, azedo, gorduroso |
| 11 | **undecano:** inodoro ou gasolina | **undecanol:** fresco, cera, floral, sabão, roupa limpa | **undecanal:** cera, sabão, floral, cítrico, roupa limpa | **undecanoico:** cera, creme de leite, queijo gorduroso, coco |
| 12 | **dodecano:** inodoro ou gasolina | **dedecanol:** sabão, cera, gorduroso, terroso | **dodecanal:** sabão, cera, cítrico, verde | **dodecanoico, láurico:** suave, gorduroso, coco |

## Para além do *kit* básico

No começo deste capítulo, passamos voando por 1 bilhão ou 2 bilhões de anos da história da Terra a fim de nos maravilharmos com a invenção da fotossíntese pelo Herói Carbono, a liberação de oxigênio livre, a transformação dos minerais, da água e do ar do planeta operada pelo oxigênio e, por fim, a proliferação, também alimentada pelo oxigênio, de incontáveis formas de vida que preencheram as águas, cobriram a terra e nos deram tantos aromas para apreciar. Há outro enredo crítico nessa saga, que o fato de já conhecermos as moléculas voláteis de cadeia carbônica simples nos ajuda a destacar: o enredo que conduz à nossa capacidade de distinguir uma cadeia de cinco carbonos de outra de seis, ou um álcool de um ácido, e de associar essas moléculas com suas fontes. Isso também é um prodígio!

A percepção química provavelmente nasceu com os primeiros microrganismos anaeróbios capazes de detectar moléculas significativas ao seu redor, o primeiro passo para que se tornassem capazes de movimentar-se em direção aos nutrientes e de fugir das toxinas. Com o tempo, a maioria das criaturas desenvolveu sistemas para a detecção de moléculas significativas de todo tipo, não somente nutrientes e toxinas: moléculas que assinalam a presença de fontes de alimento, de parceiros de acasalamento, de predadores ou de locais hospitaleiros para a reprodução ou o crescimento. Depois que os microrganismos, as plantas e os animais colonizaram a terra, o ar se tornou um meio de troca entre eles, assim como as águas haviam sido para seus ancestrais. As moléculas capazes de ser transportadas pelo ar se tornaram elementos significativos do ambiente químico e fontes vitais de informação a respeito dos materiais e dos seres que as emitiam; assim, nossos ancestrais anfíbios começaram a desenvolver, e depois legaram a nós, um sentido do olfato maravilhosamente amplo e capaz de fazer sutis distinções.

Nossa bem organizada tabela das cadeias carbônicas curtas e médias já cobre uma grande variedade de aromas, mas o carbono é tão virtuosístico que há muitas outras variações possíveis, inclusive nas cadeias voláteis mais simples – e nossos sistemas sensoriais são apurados o suficiente para detectar suas diferenças pelo cheiro. Tomemos como exemplo o aldeído **decanal**, de dez carbonos. A cadeia simples se encontra nas ceras e nas cascas de frutos cítricos. Mas basta mexer um pouquinho em dois carbonos vizinhos nessa cadeia de dez, de modo que partilhem duas ligações em vez de uma só, obtendo, assim, várias cadeias possíveis que já não são retas, mas dobradas. Alguns desses **decenais** se encontram no coentro e têm o aroma de suas folhas. Acrescentando-se um segundo par de carbonos com duas ligações entre si, obtêm-se os **deca-dienais**, alguns dos quais evocam alimentos fritos por imersão e carne de frango. Nada a ver com a casca de laranja! Já os **decatrienais** têm de novo o aroma de casca de frutas cítricas – de frutas verdes, porém – e também o de algas marinhas e tinta.

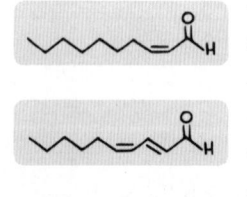

Essas variações com ligação dupla são chamadas moléculas *insaturadas*, pois as ligações duplas entre dois carbonos diminuem o número de átomos de hidrogênio ao longo da cadeia, que já não se encontra *saturada* de hidrogênios. (Os mesmos termos se aplicam às cadeias carbônicas mais longas presentes em nossos alimentos; as gorduras dos animais terrestres são compostas, em geral, de cadeias retas e saturadas, ao passo que os óleos vegetais e de peixe são compostos de cadeias insaturadas.) Somos capazes de registrar sensorialmente esses detalhes estruturais das moléculas voláteis e associá-los com suas fontes, que são muito diferentes entre si: frutos maduros ou verdes, folhas verdes, alimentos preparados em óleo em alta temperatura.

**ALGUMAS VARIAÇÕES DO ALDEÍDO DE DEZ CARBONOS**

| Molécula | Aroma |
|---|---|
| decanal | doce, casca de frutos cítricos, floral |
| decenal | gorduroso, coentro |
| decadienal | fritura por imersão, frango cozido |
| decatrienal | algas marinhas, tinta |

Outro exemplo: há todo um grupo de cadeias semelhantes ao aldeído, exceto pelo fato de as duas ligações com o oxigênio se formarem não no último carbono, mas no penúltimo. É a família das cetonas, muito menos comuns em nosso mundo do que as outras famílias. Um dos seus membros, no entanto, é bem conhecido: a acetona, a cetona de dois carbonos, que é encontrada no espaço sideral e tem aroma de um solvente químico, pois é isso mesmo que ela é: pode inclusive ser adquirida comercialmente como tal. No entanto, também é um produto comum do metabolismo dos seres vivos. Como veremos, podemos às vezes sentir seu aroma no hálito das pessoas – o que indica que não comemos há horas.

E um terceiro exemplo, malcheiroso mas familiar: as cadeias carbônicas retas, que podem ter ramos, em geral grupos metil de um carbono ligados a um dos carbonos internos da cadeia. O ácido butanoico, de quatro carbonos, tem cheiro de vômito e queijo envelhecido; o ácido *metil*butanoico, de cinco carbonos, tem cheiro de suor (ver p. 61).

Por isso, as moléculas voláteis de cadeias carbônicas básicas evocam uma quantidade incrível de objetos do nosso mundo, tanto naturais quanto feitos pelo ser humano; elas representam, na verdade, apenas o começo. Vamos conhecer muitas outras moléculas nos capítulos seguintes. Para tornar sua compreensão mais fácil, vou omitir os números e as letras que os químicos acrescentam a certos nomes para especificar de modo absoluto suas estruturas. As cadeias retas de carbono só têm uma versão cada, mas moléculas menos regulares podem apresentar várias estruturas diferentes. Correndo o risco de cometer ocasionais imprecisões, vou me ater aos nomes básicos; assim, o (E,E)-(2,4)--decadienal será chamado somente de decadienal. E, para economizar espaço, usarei abreviaturas nas tabelas.

É hora, portanto, de entrarmos no mundo em que vivemos de fato. Que tal o solo, a floresta, o litoral? Ervas e especiarias? Outros animais além da cabra? Vamos lá!

*Parte 2*

# OS ANIMAIS

*Dependência, mobilidade, microbiomas*

Capítulo 4

# O CORPO DOS ANIMAIS

> Por que será que nenhum animal é agradável ao olfato [...] e que, quando morrem e se decompõem, têm cheiro desagradável, ao passo que muitas plantas, quando fenecem, ganham um aroma ainda mais agradável?
>
> *Problemata* (Problemas), c. 200 a.C.
>
> Ninguém jamais perde a fala entre os aromas de folhagens e flores; os odores característicos da carne às vezes nos fazem engasgar, deixando-nos sem fôlego no duelo entre corpos misturados. Suor, sudário. Essa é a fronteira da catástrofe, os limites que abrem ou fecham o que podemos chamar de uma repugnância instintiva: aromas profundos, pungentes, densos, negros, subterrâneos, das sepulturas.
>
> Gostamos bastante dos detritos vegetais: o excremento dos animais nos repugna, mas nem sempre, pois seu aroma pode ser inebriante; em matéria de caça, podemos apreciar o aroma de carne, sobretudo quando mortificada. No entanto, fugimos do fedor da morte.
>
> Michel Serres, *The Five Senses*.

Na humanidade, uma coisa já se observa há muito tempo: as plantas e os animais têm cheiros diferentes e o cheiro das plantas é melhor, sobretudo depois que morrem. Há 2 mil anos, um texto grego que por muito tempo foi atribuído a Aristóteles já ponderava sobre isso. No texto de abertura do capítulo 1, o filósofo francês moderno Michel Serres nos advertiu: tanto o nariz quanto a mente devem se abrir às aventuras, mesmo que estas nos levem às estrelas. Por que, então, temos de fugir do que jaz a nossos pés? A resposta de Serres é simples. Em maior ou menor grau, o aroma dos animais nos lembra de nossa própria natureza animal e da nossa existência como seres materiais; portanto, ele nos lembra de nosso inevitável fim, da dissipação entrópica que nos transformará nos fragmentos de matéria bruta cujo aroma sentimos nas criaturas ao nosso redor. Do suor ao sudário.

Isso faz sentido, assim como o temor mais prático, e mais útil à vida, de que a carne em putrefação possa conter microrganismos ou toxinas fatais. A repugnância é uma reação natural prudente. No entanto, Serres também observa que os odores da decomposição animal podem ser intrigantes. A "carne mortificada" – de cheiro forte, ligeiramente putrefata – foi exatamente o que me deixou sem fala em 2005 e instigou a redação deste livro. Richard Wrangham, eminente primatólogo de Harvard, certa vez me contou que viveu na savana africana em companhia de guias locais que, como ele, eram capazes de detectar o cheiro de uma carcaça de animal a quase dois quilômetros de distância, mas que, ao contrário dele, estavam sempre dispostos a encontrá-la, levá-la ao acampamento, cozinhá-la e comê-la. Como veremos nos alimentos fermentados, no capítulo 19, a carne animal em decomposição pode ter sido um recurso importante na evolução humana, e algumas culturas ainda lhe dão valor. Os guias de Wrangham tinham fome de carne. Os exploradores de cheiros, famintos de experiências e compreensões, também podem aprender a deixar de lado sua repugnância instintiva e buscar os odores desagradáveis de animais mortos e vivos, obtendo satisfação com isso.

Por que começar nossa exploração do mundo olfativo com a carne dos animais e não com as flores e as folhagens? Por várias razões. Você e eu somos animais, portanto, estamos começando dentro da nossa casa. E o mundo das moléculas voláteis e dos cheiros dos animais é relativamente limitado, compreendendo sobretudo o *kit* básico do ruído de fundo de carbono emitido pelo metabolismo vital, um aspecto sulfúreo que conhecemos da terra mineral e da vida primitiva e somente um punhado adicional de outras moléculas características. Podemos conceber os animais como formas de vida mais avançadas do que as plantas: ativos e *animados*, como seu nome sugere, ao passo que os vegetais parecem inanimados, passivos. Mas os animais se movimentam porque são menos autônomos do que os vegetais. Não são capazes de se alimentar, crescer e gerar moléculas voláteis usando somente o ar, a água, o solo e a luz do Sol, como fazem – de maneira assombrosa – os vegetais. Seus poucos odores distintivos são sobretudo produtos de sua dependência de outras formas de vida, da necessidade de persegui-las e capturá-las. As exceções a essa regra são as moléculas que determinados animais sintetizam especificamente para se comunicar uns com os outros. Chegaremos aos aromas personalizados dos gambás e dos percevejos "maria-fedida" no próximo capítulo.

Os animais são, com efeito, uma das cartadas mais avançadas do carbono no jogo cósmico da complexidade. No que se refere aos aromas, contudo, eles representam uma espécie de volta a uma época anterior. Nem por isso são menos intrigantes, tanto que, daqui a alguns capítulos, farejaremos a nós mesmos! Aqui, começamos com os cheiros genéricos dos outros mamíferos, inclusive de nossos animais de estimação, que pelo menos de vez em quando podem ser agradáveis.

## Vida animal, moléculas motrizes, resíduos potentes

Quando inventou a fotossíntese, há cerca de 3 bilhões de anos, o Herói Carbono demorou um pouco para investir nos primeiros animais suas reservas crescentes de energia e de cadeias carbônicas. Os microrganismos unicelulares originais eram capazes de se reproduzir com simplicidade e rapidez, adaptando-se prontamente às novas condições. As células individuais também conseguiam se reunir em grupos. Há cerca de 1 bilhão de anos, algumas delas descobriram as vantagens da cooperação: os grupos eram mais eficientes para capturar nutrientes, proteger-se, fugir da multidão, colonizar novos nichos e explorar novas formas de organização da matéria.

O resultado desses primeiros experimentos de vida em grupo foi a evolução de três grandes reinos de formas de vida multicelulares, cada qual com um estilo de vida bem característico. Os membros do reino vegetal geralmente captam a energia do Sol e retiram o carbono do dióxido de carbono presente no ar. Os membros do reino dos fungos, que inclui os cogumelos, os bolores e as leveduras, em geral crescem em contato direto com outros seres vivos, quer durante a vida destes, quer depois da sua morte, e extraem desses seres sua energia e seu carbono. Os membros do reino animal também se alimentam de outros seres vivos ou de seus restos mortais, mas deslocam-se ativamente de um lugar para o outro a fim de encontrá-los e absorvê-los em seu próprio corpo, onde são desmontados. Os primeiros animais microscópicos surgiram nos oceanos, e no decorrer dos éons evoluíram para diversas formas, entre elas os peixes, os insetos, os anfíbios, os répteis, os mamíferos e as aves, mais ou menos nessa ordem.

Uma vez que a vida é caracterizada pelo movimento – buscar, apreender, ingerir –, o corpo dos animais é especialmente bem dotado de moléculas que realizam essas tarefas, a saber, as proteínas e as moléculas que ajudam a construir e reparar as proteínas. São os abundantes vestígios das proteínas e de seus auxiliares que fazem os cheiros dos animais se destacarem em meio ao ruído olfativo do metabolismo geral dos seres vivos.

As proteínas são um dos três tipos mais abundantes de cadeias de carbono nos seres vivos, e as únicas que rotineiramente incluem átomos de nitrogênio e enxofre. Os dois outros tipos principais, os carboidratos e os lipídios, servem sobretudo de reserva de energia e material estrutural. As proteínas são, mais que quaisquer outras, moléculas de mudança e ação. A classe de proteínas chamadas *enzimas* está presente em todos os seres vivos. Elas são máquinas moleculares: cadeias de carbono que formam ou quebram outras cadeias de carbono, que extraem energia de determinadas moléculas e que usam essa energia para modificar outras moléculas. Toda vez que um coração bate ou que os pulmões absorvem ar, inúmeras moléculas motrizes do músculo cardíaco e do diafragma correm pelos cabos, rompendo ligações e formando outras a cada passo infinitesimal. Em relação ao peso, o corpo dos animais contém pelo menos o dobro de massa proteica que os vegetais estacionários.

O corpo dos animais também contém uma quantidade maior que a normal de moléculas que especificam como as proteínas devem ser construídas e que lhe fornecem energia. O DNA e o RNA, que codificam as matrizes das proteínas e dirigem sua construção, são grandes moléculas construídas de elementos carbônicos em forma de anel, as *purinas*, que também contêm átomos de nitrogênio. O mesmo se pode dizer da molécula ATP (trifosfato de adenosina), portadora de energia, que entrega diretamente às moléculas proteicas a energia armazenada em carboidratos e gorduras. Graças a seus sistemas proteicos e à constante necessidade de manutenção e energia, os tecidos dos animais contêm, proporcionalmente a seus respectivos pesos, de cinco a vinte vezes mais purinas que os dos vegetais.

Embora as proteínas e suas moléculas correlatas sejam particularmente abundantes nos corpos dos animais, eles não as armazenam como o fazem com as gorduras que contêm energia. Em geral, os excessos proteicos são descartados aproveitando-se as moléculas de proteína para obtenção de energia, mediante quebra parcial das porções que configuram cadeias carbônicas simples e o descarte das sobras que contenham nitrogênio e enxofre. Os microrganismos presentes nas partes internas ou externas do corpo dos animais fazem mais ou menos a mesma coisa. Esses restos de proteínas e purinas, sobretudo os que contêm átomos de enxofre ou nitrogênio, estão entre as moléculas voláteis às quais somos mais sensíveis, e em geral nos repugnam. Assim, os sistemas de geração de energia dos animais são fontes de odores fortes e repugnantes.

## As moléculas voláteis dos animais: enxofre, queijo, suor, alcatrão

A decomposição das proteínas começa pela quebra dessas grandes moléculas, de modo a reduzi-las a seus elementos construtivos, os aminoácidos. Há cerca de vinte aminoácidos diferentes. Todos eles possuem um grupo amina nitrogenado, $NH_2$ (donde o prefixo *amino*), junto com uma parte curta que é um ácido graxo (donde o termo *ácido*) e algum tipo de "cadeia lateral". Quando as células dos animais ou os microrganismos decompõem os próprios aminoácidos a fim de extrair parte da energia armazenada neles, produzem fragmentos de ácidos de cadeia curta e das cadeias laterais. A amina de nitrogênio se destaca geralmente na forma de amônia, $NH_3$.

Quase metade dos aminoácidos têm cadeias laterais carbônicas simples que incluem ou produzem membros do *kit* básico de moléculas voláteis da vida, entre elas os ácidos acético e butanoico, de aroma penetrante e rançoso; não são agradáveis, mas também não são específicos dos animais. Do mesmo modo, alguns aminoácidos incluem um átomo de enxofre e podem dar origem ao sulfúreo sulfeto de hidrogênio, ao metanotiol, que cheira a repolho em putrefação, e a metil sulfetos; todos são odoríferos, mas razoavelmente comuns na natureza.

**ALGUNS AROMAS SULFUROSOS DA DECOMPOSIÇÃO DAS PROTEÍNAS**

| Aromas | Moléculas |
|---|---|
| sulfúreo | sulfeto de hidrogênio |
| hortaliça em putrefação | metanotiol |
| hortaliça cozida | metil sulfetos |

As assinaturas voláteis mais específicas da decomposição das proteínas são dadas por diversos aminoácidos com cadeias laterais que ou se ramificam da cadeia principal ou formam anéis hexagonais. As cadeias laterais ramificadas têm um átomo de carbono adicional – um grupo metil – que se projeta de um dos carbonos intermediários da cadeia principal. Estes podem se destacar ou ser destacados de modo a constituir ácidos graxos de cadeia ramificada, com três ou quatro carbonos de comprimento mais o ramo de um carbono. E os fragmentos laterais anelados também podem acabar ligados a um ramo. Suas qualidades aromáticas refletem os materiais ricos em proteínas nos quais os encontramos com mais frequência.

O **ácido metilpropanoico**, azedo, rançoso e com aroma semelhante ao de queijo, tem um cheiro muito parecido com o ácido propanoico.

Os **ácidos metilbutanoicos**, com aroma de queijo, sujeira, frutado e de suor, existem em duas versões, a depender de qual carbono traz a ramificação; um deles, o **ácido isovalérico**, tem o famigerado cheiro de pés suados.

O **fenol**, de aroma antisséptico e "químico", é um anel de seis carbonos que contém, em um dos vértices, um grupo de hidrogênio e oxigênio semelhante ao dos álcoois. Encontrado na fumaça e no petróleo, é fácil de produzir, sendo, portanto, mais conhecido por seu uso em desinfetantes, curativos adesivos e canetas marca-texto.

Os **cresóis**, com aroma de estábulo, alcatrão e "químico", são anéis de fenol com um grupo metil acrescentado em outro vértice. Destacam-se no esterco de origem animal, na fumaça e em derivados de petróleo, sobretudo asfalto e alcatrão.

**ALGUNS AROMAS DE QUEIJO, SUOR E ESTÁBULO DECORRENTES DA DECOMPOSIÇÃO DE PROTEÍNAS**

| Aromas | Moléculas |
|---|---|
| queijo | ácido metilpropanoico (cadeia carbônica ramificada) |
| pés suados | ácidos metilbutanoicos (cadeias carbônicas ramificadas) |
| antisséptico, curativos adesivos, medicinal, alcatrão | fenol (anel de carbono) |
| alcatrão, estrebaria | cresóis (anel de carbono) |

Esses vários fragmentos e subprodutos de aminoácidos formam um buquê respeitável, que não é especialmente agradável nem particularmente repugnante, mas nenhum deles inclui um único átomo de nitrogênio, o elemento que define as *aminas*. Quando ele entra na mistura, acrescenta a ela uma dimensão completamente diferente, evocada pelos nomes de algumas moléculas: *putrescina* e *cadaverina*. Agora entramos fundo na animalidade.

## Moléculas voláteis dos animais: amoníaco, urina, peixe, pútrido

O nitrogênio é um elemento que o corpo dos animais tem certa dificuldade para administrar. Quando não formam pares consigo mesmos para formar $N_2$, uma molécula muito estável que constitui a maior parte do ar que respiramos, os átomos individuais de nitrogênio são bastante reativos e ávidos por elétrons. A amônia, $NH_3$, produzida quando qualquer aminoácido é decomposto, é tóxica para o funcionamento das células dos animais em qualquer quantidade além da residual, de modo que as células a combinam com o dióxido de carbono para formar uma molécula não reativa chamada *ureia*, que pode ser armazenada em segurança e finalmente exportada. As moléculas de purina que sobram da decomposição de DNA, RNA e ATP se convertem em *ácido úrico*, que também pode ser armazenado e exportado.

Tanto a ureia quanto o ácido úrico são solúveis em água, não são voláteis e não têm cheiro. No entanto, as células vivas conseguem quebrá-los para obter respectivamente energia e elementos construtivos, e nesse processo geram subprodutos nitrogenados voláteis e malcheirosos. O mais simples deles é a própria **amônia**, a molécula primordial encontrada no espaço sideral e nas erupções vulcânicas, com seu familiar cheiro acre de produtos de limpeza. Fazemos essa associação porque a amônia concentrada é excelente para dissolver gorduras e desinfetar. Há também um grupo de moléculas correlatas chamadas *aminas*, cujo nome vem de *amônia* e se refere a moléculas semelhantes a esta última, em que um ou mais átomos de hidrogênio do $NH_3$ é substituído por carbono.

A **metilamina**, a **etilamina**, a **dimetilamina** e a **trimetilamina**, com aroma de urina e peixe, são variações comuns entre as aminas que se encontram no organismo dos animais, na superfície dos seus corpos ou nas substâncias excretadas por eles. As qualidades aromáticas que associamos às aminas decorrem do fato de que, no dia a dia, nossa maior percepção referente a elas advém da decomposição da ureia e do ácido úrico da urina e dos peixes de água salgada. Os peixes acumulam uma amina não volátil, o óxido de trimetilamina, para contrabalançar a alta taxa de sal em seu ambiente (ver p. 399). Quando eles morrem, as bactérias utilizam esse óxido abundante para obter energia e, nesse processo, produzem a volátil trimetilamina.

Por mais desagradáveis que sejam as aminas, existem muitas outras moléculas que brigam pelo posto de as mais repugnantes do planeta. Embora todos os aminoácidos tenham um nitrogênio que possa acabar produzindo amônia e aminas, alguns deles contêm mais de um átomo de nitrogênio em cada molécula e produzem substâncias voláteis muito diferentes. Três delas foram descobertas e nomeadas nas décadas de 1870 e 1880 por um único homem, o físico alemão Ludwig Brieger, cuja especialidade de pesquisa era a química da decomposição e da putrefação, particularmente as substâncias voláteis e tóxicas que elas produzem. Um legado extraordinário!

O aminoácido triptofano carrega seu átomo adicional de nitrogênio em uma cadeia lateral feita de dois anéis de carbono fundidos. Alguns microrganismos são capazes de liberar esse elemento anelar e criar uma molécula independente que já havia sido identificada antes de Brieger, na antiga e malcheirosa fermentação de plantas que produzem o corante azul-escuro conhecido como *índigo*.

O **indol**, com aroma "químico" e de naftalina, cujo nome origina-se do índigo, costuma ser descrito como portador de um aroma fecal,

mas isso é incorreto. Essa honra cabe a uma variação do indol descoberta por Brieger que retém uma das cadeias carbônicas como ramo.

O **escatol**, de aroma fecal, foi identificado pela primeira vez por Brieger em seus estudos com excrementos humanos e obteve seu nome da palavra grega que designa esse material. Para meu nariz, o escatol exala o fedor seco e penetrante de excrementos envelhecidos de animais, talvez porque persista por mais tempo depois de outros maus odores se dissiparem. Também pode sugerir o aroma de carne queimada, talvez porque o calor intenso da grelha decomponha parte do triptofano da carne, como fazem os microrganismos que produzem o escatol. É notável que um aroma tão forte e "orgânico" tenha sido encontrado entre as moléculas voláteis geradas por reações puramente químicas nas fontes hidrotermais.

Quando o dr. Brieger estudou carnes em putrefação, descobriu outro par de voláteis malcheirosos, um dos quais provavelmente seja o mais repugnante de todos. Os aminoácidos lisina e arginina podem ser decompostos de modo a criar cadeias carbônicas retas com um átomo de nitrogênio em cada extremidade.

A **putrescina**, cujo aroma lembra vagamente o de peixe, é uma cadeia de quatro carbonos que, no fim das contas, não é especialmente pútrida. Quando exposta ao ar, no entanto, oxida-se rapidamente e forma um composto anelado de cheiro mais forte, a **pirrolina**, que se encontra no **sêmen** humano e tem aroma parecido. A pirrolina também é uma importante molécula volátil no cheiro da pele humana e dos resíduos corporais depois de entrarem em contato com água sanitária diluída (que oxida o aminoácido prolina e o transforma em pirrolina), bem como no aroma de milho cozido.

A **cadaverina**, de aroma pútrido, de carne em decomposição, é a cadeia de cinco carbonos cujo nome, de modo muito apropriado, é derivado do termo *cadáver*. É, com efeito, nauseante e repugnante para diversos animais.

**ALGUNS AROMAS DE AMÔNIA, DE PEIXE E DE PÚTRIDOS DECORRENTES DA DECOMPOSIÇÃO DE PROTEÍNAS E PURINA**

| Aromas | Moléculas |
| --- | --- |
| amônia | amônia |
| peixe velho, urina | metilamina, etilamina, trimetilamina |
| naftalina | indol (nitrogênio-anel de carbono) |
| fezes secas, carne queimada | escatol (nitrogênio-anel de carbono) |

*continua*

| Aromas | Moléculas |
|---|---|
| carne em putrefação | cadaverina (nitrogênio-cadeia de carbono) |
| sêmen | putrescina (nitrogênio-cadeia de carbono) pirrolina (nitrogênio-anel de carbono) |

Embora a putrescina e a cadaverina sejam proeminentes nos tecidos animais em decomposição, traços desses compostos também se encontram no corpo de animais vivos, no sêmen e na saliva. Alguns desses traços surgem como subprodutos do metabolismo comum; outros, da atividade microbiana. Encontramos essas substâncias dentro de nós e em nossa pele. Porém, se existe uma única molécula que pode ser considerada o sinal universal da morte dos animais, é a cadaverina.

## Os animais desmontados: o buquê da morte

A cadaverina pode ser o seu componente principal, mas o fedor da morte, o mais desagradável de todos os odores animais, é um composto de muitas moléculas voláteis geradas por muitos agentes. Um fator simples que acentua seu caráter repulsivo é a intensidade: caso se abaixe o volume ao máximo, deixando apenas a mais leve insinuação de odor, o mesmo conjunto de moléculas voláteis em quantidades mínimas constitui o aroma do corpo vivo. Quando o animal morre, suas enzimas, atuando sem controle, começam elas próprias a decompor seus tecidos; os microrganismos podem então entrar, alimentar-se e gerar resíduos metabólicos; moscas e besouros atraídos por essas moléculas voláteis põem ovos dos quais nascem larvas famintas que geram seus próprios resíduos e, assim, a carne sólida enfim se liquefaz: um processo que demora dias, cujo progresso grosseiro pode ser visto, em modo acelerado, ao longo de um ou dois minutos em diversos vídeos *on-line*. O fedor incorpora o *kit* básico comum do metabolismo em geral – alcoólico, penetrante, rançoso, queijo, relva e frutado, com as especialidades animais decorrentes da decomposição de proteínas e purina, que predominam. Esse fedor evolui, como constataram os especialistas em química legal ao catalogar as moléculas voláteis emitidas pelos cadáveres de animais no decorrer de horas, dias e semanas. Esse tipo de informação, embora bastante mórbida, pode ajudar os investigadores a estimar há quanto tempo a vítima de um assassinato ou de um acidente está morta.

Há bons indícios de que a cadaverina e as aminas que a acompanham são os ingredientes principais do fedor da morte, o molho especial que a torna fétida e repugnante para muitos animais (não, porém, para insetos que comem carniça, animais necrófagos como os abutres ou até seres humanos famintos). Para começar, a evolução deu a muitos animais, desde os peixes até os humanos, um conjunto especial de receptores que se distingue dos receptores olfativos comuns e foi chamado de "receptores associados às aminas de traço (TAAR)". Esses receptores detectam uma variedade de aminas, entre as quais a trimetilamina, a cadaverina e a putrescina. Em experimentos de laboratório, peixes-zebra nadam para longe quando um peixe morto é colocado em seu aquário e fazem o mesmo quando o peixe morto é substituído por uma fonte de cadaverina pura. Quando um rato de laboratório morre, seus companheiros de gaiola o ignoram por alguns dias, e então tentam enterrá-lo na serragem que recobre o piso da gaiola. Porém, buscam enterrá-lo de imediato, assim como a um pedaço de madeira, se estes forem borrifados com um pouco de putrescina e cadaverina. Os TAAR que reagem à cadaverina talvez sejam os detectores primários da morte entre os vertebrados.

Encontros com os odores da morte são relativamente raros no mundo moderno, tanto que chegam às manchetes quando conduzem à descoberta de cadáveres insuspeitos. As carnes cruas provêm de animais mortos, mas são manipuladas de modo a minimizar a decomposição; assim, em geral apresentam apenas um fraco odor até serem cozidas, um coquetel muito diluído de moléculas voláteis provenientes sobretudo da decomposição das gorduras. A grande exceção a essa regra são os peixes, cujos corpos se decompõem com muito mais rapidez do que os dos animais terrestres em razão de sua vida aquática, como veremos no capítulo 15. A trimetilamina é um dos nossos principais marcos olfativos, pois a conhecemos não apenas dos peixes, dos portos e das praias, mas também de nosso próprio corpo (ver p. 108).

É fácil para o explorador de cheiros ter uma boa ideia do fedor da morte. Coloque um pedaço de carne crua em um frasco vazio, tampe-o bem e o mantenha fora do refrigerador. Depois de alguns dias, abra a tampa só um pouquinho e cheire com cautela. Não terá o mesmo cheiro de um cadáver inteiro, cuja decomposição envolve um elenco muito maior de criaturas e cria um ensopado muito mais rico, mas já será bastante repulsivo.

## As entranhas de animais anaeróbios

Chega dos odores da morte! No entanto, os aromas mais fortes e mais familiares da vida animal ativa são só um pouco menos desagradáveis. Pense nos cheiros de uma gata ou cadela com seus filhotes recém-nascidos, ou nos odores de zoológicos, estábulos, granjas e criações de porcos. Todos eles decorrem de uma das características que definem a vida animal: sua dependência de outras formas de vida para se nutrir.

A estratégia básica de ingerir outras formas de vida deu aos animais uma topologia corporal muito específica. Eles têm dentro de si o sistema digestório, basicamente uma câmara que encerra o alimento enquanto ele é desmontado e transformado em elementos construtivos de cadeias carbônicas. Quando o óvulo fertilizado de um animal multicelular começa a se desenvolver e a se transformar em embrião, uma das primeiras coisas que acontece é que a massa de células se dobra sobre si mesma para formar um espaço interior, o futuro sistema digestório. Esse espaço interior logo passa a abrigar uma infinidade de outras células: microrganismos unicelulares, que estão por toda parte e são extremamente adaptáveis. O seu número dentro do tubo digestório é muito maior que o número de células no próprio corpo do animal.

Agora parece provável que todas as formas de vida multicelulares da Terra sempre tiveram seus *microbiomas* externos e internos – comunidades mutáveis de criaturas unicelulares que partilham recursos com seu hospedeiro. Pelo fato de se multiplicarem, se adaptarem e evoluírem com muito mais rapidez, os microrganismos ajudam as criaturas complexas a lidar com as mudanças de circunstâncias e desempenham funções úteis que os hospedeiros talvez nunca desenvolvessem. Os seres vivos, desde os cupins até os seres humanos, passando pelas vacas, dependem de grandes comunidades de microrganismos para digerir diversas moléculas de alimento, construir vitaminas e proteger-se contra outros microrganismos patogênicos. Alguns biólogos especulam que a unidade mais importante na evolução dos animais (e talvez dos vegetais) não é a espécie, mas a espécie em conjunto com seus parceiros microbianos, cujos genes dão contribuições essenciais à aptidão da equipe.

A presença de uma câmara interior cheia de microrganismos acarreta uma importante consequência para o metabolismo dos animais e seus cheiros. Como todos os seres vivos, as células dos animais constroem e quebram moléculas complexas de cadeias de carbono, e seu metabolismo aeróbico básico produz principalmente gás carbônico e água. Ao longo do caminho, elas também produzem pequenas quantidades das moléculas voláteis de cadeia carbônica que conhecemos no fim do capítulo anterior, os hidrocarbonetos, os álcoois, os aldeídos, os ácidos e as cetonas simples, que contribuem para o ruído de fundo olfativo da vida, as emissões que saem por suas chaminés.

No entanto, ao passo que os animais em si baseiam seu metabolismo no oxigênio, suas entranhas estão isoladas do mundo aeróbico. Privadas de oxigênio, são ambientes anaeróbios, como era a Terra antes do advento da fotossíntese. Pelo fato de nessas entranhas haver também restos de outras criaturas, prontas para serem decompostas, com secreções ricas em proteína e células que se desprenderam do próprio revestimento interior do intestino do animal, elas são um paraíso para os microrganismos anaeróbios. Quando geram energia para si mesmos, esses microrganismos emitem os subprodutos típicos do metabolismo anaeróbio, moléculas que já encontramos no espaço sideral e na Terra primitiva – ácidos penetrantes, rançosos e com cheiro de queijo, o sulfeto de hidrogênio de aroma sulfúreo e o metanotiol –, com os produtos especialmente nocivos da decomposição de proteínas.

O corpo dos animais é capaz de absorver algumas dessas moléculas e dar-lhes bom uso, mas algumas permanecem presas na mistura dos materiais não digeríveis com a massa de trilhões de microrganismos unicelulares. Para evitar que os resíduos da digestão, do metabolismo e da vida microbiana se acumulem e atrapalhem suas funções vitais e seu movimento, o corpo dos animais tem sistemas de eliminação. Os dejetos sólidos, os excrementos dos animais, são uma fonte poderosa de moléculas voláteis anaeróbias e definem em grande medida nossa experiência junto aos animais vivos e seus odores.

## Remessas lá de dentro: os excrementos

Quando eu era criança, na Chicago da década de 1950, depois do almoço de domingo, que geralmente incluía um pedaço de rosbife malpassado, meus pais levavam os quatro filhos para passear de carro pela zona rural. Ficávamos nauseados com o cheiro das criações de gado e relutávamos em acreditar que, como meu pai gostava de repetir, nosso delicioso almoço pudesse ter vindo de um daqueles animais. Sempre que sentíamos o primeiro bafejo daquele cheiro, repetíamos um mantra: "Carne vermelha vem da vaca? Puuuuu!"

Mais tarde, soube que evocávamos uma antiga exclamação proferida diante de qualquer coisa podre e malcheirosa: a raiz indo-europeia *pu*, da qual se derivaram termos como *pútrido* e *putrefação*. Em geral, o excremento dos animais é repugnante para nós. Mas, ao que parece, trata-se de uma reação aprendida, e não de um reflexo biológico automático. As crianças novas não se repugnam com excrementos, e muitos mamíferos praticam a coprofagia – ou seja, comem excrementos –, entre eles alguns primatas. No livro *Gorillas in the Mist*, de 1983, Dian Fossey comenta que gorilas de todas as idades haviam sido observados comendo excrementos, tanto deles próprios quanto de outros espécimes, assim que saíam da fonte: eles "pegam os excrementos com uma mão antes ainda de caírem na terra. Mordem-no e, enquanto mastigam, estalam os lábios num aparente sinal de deleite". Para obter a vitamina B12 de que precisam, os coelhos e outros mamíferos herbívoros rotineiramente comem seu alimento duas vezes: a segunda, depois de os resíduos terem sido enriquecidos pelos microrganismos do intestino. Estudos feitos com coelhos e camundongos mostram que a presença de fezes dentro da gaiola tende a abrandar o comportamento agressivo, diminuir a frequência cardíaca dos animais e criar efeitos "positivos, de conforto", talvez porque sugiram familiaridade e, portanto, segurança.

Poucos primatas da tribo humana estalam os lábios de prazer quando expostos ao odor de excrementos animais, e alguns o consideram insuportavelmente repugnante quando emitido em ambiente fechado, como atesta uma notícia de 2014 da Associated Press, na sub-retranca Filadélfia: "Um voo que atravessaria o país teve de fazer uma aterrissagem não programada quando um cão de serviço defecou duas vezes no corredor, deixando os passageiros enjoados por causa do odor". Os cientistas que por livre vontade decidem estudar os excrementos dos animais e suas moléculas voláteis o fazem em grande medida para descobrir como reduzir o odor desagradável das criações de porco e de gado em currais. No entanto, há também contextos em que esses odores são menos desagradáveis e, de certo modo, interessantes e até mesmo reconfortantes, quando os associamos ao campo, a estábulos e sítios.

O cheiro dos excrementos do sistema digestório dos animais é dado em grande medida pelos microrganismos anaeróbios que vivem e proliferam nas partes finais do tubo digestório, onde o oxigênio é raro. Os microrganismos se banqueteiam de resíduos de comida que não foram digeridos nem absorvidos pelo corpo do animal, bem como de resíduos do próprio corpo do animal, sobretudo das células que revestem o trato digestório, que são constantemente perdidas e repostas, bem como do muco rico em proteínas que o lubrifica.

Até metade da massa física dos excrementos pode ser composta de microrganismos unicelulares, e a densidade de microrganismos no intestino grosso dos animais está entre as mais altas de qualquer nicho conhecido no planeta. Ou seja, tem muita coisa acontecendo ali, e essa grande atividade gera moléculas voláteis. O sulfeto de hidrogênio sulfúreo e o metanotiol quase sempre se destacam, pois em geral há uma grande quantidade de enxofre oxidado no intestino dos animais – todas as plantas verdes têm lipídios ricos em enxofre, e o muco intestinal contém carboidratos sulfetados –, e os microrganismos anaeróbios o usam como doador de elétrons para gerar energia. Dois subprodutos das proteínas são especialmente emblemáticos do excremento: o cresol, com cheiro de estrebaria, e o escatol, de aroma fecal. A mistura genérica do excremento vem em segundo lugar quanto ao poder de nos fazer prender a respiração, logo atrás do cheiro de animais mortos.

Alguns excrementos de animais têm uma composição e um cheiro característicos, que podem ser relacionados a dietas ou metabolismos particulares. O excremento de cavalo é menos repugnante do que a maioria e chegou até a ser descrito como "doce" pelo filósofo natural George Cheyne, do século XVIII. O cavalo e seus microrganismos digerem os alimentos vegetais rápida e apenas parcialmente, de modo que muito do seu excremento é composto de fibras inodoras. Os elementos voláteis são dominados pelos anéis de carbono cresol e fenol, que também encontramos no asfalto e em desinfetantes, e por isso podem parecer menos especificamente fecais. O gado bovino, por outro lado, possui vários estômagos, entre eles o rúmen, cheio de microrganismos, e tem o hábito de regurgitar o conteúdo do rúmen para ser remastigado. Com isso, seu alimento, de origem vegetal, é aproveitado ao máximo. O excremento do gado, portanto, contém em abundância toda a gama de moléculas voláteis metabólicas. Os porcos, que são onívoros, obtêm parte de sua nutrição de matéria animal rica em proteínas e produzem um excremento especialmente rico em ácidos ramificados, sulfetos e anéis de carbono. Por algum motivo, o intestino do porco e seu microbioma são especialmente prolíficos em escatol, de odor fecal; parte dessa substância é transportada do intestino do porco e armazenada nos tecidos gordurosos do corpo dele, onde pode contribuir para o sabor especial das carnes de origem suína.

É claro que existe também uma segunda excreção de origem animal. A urina é um líquido excretado pelos animais separadamente dos restos semissólidos da digestão, embora as duas excreções acabem muitas vezes misturadas no chão. Ela contém primariamente os resíduos do metabolismo do próprio animal e, em particular, a ureia e o ácido úrico não voláteis, que contêm nitrogênio, além de uma pequena quantidade de aminas. A urina permanece praticamente livre de microrganismos até sair do corpo; quando sai, no entanto, os microrganismos se alimentam da ureia e do ácido úrico e aumentam as emissões de amônia e aminas, daí o caráter "urinoso" que atribuímos ao odor dessas moléculas voláteis.

O excremento das aves tem um aroma característico e especialmente pungente, pois combina os odores do excremento digestório e da eliminação de nitrogênio. Talvez para conservar água, a maioria das aves transforma o excesso de nitrogênio exclusivamente em ácido úrico, que é muito menos solúvel que a ureia e pode, assim, ser excretado na forma de uma pasta semissólida junto com os resíduos do trato digestório. O excremento das aves é, essencialmente, uma mistura de fezes e urina. Sua composição é dominada por amônia e aminas, além de ácidos com aroma de queijo e vinagre.

**OS AROMAS DOS EXCREMENTOS DOS ANIMAIS**

| Excremento de | Aromas componentes | Moléculas | Fontes |
| --- | --- | --- | --- |
| a maioria dos animais | queijo, vômito | ácidos butanoico, propanoico | microrganismos que metabolizam várias cadeias |
| | estrebaria pés suados | cresol ácidos metilbutanoico, metilpropanoico | microrganismos que metabolizam proteínas |
| | sulfúreo hortaliças em putrefação | sulfeto de hidrogênio metanotiol | |
| | amônia | amônia | microrganismos que metabolizam proteínas e ureia/ácido úrico |
| porcos: aromas acrescentados | excrementos secos peixe velho | escatol, indol trimetilamina | microrganismos que metabolizam proteínas e ácido úrico |
| cavalos: aroma principal | estrebaria | cresol, fenol, indol | metabolismo animal; microrganismos que metabolizam proteínas |
| pássaros (guano): aroma principal | amônia, peixe velho | amônia, aminas | microrganismos que metabolizam ácido úrico |

## Do esterco ao guano e às "operações concentradas de alimentação animal"

Por mais que seja imediatamente desagradável, o cheiro de excremento animal também sinaliza outra crise existencial, bastante imperceptível, que aflige boa parte das formas de vida na Terra. Esse cheiro nos lembra das inescapáveis trocas de matéria e energia que impulsionam o jogo da complexidade. O fedor dos modernos estábulos e granjas de engorda de animais é sinal de uma fatídica jogada a partir da qual o Herói Carbono conseguiu se alçar a um novo nível de inventividade – ao custo, entretanto, de devastar boa parte do que havia conquistado até então. Essa jogada foi a organização das cadeias de carbono para criar o *Homo sapiens*, um animal capaz de mobilizar matéria e energia em uma escala sem precedentes e, com isso, danificar ecossistemas complexos em todo o planeta.

A língua inglesa inclui vários termos para designar os excrementos. Alguns são palavrões; outros, não. Um desses termos é *waste*, cuja raiz significa "vazio" ou "desolado". Na verdade, o cheiro forte dos excrementos de origem animal sinaliza que eles são ricos em diversas moléculas de carbono, enxofre e nitrogênio, configurando-se, portanto, em um valioso nutriente para outros seres vivos. Quando os primeiros agricultores descobriram esse valor, há milhares de anos, tornaram factível o sucesso de longo prazo da agricultura – e, com isso, o desenvolvimento da civilização.

Nossos antepassados da Idade da Pedra deviam ser bastante familiarizados com o cheiro de excrementos. Os caçadores também deviam usar esse cheiro para localizar suas presas, como fazem outros carnívoros. Os cães se uniram às comunidades humanas há cerca de 30 mil anos. Uns 10 mil anos atrás, as primeiras comunidades agrícolas sedentárias mantinham criações de cabras, ovelhas, bovinos e cavalos para aproveitar seu leite, carne, pelo e couro, bem como seu poder muscular para arar a terra. Os vestígios arqueológicos indicam que os excrementos desses animais eram usados como material de construção e combustível para fogueiras, usos que ainda persistem nas regiões não industrializadas do mundo. Eram usados também em fumigação para eliminar infestações de insetos, e ainda com fins recreativos, como nos campeonatos de arremesso de fezes de vaca (*cow chip throwing*). Os odores dos excrementos provavelmente se faziam presentes em muitos aspectos da vida dos primeiros agricultores.

A certa altura, esses agricultores também devem ter notado que, quando os excrementos eram afundados na terra, melhoravam o crescimento e a produtividade das plantações. Hoje sabemos que isso ocorre porque esses dejetos repõem os nutrientes que as plantas retiram do solo, além de provocar efeitos benéficos em sua estrutura física e diversidade biológica. Os arqueólogos constataram que a aplicação organizada de excrementos nas plantações remonta a pelo menos 7 mil anos na Grécia e na Europa central. Uma vez que essa prática melhora a produtividade do solo paulatinamente – e, assim, representa um investimento de longo prazo em termos de trabalho e recursos –, ela pode ter ajudado a inspirar as primeiras concepções de manejo e propriedade da terra. A palavra inglesa *manure* (esterco) se origina de algo que nada tem a ver com o excremento: suas raízes são as palavras latinas que significam "mão" e "trabalho", e esse termo composto originalmente significava "cultivar" ou "ter a propriedade de".

Assim, o aroma de **esterco** – o excremento preparado para ser usado como fertilizante do solo – é um antigo sinal das formas mais fundamentais de cuidado e cultivo, trabalho e valor: a prática de alimentar a terra para que ela continue a nos alimentar; é um aroma mais suave, mais brando e menos agressivo que o de excrementos frescos. Em geral, o esterco é uma mistura de excrementos com palha de estábulos e resíduos da alimentação dos animais. Essa mistura é armazenada por algum tempo para tornar-se menos concentrada e para que se eliminem os microrganismos patogênicos. O acréscimo de material com baixo teor de nitrogênio, a exposição ao ar e o metabolismo dos microrganismos aeróbicos se combinam para reduzir os níveis de amônia, aminas e sulfetos – embora o esterco de galinha, rico em nitrogênio, tenha um aroma em que as notas de amônia são muito mais evidentes do que nos estercos de vaca e de gado em geral. São aromas que ainda encontramos na zona rural, nos viveiros de plantas, nas lojas de ferragens e em nosso próprio quintal. Não é exatamente agradável, mas é positivo.

São altamente desagradáveis e negativos os aromas brutos e intensos, não sujeitos à compostagem, que emanam das chamadas "operações concentradas de alimentação animal". Nessa modalidade, uma grande quantidade de animais – centenas, milhares, centenas de milhares – é confinada e criada em uma área minúscula. Esse tipo de operação passou a dominar a produção de carne e leite nos Estados Unidos nas últimas décadas. Acumula-se nos ambientes onde os animais são confinados junto a uma quantidade imensa de excrementos, cujo cheiro pode ser sentido de longe. Moro na região central da Califórnia e, toda vez que viajo de carro entre São Francisco e Los Angeles, passo pela fazenda Harris de criação de gado, situada na rodovia interestadual 5, nos arredores de Coalinga. Mesmo com as janelas do carro fechadas, sinto o cheiro da fazenda muito antes de vê-la. Dezenas de milhares de cabeças de gado de corte estão confinadas ali, e cada animal produz cerca de 30 quilos de urina e excremento todos os dias. As rações utilizadas atualmente fornecem mais nitrogênio do que os animais obteriam em sua dieta vegetal natural, de modo que os excrementos produzidos são especialmente ricos nas moléculas voláteis mais malcheirosas de todas: ácidos ramificados, cresol, escatol, amônia e aminas.

O cheiro horrível da produção em escala industrial de proteína animal é um sinal do perigo real que tamanha concentração de excremento representa tanto para os animais quanto para quem trabalha nessas operações. As elevadas taxas de sulfeto de hidrogênio e amônia no interior dos estábulos podem ser gravemente tóxicas para os olhos e pulmões. O escatol também se encontra na fumaça de cigarro e sabe-se que danifica o DNA dos pulmões. O metano é combustível – é o principal componente do gás natural – e já causou explosões em fazendas de criação de animais confinados. Alguns trabalhadores morreram devido à exposição contínua às emissões dos excrementos. Como as operações concentradas de alimentação animal descartam os excrementos da maneira mais barata possível, jogando-os em barragens de rejeitos ou espalhando-os em plantações sem nenhum tratamento anterior, até os vizinhos podem sofrer os efeitos daninhos dessas moléculas voláteis, e tanto o solo quanto os cursos de água próximos podem se tornar muito poluídos.

É exatamente pelo fato de as operações concentradas de alimentação animal cheirarem mal e serem ambientes insalubres que as moléculas voláteis dos excrementos de animais foram tão bem estudadas. Parece loucura, mas os químicos emprestam do mundo da perfumaria a terminologia das notas de saída, corpo e fundo (ver p. 493) para descrever os aromas das operações concentradas de alimentação animal. As notas de saída, muito voláteis e facilmente dispersáveis, são amônia e sulfeto de hidrogênio. As notas de corpo, mais persistentes, são, entre outras, aminas, tióis e sulfetos, aldeídos, álcoois e cetonas. As notas de base, sempre presentes, são os ácidos retos e ramificados de cadeia curta, o cresol e outros compostos fenólicos e o escatol. Em 2006, em um estudo de fazendas de suínos e bovinos, o cresol dos estábulos foi identificado como o odor mais repugnante, sendo detectado a até 16 quilômetros de distância com vento favorável. Talvez seja ele a primeira indicação que tenho, ainda a distância, de que estou me aproximando da Eau de Coalinga na I-5.

Ou seja, os aromas das operações concentradas de alimentação animal são os aromas da agricultura industrial moderna e diferem dos aromas do esterco tanto em qualidade quanto em significado. Ainda são orgânicos, manifestações do funcionamento básico dos seres vivos, mas são os aromas da ruptura de um sistema que, na natureza e na agricultura tradicional, devolvia ao solo a matéria e a energia que dele haviam saído. São os cheiros da matéria e da energia orgânicas isoladas do ciclo maior da vida na Terra e impedidas de reinserir-se nele.

Por que as operações concentradas de alimentação animal não recorrem à compostagem dos excrementos produzidos para transformá-los em esterco? Porque financeiramente isso não compensa. Foi no século XIX que os químicos começaram a desvendar quais componentes do esterco são nutrientes essenciais dos vegetais; depois, no começo do século XX, os alemães Fritz Haber e Carl Bosch descobriram como manufaturar industrialmente sais de amônia a partir do nitrogênio do ar. A chave: o uso de uma quantidade descomunal de energia química armazenada nos restos de vegetais antigos – carvão, petróleo ou gás natural – para gerar uma temperatura e uma pressão altíssimas. Assim entramos na era dos fertilizantes químicos concentrados, que contribuíram para um súbito aumento da produtividade agrícola e, indiretamente, para o súbito aumento da população humana. Hoje em dia, em todo o mundo, o uso de fertilizantes sintéticos é cerca de cinco vezes maior que o de esterco, e esses fertilizantes são tão baratos que os agricultores os usam à vontade: cerca de metade dos nutrientes presentes esvai-se das terras às quais são aplicados e acaba na atmosfera ou nas águas que saem desses campos.

A invenção e o êxito dos fertilizantes sintéticos foram uma bênção, mas também uma maldição. Ajudaram a alimentar o rápido desenvolvimento da civilização e de novas tecnologias de manipulação da matéria, dois meios a partir dos quais o Herói Carbono forjou formas e organizações mais complexas a um ritmo sem precedentes. Mas os fertilizantes sintéticos também estão por trás dos danos profundos infligidos ao complexo mundo biológico, que possibilitou o surgimento da própria vida humana. O esgotamento dos solos agrícolas, a eliminação de áreas cada vez maiores de hábitat natural para alimentar e abrigar bilhões de seres humanos, o tratamento desumano dos animais, a poluição do solo, do ar e das águas, a alteração do equilíbrio energético entre a Terra e o Sol e, portanto, o desencadeamento da mudança climática em escala global: o fedor das operações concentradas de alimentação animal representa tudo isso. É um odor ao qual devemos nos abrir e que deve ser objeto de reflexão para quem queira saber como nosso mundo funciona e como não funciona.

Há uma forma de excremento animal de aroma particularmente forte, que conecta os milênios de uso de esterco aos séculos de uso de adubo sintético. *Guano* é o termo popularmente aplicado aos excrementos de aves e morcegos, mas a palavra vem da língua quéchua, do Peru antigo, onde designava os depósitos de excrementos de aves marinhas acumulados nas ilhas ao largo do litoral do país – pássaros como os biguás, os pelicanos e os atobás, que se alimentavam de peixes. Esses depósitos são extraordinariamente ricos em nitrogênio e fosfato, e sua concentração se deve à dieta dos animais, rica em proteínas, e ao clima seco, que desidrata o excremento ao mesmo tempo que minimiza a conversão de ácido úrico em amônia e aminas, que de outro modo evaporariam. Nidificando nessas ilhas no decorrer de séculos, as aves acumularam depósitos de guano com até 30 metros de profundidade, que foram minerados pelos povos quéchuas durante cerca de 1500 anos. Um relatório elaborado em 1941 para a Real Sociedade Agrícola da Inglaterra observou: "O fedor que vem da ilha de guano perto de Arica é tão forte que impede os navios de ancorar perto da cidade".

O comércio de guano cresceu rapidamente no século XIX. Os historiadores aventam a possibilidade de que esse comércio tenha ajudado a estimular tanto a adoção geral de materiais concentrados para nutrir o solo nas agriculturas europeia e americana quanto o declínio do uso produtivo dos excrementos do gado, os quais se tornaram então meros dejetos poluentes, como são hoje. O guano ainda é minerado em alguns lugares do mundo. Comprei um saco do produto certa vez, para farejar a amônia e o odor písceo das aminas, cuja existência pode ter se iniciado como moléculas musculares que impulsionavam peixes prateados pelo oceano há anos, talvez séculos. Devolvi então sua matéria e energia ao jogo da complexidade que se desenrolava em minha horta e em mim mesmo.

## Cheiros dos animais de estimação: a parte de fora do animal

Para concluir nosso passeio pelos cheiros genéricos dos animais, chegamos enfim a uma fonte que inclui alguns aromas agradáveis: nossos cães e gatos. Não suas gaiolas nem suas caixas de areia, mas a superfície dos seus corpos, que muitas vezes cheiramos com prazer. Eles são nossos companheiros e nos alegram, e seus cheiros são confortavelmente próximos do nosso. Todos nós somos mamíferos, com estruturas e sistemas corporais semelhantes que emitem o mesmo ruído de fundo volátil do metabolismo aeróbio dos animais de sangue quente e abrigam os mesmos microbiomas superficiais. Os cientistas ainda não estudaram detalhadamente os odores dos animais de estimação, mas podemos fazer uma extrapolação com base no que descobrimos sobre os animais em geral e o animal humano em particular.

O corpo de um mamífero é recoberto pela pele, seu limite exterior e sua superfície de contato com o resto do mundo. A pele é composta de várias camadas. A mais exterior de todas, a epiderme, é feita sobretudo de uma proteína resistente, a queratina, e de lipídeos oleosos que ajudam a torná-la resistente à água. Pelos de queratina embutidos na pele ajudam a reter o calor do corpo e a proteger a pele da água. A umidade e a flexibilidade da pele e dos pelos são conservadas por substâncias secretadas por diversos tipos de glândula. Algumas produzem moléculas cerosas e oleosas que lubrificam a pele e os pelos e os ajudam a reter umidade. Outras secretam principalmente água para esfriar o corpo, com vestígios de sais e açúcares; nos cães, essas glândulas sudoríparas se localizam no nariz e nos pés. Algumas glândulas secretam uma mistura mais rica de aminoácidos, ureia, lipídios e outras moléculas; estas se encontram sobretudo na cabeça do cão, bem como na base da cauda e na região anal.

Isso significa que a pele e o pelo dos mamíferos são revestidos de uma película de líquidos produzidos pelo corpo. Essa película em si mesma tem um aroma característico, mas suave, criado por vestígios moleculares do metabolismo básico do corpo pequenos o suficiente para serem voláteis, e também por fragmentos de cadeias de carbono criados quando o oxigênio do ar e a radiação ultravioleta do Sol decompõem moléculas de cadeia longa. A julgar pelo que sabemos sobre as moléculas voláteis da nossa própria pele, muitos desses produtos metabólicos e fragmentos são aldeídos e cetonas de cadeia média com agradáveis qualidades aromáticas cerosas, doces, florais e de solvente. São elas que provavelmente constituem a fragrância de um animal de estimação que acabou de tomar banho e ao qual não se aplicou nenhum tipo de produto aromático.

Essa fragrância inicial rapidamente se transforma em algo menos delicado, à medida que os microrganismos crescem e dão sua própria contribuição. A pele de nossos animais de estimação oferece vários nichos ecológicos para os microrganismos, e quanto mais úmido e protegido o local, mais povoado ele tende a se tornar, potencialmente exalando algum odor. A boca é um paraíso para os microrganismos, com um suprimento constante de umidade e resíduos de alimento. Assim, os animais de estimação podem ter mau hálito como nós, dominado pelos produtos da decomposição de proteínas – sulfetos, ácidos ramificados, putrescina e cadaverina. Fora da boca, os canais auriculares, partículas de pele descamada e os folículos capilares servem de esconderijo para microrganismos aeróbios e anaeróbios, que se banqueteiam do nutritivo suor, da saliva rica em proteínas que se deposita sobre a pele quando os animais se lavam, dos resíduos de fezes de seu ânus e glândulas anais (ácidos de cadeia curta, trimetilamina) e de qualquer outra coisa em que o animal tenha rolado. À medida que crescem e se multiplicam, os microrganismos geram os mesmos tipos de fragmentos voláteis de cadeias de carbono que preenchem o interior do animal e suas excreções. É nessa direção, portanto, que se desenvolvem os aromas da pele e do pelo dos animais de estimação, sobretudo na cabeça e nos pés: rumo aos produtos mais fortes e menos agradáveis dos microbiomas superficiais. Constatou-se que os cães, em particular, acumulam ácido metilbutanoico ramificado, com suas notas de queijo e suor.

Os bichos de estimação ficam com um cheiro particularmente forte quando se molham. A umidade é sobretudo propícia ao crescimento dos microrganismos e à reatividade química geral, mas, além disso, as moléculas de água aumentam a volatilidade das cadeias carbônicas voláteis, na medida em que as desalojam das fibras proteicas do pelo e as impelem para o ar. Assim, o cheiro de cachorro molhado é o odor amplificado de uma miríade de moléculas que se acumulam em sua superfície, em geral sulfetos, ácido metilbutanoico e anéis de fenóis e cresóis. É familiar o suficiente para ter se tornado um aroma de referência. O termo *cachorro molhado* significa a mistura desagradável de moléculas voláteis decorrentes da atividade microbiana descontrolada em materiais e processos úmidos de todo tipo, desde carpetes e divisórias de parede até roupa para lavar, máquinas de lavar louça, vinho e cerveja.

Há também o cheiro das patas dos cães, que, como os nossos pés, oferecem aos microrganismos uma abundância de umidade, alimento e dobras de pele protetoras, portanto, tendem a gerar cheiros fortes. Esses cheiros, no entanto, podem ser surpreendentemente agradáveis, e existem páginas dedicadas a eles na internet. A descrição mais comum de sua qualidade é curiosa e específica: dizem que se assemelha a salgadinhos ou tortilhas de milho.

Não surpreende que eu não tenha sido capaz de encontrar nenhum estudo revisado por especialistas dedicado às moléculas voláteis das patas dos cães. No entanto, o consenso da comunidade leiga aponta para a provável presença de uma molécula volátil chamada **aminoacetofenona**, um anel de seis carbonos com apêndices de amina e acetato. A aminoacetofenona dá importante contribuição aromática não somente aos salgadinhos de milho, mas também a uvas, morangos, chá de flor de tília e mel de castanheira. Também é usada como fator de diagnóstico para a presença de uma bactéria específica, a *Pseudomonas aeruginosa*, que pode causar graves infecções em animais e seres humanos. Esse microrganismo, no entanto, tende a produzir essa molécula volátil quando se encontra em um modo de sobrevivência relativamente inócuo, não quando é agressivamente infeccioso. As diversas espécies do gênero *Pseudomonas* são habitantes comuns do solo, das águas e até do ar: imagina-se que contribuam para a formação de cristais de gelo nas nuvens. Por isso, embora o cheiro de salgadinhos de milho talvez seja agradável e divertido, também nos lembra das multidões invisíveis que se apegam àquelas patinhas, algumas das quais estão apenas à espera de um corte ou arranhão para causar uma infecção. Se o cheiro estiver forte, talvez seja hora de dar um banho no animal.

**ALGUNS AROMAS DOS CÃES**

| Aromas componentes | Moléculas | Fontes |
|---|---|---|
| relva, cera, doce, frutado, floral | hexanal, heptanal, octanal, nonanal, decanal, benzaldeído, damascenona, nonanona | oxigênio, decomposição de sebo pela radiação ultravioleta |
| "cachorro molhado", suor, queijo, fecal, medicinal, terroso | ácido metilbutanoico, dimetil trissulfeto, cresol, fenol | microrganismos que metabolizam proteínas e lipídios da pele e dos pelos |
| tortilhas de milho | aminoacetofenona? | bactéria *Pseudomonas* que metaboliza as proteínas da pele? |

Os cheiros dos animais de estimação nos permitem descansar um pouco do conjunto habitual de moléculas voláteis do corpo dos animais e do que elas representam: a severa realidade material de formas de vida que dependem de outras formas de vida para sobreviver. Aqui, no fim deste capítulo, você talvez se pergunte: por que gastar tantas páginas com coisas tão desagradáveis? Por que sugerir ao explorador de cheiros um bafejo da morte?

Há algum tempo, vi a intrigante explicação que Roberto Calasso dá para um trecho de um antigo texto sânscrito, o *Satapatha Brahmana*, segundo o qual o cheiro da morte no gado veio originalmente do *soma*, a bebida da imortalidade dos deuses; assim, "não se deve tampar o nariz para esse cheiro ruim, pois é o aroma do rei Soma". Nesse caso, o cheiro da morte é de algum modo o odor de um estado que transcende a existência terrena e deve ser reconhecido e não evitado. Uma formulação mais moderna e menos paradoxal talvez seja: as moléculas voláteis de origem animal que nos causam repugnância são as manifestações reais e materiais de um aspecto fundamental da vida animal: o seu fim. São sinais poderosos do que possibilita e impulsiona a existência dos seres vivos: a busca incessante de energia e matéria que alimenta a vida animal e acaba por consumi-la. Embora nosso instinto seja prender a respiração para não sentir cheiros repugnantes, também podemos decidir nos abrir, deixá-los entrar e nos envolver com seus significados.

Mas chega da vida e do destino comum dos corpos dos animais. Há uma dimensão de odores animais muito menos sombria e mais variada, à espera de ser explorada. Muitos animais constroem ativamente certas moléculas voláteis que se diferenciam do cheiro genérico de seus corpos. Alguns desses odores específicos são incrivelmente repugnantes, e outros são usados em alimentos e perfumes finos. Os sinais voláteis de gatos, gambás, castores e insetos: nosso próximo capítulo.

Capítulo 5

# OS SINAIS DOS ANIMAIS

........................................................................................................................

> No mês passado, fiz uma viagem ao planalto situado a norte de nossa província [no Brasil], São Bento, nas nascentes do rio Negro. Trouxe comigo muitas coisas, porém de interesse quase exclusivamente lepidopterológico. Encontrávamos muitas vezes a *Papilio grayi* [borboleta-cauda-de-andorinha] [...] cujo macho, em razão de seu odor, pode ser chamado de 'flor do ar'. O perfume que emana é tão forte e aromático que eu levava a borboleta na mão como se fosse uma flor, para cheirá-la de vez em quando.
>
> Fritz Müller, *Blumen der Luft* (Flores do ar), 1878.

Alguns animais têm um delicioso aroma de flores! O biólogo alemão Fritz Müller viveu no sul do Brasil durante a maior parte da vida, correspondeu-se com Charles Darwin e outros eminentes cientistas de sua época e deu contribuições duradouras a nossa compreensão do comportamento dos insetos. A imagem da borboleta como uma flor do ar, *Blume der Luft*, teve origem na semelhança visual, mas o acréscimo da dimensão olfativa por parte de Müller evidencia um aspecto do odor dos animais que vai além dos resíduos dos motores moleculares e das entranhas. As criaturas semoventes precisam encontrar outros membros de sua espécie e ser encontradas por eles. Para tanto – e também para assustar ou afastar predadores –, podem, como as flores, emitir moléculas voláteis que servem de sinais. E esses sinais não têm que estar necessariamente relacionados ao movimento ou às entranhas. Podem ser tão acres quanto o gás lacrimogênio, mas também semelhantes aos das flores, frutas e especiarias. Na verdade, é possível que os animais tenham contribuído para que os próprios vegetais evoluíssem no sentido de fabricar moléculas voláteis florais, frutadas ou com aroma de especiarias.

Os animais terrestres possuem sentidos de longo alcance que registram o que ocorre ao seu redor conforme se deslocam pelo mundo. O olfato, a visão e a audição os ajudam tanto a encontrar alimento e pares para acasalar como a evitar que eles próprios se tornem comida. O olfato dos animais é um sentido tão poderoso que muitos deles se baseiam mais nele do que na visão, sendo capazes de detectar a presença de alimento, amigos e inimigos quando a visão não funciona, à noite, estejam eles nas proximidades ou a distância. O olfato desempenha, assim, o papel de historiador dos sentidos ou de vidente, quando leva um animal ao local onde outro estava havia algum tempo ou estará daqui a pouco.

As excreções dos animais são um sinal involuntário e, como tal, veículos pré-fabricados por meio dos quais eles podem se comunicar uns com os outros. Vamos começar com elas, detendo-nos primeiro na surpreendente sofisticação da urina felina e, depois, passando aos materiais de sinalização contidos em secreções corporais especializadas, como os jatos dos cangambás, o almíscar dos veados, o leite das cabras e a lanolina das ovelhas. Concluiremos esta parte de nossa expedição com os mais diversificados e influentes de todos os fabricantes de aromas do reino animal: as flores voadoras, as picadoras dos pés e outros insetos.

## Excreções que servem de sinais: repelentes de jardim, iscas para caça

Quando um animal defeca ou urina, deposita no ambiente materiais de cheiro forte que se configuram indícios seguros de sua presença. Pelo mesmo motivo, as moléculas voláteis dos excrementos e das excreções são veículos pré-fabricados por meio dos quais os animais podem divulgar sua existência e proximidade, a fim de chamar a atenção de possíveis parceiros para acasalamento ou de estimular a fuga de possíveis concorrentes. Ou seja, os excrementos e as excreções podem ser portadores de significados e mensagens. Por isso, muitos animais praticam a *demarcação pelo cheiro*: depositam intencionalmente materiais voláteis para demarcar território, afirmar seu domínio, divulgar que estão prontos para acasalar. É algo que vemos todos os dias quando os cães levantam a perna para urinar em árvores e postes que antes haviam cheirado. No estado selvagem, alguns animais depositam e renovam seus excrementos em locais específicos conhecidos como *latrinas*. Alguns se dão ao trabalho de deixar suas marcas bem longe do chão, a fim de serem mais perceptíveis a distância; as raposas, os pandas-vermelhos e os chacais africanos urinam ou defecam plantando bananeira! Um dos animais mais ativos quando se trata de excreções é a lontra, cujos depósitos podem chegar a várias dezenas por dia e têm um nome específico em inglês: *spraints*.

A urina é um veículo mais adequado para enviar mensagens do que as fezes, que são compostas sobretudo de restos de alimento e microrganismos do sistema digestório. As moléculas voláteis da urina se originam diretamente do corpo do animal e de seu metabolismo complexo e só são alteradas pelos microrganismos quando chegam ao chão. Por isso, elas constituem um registro relativamente direto do metabolismo do animal e pode transmitir informações sobre seu sexo, disposição ao acasalamento, idade, saúde e dieta. Os cientistas constataram que a urina dos roedores afeta de diversas maneiras o comportamento de seus companheiros de gaiola: pode alarmá-los, fazer aumentar os indicadores de estresse, ajudá-los a reconhecer parentes, acelerar ou tornar mais lenta sua maturação sexual e estimular a atividade sexual. Cerca de vinte moléculas voláteis foram identificadas como prováveis *feromônios* – sinais que evocam comportamentos específicos em outros membros da mesma espécie – e pertencem a diversas classes químicas, entre as quais as das aminas, dos compostos de enxofre e dos hormônios esteroides. A comunicação química por meio da urina foi estudada em animais que incluem de camundongos a tigres e elefantes. Alguns deles – como o elefante macho e o bode – chegam ao ponto de "perfumar-se" com a própria urina quando estão prontos para acasalar.

Os jardineiros muitas vezes têm de lidar com as atividades destrutivas de animais como veados, toupeiras, guaxinins, geomiídeos e outros roedores. O modo mais humanitário de resolver o problema é convencê-los a ir para outro lugar, e os repelentes de animais são formulados para fazer isso por meio de moléculas voláteis. Um dos ingredientes mais usados é o "ovo putrefato", que oferece os odores de morte e decomposição animal, sendo, segundo se presume, atraentes somente para animais carniceiros. A formulação de alguns repelentes é cortesia de predadores carnívoros: podem ser encontrados e comprados pela internet preparados à base de urina de coiote, lobo, lince, suçuarana ou raposa, com forte odor pisceo e urinoso. É provável que o ingrediente ativo em todas essas amostras de urina seja uma combinação específica entre um anel de carbono e uma amina chamada fenetilamina, com aroma de peixe como a maioria das aminas, que um estudo de 2011 constatou ser muito mais abundante na urina dos carnívoros do que na de outros animais e que, sozinha, induz ratos e camundongos a evitar um canto da gaiola onde ela tenha sido borrifada. Uma molécula menos usual presente na urina da raposa, a tiazolina, formada por um anel com átomos de nitrogênio e enxofre, também foi identificada como repelente de roedores. Esse padrão faz sentido: os carnívoros ingerem muita proteína e provavelmente têm em sua urina taxas maiores de nitrogênio. Além disso, as aminas voláteis que ativam os receptores TAAR podem instintivamente deixar os animais vulneráveis em estado de alerta, assim como a cadaverina, associada à morte (ver p. 64).

Os caçadores querem atrair animais, não repeli-los. Eles também podem entrar na internet e encontrar produtos úteis, como excreções de "corça no cio" ou "estro de corça", a urina do veado fêmea em sua fase sexualmente receptiva, quando ela produz uma mistura de moléculas voláteis diferentes da dos machos e das fêmeas não receptivas. Uma das moléculas voláteis encontradas na urina da fêmea receptiva é o etilfenol, parente próximo do anel carbônico cresol, que as éguas prontas para acasalar liberam em grande quantidade na urina e induz a ereção nos garanhões. Não surpreende que os aromas tanto do cresol como do etilfenol sejam descritos como de "estrebaria".

## A urina demarcatória dos gatos

Talvez os sinais animais mais familiares sejam os que emanam da urina das centenas de milhões de felinos domésticos e selvagens. O cheiro desagradável que caracteriza de modo bastante específico a urina do gato tem um significado que ultrapassa o universo felino: é também uma referência para especialistas em vinhos e alimentos, que o invocam para descrever as notas aromáticas do vinho Sauvignon Blanc e da groselha-preta (ou cassis). Surpreendentemente, a urina felina é bem estudada, sobretudo porque suas moléculas voláteis características não são simples subprodutos incidentais do metabolismo proteico: são feitas especialmente para sinalizar. E, de fato, são encontradas também em vinhos e alimentos.

Em um artigo científico de 2014, um grupo de químicos da empresa suíça Firmenich, de fragrâncias e sabores, fez um resumo de análises anteriores das moléculas voláteis da urina do gato, acrescentaram novos detalhes e listaram onde mais podemos encontrar essas moléculas. Os felinos machos maduros são especialmente afeitos a soltar jatos de urina para demarcar seus territórios, e é a sua urina que tem o cheiro mais forte; os borrifos dos machos castrados e das fêmeas ocorrem em menor quantidade e são menos malcheirosos. A urina que acaba de sair do gato é relativamente pouco repulsiva, mas com o tempo seu odor se torna cada vez mais forte – característica importante para um marcador territorial, já que os materiais voláteis em geral perdem intensidade à medida que suas moléculas espelham-se pelo ar. Acontece que os gatos desenvolveram um inteligente sistema de liberação molecular, que gera novas moléculas voláteis no decurso de vários dias, constantemente.

Para aprimorar esse sistema, o corpo do gato, provavelmente seu fígado, usa os elementos construtivos das proteínas para sintetizar diversas moléculas complexas, mas não voláteis, que são precursoras das voláteis. O sistema as envia então para o sangue do animal, de onde são absorvidas pelos rins e excretadas na urina. Nos rins e na urina, uma enzima especial decompõe as precursoras complexas, produzindo moléculas mais simples. O primeiro desses precursores mais simples a ser descoberto, e o mais conhecido, foi chamado de *felinina*. Quando o gato solta seu jato de urina e ela fica exposta ao ar e ao solo, as bactérias a colonizam, multiplicam-se e aos poucos decompõem a felinina e as demais moléculas precursoras em fragmentos menores – alguns dos quais são as moléculas voláteis que dão à urina felina seu aroma persistente.

E quais são as moléculas voláteis que tornam tão forte o odor da urina do gato? Quase todas elas contêm um átomo de enxofre e muitas contêm um grupo tiol, de enxofre e hidrogênio, sendo assim parentes do simples e poderoso metanotiol, que se forma no espaço sideral e cheira a hortaliças apodrecidas. Quando os químicos da Firmenich isolaram essas moléculas voláteis e as cheiraram individualmente, identificaram no **metil sulfonil butanol** e em uma outra molécula os aromas urinoso e de gato. No entanto, outras lembravam o enxofre, menos repugnante, bem como carne cozida, cebolas, repolho, aspargos, frutas tropicais e frutas cítricas! E, quando consultaram a literatura química para verificar onde mais essas moléculas voláteis sulfurinas haviam sido identificadas, constataram que todas estavam presentes em alimentos – mesmo as moléculas mais urinosas, que contribuem para o aroma da manga, de vinhos, do lúpulo e de outras coisas deliciosas. Pelo menos uma delas, a "cetona dos gatos", é sintetizada para uso como aditivo de sabor no setor alimentício.

### ALGUNS AROMAS DA URINA DE GATO

| Aromas componentes | Moléculas | Encontradas também em |
|---|---|---|
| urina, gato | metil sulfonil butanol (da felinina) | café, vinho |
| carne, cebola frita, cangambá | metil tioetanol | vinho |
| gato, frutado | metil sulfonil pentanona ("cetona dos gatos") | groselha-preta, manga, frutas cítricas, vinho Sauvignon Blanc, lúpulo |
| sulfúreo, repolho, frutas tropicais | metil tiobutanona | queijo, carnes |
| groselha-preta | metilbutil sulfonil formato | cerveja, café |

Por mais desagradável que seja, a urina do gato merece a atenção do explorador de cheiros. Evidencia a engenhosidade do metabolismo animal, que inventa um sinal que só é liberado quando uma excreção deixa o corpo e é explorada por microrganismos, sistema esse partilhado por muitos animais, de camundongos a elefantes. Esse mecanismo é indicativo de alguns papéis mais sutis que podem ser desempenhados por moléculas voláteis de enxofre sintetizadas por seres vivos, bem como dos pontos comuns que caracterizam a substância e as estratégias das diversas formas de vida. Os gatos produzem cetona felina para chamar a atenção de outros gatos; as frutas sintetizam a mesma molécula, além de outros aromas, para chamar a atenção de animais que possam ingerir e transportar suas sementes. E, como veremos no capítulo seguinte, o ser humano tem sua própria versão do sistema da urina do gato, por mais que tente disfarçá-lo.

## Secreções de sinalização: borrifos do cangambá, almíscar, pasta de castor

As fezes e a urina são dois veículos pelos quais um animal pode enviar sinais a seus familiares, a potenciais parceiros de acasalamento ou a concorrentes. Muitos animais, talvez a maioria deles, criaram um terceiro veículo: substâncias especiais que eles produzem e liberam tendo como objetivo primário a comunicação. Nos mamíferos, essas *secreções* são materiais cerosos ou pastosos produzidos em glândulas epiteliais especializadas e liberados separadamente das excreções. As glândulas odoríferas dos mamíferos se encontram comumente nas imediações do ânus, de onde podem acrescentar mais uma camada de informação às fezes quando estas deixam o organismo. Além disso, essas glândulas podem marcar um objeto – ou outro animal – quando o animal esfrega nele sua região anal. As secreções ajudam a demarcar territórios, que podem encerrar muitos quilômetros quadrados (ursos) ou consistir em uma única árvore (gambás), bem como caminhos utilizados com frequência ou tocas específicas dentro de territórios não exclusivos (membros da família dos veados). Diversos animais possuem vários conjuntos de glândulas odoríferas, que frequentemente se localizam nas proximidades dos órgãos genitais, da cauda, das patas ou da cara.

A maioria dos mamíferos, entre eles nossos cães de estimação, não exibe uma criatividade especial em seus aromas glandulares. Simplesmente preenchem as glândulas com proteínas e materiais gordurosos que servem de alimento para microrganismos anaeróbios, e estes produzem a gama comum de ácidos de cadeia curta ou ramificada, aminas e moléculas voláteis sulfúreas que caracterizam os animais. No entanto, existem algumas exceções a essa regra – e elas são fascinantes.

A mais repugnante de todas envolve glândulas odoríferas com as quais muitos leitores deste livro talvez tenham entrado em contato, as do cangambá, que não as usa como modo de comunicação com outros cangambás, mas como arma química defensiva.

Quase todos os animais temem tornar-se presas de outros animais, por isso, desenvolveram inúmeras formas diferentes de defesa. Algumas são barreiras físicas que protegem tecidos vulneráveis – conchas ou uma pele grossa. Outras são projeções afiadas – garras, presas e chifres. Há ainda os venenos. E existem os repelentes químicos voláteis – cheiros desagradáveis. Alguns animais emprestam substâncias químicas voláteis de outras criaturas e esfregam-nas propositadamente em seu corpo. Os esquilos mastigam as peles descartadas pelas cobras após a troca, assim como restos mortais de sapos e cobras, e então lambem o próprio corpo para disfarçar seu próprio cheiro.

O cangambá fabrica seu próprio repelente. Trata-se de uma subfamília da família dos mustelídeos que habita o Novo Mundo. Como o furão, a doninha e a civeta, seus primos, o cangambá é um animal noturno e solitário, com baixa probabilidade de avistar predadores a distância ou de ser alertado de sua presença por outros indivíduos da mesma espécie. Todos os membros da família dos mustelídeos expelem jatos de uma substância defensiva de duas glândulas anais. No cangambá, essas glândulas têm o tamanho de bolas de pingue-pongue, e seus jatos conseguem atingir alvos a três metros de distância. O jato é extremamente irritante em contato com os olhos ou a pele, como se fosse uma versão natural do gás lacrimogêneo. O aroma por si só, quando muito concentrado, pode causar náuseas, e os seres humanos são capazes de detectá-lo em quantidades mínimas (cerca de dez partes por bilhão).

**ALGUNS AROMAS DAS GLÂNDULAS ODORÍFERAS DOS ANIMAIS**

| Animal | Aromas componentes | Moléculas | Fontes |
| --- | --- | --- | --- |
| cão, coiote | rançoso, suado, queijo | ácidos acético, propanoico, butanoico, metilbutanoico | decomposição de proteínas e óleos dos animais por microrganismos |
| cangambá | sulfúreo, acre | butenotiol, metil butanotiol e seus ésteres acetatos | sintetizado pelo animal |
| veado almiscarado | almiscarado, animal | moscona | sintetizado pelo animal |
| civeta | almiscarado, animal | civetona | sintetizado pelo animal |
| castor | estrebaria, couro, fumaça | etilfenol, cresol, guaiacol | sintetizado pelo animal a partir de casca de árvores |

O cangambá secreta mais de dez moléculas voláteis em sua secreção. As principais são o **butenotiol** e outros tióis, moléculas que contêm enxofre sobre uma base de cadeias de quatro carbonos e combinações destas com o ácido acético, os ésteres acetatos. Essas moléculas têm um aroma mais penetrante e irritante do que seu parente mais antigo, o metanotiol, cujo cheiro remete a repolho em putrefação (ver p. 15). Imagina-se que os ésteres sejam responsáveis pelo cheirinho de cangambá que retorna quando uma vítima de seu jato molha os pelos. Não são tão voláteis quanto os tióis nem muito solúveis em água, por isso, tendem a aderir à pele e aos pelos. Então, quando a vítima se molha, a água decompõe o grupo acetato, libera o tiol e o fedor volta.

Os tióis se oxidam prontamente e se transformam em moléculas muito menos malcheirosas, de modo que o protocolo de tratamento para um animal de estimação que teve um encontro com um cangambá consiste em lavá-lo com uma mistura de peróxido de hidrogênio e bicarbonato de sódio, adicionalmente a um pouco de detergente que ajude a espalhar a solução nos pelos. Em pisos e paredes, o remédio mais simples consiste em diluir água sanitária, pois o hipoclorito de sódio é um excelente oxidante.

No polo oposto do fedor defensivo do gambá há três mamíferos cujas glândulas odoríferas são consideradas preciosas há mil anos, sendo usadas na perfumaria e até na culinária. Duas delas têm uma mesma qualidade característica, um aroma agradável de matiz animal que pode ser descrito como *almiscarado*. O termo deriva da antiga palavra sânscrita para "testículo" e refere-se à glândula aromática (com a aparência de uma bolsa) do veado almiscarado, nativo da Ásia Central. O aroma particular do almíscar verdadeiro é dado por uma molécula anormalmente grande, com um anel de quinze carbonos, que recebeu o nome de *muscona*. Um grupo de animais da família dos mustelídeos, a civeta do sul da Ásia e da África, semelhante a um gato, secreta na pasta de sua glândula anal a *civetona*, um anel de dezessete carbonos de aroma semelhante ao da muscona. E há também o castor, do gênero de mesmo nome, roedor da Europa setentrional e da América do Norte que come cascas de árvores. Esse animal transforma suas moléculas fenólicas adstringentes em ingredientes de uma secreção, o **castóreo**, com aroma intrigante, que lembra couro e fumaça, dado por fenóis, cresóis e versões do composto anelado guaiacol, da mesma família.

Como é preciso matar, confinar ou capturar animais selvagens para obter almíscar, civeta e castóreo, hoje em dia não é fácil encontrar e sentir os seus verdadeiros aromas. Não obstante, eles continuam sendo influências importantes na perfumaria, de modo que sentiremos um forte bafejo de todos eles no capítulo 17.

## Queijo de cabra, carne de cordeiro, lã

A vida moderna limita nosso contato com as nuvens voláteis que emanam da vida animal, do seu metabolismo, da vida anaeróbia que habita o seu interior e de suas excreções e secreções. No entanto, não é preciso criar animais de estimação ou ir a um zoológico ou sítio para experimentarmos os cheiros da animalidade. Tanto os sabores do queijo de cabra e da carne de cordeiro como o cheiro da lã são dados por secreções portadoras de sinais químicos.

Os caprinos e os ovinos são animais de cheiro especialmente forte. Para os gregos e os romanos da Antiguidade, o cheiro de cabra era um dos mais importantes marcos olfativos, a essência da animalidade da qual o odor do corpo humano se aproxima em suas piores fases. Esses cheiros intrigaram alguns pioneiros da bioquímica no século XVIII, como o químico francês Michel Chevreul e seus colegas, que dissecaram quimicamente as gorduras do corpo e do leite das cabras para conhecer seus elementos construtivos. E batizaram quatro ácidos de cadeia curta e cheiro forte com nomes derivados das palavras latinas para "cabra", *caper* (ver p. 49) ou *hircus*. Os ovinos carregam um aroma semelhante, mas mais suave, que foi evocado recentemente, em março de 2013, pelo recém-empossado papa Francisco em uma missa especial, durante a qual benzeu óleos cerimoniais perfumados. Francisco exortou seus sacerdotes a não deixar que os deveres e a distância os distraíssem do cotidiano de sua congregação nem os impedissem de caminhar ao lado do rebanho: "Sejam pastores com cheiro de ovelha".

Os caprinos e os ovinos são parentes próximos, membros respectivamente dos gêneros *Capra* e *Ovis* e aparentados com outro animal que leva o nome do forte aroma que dele exala, o boi almiscarado do Ártico (*Ovibos moschatus*). Caprinos e ovinos descendem de um ancestral comum que viveu na Eurásia há 10 ou 20 milhões de anos, mas se adaptou a dois nichos ecológicos diferentes. Os caprinos se especializaram em terrenos montanhosos com vegetação baixa, dura e esparsa. Os indivíduos demarcam territórios, defendem esses territórios de outros animais e fogem dos predadores escalando as rochas. Os ovinos ocuparam os campos dos sopés das montanhas, onde desenvolveram o hábito de pastar juntos e agregar-se para se proteger.

O bode, em particular, é altamente territorial e conhecido pelo mau cheiro do seu corpo. Parte da intensidade desse cheiro vem de seu hábito de esfregar-se na própria urina. Mas seu caráter especialmente caprino vem da copiosa produção de secreções voláteis pelas glândulas sebáceas (que produzem óleo) ao lado da base de seus chifres e outros pontos da cabeça. Os carneiros produzem secreções semelhantes em sua lã.

As notas distintivas do aroma tanto dos caprinos quanto dos ovinos são os ácidos graxos ramificados, cadeias curtas com cheiro semelhante ao de suor, produzidos pela decomposição de proteínas que já conhecemos ao falar sobre os cheiros dos animais. No entanto, em vez de compostos das cadeias curtas usuais, de três ou quatro carbonos, os ácidos ramificados dos caprinos são cadeias de oito e nove carbonos, e os ramos podem ter ou um carbono (metil) ou dois (etil). Isso significa que não são subprodutos simples da decomposição geral dos aminoácidos, mas substâncias especialmente produzidas pela junção de moléculas menores, e existem por uma razão.

As moléculas de odor mais forte perfazem o **ácido etiloctanoico** (ou ácido caprino), o ácido metiloctanoico (ou ácido hircinoico) e o ácido metilnonanoico, todos de aromas semelhantes, descritos como de cabra, de animais em geral e de suor. Os machos produzem mais dessas moléculas do que as fêmeas, os adultos mais do que os jovens, os machos intactos mais do que os castrados. Algumas delas parecem ser interessantes para os próprios animais. O etil octanal, aldeído correspondente ao ácido etiloctanoico, foi identificado como um feromônio caprino que estimula a ovulação nas fêmeas. Por si só, essa molécula não tem cheiro de suor; ao contrário, seu aroma é descrito como floral, ceroso e leitoso. Uma vez secretada nos pelos e na lã e exposta ao ar e aos microrganismos, no entanto, ela se oxida lentamente e se transforma no ácido caprino, que já não induz a ovulação, mas ainda atrai as fêmeas para perto do macho.

O leite e a carne de caprinos e ovinos também são característicos, graças, em parte, às mesmas moléculas, sobretudo às cadeias ramificadas de oito carbonos. O leite de cabra contém uma quantidade bem maior dessas moléculas que o de ovelha, mas a gordura corporal dos caprinos as contém em menor quantidade do que a gordura dos ovinos. É por isso que o leite e o queijo de cabra tendem a ter um cheiro animal mais forte que os de ovelha, embora a carne de cabrito seja mais suave que a de cordeiro e carneiro.

A carne de carneiro tem outra dimensão de animalidade que parece faltar à dos caprinos. Ela contém uma quantidade significativa de dois produtos da decomposição de proteínas: o cresol de estrebaria e o escatol de fezes. Ambas as notas se acentuam quando os carneiros são criados com uma dieta à base de gramíneas, que são relativamente ricas em proteínas e pobres em carboidratos, o que estimula os microrganismos do trato digestório a decompor as proteínas para obter energia. Parte do cresol e do escatol acaba se depositando na gordura corporal. Os químicos que estudam carnes dão o nome de "pastoral" a essa nota de esterco, um aroma que se sobrepõe aos de cabra e suor característicos das cadeias ramificadas. Essa qualidade eminentemente animal é uma das razões pelas quais a carne de ovinos é muito menos popular que a de bovinos (ver p. 520). Os cordeiros criados com uma dieta à base de feno (pobre em proteínas) e grãos (rica em carboidratos) em geral têm a carne mais suave; os ovinos maduros que comem gramíneas têm a carne mais forte.

Por fim, temos a lã, a pelagem diferenciada que caracteriza os ovinos e os caprinos, usada na produção de fibras como a caxemira e o angorá. Assim como os pelos dos outros mamíferos, a lã é produzida a partir de secreções oleosas das glândulas sebáceas da pele, que repelem a água. Nos ovinos, essas secreções são chamadas de *lanolina*, que pode representar até um quarto do peso da lã recém-tosquiada. A lanolina é uma mistura de milhares de moléculas diferentes, na maior parte ácidos e álcoois de cadeia longa combinados para formar ésteres cerosos. A maioria dessas moléculas é grande demais para serem elas próprias voláteis e odoríferas. No entanto, elas são boas para reter e liberar aos poucos moléculas menores e mais voláteis que dão à lã crua um forte cheiro animal, antes que ela seja lavada para máxima remoção de sujeira e da lanolina. O aroma de lã crua é dominado pelas cadeias ramificadas de oito carbonos, que caracterizam os caprinos e os ovinos, e por vários ácidos voláteis penetrantes, rançosos e com cheiro de suor, produtos do metabolismo microbiano nas reentrâncias da pele e da lã dos animais, ricas em nutrientes. As próprias fibras de lã são proteínas que contêm enxofre, e a combinação de umidade e luz solar ultravioleta também é capaz de gerar moléculas voláteis sulfúreas a partir delas. A lavagem não elimina toda a lanolina e demais moléculas voláteis da lã; assim, quando os artigos de lã se molham e as fibras absorvem água, liberam moléculas voláteis que estavam presas ali, intensificando o cheiro.

**ALGUNS AROMAS DE CAPRINOS E OVINOS**

| Partes | Aromas componentes | Moléculas | Fontes |
|---|---|---|---|
| corpo | cabra, suor | ácidos etil- e metiloctanoico, ácido metilnonanoico | glândulas sebáceas do animal |
| leite, carne de cordeiro e carneiro | cabra, suor | ácidos etil- e metiloctanoico | metabolismo animal |
| | estábulo, estrume | cresol, escatol | microrganismos do rúmen que metabolizam gramíneas |

*continua*

| Partes | Aromas componentes | Moléculas | Fontes |
|---|---|---|---|
| lã | vinagre, queijo, rançoso | ácidos acético, butanoico, hexanoico | oxigênio, luz, metabolismo da lanolina por microrganismos |
| | suor, cabra | ácido metilbutanoico, ácidos etil- e metiloctanoico | glândulas sebáceas dos animais; microrganismos que metabolizam fibras proteicas |
| | sulfúreo, podre, ar do mar | sulfeto de hidrogênio, metanotiol, dimetil sulfeto e dissulfeto | umidade, oxigênio, luz, microrganismos que atuam sobre as fibras proteicas |

Os aromas da lã molhada, da carne de cordeiro e do queijo de cabra são bastante caraterísticos, mas suas cadeias carbônicas ramificadas feitas para fins específicos aparecem em outros lugares. Tornaremos a encontrá-las nos capítulos seguintes – e em nosso próprio corpo.

## Borboletas e outros insetos

No que se refere à inventividade das glândulas odoríferas, os campeões são, de longe, os insetos. Eles podem às vezes nos aborrecer no meio urbano, mas seu pequeno tamanho e sua discrição não evidenciam a posição destacada que ocupam no reino animal. Já estão no planeta há duas vezes mais tempo que os mamíferos, contam milhões de espécies contra as 6 mil destes últimos e, até agora, constatou-se que secretam cerca de mil substâncias químicas diferentes como feromônios – para atrair outros insetos, soar um alarme, marcar uma trilha – ou como defesas químicas para repelir predadores. Na verdade, o primeiro feromônio definido pelos químicos foi o bombicol, um álcool de dezesseis carbonos produzido pelo macho da mariposa do bicho-da-seda. Entre as moléculas voláteis produzidas pelos insetos incluem-se as várias cadeias do *kit* básico e suas extensões (ácidos, aldeídos, álcoois e cetonas), anéis de especialidade dos animais, como o cresol de estrebaria e o escatol fecal, e os tióis da urina de gato, mas também o naftaleno, componente do petróleo, e muitas outras moléculas que detalharemos quando entrarmos no reino vegetal: ésteres frutados, anéis terpenoides e benzenoides florais, com cadeias dobradas, pirazinas com aroma de terra e vagem verde. Essa diversidade volátil explica por que os odores dos insetos podem nos lembrar de ervas e flores, e são sinais da antiga codependência entre plantas e insetos (ver p. 148).

Vivi minha infância há sessenta anos em um bairro suburbano da região metropolitana de Chicago, onde ainda se podia brincar em trechos intactos das pradarias nativas. Ali, meus amigos e eu encontrávamos insetos de todo tipo, cada um com seu odor: formigas com aroma penetrante ou de solvente, que esmagávamos entre os dedos; o aroma de ervilhas verdes que as joaninhas soltam quando são molestadas; o cheiro de estrebaria, que chamávamos de "suco de tomate", dos gafanhotos; o fedor da maria-fedida; o aroma de suor e maçãs enegrecidas das lagartas da borboleta-cauda-de-andorinha – uma defesa para essas vulneráveis precursoras das flores voadoras. Os habitantes das cidades sempre tiveram a oportunidade de sentir o cheiro de bolor dos carunchos na despensa, das formigas e das acres baratas sob a pia e o odor de folhas e bolor dos percevejos entre os lençóis. Diz-se que o nome que os gregos deram ao coentro, uma erva e uma especiaria, deriva do nome do percevejo-de-colchão, *koris*, com o qual partilha algumas moléculas voláteis. O mel e a cera das abelhas contêm moléculas voláteis que emitem sinais evidentes para os insetos, mas o cheiro que nós sentimos é o de misturas complexas dominadas por moléculas voláteis das flores e do pólen (ver p. 486, 543).

### ALGUMAS SECREÇÕES VOLÁTEIS DOS INSETOS

| Inseto | Aromas componentes | Moléculas |
|---|---|---|
| formiga (muitas espécies); formiga-fantasma (*Tapinoma*) | penetrante, limão, frutos secos; cítricos verdes, coco mofado | ácido fórmico, citronelol, citral, metilpirazinas; metil heptenona, heptanona |
| joaninha | ervilhas verdes | isobutil metoxipirazina |
| gafanhoto | desinfetante, asfalto, estrebaria | fenol, cresol |
| maria-fedida | folhas verdes, vinagre, frutado | hexenal, ácido acético, decenal, acetato de hexila |
| lagarta da borboleta-cauda-de-andorinha; a própria borboleta | queijo, suor; cera floral, cítrico | ácidos metilpropanoico e metilbutanoico; nonanal, decanal, linalol |

*continua*

| Inseto | Aromas componentes | Moléculas |
|---|---|---|
| caruncho | bolor, cogumelos | octenona, decanal, octenal, metilbutanal |
| barata | penetrante, folhas verdes, irritante | hexenal, etil acroleína |
| percevejo-de-colchão | folhas verdes, cera, bolor | hexenal, octenal, nonanal, decanal, metil heptenona |
| escorpião-vinagre | vinagre, rançoso | ácidos acético, octanoico |
| crisopídeos | fecal | escatol |

Entre os insetos apreciados por seu cheiro, como as formigas com aroma de limão usadas como alimento em boa parte das Américas Central e do Sul, talvez o mais notável seja a barata-d'água gigante, *Lethocerus indicus*, uma parente asiática da barata-d'água americana. Esses insetos chegam a ter oito centímetros de comprimento, grandes o suficiente para comer pequenas rãs e, cozidos ou fritos, constituem um alimento substancial. Os machos têm grandes glândulas odoríferas que usam para marcar seus caminhos e encontrar o rumo de volta aos aglomerados de ovos pelos quais são responsáveis. São insetos especialmente apreciados no Vietnã e na Tailândia, onde as glândulas são removidas e usadas na produção de uma essência aromática que é acrescentada a molhos e sopas. Entre as moléculas voláteis da glândula encontram-se alguns ácidos típicos de animais e o cresol, mas também ésteres frutados proeminentes e dois compostos de enxofre incomuns, uma cadeia de seis carbonos com cheiro de goiaba e um éster com cheiro de gato (próximo de duas moléculas voláteis presentes na urina desse animal). Não é fácil cultivar a barata-d'água gigante, por isso, tanto o inseto quanto suas glândulas estão se tornando raros e caros. As mercearias de imigrantes asiáticos costumam ter em estoque uma versão sintética da essência, uma mistura simples de seus ésteres principais, cujo aroma tende a lembrar principalmente o de pera.

Os químicos que estudam sabores e aromas relatam que o inseto inteiro tem um aroma frutado e floral que lembra abacaxi, banana e maçã verde, com uma leve nota de peixe. Graças à minha amiga Pim Techamuanvivit e aos seus restaurantes, que a forçam a viajar constantemente entre Bangkok e San Francisco, sou testemunha dessas qualidades e do quanto são deliciosos os molhos tailandeses feitos com *maeng da*. Exploradores dos cheiros: procurem-nos!

**ALGUNS AROMAS DAS GLÂNDULAS AROMÁTICAS DA BARATA-D'ÁGUA GIGANTE**

| Aroma | Molécula |
|---|---|
| banana verde | acetato de hexenila |
| queijo, banana | butirato de hexenila |
| folhas verdes | acetato de heptenila |
| cogumelo | undecenona |
| gato | acetato de sulfonil hexila |
| queijo, suor, pés | ácidos butanoico e metilbutanoico |
| estrebaria | cresol |
| goiaba | sulfonil hexanol |

Assim, os odores dos sinais que os animais produzem propositalmente são muito mais diversos que os de seus corpos, e alguns deles já apontam para as delícias das flores e frutas. Antes de entrarmos no reino vegetal, no entanto, há um último grupo de animais a ser cheirado: aquele formado por seres estranhos que, em vez de espalhar seus cheiros por aí, fazem de tudo para evitá-los, eliminá-los e disfarçá-los. Isto é, nós mesmos.

Capítulo 6

# O ANIMAL HUMANO

> Por que aqueles que mantêm relações sexuais ou são capazes de mantê-las têm um odor ruim comparado ao do bode, ao passo que as crianças não o têm?
> Por que as axilas têm um odor mais desagradável que o do restante do corpo?
> Por que a boca daqueles que não comeram nada, e estão jejuando, têm um odor mais forte, "o cheiro do jejum", como se diz [...]?
>
> *Problemata*

Embora tenhamos terminado nossa visão geral dos aromas dos animais com o sinal estranhamente perfumado emitido por um inseto, muitos daqueles odores eram desagradáveis subprodutos do metabolismo essencial do corpo do animal e de sua comunidade interior de microrganismos. Chegamos agora a nós mesmos, o animal humano, que também é fedido, a ponto de seu cheiro às vezes lembrar o de bode ou coisa pior. Hoje em dia, muitas pessoas vivem em culturas que encorajam a eliminação ou o disfarce dos cheiros do corpo, mas ainda somos animais, e ainda prestamos atenção às moléculas voláteis que outrora nos avisavam da presença de parceiros de acasalamento, parentes ou inimigos. Seja como for, nossos cheiros pessoais são parte de quem nós somos, da nossa identidade. Quem entre nós não tem um fascínio secreto por eles, que remonta aos tempos da infância, quando começamos a explorar nosso corpo? Como mostram os *Problemata* gregos da Antiguidade, há muito tempo que os adultos inteligentes demonstram curiosidade sobre seus cheiros. Outros animais são alertados e informados pelos odores uns dos outros. Isso também pode acontecer conosco, e essas informações podem ser tornar ainda mais profundas se levarmos em conta as observações e as ideias acumuladas ao longo de muitos séculos.

Boa parte desse legado pertence à medicina. Os mais antigos médicos reconheciam que o cheiro do hálito e das excreções contém informações sobre o que está acontecendo dentro do corpo, e prestavam muita atenção nele. Por volta de 400 a.C., Hipócrates, fundador da medicina ocidental, observou que certos cheiros estavam associados a certas doenças. O mau hálito indicava um mau funcionamento do fígado. A urina com cheiro forte indicava ulcerações no interior do corpo. Se o catarro que saía de pulmões doentes tivesse cheiro forte quando colocado sobre brasas, a doença seria fatal. Na mesma época, os médicos védicos da Índia descreveram uma doença associada a uma abundância anormal de urina, que atraía formigas e tinha sabor doce. Era o que hoje chamamos de diabetes mellitus; *mellitus* significa "semelhante ao mel" e, no século XVII, a palavra foi aplicada a essa doença pelo médico londrino Thomas Willis, para quem o sabor da urina dos diabéticos era "maravilhosamente doce, como se ela estivesse misturada com mel ou açúcar". Outro sintoma do diabetes é um cheiro particular no hálito, descrito cem anos depois de Willis pelo inglês John Rollo: "quase igual ao produzido pelos eflúvios de maçãs em putrefação". Mais tarde, químicos alemães identificaram seu componente primário, a molécula acetona, conhecida hoje dos removedores de esmalte de unha e subproduto dos problemas do metabolismo do açúcar que estão por trás do diabetes.

Hoje, reunimos muito conhecimento sobre o *volatiloma* humano, o conjunto de moléculas voláteis típico do corpo humano na doença, na saúde e também na morte. Os pesquisadores em ciências biomédicas catalogaram centenas de moléculas e as correlacionaram com processos biológicos específicos. Para ajudar a analisar provas colhidas em cenas de crimes e a localizar vítimas de desastres soterradas sob escombros, os cientistas forenses estudam como as moléculas voláteis do corpo evoluem depois da morte. Aplicação mais controversa é o esforço para definir "impressões olfativas" semelhantes às impressões digitais para fins de vigilância, uma versão atualizada da famigerada prática do Ministério de Segurança do Estado da Alemanha Oriental na década de 1970, que coletava roupas e outros materiais dos indivíduos apreendidos para interrogatório. Essas *Geruchsproben*, "amostras de cheiros", podiam depois ser apresentadas a cães que caçavam dissidentes ou identificavam pessoas que haviam manipulado documentos incriminadores.

As ideias recentes mais curiosas sobre os cheiros do corpo humano vêm da linha de frente daqueles que travam guerra contra eles: as empresas de perfumaria e produtos de higiene pessoal. Esse interesse cosmético é pelo menos tão antigo quanto o medicinal. Os *Problemata* mencionam perfumes e unguentos, e, segundo a estudiosa Constance Classen, os romanos de classe alta tomavam vários banhos por dia, depilavam as axilas e aplicavam alume – ainda em uso hoje em dia – para fechar os poros da pele e tornar a transpiração mais lenta. As atuais empresas de higiene pessoal e perfumaria, sobretudo as multinacionais Firmenich,

Givaudan e Unilever, analisam quais moléculas voláteis causam mau cheiro no corpo e de onde elas se originam, a fim de controlá-las com mais eficácia. Graças às pesquisas publicadas pelos cientistas que trabalham nessas empresas, hoje sabemos exatamente o que o corpo humano tem em comum com o bode – e o gato macho – e o quanto ele se esforça para criar efeitos odoríferos que as culturas humanas depois se esforçam tanto para suprimir.

É esse interesse antigo e multifacetado pelos cheiros humanos que os torna dignos da nossa atenção. Talvez sejam desagradáveis, mas não são insignificantes. Podem nos informar sobre nossa vida como indivíduos e como membros de uma espécie cuja química corporal é ativamente moldada pela nossa convivência. Já sabemos reconhecer moléculas geradas dentro de nós e que fazem bem ao nosso corpo – e outras que fazem mal. Sabemos reconhecer moléculas de nossas axilas e de nossos pés quando presentes em nossa comida, e refletir por que gostamos tanto dos alimentos em que elas aparecem. Então, deixemos de lado os purificadores de ar e os desodorantes, libertemos os nossos interesses animais naturais e vamos cheirar a nós mesmos.

Assim como fizemos com o restante do reino animal, vamos começar pelos odores indelicados do nosso metabolismo e do nosso microbioma interno. Porém, vamos abordá-los mais detalhadamente, para que possamos acompanhar como variam de acordo com a nossa idade e nossa dieta. Passaremos então a examinar nossas entranhas, a boca e o hálito, os cheiros do jejum e dos banquetes. E terminaremos essa viagem abordando a nossa superfície externa: a pele, suas secreções e os sinais codificados que elas trazem à sua superfície.

## Fluxos voláteis no corpo humano

Cada célula do corpo humano abriga uma abundância de sistemas bioquímicos, e muitos desses sistemas geram cadeias carbônicas suficientemente pequenas para serem voláteis. Entre elas há membros de todas as famílias básicas de cadeias carbônicas listadas nas páginas 50-51, os hidrocarbonetos, os álcoois, os aldeídos e os ácidos, bem como parentes próximos como a acetona. E, assim como as células de todos os animais móveis, as nossas são ricas em proteínas e em seus elementos construtivos, os aminoácidos – que contêm nitrogênio e enxofre –, bem como nas purinas nitrogenadas que ajudam a construir e alimentar o maquinário proteico. Assim, nossas células geram os mesmos fragmentos odoríferos típicos dos organismos animais que examinamos no capítulo 4: os ácidos de cadeia ramificada, com cheiro de queijo e suor, os sulfetos sulfúreos, que lembram repolho em decomposição, os anéis de carbono típicos das estrebarias, as aminas dos peixes, os anéis fecais de carbono e nitrogênio e as cadeias pútridas desses dois elementos.

Muitas dessas moléculas sequer chegam a sair das células onde são fabricadas; são usadas para construir outras moléculas. Os subprodutos e os resíduos que não podem ser utilizados são exportados para o sangue, e de lá alguns são absorvidos e processados pelo fígado para serem expelidos do corpo. O fígado é nosso maior órgão interno e coordena as atividades metabólicas coletivas do organismo. É nele, por exemplo, que os resíduos de nitrogênio dos metabolismos das proteínas e da energia se convertem da amônia tóxica e malcheirosa para a ureia e o ácido úrico, não tóxicos e não voláteis.

O fígado também processa muitas moléculas que, embora entrem em nosso corpo por meio da respiração, da alimentação e do que bebemos, não são nutrientes, não têm utilidade no organismo e, na verdade, muitas vezes perturbam o azeitado maquinário corporal. Essas moléculas "estrangeiras" são chamadas *xenobióticas*, da mesma raiz de *xenofobia*, medo do que é estrangeiro, e entre elas há muitas moléculas voláteis dos alimentos e dos perfumes – as próprias moléculas responsáveis por seus atrativos. O corpo às vezes excreta os xenobióticos em seu estado original, mas o fígado às vezes os processa para diminuir sua toxicidade. Para tanto, com frequência liga a molécula xenobiótica a uma molécula simples, um açúcar ou uma cadeia curta de aminoácidos. Com isso, um xenobiótico volátil fica preso em uma combinação não volátil e inodora quando é excretada, em geral na urina ou no suor. Mas as moléculas voláteis presas nessas combinações podem ser liberadas quando saem do corpo. Esse é um dos modos pelos quais os odores corporais podem mudar e se intensificar com a dieta e com o tempo.

A partir do sangue, tanto resíduos processados como não processados são expelidos do corpo. É nesse momento que os resíduos voláteis podem se soltar no ar, onde sentimos seu cheiro. Nosso sangue expele esses resíduos por quatro saídas principais. Uma delas é a respiração. À medida que o sangue passa pelos pulmões, as inalações o recarregam de oxigênio para alimentar o metabolismo e as exalações o purificam de dióxido de carbono e muitos outros subprodutos do mesmo metabolismo. Uma segunda via de saída para as moléculas voláteis metabólicas é a urina, o líquido produzido pelos rins quando filtram o sangue, removendo as moléculas residuais e o excesso de água. Quantidades muito menores das moléculas voláteis do corpo chegam aos dois outros líquidos corporais, a saliva na boca e o suor na pele.

Assim, temos o fluxo de moléculas voláteis produzidas por nossas células e nosso metabolismo, mas o corpo humano não contém somente as células. Nosso sistema digestório abriga o equivalente a um segundo corpo, uma massa de dois quilos que comporta cerca de 100 trilhões de microrganismos unicelulares, com seu próprio metabolismo coletivo e seus próprios subprodutos voláteis. Um relatório de 2006, publicado na revista *Science*, dizia: "Os seres humanos são superorganismos cujo metabolismo representa um amálgama de atributos humanos e microbianos". Estamos apenas começando a compreender o quanto nossa saúde e até nosso estado mental podem depender do nosso microbioma, os microrganismos parceiros que habitam todas as regiões do nosso corpo. São frequentemente chamados de nossos microrganismos *comensais*, da palavra latina que significa "juntos à mesa" – um nome adequado, pois eles se alimentam das nossas sobras. A maioria das moléculas voláteis geradas pelo microbioma intestinal se acumula no sistema digestório e nele permanecem, junto com as moléculas voláteis residuais do alimento, até serem excretadas nas fezes. Algumas, no entanto, penetram na corrente sanguínea e chegam, assim, a outras secreções líquidas do nosso corpo ou ao nosso hálito.

Ou seja, as moléculas voláteis presentes em nossas várias excreções e secreções variam à medida que variam nossa dieta, nossos sistemas metabólicos e nossos parceiros microbianos; variam também com a passagem do tempo. Isso significa que nossos cheiros refletem o que acontece dentro de nós e na superfície do nosso corpo. Um cheiro incomum pode ser sinal de que nosso corpo ou nossos microrganismos comensais estão reagindo a uma refeição incomum, um período de jejum, um problema metabólico ou uma infecção. Até nossos cheiros usuais são sinais diretos da saúde do nosso superorganismo – podem indicar se nossos hábitos o têm ajudado a prosperar ou se estão causando problemas.

## Os odores significativos das fezes

Vamos começar nossa excursão pelos cheiros humanos com o mais forte e mais desagradável de todos: os resíduos sólidos do nosso sistema digestório. Mas vamos começar com a amostra menos desagradável: as fezes de um bebê saudável alimentado exclusivamente com leite materno. Como muitas mães e pais podem atestar, ele é ambrosíaco em comparação com as fezes de crianças que já fizeram a transição para fórmula ou para alimentos sólidos. Esse tipo de observação recebeu forte corroboração das pesquisas formais. Relata um estudo de 2001 publicado no *Journal of Pediatric Gastroenterology and Nutrition*:

"As fezes de bebês alimentados com leite de soja foram registradas como malcheirosas com mais frequências (25% das fezes) do que as de bebês alimentados com leite materno (0%) ou com fórmula (11%)". A mistura de moléculas voláteis de bebês alimentados no peito era dominada pelo ácido acético – o aroma de vinagre – e pelo sulfeto de hidrogênio de aroma sulfúreo. A mistura da fórmula produzida com leite de vaca incluía os ácidos propanoico e butanoico, com aroma de queijo, e nela o sulfeto de hidrogênio era quase todo substituído pelo metanotiol, que lembra repolho podre. Já a mistura de moléculas voláteis nas fezes dos bebês alimentados com leite de soja continha alto teor desses dois compostos de enxofre, o sulfúreo e o putrefato.

Por que essas diferenças? A explicação é complicada, mas ocorrem basicamente porque vários componentes do leite materno favorecem o crescimento de bactérias comensais benignas chamadas *bifidobactérias*, que consomem a lactose (o açúcar do leite) e produzem os ácidos acético e fórmico (além do ácido lático, que não é volátil). O leite materno também fornece menos aminoácidos e minerais que contêm enxofre para os microrganismos converterem em sulfetos e tióis. As bifidobactérias parecem ter muitos efeitos positivos sobre os sistemas digestório e imunológico que se desenvolvem na criança, e o aroma principal de vinagre é um sinal afirmativo de que elas estão morando no intestino do bebê.

É claro que, quando os bebês são desmamados e passam a comer alimentos de origem vegetal e animal, a comunidade de microrganismos no intestino se modifica e as moléculas voláteis das fezes dão uma guinada decisiva na direção do desagradável. Porém, se pudermos conter o nojo e prestarmos atenção por um instante aos cheiros que saem de nosso corpo, teremos pistas do que os parceiros de nosso superorganismo estão fazendo dentro de nós, tanto de bom como de ruim.

Sempre que exercemos nossa animalidade essencial e nos alimentamos, o estômago e o intestino delgado decompõem os nutrientes e absorvem seus elementos construtivos, para que sejam transportados pelo sangue e distribuídos por todo o corpo. As moléculas de alimento para as quais não possuímos enzimas digestivas não são absorvidas e são transportadas para o intestino grosso, o cólon. As mais abundantes entre elas são os carboidratos presentes em hortaliças, frutas e sementes, os quais compõem a sua estrutura física. Damos o nome de *fibras* a esses carboidratos indigeríveis de origem vegetal. O amido também pode escapar da digestão e ser transportado intacto para o cólon, desde que tenha sido ingerido cru ou, se cozido, depois de ter esfriado e se tornado *amido resistente*, que é menos digerível.

O cólon ou intestino grosso é um tubo oco com cerca de um metro e meio de comprimento, cuja principal função é absorver a água e os sais presentes na massa de resíduos da digestão antes de eles serem excretados do corpo. É também o hábitat principal do microbioma intestinal, que pode incluir milhares de espécies e contribui com milhões de genes diferentes para nosso superorganismo, ao passo que nossos próprios genes equivalem a meros 20 mil. As diversas famílias de microrganismos, com inúmeras especialidades bioquímicas, alimentam-se dos restos não digeridos do alimento, cooperam para extrair deles o máximo possível de energia e materiais para a construção de células e, nesse processo, nos proporcionam mais energia e nutrientes. As fezes são o resíduo do trabalho artesanal do microbioma. Metade delas são células microbianas e a outra metade são resíduos de alimentos, com pequenas quantidades de gorduras, proteínas, minerais, pigmentos – os restos marrons da hemoglobina dos glóbulos vermelhos – e moléculas voláteis que sinalizam o que os microrganismos fizeram.

As fezes são malcheirosas porque não há ar dentro do cólon e seu microbioma é anaeróbio. Seus microrganismos efetuam uma decomposição incompleta de moléculas grandes, produzindo as cadeias carbônicas curtas e as moléculas voláteis de enxofre e nitrogênio, cujos cheiros já sentimos nos corpos e nas excreções dos outros animais. Muitos microrganismos do intestino são capazes de reduzir até mesmo o amido e as fibras vegetais aos açúcares que os compõem, usando-os para obter energia. Nesse processo, geram os conhecidos ácidos graxos voláteis de cadeia curta – acético, propanoico, butanoico, com aroma de vinagre e queijo. Outros microrganismos se especializam na decomposição de proteínas e de seus aminoácidos e são capazes de explorar materiais do revestimento do próprio cólon, que secreta uma cama de muco protetor rica em proteínas e enxofre e constantemente se desfaz de suas próprias células e as regenera. Esses especialistas em proteínas deixam para trás fragmentos com aroma de queixo, sulfúreo, amoníaco, fecal, pútrido e de estrebaria.

Ou seja, a fórmula volátil básica das fezes humanas inclui: ácidos de cadeia carbônica curta, cresol, sulfeto de hidrogênio e tióis sulfúreos, e, por fim, amônia, aminas, indol e escatol, todos estes com nitrogênio. Quando se juntam algumas dessas substâncias químicas, obtém-se uma fórmula de mau cheiro usada tanto em pegadinhas inofensivas quanto no controle de motins.

**ALGUNS AROMAS DAS FEZES HUMANAS**

| Aromas componentes | Moléculas | Fontes: decomposição microbiana de |
|---|---|---|
| penetrante, vinagre, queijo, suor, vômito | ácidos acético, butanoico, propanoico, metilbutanoico, ácidos ramificados | carboidratos, gorduras, proteínas |
| sulfúreo, hortaliças cozidas | sulfeto de hidrogênio, metil sulfetos | proteínas, compostos de enxofre das famílias da cebola e do repolho |
| hortaliças podres | metanotiol | proteínas, compostos de enxofre das famílias da cebola e do repolho |
| amônia, peixe, urina | amônia, aminas | proteínas, purinas |
| naftalina, fecal | indol, escatol | proteínas |
| antisséptico, alcatrão, estrebaria | fenóis, cresóis | proteínas |
| pútrido, carne em putrefação | putrescina, cadaverina | proteínas |

As famílias de microrganismos mais ativas no microbioma do intestino, assim como as moléculas voláteis geradas por elas, são determinadas em grande parte pela composição particular dos resíduos no cólon. Quando comemos muitas hortaliças, frutas, cereais integrais (com seus revestimentos ricos em fibra) ou alimentos cozidos contendo amido resistente, muitas fibras compostas de carboidratos entram no cólon, e os especialistas em fibras produzem grande quantidade de ácidos de cadeia curta com cheiro de vinagre e queijo. Quando comemos mais carne, ovos e laticínios do que hortaliças e cereais integrais, os especialistas em fibra produzem menos ácidos, os especialistas na decomposição de proteínas (que não gostam de ácidos) proliferam e seus produtos amoníacos, sulfúreos, fecais, pútridos e de estrebaria ganham proeminência. Os especialistas em proteínas também predominam quando jejuamos e não fornecemos nenhum material alimentar, pois podem então contar com um suprimento contínuo proporcionado pelo muco e pelas células do próprio cólon.

Por sermos onívoros e comermos diversos tipos de alimento, nosso microbioma intestinal sempre produz uma variedade de moléculas voláteis. No entanto, mesmo um nariz não treinado é capaz de captar esses dois aromas destacados das fezes: o de vinagre-queijo e o de estrebaria-podridão. Um ou dois dias depois de me empanturrar de alcachofras, sempre me lembro da época em que trocava fraldas, pois essa hortaliça é rica nas fibras solúveis que as bifidobactérias tanto apreciam. Já o consumo de carne bovina altera o odor, aproximando-o do cheiro dos estábulos de confinamento de animais para engorda. Esses aromas diversos são sinais de processos aos quais, de outro modo, seríamos insensíveis e que influenciam nosso bem-estar a longo prazo. O aroma ácido é um bom sinal; o de estábulo, nem tanto.

Os cientistas biomédicos descobriram que os ácidos voláteis produzidos pelo metabolismo das fibras no intestino têm vários efeitos benéficos sobre o intestino e o corpo em geral. Os ácidos acético, propanoico e butanoico tornam o intestino um ambiente hostil a muitos microrganismos nocivos, mas também aos especialistas na decomposição de proteínas. Esses ácidos podem ser absorvidos pelas células do cólon e chegar a diversas partes do corpo. O acetato viaja pelo corpo inteiro e ajuda a controlar inflamações, baixar a pressão sanguínea, melhorar a tolerância à glicose e reduzir o apetite. Boa parte do butirato permanece no intestino, proporciona energia às células do cólon, estimula o crescimento de novas células para substituir as que são constantemente liberadas e, ao mesmo tempo, suprime o crescimento de células anormalmente ativas que podem causar câncer. Assim, um coquetel de ácidos de cadeia curta com aroma de vinagre e queijo é um sinal de boas obras tanto no intestino quanto fora dele.

Já os produtos voláteis do metabolismo de proteínas parecem ter maior probabilidade de causar problemas. A amônia contém nitrogênio e é tóxica para as células. Tanto ela quanto as aminas, suas parentes, podem levar à formação de nitrosaminas, que danificam o DNA. O cresol de estrebaria é suspeito de causar lesões nos rins e na pele. O sulfeto de hidrogênio é, ao que parece, uma molécula de sinalização essencial quando produzida em quantidade mínima por nossas próprias células, mas, quando é produzida por bactérias e inunda o intestino, pode decompor as ligações cruzadas de enxofre no muco intestinal protetor e torná-lo menos denso, deixando as células da parede intestinal mais suscetíveis ao ataque de microrganismos patogênicos e aos danos causados por várias moléculas reativas, entre as quais a hemoglobina da carne. Essa perda de proteção predispõe a parede intestinal a inflamações e ao crescimento celular excessivo. Todos esses efeitos particulares são compatíveis com as descobertas frequentes em pesquisas de que dietas com alta quantidade de carne e, portanto, de proteína são associadas a um risco maior de câncer do cólon.

Toda vez que esvaziamos o cólon, deparamo-nos com moléculas voláteis que nascem das nossas escolhas alimentares. Algumas delas são moléculas que nos fazem bem e outras que talvez nos façam mal. Esses odores podem nos lembrar de que, quando comemos, estamos alimentando nossa parte animal, além de trilhões de outras criaturas cujas vidas afetam a nossa todos os dias ao longo dos anos e das décadas, e podem nos lembrar também de proporcionar aos parceiros do nosso superorganismo as hortaliças, as frutas e as sementes de que precisam para fornecer seus bons produtos com cheiro de vinagre e queijo.

## Gás sulfuroso

As moléculas que dão às fezes o seu cheiro ruim são apenas produtos menores do microbioma intestinal. Os principais produtos voláteis de seu metabolismo coletivo são o hidrogênio, o dióxido de carbono e o metano, gases para os quais não possuímos receptores olfativos e que, portanto, não têm cheiro. Pelo fato de esses gases serem produzidos em grande quantidade e se acumularem, o cólon os libera periodicamente para aliviar a pressão, e eles carregam consigo pequenas quantidades de moléculas voláteis que têm cheiro. A liberação rápida de gases pelo cólon – o famoso pum, chamado, em inglês de *fart*, palavra onomatopeica com raízes pré-históricas – nos enoja por seu odor e nos ofende ou diverte pelo ruído grosseiro. Benjamim Franklin foi um dos primeiros a propor um estudo do odor do pum. Em uma carta satírica escrita em 1783 a um amigo, ele o sugeriu como tema de um prêmio a ser oferecido pela Academia Real de Bruxelas, "para a Investigação séria de doutos médicos, químicos etc. desta Era iluminada".

> O enunciado de meu prêmio será: "Descobrir um medicamento, saudável e não desagradável, que seja misturado a nossos alimentos e molhos e torne a emissão natural de gases de nosso corpo não apenas não desagradável como também tão agradável quanto um perfume." Essas considerações poderão esclarecer que o projeto não é quimérico nem completamente impossível. Já temos algum conhecimento de meios capazes de fazer variar esse odor. Quem janta carne velha, sobretudo com grande acréscimo de cebola, produzirá um fedor que ninguém será capaz de tolerar, ao passo que aquele que viveu algum tempo à base de hortaliças emitirá apenas um sopro tão puro que só será percebido pelos narizes mais delicados; e, se conseguir evitar a detecção, poderá dar vazão a seu sofrimento onde bem quiser sem ser percebido.

Embora Franklin tivesse razão em associar os piores odores à carne e às sulfúreas cebolas, a dieta vegana não é uma panaceia e até agora não se inventou nenhum medicamento que perfume os gases. No entanto, os doutos médicos logo começaram a estudar de fato esse fenômeno, que deles ganhou o nome mais dignificado de "flato", da palavra latina *flatus*, "vento". O primeiro a analisar sua composição química provavelmente foi o médico suíço Louis Jurine, que em 1789 relatou ter encontrado oxigênio, dióxido de carbono, nitrogênio e sulfeto de hidrogênio no cólon de um homem que acabara de morrer por exposição ao frio. Algumas décadas depois, o fisiologista francês François Magendie coletou gases de quatro condenados à morte logo após a execução e acrescentou hidrogênio e metano à lista. Cientistas posteriores desenvolveram métodos para monitorar os flatos de pessoas vivas. Embora alguns desses métodos fossem desconfortáveis e invasivos, eles corroboraram as descobertas de Magendie quanto aos componentes principais.

Um dos protocolos mais recentes e mais humanos para a análise dos flatos foi inspirado pelos sais de banho que formam bolhas. No laboratório do gastroenterologista holandês Albert Tangerman, os voluntários que sentiam a necessidade de "desinflar" mergulhavam seus traseiros em uma banheira cheia de água quente, de onde as bolhas que subiam eram capturadas por um béquer invertido. Tangerman e outros constataram que seus objetos de estudo produziram de 500 a 1 500 mililitros de flatos por dia, com cada emissão variando de uma colher de sopa a uma xícara e meia (de 14 a 375 mililitros). É claro que detectaram muitas moléculas voláteis encontradas nas fezes, mas as moléculas de enxofre eram de longe as que mais predominavam, sendo o metanotiol (de hortaliças em putrefação) a mais importante, seguido pelo sulfeto de hidrogênio e alguns metil sulfetos. Essa ordem provavelmente reflete o fato de o sulfeto de hidrogênio e o metanotiol serem mais voláteis que os ácidos de cadeia curta, e as aminas, de se prenderem menos aos excrementos úmidos e de conseguirem, por conta disso, escapar mais rápido.

A potência dessas moléculas – ou seja, nossa sensibilidade a elas – é indicada pelos cálculos de Tangerman: se o nariz de quem cheira estiver a um metro da fonte da emissão, as moléculas voláteis detectadas por ele já estarão diluídas por um fator de cerca de 50 mil. Lembre-se de que o sulfeto de hidrogênio e o metanotiol são moléculas primordiais, encontradas nos tecidos de animais em decomposição e tóxicas para seres como nós, que respiram oxigênio – um bom motivo para que nosso sistema sensorial esteja sempre em alerta para sua presença.

## A mutável urina

A urina é o excremento líquido do corpo. É formulada principalmente nos rins e é muito diferente da massa semissólida de células bacterianas e dejetos alimentares expelida pelo intestino. Recém-saída do corpo, a urina é quase desprovida de microrganismos e contém milhares de subprodutos do metabolismo do nosso superorganismo, incluídos aí os micróbios parceiros. (O tom amarelo, como o marrom das fezes, decorre dos produtos da decomposição do pigmento vermelho hemoglobina do sangue.) É tão pura quanto poderia ser uma mistura dessas e em geral tem um aroma relativamente suave e complexo criado por quantidades mínimas de muitas moléculas voláteis, algumas das quais também se encontram nos alimentos. Elas fornecem notas de frutos secos, frutadas e doces que mascaram as notas desagradáveis do metabolismo de proteínas e purinas. Uma das moléculas voláteis que se destacam na urina é o esteroide androstenona, de múltiplos anéis, que encontraremos também nos porcos e na carne suína, e que é mais excretado pelos homens que pelas mulheres. Em razão – ao que parece – de diferenças genéticas nos receptores olfativos das pessoas, algumas não sentem o cheiro da androstenona; entre as que sentem, algumas o descrevem como almiscarado e urinoso: outras, como agradável e floral.

### ALGUNS AROMAS DA URINA HUMANA FRESCA

| Aromas componentes | Moléculas | Fontes |
|---|---|---|
| doce, coco, pêssego | lactonas (cadeias de 9, 10 e 11 carbonos) | nosso metabolismo? |
| batata | metional (aldeído sulfurado) | ? |
| pipoca, arroz basmati | acetil pirrolina (anel de carbono nitrogenado) | ? |
| baunilha | vanilina (anel de carbono) | ? |
| estrebaria | cresol | metabolismo das proteínas pelos microrganismos do intestino? |
| fecal | escatol | metabolismo das proteínas pelos microrganismos do intestino? |
| peixe, urinoso | trimetilamina | nosso metabolismo; metabolismo da ureia e do óxido de trimetilamina pelos microrganismos do intestino |
| urinoso, almiscarado | androstenona (esteroide) | nosso metabolismo (hormônio sexual) |
| hortaliças putrefatas e cozidas | metanotiol, metil sulfetos | nosso metabolismo do ácido asparagúsico nos aspargos |

Nossos alimentos e bebidas podem afetar o cheiro da urina fresca. Alguns, como o alho e o café, contribuem com suas próprias moléculas voláteis. Um exemplo mais complexo e tristemente famoso são os aspargos, cuja influência intriga os médicos e outras pessoas desde a Idade Média. Marcel Proust, surpreendentemente, era um apreciador; o narrador de *Em busca do tempo perdido* se lembra dos aspargos como

> criaturas deliciosas que se divertiam transformando-se em hortaliças, e cuja preciosa essência eu reconhecia quando, durante toda a noite, depois de um jantar em que os houvesse consumido, eles brincavam, com chistes poéticos e brutos como numa comédia de fadas escrita por Shakespeare, de transformar meu urinol num vaso de perfumes.

Essa qualidade distintiva dos aspargos, preciosa ou não, deriva de uma molécula peculiar com dois átomos de enxofre, o ácido asparagúsico, que parece existir exclusivamente nos aspargos, onde se concentra nas pontas e talvez ajude a protegê-las contra microrganismos e insetos. O corpo decompõe essa molécula estranha e excreta fragmentos dela, entre os quais o metanotiol, metil sulfetos e outros compostos de enxofre que cheiram fortemente a hortaliças podres ou cozidas. Uma ou duas horas depois do consumo de aspargos, essas moléculas acabam na urina em uma concentração mil vezes maior que a normal. Mas nem todos percebem a mudança. Estudos recentes indicam que algumas pessoas não excretam as malcheirosas moléculas voláteis sulfúreas depois de comer aspargos, e outras não são capazes de sentir o cheiro quando o fazem. Diferenças genéticas no metabolismo e nos receptores olfativos são as prováveis explicações para essas variações.

Talvez o estudo dos cheiros da urina pareça um exercício fútil, mas a verdade é que já salvou vidas. Durante todo o curso da história, os médicos usaram esses aromas para diagnosticar doenças; no século XX, pesquisadores em medicina descobriram que ao cheirar a urina de recém-nascidos é possível detectar diversas deficiências genéticas do metabolismo básico cedo o suficiente para que sejam tratadas antes de causar danos irreparáveis. As urinas com aroma de gaiola de camundongo, xarope de bordo, pés suados e peixe são aromatizadas por compostos indicativos de problemas no metabolismo dos aminoácidos e das aminas.

É claro que a maioria de nós não descreveria o aroma comum da urina como suave e complexo. É forte e... urinoso: com toques de amônia e peixe, sulfúreo, desagradável. É o cheiro de banheiros e urinóis sujos, das calçadas dos bairros decadentes, das fraldas geriátricas. Mas esses aromas são da urina *velha*. Podem começar a se desenvolver quando a urina é retida por tempo demais na bexiga, e se desenvolvem rapidamente assim que ela sai do corpo e os onipresentes microrganismos começam a se alimentar de suas riquezas bioquímicas, sobretudo dos resíduos de nitrogênio típicos do metabolismo animal.

O corpo excreta na urina boa parte do nitrogênio produzido pelo metabolismo das proteínas e da energia. Uma vez que a amônia simples, bem como as aminas, pequenas moléculas de carbono e nitrogênio, são muito reativas e, portanto, tóxicas para as células vivas, o corpo as transforma em substâncias menos reativas e não voláteis: ureia, ácido úrico e óxido de trimetilamina. Nos um ou dois litros de urina que eliminamos todos os dias, todas essas moléculas estão presentes, com pequenas quantidades de trimetilamina, que é volátil e dá à urina fresca seu leve odor urinoso e de peixe. As bactérias decompõem essas moléculas para obter energia e, nesse processo, geram mais trimetilamina, outras aminas voláteis e amônia. O acúmulo de aminas e amônia tem o efeito adicional de aumentar o pH da urina e tornar essas moléculas ainda mais voláteis, de modo que escapam com maior facilidade do líquido para o ar. O resultado é que a urina, com a passagem do tempo, adquire odor cada vez mais forte de amônia e peixe.

**ALGUNS AROMAS DA URINA VELHA**

| Aromas componentes | Moléculas | Fontes: metabolismo microbiano de |
|---|---|---|
| fortemente urinoso, peixe | trimetilamina, amônia | ureia e óxido de trimetilamina |
| hortaliças podres | metanotiol | proteínas, aminoácidos |
| hortaliças sobrecozidas, alho | metil sulfetos | proteínas, aminoácidos |
| fumaça, estrebaria | guaiacol | subprodutos do alimento (café) |
| frutado, caramelo | furaneol, maltol | subprodutos do alimento (morango) |
| cravo | eugenol | subprodutos do alimento? |
| xarope de bordo | sotolona | subprodutos do alimento (feno-grego) |
| queijo | ácidos butanoico e metilbutanoico | proteínas, aminoácidos |

Ao mesmo tempo, outras mudanças conspiram para intensificar o cheiro, acrescentando à mistura notas sulfúreas, de queijo, de fumaça e picantes. De onde elas vêm? As moléculas com aroma de queijo e enxofre provavelmente vêm da decomposição de proteínas e aminoácidos – também contidos na urina – por microrganismos. As outras, no entanto, são moléculas aromáticas absorvidas do nosso alimento. O corpo não pode utilizá-las, trata-as como xenobióticos e as liga a moléculas carreadoras não voláteis, sobretudo açúcares ou aminoácidos, para serem excretadas. Depois de excretadas, os microrganismos da urina decompõem essas moléculas combinadas para usar as carreadoras e, nesse processo, liberam as moléculas voláteis dos alimentos.

## O hálito e a boca

O ato de respirar é a maneira mais pública e frequente de o nosso corpo liberar moléculas voláteis. Uma respiração média absorve e depois emite de dois a quatro litros de ar dos pulmões, onde o sangue absorve oxigênio, para que nossas células gerem energia, e libera dióxido de carbono e centenas de outros subprodutos voláteis dos nossos mecanismos bioquímicos. O efeito total de uma exalação, a emissão comum da vida animal sadia, é um leve ruído de fundo olfativo.

As moléculas voláteis mais abundantes em nossa respiração são o isopreno, com leve cheiro de borracha, e a acetona, com aroma de solvente. O isopreno é uma molécula ramificada de cinco carbonos que, nos animais, serve de elemento construtivo para a fabricação de hormônios esteroides e colesterol – e, como veremos (p. 216), é também a principal molécula volátil emitida pelas folhas das plantas verdes. A acetona, de dois carbonos, é um subproduto da decomposição das gorduras para obtenção de energia. Uma vez que nossas células queimam gorduras sobretudo quando não dispõem dos carboidratos das refeições recentes, o nível de acetona no hálito sobe significativamente quando passamos horas sem comer, e com frequência são detectáveis antes do café da manhã.

Algumas moléculas voláteis que absorvemos no alimento e na bebida podem chegar ao nosso hálito pelo sangue. O álcool é uma delas, e outra é um subproduto particularmente persistente do alho que consumimos. As moléculas voláteis do alho são pequenos compostos de enxofre, mas quase todas elas são tão reativas que nem sequer chegam ao sangue. A grande exceção é uma cadeia de três carbonos ligada a um átomo de enxofre que circula no sangue e persiste no hálito durante horas, por mais que lavemos a boca ou escovemos os dentes.

Na realidade, é a boca que, em geral, amplifica o odor do ar exalado e provoca os odores fortes e desagradáveis do "mau hálito". Quando falamos ou expiramos ar pela boca por algum outro motivo, os gases que saem do pulmão absorvem moléculas voláteis da boca e as entregam aos narizes próximos. E a boca é o portal do sistema digestório, recheado de microrganismos. Comida e bebida, balinhas de menta, chiclete, pasta de dente e enxaguante bucal – todos deixam aromas temporários, mas o que mais contribui para o aroma da boca são os microrganismos, para os quais a boca é um refúgio quente, úmido, protegido e pobre em oxigênio, com abundância de nutrientes.

Nas pessoas saudáveis, com gengivas igualmente saudáveis, a principal fonte de moléculas voláteis na boca é o crescimento bacteriano nos resíduos de alimento e na própria boca. As partículas de alimentos se acumulam sobretudo entre os dentes e na superfície superior posterior da língua, que é áspera, com inúmeros buraquinhos e fissuras onde bactérias anaeróbias podem se alojar para escapar do oxigênio, da escova de dentes e do enxaguante bucal. Espécies dos gêneros *Porphyromonas*, *Prevotella*, *Fusobacterium* e outros multiplicam-se ali aos bilhões e emitem sua habitual mistura nada agradável: ácidos com cheiro azedo, de queijo e de suor, compostos de enxofres sulfúreos e que lembram repolho podre, aminas pútridas e com cheiro de peixe, putrescina e cadaverina. Muitas vezes, o metanotiol predomina.

Talvez você pense que, se ficar sem comer, os microrganismos da boca morrerão de fome e sua produção de moléculas voláteis será suprimida. Isso, no entanto, não é verdade, como se poderia prever pela pergunta dos antigos *Problemata* sobre o jejum. A saliva é uma rica fonte de nutrientes, sobretudo proteínas, assim como o são as células que se soltam da bochecha e da língua. Na verdade, o ato de comer tem a vantagem de remover mecanicamente alguns microrganismos da língua, aumentar o fluxo de saliva e lavar a superfície interior da boca tanto de microrganismos quanto de moléculas voláteis. É por isso que nosso hálito tende a ser pior de manhã, depois de horas de jejum e baixo fluxo de saliva.

**ALGUNS AROMAS DO HÁLITO HUMANO**

| Aromas | Moléculas | Fontes |
|---|---|---|
| solvente | acetona | metabolismo das gorduras durante o jejum |
| azedo, vômito | ácidos acético e butanoico | metabolismo microbiano das proteínas, carboidratos e lipídios da boca |

*continua*

| Aromas | Moléculas | Fontes |
|---|---|---|
| hortaliças cozidas, sulfúreo | metil sulfetos, sulfeto de hidrogênio | metabolismo microbiano das proteínas da boca |
| hortaliças podres | metanotiol | metabolismo microbiano das proteínas da boca |
| alho | sulfeto de metil-alilo | resíduos de alimento na boca e circulação sanguínea |
| queijo | ácidos metilpropanoico e metilbutanoico | metabolismo microbiano das proteínas da boca |
| peixe, esperma, amônia | metilamina, pirrolina, amônia | metabolismo microbiano das proteínas da boca |
| pútrido | cadaverina | metabolismo microbiano das proteínas da boca |

Desde a Antiguidade, prescrevem-se remédios contra o mau hálito: gravetos que devem ser mastigados para limpar a boca de resíduos, escovas de dente, pós, pastas e diversos gargarejos, cujas formulações podem conter água salgada, cerveja, vinho e até urina. Na China dos Han, há 2 mil anos, os membros da corte refrescavam o hálito com cravo, cuja molécula volátil característica, o eugenol, é também antibacteriana. A era moderna dos enxaguantes bucais teve início na virada do século XX, quando Joseph Lawrence e Jordan Lambert começaram a vender sua mistura antibacteriana de compostos fenólicos – o eugenol é um deles – chamada Listerine (por causa de Joseph Lister, pioneiro inglês da assepsia). Assim, certas moléculas voláteis fenólicas de origem vegetal, como o timol, o mentol e o eucaliptol, tornaram-se sabores canônicos dos enxaguantes bucais. Hoje elas são suplementadas por álcool e moléculas semelhantes a detergentes, capazes de romper a biopelícula protetiva formada pelos microrganismos bucais. O peróxido de hidrogênio diluído também é eficaz para oxidar os principais maus odores sulfúreos. Uma abordagem menos drástica seria diminuir a quantidade de moléculas voláteis de enxofre mastigando-se alimentos ricos em enzimas oxidantes ou compostos fenólicos reativos. Entre eles estão as frutas e as hortaliças cruas, que rapidamente ganham coloração marrom quando cortadas ou esmagadas, sinal da presença tanto de moléculas fenólicas quanto de enzimas ativas: maçã, pera, alface, cogumelos, manjericão. O chá verde também pode ajudar.

## A liberalidade da boca

A boca é muito mais que o portão das entranhas. Dela emanam a fala, a expressão de nossos mais íntimos pensamentos, e o canto, a emoção traduzida em som. Como os olhos, a boca incorpora sentimentos. Pode ser bela e sedutora, um objeto de desejo a ser tocado e provado pelo paladar. Em um beijo apaixonado, duas bocas misturam seus hálitos e os sentem de dentro. Não admira que os poetas do amor ao longo dos milênios tenham encontrado muitos modos deliciosos de idealizar o hálito da pessoa amada – e Shakespeare, aquele iconoclasta, insistiu na realidade do "bafo que a minha amante exala"*.

Na verdade, o microbioma da boca não é só fonte de maus odores: também intensifica os deleites da comida e da bebida. Para ser mais exato, libera algumas moléculas voláteis que estavam presas em combinações não voláteis com outras moléculas. Essa mistura de voláteis com não voláteis talvez pareça familiar: nosso corpo faz isso para excretar moléculas xenobióticas indesejadas na urina e o dos gatos o fazem para implantar na urina sinais que só se revelam com o tempo (ver p. 91, 85). Ora, as plantas alimentícias prendem algumas de suas moléculas voláteis da mesma maneira, e os microrganismos da nossa boca nos fazem o favor de soltá-las para que possamos apreciá-las. A primeira pista nesse sentido foi encontrada na década de 1980 pelo francês Émile Peynaud, pioneiro químico dos vinhos. Em O *gosto do vinho*, ele chamou a atenção para o mistério de "o vinho ter aroma mais frutado que o da própria uva" e de a própria boca ser capaz de amplificar aromas. A uva vinífera Sauvignon Blanc

> tem um aroma muito específico, floral, almiscarado, de fumaça, com um leve toque herbáceo cru que sugere folhas amassadas. [...] Quando mordemos uma uva Sauvignon, dourada, com sua casca grossa, sentimos esse odor particular, mas ele é bastante fraco; do mesmo modo, o suco fresco da uva também tem pouco cheiro. [...] É só cerca de 20 ou 30 segundos depois de engolirmos o suco que de repente sentimos uma poderosa torrente aromática no fundo da boca, quando a fragrância da Sauvignon retorna. Não há dúvida de que a saliva reage com a Sauvignon e libera sua essência, que está presente nas uvas de uma forma relativamente inodora.

Em 2008, cientistas da empresa suíça Firmenich, especializada em sabores e fragrâncias, demonstraram que, caso o suco da uva Sauvignon Blanc seja retido dentro da boca, ele libera um composto aromático floral, almiscarado e

.........................
* Do Soneto 130. Tradução de Vasco Graça Moura. (N. do T.)

verde, uma versão de seis carbonos das menores moléculas de enxofre da urina do gato, e que são os microrganismos que o liberam. Demonstraram também uma liberação semelhante de moléculas voláteis de enxofre importantes para o sabor do pimentão verde (heptanotiol, com aroma de cebola e vegetal) e da cebola em pó (propanotiol, com aroma de repolho). Outros químicos da Firmenich descobriram que o aquecimento a uma temperatura alta o suficiente para provocar reações de escurecimento no alimento pode liberar moléculas voláteis presas com aromas semelhantes aos de carne e café – e que as enzimas da boca também são capazes de liberá-las. Essas descobertas ajudam a explicar por que os sabores de certos alimentos parecem permanecer na boca ou voltar a ela mesmo depois de engolirmos: os microrganismos continuam liberando aromas a partir dos resíduos das moléculas precursoras. Talvez tenha sido por isso, também, que o sabor daquele tetraz que mudou minha vida, e que comi no almoço, tenha persistido em minha boca até a noite.

Ou seja, os microrganismos bucais que podem nos constranger também intensificam os prazeres da comida e da bebida. Moral da história: não os aniquile com enxaguante bucal antes de uma refeição especial. Coma uma maçã, mastigando bem.

## A pele, suas secreções e seus habitantes

Basta dessas exalações e excreções vindas de dentro! Vamos agora aos aromas de nossas superfícies e de suas discretas secreções, algumas delas abençoadamente agradáveis (até que enfim!) e, outras, notáveis colaborações entre o animal e os microrganismos – nossos odores corporais propriamente ditos.

O limite exterior do corpo humano, sua superfície de contato com o mundo, é a pele: seu maior órgão, que responde por cerca de 10% a 15% do nosso peso e soma mais ou menos 1,8 metro quadrado. É a pele que determina o que entra em nosso organismo e o que fica de fora, desde o calor até as moléculas, passando por outras formas de vida. Suas muitas dobras, fendas e poros abrigam uma comunidade diversificada de microrganismos comensais que ajuda a excluir seres potencialmente nocivos. Esse microbioma da pele também gera a maior parte das moléculas voláteis que chamamos de "odor corporal".

Nossa pele tem diversas camadas. Há um substrato de apoio, repleto de vasos sanguíneos e várias glândulas pequenas que produzem e armazenam as secreções da pele. Acima dele fica a derme, uma camada de células epiteliais que crescem ativamente; a camada externa, por fim, é a epiderme, uma película de células mortas da derme que protege as camadas vivas abaixo dela. A epiderme consiste principalmente em proteínas dotadas de grande resistência mecânica. Os pelos são fibras proteicas inertes que se projetam para fora da pele propriamente dita; formam-se em pequenos órgãos, os folículos capilares, embutidos na derme, e se projetam para fora deles. O pelo é comum nos mamíferos e desempenha muitas funções: retenção do calor do corpo, proteção da água, camuflagem, sinalização e extensão do sentido do tato para além da pele. Nós, seres humanos, temos muito menos pelos que nossos parentes primatas, e alguns tufos de pelos que temos no corpo provavelmente existem para intensificar os seus odores.

O odor da nossa pele decorre inicialmente dos diversos líquidos que ela secreta em sua própria superfície para manter-se úmida, flexível e resistente à água. Esses líquidos, o sebo e o suor, são gerados na derme por três tipos de glândula. Assim que saem das glândulas, são essencialmente inodoros.

As glândulas sebáceas secretam *sebo*, um material ceroso e gorduroso que constitui uma película resistente à água sobre a pele e os pelos, protegendo-os dos ataques do oxigênio do ar e da radiação solar ultravioleta. As glândulas sebáceas em geral secretam seu produto diretamente nos folículos capilares e são encontradas sobretudo na cabeça e na parte superior do tronco, além de, em menor número, nas pálpebras, no nariz, nos órgãos genitais, no canal auricular e ao redor dos mamilos. O sebo é formado pelos restos desintegrados de células inteiras das próprias glândulas; é, assim, uma mistura complexa de membranas e mecanismos celulares com seus produtos especializados, entre os quais se incluem moléculas de gordura e cera e o esqualeno, uma cadeia carbônica longa (24 carbonos na cadeia e seis ramos de um carbono) envolvida na produção de colesterol e de hormônios esteroides. As cadeias carbônicas do sebo, na maior parte, são longas demais para serem voláteis, mas podem conter pequenas moléculas voláteis e liberá-las lentamente ao longo do tempo; além disso, com o tempo, elas mesmas podem se decompor em fragmentos voláteis.

A transpiração que conhecemos e que surge quando fazemos esforço físico é o *suor écrino*, produzido pelas glândulas écrinas, as quais existem aos milhões em todo corpo humano adulto, sendo sua densidade maior na testa, nas palmas das mãos e nas solas dos pés; são centenas em uma área coberta por uma moeda pequena. Essas glândulas liberam uma solução aquosa inodora que contém pequena quantidade de sais, açúcares, ácido lático, aminoácidos, ureia e proteínas. O ácido lático ajuda a controlar os microrganismos que podem sobreviver na pele, pois a mantém ácida, com pH de 5,5 – mais ou menos o mesmo do café quando pronto.

Há ainda um segundo tipo de suor, chamado *suor apócrino*, produzido por glândulas que, embora existam em pequeno número, influenciam poderosamente o odor corporal. O ser humano adulto tem apenas cerca de 2 mil glândulas apócrinas, concentradas nas axilas, nas aréolas dos mamilos e na região púbica, logo acima dos órgãos genitais; há também algumas na cabeça e nas bochechas, nas pálpebras e nos canais auriculares. Liberam um líquido leitoso e espesso que carrega materiais gordurosos, moléculas esteroides relacionadas aos hormônios sexuais, proteínas e – o que mais chama a atenção do explorador de cheiros – moléculas especiais cuja função primária parece ser liberar odores corporais. No entanto, elas não os liberam de imediato, e só o fazem com a ajuda de microrganismos: as moléculas precursoras são inodoras.

Um grande número de microrganismos se acumula em nossa pele e suas secreções; são os constituintes externos do ecossistema de nosso superorganismo. Entre eles há membros unicelulares do reino dos fungos, parentes do fermento biológico e dos cogumelos. Os microrganismos epiteliais que precisam de oxigênio para viver ou o toleram residem nas camadas úmidas da epiderme, que descamam, ao passo que os anaeróbios se multiplicam nos folículos capilares pobres em oxigênio, nos dutos tubulares que levam as secreções das glândulas para a epiderme e nas próprias glândulas. (Até minúsculos insetos do gênero *Demodex* residem nos folículos e nas glândulas sebáceas.) As muitas comunidades diferentes que habitam diferentes nichos produzem odores característicos. Em geral, as áreas mais secas e expostas, como os antebraços, contêm um número relativamente pequeno de microrganismos. Áreas como a nuca e a testa têm muitas glândulas sebáceas e abrigam principalmente bactérias e fungos especializados na decomposição de materiais gordurosos em aldeídos e ácidos de cadeia mais curta. Regiões protegidas, como as áreas das axilas e da pelve, onde os braços e as pernas se unem ao tronco, tendem a ser mais úmidas; a abundância de secreções apócrinas e sebáceas as tornam hospitaleiras para bactérias que metabolizam uma larga gama de moléculas, entre as quais proteínas da pele e as precursoras dos odores corporais.

Porém, antes de embarcarmos em um passeio pelas comunidades microbianas e seus produtos voláteis, vamos cheirar a pele antes que os microrganismos entrem em cena.

## A pele em toda a sua pureza: agradáveis fragmentos de gorduras

As células, os pelos e as secreções da nossa pele têm pouco odor por si mesmos, de modo que o aroma da pele humana recém-lavada é sutil e fácil de mascarar mediante uso de sabonetes e outros produtos perfumados de higiene pessoal. Os cientistas detectaram quase trezentas moléculas voláteis diferentes que se desprendem da pele, mas elas estão presentes em baixa quantidade e se combinam para produzir um ruído olfativo de fundo, a presença animal indistinta que partilhamos com nossos animais de estimação recém-banhados. Algumas das moléculas voláteis predominantes são cadeias carbônicas formadas quando o oxigênio do ar ataca cadeias mais longas e as quebra em pedaços menores. As secreções gordurosas das glândulas sebáceas produzem aldeídos com oito a dez carbonos de comprimento – octanal, nonanal e decanal –, com qualidades de cera e frutas cítricas. Também se destacam a acetona, com aroma de solvente, a geranil acetona, fresca e floral, e a metil heptenona, cítrica – cetonas que, provavelmente, são produzidas pela oxidação do esqualeno, a cadeia carbônica longa do sebo e do suor apócrino.

As cadeias carbônicas longas da pele também podem ser decompostas em fragmentos menores pelos raios ultravioletas da luz solar, que contêm alta energia. Um experimento simples, de cinco minutos, para ser feito em um dia ensolarado: lave as mãos com sabão sem cheiro, enxague-as, seque-as com uma toalha sem cheiro e, depois, exponha-as ao sol – as duas mãos abertas, mas uma com a palma para baixo e a outra com a palma para cima. Agora, cheire as costas das duas mãos. A mão que estava na sombra terá um cheiro bastante natural, enquanto a que ficou exposta ao sol terá um aroma característico: um pouquinho metálico, com um toque de cogumelos e leve aroma pungente, tudo isso em decorrência dos lipídios fragmentados pelos raios ultravioleta. Um estudo da pele exposta ao sol, feito em 2006, identificou o acetaldeído e o propanal, respectivamente com dois e três carbonos, de aroma pungente e terroso, e o hidrocarboneto etileno, de dois carbonos e cheiro doce.

A radiação ultravioleta que decompõe os lipídios da pele e nos "aromatiza" é a mesma radiação que consegue penetrar até as células vivas da pele e romper seu DNA e outras moléculas críticas, causando queimaduras solares e, às vezes, câncer. Além disso, os próprios aldeídos são moléculas reativas que danificam as células. Como veremos, os aldeídos são a mesma família de cadeias carbônicas voláteis que são produzidas quando expomos óleos vegetais e gorduras animais ao ar e à alta energia de um fogão aceso – ou seja, quando fritamos alimentos. O aroma da pele exposta ao sol é um sinal de que estamos começando a fritar.

**ALGUNS AROMAS DA PELE HUMANA (QUASE) PURA**

| Aromas | Moléculas | Fontes |
|---|---|---|
| cera, doce, cítrico | octanal, nonanal, decanal (aldeídos com 8 a 10 carbonos de comprimento) | decomposição das gorduras do sebo (com 14 a 20 carbonos de comprimento) pelo oxigênio |
| solvente, fresco, floral, cítrico | acetona, geranil acetona, metil heptenona (cetonas com 2 a 11 carbonos de comprimento) | decomposição do esqualeno (de 30 carbonos) das glândulas sebáceas e apócrinas pelo oxigênio |
| penetrante, pungente | acetaldeído, propanal | decomposição dos lipídios da pele pela radiação solar ultravioleta e pelo oxigênio |
| *kareishu*: gordura, cera, verde, floral | nonenal, nonanal, diacetil | decomposição dos lipídios da pele pelo oxigênio; metabolismo do ácido lático por microrganismos |

Os aldeídos da pele também foram identificados como moléculas voláteis que ajudam a dar um cheiro particular às pessoas mais velhas, um aroma que os japoneses chamam de *kareishu*. Vários estudos confirmaram que mesmo avaliadores destreinados são capazes de distinguir pessoas com menos e mais de 40 anos pelo aroma da pele. As equipes japonesas atribuem o *kareishu* a uma quantidade maior de 2-nonenal, um aldeído de nove carbonos com uma ligação dupla que introduz notas verdes e de gordura no melão e no pepino, e da cetona diacetil, com aroma de manteiga, gerada pelas bactérias *Streptococcus* a partir do ácido lático do suor. No entanto, um grupo do Monell Chemical Senses Center, na Filadélfia, encontrou uma quantidade maior de nonanal de cadeia reta, com qualidades cerosas e florais, e opinou que a diferença das dietas alimentares no Japão e no Ocidente pode estar por trás dessa discrepância (o nonenal provavelmente vem das gorduras não saturadas, e o nonanal, das saturadas). Parece razoável que o metabolismo geral do corpo e o microbioma da pele mudem com a idade e que isso afete o odor das pessoas.

Talvez o meu aroma já possa ser detectado como de gente velha, mas me lembro vivamente dos aromas de minhas duas avós, que durante anos me pegaram no colo e me abraçaram. Eram muito diferentes: um, fresco e doce; o outro, forte e almiscarado. Penso que os aromas tinham a ver sobretudo com suas casas, dietas e atividades. Uma avó era natural do Centro-Oeste americano e adepta da Ciência Cristã; tinha hábitos rígidos e, quando vinha nos visitar, não entrava na cozinha. A outra era indiana, morava na Inglaterra e cozinhava e comia pratos e conservas fortemente temperados que ela e meu avô adoravam. Não sabemos muita coisa sobre os efeitos da dieta sobre as moléculas voláteis da pele, mas um dos exemplos mais bem documentados, além dos sulfetos persistentes do alho, é o da semente de feno-grego, ingrediente comum dos caris indianos. A principal substância volátil do feno-grego é a sotolona, um anel de carbono que tem cheiro característico de xarope de bordo (ver p. 179). O corpo humano altera essa molécula e a transforma em outras que ainda não foram identificadas, mas que têm um aroma semelhante e chegam às secreções da pele, de modo que também contribuem para o nosso sabor: soltamos um leve bafejo daquele aroma picante e de caramelo.

## O cabelo e o couro cabeludo: aroma de pêssego

Acariciar o cabelo da pessoa amada é um dos grandes prazeres da nossa vida animal, e pode ser calmante ou estimulante dependendo da pessoa. Os fios de cabelo, frios e sedosos, têm seu próprio aroma, e através deles o calor oculto do couro cabeludo irradia e eleva suas moléculas voláteis. Os xampus e os condicionadores recobrem os leves aromas intrínsecos da cabeça e dos cabelos, mas estes passam a se afirmar à medida que o tempo passa. O couro cabeludo é uma das áreas do corpo mais ricas em glândulas sebáceas e nos materiais gordurosos que o oxigênio e a radiação ultravioleta decompõem, gerando pequenos ácidos, aldeídos e álcoois voláteis, além de cetonas e lactonas. Os poucos estudos publicados sobre as moléculas voláteis da cabeça mencionam dezenas de substâncias como essas, sem nenhuma que predomine; assim, o aroma principal de uma cabeça limpa e saudável é um coquetel discreto de produtos da decomposição de gorduras.

Outro aspecto desse aroma é dado por uma comunidade de microrganismos bem adaptados ao ambiente relativamente seco do couro cabeludo. Um dos membros dominantes da flora do couro cabeludo saudável é uma espécie do gênero *Malassezia* (também conhecido como *Pityrosporum*), um fungo que tecnicamente é uma levedura, mas também um parente mais próximo de fungos que atacam plantas e até dos cogumelos comestíveis do que do fermento biológico. Quando cientistas da Universidade da Pensilvânia cultivaram a espécie mais comum no couro cabeludo, a *Malassezia furfur*, em placas de Petri que também continham sebo humano e monitoraram as moléculas voláteis produzidas, detectaram grande quantidade de três lactonas, híbridas incomuns de anéis carbônicos (ver p. 165) que são as moléculas aromáticas características do coco e do peixe e cujo aroma é descrito como portador de notas de cera, gordura e creme. É claro que os cientistas relataram que as culturas da levedura do couro cabeludo tinham cheiro de "pêssego em calda". Por não serem produtos simples do metabolismo energético, essas lactonas provavelmente têm alguma função para as células da *Malassezia* – talvez sejam moléculas sinalizadoras.

**ALGUNS AROMAS DA CABEÇA HUMANA**

| Aromas | Moléculas | Fontes |
| --- | --- | --- |
| miscelânea metabólica | hidrocarbonetos, álcoois, aldeídos, ácidos e cetonas de cadeia média | lipídios do sebo oxidados pelo oxigênio e pela radiação UV |
| gordura, cera, creme, pêssego | g-nonalactona, g-decalactona, g-undecalactona | transformação dos lipídios do sebo por leveduras |

Ou seja, o atraente aroma natural da cabeça tem toques de alimentos agradáveis. É claro que, quanto mais demoramos para lavar a cabeça, ou para limpar o pente ou a escova do sebo e dos resíduos do couro cabeludo, ricos em proteína, mais sentiremos os aromas mais fortes e menos agradáveis da decomposição geral de cadeias carbônicas. Em indivíduos e culturas que usam o cabelo comprido e não o lavam a cada um ou dois dias, esse cheiro mais forte é comum. Segundo o historiador Charles D. Benn, no período Tang da China, há mil anos, quando a norma era usar cabelo comprido, os funcionários do governo tinham um dia de folga a cada dez dias para lavar o cabelo, e seu salário era chamado de "subsídio para vestimentas e para a lavagem do cabelo".

## O cheiro de queijo dos pés

No outro extremo do corpo há um universo volátil muito diferente. Os pés podem soltar um odor muito forte, sobretudo quando os deixamos fechados dentro de sapatos e criamos um paraíso úmido, quentinho e sem ar para os microrganismos. No entanto, mesmo as pessoas que usam sandálias ou andam descalças têm bolsões acolhedores entre os dedos e entre as unhas e a pele. Dos vários termos coloquiais usados para designar os resíduos malcheirosos que aí se acumulam, *queijinho* é especialmente adequado, pois o odor dos pés pode lembrar fortemente o dos queijos – e vice-versa. Os americanos chamam esses resíduos de *toe cheese* (queijo dos dedos dos pés), e os holandeses têm uma palavra equivalente, *tenekaas*. Em 1996, essa semelhança olfativa levou cientistas holandeses a descobrir que é possível atrair o mosquito transmissor da malária, que tende a se banquetear do sangue dos pés e dos tornozelos do ser humano, com queijo Limburger.

Há tempos que os setores de higiene pessoal e de sapatos se interessam por entender o que é o odor dos pés e como controlá-lo. Por isso, temos muito conhecimento sobre ele – e sabemos por que a semelhança com o queijo é tão forte.

Um pé humano tem cerca de 250 mil glândulas sudoríparas écrinas que depositam umidade em abundância, minerais e até um pouco de glicose na superfície do pé, sobretudo na sola. As glândulas sebáceas são poucas e não há glândulas apócrinas, de modo que os microrganismos dos pés obtêm a maior parte de sua energia da decomposição das proteínas da epiderme. A superfície do peito do pé abriga cerca de mil bactérias por centímetro quadrado, a sola abriga 100 mil no mesmo espaço, e os vãos dos dedos, cerca de 10 milhões. Vários tipos de bactérias dominam o ecossistema do pé e dão diferentes contribuições ao seu odor. Algumas decompõem os vários resíduos das células da pele, gerando as cadeias carbônicas simples com que estamos acostumados, os ácidos graxos de cadeia curta e especialmente os ácidos acético, propanoico e butanoico, de dois a quatro carbonos. Os dois primeiros são penetrantes, com aroma de vinagre, e o terceiro cheira a parmesão e outros queijos maturados.

O odor característico dos pés não lavados é dado por outros ácidos graxos de cadeia curta, aqueles mais raros, que têm um ramo metil (de um carbono) destacando-se da cadeia principal. Sua produção começa com uma espécie da incomum bactéria *Kytococcus*, cujo nome deriva de uma raiz grega que significa "pele", que é especializada em atacar as proteínas fibrosas da pele e decompô--las em fragmentos menores até chegar aos aminoácidos, elementos construtivos usados por outras bactérias para obter energia. Vários membros diferentes do microbioma dos pés – espécies dos gêneros *Kytococcus*, *Staphylococcus*, *Brevibacterium* e *Micrococcus* – são capazes de metabolizar os aminoácidos de cadeia ramificada (leucina, isoleucina, valina) e, nesse processo, produzir ácidos graxos de cadeia ramificada. São essas moléculas voláteis que produzem o característico cheiro de queijo dos pés suados.

**ALGUNS AROMAS DO PÉ HUMANO**

| Aromas | Moléculas | Microrganismos decompõem |
|---|---|---|
| penetrante, vinagre, queijo maturado (parmesão) | ácidos acético, propanoico, butanoico | óleos e proteínas da pele |
| penetrante, suor, queijo (queijos suíços de casca lavada) | ácidos metilpropanoico, metilbutanoico | proteínas da pele |

Por que esse vínculo entre queijos e pés? O queijo é uma massa coagulada de proteínas e gorduras do leite, e sua composição não é muito diferente da composição de nossa pele. A família dos queijos de "casca lavada" é umedecida regularmente durante meses de maturação com uma salmoura – uma versão concentrada do nosso suor écrino – para estimular o crescimento de bactérias, e não de fungos, na superfície. Com frequência, os queijos de casca lavada contêm na superfície espécies do gênero *Brevibacterium*, uma das principais bactérias dos pés. Mas a *Brevibacterium linens* nos queijos decompõe seus aminoácidos que contêm enxofre em metanotiol, o composto com cheiro de hortaliças podres, produzindo um mau cheiro diferente, o cheiro do queijo Limburger, do Époisses francês ou, ainda, do Taleggio italiano, capaz de preencher uma sala (ver p. 569). Os queijos cujo cheiro mais se assemelha ao dos pés tendem a ser aqueles cuja casca é lavada apenas por breve período, sendo depois maturados com casca relativamente seca, processo que de algum modo favorece mais o metabolismo dos aminoácidos de cadeia ramificada do que o dos aminoácidos que contêm enxofre. Incluem-se nessa categoria os queijos suíços, como o Appenzeller e o Tête de Moine.

## Aromas sexuais, microbianos e espermáticos

Nossos órgãos sexuais se desenvolvem na junção do tronco com as pernas, superfícies em que abundam as glândulas sudoríparas e sebáceas, mas seus aromas particulares vêm de sua anatomia especializada. A vagina da mulher abriga uma comunidade particular de microrganismos que geram moléculas voláteis que já conhecemos, produzidas pelo metabolismo, ao passo que o sêmen masculino é relativamente livre de microrganismos e tem um aroma próprio.

A vagina é a principal passagem do aparelho reprodutivo da mulher; é por ela que o esperma masculino passa para chegar ao útero, e é por ela que o feto passa ao sair de lá. As secreções da parede vaginal a mantêm úmida, flexível e hospitaleira para uma comunidade de bactérias benéficas que impedem a invasão de microrganismos nocivos. Esse microbioma vaginal varia de mulher para mulher, mas em geral contém uma boa representação das bactérias do ácido lático, especialmente espécies do gênero *Lactobacillus* aparentadas com as que ajudam a transformar o leite em um iogurte azedo e resistente à putrefação (ver p. 568). O metabolismo dessas bactérias mantém a acidez das secreções vaginais, o que inibe a multiplicação dos microrganismos mais indesejáveis; além disso, elas liberam peróxido e outros compostos protetores.

As moléculas voláteis da vagina saudável incluem a mistura habitual de subprodutos do metabolismo animal. Alguns estudos dão a entender que certos microbiomas vaginais produzem ácidos acético e lático e quase nada mais, ao passo que outros produzem uma gama de ácidos retos e ramificados de aroma mais forte e queijoso. Quando a comunidade normal de microrganismos é perturbada por antibióticos ou outros tratamentos – entre eles os espermicidas e os lubrificantes –, micróbios indesejáveis podem invadir a vagina e causar infecções. Trata-se principalmente de bactérias e leveduras anaeróbias, que tendem a metabolizar as proteínas e os aminoácidos das secreções e produzir amônia, trimetilamina, outras aminas com cheiro de peixe e tanto putrescina quanto cadaverina. As infecções vaginais costumam ser diagnosticadas pela presença de um cheiro forte e incomum, e os casos de dúvida podem ser resolvidos pelo "teste do bafejo", em que o médico acrescenta uma solução alcalina a uma amostra da secreção para aumentar a volatilidade das aminas alcalinas. Algumas mulheres saudáveis também desenvolvem um forte cheiro de amina durante a menstruação, aparentemente porque as mudanças hormonais afetam temporariamente a capacidade de seu corpo de converter a trimetilamina dos microrganismos de suas entranhas em óxido de trimetilamina, que não é volátil.

Os aromas do sêmen já são uma outra história – e bem mais simples. O sêmen é um conjunto de líquidos secretados por vários órgãos do homem para envolver e conduzir os espermatozoides em sua viagem vagina acima, rumo à fertilização do óvulo. Uma vez que o sêmen fica contido no corpo do homem até ser ejetado durante a relação sexual, os microrganismos têm pouca oportunidade de se desenvolver no líquido e transformá-lo. Além do suave ruído de fundo geral do metabolismo animal, o sêmen contém a molécula esteroide do hormônio androsterona, um parente da testosterona, bem como um punhado de moléculas voláteis nitrogenadas características. Muita gente é incapaz de detectar a androsterona; os que a detectam descrevem seu aroma como almiscarado e urinoso. São as moléculas de nitrogênio que dão ao sêmen seu cheiro "espermático" mais característico.

Lembra-se da putrescina e da cadaverina, que conhecemos na página 66 como produto da decomposição das proteínas nos cadáveres de animais? Pois ela também é uma molécula construtiva. Tanto as células dos animais quanto as dos vegetais intencionalmente produzem sua cadeia de quatro carbonos e dois nitrogênios para usá-la como elemento construtivo de moléculas maiores chamadas espermidina (sete carbonos na espinha dorsal e quatro nitrogênios) e espermina (dez carbonos na espinha dorsal e quatro nitrogênios). Tanto a espermina quanto a espermidina têm várias funções importantes nas células, entre elas a estabilização e a promoção do bom funcionamento do DNA e do RNA, bastante encontrados no esperma, pois sua função é entregar ao óvulo os genes do macho. Junto com a putrescina, essas moléculas se oxidam rapidamente e formam a pirrolina, o anel de quatro carbonos e um nitrogênio que dá ao sêmen seu cheiro característico – sendo ele próprio, portanto, descrito como aroma de sêmen ou espermático. Provavelmente é a pirrolina que dá a muitas ruas das metrópoles um incongruente cheiro de sêmen. Várias plantas a usam para perfumar suas flores e atrair insetos polinizadores – não abelhas, mas moscas (ver p. 224).

**ALGUNS AROMAS DOS LÍQUIDOS VAGINAIS E DO SÊMEN**

| Aromas | Moléculas | Fontes |
| --- | --- | --- |
| penetrante, vinagre | ácido acético | metabolismo dos carboidratos da secreção por microrganismos |
| álcool, solvente | álcool, acetona etc. | metabolismo dos carboidratos da secreção por microrganismos |
| queijo | ácidos curtos e ramificados | metabolismo dos carboidratos e aminoácidos da secreção por microrganismos |
| peixe, urinoso | trimetilamina | metabolismo dos aminoácidos da secreção por microrganismos |
| sêmen, almiscarado | pirrolina, pirrol, amônia | nosso metabolismo + oxidação |
| almiscarado, urinoso | androsterona (esteroide) | nosso metabolismo (hormônio sexual) |

Ou seja, o aroma do sêmen é um raro bafejo diretamente oriundo de alguns dos agentes mais interiores que trabalham em todas as células do nosso corpo, ao passo que as secreções vaginais oferecem o ruído de fundo metabólico geral do corpo ao lado de traços penetrantes de seu microbioma protetor. Não são aromas dotados de grande apelo intrínseco, nem no papel nem na pele, mas no contexto correto podem ser cativantes. Segundo estudos recentes das letras clássicas, talvez seja a isso que o poeta Catulo se referia há 2 mil anos na famosa e surpreendente imagem final de seu poema 13, "*Cenabis bene, mi Fabulle, apud me*". O poeta se dirige a seu amigo Fábulo e diz que este jantará muito bem na casa dele, Catulo, desde que leve sua própria comida e bebida – e sua concubina. O que Catulo, de bolsa vazia, teria a oferecer?

> Em troca, receberás puro amor
> Ou o que for mais doce ou elegante:
> Pois darei um unguento que Vênus e Cupido
> Deram à minha concubina,
> O qual, quando o cheirares, pedirás aos deuses
> Que tornem a ti, Fábulo, todo nariz.

## Riquezas das axilas: bodes, cebolinha, pato com azeitona

Os aromas aos quais normalmente nos referimos quando falamos em *odor corporal* vêm das axilas. Dois mil anos depois de os autores dos *Problemata* ponderarem a esse respeito, dispomos atualmente de alguns fatos comprovados e uma teoria razoável. O mais importante: nosso corpo faz o possível e o impossível para *compor* um conjunto especial de moléculas voláteis nesse local. Mas por que fazer isso se o microbioma da pele já gera tantas moléculas voláteis a partir do sebo e do suor? Segundo uma teoria, os aromas especializados das axilas são relíquias de um estágio no passado distante em que nossos ancestrais primatas se baseavam mais em seus sentidos químicos para detectar familiares, amigos e inimigos. Um cheiro forte e particular que se espalhasse quando os braços fossem levantados poder ter sido um meio pelo qual indivíduos afirmariam seu domínio dentro de um grupo, uma versão visual e olfativa da cauda do pavão, da juba do leão ou do traseiro do macaco mandril, mais próxima do nariz dos hominídeos eretos do que estariam as glândulas anais e genitais dos outros mamíferos. Essa interpretação geral é compatível com outro fato mencionado nos *Problemata*: o de que as crianças não têm odor corporal forte e só o desenvolvem na adolescência, quando atingem a maturidade sexual.

Seja qual tenha sido sua função original, os aromas das axilas têm hoje um significado muito diferente: milhões de pessoas gastam bilhões de dólares tentando escondê-los. Por isso, embora talvez pareçam um tema pouco atraente de investigação científica, alguns dos principais fabricantes de desodorantes e fragrâncias financiaram pesquisas a esse respeito durante décadas – e permitiram que seus químicos publicassem boa parte delas. Essas pesquisas, associadas aos trabalhos complementares de psicólogos sensoriais e geneticistas, forneceram vários indícios surpreendentes sobre nossa natureza de animais sociais, uma apreciação cada vez maior pela importância dos odores corporais no dia a dia e sinais do fim da longa guerra química que se trava contra eles.

Diz-se que as axilas – um termo técnico de anatomia usado também na linguagem comum – são o hábitat mais rico para os microrganismos na pele humana. Elas são, no nosso corpo, o equivalente dos trópicos, irrigadas com as secreções de abundantes glândulas sudoríparas e sebáceas, quentes e úmidas por estarem protegidas do ar e lar de uma selva de pelos, que, por capilaridade, extraem ricas secreções da superfície da pele e aprisionam a umidade. Além disso, a profusão de pelos é sinal da presença de muitos folículos e dutos em que anaeróbios sensíveis ao oxigênio podem se multiplicar. Estima-se a população bacteriana das axilas em 1 milhão por centímetro quadrado.

Vários desses microrganismos também se encontram em outras partes do corpo, especialmente espécies dos gêneros *Staphylococcus*, *Corynebacterium* e *Propionibacterium*, e não surpreende que gerem muitos dos mesmos subprodutos metabólicos dos microrganismos comensais que vivem nos animais e gostam de proteínas: ácidos de cadeia curta com aroma de vinagre e queijo e ácidos de cadeia ramificada com aroma de queijo e pés suados. O oxigênio do ar, que ataca os lipídios do sebo, é provavelmente o responsável por algumas das outras moléculas voláteis das axilas: um álcool de oito carbonos e uma cetona, com notas metálicas e de cogumelos.

No entanto, o aroma do suor das axilas não se reduz à oxidação e à atividade microbiana comum. Dois outros grupos de moléculas, ácidos incomuns de cadeia ramificada e moléculas voláteis de enxofre, tornam esse aroma característico e especialmente forte. Essas moléculas são maiores e mais complexas que os ácidos de cadeia curta; não são resíduos, mas moléculas produzidas com um fim em vista. Sua fonte são as glândulas sudoríparas apócrinas, que amadurecem e começam a emitir ativamente suas secreções na adolescência. As glândulas fabricam essas moléculas voláteis especiais, mas também as ligam a moléculas não voláteis, em geral açúcares ou aminoácidos, que as impedem de ser liberadas no ar. (Como vimos acima, o fígado também retém as moléculas voláteis xenobióticas do alimento para então expeli-las; ver p. 98.) Esses precursores inodoros produzem odores quando a ligação volátil-não volátil se quebra e as porções voláteis são liberadas.

O que liberta as moléculas voláteis das moléculas precursoras? Os aliados microbianos das glândulas apócrinas, seus colaboradores no exterior. Um pequeno grupo de bactérias – espécies dos gêneros *Corynebacterium*, *Staphylococcus* e *Bacillus* – possui as enzimas necessárias para quebrar a ligação entre o elemento volátil e o não volátil das moléculas precursoras (sendo então recompensadas com o açúcar ou o aminoácido). Já ouviu isso antes? No capítulo anterior, vimos que os gatos usam um sistema semelhante para gerar moléculas voláteis a partir da urina com que demarcam seu território (ver p. 83). O sistema humano, do mesmo modo, providencia a lenta liberação de substâncias voláteis que marcam o corpo mesmo quando não estamos suando ativamente.

Qual é o aroma dessas moléculas voláteis criadas pelas glândulas quando são enfim liberadas? Um subgrupo inclui esteróis parentes da testosterona, a androsterona almiscarada e o androstenol urinoso, mas cerca de metade dos adultos americanos testados é incapaz de sentir o cheiro dessas moléculas, de modo que não são consideradas significativas para o odor corporal. Talvez nossos antepassados conseguissem detectá-las melhor. No entanto, alguns ácidos de cadeia ramificada com seis e oito carbonos são mais significativos. O **ácido hidroximetil hexanoico** e outros contribuem com aromas rançosos, animais, semelhantes ao de cominho e pungentes, com notas de suor, e são a fonte do cheiro de bode que os gregos e os romanos costumavam invocar, como fez o poeta romano Ovídio quando escreveu que as leitoras do sexo feminino de sua *Arte do amor* não precisavam ser avisadas de que "não há bodes selvagens nas axilas". Os ácidos metiloctanoico e etiloctanoico do suor da axila humana são as mesmíssimas moléculas que dão aroma característico a carnes, leites, queijos e lãs de caprinos e ovinos (ver p. 89).

Outro grupo intrigante de moléculas voláteis de liberação lenta que subsiste nas axilas apresenta-se em um conjunto de moléculas de enxofre. Duas delas são cadeias carbônicas retas de cinco e seis carbonos; duas outras são cadeias ramificadas de quatro e seis carbonos. A cadeia ramificada de quatro carbonos (**3-sulfonil-2-metil butanol**) tem no ramo apenas um átomo de carbono a mais que uma molécula da urina do gato; no mais, são idênticas. Ou seja, nós e nossos gatos provavelmente usamos mecanismos metabólicos semelhantes para produzir essas moléculas. E qual é o cheiro delas? Das moléculas de enxofre de cadeia reta, uma tem cheiro de carne cozida e a outra, de toranja, frutas tropicais e cebola. Uma das moléculas de cadeia ramificada tem cheiro de carne; a outra, de cebola.

Os químicos identificaram essas moléculas voláteis que contêm enxofre há cerca de vinte anos, mas seus vestígios em alimentos já haviam sido reconhecidos muito antes disso. Por volta de 1900, o romancista belga Joris-Karl Huysmans, *connoisseur* dos aromas, escreveu um breve esquete sobre axilas ("Le Gousset"), em que chamava a atenção para "os ásperos aromas do bode", que subiam das camisas dos trabalhadores parisienses no verão, e descreveu o aroma das apanhadeiras de feno no campo como "o odor renitente e almiscarado do pato selvagem cozido com azeitonas e o cheiro acre da cebolinha"!

É claro que a semelhança das moléculas voláteis do suor com as dos alimentos é uma via de mão dupla. Ou seja, a carne e a cebola também têm cheiro de aspectos do suor: um fato singular com aplicações muito práticas. Três laboratórios industriais diferentes descobriram de modo independente as moléculas de enxofre com notas aromáticas de carne, cebola e frutais no suor humano, e publicaram suas descobertas em 2004. No entanto, o laboratório da empresa suíça Givaudan, que fabrica fragrâncias e aromatizantes, já as tinha descoberto havia anos e mantinha o fato em segredo enquanto preparava patentes para o uso das moléculas voláteis do suor – sintetizadas em laboratório – como aditivos alimentares para intensificar o sabor de carnes.

**ALGUNS AROMAS DAS AXILAS HUMANAS**

| Aromas | Moléculas | Fontes |
|---|---|---|
| vinagre, queijo | ácidos acético e propanoico | metabolismo microbiano |
| pés suados, queijo, rançoso | ácidos metilpropanoico e metilbutanoico | metabolismo microbiano das proteínas |
| animal, bode, queijo | ácido etiloctanoico | liberação do precursor humano por microrganismos |
| metálico, cogumelo | octenol, octadienona | oxidação dos lipídios da pele |
| suor, penetrante, cominho | ácido metil-hexenoico, ácido hidroximetil-hexanoico | liberação do precursor humano por microrganismos |
| carne | metil sulfonil butanol, sulfonil pentanol | liberação do precursor humano por microrganismos |
| toranja, furtas tropicais, cebola | sulfonil hexanol, metil sulfonil hexanol | liberação do precursor humano por microrganismos |

É esta, portanto, a receita básica do suor das axilas: toques de vinagre, queijo, metal, cogumelos, bode rançoso, carne, toranja e cebola. Rico! E varia de pessoa para pessoa. Huysmans, enlevado, dizia que o odor das axilas é "tão diversificado como a cor dos cabelos [...] nenhum aroma tem tantas nuanças; ele toca em toda a extensão do teclado do odor". Imagina-se que as diferenças decorrem de variações na atividade das glândulas apócrinas e dos microbiomas da pele. Parece haver algumas tendências gerais: um estudo de 2015, por exemplo, constatou que as mulheres europeias produzem mais moléculas voláteis de enxofre com características de carne, cebola e frutas, ao passo que os homens produzem mais ácidos ramificados com toques de bode e queijo e mais moléculas voláteis em geral. Os homens também tendem a abrigar mais corinobactérias, as mais ativas na produção de moléculas voláteis.

## A limitação dos odores corporais no Ocidente e no Oriente

O aroma das axilas era tão importante na vida de nossos antepassados distantes que seus corpos desenvolveram um sistema complexo para produzi-lo. Porém, com o desenvolvimento da cultura humana, novos métodos de afirmação de dominância foram criados. Além disso, as condições de vida mudaram, com mais pessoas vivendo juntas e em habitações cada vez mais cheias. Assim, os odores corporais foram se tornando inescapáveis, talvez por isso menos significativos e, finalmente, incômodos. No antigo Mediterrâneo e na China, odores corporais muito fortes e não disfarçados sinalizavam uma posição baixa na hierarquia social, assim como falta de recursos para se tomar banho regularmente ou mascarar o cheiro por meio de perfumes. Os romanos aprenderam a usar alume para bloquear os poros das glândulas sudoríparas, e o historiador Charles Benn relata que os cortesãos na China medieval penduravam sob as axilas bolsas que continham substâncias aromáticas, como cravo e olíbano, além de cal mineral, cuja alcalinidade limita a volatilidade dos ácidos de cadeia curta. Em tempos modernos, no livro O *caminho para Wigan Pier*, George Orwell fez o famoso comentário de que os intelectuais de esquerda quase nunca se misturavam com as classes mais baixas que supostamente defendiam, por um motivo simples: "*As classes mais baixas cheiram mal*" (o grifo é dele).

Hoje em dia, os odores corporais são menos evidentes do que nunca graças às ciências cosméticas, que descobriram substâncias químicas eficazes para reduzir as secreções das glândulas sudoríparas (especialmente o cloridrato de alumínio, derivado do alume romano) e eliminar os microrganismos da pele que as metabolizam. Embora esses desodorantes químicos sejam pouco naturais, existem fortes indícios de que a evolução biológica da nossa espécie tem caminhado nessa mesma direção. A ciência moderna confirma o que as culturas do Extremo Oriente sabem há muitos séculos: os povos asiáticos emitem menos moléculas voláteis com aroma de bode, carne e cebola do que os europeus. Os documentos históricos deixam claro que, quando os chineses receberam viajantes ocidentais pela primeira vez, o cheiro dos visitantes os espantou e repugnou. Na China da dinastia Tang (cerca de 600-900 d.C.), que mantinha contato regular com os povos da Ásia Central e da Índia, o odor corporal pungente era chamado de *hu chou*, ou "fedor bárbaro". Pelo fato de a palavra *hu* também significar "raposa", um animal famoso pelo fedor e pela astúcia, relatavam-se fábulas de um povo-raposa das terras estrangeiras que ocultava o odor que os denunciava com perfumes.

Por que os ocidentais têm um odor corporal mais forte do que o dos povos do extremo Oriente? A resposta está na genética. Há genes humanos específicos que ordenam às glândulas apócrinas que produzam tanto as moléculas precursoras do odor quanto os mecanismos celulares necessários para levá-las à superfície da pele. Os cientistas identificaram um gene essencial para secretar os precursores do odor e descobriram diversas variações inativas desse gene, surgidas por meio de mutações. Todos nós temos duas cópias desse gene, o ABCC11, uma de cada genitor. Quase todos os africanos e europeus possuem dois genes ativos, ao passo que quase todos os chineses e coreanos carregam dois genes inativos. Os povos da Ásia Central e do subcontinente indiano, bem como os indígenas americanos, tendem a possuir um gene ativo e um inativo. O mesmo gene é responsável por uma diferença análoga entre os povos do extremo Oriente e outras populações: enquanto africanos e europeus secretam nos ouvidos uma cera amarelada e "úmida" com aroma penetrante e semelhante ao de queijo devido aos ácidos de cadeia curta, os extremo-orientais e os indígenas americanos tendem a secretar, em pequena quantidade, uma cera esbranquiçada e "seca", mais pulverulenta que pegajosa e com pouco cheiro.

A distribuição geográfica dos genes ABCC11 inativos dá a entender que a mutação surgiu durante uma migração de seres humanos da África e da Europa para a Ásia, ha cerca de 50 mil anos. Sua forte prevalência na Ásia indica que, de certo modo, ela foi vantajosa. É possível que, adicionalmente à minimização dos sinais físicos da fertilidade feminina, o abrandamento desses odores e sua restrição à região das axilas tenham sido uma das modificações por que passou nosso corpo primata ancestral para que os sinais sexuais passassem a ser captados somente por pessoas próximas, reduzindo-se, assim, a competição sexual, fortalecendo-se os laços monogâmicos e encorajando-se a cooperação social.

## Reconhecer nossas emanações

De todos os aromas que emitimos, incluindo os dos resíduos comuns do metabolismo celular e do microbioma intestinal e as notas de pêssego e coco das leveduras do couro cabeludo, o odor das axilas é o mais significativo. O corpo humano dirige e amplifica a produção dessas moléculas voláteis, e, à semelhança das moléculas idênticas ou correlatas produzidas por caprinos e ovinos, elas chamam a atenção de outros membros da espécie – e não apenas quando provocam odores pungentes a ponto de causar repugnância. Segundo alguns indícios bastante curiosos, nós prestamos atenção aos aromas corporais humanos desde antes do nascimento. Pesquisadores europeus constataram que as moléculas precursoras inodoras do suor estão presentes no líquido amniótico que envolve o feto no útero. Encontram-se também no colostro, o líquido secretado pelo seio da mãe pouco antes e logo depois do nascimento, bem como no leite materno. Essas moléculas talvez sejam liberadas no líquido amniótico por microrganismos presentes na vagina, ou quando o colostro ou o leite encontram as bactérias presentes na pele da mãe ou na boca do bebê. Se assim for, insinuações desses aromas animais, de cebola, podem contribuir para a documentadíssima capacidade do recém-nascido de orientar-se em direção ao seio, reconhecer o odor corporal da mãe e ligar-se emocionalmente a ela.

O odor corporal humano vai muito além dos cheiros e das moléculas mais evidentes e mais fortes que os cientistas já conseguiram catalogar. Muitos estudos demonstram que avaliadores não treinados são capazes de detectar pelo cheiro a diferença entre o suor comum das axilas e o suor de voluntários aos quais se impuseram sentimentos de estresse, medo, ansiedade ou tristeza, ou cujo sistema imunológico foi estimulado mediante a injeção de pequenas quantidades de uma toxina microbiana que simula uma infecção. Esses estados emocionais e físicos causam mudanças complexas na química do corpo. Avaliadores não treinados também conseguem, muitas vezes, distinguir o odor corporal de desconhecidos do de parentes de sangue ou pessoas com as quais mantêm um caso amoroso. Quais seriam os sinais voláteis envolvidos? Ninguém sabe, em parte porque não os notamos conscientemente e, por isso, não conseguimos descrevê-los. Mas o fato de que é possível fazer essa discriminação indica o quanto nosso olfato está atento à identidade e ao estado de outras criaturas significativas ao nosso redor.

Essa atenção extremada aos odores corporais encerra outra particularidade: o prazer relaxante que sentimos quando captamos o aroma de nossos entes queridos. O psicólogo Donald McBurney e outros constataram que os parceiros românticos, pais, filhos e irmãos costumam cheirar as roupas e os lençóis uns dos outros para obter "conforto olfativo", uma extensão do fenômeno comprovado do *conforto pelo contato*, a calma e a segurança que o contato transmite aos bebês. No caso, parece que nossa atenção é atraída pelos aromas genéricos da presença humana, e não apenas pelas moléculas específicas que distinguem nossos entes queridos, tanto as deles próprios quanto as que adquirem pelo uso de sabonetes e perfumes.

McBurney deu a seu ensaio, publicado em 2012, o título de "Conforto olfativo em relações próximas: você não é o único". No mundo moderno, é raro que se cheirem deliberadamente ou se discutam os odores corporais. É falta de educação anunciarmos nossa presença por meio de nossas moléculas voláteis; por isso, fazemos o possível para suprimi-las e não obrigar os outros a notá-las. Quando as encontramos, elas são percebidas como intromissões de nosso espaço aéreo pessoal que, em geral, não tem cheiro.

No entanto, já existem sinais de que os odores corporais estão voltando à moda, pelo menos em certa medida. Alguns estudiosos modernos dos odores corporais, reconhecendo a complexa cooperação entre nossas glândulas apócrinas e os microrganismos comensais da pele, têm dado a entender que a abolição desses odores não é sinal de sabedoria. O pesquisador Yoshihiro Hasegawa e seus colegas da Kao Corporation, em Tóquio, que produz o antitranspirante Ban e muitos outros produtos semelhantes, concluíram da seguinte maneira o estudo pioneiro que publicaram em 2004 a respeito das moléculas voláteis de enxofre produzidas pelo ser humano:

> Embora isto seja controverso, pensamos que o odor das axilas não é apenas um odor ruim. Provavelmente tem uma função, talvez tenha efeitos emocionais ou funcione como um feromônio, e só tenha se tornado indesejável na época moderna. […] Hoje talvez seja possível desenvolver métodos menos agressivos no quadro de uma desodorização mais direcionada, que respeite o relacionamento simbiótico entre os seres humanos e os microrganismos.

Por sua vez, Johan Lundström, psicólogo sensorial no Monell Chemical Senses Center na Filadélfia, escreveu em 2009 que "é razoável começar a pensar em meios de intensificar os sinais emocionais e cognitivos ocultos nos odores corporais, ao mesmo tempo que se reduz a percepção consciente negativa do odor". Um desses meios poderia ser a modificação do equilíbrio entre os microrganismos da pele, de tal modo que os odores pungentes fossem reduzidos e outros sinais mais sutis se tornassem mais destacados. Talvez um dia sejamos capazes de aplicar a nós mesmos o equivalente olfativo de um equalizador de áudio, modulando e refinando nossa identidade olfativa – diminuindo o bode e aumentando a fruta.

## Estamos presentes na comida

Enquanto isso, vamos exercendo nosso interesse perfeitamente natural pelos odores corporais em um contexto mais socialmente aceitável do que o ato de nos cheirar diretamente e uns aos outros: usufruindo desses aromas em nossos alimentos e bebidas.

Dê mais uma olhada na tabela de aromas das axilas, acima (p. 127). Você verá que os componentes voláteis individuais têm qualidades que os pesquisadores descrevem como semelhantes às de gatos, cabras ou bodes, queijo, cominho, carne, cebola, toranja e groselha-preta. Há referências a esses animais e a esses alimentos porque as mesmas moléculas, ou moléculas muito parecidas, ocorrem em todos eles. Identificamos as qualidades aromáticas das moléculas voláteis por meio das experiências anteriores que tivemos junto a elas e a partir das lembranças e das associações a que essas experiências dão origem.

Lembre-se, contudo, do exemplo de Alex Atala e das formigas com gostinho de capim-limão: para os amazonenses que não conheciam o capim-limão, ele é que tem gosto de formiga. Como nossa descrição dos aromas depende do elemento no qual primeiramente os sentimos (ou na qual os sentimos com maior frequência), é interessante fazer uma pausa e procurar saber quando e onde os seres humanos teriam encontrado pela primeira vez certas moléculas voláteis específicas emitidas pelo corpo. Está claro que os aromas do corpo de nossos ancestrais eram conhecidos por eles desde seus primeiros dias na África, muito antes de terem tido contato com caprinos, ovinos e cebolas eurasianos, muito antes de assarem a carne ou fabricarem queijo e antes ainda de serem oficialmente membros da espécie *Homo sapiens*. Ou seja, os odores corporais teriam sido seus pontos de referência para os mesmos componentes voláteis, ou componentes semelhantes, que aparecessem em outros animais, na cebola e na carne assada, em frutas, cocos e especiarias.

Mas o que isso significa? Para os primeiros humanos, talvez o fato de se depararem com bafejos de si mesmos nas raízes, nos alimentos tostados pelo fogo e nas sementes aromáticas tenha tornado esses materiais – que em princípio eram estranhos – mais acessíveis como alimentos: uma versão primordial de "se você gosta disto, experimente aquilo". Talvez os primeiros agricultores tenham chegado a *cultivar* aromas humanos em alguns alimentos. Nos queijos, por exemplo. O queijo é um concentrado sólido de proteínas e gorduras, os mesmos ingredientes principais do nosso corpo, e a superfície dos queijos recém-manufaturados é prontamente colonizada por algumas das mesmas bactérias que vivem na nossa pele e se alimentam de proteínas e gorduras. Alguns queijos tradicionais são maturados pela laboriosa aplicação de uma salmoura semelhante ao suor, no decurso de dias ou semanas, e esses queijos desenvolvem um aroma muito parecido com o da "sujeirinha" que se acumula entre os dedos dos pés. Por que tanto esforço? Por que se dar ao trabalho de produzir os tantos outros queijos com forte aroma animal se o leite coagulado e salgado já se conserva muito bem sem nada disso? Esses aromas deviam causar prazer – como, aliás, ainda o fazem, pelo menos para os fãs do Limburger, do Époisses e do Appenzeller. Os primeiros queijeiros descobriram-se capazes de transformar o insípido leite coagulado em uma das iguarias mais estimulante dos sentidos. Talvez tenham descoberto também que era possível dar aos queijos um odor parecido com o de si mesmos, impondo-lhes assim uma nota humana, um toque autoral.

Se isso parece pouco provável, pense no testemunho de certos *connoisseurs* da China, onde os odores corporais suaves se desenvolveram muito antes da invenção do queijo, onde há muitíssimo tempo os banhos frequentes são comuns e onde o consumo de leite e laticínios era, e ainda é, raro. Os chineses gostam de alimentos de cheiro forte, entre os quais famigerados produtos "fedorentos" e fermentados, feitos à base de hortaliças e soja (ver p. 572, 577), mas muitos não suportam os queijos ocidentais. Para descobrir por que, Fuchsia Dunlop, uma inglesa que é autoridade em culinária chinesa, levou alguns queijos a Shaoxing, a capital dos preparados fedorentos, e apresentou-os a alguns *chefs* chineses famosos. Como relatou no *Financial Times* em 2011, os *chefs* lhe disseram que "os queijos têm um forte *shan wei*" (odor de carne de carneiro), termo antigo usado pelos chineses do sul para descrever os gostos não muito refinados associados aos nômades do norte. Outro disse que a seleção "tem cheiro de russo". Pelo menos para alguns chineses, os queijos têm aroma parecido aos dos estrangeiros com cheiro de bode que os fabricam; um odor muito diferente daquele de suas hortaliças fedorentas, que quase não envolve a decomposição de proteínas e é causado apenas pelos ácidos genéricos de cadeia curta e moléculas voláteis de enxofre.

Hoje em dia, os odores do corpo humano talvez sejam constrangedores em um ambiente social, mas para as crianças – e para os adultos a portas fechadas

– são muitas vezes irresistíveis. Queijos com cheiro de chulé, a carne e a lã de carneiro com cheiro de bode, a cebola, o alho e especiarias com cheiro de suor, vinhos e groselhas-pretas com um toque de urina de gato: tudo isso libera moléculas voláteis que nos lembram de nós mesmos e de outros seres humanos, mas estão em algo que não somos nós, afastadas de nós, portanto, são menos constrangedoras, além de podermos sentir seu cheiro apenas quando quisermos. (Os ingredientes de aroma animal dos perfumes têm efeito semelhante; ver p. 480.) Não que gostemos desses aromas do mesmo modo que gostamos dos de morango ou de rosas, e muita gente realmente não os aprecia. Mas eles chamam a nossa atenção, nos tornam momentaneamente "puro nariz", pois houve época em que eram elementos centrais de nossa vida animal, e, em um instante fugaz, nos devolvem essa dimensão sensorial perdida.

*Parte 3*
# AS PLANTAS TERRESTRES
*Independência, imobilidade, virtuosismo*

# Capítulo 7
# O DOCE AROMA DO SUCESSO

> Vai [o arcanjo Rafael] avançando nos ditosos prados,
> De nardo, mirra, e cássia entre lamedas,
> De aromas deliciosos perfumadas.
> Ali ria-se ingênua a Natureza
> Como em sua mais bela juventude,
> E ostentava com livre exuberância
> Os seus mimosos virginais caprichos,
> Mostrando-se mais suave, inda que inculta,
> Do que depois o foi coas regras da arte:
> Ali sem termo tudo eram delícias.
> Já das especiarias na floresta
> Avista-o Adão que de seu fresco albergue
> Sentado à porta estava.
>
> John Milton, *Paraíso perdido*, livro 5, 1674.*

Até que enfim, coisas que cheiram *bem*! As flores, as especiarias e as florestas, coisas dignas de serem cheiradas e que poderiam perfumar um paraíso imaginário, são criações do reino vegetal. Este capítulo e os seguintes são dedicados às plantas terrestres e suas muitas contribuições ao osmocosmo. (Chegaremos às algas e seus parentes, com aromas muito diferentes, no capítulo 15.)

Por que deixar os deleites botânicos para depois dos fedores minerais e animais? Em parte, para que o contraste seja mais valorizado, e também porque os vegetais desenvolveram suas habilidades voláteis em um grau muito maior que os reinos mineral e animal. Embora os animais sejam avatares sofisticados do Herói Carbono, capazes de perceber seus arredores e movimentar-se à vontade, seus produtos voláteis ocorrem em número relativamente pequeno; são simples e incidentais. Os avatares vegetais do carbono talvez não se mexam

---

* Tradução de Antônio José de Lima Leitão. (N. do T.)

muito, mas são brilhantes em matéria de química. Seus produtos voláteis são mais numerosos do que se pode contar e são produzidos com algum propósito – muitas vezes, o de explorar os sentidos e a mobilidade de seus vizinhos animais. Qualquer deleite que um vegetal nos inspire também serve aos interesses do próprio vegetal.

Na versão miltoniana da criação bíblica, os doces aromas das plantas são sinais da inocência original do mundo, a liberdade do mal e da morte de que ele gozava antes que Adão comesse o fruto da Árvore do Conhecimento. Ora, de acordo com o conhecimento que os descendentes de Adão acumularam a partir dessa árvore, os aromas vegetais são, na verdade, *produtos* das limitações impostas pela vida e pela morte, da luta de seres vivos presos ao chão para sobreviverem em um planeta povoado de animais famintos. Por mais bela que seja a poesia de Milton e a tradição por trás dela, essa explicação científica também inspira, a seu modo, as sensações de maravilhamento e gratidão. Os doces aromas das plantas são ainda mais preciosos, pois foram conquistados a muito custo.

As plantas que vivem na terra são vulneráveis mas versáteis. Não conseguem fugir dos predadores nem buscar umas às outras para reproduzir-se. No entanto, na qualidade de descendentes dos microrganismos que inventaram a fotossíntese há muitos éons, elas têm acesso à abundante energia do Sol e ao carbono do ar. E investiram esses recursos na invenção e na manufatura incomparáveis de cadeias e anéis de carbono em milhares e milhares de tipos diferentes e em quantidade suficiente para a construção de árvores imensas. Parte dessa riqueza material é usada pelas plantas para impedir que os animais se alimentem delas; outra parte, para atrair os animais, a fim de ajudá-las a se reproduzir. Entre as invenções mais óbvias, podemos citar estruturas defensivas, como os espinhos e a casca das árvores, e outras mais atraentes, como flores e frutos. Suas invenções invisíveis, mas cheiráveis, podem atuar como armas e alertas tão precisos quanto um míssil, mas também como chamativos perfumes florais e estimulantes. As plantas geram compostos voláteis para persuadir os animais a poupá-las ou a servi-las.

O repertório volátil das plantas vai muito além do *kit* básico da vida e dos fragmentos proteicos do corpo dos animais. É uma verdadeira cornucópia, que transborda de temas e variações sobre as cadeias, anéis e aromas de carbono. Muitas das nossas variações favoritas tiveram êxito duas vezes. Primeiro, ajudaram as plantas que as fabricaram a sobreviver no mundo natural; depois, persuadiram a espécie humana a adotar essas mesmas plantas e a trazê-las do mundo selvagem para abrigá-las em frondosos jardins e plantações.

Rumemos, pois, aos ditosos prados! Façamos um breve mapa das páginas a seguir. Este capítulo esboça a história de sucesso do reino vegetal e procura apresentar soluções para um enigma básico: por que os animais humanos consideram tão doces e belas as armas antianimais das plantas? O capítulo seguinte introduz as principais famílias de moléculas voláteis de origem vegetal: por que e como são feitas, alguns de seus membros mais destacados e os aromas com que contribuem para o osmocosmo. Os capítulos 9 e 10 passeiam por um jardim botânico virtual, destacando plantas de particular interesse e as moléculas voláteis que contribuem para sua fragrância. Por fim, os capítulos 11 a 13 transitam por mercados imaginários repletos de plantas comestíveis: verduras e ervas, sementes e especiarias, assim como as frutas.

Isso tudo talvez pareça, a princípio, difícil de absorver. Tantas moléculas, tantas plantas! Mas foi para nossa sorte que o Herói Carbono as criou em tamanha abundância. Não há necessidade de ler os capítulos do começo ao fim e na ordem em que estão. Fique à vontade para perambular entre eles, pular um ou outro, fazer pausas e voltar atrás, seguindo seu nariz, sua mente e suas experiências.

## A Terra verdejante e perfumada

No capítulo 1, convidei o leitor a imaginar-se no papel de assistente do *Chef* do cosmo, acompanhando os aromas que se formavam à medida que o Universo cozinhava em fogo lento e nosso planeta evoluía. Pausamos a história logo depois da Grande Oxigenação, quando o sucesso dos primeiros microrganismos fotossintéticos, ancestrais do reino vegetal, limparam a atmosfera terrestre do sulfeto de hidrogênio vulcânico e anaeróbio. Vamos retomar essa narrativa de onde estávamos e acompanhar o surgimento dos vegetais e seus aromas.

Vista o avental branco e debruce-se novamente sobre a Terra, observando e apreciando os aromas que foram se desenvolvendo no decorrer do tempo. Durante um longo período, é provável que os eventos não tenham mudado tanto assim. O que se vê é um planeta que na maior parte é azul, em razão de suas vastas extensões de água. Nesse planeta, várias massas terrestres estéreis, pontilhadas de vulcões e lagos reluzentes, vão aos poucos crescendo, diminuindo e crescendo de novo, e acabam por ocupar um terço da superfície, mudando constantemente de posição. Dos vulcões e das fontes hidrotermais sobem baforadas ocasionais de sulfeto de hidrogênio, amônia e outras moléculas voláteis primordiais; das águas emanam substâncias mais suaves – metil sulfetos, aminas e moléculas voláteis de cloro e bromo junto às faixas litorâneas.

Então, ao cabo de alguns bilhões de anos, ocorrem mudanças que, pela primeira vez, nos inspiram a suspirar de alívio e estampar um sorriso no rosto. Elas chegam em três fases parcialmente sobrepostas.

Há cerca de 500 milhões de anos, as massas terrestres se reuniram para formar três continentes principais nas proximidades do polo Sul. É possível ver os litorais, os rios e os mares adquirirem um contorno verde e captar o aroma de folhas verdes, a princípio bem suave, mas depois cada vez mais forte à medida que a cor verde se espalha.

Então, os continentes passam a girar gradualmente e, aos poucos, fundem-se em uma única massa terrestre que cruza todo um lado do planeta, de polo a polo: o supercontinente chamado Pangeia. Seu interior vazio se preenche de verde, sobretudo nas regiões equatorianas. E segue-se uma explosão de aromas florestais, de cedro e pinho.

Depois, Pangeia começa a se fragmentar, desta vez em massas cujo formato já sugere vagamente o dos continentes que conhecemos: um esboço do sul da Ásia, a fatia leste da América do Norte, o maciço principal da América do Sul, a Antártida e a Austrália. Uma cunha saída do litoral leste da África se desloca lentamente para o norte e colide com o sul da Ásia para formar a imensa península indiana. Essas massas emanam um caleidoscópio de aromas, florais e frutados, mentolados e picantes, que vai se tornando cada vez mais complexo à medida que os continentes vão assumindo sua configuração atual.

Ao longo de todo esse processo, você e o *Chef* viram o Herói Carbono reclamar para si a responsabilidade de cobrir com uma capa de vida vegetal as massas secas da Terra, que agora sobe a um nível novo no jogo cósmico da complexidade. Se os últimos 1 bilhão de anos tivessem acabado de passar diante dos seus olhos no período de uma hora, os primeiros bafejos de folhas verdes teriam aparecido há meia hora; os aromas florestais, quinze minutos depois disso; os florais, frutados, picantes e mentolados, depois de mais cinco minutos; e uma explosão de variações sobre esses temas há meros dois minutos.

Vamos descer agora à superfície terrestre para ver tudo isso mais de perto e cheirar as próprias plantas.

## A vida cresce... para cima

A história das riquezas voláteis do reino vegetal começa com sua ocupação da terra e dos ares acima dela. A superfície sólida da Terra era estéril quando formas primitivas de algas fotossintéticas foram trazidas pelo oceano para a faixa litorânea, há 500 milhões de anos. Não havia ainda um solo macio, argiloso, mas somente vestígios esparsos dos microrganismos pioneiros que haviam conseguido sobreviver à base de minerais molhados. As algas multicelulares sobreviviam na forma de películas simples, cujas células eram todas banhadas pela água e expostas ao sol; as primeiras plantas terrestres podem ter sido mais ou menos semelhantes, parecidas com as algas verdes que se acumulam na superfície da água. No entanto, a vida na terra encorajou seus pioneiros a desenvolver uma terceira dimensão. A água e os minerais se acumulavam em fendas, fissuras e fragmentos de rochas desgastados pelo tempo sobre o solo, enquanto o Sol brilhava lá em cima. Esses recursos essenciais atraíam a arquitetura das plantas em direções opostas: as raízes sondavam o solo em busca de água e minerais, e as folhas verdes fotossintéticas buscavam a luz do Sol, com um conjunto de tubos de conexão entre as duas extremidades.

As primeiras formas vegetais terrestres foram ancestrais dos musgos e das hepáticas atuais, que proliferam junto ao chão. Então, o Herói Carbono desenvolveu uma inovação molecular que, no fim das contas, acabou elevando os tecidos vegetais na direção do céu em centenas de metros: a *lignina*, nome derivado da palavra latina que significa "madeira", que dá às árvores altas sua força mecânica, estabilidade química e resistência aos ataques de microrganismos e animais. A lignina não é uma molécula única e identificável; ela é, antes, a agregação de inúmeros elementos construtivos mínimos em uma rede tridimensional fortemente estruturada, que pode aumentar indefinidamente. Os elementos construtivos são anéis de seis átomos de carbono com "decorações" diversas de cadeias carbônicas curtas e átomos de oxigênio. As células das plantas depositam lignina nas membranas que as rodeiam e as mantêm unidas.

A lignina ergueu as plantas do chão de duas maneiras. Primeiro, ela forma um esqueleto molecular contínuo e rígido capaz de sustentar estruturas com muitas toneladas de peso; segundo, ela repele a água e, assim, constitui um excelente revestimento rígido para os tubos que conduzem a água das raízes às folhas. A lignina possibilitou que as plantas desenvolvessem grandes áreas de tecidos que captam a luz – um dossel de folhas que pode se estender por centenas de metros quadrados – e elevassem essas áreas acima dos obstáculos próximos, inclusive de outras plantas. Os primeiros vegetais que começaram a desenvolver o tecido lenhoso foram os licopódios, as samambaias e as cavalinhas. No decorrer de algumas centenas de milhões de anos, eles se espalharam pelas massas terrestres, criaram o solo, dissolvendo as rochas com seus ácidos e deixando seus próprios resíduos, chegaram a alturas de até 50 metros e formaram densas florestas. Das famílias vegetais que conhecemos hoje, as coníferas e as nogueiras-do-Japão surgiram cerca de 100 milhões de anos depois das primeiras florestas, e as primeiras plantas com flores e árvores latifoliadas originaram-se 300 milhões de anos depois disso, 100 milhões de anos antes da época atual.

A lignina foi uma invenção tão bem-sucedida que hoje responde por um terço da biomassa do planeta – e boa parte do mundo industrializado é movida pela energia extraída dos restos fossilizados das primeiras florestas lenhosas, os depósitos de carbono que chamamos de carvão. Como veremos, embora a lignina e seus elementos construtivos não sejam moléculas voláteis, são a fonte de muitos aromas que conhecemos hoje, tanto ruins quanto bons.

## As benesses do crescimento ascendente: energia e cadeias carbônicas em abundância

Os abundantes aromas do reino vegetal não existiriam sem os vastos recursos que ele possui para produzir cadeias e anéis de carbono. Na qualidade de descendentes dos microrganismos aquáticos que inventaram a fotossíntese há bilhões de anos, as plantas terrestres são capazes de captar uma imensa quantidade de energia da luz do Sol e de carbono do dióxido de carbono do ar. O sinal mais maravilhoso desse poder é o tamanho das árvores. As recordistas, sequoias das florestas do litoral e das montanhas da Califórnia, pesam milhares de toneladas e alcançam uma altura equivalente a mais de vinte andares. Quase toda essa massa é formada pelo Herói Carbono na forma de anéis e cadeias da estrutura lenhosa; somente uma pequena fração se encontra nas células das folhas, que fazem a fotossíntese, e nas pontas dos ramos, que crescem ativamente. Essa construção extravagante foi chamada de "resíduo da fotossíntese": enquanto o Sol brilha e a temperatura permanece dentro dos limites necessários para que os mecanismos químicos funcionem, novas cadeias carbônicas saem das folhas, em número muito maior que o necessário para manter as células vivas em funcionamento, e a planta tem de fazer algo com elas. As árvores transformam muitas delas em madeira, a qual é tão durável que se acumula ano a ano, anel a anel.

Essa plenitude de energia e carbono também dá certa folga às plantas para que direcionem parte do carbono para a construção de outras moléculas, deixando que o Herói Carbono explore novas estruturas, novas peças de maquinário que possam ser úteis para este ou aquele fim. Um dos modos pelos quais isso acontece consiste em as plantas produzirem cópias extras de seus genes; então, a cópia de um gene específico sofre uma mutação, e o produto alterado dessa mutação acaba conduzindo a uma melhora ou um acréscimo útil. Algumas plantas têm o dobro do nosso número de genes, e a maioria delas sintetiza uma variedade de moléculas muito maior que a nossa – apesar de não terem nem cérebro nem músculos.

Entre essas moléculas vegetais diversas estão as moléculas voláteis que dão a árvores e ervas, flores e frutos, os aromas que os caracterizam. Não fazem parte do mecanismo fotossintético essencial nem do mecanismo de construção celular ou dos materiais de apoio, mas são produzidas por meio de desvios nos caminhos de produção desses elementos essenciais. Os desvios continuam existindo porque seus produtos voláteis tiveram sentido adaptativo: ajudaram as plantas a sobreviver em terra seca, vencendo os desafios que esta lhes impunha.

## Os desafios da vida vegetal na terra seca: autodefesa

A maior ameaça ao sucesso das primeiras plantas terrestres era a presença de outras formas de vida que podiam tirar vantagem de sua produtividade e imobilidade e consumi-las como alimento. Microrganismos oportunistas teriam vindo junto com elas de dentro das águas, e existem testemunhos fósseis de que alguns dos primeiros animais terrestres, ancestrais da tribo dos insetos, mastigavam as folhas e perfuravam os dutos que transportavam os líquidos desde muito cedo na história da vida vegetal, quando ela ainda estava limitada às áreas úmidas próximas à costa.

Para superar sua vulnerabilidade física, as plantas investiram parte de seus consideráveis recursos em defesas antimicrobianas e antianimais, de caráter tanto físico – tecidos endurecidos graças à lignina – quanto químico. Foram espetacularmente inventivas na criação de defesas químicas que reagem aos sistemas essenciais de seus inimigos e os prejudicam: calcula-se em dezenas de milhares o número de toxinas de origem vegetal. Muitas delas não são voláteis. Os taninos, moléculas que causam a sensação de secura e aspereza na boca que temos quando bebemos chá e vinho tinto, são antigas toxinas não voláteis; entre as mais novas incluem-se alcaloides amargos, como o curare, a estricnina e a nicotina, e moléculas que liberam cianeto.

As defesas voláteis, no entanto, oferecem a vantagem de deslocar-se pelo ar como mísseis, sendo detectadas pelos sistemas sensoriais dos animais a distância até em quantidades mínimas, possivelmente detendo potenciais predadores antes que estes causem muitos danos. Pelo fato de muitos insetos usarem as moléculas voláteis para reconhecer seus próprios amigos e inimigos, as substâncias voláteis de origem vegetal que imitam seus sinais podem confundi-los e mandá-los na direção errada. Na verdade, a maior parte das moléculas voláteis emitidas por folhas e sementes, bem como pela madeira e pela casca das árvores, desempenha o papel de avisos ou armas que ajudam a defender as plantas contra animais e microrganismos que causam doenças. Os aromas de grama recém-cortada, hortelã e lavanda, baunilha e cravo, pinho, cedro e canela são emanações da guerra química!

A combinação entre a rigidez da lignina e as defesas químicas moleculares funcionou bem para as plantas terrestres. Nos oceanos, a maior parte da biomassa vegetal produzida a cada ano é consumida por animais, mas, na terra, menos de um quinto é ingerido. Nos oceanos, estima-se que o peso total dos animais seja trinta vezes maior que o dos vegetais; em terra, os vegetais são mil vezes mais pesados que os animais. Os aromas doces contribuem para essa diferença.

## Os desafios das plantas terrestres: o sexo e a flor

Um segundo grande desafio para as plantas imobilizadas em terra, que inspirou novos aromas: como fazer com que suas frágeis células reprodutivas chegassem a outras plantas da mesma espécie e se fundissem, de modo a fazer surgir a geração seguinte? Para as plantas aquáticas, bastava liberar pedacinhos de seu corpo nas águas ao redor, mas as células expostas ao ar rapidamente perdem umidade e morrem. Os primeiros musgos e samambaias, que cresciam em áreas inundadas, se viravam entregando seu esperma, seus óvulos e seus férteis esporos à água estagnada e a gotas de chuva e orvalho. As formas vegetais posteriores desenvolveram veículos blindados de transporte para os esporos e depois para as células espermáticas: as estruturas que chamamos de sementes e grãos de pólen. Graças a elas, e com a ajuda dos ventos, as nogueiras-do-Japão e as ancestrais das coníferas colonizaram as regiões mais secas e acabaram por dominar Pangeia, o continente que ia de um polo a outro do planeta. Depois, o Herói Carbono voltou a atenção para o óvulo e inventou a estrutura notável que chamamos de flor. Quando Pangeia se desagregou, as plantas com flores deram início à trajetória que as levou a dominar o reino vegetal e dar sua contribuição especial aos aromas da Terra.

A característica essencial da flor é o *ovário*, um invólucro de tecido vegetal que envolve os óvulos e as sementes que eles formam depois de fertilizados. Enquanto as coníferas e as cicadáceas protegem os óvulos nas fendas de seus cones rígidos, os ovários das flores, por sua vez, ficam expostos e não são enrijecidos. Eles deram às plantas uma nova plataforma reprodutiva que elas puderam então moldar e preencher de acessórios, explorando assim novos modos de combinação de genes de diferentes genitores.

De acordo com nossa compreensão, são as estruturas acessórias que definem a flor, sobretudo as pétalas, cujo nome vem de uma antiga raiz que significa "espalhar-se, estender-se". As pétalas são um agrupamento de lâminas semelhantes a folhas que recobrem a flor enquanto ela amadurece e depois se abrem para revelar os delicados estames (que trazem em si o pólen), hastes chamadas estigmas que recebem o pólen e o transmitem aos óvulos dentro do ovário – e às superfícies interiores das próprias pétalas, que muitas vezes têm belas cores, formatos e aromas. Essas características visuais e olfativas que exercem tanta atração sobre nosso sentido da beleza têm uma função muito prática. Elas recrutam agentes especiais que levam o pólen de planta para planta de modo muito mais eficiente e seletivo do que o vento e a água.

Esses agentes eram, na maioria, insetos, que já voavam sobre a Terra desde a era das primeiras plantas com sementes. Os primeiros insetos polinizadores podem ter sido besouros e moscas; depois, enquanto Pangeia se desagregava, os antepassados das modernas mariposas e borboletas e, por fim, as primeiras abelhas. Padrões visuais e moléculas voláteis servem para chamar a atenção dos insetos quando eles ainda estão longe da flor. Esses padrões também os ajudam a seguir na direção da flor e a reconhecê-la como fonte confiável de néctar doce, o principal estímulo para sua visita e para o posterior transporte de alguns grãos de pólen consigo. Há muitas variações sobre o tema de recorrer a insetos como intermediários, e muitas plantas que produzem flores – sobretudo as gramíneas – ainda usam o vento, por isso, não são muito vistosas nem perfumadas. No entanto, a plataforma floral abre o acesso dos vegetais ao maior grupo de animais do planeta – há cerca de 3 milhões de espécies de insetos – e, com isso, a uma capacidade sem precedentes de explorar novas parcerias e estratégias reprodutivas.

Os resultados dessa exploração são impressionantes. Existem hoje cerca de mil espécies de coníferas (e suas parentes próximas) que não produzem flores, em comparação com as 250 mil espécies de plantas com flores. Os aromas das flores são doces e fascinantes; vamos tratar de algumas dezenas deles no capítulo 10.

## Os desafios das plantas terrestres: a prole e os frutos

Um terceiro problema a ser resolvido pelas plantas terrestres: como liberar sua progênie para colonizar o mundo? As plantas aquáticas não têm esse problema; as células reprodutivas das algas se unem nas águas ao redor de suas genitoras e se desenvolvem independentemente delas. No entanto, os embriões das plantas terrestres se desenvolvem ainda firmemente ligados às suas genitoras, que tampouco se movem. Caso as sementes simplesmente se soltassem e caíssem no chão ao amadurecer, competiriam umas com as outras e com a própria genitora pelo mesmo pedacinho de solo. Por isso, as plantas terrestres desenvolveram vários sistemas de transporte das sementes para ajudar sua prole a sair de casa. As plantas floríferas foram especialmente inventivas nesse quesito. Algumas desenvolveram uma lã levada pelo vento; outras, rebarbas que se prendem aos pelos dos animais e às meias dos seres humanos. Outras ainda aproveitam a animalidade em todos os seus aspectos, ou seja, a mobilidade *mais* a sensibilidade *e* a fome: envolvem suas sementes em massas vistosas e nutritivas que os animais podem detectar, levar consigo e consumir. Essas massas são as frutas carnosas, de longe os alimentos mais saborosos do mundo natural, graças aos deliciosos açúcares, ácidos e moléculas voláteis aromáticas de que são dotados.

Os botânicos definem como fruto qualquer estrutura derivada do ovário de uma planta florífera que carregue consigo sementes – incluindo-se aí a paina e os carrapichos, os frutos secos dentro de suas cascas e os grãos do trigo e do milho. Os frutos carnosos – a que damos o nome de *frutos* ou *frutas* na linguagem cotidiana, e assim serão chamados também neste livro – se tornaram envoltórios particularmente populares para as sementes depois do surgimento relativamente recente das aves e dos mamíferos. Enquanto suas sementes ainda não estão maduras, os frutos que buscam atrair esses animais tendem a ter gosto agressivo e aparência pouco vistosa, verde como a da folhagem circundante. Quando as sementes chegam à maturidade, os frutos amadurecem, mudam de cor, passam a emitir moléculas voláteis e tornam-se macios e doces por dentro, sendo atraídos pelos animais da região. Em seu maior grau de eficácia, esse sistema induz os animais a consumir a polpa do fruto sem danificar as sementes; as que são engolidas intactas têm o benefício de serem depositadas junto a uma nutritiva pilha de estrume.

As plantas desenvolveram aromas florais para firmar relações de polinização com os insetos e aromas frutados para estabelecer arranjos de dispersão de sementes com animais maiores – entre eles, nossos antepassados. "Floral" e "frutado" são duas categorias amplas de descrição dos aromas, e existe certa sobreposição entre elas, mas a distinção tem raiz biológica e é útil. Os aromas florais não têm, para nós, nenhum significado biológico imediato. Os aromas e sabores das frutas, por outro lado, constituem nosso paradigma original para a riqueza sensorial dos alimentos, para a própria noção de algo delicioso, e, portanto, para nossas próprias possibilidades de criação de pratos deliciosos. Falaremos muito mais sobre flores, frutas e culinária em capítulos posteriores.

## Flores voadoras e especiarias rasteiras

Você se lembra da dona Brazi, a cozinheira amazônica mencionada por Alex Atala, que achava que o gengibre e o capim-limão asiáticos tinham gosto de formiga? Para quem faz compras no supermercado, a lógica de sua comparação parece incongruente. No entanto, abstraia por um instante sua experiência pessoal e se pergunte se o ponto de referência devem ser as formigas ou as plantas. No fim, parece que a perspectiva da dona Brazi é mais fiel à relação primordial entre plantas e insetos. É muito possível que os insetos tenham sido os primeiros a criar moléculas voláteis com aromas picantes, florais e frutados, muito antes de as gramíneas, os limões ou o gengibre existirem. No mínimo, os insetos estimularam as plantas a criar boa parte das moléculas voláteis que produzem, e merecem parte do crédito pelos prazeres que seus aromas proporcionam.

Os insetos descendem de criaturas semelhantes ao camarão, que foram os primeiros animais a sair das águas e aventurar-se em terra firme. Quando fizeram isso, esses pioneiros e as plantas que os precederam tiveram de se adaptar à presença uns dos outros. Todos eles desenvolveram sistemas de sinais transmitidos pelo ar para comunicar-se entre si e com os membros da própria espécie.

As plantas imóveis, particularmente, tiveram de desenvolver estratégias que desencorajassem os animais de tentar comê-las. Elas podiam fazer isso, como de fato fizeram, por meio de moléculas francamente tóxicas, tanto voláteis quanto não voláteis. Mas, para evitar a primeira mordida, também podiam emular o sinal de alarme ou as moléculas voláteis repelentes das próprias pragas para confundi-las, ou ainda substâncias voláteis que atraíssem outros animais para se alimentar da espécie daninha. Assim, as primeiras plantas que conseguiram atrair a companhia de animais podem ter adquirido uma vantagem competitiva. Os musgos e as hepáticas, seus descendentes atuais, são prolíficos produtores de substâncias voláteis, capazes de sintetizar membros de todas as principais famílias de moléculas voláteis de origem vegetal. Algumas delas atraem minúsculos "microartrópodes", colêmbolos e ácaros, que são parentes próximos dos insetos e cuja presença parece facilitar a transferência de células reprodutivas de uma planta a outra. Parece familiar? Trata-se de uma versão primitiva da polinização por insetos, que talvez preceda em centenas de milhões de anos a evolução das flores.

O biólogo austríaco Florian Schiestl estudou quais linhagens de plantas e insetos são capazes de fabricar que tipo de moléculas voláteis, e aventou a hipótese de que "as plantas usam a própria linguagem química dos insetos para influenciar o comportamento deles". Os indícios mais claros nesse sentido são encontrados nas flores e nos insetos especializados em polinizá-las. Os antepassados das mariposas e das borboletas desenvolveram os mecanismos químicos necessários para fabricar substâncias voláteis características das flores, chamadas benzenoides, muito antes das próprias plantas floríferas. (Os humildes colêmbolos, que se arrastam entre os musgos, também produzem benzenoides.) Não é tão charmoso, mas alguns parentes do filodendro e da dieffenbachia emitem as mesmas moléculas voláteis que atraem besouros e moscas para o estrume e a carniça a fim de usá-los como polinizadores e até dispersores de sementes (ver p. 223).

Com esses notáveis relacionamentos em mente, volte agora ao capítulo 5 para contemplar o rol de aromas dos insetos – malcheirosos e com cheiro de bolor, mas também herbáceos, frutados, florais – e sobretudo a descrição que Fritz Müller faz da borboleta aromática brasileira. Flores voadoras e especiarias que se arrastam pelo chão da selva amazônica: belos emblemas da autoria compartilhada das delícias voláteis do mundo vegetal.

## Para se familiarizar com as substâncias voláteis das plantas: aromas e associações

No capítulo seguinte, vamos apresentar uma seleção de moléculas voláteis que as plantas fabricam para sobreviver em um planeta repleto de predadores e parceiros em potencial. Os cientistas isolaram milhares de substâncias voláteis de origem vegetal, embora apenas algumas dezenas sejam responsáveis pela maioria dos aromas que somos capazes de reconhecer. Algumas dezenas ainda é um bom número de moléculas e aromas, embora se enquadrem em um punhado de famílias características cujos membros apresentam certas semelhanças entre si.

Você já deve ter reparado que, ao atribuirmos qualidades aromáticas particulares a determinadas moléculas, a maioria se caracteriza por mais de um aroma. E, com bastante frequência, esses vários aromas não são meras variações ínfimas de um único aroma básico; podem ser muito diferentes. O octanol, álcool de oito carbonos, por exemplo, carrega consigo aromas de laranja, cogumelo e melão. Do mesmo modo, uma única qualidade aromática pode ser aplicada a várias moléculas diferentes, como é o caso do cheiro de melão, detectável no octanol, nonenol e nonenal. Não se preocupe: a confusão faz parte da própria natureza das plantas e do modo como percebemos os aromas. As plantas reúnem inúmeras moléculas voláteis em sua madeira, suas folhas, flores e frutos, pois isso é fácil para elas. O aroma de um item em particular é composto de muitas moléculas voláteis diferentes, das quais talvez uma ou duas dúzias predominem. Isso significa que diversas moléculas podem nos lembrar de um mesmo elemento. No que se refere a nós, encontramos muitas das mesmas moléculas em plantas diferentes; por isso, uma única molécula pode nos lembrar de várias plantas. Na verdade, essa é uma das formas interessantes de prestar atenção aos sabores. Quando o fazemos, percebemos ecos e rimas em diferentes elementos.

Em qualquer percepção de aromas há um elemento subjetivo envolvido: as pessoas têm sensibilidades diferentes a estas ou àquelas moléculas e as associam a fontes diversas. Com exceção dos profissionais que lidam com perfumaria e aromatizantes, pouca gente já teve oportunidade de sentir o cheiro de amostras puras das moléculas que vamos abordar. Para fornecer a caracterização ampla das moléculas nas tabelas a seguir, segui o perflavory.com, um excelente banco de dados *on-line* que lista as qualidades aromáticas relatadas na literatura profissional sobre fragrâncias e sabores.

## Aromas "químicos" em materiais naturais

A maioria das moléculas voláteis de origem vegetal que esmiuçaremos nos traz à mente suas fontes vegetais conhecidas, e muitas vezes elas têm nomes que remetem a essas fontes. A vanilina, por exemplo, é a principal molécula volátil da baunilha; o mentol, da menta; o timol, do tomilho; o eucaliptol, das folhas de eucalipto – e essas substâncias cheiram, respectivamente, a baunilha, menta, tomilho e eucalipto. No entanto, algumas substâncias voláteis vegetais – entre as quais o timol e o eucaliptol – têm um aroma que pode nos lembrar de fontes "químicas" ou "medicinais" menos agradáveis – produtos de uso doméstico e industrial, como terebintina, tíner, desinfetantes e repelentes de insetos; e produtos usados no asseio pessoal, como antissépticos, enxaguantes bucais e pomadas analgésicas.

Essas associações têm uma boa razão de ser: nós, seres humanos, usamos as substâncias voláteis de origem vegetal das mais diversas maneiras, e o fazemos desde uma época em que nem sequer havia registros históricos. Acima de tudo, as plantas ricas em substâncias voláteis ajudam a repelir ou matar microrganismos, insetos, roedores e outras pragas, que de outro modo infestariam nossas casas, armazéns e corpos. Pense, por exemplo, no hábito de guardar roupas em baús de cedro, o qual repele as traças. Mais eficazes ainda que as próprias plantas são os extratos concentrados de suas substâncias voláteis. Plínio, escritor romano, conta que os egípcios extraíam as substâncias voláteis do cedro fervendo a madeira e coletando o "óleo" que fluía dela, uma versão do que hoje chamamos de terebintina. Há 3 mil anos, os egípcios usavam óleo de cedro nos processos de mumificação pelos quais os corpos de seres humanos e animais eram preservados da putrefação e de pragas (e, dois milênios antes disso, usavam resinas puras extraídas de árvores). Em algum momento, as propriedades oleosas da terebintina fizeram com que a humanidade passasse a usá-la como o primeiro solvente eficaz de materiais gordurosos e alcatroados. A terebintina de pinheiro acabou se tornando um ingrediente padrão em produtos de limpeza de todo tipo – aos quais também empresta um aroma de pinho que acabou se tornando sinônimo de limpeza.

O volátil óleo de eucalipto surgiu muito tempo depois. Começou a ser produzido em escala industrial na Austrália, por volta de 1850, mas desde então vem sendo usado como antisséptico e repelente de insetos. Por volta de 1880, um médico de St. Louis, nos Estados Unidos, misturou óleo de eucalipto com álcool e óleos voláteis de hortelã, gualtéria e tomilho para fazer um antisséptico de uso geral que acabou se tornando o primeiro enxaguante bucal a ser comercializado (ver p. 110). Até hoje, os fabricantes costumam usar as principais moléculas voláteis desses óleos – eucaliptol, mentol, salicilato de metila e timol – para formular uma grande variedade de produtos de limpeza e higiene pessoal.

Ou seja, certas moléculas voláteis de origem vegetal de fato têm cheiro de solventes, produtos de limpeza e remédios industrializados. Hoje em dia, a maioria das pessoas tende a se deparar com essas moléculas pela primeira vez em banheiros, hospitais ou *shopping centers*, não nos bosques e jardins onde a humanidade as encontrou e cultivou inicialmente. Sentir o cheiro da planta no produto e do produto na planta nos faz lembrar de que essas moléculas foram inventadas pelas próprias plantas há muito tempo, desempenham papel de destaque na vida vegetal e constituem um legado do qual nos aproveitamos até hoje, ainda que nós mesmos já as produzamos hoje em dia.

## Qualidades voláteis não olfativas: resfriante, calefaciente, irritante, suavizante

As substâncias voláteis das plantas estão entre os melhores agentes antimicrobianos que temos à nossa disposição, mas há outro motivo pelo qual as usamos nos remédios, e que nos fascina por ser paradoxal. Assim como as plantas atacam os microrganismos, também podem nos atacar. Ou seja, nós também somos criaturas das quais as plantas se defendem. Por outro lado, dispomos de diversos sistemas orgânicos que nos alertam para a presença de substâncias potencialmente tóxicas, e nossos receptores olfativos no nariz são apenas um desses sistemas. Os outros se distribuem mais largamente pelas superfícies expostas do nosso corpo – a pele, os olhos, a mucosa da boca e do nariz e os tubos que levam ao pulmão e enviam ao cérebro sinais que se apresentam para nós na forma de sensações de irritação, dor, pressão física, calor e frio. Ou seja, os aromas de algumas substâncias voláteis de origem vegetal são acompanhados de sensações não olfativas que também se tornam partes importantes de nossa experiência junto a elas. E, como a medicina popular reconhece há milhares de anos, esses sinais de alerta em resposta a potenciais toxinas podem ser benéficos para nós.

Dentre as moléculas voláteis cujos predicados vão além do aroma, as mais conhecidas são as que encontramos em remédios para aliviar a tosse e a dor. O mentol, molécula volátil característica da hortelã-pimenta, cria a sensação de frio, e já se demonstrou que reduz a tosse e dá a impressão de que as vias aéreas estão mais abertas. A cânfora, uma substância volátil encontrada em diversas árvores e ervas, cria a sensação de calor e até de irritação, mas, quando aplicada na pele em forma de unguento, essas sensações ajudam a aliviar as dores musculares. O eucaliptol, o timol e o salicilato de metila têm efeito semelhante, não só na pele, mas também no nariz e nas vias aéreas. Por isso, quando os químicos dos sabores e dos perfumes descrevem as qualidades sensoriais de substâncias como o mentol e a cânfora, costumam suplementar a descrição adicionando sensações como resfriante, calefaciente, irritante, estimulante e suavizante.

O fenômeno que ocorre quando substâncias químicas de origem vegetal desencadeiam sensações relacionadas não só a aromas e sabores é chamado de *quimiostesia* – o sufixo *estesia* vem da palavra grega que significa "sensação". O fenômeno ainda não é bem compreendido, mas, visto que a dor é um dos problemas centrais da medicina, ele é tema de muitas pesquisas. A esse respeito, é importante notar que as mesmas moléculas da pele que detectam as moléculas voláteis das plantas detectam mudanças incomuns de temperatura ou de pressão física – contato físico –, bem como danos sofridos pelas células ao redor. Quando esses detectores multifuncionais são ativados, eles ativam sensações que nos dão ciência de alguma mudança significativa. O sinal pode ser ambíguo – ou o ar está mais frio ou simplesmente inalamos mentol –, mas, de todo modo, somos convidados a prestar mais atenção ao movimento do ar por nosso nariz e vias aéreas.

Os efeitos suavizantes e analgésicos das substâncias voláteis de origem vegetal parecem encerrar dois aspectos principais. O primeiro é que, ao mesmo tempo que certas substâncias ativam detectores específicos, elas podem sobrecarregá-los e, assim, desativá-los, ou bloquear o funcionamento de outros detectores totalmente diferentes. O segundo é que os muitos sistemas de detecção influenciam uns aos outros, de modo que um sistema pode ativar outros ou impedir que esses outros sejam ativados. As substâncias cujos efeitos quimiostéticos são mais perceptíveis acabaram por desenvolver uma notável eficácia na ativação de determinados detectores e sistemas, e algumas ajudam a mascarar ou reduzir o desconforto causado por um ferimento ou doença. Assim, há muito tempo, as pomadas que amenizam as dores musculares são produzidas com cânfora, eucaliptol, mentol, timol e outros ativadores de detectores.

Nas tabelas de moléculas voláteis de origem vegetal a seguir, incluímos alguns efeitos quimiostéticos que os perfumistas e especialistas em sabores atribuem a essas moléculas especiais. No entanto, eles não devem ser compreendidos de maneira absoluta ou demasiado literal. Por exemplo, os cientistas demonstraram que a cânfora ativa o mesmo detector que é ativado pela capsaicina, a molécula não volátil das pimentas do gênero *Capsicum* que nos dão sensação de "quentura" quando as colocamos na boca. Mesmo assim, alguns especialistas em fragrâncias descrevem a cânfora como resfriante. Dado o que sabemos sobre a complexidade dos sistemas de detecção, não surpreende que nossas sensações e percepções sejam, às vezes, ambíguas. Para o explorador de cheiros, a presença desses termos não olfativos, quimiostéticos, deve ser apenas sugestiva e servir de alerta geral: essa molécula fará com que você sinta o seu hálito. Lembre-se também de que os termos são aplicados a substâncias únicas, embora emitidas pelas plantas como elementos de misturas ricas. Quando as encontramos no mundo, podemos perceber ou não essas qualidades de calor ou frescor. Quando as percebemos, captamos uma pista de sua atuação de modo mais claro ou mais forte nos medicamentos dos quais constituem a base.

## A doçura das plantas e suas armas químicas

Minha primeira experiência com uma molécula volátil de origem vegetal em sua forma pura ocorreu há quase trinta anos, quando encomendei uma amostra de timol, a principal molécula volátil do tomilho, de uma empresa de produtos químicos. Ela veio em um frasquinho acondicionado dentro de uma lata de metal de tampa hermética, com um rótulo no qual um grande X preto se destacava sobre o fundo laranja-avermelhado e os seguintes avisos:

NOCIVO SE INALADO, ENGOLIDO OU EM CASO DE CONTATO COM A PELE
IRRITANTE PARA OS OLHOS, O SISTEMA RESPIRATÓRIO E A PELE
USAR EQUIPAMENTO DE PROTEÇÃO

No entanto, o que mais fazemos com o tomilho e outras ervas e especiarias senão manipulá-las, inalá-las e engoli-las? Nada poderia ter tornado mais clara a natureza defensiva das substâncias voláteis de origem vegetal e nossa paradoxal relação com elas: muitas dessas substâncias são materiais nocivos, mas nós as apreciamos e usamos para aromatizar os nossos alimentos e até para nos perfumar.

Por que essas armas não nos machucam e não nos espantam? Em parte, porque as encontramos em doses mínimas, na forma de bafejos no ar ou sabores no alimento, e não aos grandes bocados, como ocorreria com uma cabra ou um inseto. Quando cozinhamos ou formulamos perfumes, imitamos as frutas maduras, que misturam e diluem muitas moléculas voláteis de modo que sirvam principalmente como sinais, não como armas. Se você mastigar um ramo de tomilho recheado de timol, certamente sentirá a dor. Mas é claro que mesmo a dor nem sempre tem efeito repelente; muita gente gosta de pimenta-do-reino e das pimentas do gênero *Capsicum* exatamente porque provocam dor. E essa é outra parte da história: nossos sistemas sensoriais existem para serem estimulados, e, quando não estamos em alerta para algum perigo, a presença de sensações fortes ou complexas pode ser mais envolvente e agradável do que sua ausência.

Outra possível razão para considerarmos agradáveis os aromas das substâncias voláteis de origem vegetal reside no fato de elas serem simplesmente diferentes das substâncias voláteis comumente emitidas por microrganismos e animais. Ao contrário desses subprodutos do metabolismo – compostos pequenos, casuais e malcheirosos –, os produtos voláteis do reino vegetal são, em geral, moléculas maiores, com seis a quinze carbonos de comprimento, construídas ativamente pelos sintetizadores químicos mais prolíficos do planeta. Não são sinais de consumo e esgotamento, mas de inventividade e crescimento. Essa ideia talvez seja corroborada por estudos feitos no Instituto Weizmann, em Israel, e na Universidade Rockefeller, em Nova York, onde os pesquisadores investigaram as percepção das qualidades das moléculas voláteis pedindo que as pessoas cheirassem um grande número delas, uma a uma, e descrevessem com que seu aroma se parecia. Quanto maior a molécula, mais os participantes dos estudos tendiam a descrever seu aroma como agradável.

Boa parte das substâncias voláteis vegetais que conheceremos têm uma qualidade agradável e suave que será identificada pelo termo *doce*, a exemplo do que fez John Milton ao descrever as árvores e as flores do Éden como uma "selva de doçuras" (*a wilderness of sweets*). Hoje em dia, a palavra *doce* se refere sobretudo ao sabor do açúcar, não a um aroma, e muitos cientistas dos sabores consideram sua aplicação aos aromas um erro de terminologia derivado da associação de certos aromas com o sabor doce. No entanto, desde seus primeiros usos no inglês antigo, a palavra *sweet* significava "agradável", tendo sido aplicada não somente aos doces comestíveis como também a praticamente qualquer coisa no mundo que fosse agradável de algum modo: paisagens, sons, pessoas, personalidades, circunstâncias. O primeiro verso dos *Contos de Cantuária*, de Chaucer, fala das doces chuvaradas de abril, e há dezenas de outras ocorrências em Shakespeare, além da que se refere à famosa rosa de Romeu. Hoje em dia, os especialistas em fragrâncias e sabores aplicam rotineiramente essa palavra a moléculas únicas. No banco de dados perflavory.com, centenas de moléculas diferentes são descritas como doces.

O reino vegetal é uma rica fonte de sensações, doçura e significado, e tudo isso nasce de suas cadeias e anéis carbônicos, alguns de nossos melhores amigos no mundo das moléculas. É hora de conhecê-los.

Capítulo 8

# FAMÍLIAS VOLÁTEIS DOS VEGETAIS: VERDE, FRUTADO, FLORAL, PICANTE

> As primeiras maçãs começam a amadurecer em primeiro de agosto, mas creio que nenhuma delas é tão boa de comer quanto todas são de cheirar. Para perfumar o lenço, uma delas vale mais que qualquer perfume vendido nas lojas. A fragrância de certas frutas, como a das flores, não deve ser esquecida. Uma maçã nodosa que recolho do chão em meu caminho me lembra, por sua fragrância, de toda a riqueza de Pomona. [...]
> 
> Assim, em todos os produtos da natureza há uma certa qualidade volátil e etérea que representa o seu mais elevado valor e que não pode ser vulgarizada, comprada ou vendida. Nenhum mortal jamais provou o sabor perfeito de qualquer fruta, e somente os divinos entre os homens começam a provar suas qualidades ambrosíacas. Ora, o néctar e a ambrosia são apenas aqueles refinados sabores de toda fruta terrena que nosso grosseiro paladar não consegue perceber – assim como, sem saber, estamos agora mesmo no céu dos deuses.
> 
> Henry David Thoreau, "Wild Apples", 1862.

Enquanto o poeta inglês John Milton imaginou o Éden como um paraíso perdido de aromas exóticos, o ensaísta americano Henry David Thoreau encontrou o aroma do céu no aqui e agora de todos os dias, em maçãs caídas à beira da estrada. Para Thoreau, os aromas de frutos e flores são os mais refinados prazeres terrenos, as fontes de quaisquer ideias que possamos ter sobre o paraíso ou o céu. Sua maçã nodosa dá uma dica oportuna para o explorador de cheiros: há muito a ser saboreado nas coisas mais simples.

Foi na época de Thoreau que as primeiras moléculas específicas da ambrosia terrena foram identificadas por químicos na Alemanha e na Inglaterra. Essas primeiras descobertas, assim como os milhares de outras desde então, tornaram-se as bases de um lucrativo ramo da química industrial e dos aromas sintéticos de alimentos e fragrâncias manufaturados – comprados, vendidos e vulgarizados apesar do idealismo de Thoreau. É em grande parte graças a esse ramo da indústria que hoje sabemos tanto a respeito das moléculas voláteis do reino vegetal, desde os musgos mais discretos até as gigantescas sequoias. Usando esse corpo de conhecimentos para informar nossa experiência das plantas que vivem ao nosso redor e que apreciamos em comidas, bebidas e perfumes, podemos nos dedicar à atividade implicitamente sugerida por Thoreau: a de cultivar nosso paladar e valorizar o nosso paraíso terreno.

Neste capítulo, descreveremos as principais famílias de moléculas voláteis vegetais e como são produzidas. Depois, apresentaremos membros específicos de cada família que tenham presença destacada no osmocosmo e nos capítulos seguintes. Em breves pinceladas, vamos explorar seus nomes, suas qualidades aromáticas e alguns objetos e materiais para os quais contribuem.

Não é informação demais para um explorador de cheiros, mas é muita informação concentrada em poucas páginas – mais do que qualquer pessoa será capaz de absorver em uma leitura corrida e sequencial. Sugiro que, antes de tudo, você folheie estas páginas para ter uma ideia geral das famílias e das qualidades partilhadas por seus membros – alguns "verdes", outros picantes, outros frutados, outros ainda "exóticos". Depois, procure algumas qualidades ou objetos específicos que o interessem e repare no nome das moléculas envolvidas. Não se preocupe em memorizar os nomes químicos de cada um. No entanto, à medida que for lendo os capítulos posteriores e desenvolvendo curiosidade a respeito de determinadas moléculas, lembre-se de que poderá encontrá-las neste capítulo. Volte sempre que quiser ser reapresentado a uma delas.

## As rodovias do metabolismo vegetal

Vamos começar com uma visão global de como as moléculas voláteis entram no metabolismo geral da planta. As plantas retiram sua energia do Sol, e os materiais de que são feitas, do solo e do ar. O solo fornece água e minerais, entre os quais o nitrogênio e o enxofre que as plantas usam para criar seus mecanismos proteicos. O ar fornece dióxido de carbono para a construção de cadeias carbônicas e oxigênio para dar eficiência ao processo. Pelo fato de as plantas não terem o sistema digestório anaeróbio e os mecanismos musculares que emprestam odores incidentais aos corpos dos animais, suas substâncias voláteis e seus aromas são dominados pelas moléculas que elas fabricam para fins especificamente aromáticos.

Uma planta dispõe de alguns sistemas básicos para construir e manter a si mesma. Podemos entendê-los como as rodovias do metabolismo vegetal, as rotas principais pelas quais as muitas formas do Herói Carbono viajam a fim de transformar o solo, o ar e o Sol nos materiais que definem as plantas. O gráfico a seguir mostra essas rodovias metabólicas de forma esquemática. Vamos dar uma olhada rápida nesse mapa geral.

A flecha vertical no centro representa o processo que define a fotossíntese, no qual as plantas organizam átomos isolados de carbono, obtidos do dióxido de carbono do ar, para formar moléculas de açúcar com seis carbonos e seis oxigênios. Esses açúcares são a matéria-prima com a qual a planta constrói a maior parte de suas inumeráveis cadeias e anéis de carbono. É por isso que os açúcares ocupam o centro do diagrama.

Irradiam-se a partir do açúcar as linhas que representam as estradas do metabolismo vegetal. Cada uma delas representa muitas reações bioquímicas diferentes, que aos poucos transformam os açúcares que resultam da fotossíntese nos vários materiais de destino que compõem a planta viva. Vamos agrupar esses materiais essenciais em quatro tipos básicos: pigmentos que coletam luz, suportes estruturais, invólucros protetores e os mecanismos ativos que mantêm em funcionamento as células e a planta como um todo.

**RODOVIAS METABÓLICAS DAS PLANTAS**

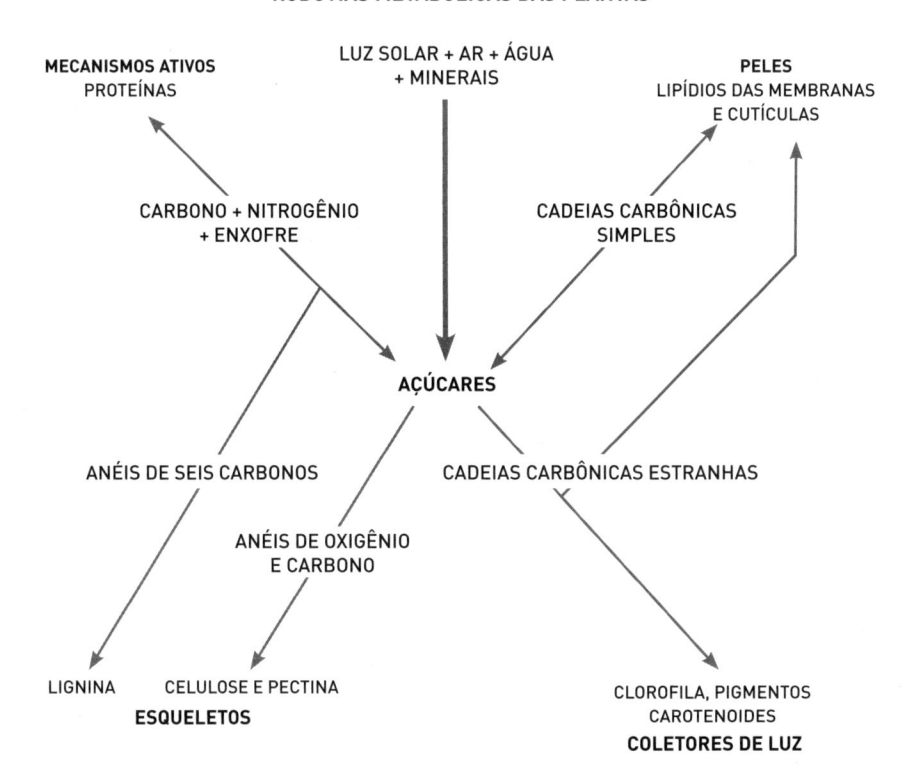

```
MECANISMOS ATIVOS        LUZ SOLAR + AR + ÁGUA            PELES
   PROTEÍNAS                  + MINERAIS          LIPÍDIOS DAS MEMBRANAS
         ↑                         │                    E CUTÍCULAS
         │                         │                         ↑
         │                         │                         │
   CARBONO + NITROGÊNIO            │         CADEIAS CARBÔNICAS
       + ENXOFRE                   │              SIMPLES
              ↖                    │              ↗
                              ↓    ↓    ↓
                                AÇÚCARES
                              ↙    │    ↘
         ANÉIS DE SEIS CARBONOS    │   CADEIAS CARBÔNICAS ESTRANHAS
                        ↘    ANÉIS DE OXIGÊNIO    ↘
                              E CARBONO
                          ↙        ↓                         ↘
            LIGNINA    CELULOSE E PECTINA          CLOROFILA, PIGMENTOS
                         ESQUELETOS                    CAROTENOIDES
                                                     COLETORES DE LUZ
```

Começaremos com a rodovia que corre à direita, em cima. Ela conduz às **peles** da planta, ou seja, aos invólucros que envolvem as células individuais, separando-as umas das outras, e revestem a planta inteira, isolando-a de seu ambiente. Ambos os conjuntos de moléculas são lipídios, que estão entre as estruturas carbônicas mais simples: cadeias contendo ocasionalmente um ou dois átomos de oxigênio e, portanto, uma fonte comum do *kit* básico de moléculas voláteis da vida. As cadeias carbônicas simples não se misturam bem com água (ver p. 13), o que faz delas um material ideal para isolar células aquosas umas das outras e proteger organismos inteiros contra as chuvas e os ventos ressecantes. Quando se combinam para formar os materiais que chamamos de óleos e gorduras, elas também são uma fonte eficiente de energia química armazenada.

Voltemos agora à Central do Açúcar e sigamos a rodovia que conduz para o lado de baixo, à direita. Os átomos de carbono que tomam esse rumo estão destinados a se tornar ou moléculas acessórias dos invólucros ou **coletores de luz**, as moléculas pigmentares envolvidas na fotossíntese. As moléculas verdes de clorofila capturam uma parte da energia contida na luz do Sol, ao passo que os carotenoides e as xantofilas absorvem e dissipam o excesso de energia luminosa, que poderia danificar os mecanismos da clorofila. Essas moléculas, mais complexas que as peles, ainda são, em essência, cadeias carbônicas longas, mas possuem dobras e torções.

De volta à Central do Açúcar e rumando para o lado de baixo, à esquerda: os átomos de carbono que viajam por essa rodovia estão destinados a formar **esqueletos**, os apoios estruturais que dão às células vegetais e às plantas inteiras a força mecânica de que precisam para resistir ao poder da gravidade e do vento. Um ramo produz celulose e pectina, longos filamentos de moléculas de açúcar, que geralmente chamamos de "fibra" e que a planta deposita em suas paredes celulares para fazê-las aderir umas às outras. O outro ramo produz a resistente lignina, uma massa indefinidamente expansível de anéis de seis carbonos especialmente rígidos, que reveste o sistema circulatório interno da planta ligando a celulose à pectina para formar a madeira.

A última rodovia da Central do Açúcar, que ruma para a esquerda, no alto, é o caminho que os átomos de carbono percorrem para se transformar primeiro em aminoácidos e, depois, em proteínas, que são os **mecanismos ativos** responsáveis pelo trabalho de montar e decompor as moléculas da planta. É nessa rodovia que o carbono ganha a companhia de átomos de nitrogênio e, às vezes, de enxofre, os dois elementos que contribuem para o mau cheiro do corpo dos animais, ricos em proteínas.

E as moléculas voláteis? A maioria delas é produzida em desvios que saem das principais rodovias. À medida que os açúcares viajam para cá e para lá, sendo modificados átomo por átomo e etapa por etapa, algumas estruturas intermediárias são encaminhadas para linhas de montagem secundárias que produzem diferentes conjuntos de moléculas, menos essenciais que os materiais encontrados no fim das rodovias, mas úteis mesmo assim. É nessas vias secundárias que o Herói Carbono adquire especial liberdade para experimentar variações e estruturas inéditas sem comprometer o funcionamento básico da planta, chegando a produzir muitos milhares de moléculas pequenas. Essa flexibilidade ajuda as plantas a fazerem os ajustes especiais necessários para sua sobrevivência nos mais diversos ambientes. Os aromas que distinguem as diferentes plantas nasceram da seleção gradual de moléculas voláteis que beneficiaram suas ancestrais.

## Vias secundárias voláteis

Vamos completar o mapa das rodovias metabólicas, sobrepondo a elas as vias secundárias que produzem moléculas voláteis e aromas significativos. Para começar, tomemos a rodovia do alto, à direita, que leva às peles das plantas e das células. Na verdade, nós tivemos uma amostra da primeira via secundária no capítulo 3: encontram-se nelas cadeias carbônicas simples do *kit* básico da vida, os álcoois e os aldeídos de cadeia curta. Observe as tabelas das páginas 166-167. Você encontrará nelas os aromas de grama cortada, pepino e melão, frutos que partilham dessa qualidade fresca. Mais à frente, na mesma rodovia, saem desvios que produzem dois conjuntos diferentes de aromas frutados: pêssego e coco e, depois, maçã, pera, morango e banana. Depois, chega por fim uma curva floral, um bafejo de jasmim.

Já temos uma deliciosa gama de aromas – e só exploramos um canto do mapa!

Voltemos agora à Central do Açúcar e tomemos a rodovia que vai para a parte de baixo, à direita, rumo às clorofilas fotoabsorventes e aos pigmentos carotenoides. A primeira saída à esquerda é um ramo que leva aos lipídios vegetais, aparentados do colesterol e dos hormônios esteroides dos animais. Nessa região você verá uma via secundária que inclui aromas amadeirados e picantes, bem como o de toranja. Volte à rodovia principal; a próxima via secundária passa pelo pinho e pelo eucalipto, por hortelã e tomilho, limão e rosa: um leque que vai do herbáceo ao cítrico e ao inebriante! Por fim, ao passar pelos pigmentos, temos alguns de seus fragmentos: os aromas florais intensos e exóticos de violeta e açafrão.

Voltando mais uma vez à Central do Açúcar, partamos agora para a rodovia do alto, à esquerda; ao longo do caminho, aminoácidos são formados para servir de elementos construtivos para as proteínas que se encontram no fim do trajeto. Você se lembra de como os animais, ricos em proteínas, emitem desagradáveis produtos da decomposição das proteínas, contendo nitrogênio e enxofre? Pois as plantas usam os mesmos átomos para construir potentes substâncias voláteis de sua própria autoria. Uma via secundária exala aromas sulfúreos de alho e cebola; uma outra cheira a mostarda, raiz-forte e *wasabi*, compostos que contêm enxofre e nitrogênio. Mas esses são atípicos em sua agressividade. O que combina mais com as demais substâncias voláteis de origem vegetal são as vias secundárias, nas quais o nitrogênio contribui para a formação de aromas verdes e de hortaliças e de certos aromas característicos de frutas vermelhas e flores.

Tomemos agora o ramo que sai da rodovia das proteínas e conduz ao lado de baixo, à esquerda. Ele começa com um aminoácido específico em forma de anel, a fenilalanina, e conduz à lignina, material lenhoso de apoio feito principalmente de anéis de carbono. Logo no começo dessa via, o nitrogênio é removido da fenilalanina e permanecerá ausente de todas as saídas voláteis seguintes. Além de outro conjunto de aromas florais e frutados, esse caminho gera moléculas que definem algumas de nossas especiarias prediletas: canela, cravo, anis, baunilha.

Voltamos, por fim, à Central do Açúcar e à rodovia que conduz à celulose e à pectina, materiais estruturais que dão sustentação a todas as plantas, lenhosas ou não. Há nela uma saída que parece relativamente humilde e desinteressante, mas as substâncias voláteis que aí se produzem são fundamentais para duas das frutas mais saborosas que existem, o abacaxi e o morango – e uma das características notáveis dessas moléculas maravilhosas é que elas podem ser criadas pelo processo de cozimento dos alimentos, mesmo quando ele não envolve frutas! Vamos encontrá-las com frequência.

Ou seja, os aromas do mundo vegetal originam-se de famílias de moléculas semelhantes que são montadas nas vias secundárias do metabolismo das plantas. Agora que já contemplamos o panorama global de suas origens, vamos examinar mais de perto cada família e conhecer alguns de seus membros.

## Cadeias carbônicas simples: aldeídos e álcoois verdes e frescos

Vamos começar pela rodovia das peles e suas cadeias carbônicas retas e majoritariamente simples. Já encontramos várias delas no *kit* básico da vida. "Verde" e "fresco" são descrições incomuns para aromas. Vemos o verde com os olhos, e o frescor, sentimos na pele. Mas esses termos são usuais e apropriados para os aromas produzidos por álcoois e aldeídos de cadeia reta com seis a dez carbonos de comprimento. As cadeias de seis carbonos são chamadas **moléculas voláteis de folhas verdes** ou **VFVs**, pois são as moléculas emitidas pelas folhas vivas da maioria dos vegetais: assim, nós as associamos à cor verde e à vitalidade dessas folhas. As folhas velhas têm cor baça ou amarronzada, não emitem essas moléculas voláteis e têm um cheiro muito diferente, parecido com o de feno ou da matéria orgânica que se acumula no solo de uma floresta. Encontramos as moléculas voláteis de folhas verdes com frequência – na grama recém-cortada, num prado sob o sol de um dia de verão, em uma salada verde.

Apesar dessas associações agradáveis, para as próprias plantas as VFVs são sinais de dano e de perigo. Elas emitem essas moléculas para repelir ou envenenar os insetos e os microrganismos que as atacam e para desencadear a produção de defesas químicas nas suas folhas e até mesmo nas folhas de plantas vizinhas. A maioria das células vegetais vivas, especialmente as das folhas verdes, são envoltas em membranas feitas de cadeias carbônicas lipídicas. Nessas mesmas células, isoladas das membranas em compartimentos separados, há enzimas vegetais capazes de decompor os lipídios em pequenos fragmentos e oxidá-los. Quando o tecido das folhas se danifica e os compartimentos se rompem, as enzimas se misturam com as cadeias lipídicas e pequenos fragmentos voláteis começam a escapar, como a fumaça de uma fogueira. Esse processo pode ser desencadeado pela mordida de uma lagarta, a aspereza da pele de um caramujo, uma invasão de fungos, um pé humano que esmaga a folha ou mesmo pelo sol e pelo calor intenso do verão.

A qualidade particular dos fragmentos voláteis emitidos pelas folhas danificadas depende, até certo ponto, da planta à qual pertencem. A imensa maioria das plantas, no entanto, produz fragmentos com seis carbonos de comprimento, alguns dos quais têm uma ligação dupla entre dois carbonos da cadeia e átomos de oxigênio em uma das extremidades, que as tornam membros da família dos álcoois ou da família dos aldeídos. Entre as primeiras moléculas voláteis formadas pelas enzimas liberadas incluem-se os aldeídos de seis carbonos **hexenal** e hexanal. Os aldeídos são moléculas reativas, sobretudo quando encontram proteínas. Os aldeídos das folhas agem sobre as proteínas digestivas que os insetos e os microrganismos patogênicos usam para assimilar os tecidos vegetais, e atacam – às vezes com consequências fatais – para se defender daqueles que os atacam.

Enquanto os aldeídos das folhas trabalham, outras enzimas vegetais transformam alguns deles nos álcoois correspondentes de seis carbonos, o **hexenol** e o hexanol. Os álcoois são menos reativos que os aldeídos e difundem-se nas folhas e até em outras partes da planta, onde estimulam os tecidos sadios a munir-se de suas demais defesas químicas pré-formadas. Os álcoois voláteis também escapam das folhas para o ar circundante, onde podem alertar as plantas próximas sobre a presença de insetos e atrair insetos predadores, como as vespas, para atacar os que as atacam. Além disso, os álcoois das folhas reagem prontamente com o ácido acético comum, de dois carbonos, para formar outra molécula volátil típica das folhas verdes, o **acetato de hexenila**, membro da família frutada dos "ésteres" (ver a seção seguinte). Ele também ativa as defesas das plantas próximas e atrai insetos.

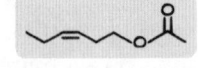

As várias VFVs partilham a mesma qualidade fresca e verde, mas cada qual com sua própria nuança: **algumas lembram grama, outras lembram folhas; algumas cheiram a solvente, outras a maçã verde ou banana**, o que provavelmente reflete sua respectiva predominância nesses diferentes materiais vegetais. O acetato de hexenila também encerra traços **doces, de frutas tropicais**. E, graças à ação das enzimas vegetais e do oxigênio do ar, as proporções e o aroma geral de uma folha ou fruto podem mudar rapidamente de um aroma simples e fresco para outro mais complexo e pesado. É por isso que o sabor de verduras recém-picadas, amassadas ou batidas em purê muda em poucos minutos após o preparo.

**AS MOLÉCULAS VOLÁTEIS DE FOLHAS VERDES DE SEIS CARBONOS E SEUS AROMAS**

| Cadeia carbônica | Aldeído | Álcool |
| --- | --- | --- |
| 6 carbonos, sem ligações duplas | hexanal<br>fresco, verde, grama | hexanol<br>verde, frutado, solvente |
| 6 carbonos, 1 ligação dupla | hexenais<br>penetrante, verde, grama, frutado | hexenóis<br>fresco, verde, folha, gordura |

Além das VFVs de seis carbonos, encontramos com frequência alguns de seus parentes mais extensos. **Aldeídos de oito e nove carbonos** também são produzidos pelas enzimas quando as plantas são feridas; têm aroma fresco, semelhante ao da casca de frutas cítricas e do **pepino**, uma fruta que apreciamos na salada. Os **álcoois de oito carbonos** nos levam a outra direção, rumo ao cheiro **terroso** dos **cogumelos**. As cadeias mais longas tendem a evocar **flores** e **casca de frutas cítricas**, cujo aroma também se descreve como fresco, mas diferente do cheiro de grama.

**ALGUMAS CADEIAS DE 8, 9 E 10 CARBONOS E SEUS AROMAS**

| Cadeia carbônica | Aldeído | Álcool |
| --- | --- | --- |
| 8 carbonos, sem ligações duplas | octanal<br>cera, casca de frutas cítricas, verde | octanol<br>laranja, cogumelo, melão |
| 8 carbonos, 1 ligação dupla | octenais<br>fresco, pepino, verde | octenóis<br>cogumelo, terra, verde |
| 9 carbonos, sem ligações duplas | nonanal<br>cera, rosa, casca de frutas cítricas | nonanol<br>fresco, floral, laranja |
| 9 carbonos, 1 ligação dupla | nonenais<br>verde, pepino, melão | nonenóis<br>cera, verde, melão |
| 10 carbonos, sem ligações duplas | decanal<br>doce, cera, casca de frutas cítricas | decanol<br>cera, floral, laranja |
| 10 carbonos, 1 ligação dupla | decenais<br>coentro, casca de frutas cítricas, floral | decenóis<br>floral, rosa, fresco |

## Ésteres e lactonas frutados

Por mais etérea e ambrosíaca que uma maçã nodosa seja, sua fragrância – assim como a essência dos aromas frutados em geral – começa a se formar na rodovia das peles com algumas das moléculas voláteis menos etéreas da Terra: os ácidos de cadeia curta, o ácido acético (com cheiro de vinagre), o ácido butanoico (com cheiro de queijo) e outros, suplementados pelos ácidos de cadeia ramificada com odor de suor e chulé que resultam da decomposição de proteínas (ver p. 44, 61). As plantas produzem essas moléculas simples não necessariamente como resíduos do metabolismo, mas como elementos construtivos de moléculas maiores, chamadas **ésteres**. Os ésteres são moléculas híbridas que resultam da junção de um ácido com um álcool pela extremidade oxigenada, junção essa que, quando ocorre, expulsa uma molécula de água, $H_2O$. As frutas são as principais fábricas de ésteres do reino vegetal e aumentam sua produção para assinalar que estão maduras quando as sementes alcançam a maturidade.

Uma vez que as plantas produzem dezenas de ácidos e álcoois diferentes, são capazes de formar centenas de combinações desses dois tipos de molécula. A maioria das frutas tende a fabricar uma mistura de cerca de doze ésteres menores. Isso significa que frutas diferentes emitem diversos ésteres iguais, mas em proporções variadas, o que confere a elas seus aromas particulares. Por isso, quando os profissionais avaliam as moléculas individuais de algum éster, tendem a descrever seus aromas como frutados, em um sentido genérico, com sugestões das frutas nas quais elas mais se destacam.

Reunimos na tabela a seguir os ésteres feitos de álcoois e ácidos simples com até oito carbonos de comprimento – e, tanto aqui como no restante do livro, indicaremos o número de carbonos em uma cadeia como C1, C2, e assim por diante. Após uma rápida olhada na tabela, você terá uma ideia das variações possíveis do tema frutado – e o quanto os ésteres diferem dos ácidos que lhes dão origem! Os ésteres são nomeados de acordo com as cadeias de seus pais, primeiro o ácido e depois o álcool, com o termo que designa o ácido terminando com o sufixo *-ato*. Um dos mais comuns combina o álcool metílico de um único carbono com o ácido butanoico de quatro carbonos para formar o **butirato de metila**, um éster que contribui para os aromas de maçã, abacaxi e morango. Se o álcool metílico for substituído pelo álcool metil butílico, um álcool de cadeia ramificada também chamado de isoamílico, e o ácido butanoico pelo ácido acético, teremos o **acetato de isoamila**, que lembra mais o aroma da banana. Não consta na tabela a combinação do álcool etílico com o ácido decadienoico de dez carbonos: o **decadienoato de etila**, nota específica das peras europeias.

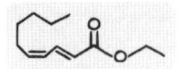

Há padrões interessantíssimos na tabela dos ésteres. Um deles, em específico, evidencia um fato importante sobre os aromas frutados e os aromas em geral. Frutas como maçã, banana, abacaxi e morango aparecem em diferentes células da tabela, pois os ésteres individuais contribuem para os aromas de mais de uma fruta e as frutas individuais contêm mais de um éster. A maioria dos aromas é semelhante a um mosaico, com várias moléculas voláteis diferentes que se combinam para criar uma identidade geral, e os amantes das frutas admitem há séculos que frutas muito diferentes podem partilhar importantes qualidades. Tomemos o exemplo do morango e do abacaxi, que partilham quatro células na tabela dos ésteres. Os morangos de cultivo mais comum são variedades da espécie híbrida *Fragaria* x *ananassa*, cujo nome vem da palavra latina que designa o morango e a versão latinizada da palavra *ananás* (abacaxi). Por que essa combinação? Antoine Duchesne, apreciador francês de morangos, escreveu em 1766:

> Um dos méritos do odor e do sabor do abacaxi é que ele partilha do odor e do sabor do morango; estes, por sua vez, parecem aproximar-se mais do abacaxi do que de qualquer outra fruta com seu delicioso perfume, de onde veio o nome *fraise-ananas*.

É incrivelmente divertido descobrir e partilhar esses ecos e rimas olfativos.

Nem todos os ésteres são agradáveis e frutados. Alguns formiatos e acetatos também cheiram a solvente – removedor de esmalte, verniz, cola – porque os encontramos nesses produtos industriais. As nuanças de solvente do **acetato de hexila** (ao qual falta a ligação dupla do acetato de hexenila, uma das moléculas das folhas verdes) podem contribuir para a qualidade aromática pesada e nada fresca que se desenvolve com o tempo nas folhas verdes machucadas e amassadas. Ademais, por serem moléculas combinadas, os ésteres podem se decompor no álcool e no ácido que lhes deram origem e, além disso, as reações que os formam talvez ocorram a um ritmo mais lento do que o das reações que formam seus pais. Por isso, certas frutas desenvolvem notas de vinagre e queijo quando estão maduras demais ou são armazenadas em embalagens hermeticamente fechadas.

Entre os ésteres há uma subfamília responsável por um conjunto característico de aromas frutados. As **lactonas** são tecnicamente ésteres, mas não se parecem nem um pouco com as cadeias retas que cheiramos até agora. Para produzir as lactonas, as plantas começam com um único ácido de cadeia longa que

**ALGUMAS COMBINAÇÕES DE ÁLCOOIS E**

| Ácidos ➡<br><br>Álcoois ⬇ | C1<br>formato<br>(PUNGENTE, FRUTADO) | C2<br>acetato<br>(VINAGRE) | C3<br>propanoato<br>(VINAGRE, QUEIJO) |
|---|---|---|---|
| C1<br>de metila<br>(ALCOÓLICO) | frutado, ameixa | verde, solvente | fresco, solvente, frutado, morango, maçã |
| C2<br>de etila<br>(ALCOÓLICO) | limão, morango | solvente, frutado, uva, verde | etéreo, frutado, doce, maçã, uva |
| C3<br>de propila<br>(ALCOÓLICO) | etéreo, doce, verde, frutas vermelhas | frutado, solvente, banana, pera | penetrante, doce, frutado, abacaxi |
| C3<br>de isopropila<br>(ALCOÓLICO) | doce, solvente, frutado | etéreo, frutado, banana | frutado, doce, etéreo, abacaxi, banana |
| C3+1<br>de metilpropila (isobutila)<br>(FRUTADO, DAMASCO) | doce, solvente, frutado | doce, frutado, banana, pera | doce, frutado, banana, verde |
| C4<br>de butila<br>(UÍSQUE) | frutado, ameixa, solvente | solvente, maçã, pera, banana madura | doce, terroso, banana, floral |
| C4+1<br>de metilbutila<br>(isoamila)<br>(UÍSQUE, FRUTADO) | solvente, verde, ameixa | doce, banana, maçã, solvente | doce, banana, maduro, tropical |
| C5<br>de pentila<br>(amila)<br>(UÍSQUE) | doce, fresco, solvente, frutado | solvente, frutado, banana, pera, maçã | doce, damasco, abacaxi |
| C6<br>de exila<br>(VERDE, FRUTADO, MAÇÃ) | solvente, doce, banana verde, ameixa verde | frutado, verde, banana, maçã, pera | pera, verde, bolor |
| C7<br>de heptila<br>(FRESCO, FLORAL, LIMÃO) | verde, cera, floral | verde, fresco, fruta madura | rosa, damasco |
| C8<br>de octila<br>(CÍTRICO, COGUMELO) | frutado, rosa, pepino | verde, terroso, cogumelo | frutado, doce, geleia |

*continua*

# FAMÍLIAS VOLÁTEIS DOS VEGETAIS: VERDE, FRUTADO, FLORAL, PICANTE

## ÁCIDOS – ÉSTERES – E SEUS AROMAS

| C4<br>butirato<br>(QUEIJO, VÔMITO) | C5<br>pentanoato<br>(QUEIJO, SUOR) | C6<br>hexanoato<br>(QUEIJO, RANÇOSO) | C7<br>heptanoato<br>(CERA, QUEIJO, SUJEIRA) | C8<br>octanoato<br>(GORDURA, RANÇOSO, QUEIJO) |
|---|---|---|---|---|
| abacaxi, maçã, morango | doce, frutado, suor | frutado, abacaxi | doce, frutado, verde | verde, frutado, cera, frutas cítricas |
| banana, abacaxi, morango | maçã, morango, abacaxi | abacaxi, banana verde, pera | abacaxi, banana, morango | frutado, cera, damasco, gorduroso |
| frutado, doce, abacaxi, suor | etéreo, frutado, abacaxi, animal | frutado, doce, abacaxi, verde | frutado maduro, maçã, pera, abacaxi | coco |
| frutado maduro, verde | frutado, abacaxi | frutado, abacaxi, frutas vermelhas | — | frutado, banana, coco |
| doce, frutado, abacaxi, maçã | etéreo, frutado, maçã, morango | doce, frutado, abacaxi, verde | verde, herbáceo, frutado | frutado, verde, oleoso, floral |
| fresco, banana, abacaxi, pera | doce, abacaxi, banana | frutado, abacaxi, frutas vermelhas | grama, calêndula, maçã, coco | manteiga, solvente, úmido e abafado |
| frutado, verde, maçã, pera | maçã madura, morango | frutado, verde, abacaxi, banana | herbáceo, grama, fruta verde, banana | doce, cera, sabão, abacaxi, coco |
| doce, frutado, banana, abacaxi | maçã madura | verde, cera, maçã, abacaxi | solvente, banana, coco | floral, doce, solvente |
| verde, frutado, cera | oleoso, frutado, verde | frutado, verde, tropical | verde, úmido e abafado | verde, maçã, frutado |
| frutado, tropical, floral | frutado | verde, folhas machucadas | verde, grama | cera, verde, frutas tropicais |
| frutado, verde, creme | — | frutado, herbáceo | frutado, gorduroso | coco, frutado |

tem um grupo de oxigênio e hidrogênio (semelhante a um álcool) projetando-se de um dos carbonos intermediários. Elas fazem com que a molécula se dobre de modo a aproximar desse grupo a extremidade oxigenada e unem as duas coisas, criando uma molécula com um anel e uma cauda reta e liberando, nesse processo, uma molécula de água. As lactonas mais comuns têm de oito a doze átomos de carbono e partilham uma qualidade gordurosa; as lactonas individuais apresentam notas particulares de coco, pêssego ou damasco, além de frutos secos, laticínios e gorduras animais (*lactona* vem da palavra latina que significa "leite"). Quando pêssegos são servidos com creme, a riqueza das lactonas é duplicada.

**ALGUNS ÉSTERES ANELADOS OU LACTONAS**

| Lactona | Aromas |
|---|---|
| g-octalactona | coco, frutado, verde |
| d-octalactona | coco, laticínios |
| g-nonalactona | coco, creme |
| g-decalactona | fresco, pêssego, creme |
| d-decalactona | coco, laticínios, pêssego |
| g-undecalactona | pêssego, damasco, gorduroso |
| g-dodecalactona | laticínios, frutado, frutos secos |
| d-dodecalactona | coco, laticínios, frutado, frutos secos |

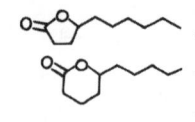

*As letras iniciais indicam o número de átomos de carbono no anel: g significa 4 e d significa 5; os químicos usam as letras gregas γ (gama) e δ (delta). Os demais 8 a 12 carbonos do ácido original formam a cauda.*

## Os jasminoides: sinais, defesas, deleites florais

Além das moléculas voláteis de folhas verdes e dos ésteres frutados, há uma família de moléculas voláteis que as plantas criam a partir de cadeias carbônicas simples ao longo da rodovia das peles. É uma família pequena, mas potente, que estabelece um elo surpreendente entre os aromas de flores e de folhas de chá. Para criar essas moléculas, as plantas partem de um componente comum de suas membranas, o ácido linolênico, de dezoito carbonos. Enzimas cortam seis desses carbonos e geram um anel de cinco carbonos com duas cadeias curtas que se projetam dele. Tanto esse ácido modificado como um dos ésteres derivados dele foram identificados pela primeira vez nas flores do jasmineiro, por isso, receberam os nomes de **ácido jasmônico** e **jasmonato de metila**. Há outra leve variação chamada **jasmona**, além de uma versão semelhante às lactonas, a **jasmolactona**. O ácido jasmônico não é muito volátil, mas o jasmonato de metila, a jasmona e a jasmolactona são. Esses três **jasminoides** possuem caráter floral e lembram o jasmim, mas com diferentes nuances que refletem suas estruturas: o éster é frutado e verde, a lactona lembra pêssego e a jasmona, picante.

O mais comum é encontrar os jasminoides no jasmim, na gardênia, na madressilva e em outras flores, mas eles também são uma presença oculta nos tecidos verdes, onde servem de hormônios e sinais químicos de defesa para a planta inteira. Um nível normal, baixo, de ácido jasmônico e jasmonato de metila ajuda a regular o crescimento dos tecidos vegetais e os processos de floração, amadurecimento dos frutos e queda das folhas. Uma quantidade maior dessas substâncias é gerada quando as folhas sofrem ameaças ou danos. Então, o ácido jasmônico não volátil circula para além da área danificada, induzindo os tecidos próximos a intensificar suas defesas químicas, ao passo que o jasmonato de metila, volátil, leva o mesmo sinal de alerta às folhas próximas e a outras plantas.

**OS JASMINOIDES**

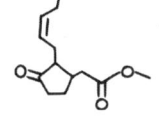

| Jasminoide | Aromas |
|---|---|
| jasmonato de metila | jasmim, verde, frutado |
| jasmona | floral, herbáceo, amadeirado |
| jasmolactona | gorduroso, coco, pêssego, floral |

No fim das contas, esse sistema de alerta explica como os fabricantes de chá *oolong* conseguem extrair complexos aromas florais das folhas verdes da camélia; falaremos sobre esses detalhes engenhosos mais detidamente no capítulo 19. Sempre que notamos o aroma de jasmim, nas flores ou no chá, detectamos moléculas que estão no âmago da vida vegetal.

## Cadeias estranhas e prolíficas: introdução aos terpenoides

Na rodovia das peles, nos deparamos sobretudo com aromas frescos e frutados, além de alguns florais. Voltamos agora à Central do Açúcar (página 157) e embarcamos na rodovia do metabolismo vegetal que consegue produzir um conjunto de moléculas voláteis e aromas que é de longe o mais diversificado – florais, frutados e muito mais. *Connoisseurs* de maconha e de cerveja conhecem algumas de suas moléculas individuais pelo nome. Essa rodovia metabólica foi aberta no início da história da vida, e hoje em dia todos os seres vivos a percorrem para fabricar moléculas que cumprem diversas funções essenciais. Nos vegetais, ela tem dois ramos principais: um conduz a moléculas que estabilizam as membranas celulares, o outro leva aos pigmentos que absorvem luz para fazer a fotossíntese. Suas moléculas são montadas a partir de **elementos construtivos de cinco carbonos** que incluem ligações duplas e ramos, de modo que, ao contrário das cadeias do *kit* básico, não são retos, mas dobrados e cheios de protuberâncias. Podem torcer-se, redobrar-se sobre si mesmos e transformar-se nas mais diversas e intrincadas estruturas – os químicos já catalogaram dezenas de milhares. Desse número imenso, as moléculas feitas de dois ou três elementos construtivos são pequenas o suficiente para serem voláteis e, por isso, são aromáticas.

Essas moléculas de cadeia dobrada são chamadas de **terpenos** e **terpenoides**, nomes derivados do material em que os químicos as isolaram pela primeira vez, a terebintina, um líquido pouco espesso, de aroma forte e múltiplos usos, que pode ser extraído pelo cozimento de certas resinas de árvores – hoje em dia, o pinheiro, especialmente. A terebintina, por sua vez, deve seu nome ao resinoso terebinto, uma árvore parente do pistache que era comum na região do Mediterrâneo na Antiguidade. Os terpenos são, a rigor, hidrocarbonetos, compostos somente de átomos de hidrogênio e carbono, e os terpenoides são variações sobre esse tema que incluem alguns outros átomos, geralmente de oxigênio. Vamos usar *terpenoides* para nos referir a todos os membros da família.

É provável que os terpenoides voláteis tenham sido desenvolvidos pelos primeiros insetos terrestres para fins de sinalização e, posteriormente, adotados pelas primeiras como defesas para confundir insetos (ver p. 143). O gengibre e o capim-limão se assemelham às formigas da Amazônia porque partilham os mesmos terpenoides. As plantas também fabricam alguns terpenoides pequenos para usá-los como hormônios de controle do seu crescimento e desenvolvimento, bem como meios para lidar com as tensões impostas pela seca, pelo calor e pela luz. Os aromas das coníferas – pinheiros, abetos, cedros – são definidos por seus terpenoides voláteis, mas foram as plantas floríferas que exploraram de modo mais definitivo as muitas vias secundárias que saem da rodovia dos terpenoides. Hoje em dia, terpenoides voláteis dominam os aromas de muitos materiais vegetais, como a rosa, a hortelã, a maconha, o lúpulo, a casca das frutas cítricas e a lichia. Ao lado das moléculas voláteis de folhas verdes, eles constituem a mais comum defesa química do mundo vegetal e são eficazes para envenenar vários sistemas orgânicos essenciais de seus inimigos. Funcionam tão bem contra os insetos – e contra os micróbios que causam putrefação e doenças – que nossos antepassados começaram a usá-los há milhares de anos para cuidar de suas casas e corpos.

As plantas tendem a produzir terpenoides em grupos, e muitos dos mesmos terpenoides aparecem em diferentes plantas e partes de plantas. Como vimos no caso dos ésteres e das frutas, essa promiscuidade molecular explica por que uma única molécula terpenoide pode sugerir diversas qualidades diferentes ao especialista que tenta descrevê-la ou parecer herbácea ou floral em um sentido genérico. É por isso também que uma lima ácida pode nos lembrar de um pinheiro e uma lichia pode nos lembrar de uma rosa, além de ser a razão pela qual o capim-limão leva o nome de uma fruta. Os terpenoides nos oferecem muitos aromas e uma rica teia de ecos e ressonâncias com os quais trabalhar. Alguns deles, além dos aromas, ativam uma gama de detectores químicos em nossas vias aéreas: sensações de frio e calor, irritação e suavidade. São exemplos conhecidos o mentol, que tem cheiro de hortelã e qualidade resfriante, e a cânfora, de aroma medicinal e qualidade calefaciente.

As duas seções a seguir nos oferecem bafejos das principais classes de terpenoides: os *monoterpenoides*, mais leves, com moléculas de dez carbonos produzidas a partir de dois elementos construtivos; e os *sesquiterpenoides*, mais pesados, com quinze carbonos e três elementos construtivos. Dentro de cada classe, agrupamos as moléculas individuais de acordo com suas semelhanças de qualidade aromática.

## Monoterpenoides: árvores, ervas, frutas cítricas, flores

As moléculas voláteis monoterpenoides são construídas em uma via secundária que sai do início da rodovia dos coletores de luz (página 157). Elas apresentam uma gama impressionante de qualidades e lembram diversos materiais com os quais as associamos. Uma amostra dos grupos: amadeirado, herbáceo, floral e frutado.

Vamos começar com os monoterpenoides mais típicos das coníferas – e às quais eles remetem. Talvez sejam compostos verdadeiramente antigos, remontando aos primórdios das plantas com sementes, muito antes de as plantas floríferas entrarem em cena. Os estudiosos descrevem os aromas dessas moléculas como amadeirados, de pinho, resinosos e de terebintina, uma qualidade genérica que lembra solventes e combustíveis líquidos, entre os quais os derivados de petróleo que em grande medida substituíram a terebintina no mundo moderno. Essas moléculas têm nomes autoexplicativos, como pineno, terpineno e terpineol. O **pineno** é especialmente comum, e as florestas de coníferas o liberam em grande quantidade. Ao ser liberado no ar, o pineno reage com a luz do Sol, o ozônio e as moléculas voláteis provenientes da atividade humana para produzir uma mistura complexa de moléculas, odorífera, que forma uma névoa visível. Além de provirem das coníferas resinosas, esses terpenoides com qualidade aromática de terebintina são encontrados em uma grande variedade de ervas e frutas, emprestando-lhes suas notas aromáticas. A resina que sai das folhas de cânhamo (maconha) é rica em **mirceno** e pineno. O mirceno também dá uma contribuição importante aos aromas de diversas flores e frutas, e o **mentatrieno** é o maior responsável pela qualidade amadeirada da salsinha verde fresca.

**ALGUNS MONOTERPENOIDES COM QUALIDADE DE PINHO E AMADEIRADA**

| Terpenoide (C10) | Aromas | Contribui para o aroma de |
|---|---|---|
| pineno | pinho, amadeirado, terebintina | pinho, cipreste, frutas cítricas, ervas, picante, almécega |
| terpineol | pinho, terebintina, floral | pinho, cipreste, eucalipto, muitas ervas, picante, frutas |
| terpinenol | amadeirado, terroso, resfriante | cedro, manjerona, tomilho, lavanda |
| terpinoleno | amadeirado, terebintina, cítrico | casca de lima ácida, gengibre e galanga, picante |
| cimeno | amadeirado, terebintina, agressivo | eucalipto, lavanda, orégano, tomilho |
| mirceno | amadeirado, resinoso, verde, cítrico | coníferas, eucalipto, maconha, casca de frutas cítricas |
| felandreno | amadeirado, terebintina | coníferas, endro, funcho, crisântemo, morango silvestre |
| tujona | folha de cedro | tuia, cedro, absinto, sálvia |
| mentatrieno | amadeirado, terebintina, cânfora | salsinha, casca de frutas cítricas, louro |

Outro grupo de monoterpenoides, encontrado sobretudo em árvores e arbustos, pode ser descrito como amadeirado, mas possui também qualidades calefacientes e irritantes. O que mais se destaca é a **cânfora**, essa rara substância volátil de origem vegetal cujo aroma podemos sentir em forma quase pura por ela ser vendida em medicamentos para alívio da dor e da tosse. É usada na culinária do Sudeste Asiático e empresta suas qualidades à canela e outras especiarias e a algumas flores e ervas. Semelhantemente, o **borneol** empresta um calor amadeirado a várias coníferas, além de a algumas especiarias e cascas de frutas cítricas. A **umbelulona**, que parece desencadear sensações de calor, frio e irritação, encontra-se quase unicamente no louro-da-califórnia. O **carvacrol** e o **timol** são bem conhecidos na cozinha: protegem as ervas arbustivas orégano e tomilho.

**ALGUNS MONOTERPENOIDES CALEFACIENTES E PUNGENTES**

| Terpenoide (C10) | Aromas | Contribui para os aromas de |
|---|---|---|
| cânfora | medicinal, amadeirado, calefaciente/resfriante | canela, lavanda, frutas cítricas, ervas, picante |
| borneol | amadeirado, calefaciente | pinho, cipreste, gengibre, lavanda, casca de frutas cítricas, picante |
| sabineno | amadeirado, pinho, calefaciente | cedro, tomilho, orégano, manjerona |
| umbelulona | mentolado, irritante/resfriante | louro-da-califórnia |
| cineol (1,4-) | mentolado, pinho, calefaciente | frutas cítricas, louro, alecrim, lavanda |
| carvacrol | orégano, calefaciente | orégano, segurelha, tomilho |
| timol | tomilho, calefaciente | tomilho, orégano, segurelha, manjerona |

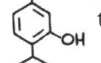

Um terceiro grupo de monoterpenoides que também partilham qualidades mentoladas e/ou resfriantes é encontrado em plantas que cultivamos em razão especialmente dessas qualidades. Entre eles, incluem-se o **mentol**, sabor familiar nas balas de hortelã, gomas de mascar e cigarros, e a **carvona de hortelã**, que dá à hortelã comum sua qualidade mentolada especial. A carvona ocorre com duas estruturas diferentes, e cada uma delas é a imagem espelhada da outra: uma tem a qualidade da hortelã e a outra se destaca nas sementes de alcaravia. (A nomenclatura química é confusa; passaremos a chamá-las de carvona de hortelã e carvona de alcaravia.) A **fenchona** dá qualidade igualmente fresca ao funcho; o **perilaldeído**, às folhas de *shissô* que costumam acompanhar o *sushi*; o **éter de endro**, à erva que leva esse nome; e o **eucaliptol**, às árvores de eucalipto e a diversas ervas. O **cuminaldeído** dá à semente de cominho sua qualidade muito particular, e a umbelulona reaparece nesse grupo porque é irritante e resfriante.

## ALGUNS MONOTERPENOIDES MENTOLADOS E HERBÁCEOS

| Terpenoide (C10) | Aromas | Contribui para os aromas de |
|---|---|---|
| mentol | mentolado, resfriante | hortelã-pimenta e outras hortelãs |
| mentona | mentolado | hortelãs, alguns gerânios |
| pulegona | mentolado, pungente | poejo, hortelã |
| carvona de hortelã | hortelã | hortelã-comum e outras hortelãs, lavanda, frutas cítricas |
| carvona de alcaravia | alcaravia, endro | alcaravia, endro, hortelã--japonesa, lavanda |
| fenchona | resfriante, mentolado, terroso, canforado | funcho, lavanda, cedro |
| ocimeno | verde, amadeirado, tropical | hortelã, muitas flores, lavanda, estragão |
| perilaldeído | fresco, verde, amadeirado, cítrico | *shissô*, hortelã-pimenta, casca de frutas cítricas |
| cuminaldeído | cominho, verde, suor | cominho, canela, cascas de algumas frutas cítricas, absinto, mil-folhas |
| éter de endro | endro, verde | endro, toranja |
| eucaliptol (1, 8-cineol) | eucalipto, resfriante, fresco | eucalipto, louro, louro-da--califórnia, sálvia, crisântemo |
| umbelulona | mentolado, pungente, irritante | louro-da-califórnia |

Quarto grupo dos terpenoides: os florais. Essas substâncias voláteis são muito mais comuns nas flores que os jasminoides derivados de cadeias carbônicas simples. Os terpenoides florais, na maioria, são álcoois, entre eles o **citronelol**, primo do aldeído cítrico citronelal, o **geraniol** e o **nerol**, primos dos aldeídos geranial e neral, presentes no limão-siciliano. Os três tendem a ser dominantes nas flores e estão presentes em menor grau nas frutas cítricas. O **óxido de rosa** é bastante específico desse gênero de flores e das folhas de gerânio com aroma róseo, mas também é responsável por emprestar aroma tão floral à fruta asiática lichia.

O terpenoide floral mais importante que encontraremos com frequência é o **linalol** ou, em inglês, ***linalool***. É interessante enunciar esta segunda forma como li-na-lo-ól, acentuando a última sílaba para melhor refletir sua derivação do século XIX: um álcool (marcado pela terminação -*ol*) identificado pela primeira vez no extrato de uma madeira (latim *lignum*) aromática mexicana semelhante a uma madeira aromática asiática (agáloco, também chamada linalão; ver p. 208). O linalol está presente em cerca de 75% de todas as flores analisadas (o geraniol e o nerol são encontrados em mais ou menos metade dessa proporção) e, assim, confere uma qualidade floral a qualquer coisa em que se destaque, inclusive em muitos produtos de limpeza e higiene pessoal e alimentos industrializados. Também contribui para o forte caráter floral do mamão papaia. Apesar de ser tão agradável para nós, as origens do linalol como defesa química se evidenciam no fato de ele ser um ingrediente ativo nos tratamentos contra pulgas e carrapatos em nossos animais de estimação. Um sinal menos evidente: os cientistas descobriram que os morangos reagem às infecções por fungos aumentando suas emissões de linalol. Esse aumento de floralidade causa danos mensuráveis às membranas celulares e aos sistemas de geração de energia dos fungos.

O linalol existe em duas estruturas diferentes, imagens espelhadas uma da outra. Ambas são florais, mas têm qualidades secundárias próprias: uma é dominante na semente de coentro e a outra, na lavanda.

**ALGUNS MONOTERPENOIDES FLORAIS**

| Terpenoide (C10) | Aromas | Contribui para os aromas de |
|---|---|---|
| linalol (coriandrol, licareol) | floral, doce-cítrico; lavanda-amadeirado | muitas flores, semente de coentro, lavanda, ervas, lichia, papaia |
| citronelol | floral, rosa, gerânio, verde | rosa, gerânio, citronela, gengibre, casca de frutas cítricas, muitas flores |
| geraniol, nerol | doce, floral, rosa, cítrico | rosa, gerânio, muitas flores, limão-siciliano, palmarosa, citronela, frutas cítricas |
| óxido de rosa | rosa | rosa, gerânio, lichia |

Agora, um quinto grupo de terpenoides apreciadíssimos: os que definem em grande medida a qualidade característica das frutas cítricas. Ao contrário da maçã, do morango e da banana, as frutas cítricas – limão-siciliano, lima ácida (o limão comum), laranja, toranja – são relativamente pobres em ésteres, mas ricas em terpenoides, sobretudo nas cascas. Apesar de seu nome, o **limoneno** não caracteriza especialmente o limão; costuma ser a substância volátil mais abundante nas frutas cítricas em geral e proporciona sua nota de fundo mais generalista de frescor. O **geranial** e o **neral** são imagens espelhadas um do outro e produzem a verdadeira nota de limão no limão-siciliano e em diversas ervas. O **citronelal** lembra limão-siciliano, mas tem um aspecto floral. E o que dizer da laranja e da lima ácida? Seus aromas característicos decorrem do acréscimo de aldeídos de cadeia simples e de terpenoides de pinho, respectivamente, à base comum dos citros.

### ALGUNS MONOTERPENOIDES CÍTRICOS

| Terpenoide (C10) | Aromas | Contribui para os aromas de |
|---|---|---|
| limoneno | cítrico, herbáceo, terpênico | cascas de frutas cítricas; muitas frutas e flores |
| geranial, neral | limão-siciliano | capim-limão, cascas de frutas cítricas, erva-luísa, eucalipto, gengibre |
| citronelal | cítrico, floral, rosa | lichia, citronela, lima cafre, cascas de frutas cítricas |

O último grupo de monoterpenoides é composto de alguns ésteres, moléculas que resultam da combinação de um álcool terpenoide com um ácido. Os ésteres terpenoides mais importantes são formados a partir do ácido acético. Não são apenas frutados; encontram-se em toda uma gama de materiais ricos em terpenoides, de árvores a ervas e de flores a frutas cítricas, e remetem aos aromas desses materiais. O mais característico é o **acetato de linalila**, nota típica da lavanda e do chá Earl Grey, que é aromatizado com o óleo da casca da bergamota.

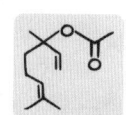

### ALGUNS ÉSTERES MONOTERPENOIDES

| Éster terpenoide | Aromas | Contribui para os aromas de |
|---|---|---|
| acetato de terpenila | herbáceo, bergamota, lima ácida, lavanda | frutas cítricas, cedro, ouro, noz-moscada, sálvia, zimbro, coentro |
| acetato de bornila | cânfora, amadeirado, pinho | pinho, lariço, abeto, pinho-alemão, cipreste |
| acetato de linalila | lavanda, bergamota, sálvia | lavanda, bergamota (chá Earl Grey), casca de frutas cítricas, jasmim, variedades de hortelã |
| acetato de geranila | frutado, floral, rosa | casca e suco de frutas cítricas, flor de laranjeira, capim-limão, citronela, gerânio, eucalipto |

FAMÍLIAS VOLÁTEIS DOS VEGETAIS: VERDE, FRUTADO, FLORAL, PICANTE   177

## Os sesquiterpenoides e os parentes dos terpenoides: madeiras, especiarias, violeta, damasco

Saímos agora da movimentada via secundária dos monoterpenoides e nos deparamos com dois outros grupos de moléculas voláteis com cadeias dobradas. Os sesquiterpenoides são produzidos na via secundária que conduz aos estabilizadores das membranas celulares vegetais, semelhantes ao colesterol nas membranas celulares animais. Pelo fato de serem moléculas maiores que os monoterpenoides, em geral são menos voláteis e demoram mais a sair de seus locais de origem, mas também persistem por mais tempo no nariz. Muitas delas partilham uma qualidade amadeirada e várias são específicas de certas árvores: o **cedrol** e os **himalachenos** são típicos dos cedros e outras coníferas semelhantes; os **santalóis** e o **santaleno**, com sua interessante semelhança com o aroma do leite, são típicos do exótico sândalo. A **nootkatona** leva o nome de um tipo de cedro, mas também contribui para o insólito aroma cítrico da toranja. O **humuleno** deriva seu nome da palavra latina que designa o lúpulo, ingrediente da cerveja, e também empresta seu caráter amadeirado particular ao cânhamo, membro da mesma família de plantas. A **rotundona** se destaca por fornecer parte do aroma amadeirado e apimentado – mas não a pungência – das pimentas-do-reino preta e branca, de algumas ervas do Mediterrâneo, dos vinhos feitos com a uva Shiraz e do *radicchio* tostado. Por fim, o **zingibereno** e o **zingiberenol** produzem o frescor penetrante do gengibre e da cúrcuma, sua parente.

**ALGUNS SESQUITERPENOIDES VEGETAIS MAIS COMUNS, MAIS OU MENOS AGRUPADOS DE ACORDO COM A QUALIDADE AROMÁTICA**

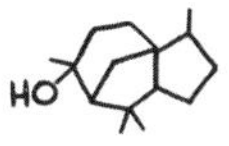

| Sesquiterpenoide (C15) | Aromas | Contribui para os aromas de |
|---|---|---|
| cedreno, cedrol | madeira de cedro comum | cedro norte-americano, cipreste, zimbro |
| himalachenos, himalachóis | amadeirado, cedro | cedro-do-líbano, cedro do Mediterrâneo |
| nootkatona | cedro, toranja | toranja, laranja vermelha, cedro |
| santalóis, santaleno | sândalo, leite, suor | sândalo |
| cariofileno | amadeirado, canforado, apimentado | cravo, canela, maconha, sassafrás, tulipa |

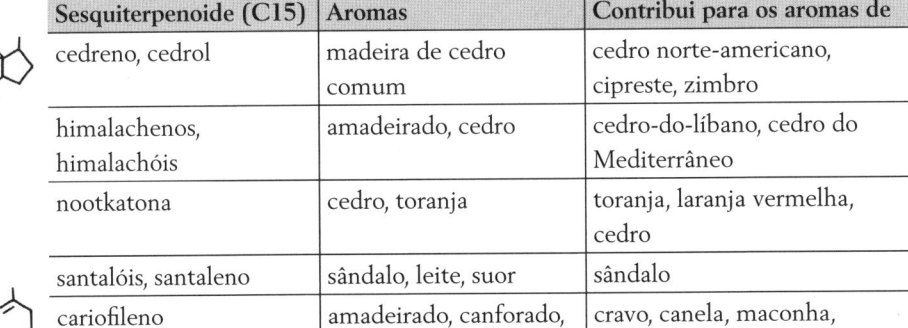

*continua*

| Sesquiterpenoide (C15) | Aromas | Contribui para os aromas de |
|---|---|---|
| germacreno | amadeirado | madressilva, flores do goiveiro-encarnado (*Matthiola incana*) |
| cadineno | amadeirado | abacate |
| humuleno | amadeirado | lúpulo, maconha |
| turmerona | amadeirado, cúrcuma | cúrcuma |
| rotundona | apimentado, amadeirado | pimenta-do-reino preta e branca, manjerona, alecrim |
| farneseno | cítrico, verde, floral | muitas flores |
| nerolidol | fresco, floral, amadeirado | flor de laranjeira, casca de frutas cítricas, morango |
| zingibereno, zingiberenol | fresco, penetrante | gengibre, cúrcuma |

Voltamos agora à rodovia dos coletores de luz para tratar de um punhado de substâncias voláteis muito agradáveis que surgem em vias secundárias bem menores. Nenhuma delas é um verdadeiro terpenoide, mas todas são suas parentes próximas. O **isopreno**, por exemplo, com cinco carbonos, assemelha-se aos elementos construtivos dos terpenoides e tem um leve aroma de borracha, pois é o elemento construtivo da borracha natural, que o emite. O isopreno é fabricado por muitas plantas, desde alguns musgos até os carvalhos, e já foi especificado como uma espécie de suor gasoso: as folhas o armazenam em suas membranas fotossintéticas e o liberam para lidar com o excesso de calor e de oxigênio. O isopreno é a causa principal da névoa que paira sobre florestas decíduas no verão; como o pineno nas florestas de coníferas, ele reage com outras moléculas para formar partículas de misturas complexas e contribui para a formação da névoa.

Outros parentes dos terpenoides só surgem no fim da rodovia dos coletores de luz: são pequenos fragmentos que se desprendem dos pigmentos carotenoides aos quais a rodovia se dirige. As **iononas** são as principais responsáveis pelo aroma das violetas, e, ao lado da **di-hidroactinidiolida**, da **damascona** e da **damascenona**, contribuem para o aroma de várias frutas, sobretudo frutas vermelhas. O **safranal** domina o aroma das flores de açafrão depois de secas, sendo esse o aroma da especiaria açafrão. Já a **geranil acetona** se destaca por sua presença floral-frutada tanto no mundo vegetal quanto fora dele: contribui para o aroma da nossa pele! (Ver p. 116.)

## ALGUNS PARENTES VOLÁTEIS DOS TERPENOIDES

| Parente ou fragmento de terpenoide | Aromas | Contribui para os aromas de |
|---|---|---|
| isopreno (C5) | emborrachado leve | ar das florestas |
| iononas (C13) | violeta, floral, amadeirado | violeta, damasco, framboesa, manga, tomate |
| di-hidroactinidiolida (C11) | damasco, frutado | damasco, framboesa, morango, tomate, melancia |
| damascona, damascenona (C13) | amadeirado, floral, frutado | maçã, damasco, framboesa, morango, rosa |
| safranal (C10) | açafrão, amadeirado | flor de açafrão |
| geranil acetona (C13) | floral, frutado, verde | eucalipto, casca de frutas cítricas, gerânio, citronela, capim-limão |

## Anéis de carbono e oxigênio: furanonas carameladas

Até agora percorremos duas rodovias e sentimos uma grande variedade de aromas: verdes, cítricos, florais, amadeirados. Voltemos agora à Central do Açúcar e sigamos a rodovia dos esqueletos, que conduz às celuloses e às pectinas, os carboidratos que dão firmeza às paredes celulares das plantas. Há um pequeno desvio que conduz a umas poucas substâncias voláteis, que são, porém, moléculas maravilhosas. O **furaneol** e o mesifurano são membros de um grupo chamado **furanonas** (a raiz latina *furfur* refere-se ao farelo dos cereais). Para produzi-las, as plantas partem das moléculas de açúcar, que são doces, mas não voláteis, e usam enzimas para transformá-las em moléculas voláteis dotadas de um anel central de quatro átomos de carbono e um de oxigênio, além de um oxigênio adicional para decoração: uma estrutura que lembra a das lactonas. O seu aroma remete a frutas doces e caramelo – açúcar queimado –, pois o calor também pode transformar as moléculas de açúcar em furanonas.

É sobretudo devido à presença do furaneol e do mesifurano que há notas de caramelo em algumas das frutas de que mais gostamos, entre elas morango, abacaxi, framboesa e manga. Uma terceira furanona importante é a **sotolona** (nome derivado de *sotō*, palavra japonesa que designa o açúcar não refinado e o melado rico em caramelo). A sotolona tem fórmula química idêntica à do furaneol, mas é construída em uma via secundária diferente, originada de um aminoácido e não de um açúcar; seu oxigênio decorativo se situa em outro lugar, tornando-a ao mesmo tempo uma furanona e uma verdadeira lactona. A sotolona lembra tanto o xarope de bordo que muitas vezes é acrescentada aos xaropes de milho que o imitam. No mundo vegetal, é a principal molécula volátil das sementes de feno-grego – por isso, em altas concentrações, seu aroma é mais próximo do aroma de especiarias e *curry* – e também está presente no abacaxi. Como veremos em capítulos posteriores, a sotolona e o furaneol emprestam ecos frutados e caramelados a muitos alimentos cozidos e fermentados.

**ALGUMAS FURANONAS DE ORIGEM VEGETAL COM AROMA DOCE**

| Furanona | Aromas | Contribui para os aromas de |
|---|---|---|
| furaneol (dimetil hidroxifuranona) | caramelo, frutado | morango, abacaxi, framboesa, uva Concord, manga, tomate |
| mesifurano (dimetil metoxifuranona) | caramelo, mofo | morango, abacaxi, framboesa, manga |
| sotolona (dimetil hidroxifuranona | caramelo, xarope de bordo, feno-grego | feno-grego, cogumelo *Lactarius camphoratus*, abacaxi |

## Anéis carbônicos rígidos: introdução aos benzenoides

Voltemos mais uma vez à Central do Açúcar e comecemos a viagem pela última grande rodovia do metabolismo vegetal, onde as cadeias carbônicas se unem a átomos de enxofre e nitrogênio para criar aminoácidos, os elementos construtivos dos mecanismos moleculares chamados proteínas. Antes disso, porém, sigamos o ramo que sai das proteínas diretamente para as moléculas dos esqueletos e tem como destino a lignina. A lignina é feita de incontáveis anéis de seis carbonos originados do aminoácido fenilalanina, do qual é retirado o átomo de nitrogênio. Nas vias secundárias da rodovia da lignina nascem muitos de nossos aromas favoritos de especiarias.

O anel de seis carbonos é um dos grandes temas do metabolismo vegetal, e seu nome reflete a importância das plantas aromáticas na cultura humana. O nome desse anel é **benzeno** e suas variações são conhecidas por **benzenoides**; ambas as palavras se originam da **benzoína** ou **benjoim** (do árabe *luban jawi*, que significa "incenso de Java"), uma resina coletada de certas árvores do sul da Ásia que os alquimistas do século XVI estudavam, aquecendo-a e coletando seus vapores perfumados. Até hoje, o benjoim e seus anéis de carbono são importantes componentes do incenso queimado nas cerimônias das igrejas católica e ortodoxa (ver p. 201).

É impossível não reconhecer a importância do **anel de benzeno** na vida dos vegetais. Cada um de seus seis átomos de carbono partilha alguns elétrons com seus vizinhos imediatos, e outros elétrons são partilhados por todos os átomos do anel – um arranjo que se costuma chamar de ligações duplas alternadas. Essa incomum partilha de elétrons dá ao anel uma rigidez física que falta às cadeias carbônicas retas e dobradas, bem como a capacidade de absorver a radiação solar ultravioleta – constituindo um protetor solar químico que provavelmente foi essencial para que as algas saíssem da água e passassem a colonizar a superfície terrestre exposta. Pequenos agregados de vários anéis têm a propriedade de absorver a radiação da luz visível e atuam como pigmentos, dando às folhas, às flores e aos frutos parte de suas cores amarelas, vermelhas, roxas e azuis.

Para construir os anéis de benzeno e suas muitas variações, as plantas partem de uma molécula de açúcar, modificam-na ao longo de mais ou menos duas dúzias de etapas até formar o anel e incorporam-na como cadeia lateral no aminoácido fenilalanina, que serve para construir proteínas. Depois, para fabricar seus importantíssimos protetores solares e a lignina, as plantas removem o anel de benzeno da parte da fenilalanina que contém nitrogênio e "decoram" o anel com os mais diversos grupos de átomos, inclusive com outros anéis. Foi ao longo dessa rodovia sem nitrogênio que as plantas abriram atalhos para criar muitas moléculas voláteis de grande utilidade.

Os benzenoides voláteis constituem diversas famílias que se definem por suas decorações. Seus nomes podem causar confusão, e na verdade cada uma delas tem vários cognomes. Adotaremos os nomes mais usados no mundo dos sabores e das fragrâncias ao explicar resumidamente sua origem.

## Benzenoides pré-amínicos: gualtéria e frutas almiscaradas

Vamos começar com duas substâncias voláteis incomuns que as plantas fabricam a partir de anéis de benzeno recém-produzidos, *antes* ainda de serem incorporados ao aminoácido fenilalanina. Não incluo aqui o próprio benzeno porque, embora seja encontrado no espaço interestelar e nas substâncias petroquímicas (ver p. 427), não é significativo nos vegetais (o que é ótimo para nós, pois é tóxico). Ambos os benzenoides pré-amínicos são ésteres formados a partir do álcool metílico. O **salicilato de metila** é um parente volátil da aspirina (ácido acetilsalicílico), e seu aroma é geralmente chamado de "gualtéria", em razão do arbusto perene norte-americano cujas folhas e flores o liberam quando danificadas: tem, assim, uma clara função defensiva. Pouca gente já teve contato com o arbusto em si, mas sua molécula volátil é conhecida por conta de nossa familiaridade com balas e doces, *root beer* e *sprays* para melhorar o hálito – e, na Inglaterra, produtos de limpeza doméstica. Por mero acaso, seu nome sugere uma qualidade resfriante, e de fato ele ativa receptores de frio e de irritação em geral.

A segunda molécula volátil benzenoide pré-amínica é o **antranilato de metila**, decorado com um átomo de nitrogênio. Tem um caráter frutado, com uma nota almiscarada, e é um elemento importante do aroma dos morangos "silvestres" – pequenos mas cheirosos – e das flores de árvores cítricas; ajuda também a dar às uvas Concord, Muscadine, Scuppernong e outras nativas da América do Norte o aroma que as distingue das uvas de mesa de origem europeia.

**ALGUNS ANÉIS BENZENOIDES PRÉ-AMÍNICOS**

| Anel benzenoide | Aromas | Contribui para os aromas de |
| --- | --- | --- |
| salicilato de metila | gualtéria, *root beer*, calefaciente | gualtéria, nardo, cravo, tulipa |
| antranilato de metila (aminobenzoato de metila) | flor de laranjeira, uva | uva Concord, morango, flores de árvores cítricas, casca de frutas cítricas, nardo |

## Anéis de fenil, cinamila e benzila: mel, frutas, balsâmicos

Quando o anel de benzeno é incorporado ao aminoácido fenilalanina e separado da cadeia que contém nitrogênio, uma via secundária bem curta leva ao pequeno grupo de substâncias voláteis chamadas *fenil*. Seu nome vem da palavra grega que significa "luz", pois um químico francês do século XIX isolou alguns benzenoides nos resíduos do gás de carvão usado para iluminar as ruas na época (de onde originou-se também o nome *fenil*-alanina). O ácido fenilacético, o fenil etanol e o fenilacetaldeído são anéis de benzeno decorados com as cadeias de dois carbonos do *kit* básico. Todos eles são encontrados em flores e têm aroma floral. O álcool **feniletanol** é uma substância volátil muito comum nas flores, com presença de destaque em várias rosas aromáticas; ao lado do terpenoide linalol, e tão comum quanto ele, ajuda a definir a qualidade geral da floralidade. O **ácido fenilacético** e o **fenilacetaldeído** têm uma doçura mais pesada, que sugere mel, o qual – como todos sabem – é fabricado pelas abelhas a partir do néctar das flores (ver p. 544).

ALGUNS ANÉIS FENÍLICOS, FLORAIS E COM AROMA DE MEL

| Anel fenílico | Aromas | Contribui para os aromas de |
|---|---|---|
| ácido fenilacético | floral, mel, animal | flor de laranjeira, rosa, manga |
| fenilacetaldeído | mel, floral | muitas flores e frutas |
| feniletanol | rosa, floral | rosa, flor de laranjeira, narciso, gerânio, muitas frutas |

Os anéis de benzeno que não seguem o caminho da família fenil avançam na rodovia, e alguns se desviam na direção de um grupo maior de substâncias voláteis com sobrenome menos obscuro: as **cinamilas**, isoladas pela primeira vez a partir da canela. A canela é obtida de cascas de árvores do sul da Ásia, do gênero *Cinnamomum*. Boa parte do caráter particular da canela deriva do **cinamaldeído**, um anel benzenoide com um aldeído de três carbonos em um dos cantos, uma molécula que hoje anuncia a presença de doces assados em muitos *shopping centers* e aeroportos. O cinamaldeído também ativa nossos sensores de frio e dor; por isso, em quantidade elevada, ele é resfriante e pungente. Seus primos, o **ácido cinâmico** e o **álcool cinamílico**, muito mais comuns, bem como seus ésteres, sugerem benjoim, flores e frutas, especialmente o oxicoco, de aroma picante.

ALGUNS ANÉIS CINÂMICOS: DOCE, FLORAL, FRUTADO, PICANTE

| Anel cinâmico | Aromas | Contribui para os aromas de |
|---|---|---|
| ácido cinâmico | balsâmico, doce | benjoim |
| cinamaldeído | canela, pungente | canela |
| álcool cinamílico | floral, verde, balsâmico, canela | canela, benjoim, oxicoco |
| cinamatos de metila e etila | frutado, canela, mel | benjoim, flor de cravo, canela, manjericão, oxicoco, cravo |
| acetato de cinamila | mel, balsâmico, floral | canela, goiaba |
| acetofenona (fenil metil cetona) | essência de amêndoas, floral, poeira | flores de alisso e cravo |
| aminoacetofenona | uva, doce | uvas Concord e Muscadine |

Uma curta via secundária que sai do ácido cinâmico leva a duas outras moléculas voláteis florais-frutadas cujos nomes são novamente derivados do fenil. A cetona **acetofenona** contribui para o aroma rico da popular flor de alisso, bem como para o da flor de cravo. A mesma cetona, com um grupo adicional de nitrogênio e hidrogênio decorando um dos vértices do anel, é a **aminoacetofenona** almiscarada e frutada, uma molécula que, combinada com o antranilato de metila (que também carrega uma decoração de nitrogênio), torna imediatamente reconhecíveis as uvas norte-americanas, bem como seus sucos, geleias e vinhos.

Uma segunda via secundária que parte do ácido cinâmico leva os anéis de benzeno à família com a qual partilham o nome, as **benzilas**. Da resina *benjoim*, da qual derivou-se o nome da família, também nasceram os termos mais comuns *bálsamo* e *balsâmico*, que sugerem a qualidade suave, tranquilizante e agradável característica tanto da resina como das moléculas individuais de benzila. Essas moléculas consistem em um anel básico de benzeno decorado com um grupo de um carbono em um dos vértices e formam a série comum de álcool, aldeído e ácido de benzila, bem como vários ésteres. Não surpreende que o **álcool benzílico** e o **ácido benzoico** tenham aroma de resinas de árvores e não de pinho, como as resina das coníferas ricas em terpenoides; são aromáticas a seu modo, doces e "balsâmicas". Os **ésteres de benzila**, como a maioria dos ésteres, têm uma qualidade frutada, mas também são florais. São substâncias voláteis de destaque nas flores, onde parecem ser especialmente importantes para atrair borboletas e mariposas.

**ALGUNS ANÉIS BENZÍLICOS RESINOSOS, FLORAIS E FRUTADOS**

| Anel benzílico | Aromas | Contribui para os aromas de |
|---|---|---|
| ácido benzoico | resinoso, doce | resina de benjoim |
| benzaldeído | essência de amêndoa, cereja | amêndoa amarga, cereja, pêssego, damasco, heliotrópio, petúnia |
| álcool benzílico | floral, resinoso | muitas flores, cereja, melão Cantalupo |
| benzoatos de metila e etila | frutado, floral | muitas flores, goiaba |
| acetato de benzila | jasmim, frutado | jasmim, narciso, jacinto, heliotrópio, melão Cantalupo |
| benzoato de benzila | balsâmico, frutado | cravo, petúnia, nardo |

De todas as benzilas voláteis, a mais intrigante é o **benzaldeído**. Tem o aroma característico da essência de amêndoa e é um componente destacado do aroma da cereja. No entanto, seu cheiro nada tem a ver com o das amêndoas comuns. Isso porque a essência natural é feita com "amêndoas amargas": amargas porque, além de produzir o benzaldeído aromático, produzem o amargo – e mortal – cianeto de hidrogênio. Se você mastigar o interior macio de um caroço de cereja, damasco ou pêssego – todos eles, parentes próximos das amêndoas –, poderá ter uma amostra tanto do aroma quanto do amargor. Ambos são gerados conjuntamente quando o interior é danificado, constituindo uma dupla defesa química: o cianeto tóxico acompanhado por um sinal de alarme volátil.

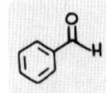

Na natureza, o aroma de essência de amêndoas é sinal de perigo e, talvez, de morte. Quando quimicamente separado do cianeto na essência de amêndoa ou presente em um pequeno número de amêndoas amargas que dão sabor ao marzipã tradicional ou, ainda, contribuindo em quantidades mínimas para o sabor de certas drupas, ele é agradável.

## Anéis com aroma picante: feno, anis, cravo, baunilha

Voltando à rodovia que leva à madeira, algumas vias secundárias nos conduzem ao ácido cumárico, a estrutura básica do último grupo de benzenoides voláteis. As decorações de seus anéis são de vários tipos, de modo que eles não constituem uma família próxima, mas fornecem alguns dos aromas mais apreciados de todos os tempos.

Vamos começar com a **cumarina**, da qual o ácido cumárico deriva seu nome. Sua estrutura é semelhante à das lactonas e ela proporciona o aroma quente dos trevos esmagados e do feno, que muitas vezes se mistura às moléculas voláteis de folhas verdes quando se apara um gramado. Várias outras plantas da Eurásia, entre as quais a erva-coalheira e a aspérula odorífera (espécies do gênero *Galium*), são apreciadas por emitir a mesma substância volátil e o mesmo aroma, sendo usadas nos colchões para repelir insetos e na culinária para fazer doces e aromatizar vinhos e cervejas. O cumaru, palavra de origem tupi, constitui uma fonte concentrada de cumarina e é usado como especiaria – às vezes, como um sucedâneo mais barato da baunilha. A cumarina, no entanto, pode lesionar o fígado e os rins se ingerida em quantidades excessivas, e alguns países proíbem seu uso na alimentação.

Vários dos outros benzenoides individualistas partilham uma qualidade que percebemos de modo mais puro nas sementes das especiarias anis e anis estrelado. O **anetol** e o estragol são moléculas idênticas, exceto no que se refere à posição de uma ligação dupla em uma decoração de três carbonos, e ambas fornecem uma qualidade geral de anis, com características individuais, para um conjunto diferente de especiarias e ervas. O anetol está presente sobretudo em sementes como o anis e o anis estrelado; o **estragol** está presente sobretudo em ervas como estragão, manjericão e funcho. O **anisol** não tem essa cadeia lateral e apresenta uma qualidade mais agressiva, semelhante à dos solventes, guardando ainda certo caráter de anis. Outra variante, o **anisaldeído**, é mais doce e empresta leve nota de anis a certas flores.

O **eugenol** é a molécula volátil fundamental do cravo, os botões secos das flores de uma árvore da Ásia tropical (do gênero *Eugenia*). As fontes concentradas, como o cravo e seu óleo, também são pungentes e têm efeito anestesiante, pois o eugenol ativa vários receptores de dor. Em quantidade mínima, ele cumpre papel coadjuvante em outras especiarias e na banana madura, além de no cravo e em outras flores. Seu primo **metil eugenol** (que não é um éster, mas um éter) mescla os aromas de canela e cravo e é importante na flor cravo e na *Pimenta dioica*. A **miristicina** recebe seu nome da árvore da noz-moscada (*Myristica*), da Ásia tropical, e é responsável por boa parte do aroma dessa semente lenhosa, aroma que também está presente na salsinha e no endro. O **safrol** é a principal molécula volátil da raiz de sassafrás e representava o sabor original da *root beer*, até que se passou a suspeitar que fosse tóxico para o fígado. Hoje, é difícil sentir o cheiro do safrol sem misturas, a menos que se encontre a erva *hoja santa* (*Piper auritum*, ver p. 271).

A **vanilina** é a principal molécula volátil da baunilha, uma das especiarias mais populares do mundo. Quente e doce, semelhante de certo modo à cumarina, foi uma das primeiras moléculas de sabor a ser produzida industrialmente. É encontrada em sua versão natural em algumas frutas e flores e em certas madeiras, sobretudo quando aquecidas; por isso, entre outras finalidades, ainda se usam barris de madeira para envelhecer vinhos e bebidas destiladas.

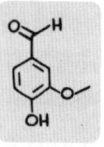

**ALGUNS ANÉIS DO ÁCIDO CUMÁRICO COM AROMA PREDOMINANTEMENTE PICANTE**

| Derivado do ácido cumárico | Aromas | Contribui para os aromas de |
|---|---|---|
| cumarina | doce, cravo, feno | cravo, alfafa, cumaru, aspérula, gramínea *Hierochloe odorata*, cássia |

*continua*

| Derivado do ácido cumárico | Aromas | Contribui para os aromas de |
|---|---|---|
| anetol | anis, medicinal | anis, anis estrelado, funcho |
| anisaldeído | doce, floral, bálsamo | anis, anis estrelado, manjericão, flores |
| anisol | gasolina, medicinal, anis | flores |
| estragol | anis, verde, herbáceo | estragão, manjericão, funcho |
| eugenol | cravo, calefaciente | cravo, manjericão, canela, noz-moscada, madeira de carvalho, cravo (flor), flores do goiveiro-encarnado (*Matthiola incana*), rosa, banana |
| metil eugenol (éter, não éster) | canela, cravo | *Pimenta dioica*, manjericão, cravo (flor) |
| miristicina | resinoso, amadeirado, noz-moscada | noz-moscada, macis, salsinha, endro |
| safrol | raiz de sassafrás, *root beer* | sassafrás, noz-moscada, *hoja santa* (*Piper auritum*) |
| vanilina | baunilha | baunilha, madeira de carvalho, cereja |
| cetona da framboesa (hidroxifenil butanona) | doce, frutas vermelhas, floral | framboesa, *loganberry* |

Uma última substância volátil que deriva do ácido cumárico é completamente diferente das demais moléculas com aroma picante: a **cetona da framboesa**. Trata-se de um anel de benzeno decorado com um grupo de oxigênio-hidrogênio e uma cetona de quatro carbonos que leva o nome da fruta à qual imprime claramente a sua marca.

E são essas as principais substâncias voláteis benzenoides. Elas expandem o universo dos aromas para as resinas de árvores não coníferas, contribuem com uma nova dimensão para os reinos das flores e das frutas e essencialmente criam o reino das especiarias. Por mais agradáveis que sejam, os benzenoides são, em sua maioria e antes de tudo, armas químicas cujas funções são repelir e prevenir. O antranilato de metila das uvas Concord é sabidamente um repelente de pássaros. Os benzoatos são aditivos comuns nos alimentos porque são excelentes para matar microrganismos, assim como o cinamaldeído e o eugenol. O benzaldeído não é muito tóxico em si, mas sinaliza a presença do cianeto.

Em resumo, o ramo dos benzenoides, na rodovia das proteínas, faz com que as plantas se elevem em direção ao Sol, protege-as das queimaduras solares, abate seus inimigos – e fez inúmeros amigos entre os seres humanos.

## Detalhes de nitrogênio e enxofre

Voltemos agora à rodovia que conduz diretamente aos mecanismos proteicos ativos: faltam apenas algumas vias secundárias para completarmos nossa excursão. Essas vias trazem novas dimensões para os aromas vegetais. Todas as substâncias voláteis que encontramos até agora foram construídas com apenas três elementos – carbono, hidrogênio e oxigênio –, e seus aromas são, em geral, agradáveis. Na rodovia das proteínas, no entanto, chegou a hora de o nitrogênio e o enxofre entrarem na mistura. Como vimos, os animais e seus microrganismos decompõem a grande quantidade de proteínas que possuem e produzem fragmentos malcheirosos que contêm nitrogênio e enxofre. As plantas, felizmente, são diferentes. A quantidade de mecanismos proteicos que possuem é muito menor, e elas não precisam aproveitá-los para obter energia. Suas moléculas voláteis que contêm nitrogênio e enxofre não são resíduos; são construídas para aumentar o arsenal volátil contra os ataques dos animais, e incidentalmente aumentam nosso prazer alimentar.

Vamos começar com as moléculas voláteis que contêm nitrogênio. Sua quantidade é relativamente pequena. A "fedegosa" (*Chenopodium vulvaria*) é uma erva parente do espinafre que cria a **feniletilamina**, com cheiro de peixe, decorando um anel de benzeno com uma cadeia curta que termina em um átomo de nitrogênio. No entanto, caso o nitrogênio seja colocado diretamente no vértice do anel de benzeno, obtém-se o **antranilato de metila** e a **aminoacetofenona** (ver acima, entre os benzenoides), que podemos encontrar em frutas e flores e emprestam um insólito aspecto almiscarado à sua floralidade e frutalidade. Lembra-se da pirrolina, um anel de quatro carbonos e um nitrogênio que determina o aroma do sêmen humano? As plantas acrescentam uma cadeia de dois carbonos à pirrolina para produzir a **acetil pirrolina**, molécula responsável por uma qualidade floral e almiscarada característica, de pipoca, presente no arroz basmati e nas folhas do pandano, uma planta tropical; empresta também uma nota de pipoca aos alimentos cozidos.

Algumas plantas fabricam **pirazinas**, anéis de seis pontas com dois átomos de nitrogênio em lados opostos. As pirazinas vegetais com decorações simples no anel – de metila e etila – tendem a ter um aroma terroso, de mofo, ao passo que a **isobutil pirazina** e outras **metoxipirazinas**, com átomos de oxigênio nas cadeias laterais, fornecem uma qualidade terrosa e uma pesada nota de hortaliças folhosas às ervilhas, aos pimentões e aos aspargos. As metoxipirazinas também emprestam notas vegetais a certas uvas e vinhos. Essas notas são apreciadas no caso do Sauvignon Blanc, mas lamentadas no Cabernet Sauvignon e no Merlot.

**ALGUMAS MOLÉCULAS VOLÁTEIS DE ORIGEM VEGETAL CONTENDO NITROGÊNIO**

| Substâncias voláteis nitrogenadas | Aromas | Contribui para os aromas de |
|---|---|---|
| feniletilamina | peixe | fedegosa |
| antranilato de metila | flor de laranjeira, uva | flores de árvores cítricas e cascas de frutas cítricas, gardênia, nardo, uva Concord, morango |
| aminoacetofenona | uva, doce | uvas Concord e Muscadine, mel de castanheira |
| acetil pirrolina | arroz basmati | arroz aromático, folhas de pandano |
| pirazina de metila e etila | terra, mofo, pele de frutos secos | aspargo, frutos secos, batata |
| metoxipirazinas | verde, terra | ervilhas frescas, pimentas verdes do gênero *Capsicum*, aspargo, alface, uvas viníferas |

Um último grupo de substâncias voláteis nitrogenadas de origem vegetal também contém enxofre. O **isotiocianato de alila** e outros isotiocianatos são uma especialidade da grande família do repolho, que nos causam maior impressão quando nos submetemos à ardência da mostarda, da raiz-forte ou do *wasabi* japonês. Além da ardência, essas substâncias provocam o característico aroma sulfúreo desses condimentos, bem como repolho e outras hortaliças da mesma família, entre elas a mostarda (verdura), a rúcula e os diversos tipos de rabanete. Algumas parentes distantes também fabricam isotiocianato em pequena quantidade, por isso, apresentam uma nota sulfúrea semelhante, mas sem a mesma pungência; entre elas se incluem os botões e os frutos de alcaparra, as folhas e as flores do nastúrcio e – o mais estranho de todos – os frutos do mamoeiro papaia.

Esse toque sulfúreo é mais ou menos comum nos vegetais, que inserem átomos de enxofre em muitas estruturas moleculares diferentes. Entre as mais simples estão os **sulfetos**, um grupo que inclui o primordial sulfeto de hidrogênio e o dimetil sulfeto com dois carbonos, que ganham proeminência em muitas hortaliças quando cozidas. Tanto as plantas da família do repolho quanto as da família da cebola as produzem, conjuntamente a alguns outros sulfetos com mais de um átomo de enxofre e várias cadeias carbônicas mais longas. Cada sulfeto tem seu aroma particular, que nos impressiona por ser mais próximo do aroma do repolho, da cebola ou do alho, dependendo da planta em que é mais proeminente – o **dissulfeto de dialila** é a assinatura do alho –, mas todos têm um vago aroma sulfúreo. O durião, famigerada fruta da Ásia tropical (ver p. 346), também acumula sulfetos incomuns e tem um aroma característico que lembra os de cebola e alho. O mesmo ocorre com a assafétida, uma especiaria da Ásia Central.

Um conjunto diversificado de outras substâncias voláteis sulfúreas proporciona notas menos usuais. Os **tióis** são cadeias carbônicas com um par de enxofre e hidrogênio em uma das extremidades. O metanotiol é o tiol primordial, com um único átomo de carbono, formado no espaço sideral e produzido pelo metabolismo bacteriano; seu odor não é nada sutil. As plantas, no entanto, são capazes de acrescentar grupos de enxofre e hidrogênio a cadeias mais longas, tanto retas quanto dobradas, para criar uma variedade de tióis nas formas de álcoois, cetonas, ésteres e terpenoides – como fazem os gatos, os cangambás e o nosso próprio corpo! Tióis como o **mentenotiol** proporcionam notas descritas como "exóticas" e, às vezes, "animais" à groselha-preta e a várias frutas tropicais, especialmente a toranja, a goiaba e o maracujá. São importantes também no aroma de vinhos feitos com a uva Sauvignon Blanc.

Há também as substâncias voláteis sulfúreas características da formidável tribo do gênero *Allium*, que inclui não só o alho como também a cebola, a cebolinha, o alho-poró e a chalota. As plantas do gênero *Allium* são, no mundo vegetal, os grandes virtuoses da manipulação do enxofre; entre suas especialidades estão cadeias mistas chamadas **sulfinatos**, que incluem átomos de oxigênio. São eles que dão à cebola, ao alho e a seus parentes o efeito irritante que induz a lacrimação, acrescentando sua versão particular da qualidade sulfúrea à família dos sulfetos.

## ALGUMAS SUBSTÂNCIAS VOLÁTEIS DE ORIGEM VEGETAL CONTENDO ENXOFRE

| Substâncias voláteis sulfuradas | Aromas | Contribui para os aromas de |
|---|---|---|
| isotiocianato (também contém nitrogênio) | penetrante, mostarda | família do repolho (mostarda, rabanete, raiz-forte, *wasabi*, rúcula...), alcaparra, papaia, nastúrcio |
| sulfetos | repolho, hortaliças cozidas, cebola | família do repolho (brócolis, couve-flor, nabo...), família da cebola (alho-poró, alho, cebolinha), durião, assafétida |
| álcoois, cetonas e ésteres de tióis | frutas tropicais, sulfúreo, suor, gato | toranja, maracujá, goiaba, groselha-preta, pimentas do gênero *Capsicum*, lúpulo, buxo, durião |
| mentenotiol (terpenoide) | toranja, sulfúreo | toranja, pomelo, laranja |
| sulfinato | cebola, alho, pungente | cebola, alho-poró, alho, cebolinha |

De todas as substâncias voláteis de origem vegetal vistas neste capítulo, os sulfinatos da cebola, os sulfetos do alho e os tiocianatos da mostarda são as que têm a mais óbvia função defensiva. Queimam nossa boca e nossos olhos e nos fazem tossir. Por isso, é irônico que sejam ingredientes apreciados na culinária de povos do mundo inteiro. Gostamos deles exatamente porque proporcionam dimensões de aroma e sabor que outros alimentos não fornecem; porque sua qualidade agressiva pode ser modulada na medida em que são combinados com outros ingredientes; porque o cozimento os transforma e lhes confere outros aromas e outras moléculas de sabor.

Com as moléculas voláteis que contêm nitrogênio e enxofre, terminamos nosso passeio pelo metabolismo vegetal e suas vias secundárias aromáticas. Folheie mais uma vez este capítulo para ver como o repertório vegetal é amplo e variado em comparação com a fumaça que sai dos motores dos animais e dos microrganismos, com suas cadeias simples, sulfetos e tióis. Verde, resinoso, amadeirado, herbáceo, floral, frutado, doce, picante, exótico, agressivo: os ingredientes do néctar e da ambrosia deste mundo.

Foram muitas páginas, muitas rodovias e vias secundárias, muitas moléculas! E toda essa organização, todo esse trânsito e muitas coisas mais se inserem nessas micropartículas que consistem nas células vegetais, que mal conseguimos enxergar. Agora que já temos uma ideia do que o Herói Carbono andou aprontando por aqui, é hora de darmos um passo atrás e voltarmos à nossa experiência real, cotidiana, das árvores, das ervas, das flores e dos frutos. Armados do conhecimento científico delineado acima, vamos ver o quanto mais somos capazes de apreciar seus requintados aromas.

Capítulo 9

# MUSGOS, ÁRVORES, RELVA, ERVAS

> Seu país é chamado 'A Bem-Aventurada Arábia': um doce aroma natural perpassa todo o país, pois quase todas as plantas de excelente fragrância crescem ali sem ordem alguma. Ao longo do litoral crescem a árvore de bálsamo e a cássia. [...] No interior há densas florestas com grandes árvores que manam incenso e mirra, ao lado de tâmaras, azeitonas, canela e todas as demais substâncias aromáticas. [...] O aroma impressiona e desperta os sentidos de todos os visitantes: parece divino, superior ao poder descritivo das palavras. Os que passam ao largo da costa, mesmo a certa distância, participam desse prazer, pois no verão, quando a brisa vai da terra para o mar, os aromas exalados pela árvore de mirra e outras chegam aos navios: e não se trata dos produtos que conhecemos, secos, armazenados e estragados em razão da passagem do tempo, mas plantas vivas, frescas, no auge do vigor.
>
> Agatárquides, *Sobre o mar Eritreu*, c. 150 d.C.

> Duvido que qualquer sensação que nasça da visão seja tão deliciosa quanto os odores destilados por ramos de árvores aquecidos pelo sol e batidos pelo vento, ou a maré de aromas que sobe, desce e torna a subir, onda a onda, preenchendo o largo mundo com uma doçura invisível.
>
> Helen Keller, *The World I Live In*, 1908.

As minúsculas células vegetais que acabamos de deixar para trás, com suas rodovias e vias secundárias repletas de moléculas, perfumam o mundo inteiro. Perfumavam a brisa da Arábia descrita pelo geógrafo grego Agatárquides, um modelo real para o paraíso terrestre imaginado por John Milton. Adoçam a brisa dos campos norte-americanos de Helen Keller. Quando conseguimos fugir de nossas casas e cidades e de seus aromas e respirar fundo ao ar livre, apreciamos sem impedimentos as exalações coletivas dos avatares verdes do Herói Carbono, seu oxigênio vivificante adicionado a pequenas quantidades das substâncias voláteis que os ajudam a se manter vivos.

Nossa apreciação do reino vegetal começará com os habitantes das florestas e dos campos que contribuem para as doces marés do largo mundo. Organizamos este capítulo e o próximo na forma de jardim botânico virtual. Imagine alguns hectares de terra onde estão plantados espécimes aromáticos do mundo inteiro, uma coleção que pode ser percorrida em algumas horas em uma caminhada desapressada. É assim que procederemos aqui. No próximo capítulo, passaremos ao jardim das flores, com seus aromas mais íntimos, intensos e fugazes. Depois, iremos às feiras livres e entraremos na cozinha, com sua coleção global de substâncias aromáticas. Fique à vontade para voar por estes capítulos como o arcanjo Rafael pelo Jardim do Éden, a fim de ter uma ideia geral de cada um desses ambientes. Ou caminhe um pouco, pare quando encontrar algo de que goste ou desgoste muito, ou que lhe pareça interessante, e consulte a tabela para conhecer os aromas que compõem esse buquê e o fazem ser o que é.

É claro que jardins e cozinhas imaginários não substituem plantas, moléculas e sensações reais. Mas esperamos que esses capítulos estimulem o leitor a manipular agulhas de pinheiro e folhas de relva, a sentir o cheiro das rosas, a experimentar diferentes variedades de hortelã e maçã e a buscar conhecer coisas de que nunca ouvira falar. Como disse Thoreau a respeito do céu, esses prazeres estão todos disponíveis ao nosso redor. Podemos encontrá-los hoje em parques e florestas, floriculturas e viveiros de plantas, supermercados e quitandas, até mesmo em madeireiras. Muitas vezes, os itens menos comuns podem ser adquiridos *on-line*. Então, passeie por esses jardins e feiras virtuais, encontre algo interessante e depois saia para o mundo, sentindo seus cheiros.

Quando fizer isso, não se preocupe se não for capaz de detectar aromas acessórios logo de cara. As plantas são especialistas em química. Qualquer folha, flor ou fruto emite de dezenas a centenas de substâncias voláteis diferentes e nosso sistema sensorial não foi feito para perceber cada uma delas. É a mistura geral de moléculas voláteis que nos diz o que precisamos saber. A maioria das folhas, quando manipuladas ou amassadas, solta um cheiro "verde" graças às várias moléculas voláteis de folhas verdes; a maioria das flores tem fragrância "floral" graças a um punhado de terpenoides e benzenoides; a maioria das frutas tem aroma "frutado" graças a um grande número de ésteres.

Geralmente, no entanto, há algumas substâncias voláteis que se distinguem em meio a esse ruído de fundo olfativo, às vezes por estarem presentes em proporções incomuns, às vezes por serem ingredientes pouco usuais de determinada folha, flor ou fruto. Chamo a atenção para essas substâncias voláteis, apoiando-me sempre que possível em estudos publicados de materiais vivos ou frescos, não alterados pela secagem ou pela destilação de um óleo essencial.

Para manter as tabelas tão simples quanto possível, serão incluídos os nomes das moléculas voláteis de folhas verdes somente quando forem dominantes ou contribuírem decisivamente para o aroma de uma planta.

Um ou mais aromas que compõem o leque de aromas da planta podem destacar-se na primeira cheirada; outros talvez só se tornem perceptíveis depois de várias tentativas, ou mesmo meses mais tarde, quando você não os estiver procurando. Podem também permanecer tão integrados à mistura que não poderão ser percebidos distintamente. Você terá todas essas experiências. O que torna cada aroma valioso é o que está por trás de todos eles: a atenção ao que você percebe, a consciência de sua complexidade e a expansão do seu banco de dados de percepções e pontos de referência.

Isso para não mencionar o prazer de reconhecer sutilezas, padrões e temas. As moléculas voláteis e os aromas do cedro são diferentes dos de pinho, e o mesmo vale para a hortelã e a hortelã-pimenta, a rosa damascena e a rosa usada para chá. No entanto, as árvores, os jardins e as sementes também partilham moléculas voláteis entre si, e seus aromas muitas vezes ecoam e remetem uns aos outros. Lembre-se disso, e assim começará a perceber e apreciar bafejos da floresta em um ramo de alecrim ou broto de cânhamo – e vice-versa. Do mesmo modo, há notas florais e frutadas em várias verduras, raízes e sementes. Algumas substâncias voláteis que nos parecem agradavelmente florais foram criadas como armas defensivas muito antes de a primeira flor surgir na Terra, por plantas diminutas cujos descendentes, hoje, são na maior parte pisoteados inconscientemente e ignorados.

Uma olfação curiosa e informada é capaz de levantar a pesada mortalha da familiaridade, permitindo que percebamos as plantas e suas criações como se fosse a primeira vez. É capaz também de nos lembrar do significado que elas têm na cultura humana: os aromas da resina das árvores, que inspiram ideias de duração e imortalidade; as flores cerimoniais, que representam a intensidade, a fragilidade e a brevidade da vida; frutas que, como alimentos saborosos e cuidadosamente preparados para os membros de outro reino, nos fornecem um modelo de cooperação – e representam o padrão-ouro da culinária.

Assim, comece por formar uma ideia da amplitude e da riqueza da criatividade vegetal. Pare e faça uma pausa sempre que se deparar com um aroma ou uma fonte de aromas que ressoe em sua experiência ou seus interesses. Ou simplesmente siga seu faro.

## Musgos, hepáticas, cavalinhas, samambaias

Vamos entrar no jardim por um caminho que nos conduz a um canteiro cheio de árvores altas cujas copas filtram a luz do Sol; os raios solares, por sua vez, brilham sobre um riozinho que corre devagar. Não vamos começar com as árvores, mas com as plantas que pisamos com nossos pés, ignoradas, distantes do nosso nariz, que revestem as superfícies das pedras, do solo e dos troncos das árvores. São os musgos e as hepáticas, versões modernas das primeiríssimas plantas terrestres. Seu clã nunca desenvolveu o sistema circulatório que leva a água das raízes às folhas, passando pelos caules: elas não têm raízes verdadeiras e são incapazes de sobreviver sem umidade abundante. Também não poderiam ter sobrevivido no decorrer das eras se não tivessem defesas eficazes contra os insetos e os microrganismos. Com efeito, os humildes musgos e hepáticas fabricam muitas substâncias voláteis que associamos às fragrantes árvores, flores e frutos.

O fato de o fazerem é um sinal de quanto é antiga a história do virtuosismo dos vegetais na fabricação de moléculas voláteis. Aromas que hoje apreciamos foram provavelmente emitidos pela primeira vez por plantas antigas para se protegerem de seus inimigos, e existem até hoje porque ainda são defesas eficazes. Essas plantas desenvolveram o equivalente volátil dos sintetizadores de sons e encontraram as notas capazes de confundir, irritar, entorpecer ou matar seus inimigos. Desde então, seus descendentes vêm afinando notas e acordes para adaptar-se às relações sempre mais complexas que travam com microrganismos e animais multicelulares. As **hepáticas**, cujos ancestrais diretos surgiram há quase 400 milhões de anos, desenvolveram gotículas especiais de óleo para acumular moléculas voláteis em suas células, e os químicos identificaram nelas mais de setecentos terpenoides diferentes, bem como duzentos benzenoides. Os especialistas em hepáticas relatam que elas podem ter aroma de madeira, terebintina, cenoura, cogumelos e algas marinhas. Os **musgos** em geral não têm um cheiro particularmente forte, mas o pouco que têm é reconhecidamente vegetal, com moléculas voláteis de folhas verdes e outras cadeias carbônicas simples, terpenoides e benzenoides selecionados e dimetil sulfeto, que, como veremos, é mais comum nas algas marinhas do que nas plantas terrestres. Descobriu-se que suas cadeias de oito carbonos repelem insetos, e as de nove carbonos suprimem o crescimento de fungos.

## ALGUMAS PLANTAS TERRESTRES PRIMITIVAS
### (VFVS = MOLÉCULAS VOLÁTEIS DE FOLHAS VERDES)

| Planta | Aromas componentes | Moléculas |
|---|---|---|
| hepáticas (família *Hepaticae*) | verde, cogumelo, amadeirado, picante, terebintina, cenoura, alga marinha | VFVs, octenol, terpenos (pineno, canfeno, limoneno, felandreno, mentenol) |
| musgos (família *Musci*) | verde, cogumelo, pinho, terra | VFVs, octenol, nonenal, nonanal, terpenos (pineno, limoneno, humuleno, ionona, acetato de bornila, geosmina), benzenoides (benzaldeído) |
| cavalinhas (*Equisetum*) | verde, cogumelo, frutado, floral, picante | VFVs, octenol, terpenos (iononas), benzenoides (fenil etanol, vinil guaiacol) |
| samambaias (*Polystichum*, *Dryopteris*, *Phegopteris*, *Pteridium*) | verde, doce, floral, picante, feno | VFVs, nonanal, decanal, terpenos (pineno, terpineol, limoneno, linalol, ionona), benzenoides (benzaldeído, acetofenona, cumarina) |
| avenca (*Adiantum capillus-veneris*) | verde, plástico, sabão, maria-fedida | VFVs, decenal, decadienais |

As **cavalinhas**, com suas hastes eretas, ocas e sem folhas, e as **samambaias**, com suas folhas recortadas ao modo de um bordado, elevam-se acima dos musgos e das hepáticas nesse local úmido e sombreado. Suas famílias são mais avançadas que as dos musgos e das hepáticas; ainda lhes faltam raízes verdadeiras, mas elas já têm sistemas vasculares para transportar água e conseguem, assim, atingir grandes alturas – as primeiras florestas do planeta eram formadas sobretudo de ancestrais das cavalinhas com até 30 metros de altura. Elas também têm um aroma genericamente verde, embora algumas samambaias se destaquem por seus aromas doces, florais e semelhantes ao de feno, que ajudam a definir toda uma categoria de perfumes, ou *fougères* (ver p. 494). Entre as samambaias, a **avenca**, planta ornamental comum, destaca-se por sua presença odorífera decididamente não perfumada. Emite os mesmos aldeídos de cadeia simples que dão ao coentro seu aroma caracteristicamente controverso, que remete a sabão e besouros (ver p. 267).

## Coníferas

Elevemos agora nosso olhar para as árvores e os vários agrupamentos de coníferas: cedros, pinheiros, abetos, sequoias e espécies afins. As árvores são ornamentos comuns de nossos parques, quintais e ruas, mas tente imaginar-se vendo-as pela primeira vez e reconhecendo nelas as criaturas estranhas e maravilhosas que efetivamente são. Altíssimas, robustas, às vezes contando séculos ou milênios de idade, elas existem em uma escala completamente diferente da nossa. Duas espécies de sequoias da Califórnia representam os maiores e mais pesados seres vivos existentes na Terra hoje em dia. As árvores fascinaram as culturas humanas, inspirando-lhes veneração e levando-as a imaginar um mundo superior habitado por seres poderosos que as próprias árvores representavam. Na versão da *Epopeia de Gilgamesh* composta por um sacerdote babilônio há mais de 3 mil anos a partir de fontes sumérias, o herói e seu companheiro Enkidu chegam à montanha dos Cedros, "morada de deuses, dossel do trono das deusas", e "ali quedaram-se maravilhados perante a floresta,/ Observando a altura dos cedros":

> Numa altura de sessenta côvados, o cedro estava recoberto de massas de resina,
> a resina promanava, escorrendo pelo tronco como água de chuva,
> escorrendo livre, a ser levada pelas ravinas.

As fragrâncias que emanam das árvores e de suas resinas eram vistas como meios de comunicação dos mundos superiores com a Terra, feita por meio dos bafejos de lá que chegam até nós. É estranho que criaturas afixadas no solo, que se mexem somente ao sabor do vento, possam inspirar ideias do etéreo e do transcendente – ideias que se tornam parte da experiência que temos de seus aromas.

O primeiro bosque pelo qual passamos tem agrupamentos de cedros e de seus parentes que exsudam resinas, todos membros da antiga família das coníferas, que chegou ao auge 100 milhões de anos antes do predomínio das plantas floríferas e das florestas de árvores latifoliadas. Seus aromas são familiares para quem já tenha chegado perto de uma árvore de Natal recém-cortada ou feito uma caminhada nas montanhas. Muitas coníferas produzem o tipo de resina que Gilgamesh viu e cheirou na montanha dos Cedros, um líquido viscoso, pegajoso e perfumado que as defende de ataques de microrganismos e de besouros e outros insetos que perfuram a madeira, e que também repara as lesões sofridas por seus tecidos.

As resinas são misturas complexas de substâncias químicas defensivas. Seus componentes primários são terpenoides, cadeias carbônicas de dez, quinze ou vinte carbonos de comprimento, que não interagem bem com moléculas de água e, por isso, são resistentes a essa substância. Há também as moléculas diterpenoides, com vinte carbonos, grandes demais para serem voláteis, mas que dão espessura e aderência ao líquido. Há ainda monoterpenoides e sesquiterpenoides, menores e voláteis, que diluem os diterpenoides e dão à resina sua fluidez e seu aroma. Quando uma árvore sofre uma lesão física, a resina armazenada corre dos dutos ou "*blisters*" próximos até a superfície danificada, onde prende ou repele os invasores e cria um selo que endurece aos poucos, à medida que os terpenoides voláteis evaporam para o ar ao redor. Até árvores que não exsudam resinas armazenam terpenoides defensivos em sua madeira para torná-la menos suscetível ao ataque de insetos e à decomposição causada por fungos especializados em atacar a lignina.

As resinas das árvores são materiais antigos, engenhosos e eficazes que proporcionam proteção física e biológica. Foram apreciados como tais pelas primeiras civilizações humanas, desde a Suméria de Gilgamesh até o vale do Indo, a leste, onde resinas raspadas de várias coníferas ou extraídas por cocção da madeira eram usadas para tratar feridas na carne humana, mumificar os mortos e fornecer um tratamento à prova d'água para recipientes, telhados, cascos de embarcações e até tecidos. Mais tarde, com o desenvolvimento das cidades, dos Estados e do comércio, inúmeras coníferas foram derrubadas para proteger a madeira com que eram feitos os navios de longo curso, e a *terebintina* – um extrato de resina e madeira, geralmente pinheiro, rico em terpenoides menores, excelente para diluir e dissolver as resinas e outros materiais oleosos e gordurosos, como tintas – se tornou uma mercadoria importante para a indústria em geral (ver p. 430). A terebintina ainda é usada e sua presença contínua longe das florestas explica por que, por mais fresco e agradável que seja o aroma das resinas arbóreas, eles também podem nos lembrar de tíner e removedor.

Embora haja uma vaga semelhança familiar entre as resinas das coníferas, cada espécie conta com sua mistura específica de terpenoides e seu aroma próprio. O cedro de Gilgamesh não tinha o mesmo cheiro das arcas de cedro aromáticas que afastam traças e nas quais guardamos nossas melhores roupas. O **cedro-do-líbano**, famoso, mas atualmente raro, pertence a um gênero diferente do gênero das árvores norte-americanas que nos dão o óleo e a madeira de cedro; essas árvores são, na verdade, espécies de **junípero (zimbro)** e **tuia** (*Thuja*). Tanto o cedro verdadeiro quanto o junípero chamado **cedro vermelho oriental** contém sesquiterpenoides com aroma amadeirado, mas são conjuntos de moléculas diferentes. A tuia ou **cedro ocidental** contém outra sequência de sesquiterpenos, mas em menor número do que os monoterpenoides, o que acrescenta à sua resina uma nota caracteristicamente fresca, de pinho e terebintina.

**ALGUMAS CONÍFERAS**

| Árvore | Aromas componentes | Moléculas |
|---|---|---|
| cedro-do-líbano ou cedro atlântico (*Cedrus*) | resinoso, amadeirado, doce | pineno, himalachenos, himalachóis, atlantona |
| cedro vermelho oriental, cedro do Texas, cedro mexicano (*Juniperus*) | amadeirado-canforado, verde | cedreno, cedrol |
| cedro vermelho ocidental (*Thuja*) | canforado-mentolado, amadeirado, pinheiro | tujona, sabineno, terpineol |
| pinheiro (*Pinus*), juníparo ou zimbro (*Juniperus*), abeto (*Abies*), pinho-alemão (*Picea*), sequoia (*Sequoia*, *Sequoiadendron*) | pinheiro, terebintina, fresco, amadeirado | pineno, limoneno, careno, felandreno, mirceno, acetatos de terpinila e de bornila, sabineno |

Essa impressão de maior leveza característica do pinheiro é comum a muitas coníferas conhecidas – **pinheiros**, **abetos**, **pinhos-alemães** e **sequoias** – e a encontramos na madeira bruta, na madeira compensada e nas árvores de Natal. As folhas das coníferas que se assemelham a agulhas e escamas partilham moléculas voláteis de folhas verdes que constituem o cerne de seu aroma, mas contêm também diferentes misturas de seus terpenoides característicos e, às vezes, de outras moléculas voláteis. A folhagem das sequoias, por exemplo, inclui o benzenoide amadeirado safrol e uma metoxipirazina verde que contém nitrogênio. As folhas das coníferas são especialmente aromáticas quando jovens, ainda em fase de crescimento ativo.

À medida que saímos do bosque das coníferas, repare na parte dos troncos que fica mais exposta, onde manchas de resina recebem a luz solar durante horas a fio. O aroma que exalam não é somente fresco, de pinheiro; tem uma qualidade rica, quente como o Sol. Há anos esse aroma chamou a atenção de Roman Kaiser, um químico respeitado da empresa suíça Givaudan, especializada em aromas, quando ele fazia um passeio pelo litoral mediterrâneo da Ligúria, no oeste da Itália. Kaiser estudou as substâncias voláteis e os aromas do mundo vegetal durante décadas e escreveu sobre eles com eloquência. Analisou uma amostra de resina de pinheiro aquecida pelo Sol e descobriu que ela abrigava insólitas cadeias de quinze carbonos apreciadíssimas em perfumaria. Ou seja, as resinas das coníferas perfumam o ar da floresta e fornecem ingredientes para novas moléculas voláteis que talvez só ocorram em algumas árvores, mas que oferecem grande prazer aos transeuntes atentos. Falaremos mais sobre a descoberta de Kaiser no capítulo 17.

## Resinas das árvores latifoliadas: olíbano, bálsamos, copal

Saímos agora da sombra das majestosas coníferas e entramos em um bosque mais aberto, repleto de árvores de folhas largas, em sua maioria de estatura menor. Elas pertencem a uma tribo mais jovem e muito mais diversificada de plantas floríferas, cujas árvores são chamadas *latifoliadas* (ou seja, folhas largas), para distingui-las das coníferas de folhas estreitas. Como as coníferas, as árvores desse bosque secretam resinas aromáticas quando feridas. Representam nossa versão mais completa da floresta perfumada do Éden, que, segundo o poeta John Milton, foi atravessada pelo arcanjo Rafael quando saiu à procura de Adão. Milton encheu a floresta de mirra, cássia e bálsamo porque, junto com o olíbano, figuram na Bíblia como materiais usados como óleo de unção e incenso, presentes raros do Criador, cujos aromas incomparáveis nos transportam desta vida comum para um plano mais espiritual e contemplativo. Alguns desses materiais ainda são ingredientes dos incensos usados nas igrejas católica e ortodoxa e também estão disponíveis *on-line* para uso em aromaterapia e como ingredientes incomuns para alimentos e bebidas. Para aprender como a queima intensifica os aromas das resinas e das madeiras, pule para a seção sobre incenso (ver p. 457).

O olíbano e a mirra são resinas exsudadas por árvores baixas, aparentadas entre si e nativas da árida península Arábica e do nordeste da África. Apreciadas durante milênios em boa parte do Velho Mundo, são colhidas fazendo-se cortes profundos nos troncos das árvores, que estimulam a produção de resina; depois, a resina que se acumula nas feridas é retirada por raspagem quando se torna seca o suficiente para ser manipulada.

O **olíbano**, também chamado simplesmente de "incenso", é o material que define o incenso usado na igreja em todo o Ocidente. É produzido por árvores do gênero *Boswellia*, e uma de suas principais espécies é marcada pelas notas de pinheiro e picantes; outra, por notas frescas e florais. O aroma característico de olíbano que ambas partilham é dado pelos incomuns **ácidos boswellicos**, cadeias de oito carbonos com um anel de três carbonos em uma das pontas. Os químicos que descobriram o papel desses ácidos em 2016 descreveram seus aromas como a típica "nota de fim balsâmica, de igreja antiga", que caracteriza o incenso, e constataram que eles são capazes de permanecer em uma superfície durante meses. Ou seja, quando lançados ao ar pelas brasas do incensário durante os ritos religiosos, eles "se acumulam nas paredes, no mobiliário e nos tecidos, facultando assim a lenta difusão posterior de seu odor".

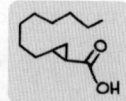

A **mirra** costuma ser mencionada sempre que se fala de seu parente olíbano. Era considerada a mais refinada de toda uma subfamília de resinas extraídas de espécies aparentadas entre si, entre as quais o bálsamo de Gileade e trava-línguas como bdélio, opoponax e goma-guggul. É mais doce e mais terrosa que o olíbano, com facetas incomuns de cogumelo e couro dadas por sesquiterpenoides modificados, entre os quais se incluem diversos tipos de **furanoeudesmadieno**.

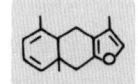

A **almécega**, menos exótica e litúrgica que o olíbano e a mirra, é a resina exsudada por uma parente do pistache, que cresce na ilha grega de Quios e regiões próximas. É usada como tempero nas cozinhas grega e turca e como uma goma de mascar duradoura, que quase cola os dentes – a exemplo de como a resina de pinheiro foi usada mais ao norte. Suas substâncias voláteis são dominadas pelos terpenoides pineno e mirceno.

### ALGUMAS RESINAS DE ÁRVORES LATIFOLIADAS

| Resina | Aromas componentes | Moléculas |
|---|---|---|
| olíbano, incenso (*Boswellia sacra* e *carteri*; Omã e Somália) | incenso, igreja antiga, amadeirado, pinho, pimenta | ácidos boswellicos, pineno, mirceno, linalol, cresol, mustacona, rotundona |
| olíbano, incenso (*Boswellia papyrifera*; Sudão, Etiópia, Eritreia) | incenso, igreja antiga, fresco, verde, terroso, cogumelo, floral | ácidos boswellicos, acetato de octila, octanol, limoneno, geraniol, linalol |
| mirra (*Commiphora myrrha*) | quente, doce, couro, cogumelo, sub-bosque | furanoeudesmadieno, lindestreno, curzerenjo (furano-sesquiterpenoides de 3 anéis) |
| almécega (*Pistacia lentiscus*) | pinho, amadeirado, fresco, floral | pineno, mirceno, limoneno, linalol |

*continua*

| Resina | Aromas componentes | Moléculas |
|---|---|---|
| benjoim, Sião e Sumatra (*Styrax tonkinensis e benzoin*) | Sião: balsâmico, frutado, floral, doce, baunilha Sumatra: balsâmico, floral, frutado, plástico, doce | Sião: ácido benzoico e benzoatos, vanilina Sumatra: ácido cinâmico e cinamatos, ácido benzoico e benzoatos, estireno |
| estoraque oriental e americano (*Liquidambar orientalis e styraciflua*) | doce, plástico, pinho, amadeirado, floral, frutado | estireno, pineno, cariofileno, ésteres de cinamato |
| copal (espécies dos gêneros *Bursera, Hymenaea, Protium, Pinus*) | amadeirado, picante, pinho, resinoso | copaeno, germacreno, pineno, limoneno |
| resina de copaíba (*Copaifera*) | amadeirado, cânfora, balsâmico | cariofileno, germacreno, selineno |

O material aromático que John Milton chamou de "bálsamo"* é uma secreção defensiva semelhante à resina das coníferas, ao olíbano e à mirra, mas sua composição química e seus aromas são muito diferentes. Hoje em dia, *bálsamo* significa algo que suaviza e cura. A palavra origina-se do grego *balsamon*, que por sua vez decorre de termos hebraicos e árabes que significam "especiaria" ou "perfume" – materiais aromáticos de origem vegetal usados para *embalsamar*, ou seja, retardar a putrefação do corpo humano ou animal e substituir os cheiros da morte por aromas relacionados aos prazeres e celebrações. Esses sobretons de cura e preservação pairam ainda sobre o nome do vinagre "balsâmico", fabricado tradicionalmente pela lenta fermentação de um vinho doce em barris feitos de madeiras aromáticas (ver p. 603). Hoje em dia, bioquímicos que estudam os vegetais usam a palavra *bálsamo* para se referir de modo específico às resinas arbóreas dominadas não pelos terpenos com aroma amadeirado e de pinho, mas por anéis benzenoides doces, brandos e suaves – entre eles, os ácidos benzoico e cinâmico e seus ésteres, bem como a vanilina.

Os **bálsamos** são ingredientes importantes dos incensos há séculos, tendo sido usados em muitas culturas, desde a Ásia até a Europa, passando pelo Oriente Médio. O **benjoim do Sião** e o benjoim da **Sumatra** são extraídos de árvores asiáticas pertencentes a duas espécies irmãs; o da Sumatra dá maior

..........................
\* Esta palavra não aparece na tradução de Antônio José de Lima Leitão. Uma tradução literal dos primeiros três versos diria: "Vai [o arcanjo Rafael] avançando nos ditosos prados, por entre bosques de mirra e florescentes odores de nardo, cássia e bálsamo". (N. do T.)

destaque às substâncias voláteis cinâmicas frutadas e florais. Um tipo característico de bálsamo é o **estoraque**, uma árvore ornamental do gênero *Liquidambar* do hemisfério Norte, cujas folhas, em forma de mão, adquirem um tom vermelho vivo no outono. São árvores comuns em ruas e parques e muitas vezes apresentam pérolas de resina no tronco. A resina do estoraque contém quantidade significativa de vinilbenzeno, com aroma balsâmico, uma molécula feita de um anel de seis carbonos (benzeno) com uma cadeia lateral de dois carbonos. Por ter sido descoberto no bálsamo do estoraque, o vinilbenzeno foi chamado de **estireno**, nome que a maioria das pessoas relaciona ao plástico poliestireno (isopor), material leve e esponjoso usado em embalagens e recipientes descartáveis para alimentos e bebidas. O poliestireno muitas vezes conserva traços dos blocos construtivos do estireno e seu aroma, de modo que a resina recém-saída da árvore pode apresentar uma qualidade aromática artificial e plástica. Dada a proeminência da árvore, no entanto, deveríamos na verdade chamar de balsâmico o aroma do plástico.

As civilizações do Novo Mundo também apreciavam as resinas arbóreas, e algumas de suas fontes mais importantes eram membros subtropicais, oriundos de terras secas, pertencentes à mesma família botânica a que pertencem o olíbano e a mirra do Velho Mundo (espécies dos gêneros *Bursera*, *Hymenaea*, *Protium*). Essas resinas são chamadas **copal**, de uma raiz nauatle, e foram e continuam sendo usadas como conservantes e remédios, além de para fumigação e como incenso queimado em honra de deuses e seres humanos poderosos; também servem para fazer um excelente verniz. A não ser quando coletado de pinheiros, o copal é dominado por sesquiterpenoides de aroma amadeirado, com destaque para o copaeno, com toques de madeira, picantes e melíferos.

A última árvore resinosa que vamos cheirar pertence ao gênero sul-americano *Copaifera*, nome que significa "portadora de copaíba"; **copaíba** é o nome dessa espécie particular de copal. A copaíba, no entanto, também é chamada em alguns locais de pau-de-diesel ou pau-de-querosene, e é menos conhecida por suas substâncias voláteis incomuns do que pela grande quantidade que exsuda de uma resina amadeirada inflamável. É, em geral, bem mais alta que as outras árvores latifoliadas resinosas, e cada árvore é capaz de fornecer mais de 40 litros de resina por ano. A copaíba é um monumento vivo à incrível produtividade desses avatares do Herói Carbono que chamamos de plantas, as quais transformam ar e luz do Sol em uma matéria tangível, útil e aromática.

## Árvores latifoliadas aromáticas: canela, louro, eucalipto, madeiras de incenso

A cássia, cujo aroma o arcanjo Rafael sentiu na floresta de especiarias, cresce no arvoredo seguinte do nosso bosque. Trata-se de um grupo de árvores latifoliadas que não secretam resinas de seus tecidos feridos, mas que protegem sua madeira e suas folhas com abundantes substâncias aromáticas defensivas. Assim como a cássia, a maioria delas é usada como tempero, dando um aroma interessante a nossos alimentos. As primeiras cinco ocorrem no planeta inteiro, da Ásia ao Mediterrâneo e daí à Califórnia, mas todas pertencem à mesma família vegetal, as lauráceas, que recebem seu nome do membro mediterrâneo da família, o famoso louro. O clã do louro teve origem nos primeiros tempos depois do surgimento das plantas floríferas, e é possível que a produção de moléculas voláteis – sua qualidade aromática geral – tenha sido uma das chaves de sua longevidade.

**ALGUMAS ÁRVORES AROMÁTICAS DA FAMÍLIA DAS LAURÁCEAS**

| Árvore | Aromas componentes | Moléculas |
|---|---|---|
| canela (*Cinnamomum verum*) | canela, mel, floral, amadeirado, cravo | cinamaldeído 5-15%, acetato de cinamila, linalol, cariofileno, eugenol |
| cássia, canela-da-indonésia, canela-de-saigon (*Cinnamomum cassia, burmanii, loureiroi*) | canela, pungente, doce, feno | cinamaldeído 15-20%, 20-50%, 55-70%; ácido cinâmico, cumarina |
| louro-cânfora (*Cinammomum canphora*) | cânfora, fresco, medicinal, floral, amadeirado, quente, picante | cânfora, eucaliptol, linalol, nerolidol, safrol, borneol |
| louro (*Laurus*) | cânfora, lavanda, pinho, amadeirado | eucaliptol, acetato de terpenila, pineno, sabineno |
| louro-da-califórnia (*Umbellularia*) | fresco-agressivo, medicinal, amadeirado, pinho | umbelulona, eucaliptol, terpineol, timol |
| folha e casca da raiz de sassafrás (*Sassafras*) | casca: *root beer*, cânfora, noz-moscada, cravo; folha: limão-siciliano, pinho, amadeirado | casca: safrol, cânfora, miristicina, eugenol; folha: neral, geranial, pineno, cariofileno |
| folha de abacateiro (*Persea americana*, tipo mexicano) | anis, amadeirado, pinho, canela | estragol, cariofileno, pineno, metil eugenol |

Embora a cássia tenha sido no passado tão rara e exótica quanto a mirra e o bálsamo, é hoje um ingrediente bastante comum: uma espécie de canela, a casca interna de árvores asiáticas do gênero *Cinnamomum*, de estatura média para alta. Os comerciantes de especiarias distinguem diversos tipos, embora isso geralmente não se encontre nos rótulos dos produtos. As diferenças de sabor se devem sobretudo às proporções do cinamaldeído, um benzenoide que, além de ser sua principal substância volátil e ativar os receptores de calor e de dor, também é a fonte do sabor e do calor das balas de canela. A **canela verdadeira** tem aroma suave e complexo, no qual um éster frutado e um terpenoide floral complementam níveis moderados e não muito pungentes de cinamaldeído. A **cássia** tem um aroma mais intenso e mais pungente de canela, pois contém até o dobro de cinamaldeído; tem também uma nota doce e semelhante a feno dada pela cumarina, outro benzenoide. Já a **canela-da-indonésia** e a **canela-de-saigon** levam o nível de cinamaldeído ao máximo, provocando ardência. Uma terceira espécie de gênero *Cinnamomum* é conhecida como **cânfora**; dá seu nome a esse monoterpenoide característico, do qual era a principal fonte; o monoterpenoide em questão é ao mesmo tempo fresco e medicinal, resfriante e calefaciente. A cânfora volátil há muito tempo é extraída da madeira e das folhas da árvore; elas são aquecidas, os vapores são coletados e por fim se solidificam na forma de cristais brancos de consistência cerosa. É usada desde tempos antigos como remédio e ingrediente culinário, sobretudo nas tradições da Arábia e do Sudeste Asiático. Seis variantes da árvore da cânfora se especializam em outras substâncias voláteis – o linalol e o eucaliptol, por exemplo – e são cultivadas para a obtenção de essências usadas em perfumaria.

O **loureiro** é uma árvore mediterrânea de tamanho médio. É fácil podá-la para ser usada como arbusto de jardim, e suas folhas resistentes contêm uma mistura maravilhosamente versátil de terpenoides, com notas de eucalipto, pinho, lavanda e amadeiradas que infundem nos cozidos uma dimensão adicional. O **loureiro-da-califórnia** é um parente distante tanto do ponto de vista geográfico quanto do aromático. É muito menos versátil, pois suas folhas e casca são, em geral, dominadas pelo terpenoide umbelulona, agressivo, pungente e resfriante, e provavelmente responsável pelo apelido dessa árvore – "árvore da dor de cabeça". Outro membro da família do loureiro que deixou sua marca na América do Norte é o **sassafrás**, que ocorre como árvore ou como arbusto. A casca da raiz de sassafrás era responsável pelo sabor peculiar da *root beer*; porém, suspeita-se de que o safrol, benzenoide que é sua principal substância volátil, seja cancerígeno, de modo que ele acabou sendo banido de todos os alimentos industrializados. No entanto, as características folhas da árvore, com três lóbulos ou semelhantes a luvas sem dedos, ainda dão sabor ao *gumbo* da Louisiana; apresentadas em forma de pó, contêm terpenoides característicos do limão e do pinheiro. O **abacateiro** mexicano, que cresce em locais mais elevados e menos quentes do que outros abacateiros tropicais, protege suas folhas com o benzenoide estragol, semelhante ao anis, e alguns terpenoides com aroma de pinho e amadeirado; sua casca também tem copaeno, o sesquiterpenoide característico do copal.

Continuamos em nossa caminhada e chegamos a algumas árvores aromáticas que não têm nada a ver com a família do loureiro, tampouco parentesco entre si. A primeira, o **eucalipto**, com folhas alongadas e ramos quebradiços que se dobram com a gravidade, é conhecida por quem tenha visitado a Austrália, sua terra natal, ou os muitos outros lugares do mundo onde foi introduzida. Na Califórnia, por exemplo, foi plantada para substituir as sequoias e os carvalhos nativos. O eucalipto é um prolífico produtor de terpenoides, com mais enzimas dedicadas a esse fim que qualquer outra planta conhecida. Há centenas de espécies de eucalipto, com diferentes formas e misturas de substâncias voláteis. A maioria alcança grande altura e ostenta o monoterpenoide **eucaliptol**, que, além do aroma característico, tem uma qualidade fresca e resfriante. Não é muito usado na culinária, mas as substâncias voláteis destiladas a partir do eucalipto são produtos comerciais importantes desde o século XIX; tanto o óleo de eucalipto quanto o eucaliptol são ingredientes onipresentes nos produtos de limpeza e higiene pessoal.

Ao lado dos eucaliptos há dois aglomerados de árvores asiáticas pequenas ou médias, apreciadas desde a Antiguidade por suas madeiras aromáticas. Supõe-se que o nome do **sândalo** derive de uma raiz sânscrita que significa "brilhante" ou "luminoso", refletindo o uso da madeira de seu cerne e suas raízes como incenso; no entanto, sua madeira também é tradicionalmente pulverizada e misturada com água para formar uma pasta perfumada de uso cerimonial, medicinal e culinário, que também é destilada para a obtenção de um óleo essencial usado na perfumaria e para aromatizar tabaco. A árvore é parasitária, como o visco, seu parente, e se aproveita do sistema radicular de outras árvores; hoje, é cultivada sobretudo na Austrália. Seu aroma único, suave, leitoso, com notas mais ou menos animais e urinosas, se deve ao **santalol**, um grupo de sesquiterpenoides pouco usuais.

### ALGUMAS OUTRAS ÁRVORES LATIFOLIADAS AROMÁTICAS

| Árvore | Aromas componentes | Moléculas |
|---|---|---|
| folha de eucalipto (*Eucalyptus*) | eucalipto, cânfora, pinho | eucaliptol, pineno, cimeno |
| sândalo (*Santalum album*) | amadeirado, creme, pó, suor, fumaça, urinoso | santalol, santalal (sesquiterpenoide) |

*continua*

| Árvore | Aromas componentes | Moléculas |
|---|---|---|
| agáloco, *oud, jinkoh, kyara* (espécies do gênero *Aquilaria*) | rico, amadeirado, doce, floral, baunilha, animal | sesquiterpenoides únicos e diversos, benzopironas, furanos |
| palo santo (*Bursera graveolens*) | doce, hortelã, floral, amadeirado, pinho | carvona do hortelã, lactonas do hortelã (benzofuranonas), pulegona, terpineol, bisaboleno |

O segundo aglomerado de árvores asiáticas é dedicado ao **agáloco**, também conhecido como *jinkoh, kyara* e *oud* – esta última palavra é árabe e significa apenas "madeira", ao passo que agáloco vem de *agar*, do sânscrito antigo. Essas árvores são, na maioria, espécies do gênero *Aquilaria*, do sudeste asiático. Quando são feridas e seus tecidos interiores são expostos a fungos e bactérias, essas árvores (talvez com a ajuda do microbioma que nelas reside) reagem produzindo uma resina protetora rica em terpenoides que aos poucos permeia a madeira ao redor da lesão. O agáloco é o material mais notável usado como incenso, o mais raro e o mais caro; é tão procurado, e há tanto tempo, que as árvores que o produzem correm risco de extinção atualmente. O grama das melhores madeiras custa centenas de dólares, e hoje há tentativas de se induzir artificialmente a produção de resina.

O aroma do agáloco é diferente do aroma de qualquer outra madeira ou resina. Tem tantas facetas complementares – amadeirado, resinoso, picante, floral, de couro – que Roman Kaiser, químico das fragrâncias, descreveu-o como "a mãe de todos os aromas". Sua riqueza é reflexo de sua complexidade química, que talvez rechace os ataques microbianos mobilizando um número tão grande de armas químicas diferentes que nenhum microrganismo consegue dar conta de todas. Os químicos catalogaram dezenas de sesquiterpenoides que não se encontram em nenhum outro lugar, ao lado de benzopironas de dois anéis que são parentes próximas da cumarina, com aroma doce e de feno.

A última árvore desse bosque aromático é parente das árvores que produzem copal e olíbano, mas é natural das Américas Central e do Sul. Menos utlizada como madeira de incenso do que o sândalo e o agáloco – embora valha muito a pena conhecê-la –, a madeira de cerne do **palo santo** ("pau santo") é cortada em pedaços e posta em chamas; depois a chama é apagada, restando somente a brasa. O aroma de *palo santo* é notável pelo tom surpreendente e único de hortelã: partilha com os membros da famílias das hortelãs uma carvona, a pulegona e as lactonas mentoladas.

## Árvores latifoliadas de aroma brando: carvalho, bordo, cerejeira

Chegamos agora ao último arvoredo, com árvores maduras e majestosas, mais comuns e familiares na Europa e na América do Norte do que as outras que já cheiramos, menos aromáticas do que elas: os carvalhos, os bordos e outras que povoam as florestas de árvores latifoliadas que crescem nas regiões de clima temperado. Essas árvores emitem aromas semelhantes e razoavelmente genéricos quando sua madeira é cortada. Em geral, a nota inicial é dada por aldeídos verdes e frescos do *kit* básico, resultantes da decomposição de diversas cadeias carbônicas; depois se destacam o ácido acético (com aroma de vinagre) e o furfural com cheiro de pão (ver p. 358), à medida que os materiais mais complexos das paredes celulares vão secando e se decompondo.

De todas as madeiras de clima temperado, a mais bem estudada é o **carvalho**. A palavra inglesa *tree* (árvore) e muitos de seus cognatos europeus vêm da palavra protoindo-europeia que significa "carvalho", indício de como a presença dessa árvore tem sido importante na vida humana. Há centenas de espécies diferentes de carvalho no hemisfério Norte que partilham com a maioria de suas companheiras florestais não coníferas uma ausência de substâncias voláteis que as definam. São árvores que não se preocupam muito em produzir terpenoides. Lembre-se de que a espinha dorsal molecular da madeira é a lignina, uma massa complexa de anéis benzenoides e outros anéis carbônicos interligados. As substâncias voláteis do carvalho e de muitas outras madeiras incluem os aldeídos desses elementos construtivos, bem como alguns toques de benzenoides voláteis, como vanilina, eugenol (do cravo) e guaiacol, o qual tem cheiro de fumaça porque é um fragmento de lignina produzido pela madeira quando queima (capítulo 16). O carvalho, em particular, também produz uma lactona modificada de oito carbonos, a lactona de "carvalho" ou "uísque", que partilha com as demais lactonas uma qualidade doce, de coco. A madeira de **cerejeira** também contém uma lactona diferente, com algumas das mesmas benzilas que dão sabor à cereja. Boa parte dessas substâncias voláteis de anéis de carbono ganha vulto quando as madeiras "verdes" secam, tornando-se ainda mais destacadas quando a madeira seca é levemente chamuscada, tostada ou queimada. Fornecem aromas agradáveis a alimentos preparados em fogueiras de lenha e a bebidas – vinho, uísque, rum – armazenadas em barris de madeira. Chegam mesmo a compor o característico cheiro doce das páginas de livros e jornais velhos feitos com papel de polpa de madeira, nas quais a vanilina, o benzaldeído e o furfural sobrepõem-se a alguns ácidos e aldeídos do *kit* básico.

**ALGUMAS MADEIRAS DE ÁRVORES LATIFOLIADAS DE AROMA BRANDO**

| Árvore | Aromas componentes | Moléculas |
|---|---|---|
| freixo (*Fraxinus*), bordo (*Acer*) | fresco, verde, pão, vinagre | pentanal, hexanal, furfural, ácido acético |
| carvalho (*Quercus*) | pão, fresco, amadeirado, doce, cravo, fumaça, coco | siringaldeído e outros aldeídos de lignina, vanilina, eugenol, guaiacol, lactona do carvalho (metil g-octalactona) |
| cerejeira (*Prunus*) | essência de amêndoas, balsâmico, coco, creme | benzaldeído, álcool benzílico, lactona de massoia (C10) |

Deixando para trás os carvalhos, os bordos e as cerejeiras, chegamos a um cenário muito diferente: vários canteiros de arbustos e plantas baixas e, para além deles, um campo aberto. Uma vista ampla que nos convida a baixar o olhar, vasculhar o chão, arrancar plantinhas e cheirá-las.

## Plantas herbáceas

Os arbustos, as ervas e as gramíneas são membros do reino vegetal que talvez não nos inspirem tanta veneração quanto as grandes árvores, mas sem dúvida nos deliciam do mesmo modo. São nossos companheiros de todos os dias, mais próximos de nós em tamanho, resistência e longevidade, fáceis de manipular e fontes de alimento. Acima do chão, sua massa consiste quase completamente em folhas verdes finas e macias. Nós os vemos em toda parte, na cidade e no campo; caminhamos sobre eles, dormimos sobre eles, revestimos com eles nossos parques, os cultivamos em massa, os plantamos ao redor de nossas casas e em nossos jardins, os colocamos em floreiras na janela e os trazemos para dentro das nossas cozinhas e do nosso corpo.

As mesmas características que tornam as plantas herbáceas atraentes e úteis as obrigam a fazer grandes investimentos em defesa química. São macias, próximas ao chão, vulneráveis a microrganismos e a animais famintos de todos os tipos, desde lesmas até seres humanos. E suas folhas, que fazem fotossíntese, são essenciais. Algumas plantas armam suas folhas com moléculas não voláteis tóxicas para os animais ou as protegem com espinhos. Para quase todas, porém, as primeiras linhas de defesa são as moléculas voláteis de folhas verdes que se formam e são liberadas quando as células da folha são danificadas. São elas que dão às folhas verdes seu aroma característico (ver p. 161).

Além de liberar VFVs e outras substâncias voláteis de cadeia simples, muitas folhas se defendem, como fazem as árvores, com coquetéis pré-misturados de estranhos terpenoides ou benzenoides de anéis hexagonais. Algumas estocam essas armas em canais internos especiais, e outras, em estruturas externas semelhantes a pelos – a penugem visível na superfície das folhas da hortelã e do manjericão, do tomate e do cânhamo. Essas glândulas externas são frágeis e quebram-se com o mais ínfimo contato físico, liberando seu conteúdo antes de a própria folha ser danificada.

Em relação à nossa experiência de seus aromas, as plantas herbáceas dividem-se em três grupos. Há as plantas silvestres e as que usamos em paisagismo, cujas substâncias voláteis são muito diluídas em espaços abertos. Há plantas cujas folhas comemos como verduras, que usam principalmente as VFVs e têm uma gama relativamente restrita de sabores verdes. E há as plantas que chamamos de ervas, que complementam as VFVs com terpenoides, benzenoides, furanonas e outras substâncias voláteis, que têm um amplo leque de aromas fortes e são usadas em pequena quantidade para dar sabor a nossos alimentos. Vamos experimentar amostras de cada um desses grupos e verificar que, por menos imponentes que sejam em estatura, as plantas herbáceas são virtuoses da química. As plantas silvestres e as usadas em paisagismo virão primeiro; as verduras e as ervas, depois.

## Arbustos aromáticos: terpenoides e fedores

Com a sombra dos carvalhos às nossas costas, passamos para uma área de terra quase nua, pontilhada de touceiras de plantas baixas e resistentes, representantes de algumas espécies comuns, de aroma assertivo. As primeiras emitem sobretudo terpenoides, aproximando seus aromas dos aromas das coníferas. O gênero *Artemisia* inclui dezenas de espécies ricas em terpenoides. Muitas delas habitam solos secos. A **artemísia** tem aroma de pinho, eucalipto e cânfora (há também uma artemísia comestível, ver p. 254), e a **sálvia da Califórnia** tem uma qualidade de solvente, inclinando-se na direção do cedro e da sálvia usada como tempero. O **mil-folhas** é uma planta decorativa de jardim da família da margarida, que mistura os aromas terpenoides de cânfora, eucalipto e pinho.

As plantas que vêm a seguir têm aromas claramente desagradáveis que lembram os cheiros dos animais e os nossos. O **buxo** é um arbusto europeu de folhas pequenas que se presta à poda, por isso, é usado para criar sebes e para a topiaria, mas sempre foi famoso pelo odor desagradável que se desprende dele quando aquecido pelo Sol. Os químicos identificaram a substância volátil responsável, a "cetona dos gatos", a mesma molécula contendo enxofre que se encontra na urina dos felinos (ver p. 84). As várias espécies de **arruda** são plantas herbáceas do Mediterrâneo cujo aroma tem fortes notas medicinais e de solvente, dadas por cetonas semelhantes à acetona; algumas soltam um grande número de substâncias voláteis que contêm enxofre, entre elas a cetona dos gatos e várias outras que são idênticas ou muito próximas a certas moléculas encontradas no suor humano (ver p. 127). Ainda menor que o buxo e a arruda é a **fedegosa**, uma parente da quinoa e do espinafre, natural da Europa e da Ásia ocidental, mas presente também, agora, em outras partes do mundo. Sua folha tem o formato de pé de pato – daí o nome do gênero *Chenopodium* – e um aroma de amônia que lembra o de peixe, dado por um acúmulo incomum de trimetilamina – daí o nome da espécie, *vulvária*, em razão da suposta semelhança com o aroma do órgão genital feminino (ver p. 122).

**ALGUMAS PLANTAS HERBÁCEAS AROMÁTICAS**

| Planta | Aromas componentes | Moléculas |
|---|---|---|
| artemísia (*Artemisia vulgaris*) | terebintina, fresco | pineno, canfeno, cânfora, eucaliptol |
| sálvia da Califórnia (*Artemisia californica*) | eucalipto, fresco, cedro, sálvia, solvente | eucaliptol, tujona, cânfora, cetona da artemísia |
| mil-folhas (*Achillea*) | cânfora, eucalipto, terebintina | cânfora, sabineno, eucaliptol, borneol, pineno |
| buxo (*Buxus sempervirens*) | verde, amadeirado, suor, urina de gato | felandreno, humuleno, metil sulfonil pentanona |
| arruda (*Ruta graveolens* e *chalepensis*) | solvente, penetrante, rançoso, suor | undecanona, nonanona, acetato de nonila, sulfonil hexanol, metil sulfonil pentanona |
| fedegosa (*Chenopodium vulvaria*) | peixe | trimetilamina |
| chaparral (*Larrea tridentata*) | terebintina, pungente, solvente, doce, praia, mofo, medicinal, fumaça | monoterpenoides diversos, metil butenona e butanona, metacroleína, acetato de metila, acetona, dimetil sulfeto, fenol, guaiacol, cloroanisol, tetracloreto de carbono |
| macela (*Pseudognaphalium*) | xarope de bordo, *curry*, feno-grego | sotolona? |

Separado das outras, em um pedaço de chão seco e endurecido, avistamos o incrível **chaparral**, habitante das vastas extensões vazias do deserto de Mojave e outras regiões áridas semelhantes dali até a América do Sul. O nome inglês, *creosote brush*, vem do creosoto, um resíduo da combustão semelhante ao alcatrão que era usado para tratar dormentes de estrada de ferro (falaremos mais sobre o creosoto no capítulo 16). O nome espanhol é *hediondilla*, de *heder*, "feder". Seus caules e folhas são revestidos de uma resina brilhante e pegajosa que protege a planta contra a perda de água e os danos provocados pelos raios ultravioletas do Sol. Quando lavada pelas raras chuvas, essa resina – segundo se diz – satura o ar do deserto com seu aroma. A resina do chaparral emite uma mistura diversificada de substâncias voláteis, na qual de fato estão presentes algumas moléculas encontradas no alcatrão e no asfalto. Há vários terpenoides; benzenoides, o fenol medicinal e o guaiacol com aroma de fumaça; cetonas com aroma de solvente; metil acroleína, parente de um aldeído acre que caracteriza o óleo de cozinha superaquecido; o dimetil sulfeto, de aroma sulfúreo; e, como se tudo isso não bastasse, várias substâncias voláteis que contêm cloro: o cloroanisol, com aroma de mofo, o tetracloreto de carbono e o clorofórmio, dois importantes solventes industriais. Uma mistura desagradável, mas, ao que parece, muito eficaz. Um anel de pés espaçados de chaparral encontrado ao sul da cidade de Barstow, na Califórnia, com cerca de 20 metros de diâmetro e avistado pela primeira vez do ar, assinala as extensões clonais de uma planta há muito tempo morta, situada no centro, cujos restos foram datados de 11 mil anos atrás!

É claro que tive de fazer uma peregrinação à terra do Rei Clone. Em julho de 2014, fui à solitária estrada de Bessemer Mine, a leste do vale Lucerne, e tudo o que via diante de mim eram pés de chaparral que se estendiam de um lado do horizonte ao outro. Estava claríssimo que eles haviam conseguido se defender contra todas as ameaças. Para mim, seu aroma parecia mais "químico" que vegetal, com a qualidade agressiva e halogênica, reminiscente de cloro e bromo, que caracteriza uma piscina à qual se aplicaram produtos químicos em excesso – e isso no deserto.

Para tirar esse cheiro do nariz e se preparar para o agradável aroma dos prados à sua frente, pare para cheirar outra planta silvestre da Califórnia, que se encontra em trechos ensolarados das colinas que rodeiam a baía de São Francisco e que me provocou durante anos com seu leve aroma de xarope de bordo. Quando finalmente a identifiquei, constatei tratar-se da espécie irmã de uma erva conhecida no leste dos Estados Unidos como ***sweet everlasting*** ou ***rabbit tobacco***, parecida com a **macela**. Esses membros da família da margarida têm glândulas na superfície que exsudam uma resina aromática pegajosa. As poucas espécies estudadas até agora emitem sobretudo terpenoides; aposto que na espécie californiana há também certa quantidade de sotolona, uma furanona (ver p. 542).

## Gramíneas e trevos dos campos, verdes e doces

Procure agora emprestar ao nosso jardim botânico imaginário um toque desse grande prazer do mundo natural: caminhar em um dia ensolarado por um campo verde, repleto de inúmeras folhas de relva e das folhas e das flores das ervas que as acompanham e não fazem parte da família das gramíneas. O ar úmido e o aroma doce que se espalha no ambiente, de grama e feno, fazem parte dessa experiência, que associamos aos gramados dos parques, aos campos de golfe e aos gramados de jardins particulares. Na verdade, os aromas deliciosos dos campos aquecidos pelo Sol e da grama recém-cortada são produtos dos danos físicos e químicos que as plantas sofrem. Os responsáveis são a lâmina do cortador e os raios do Sol, que constituem uma faca de dois gumes: fornecem energia para alimentar a vida e o crescimento, mas também para danificar os frágeis mecanismos da relva e das ervas.

A **grama** comum é o verde quintessencial da paisagem humanizada. É um tapete ideal, pois se espalha horizontalmente pelo chão e suas pontas podem ser aparadas sem que ela morra. O cheiro de grama é o aroma verde por excelência, produzido por substâncias voláteis de folhas verdes que são liberadas quando ela é cortada ou mordida pelos animais que a comem e também quando murcha sob o Sol forte. Ao contrário das demais folhas da tabela a seguir, a grama não dispõe de outras substâncias voláteis defensivas para complementar as VFVs, talvez porque seus hábitos de crescimento permitam que ela sobreviva mesmo após ser mordiscada por animais herbívoros, de modo que tais substâncias não são necessárias.

Várias espécies de **trevo** são companheiras frequentes da grama em campos e gramados. Algumas delas, especialmente a *Melilotus officinalis*, ou trevo-de--cheiro, são responsáveis pela presença do anel benzenoide cumarina e de seu aroma maravilhoso, doce, semelhante ao de baunilha. A cumarina é uma defesa química que as plantas acumulam em uma forma inerte e liberam quando seus tecidos são danificados por esmagamento ou por secagem. Seu aroma costuma ser descrito como semelhante ao do feno, pois ainda que o trevo-de--cheiro esteja presente em baixa quantidade na mistura de plantas usadas como alimento para os animais ele as aromatiza quando são reunidas em fardos e submetidas a secagem. Embora agradável, o aroma de cumarina nos fardos de forragem é sinal de um potencial perigo para os animais: o crescimento de fungos no feno úmido converte a cumarina em dicumarol, substância extremamente tóxica que pode causar hemorragia e morte (o Coumadin e similares são medicamentos anticoagulantes de uso humano, cuja base é a cumarina).

### ALGUMAS GRAMÍNEAS E ERVAS DOS CAMPOS
### (VFVS = SUBSTÂNCIAS VOLÁTEIS DE FOLHAS VERDES)

| Planta | Aromas componentes | Moléculas |
|---|---|---|
| grama (*Festuca, Lolium, Poa* etc.) | verde, grama | VFVs |
| trevo-de-cheiro (*Melilotus*) | verde, feno fresco, baunilha | cumarina, VFVs |
| aspérula (*Galium*) | verde, feno fresco, baunilha | cumarina, VFVs |
| erva-de-cheiro (*Anthoxanthum odoratum*) | verde, feno fresco, baunilha | cumarina, ácido benzoico, VFVs |
| *sweet grass, vanilla grass, holy grass, bison grass* (*Anthoxanthum nitens, Hirerochloe odorata*) | verde, feno fresco, baunilha | cumarina, ácido benzoico, VFVs |

O cheiro doce da cumarina é tão agradável que várias plantas herbáceas são cultivadas primordialmente para trazê-lo aos jardins e para dentro de casa. Por isso, na extremidade do campo, encontramos alguns canteiros separados. A **aspérula** é uma erva que acumula cumarina e hoje é comum em toda a Europa e a Ásia, sendo plantada em gramados e jardins e secada para aromatizar sachês, ambientes internos, perfumes e bebidas. Há algumas gramíneas de aroma semelhante: a **erva-de-cheiro**, natural da Eurásia, e a *sweet grass* do hemisfério Norte, usada pelos povos nativos da América do Norte para fazer cestos e em seus rituais. Na Europa do norte, é usada para aromatizar alimentos e bebidas.

## As marés voláteis das florestas e dos campos

Neste capítulo, aproximamos nosso nariz de algumas plantas que dominam os terrenos não cultivados, detendo-nos nas armas químicas voláteis que elas usam contra os herbívoros: misturas de terpenoides nas coníferas, terpenoides e benzenoides nas árvores latifoliadas, substâncias voláteis das folhas verdes nas gramíneas e nas ervas dos campos. Todas essas plantas e suas substâncias voláteis defensivas ajudam a gerar as marés de aromas que Hellen Keller, cega e surda desde a infância, contava entre os seus maiores deleites sensoriais. Sua "doçura invisível" funciona como um buquê de todas as plantas dos arredores, cujas moléculas voláteis se misturam e se diluem na atmosfera a ponto de não haver um cheiro específico que se destaque. Todas contribuem para a sensação geral de uma presença viva, de criaturas ativas, produtivas e companheiras que tornam o ar respirável e dão ao planeta suas qualidades nutritivas. Um passeio pela floresta – hábito que no Japão foi nomeado há pouco tempo de *shinrin--yoku*, "banho de floresta" – faz com que mergulhemos nesse prazer primordial.

Os terpenoides, os benzenoides e as VFVs certamente fazem parte da mistura da maré de aromas, mas algumas substâncias voláteis menos características também dão sua contribuição. Quando os químicos que estudam a atmosfera terrestre voltaram sua atenção dos poluentes feitos pelo ser humano para os ambientes virgens, descobriram que os microrganismos e os vegetais preenchem o ar com emissões voláteis que superam as da atividade humana em dez vezes ou mais. A mais volumosa de todas as emissões vegetais é de longe a de isopreno, a cadeia de cinco carbonos relacionada a elementos construtivos dos terpenoides (ver p. 178). O isopreno não aparece em nenhuma das tabelas acima porque só tem um leve cheiro de borracha que, em geral, é encoberto pelo de outras substâncias voláteis emitidas pelos vegetais. Ele nos sugere borracha porque é um dos elementos construtivos do látex leitoso que, endurecido, se torna a borracha natural. No entanto, o isopreno é produzido pela maioria das plantas verdes, com exceção das coníferas; as que mais o produzem são as árvores tropicais e temperadas. Ele não tem a função de repelir predadores específicos, e sim a de atenuar o estresse produzido pelo calor e a radiação ultravioleta do Sol e pelos subprodutos altamente reativos da fotossíntese, entre os quais o oxigênio – todos esses podem danificar os mecanismos químicos das células vegetais. O isopreno é uma molécula que absorve a energia solar, reage preventivamente com moléculas daninhas e, quando liberado, resfria as plantas como o suor resfria nossa pele ao evaporar.

Ao que parece, as coníferas obtêm uma proteção semelhante com os principais terpenoides que emitem, o pineno e o limoneno. (Alguns pinheiros, entre os quais as espécies norte-americanas *loblolly* e *ponderosa*, também emitem uma quantidade significativa do benzenoide estragol, característico do estragão.) Tanto o isopreno quanto os terpenoides têm uma outra propriedade que dá visibilidade às suas marés inicialmente invisíveis, transformando-as na leve névoa que dá nome às cadeias montanhosas norte-americanas Blue Mountains

(Montanhas Azuis) e Smoky Mountains (Montanhas Enfumaçadas): quando reagem com outras substâncias químicas na atmosfera, seus subprodutos formam aglomerados, alguns dos quais atraem moléculas de água e se desenvolvem, transformando-se em gotículas de água ou cristais de gelo. Essas partículas suspensas, chamadas aerossóis, absorvem e dispersam a luz – por isso, são visíveis como uma névoa – e, assim, impedem que parte da energia do Sol chegue às folhas. Como os aerossóis formados pelo dimetil sulfeto sobre os oceanos (ver p. 390), esses aerossóis de isopreno e terpenoides estimulam a formação de nuvens, reduzem a quantidade de energia solar que chega à superfície terrestre e, deste modo, têm um efeito significativo sobre o clima local e, quem sabe, até sobre o clima global.

Depois do isopreno, a substância volátil de origem vegetal mais abundante no ar é o metanol, o álcool mais simples, de um carbono, cujo aroma é semelhante ao de seus parentes de dois e três carbonos que estão presentes na vodca e no álcool isopropílico. O metanol é liberado por quase todas as plantas como subproduto do processo pelo qual elas fortalecem suas paredes celulares. Várias outras cadeias carbônicas do *kit* básico são emitidas como subprodutos de outras atividades metabólicas, entre elas o acetaldeído, o ácido acético, a acetona e o etanol. São as substâncias voláteis típicas que permanecem no ar sobre os campos enquanto estes não sofrem com a forte ação do Sol, da alta temperatura, do vento, das tempestades de granizo ou dos animais herbívoros, quando então emitem as substâncias voláteis de folhas verdes em copiosa quantidade. Quando a grama e as folhas cortadas são deixadas para murchar e secar ao Sol, as VFVs cedem lugar às moléculas mais genéricas do *kit* básico, junto com o furfural doce, quente e semelhante a feno. O furfural é uma molécula de seis carbonos semelhante a um açúcar, gerada pela decomposição da celulose das paredes celulares (ver p. 358).

Todas essas cadeias carbônicas, que podem ter função defensiva, de alívio do estresse e de auxílio ao crescimento e ao metabolismo, contribuem para o que percebemos como a plenitude do ar das florestas e dos campos. Em termos físicos, essas moléculas são inimaginavelmente pequenas e sua distribuição é esparsa, mas as plantas as emitem em tamanha quantidade, e o número de vegetais na terra é tão grande, que, somadas, elas constituem uma massa igualmente inimaginável: da ordem de bilhões de toneladas por ano, ou o equivalente a cem cubos de chumbo com as dimensões de um campo de futebol.

O que acontece com todas essas inúmeras cadeias e anéis carbônicos soltos no ar? As mais instáveis, como o isopreno, os terpenoides e as VFVs, reagem entre si e com substâncias poluentes para formar novas moléculas que acabam caindo no chão com as gotas de chuva ou os flocos de neve. As cadeias do *kit* básico, menos reativas, provavelmente se decompõem por completo e se oxidam até se transformarem em dióxido de carbono, a molécula básica de um carbono que as plantas absorvem e usam para construir suas cadeias complexas. Estas últimas, por sua vez, bem como os anéis, alimentam os microrganismos e os animais da terra, nós inclusive.

Ou seja, quando tomamos consciência da plenitude do ar natural que respiramos, estamos na verdade reparando em pedacinhos da substância vital que passam da terra e das águas fervilhantes de vida para o ambiente mais simples e agressivo da atmosfera superior. Nessa passagem, esses pedacinhos deixam sua marca na atmosfera e acabam retornando ao grande reservatório de materiais primários a partir dos quais a vida se constrói.

Na medicina, o termo que designa uma respiração calma e tranquila é *respiração tidal* ou *respiração de maré*. Esse é um dos resultados da percepção sensorial e da contemplação das marés de aromas do mundo verde.

# Capítulo 10

# FLORES

...........................................................................

> Entre os animais, somente o homem, por assim dizer, percebe os odores das flores e de outras coisas desse tipo e se agrada com eles.
> Os odores agradáveis em sua natureza essencial, como os das flores, [...] foram gerados para os seres humanos como salvaguarda para a saúde. [...] O odor que nasce das coisas fragrantes, o odor que é agradável em si e por si, é, por assim dizer, sempre benéfico para as pessoas, seja qual for o estado de sua saúde corporal.
>
> Aristóteles, *Da sensação e do sensível*, c. 325 a.C.

> Catão recomendou que as flores com que se fazem guirlandas também sejam cultivadas no jardim. É impossível exprimir sua delicada variedade, visto que nenhum indivíduo tem um poder de descrição tão grande quanto o poder que a Natureza tem para colori-las. Nas flores, a Natureza mostra seu lado lúdico, o deleite que sente em exibir a profusão de sua criatividade. Produziu as outras plantas para nosso uso e nosso alimento, e por isso, como é justo, concedeu-lhes mais anos de vida; às flores e seus aromas, no entanto, concede apenas um dia – uma poderosa lição que nos ensina que as coisas mais belas e atraentes da vida são as que primeiro fenecem e morrem.
>
> Plínio, *História natural*, c. 75 d.C.

As flores, pequenas e com formas, cores e aromas complexos, estão entre as mais primorosas criações do Herói Carbono. Parece plausível que esses elementos vegetais frágeis e não muito nutritivos tenham sido as primeiras coisas que levaram os seres humanos a apreciar os aromas pelo que são, e não como indicações de alimento, amizade ou inimizade. Em certo momento, nossos ancestrais assumiram as flores como elementos regulares de sua vida. Elas continuam conosco desde então, muitas vezes como alegorias de uma existência intensa mas fugaz, símbolos naturais da beleza humana, do desejo, do amor e da vida.

A história cultural das flores é longa e diversificada. Relevos murais egípcios de 4 mil anos atrás mostram mulheres levando flores de lírios-d'água ao nariz, colhendo lírios-brancos terrestres e prensando-os para fazer perfume. Os chineses da Antiguidade prestavam especial atenção a algumas flores que representavam diferentes estações e qualidades: na primavera, flores de pessegueiro e a peônia, flor de uma árvore alta; no verão, o lótus indiano, associado a Buda e à iluminação porque se eleva dos sedimentos malcheirosos e na direção do céu; no outono, o modesto crisântemo, cujo aroma é mais de floresta que de flor. Na Grécia e na Roma antigas, e na Índia até hoje, guirlandas de flores coroam os governantes e os heróis, as noivas, os noivos e praticamente qualquer pessoa ou situação que deva ser comemorada. Os persas e seus conquistadores árabes, habitantes da metade do caminho entre a Europa e a Ásia, tinham jardins de prazeres perfumados por lírios, rosas, jasmins e flores de laranjeira. Durante muitos séculos, na Europa e em outras regiões, flores comuns e ervas aromáticas eram espalhadas no chão das casas para tirar o cheiro úmido e abafado.

E hoje? Por pouco dinheiro, podemos comprar no supermercado flores de espécies asiáticas que outrora eram exóticas, foram "aperfeiçoadas" na Europa e são cultivadas na América do Sul. Muitas vezes, elas nem sequer têm perfume. Nosso amor pelas flores e nossa capacidade de produzi-las à vontade conspiraram para drená-las tanto de seu sentido quanto de seu aroma. A moderna indústria global de produção de flores é produto de um aumento da riqueza e dos mercados urbanos de flores colhidas, da profissionalização da jardinagem e da seleção genética de plantas, das exposições comerciais de flores e das expedições de coleta de espécimes. Esse setor empresarial é alimentado pela criação competitiva de novas variedades visualmente marcantes que durem bastante tempo em um vaso. Esse programa muitas vezes acarretou uma queda aguda dos aromas das flores, em parte porque as moléculas voláteis e as dos pigmentos partilham recursos bioquímicos, de modo que mais cor equivale a menos cheiro, e em parte porque algumas substâncias voláteis aromáticas também são hormônios vegetais que diminuem a longevidade das plantas. No mundo altamente desodorizado de hoje, muitos compradores preferem flores sem cheiro, que são mais discretas.

Felizmente, esse não é o fim da história. Há produtores que recentemente passaram a se interessar pelos aromas florais, de modo que as variedades aromáticas estão voltando ao mercado; ademais, jardineiros amadores e produtores de pequena escala mantiveram vivas as variedades antigas. Os exploradores de cheiros intrigados pelas flores não terão dificuldade para redescobri-las como deleites improváveis que brotam do solo sob nossos pés e dos quatro cantos da Terra.

## Os sentidos das flores e dos seus aromas

Por que nós, humanos, nos encantamos tanto com esses órgãos vegetais que, no mais, não têm utilidade nenhuma para nós? Boa pergunta, e antiga também! Aristóteles afirmou que o prazer de seus odores é sinal de sua influência saudável sobre nosso corpo. Plínio extrapolou nosso deleite e pôs em cena a deusa Natureza, vendo nas flores uma expressão de sua criatividade lúdica, que prefigura a definição de beleza gratuita dada pelo filósofo Immanuel Kant: "intencionalidade sem intenção". Há fundos de verdade longevos nessas antigas ideias. Os aromas das flores provavelmente não são saudáveis em si, mas é muito possível que os sentimentos de prazer gerados por eles o sejam. E, embora haja de fato uma intenção séria por trás da variedade de cores, formas e cheiros das flores, essa variedade também é uma manifestação da exploração cega que o Herói Carbono faz da complexidade.

A produção de flores pela natureza, tal como a entendemos hoje, é em longo prazo uma questão de vida e morte, de adaptação e extinção. A diversidade das flores demonstra o valor de sobrevivência da reprodução sexuada, mediante a qual dois organismos individuais misturam os genes que os definem para criar uma prole diferente de ambos – de modo que, com o tempo, seus descendentes possam experimentar novos traços e se adaptar melhor às circunstâncias. As flores são órgãos de reprodução sexuada que evoluíram de ancestrais que não produziam flores; elas acabaram se tornando estruturas eficazes e versáteis para transportar genes entre criaturas que não se movem. As flores são adaptações cujo valor de sobrevivência para as plantas que as produzem está em facilitar o próprio processo de adaptação.

Algumas flores dependem do vento e do acaso para transportar seus grãos de pólen a parceiros reprodutivos em potencial, e a maior parte do seu pólen se perde. As flores que dependem dos sistemas sensoriais e da mobilidade dos animais podem direcionar seu pólen de modo mais confiável e eficiente. Para recrutar um animal, elas precisam chamar sua atenção, atraí-lo, impedi-lo de simplesmente comê-las, induzi-lo a carregar alguns grãos de pólen e estimulá-lo a visitar outras flores da mesma espécie para deixar grãos de pólen perto de seus ovários – um conjunto bastante complexo de especificações! Por isso as flores são estruturas tão complexas, com muitas combinações possíveis de tamanhos, formatos, cores e desenhos, de textura superficial, composição do néctar e outros alimentos, de horários de abertura e fechamento – e de emissão de moléculas voláteis, tanto atrativas quanto defensivas.

A maior parte dos polinizadores são insetos, e nenhuma planta silvestre depende de nós para deslocar seu pólen. Por isso, desfrutamos das formas, das cores e dos aromas das flores de modo desinteressado, livres para experimentar suas qualidades como simples características do mundo natural, atribuindo-lhes as associações e os significados que quisermos. As formas, as cores, os padrões e os aromas podem chamar nossa atenção e capturar nosso interesse apenas por representarem informações sensoriais anormalmente ricas que o cérebro deve deslindar. Parte do prazer talvez venha do que o biólogo E. O. Wilson chamou de *biofilia*, uma sensação inata de conexão com o mundo natural; construções tão intricadas são manifestações de vitalidade ou, segundo Dylan Thomas, da "força que do pavio verde inflama a flor"*. Sejam quais forem os principais fatores responsáveis, o prazer que as flores oferecem nos levaram a estabelecer um relacionamento menos desinteressado com algumas delas, não somente na qualidade de cultivadores, mas também de *estimuladores* de seu potencial oculto de serem elas mesmas, porém de diferentes maneiras.

As plantas são sistemas vivos dotados de incríveis recursos internos para adaptar-se aos desafios da sobrevivência, mas a maioria desses recursos permanece inexplorada em gerações ou plantas particulares. O que os plantadores têm feito desde os primórdios da agricultura – primeiro selecionando as sementes a serem semeadas, depois controlando a polinização e hoje, por fim, alterando diretamente o DNA vegetal – é evidenciar nas plantas qualidades potenciais que não eram expressas: sementes maiores, frutos mais doces, um crescimento mais rápido. Os floristas fizeram o mesmo com qualidades puramente estéticas e desenvolveram incontáveis milhares de variedades cujas formas, cores e aromas pouco se assemelham à de seus ancestrais silvestres originais. Assim como a imensa variedade de raças caninas que nasceram de um único ancestral semelhante a um lobo, a gama infinita de plantas comestíveis e ornamentais – incluindo-se aí muitas maravilhas modernas inodoras – dá testemunho da maleabilidade dos avatares vivos do Herói Carbono.

O apelo das flores tem muitos aspectos. Elas sugerem prazer, saúde e criatividade lúdica, beleza, amor e fragilidade. A biologia moderna nos ajuda a apreciá-las como emblemas magníficos dos relacionamentos, pois são nodos fundamentais da complexa teia de recursos, serviços e comunicação por meio da qual os reinos vivos da Terra conseguem coexistir e prosperar.

E as flores cheiram bem! Ou, pelo menos, a maioria delas. As exceções são instrutivas.

---

* Tradução de Augusto de Campos. (N. do T.)

## Não tão floral: cadáver e repolho, besouros e moscas

Se você começar a pensar em flores e seus polinizadores, provavelmente se lembrará de borboletas e abelhas zunindo e esvoaçando entre rosas e lírios. Porém, pense naquela que talvez tenha sido a flor mais celebrada de 2016, ano em que escrevo este capítulo. A **flor-cadáver** integra a família botânica das aráceas, que inclui a famosa copo-de-leite e plantas ornamentais que toleram o cultivo em ambiente fechado, como o filodendro e a comigo-ninguém-pode. É natural das florestas da Indonésia e foi trazida pela primeira vez para um jardim botânico ocidental no fim do século XIX. A planta cresce durante anos sem chamar a atenção, mas, quando atinge a maturidade, desenvolve uma florescência titânica, do tamanho de um homem alto.

Em 2016, cerca de uma dezena de flores-cadáver se abriram em diversos jardins botânicos espalhados pelos Estados Unidos, atraindo milhares de pessoas que, em filas enormes, esperavam pela oportunidade de contemplá-las — e, sobretudo, de cheirá-las e partilhar a sensação de repugnância provocada por ela. A flor emite um fedor de carne em putrefação, que pode ser muito forte. Quais animais está chamando? Besouros e moscas — rastejantes, zumbidores, sujos. Há cerca de meio milhão de diferentes espécies desses insetos no planeta, número muito maior que o de borboletas e abelhas. Seria um ato de negligência botânica se nenhuma planta os recrutasse para os deveres da polinização!

Os besouros se contam entre as linhagens animais mais antigas e talvez tenham sido um dos primeiros polinizadores das flores, tendo começado a fazer isso há mais de 100 milhões de anos, quando sua dieta consistia sobretudo em tecidos vegetais putrefatos — muito antes de as primeiras abelhas e borboletas entrarem em cena. É provável que, a princípio, as plantas os tenham atraído usando substâncias voláteis simples, do *kit* básico — que imitavam o cheiro acre e semelhante a mofo do adubo vegetal —, bem como os terpenoides e benzenoides que os primeiros animais já desenvolviam para atrair ou repelir uns aos outros e comunicar-se entre si. Mais tarde, quando evoluíram os grandes répteis e mamíferos, já dotados de carne, suas fezes e seus cadáveres se tornaram novas e nutritivas fontes de alimento para os insetos. Hoje em dia, alguns besouros — entre os quais o escaravelho egípcio — se especializam no consumo das fezes de animais, e algumas moscas de gosto exigente põem seus ovos no estrume vegetariano do gado, recusando, no entanto, o dos porcos onívoros ou de animais carnívoros. Certas espécies de besouros e moscas se alimentam dos cadáveres de animais e põem seus ovos neles.

**ALGUNS AROMAS EMITIDOS POR FLORES QUE ATRAEM BESOUROS E MOSCAS**

| Aromas | Moléculas |
|---|---|
| pés, queijo | ácidos metilpropanoico e metilbutanoico |
| peixe, urinoso | trimetilamina |
| esterco | cresol |
| fecal | indol, escatol |
| carne putrefata de animais | dimetil dissulfeto, trissulfeto, tetrassulfeto |

Para encontrar os restos mortais de animais, todos esses insetos se guiam pelas substâncias voláteis que os denunciam, e hoje se sabe que centenas de espécies vegetais modernas de diversas famílias constroem e emitem as mesmas moléculas por meio de suas flores a fim de atrair besouros e moscas para a polinização. Os biólogos constataram que essas emissões vegetais são dominadas por diversos sulfetos, pela molécula anelar cresol e pelos anéis nitrogenados indol e escatol, compostos comumente gerados por microrganismos durante a decomposição da carne dos animais e sua rica mina de proteínas. O **dimetil dissulfeto** e o cresol parecem ser as chaves florais para a imitação do esterco vegetariano de equinos e bovinos, e o acréscimo de indol e escatol sugere o cheiro das fezes dos animais carnívoros e onívoros (gatos, cães, porcos); o **dimetil trissulfeto** emula o fedor da carniça.

A planta-cadáver tem muitas companheiras igualmente desagradáveis na família das aráceas, entre as quais a **escandalosa**, que imita o cheiro de gaivotas putrefatas, a norte-americana ***skunk cabbage*** e a **língua-do-diabo** ou **konjac**, que na minha opinião é uma planta ornamental divertida e fácil de cultivar. Há outras flores de clima temperado cujo fedor é temperado por notas florais. A **pereira-de-callery**, originalmente chinesa e muito usada na arborização urbana, produz na primavera uma abundância de flores que se notabilizam pelo cheiro de esperma, talvez em razão do composto nitrogenado pirrolina, documentado em flores de aroma parecido. As flores de várias espécies do gênero ***Berberis*** (*barberry*) também contêm pirrolina e outras substâncias voláteis correlatas em elevada quantidade – a ponto de até Henry David Thoreau, que tanto gostava de plantas, ter dito que exalavam "um aroma amanteigado extremamente enjoativo, como o de um pudim mal cozido, cheio de ovos, mas sem tempero algum". E muitas flores do **cratego** têm um leve cheiro de peixe dado pela trimetilamina.

**ALGUMAS FLORES MALCHEIROSAS DA FAMÍLIA DAS ARÁCEAS**

| Espécie | Aromas | Moléculas |
|---|---|---|
| flor-cadáver (*Amorphophallus titanum*) | carne putrefata e peixe, urinoso | dimetil dissulfeto e trissulfeto, trimetilamina, ácido metilbutanoico |
| escandalosa (*Helicodiceros*) | carne putrefata | dimetil sulfeto, dissulfeto e trissulfeto |
| *skunk cabbage* (*Symplocarpus foetidus*) | repolho, sulfuroso, cangambá | dimetil dissulfeto |
| língua-do-diabo, konjac (*Amorphophallus konjac*) | carne putrefata | dimetil dissulfeto e trissulfeto |

Mas por que começar nossa exploração das flores com essas espécies indesejáveis? Porque elas nos dão uma ideia do aroma que talvez caracterizasse as primeiríssimas flores; porque mostram que as flores modernas podem lançar mão de substâncias voláteis nada florais; e porque demonstram que as substâncias voláteis de origem floral podem ser atraentes para alguns animais e repugnantes para outros. Com efeito, essa parece ser a regra e não a exceção. Mesmo as moléculas voláteis que dão às flores os aromas que consideramos agradáveis podem repelir alguns insetos.

**ALGUMAS ÁRVORES E ARBUSTOS COM FLORES MALCHEIROSAS**

| Planta | Aroma | Moléculas |
|---|---|---|
| pera-de-callery (*Pyrus calleryana*) | esperma | pirrolina (provavelmente) |
| *Berberis* | "enjoativo", esperma | pirrolina, acetil pirrolina |
| cratego | peixe | trimetilamina |

## Sinais mistos

À medida que as plantas floríferas e os insetos foram evoluindo lado a lado no decorrer de dezenas de milhões de anos, as estruturas das flores se tornaram mais complexas e os corpos e os comportamentos dos insetos se modificaram para aproveitá-las. As flores desenvolveram, por exemplo, o néctar açucarado como recompensa alimentar, e algumas o ocultaram em um receptáculo profundo para que somente alguns parceiros de língua muito longa conseguissem alcançá-lo – às vezes, somente pairando no ar. Os primeiros desses bebedores de néctar parecem ter sido os antepassados dos modernos crisopídeos, que eram semelhantes a borboletas; as borboletas propriamente ditas e as mariposas (sem falar nos beija-flores) só surgiram muito depois.

As flores também aumentaram seu vocabulário volátil. Em vez de apenas imitar os aromas da matéria orgânica em decomposição, desenvolveram o aroma que as caracteriza – o aroma genérico de flores, a floralidade – para fazer propaganda do que só elas podiam oferecer, com destaque para o néctar e as sobras de pólen. Para tanto, usaram muitas substâncias voláteis produzidas nas mesmas rodovias dos terpenoides e dos benzenoides, que, como já vimos, são usadas como defesas químicas pelas árvores e por outras plantas – ou seja, para repelir insetos em vez de atraí-los. De que forma, então, as flores conseguiram transformá-los em substâncias atraentes? Talvez emitindo-os como o fazem, ou seja, em quantidades mínimas e diluídos em coquetéis complexos de dez substâncias ou mais.

Duas moléculas voláteis aparecem em tantas flores e em tão poucos outros órgãos vegetais que acabam tendo para nós um aroma genericamente "floral": o álcool terpenoide linalol e o álcool benzenoide feniletanol. Os perfumistas chamam essas moléculas, e outras parecidas com elas, de *floralizadoras*. O feniletanol tende a sugerir particularmente o aroma de rosas, pois tem presença de destaque nessa flor. Dentre os outros terpenoides, o limoneno cítrico, o ocimeno e o mirceno verde-amadeirados e o pineno são encontrados em cerca de 70% das flores estudadas. Dentre os demais benzenoides, o benzaldeído que caracteriza a essência de amêndoa e o salicilato de metila da gualtéria são encontrados em mais da metade delas. Adicionalmente a centenas de outras substâncias menos comuns, eles modulam a floralidade genérica e emprestam às diferentes flores seus aromas característicos, que podem ajudar os polinizadores a identificar e visitar membros da mesma espécie.

Atrair polinizadores é um papel importante das substâncias voláteis florais, mas existem outros. A flor é uma estrutura complexa, muitas vezes frágil, com uma variedade de tecidos moles ricos em umidade, açúcares e outros nutrientes. O que pode impedir um inseto de detectar seu aroma, encontrá-la e comê-la inteira? Ou de ali permanecer e beber todo o néctar, ou carregar todo o pólen, de modo que o próximo visitante nada encontre e, assim, tenha menor probabilidade de voltar a visitar uma flor semelhante? O que impede bactérias, fungos e leveduras de azedar ou estragar o néctar ou infectar os órgãos sexuais expostos?

Moléculas voláteis, é claro! Vejamos os dois principais floralizadores, o linalol e o feniletanol. Constatou-se que ambos atraem abelhas, mariposas, borboletas e besouros. O feniletanol, no entanto, repele formigas. O linalol repele grilos – e, como ele, muitos terpenoides suprimem a multiplicação de microrganismos.

Ou seja, as moléculas voláteis individuais emitidas por flores podem ser ao mesmo tempo sinais de boas-vindas para alguns animais e de alerta para outros. Podem ser antibióticos de efeito profilático. Algumas atraem vespas e outros insetos predadores que atacam os insetos que poderiam atacar a planta. Há também indícios de que certas moléculas voláteis tenham o efeito de abreviar o espaço entre as visitas dos polinizadores, tornando-as assim mais numerosas; talvez o façam afetando diretamente os reflexos de alimentação dos insetos, talvez distraindo-os, embriagando-os ou entorpecendo-os, talvez apenas tornando quase intolerável a qualidade do ar dentro da flor. É isso que me ocorre quando me imagino do tamanho de uma abelha, voando em direção a um lírio ou um jasmim e aterrissando em pétalas que emitem substâncias voláteis cujo aroma pode ser sentido a vários metros de distância! Por estarmos literalmente muito acima disso – somos muito maiores que os insetos e as flores e sempre diluímos as moléculas voláteis quando as inalamos –, podemos sentir o puro prazer que experimentamos ao cheirar uma flor.

Talvez o aroma das flores envolva mais coisas do que nosso nariz é capaz de detectar, e este é um amplo campo de pesquisa para botânicos, entomólogos e biólogos evolucionistas. Já o explorador de cheiros não especialista achará curioso simplesmente saber que os aromas florais são misturas químicas complexas, que seus componentes individuais desempenham diversos papéis e que ainda sabemos muito pouco sobre por que esta ou aquela flor desenvolveram seus aromas característicos.

Há algumas décadas, os biólogos esboçaram algumas "síndromes" de polinização, associando determinadas características das flores com os polinizadores que elas atraem. Hoje em dia, os especialistas parecem ter chegado a um consenso: o que manda é a promiscuidade. A maioria das flores é visitada por uma variedade de insetos, e um único grupo de insetos pode polinizar diversas flores diferentes, com aromas diferentes. Besouros e moscas constituem grupos grandes e não se restringem às espécies que gostam de estrume e carniça, por exemplo; alguns de seus membros são os principais polinizadores da ninfeia-azul, de aroma celestial. E existem milhares de espécies de abelhas.

Mas as generalizações, mesmo havendo numerosas exceções, podem ajudar a abrir nossos olhos e narinas para o que acontece em nossos jardins. Vamos a algumas delas.

- Os insetos polinizadores mais comuns são: os besouros, os mais antigos; as moscas, que provavelmente polinizam mais flores do que se supõe; as abelhas e as borboletas, as tradicionais trabalhadoras do dia; e as mariposas, principalmente crepusculares – surgindo por breves instantes na penumbra do começo da noite – e noturnas.

- As flores perfumadas que atraem uma larga gama de polinizadores tendem a produzir uma mistura de substâncias voláteis de cadeia simples, terpenoides e benzenoides, cobrindo assim todas as possibilidades, embora uma categoria em geral domine as outras duas.
- As abelhas melíferas parecem ter um paladar bastante diversificado. Demostram alguma preferência pelos terpenoides, mas também são atraídas por benzenoides frutados e com aroma picante e pelas misturas complexas das rosas.
- As flores que atraem borboletas tendem a ter cores vivas e um aroma suave, fresco e doce, dado principalmente por alguns benzenoides com odor floral e de mel, o feniletanol, o fenilacetaldeído e o terpenoide floral comum linalol, ao lado do ocimeno fresco-amadeirado.
- As flores que atraem mariposas formam um grupo à parte e incluem muitas flores que nos parecem exóticas e inebriantes, como o jasmim, a gardênia e outras parecidas. As mariposas tendem a ser ativas no crepúsculo e à noite, quando os aromas provavelmente são sinais mais importantes que as cores e as formas. Muitas flores polinizadas por mariposas são brancas, talvez para aumentar ao máximo sua visibilidade e não haver desperdício de seus recursos em pigmentos. Costumam ter um perfume forte, talvez para que o aroma seja sentido o mais longe possível e durante o maior tempo possível. Os "aromas de flores brancas" dessas flores crepusculares e noturnas muitas vezes completam a mistura floral genérica das flores que atraem borboletas com ingredientes benzenoides de aroma intenso: benzoatos (ésteres frutados), antranilato de metila, benzaldeído (de essência de amêndoas) e salicilato de metila (da gaultéria).

## Notas "sujas" nas flores brancas: o ambíguo indol

Várias substâncias voláteis estranhas e intrigantes aparecem às vezes nos coquetéis florais, sobretudo nessas exóticas flores brancas. Nós as conhecemos no fedorento reino animal. O cresol, um anel de carbono derivado de um aminoácido, lembra o cheiro de estrebaria. O indol e o escatol são anéis que contêm nitrogênio e se destacam nas fezes de animais, de modo que seus aromas costumam ser descritos como fecais ou mesmo "intensamente" fecais. No entanto, alguns narizes profissionais também dão ao indol uma descrição muito mais neutra, comparando-o à naftalina – ou seja, com um aroma de mofo, penetrante, até um pouco químico. Quando senti o aroma de um frasco de indol quase puro, ele me pareceu muito mais próximo do aroma de naftalina do que de alguma outra coisa. No entanto, se o anel de carbono e nitrogênio do indol for decorado com um único carbono adicional, obtém-se seu parente escatol, de cheiro bastante fecal (ver p. 64).

Não surpreende que o cresol, o indol e o escatol sejam componentes comuns nas flores que imitam os resíduos dos animais para atrair besouros e moscas, entre as quais a mosca comum, *Musca domestica*. Também há indol nas flores de abóbora comestíveis, e os biólogos constataram que ele atrai besouros que polinizam especificamente a aboboreira. No entanto, essas substâncias voláteis animálicas, sobretudo o indol, também aparecem em aromas florais descritos como exóticos, sensuais, às vezes quase desagradáveis, como os de jasmim, narciso, nardo, flor de laranjeira, glicínia e jacinto. Os fabricantes de perfume frequentemente atribuem ao indol a faceta estimulante, animalesca e "suja" dos seus produtos, uma qualidade que os torna muito atraentes, mas também exagerados se excessivamente presente. (Acho que o cresol é também um dos possíveis culpados; veja o que digo sobre o jasmim ornamental na página 243.)

O que o indol está fazendo em flores cujo objetivo principal não é atrair besouros ou moscas? O jasmim é o maior exemplo: o indol pode responder por até 10% de suas substâncias voláteis. Pelo pouco que sabemos sobre a polinização do jasmim selvagem, que é feita por abelhas e moscas silvestres, o indol pode servir de garantia de que moscas serão atraídas para uma polinização reserva ao longo do dia. (As emissões voláteis do jasmim não são constantes; são mais ricas em linalol durante o dia e em benzenoides à noite.) Pode ser também que o indol atraia certas borboletas ou mariposas e as ajude a identificar e priorizar as flores que o emitem. Pode, ainda, ter um papel que vai além da polinização. Enquanto nos microrganismos ele é em geral um subproduto da decomposição de proteínas – no intestino dos carnívoros, por exemplo –, nas plantas o indol é produzido de modo deliberado, em parte para servir de precursor para um importante hormônio do crescimento. As plantas liberam indol quando são danificadas, e ele serve de sinal para que partes vizinhas da mesma planta, bem como de outras plantas, liberem suas diversas defesas químicas. Ele também parece ser uma arma química que limita o crescimento de fungos.

Independentemente do que o indol faça em prol das flores e dos polinizadores, podemos perguntar: mas o que ele faz por nós, animais desinteressados, para quem as flores indólicas se afiguram incomuns e inebriantes? Mesmo que seu cheiro não seja exatamente fecal, sua nota de mofo fica deslocada no buquê comum de moléculas voláteis florais e poderia simplesmente indicar o contexto animal onde em geral ele se encontra. O indol introduz associações com outro reino de seres vivos e pode até nos colocar em um estado subliminar de alerta, como fazem outros aromas francamente animalescos.

Com efeito, neurobiólogos da Universidade de Oxford apresentaram indícios de que é exatamente isso que acontece. Eles pediram a voluntários que cheirassem duas versões de uma reconstituição artificial do coquetel volátil do jasmim, uma com indol e outra sem, estudaram por tomografia a atividade cerebral dos voluntários enquanto faziam isso, e pediram que atribuíssem notas de prazer aos dois aromas de jasmim, bem como ao indol individualmente. Os participantes consideraram o odor do indol desagradável quando isolado, mas o aroma de jasmim com indol tão agradável quanto o sem indol ou ainda *mais* agradável. Nos exames do cérebro dos participantes enquanto sentiam os aromas, detectou-se uma ativação mais forte e mais prolongada quando o aroma incluía indol. Esses resultados levaram os estudiosos a sugerir a hipótese de que um elemento desagradável em uma mistura complexa de odores promove a "captura da atenção" – convoca o cérebro a usar mais recursos para processar a sensação –, e isso, por sua vez, fortalece e prolonga a sensação geral. O que faz com que o indol mereça essa atenção especial, mesmo que subliminar? Talvez o fato de geralmente ser um sinal de presença de animais e de decomposição, ambos ameaças em potencial.

Pesquisadores de Oxford propõem que um efeito semelhante possa operar no caso de outras substâncias voláteis que, isoladamente, são desagradáveis, mas que intensificam aromas complexos. Trata-se de uma perspectiva promissora para explicar as várias moléculas de enxofre que dão aroma de urina de gato e suor a frutas e vinhos (ver p. 311-12) e os apreciados ingredientes animais nos perfumes tradicionais (ver p. 479).

## Chegando ao jardim das flores

Agora que já temos uma noção da natureza geral das flores e de alguns de seus temas voláteis, é hora de voltar o nosso faro para algumas das flores mais apreciadas do mundo. Em vez de organizá-las de modo rigoroso, de acordo com sua família botânica, sua geografia ou sua qualidade aromática, agrupamos cerca de sessenta espécimes em doze canteiros que, esperamos, congreguem suas histórias e afinidades, tanto botânicas quanto voláteis. Vamos começar com amostras de inspiração antiga, flores do Egito e da China; passaremos então às flores mais comumente usadas na Europa em jardins, guirlandas e vasos decorativos; depois às flores muito diferentes da Ásia, do litoral oriental do Mediterrâneo até o Pacífico; e, por fim, às flores do Novo Mundo, sobretudo da América do Sul. A menos que o leitor seja um entusiasta da jardinagem, o mais provável é que sua experiência junto às plantas das quais essas flores se originam seja muito limitada, e algumas delas talvez lhe sejam até desconhecidas. Isso significa que esta seção do nosso jardim botânico virtual é mais difícil de imaginar do que as seções dedicadas às árvores e aos campos. Se quiser, acompanhe nosso passeio com imagens encontradas na internet; ou, melhor ainda, saia a campo uma ou duas vezes.

Antes de começarmos, um esclarecimento a respeito dos aromas e das moléculas voláteis que atribuímos a cada flor: quero que as páginas seguintes o inspirem a ir ao jardim, à floricultura ou ao berçário de mudas para cheirar as flores que conhece e as que não conhece. E quando puser seu nariz em uma flor de verdade, é possível que, vez por outra, o aroma não corresponda ao que se descreveu aqui. Caso isso aconteça, confie em seu faro e deixe que a discrepância o ajude a aguçar sua percepção do aroma em si. Compreenda que essa discrepância pode ter várias razões, e uma das mais prováveis é que você esteja cheirando uma variedade atípica da mesma flor: os floristas desenvolvem constantemente novas versões das antigas favoritas, e essas novas versões às vezes têm um aroma muito diferente. Além disso, as substâncias voláteis podem variar de acordo com o modo como as flores são plantadas e manipuladas, com sua idade e até com a hora do dia. Por fim, há muita confusão envolvida nos nomes das plantas, e muitas flores diferentes são chamadas de lírio ou de crisântemo, por exemplo.

Também é fato que cada flor pode emitir dezenas de moléculas voláteis que não são fáceis de identificar, e os relatórios científicos sobre uma flor determinada geralmente diferem entre si, às vezes em pontos importantes. Isso significa que as descrições apresentadas a seguir são esboços e não retratos detalhados. Procurei encontrar algum consenso a respeito das substâncias mais abundantes ou destacadas em cada flor – um consenso que se coadunasse, também, com minha própria experiência.

Sempre que possível, usei os relatórios de moléculas voláteis emitidas por flores vivas. Quando esse tipo de relatório não estava disponível, usei as análises dos extratos de flores, que muitas vezes diferem de suas fontes porque os processos de extração alteram algumas moléculas. Os extratos também são dignos de interesse e são ingredientes importantes dos perfumes, como veremos no capítulo 17.

## Flores dos antigos

Começaremos com as flores cujos aromas chamaram a atenção das primeiras civilizações. Duas das mais notáveis já eram apreciadas no Egito há milhares de anos. Em nosso jardim, elas não estão plantadas no solo, mas pairam sobre um tanque de água escura e representam uma linhagem antiga que precedeu a maioria das demais plantas floríferas. Essas duas espécies de **ninfeias** são irmãs de dezenas de outras espalhadas pelo globo. Todas elas lançam raízes nos sedimentos abaixo de corpos de água rasos; suas folhas verdes, às vezes bem grandes, flutuam na superfície da água e dão apoio a flores marcantes, de muitas pétalas. Das duas favoritas dos egípcios, a **ninfeia-azul** se abre de manhã e se fecha à tarde, ao passo que a **ninfeia-branca** se abre à noite e se fecha de manhã. (Na verdade, as duas ocorrem em diversas cores.) A maioria das flores usa coquetéis voláteis mais complexos para atrair mariposas, mas essas duas espécies são frequentadas sobretudo por besouros, e é a ninfeia-azul, diurna, que tem aroma mais rico. Ela é a flor que foi deixada na câmara mortuária do faraó Tutancâmon.

À margem do tanque de água há outra flor apreciada no Egito antigo e, de modo geral, em todo o Mediterrâneo. O **lírio-branco** não tem parentesco algum com as ninfeias nem se parece com elas – nasce sobre um longo caule herbáceo e tem seis pétalas curvas. Seu aroma é floral em um sentido mais genérico, com as duas principais substâncias voláteis floralizadoras mais uma nota melífera dada pelo fenilacetaldeído. Esse lírio define toda a família dos lírios, que inclui cerca de uma centena de espécies de lírio "verdadeiro" e também as tulipas. Que confusão!

Depois dos lírios-brancos há um canteiro com plantas pequenas, baixas, com anéis de folhas finas e flores centrais brancas, roxas e douradas. Mais ou menos na mesma época em que os egípcios apreciavam as ninfeias, a civilização minoica, da ilha de Creta, registrava mulheres colhendo essas flores de **açafrão**, sem dúvida para secar seus estigmas e produzir a especiaria aromática de mesmo nome, também usada como corante. O aroma do açafrão seco é dado pelo fragmento terpenoide safranal, mas a flor fresca tem um aroma delicioso, ainda que diferente, com sobretons de violeta dados por outro fragmento terpenoide e uma nota frutada dada pelo benzenoide acetofenona.

**ALGUMAS FLORES ANTIGAS DO MEDITERRÂNEO**

| Flor | Aromas componentes | Moléculas |
|---|---|---|
| ninfeia-azul (*Nymphaea cerúlea*) | floral, frutado, anis, violeta | álcool benzílico e acetato de benzila, anisaldeído e álcool anísico, álcool cinâmico e acetato de cinamila, ionona |

*continua*

| Flor | Aromas componentes | Moléculas |
|---|---|---|
| ninfeia-branca (*Nymphaea lotus*) | fresco, verde, solvente, cera | dimetoxitolueno, butirato e valerato de metilmetoximetila, cembreno |
| lírio-branco (*Lilium candidum*) | floral, mel, cítrico | feniletanol, fenilacetaldeído, linalol |
| açafrão (*Crocus sativus*) | floral, violeta, frutado | linalol, ionona, oxoisoforona, acetofenona |

Uma última leva de flores apreciadas há milhares de anos vem da China, cuja imensa geografia abarca ambientes ecológicos bem mais variados do que a do Mediterrâneo. Os primeiros governantes chineses celebravam diversas flores muito diferentes entre si. Vejamos inicialmente outro tanque raso, que desta vez abriga o **lótus**, planta venerada em boa parte da Ásia, de aroma relativamente suave e fresco, não especialmente rico. De aparência semelhante à das ninfeias, com as quais não guarda parentesco, o lótus, ao contrário do que sua beleza poderia dar a entender, habita águas estagnadas e acabou sendo associado a Buda e à iluminação. As pequeninas flores brancas do **pessegueiro** aparecem na primavera e são dominadas por benzenoides com aroma de amêndoas, frutado e floral. Confúcio citou como exemplar a discreta **orquídea cymbidium**, bastante conhecida como planta de interiores hoje em dia: assim como seu aroma preenche a sala e agrada a todos sem ser notado, a virtude de uma boa pessoa preenche uma reunião até que todos a absorvam. As grandes flores da **peônia arbustiva**, de tronco lenhoso, podem ter diversos aromas, mas as da província chinesa de Henan, famosa há muito tempo por causa delas, muitas vezes têm um aroma parecido com o de rosas. E há também o **crisântemo**, cujas flores ocorrem no outono. Pertence a um grupo bastante familiar de plantas ornamentais tradicionalmente associadas ao descanso rural, e seu aroma lembra mais o das resinas de árvores do que o de flores, cortesia da presença de cânfora e outros terpenoides típicos das coníferas em sua composição.

### ALGUMAS FLORES DA CHINA ANTIGA

| Flor | Aromas componentes | Moléculas |
|---|---|---|
| lótus (*Nelumbo nucifera*) | fresco, medicinal, amadeirado, floral | dimetoxibenzeno, sabineno, eucaliptol, jasmona, terpineol |

*continua*

| Flor | Aromas componentes | Moléculas |
|---|---|---|
| flor de pessegueiro (*Prunus pérsica*) | amêndoas, floral, resinoso, rosa, cítrico | benzaldeído, álcool benzílico, geranil acetona, acetofenona, metil heptenona, nonanal |
| orquídea (*Cymbidium goeringii*) | floral, jasmim, limão | jasminoides, nerolidol, farnesol |
| peônia arbustiva (*Paeonia suffruticosa*) | rosa (também há variedades amadeiradas, medicinais) | citronelol, feniletanol (ocimeno, trimetoxibenzeno) |
| crisântemo (*Chrysanthemum indicum*) | cânfora, fresco, pinho, amadeirado | cânfora, pineno, acetato de bornila, cariofileno |

## Flores da Europa

A parte seguinte do jardim se divide em cinco canteiros diferentes, com o último deles parcialmente sombreado por um aglomerado de árvores. São as representantes da Europa: primeiro as flores silvestres e as ervas, depois algumas flores nativas de jardim, então as trepadeiras e, por fim, um arbusto florífero notável e uma árvore. Algumas dessas plantas são encontradas não somente na Europa, mas em todo o hemisfério Norte.

No primeiro canteiro, cultivaram-se flores silvestres. São, em geral, pequenas, ocorrem em quantidade suficiente para preencher campos e bosques com seu aroma, podem ser colhidas à vontade e estariam entre as candidatas a serem semeadas para perfumar interiores na Idade Média e na Renascença. Diz-se que a **erva-ulmeira** era a planta que a Rainha Elizabeth I mais gostava de espalhar pelos aposentos. A **violeta** é mais discreta e cresce junto ao chão em bosques sombreados; suas flores pequenas, de um roxo vivo, em geral se abrem debaixo das folhas nas quais se apoiam. A violeta tem um aroma próprio, intenso e inebriante, criado em grande medida pelo fragmento terpenoide ionona; diz-se que os membros da corte carregavam essas flores para cheirá-las a fim de encobrir os odores menos agradáveis da cidade.

O **lírio-do-vale** também é nativo dos bosques. Não é um lírio verdadeiro; seu aroma leve, fresco e "aquoso" é dado por um conjunto incomum de álcoois. O **dente-de-leão** e o **trevo** são ervas comuns nos terrenos baldios, e trazem adjuntos amadeirados e frutados aos floralizadores usuais. A **flor-de-mel** é uma planta pequena e adaptável que produz grandes cachos de florezinhas brancas e se tornou muito procurada para a cobertura de canteiros de jardim. É um dos membros mais perfumados da família do repolho, com um aroma doce, semelhante ao de mel. Como no caso das folhas do trevo, de aroma similar, sua principal substância volátil é a acetofenona.

### ALGUMAS FLORES SILVESTRES COMUNS NA EUROPA

| Flor | Aromas componentes | Moléculas |
|---|---|---|
| erva-ulmeira (*Filipendula*) | frutado, doce, semelhante ao de baunilha | benzoato de metila, benzaldeído, acetato de hexenila, anisaldeído |
| violeta (*Viola*; hemisfério Norte) | violeta, floral intenso, amadeirado | iononas |
| lírio-do-vale (*Convallaria*) | fresco, floral, aquoso | álcool benzílico e cinamílico, geraniol, farnesol, fenilacetonitrila |
| dente-de-leão (*Taraxacum officinale*) | leve, fresco, aquoso | feniletanol, benzaldeído, nerolidol, hexenol, fenilacetonitrila |
| trevo (*Trifolium*; *Melilotus*) | mel, frutado; feno | feniletanol, acetofenona, cinamato de metila; cumarina |
| flor-de-mel (*Lobularia*) | mel | acetofenona |

O canteiro seguinte inclui três grupos de plantas com alguma semelhança familiar. Todas têm folhas alongadas como tiras que crescem desde o nível do chão, além de bulbos que acomodam flores intensamente aromáticas, e se popularizaram por volta do ano 1600. Já vimos o **lírio-branco** propriamente dito, que os antigos já conheciam, de aroma genericamente floral. As outras são várias espécies de gênero *Narcissus*, que incluem a flor comumente chamada narciso, bem como o narciso-de-inverno, o junquilho e o **narciso-trombeta**: mais um grupo de nomes fáceis de confundir! O narciso-trombeta tende a apresentar aroma de floricultura, fresco e medicinal, ao passo que o junquilho e o narciso-de-inverno estão entre as flores mais florais que existem, com os terpenoides e os benzenoides usuais acrescidos de ésteres frutados e do bolorento indol.

**LÍRIO EUROPEU, NARCISO, NARCISO-TROMBETA**

| Flor | Aromas componentes | Moléculas |
|---|---|---|
| lírio-branco (*Lilium candidum*) | floral, mel, rosa | feniletanol e fenilacetaldeído, linalol |
| narciso, junquilho, narciso-de-inverno (*Narcissus jonquilla, tazetta*; sudeste da Europa e norte da África) | floral-frutado, verde, amadeirado, jasmim, animal | narciso, junquilho: benzoato de metila, ocimeno, linalol, indol, hexenol<br><br>narciso-de-inverno: ocimeno, acetato de benzila, linalol, cineol, indol |
| narciso-trombeta (*Narcissus pseudonarcissus*) | verde, fresco, amadeirado | ocimeno, dimetoxibenzeno e dimetoxitolueno, farneseno |

O terceiro canteiro do jardim europeu reúne alguns membros da grande família das asteráceas (também chamadas de compostas), a família das margaridas. O que parece ser uma única margarida é na verdade uma massa de florezinhas rodeadas por flores maiores, semelhantes a pétalas. São as favoritas dos europeus e têm em comum as cores amarela e alaranjada, além de um cheiro que não tem nada especialmente floral, pois quase não há presença dos floralizadores comuns. A **margarida** é a mais floral de todas, dominada por um benzenoide com aroma de mel. A **calêndula** é dominada por terpenoides amadeirados, e o **malmequer**, pela cânfora e pelo resinoso mirceno, sendo, portanto, parecido com o crisântemo chinês, embora tenha também um toque do perilaldeído que caracteriza as folhas de *shissô* e está presente na hortelã. A **camomila** é mais complexa que as demais asteráceas, com terpenoides frescos e mentolados e alguns ésteres que lhe dão uma qualidade característica frutada, combinação que tornou a camomila seca um ingrediente muito usado nos chás de ervas.

**ALGUMAS COMPOSTAS PRESENTES NOS JARDINS EUROPEUS**

| Flor | Aromas componentes | Moléculas |
|---|---|---|
| margarida (*Argyranthemum frutescens*) | mel | fenilacetaldeído |
| calêndula (*Calendula officinalis*) | amadeirado, picante, violeta | cadineno, copaeno, cariofileno, humuleno, ionona, tujona |

*continua*

| Flor | Aromas componentes | Moléculas |
|---|---|---|
| malmequer (*Glebionis coronaria*) | cânfora, verde, amadeirado, mentolado | cânfora, mirceno, ocimeno, perilaldeído |
| camomila, alemã e romana (*Matricaria, Chamaemelum*; Europa, Ásia) | terpenos, amadeirado, fresco, mentolado, frutado | cimeno, eucaliptol, cetona da artemísia, metilbutirato de etila e propila |

O quarto canteiro europeu reúne um grupo diversificado de flores de jardim. A **boca-de-lobo** tem qualidade fresca e frutada. A **lavanda**, que recebeu seu nome por ser usada para perfumar a água do banho, é um membro arbustivo da família da hortelã, cujas folhas, como veremos, também são aromáticas. Três espécies diferentes são cultivadas para uso em perfumaria e são definidas por diferentes misturas de terpenoides: a lavanda inglesa oferece o aroma típico dessa flor, com ésteres acetatos característicos; a lavanda espanhola é mais mentolada e medicinal e contém cânfora; e a lavanda francesa não tem linalol, apresentando um aroma mais herbáceo que floral.

Três flores presentes nos jardins europeus partilham a nota picante do cravo, dada pelo benzenoide eugenol. Junto com a **cravina-barbela** e outras **cravinas**, o **cravo** pertence ao gênero *Dianthus* e é uma das flores mais comuns vendidas em buquês no Ocidente. É a terceira variedade mais importante comercialmente, mas, hoje, a maioria dos cravos não tem ou quase não tem cheiro; quando tem, um aroma fraco de gualtéria e moléculas voláteis de folhas verdes. Isso ocorre em parte porque os plantadores deram preferência à cor vermelha e a padrões de cor cujos pigmentos são produzidos pelo mesmo caminho benzenoide que produz o eugenol. Além disso, há também a questão de o gosto moderno priorizar flores de perfume discreto, que possam ser usadas na lapela. O **goiveiro-encarnado** é doce e lembra francamente o cravo; como a flor-de-mel, ele é um membro anormalmente perfumado da família do repolho. Os cachos de florezinhas da **mosquitinho**, que dão destaque visual aos buquês dos floristas, são famosos por seu cheiro de suor e queijo.

### VÁRIAS FLORES DE JARDIM EUROPEIAS

| Flor | Aromas componentes | Moléculas |
|---|---|---|
| boca-de-lobo (*Antirrhinum*: Europa, América do Norte) | floral, frutado, amadeirado, verde | benzoato de metila, mirceno, ocimeno |

*continua*

| Flor | Aromas componentes | Moléculas |
|---|---|---|
| lavanda: inglesa, francesa, espanhola (*Lavandula angustifolia, stoechas, latifólia*; da Europa ocidental à Índia) | inglesa: fresco, floral, lavanda, verde, amadeirado; francesa: medicinal, pinho, lavanda, mentolado; espanhola: floral, fresco, mentolado, medicinal | linalol, acetato de linalila, ocimeno, terpineol, acetato de lavandulila; fenchona, cânfora, pineno, acetato de lavandulila; linalol, cineol, cânfora |
| cravina (*Dianthus barbatus*) | verde, cera, floral, amadeirado | aldeídos C6-10, especialmente nonanal, cariofileno, linalol |
| cravo (*Dianthus caryophillus*; da Europa à Ásia) | variedades antigas: cravo; novas variedades: verde, fresco, gualtéria, frutado, resinoso | antigas: eugenol; novas: álcoois e aldeídos C6, salicilato de metila, benzoato de hexenila, benzoato de benzila, álcool benzílico |
| goiveiro-encarnado (*Matthiola*; Europa, Ásia) | cravo, amadeirado | eugenol, isoeugenol, metil eugenol, feniletanol |
| mosquitinho (*Gypsophila*) | amadeirado, queijo, suor | ocimeno, ácido metilbutanoico |

No quinto e último canteiro de flores europeias, três trepadeiras de caules longos sobem por diversos arbustos e árvores floríferos. A **ervilha-de-cheiro** é uma trepadeira anual relativamente comedida e sensível, cultivada por seu aroma fortemente floral, dado por terpenoides que também se encontram nas rosas. A **madressilva** comum, de caule lenhoso e crescimento vigoroso, é intensamente floral em razão de sua mistura de linalol com versões modificadas da mesma substância, e um toque de indol com aroma de mofo. Tem espécies irmãs na Ásia e na América do Norte.

Há também a **rosa** europeia, cujos caules espinhosos podem crescer à altura de uma árvore. A rosa tem uma rica história de associação com o amor, a devoção, o martírio, o cavalheirismo e as casas reais da Inglaterra, sendo hoje a flor mais comercializada no mundo. Ao final deste capítulo, dedicaremos algumas páginas à história das mudanças em seus aromas. Por ora, basta notar que a rosa silvestre era tão famosa por sua cor vermelha e seus espinhos quanto por seu aroma, que é um marco do universo olfativo. O benzenoide floralizador feniletanol e os terpenoides citronelol, geraniol e nerol são suas substâncias voláteis de maior destaque: eles definem o caráter da rosa, e a rosa define o caráter deles. A ausência do terpenoide floralizador linalol chama a atenção.

Quem apoia essas três trepadeiras é o arbusto **lilás**, natural dos Bálcãs, que tem várias espécies irmãs em todo o hemisfério Norte. Seus aglomerados cônicos de flores e seu aroma intensamente floral fizeram dele uma das plantas de jardim mais apreciadas na América do Norte. Esse aroma é dado por formas oxidadas do linalol chamadas aldeídos e álcoois do lilás, que em nenhuma outra planta existem em doses tão altas, acompanhadas de ocimeno e dimetoxibenzeno, de aroma fresco, e de indol, com cheiro de mofo.

Por trás dos lilases, levando a madressilva e a rosa a novas alturas, há algumas mudas e um grande espécime maduro da árvore chamada **tília**, que conta também com uma espécie norte-americana. Essa árvore se dá bem nos parques urbanos e nas ruas, por isso é encontrada com frequência nesses lugares – Berlim tem uma rua chamada Unter den Linden. A **flor de tília** apresenta uma mistura anormalmente complexa de substâncias voláteis resinosas, florais e herbáceas, entre elas um híbrido de benzenoide e furano que é característico da espécie e, por essa razão é chamado de **éter da tília**. A flor de tília conserva o aroma quando seca e é usada para fazer um chá aromático com sabor que lembra o do mel; na famosa passagem de *Em busca do tempo perdido*, de Marcel Proust, o narrador acompanha sua madalena com chá de tília, e é o chá que teria, no caso, o aroma mais característico.

**ALGUMAS FLORES DE TREPADEIRAS, ARBUSTOS E ÁRVORES EUROPEIAS**

| Flor | Aromas componentes | Moléculas |
|---|---|---|
| ervilha-de-cheiro (*Lathyrus*; todos os climas temperados do mundo) | floral, amadeirado, rosa, mel | ocimeno, linalol, nerol, geraniol, fenilacetaldeído |
| madressilva (*Lonicera*; hemisfério Norte) | floral, amadeirado, cítrico, pinho, mofo | linalol e seus óxidos, germacreno, farneseno, terpineol, indol |
| rosas europeias (*Rosa gallica, rubiginosa*) | rosa clássica, intenso, floral | feniletanol, citronelol, geraniol, nerol |
| lilás (*Syringa*; do sudeste europeu ao leste da Ásia) | floral, lilás | aldeídos e álcoois do lilás, ocimeno, dimetoxibenzeno, indol |
| tília (*Tilia*; hemisfério Norte) | fresco, terpeno, floral, frutado, mentolado | limoneno, terpineno, terpinoleno, linalol, óxido de rosa, álcool benzílico, feniletanol, damascenona, éter de tília |

## Flores da Ásia e da Austrália

Nas próximas quatro seções do nosso jardim, viajaremos em direção ao leste, da Europa para a Ásia, a fonte original de muitas flores cujos aromas tendemos a chamar de exóticos, tropicais, inebriantes. Em geral, essas flores – lírios asiáticos, jasmins, gardênias – emitem misturas complexas de álcoois terpenos, ésteres benzenoides e uma ou outra molécula ambígua, como fazem as espécies europeias de narciso.

Começamos na Ásia ocidental com um canteiro relativamente discreto que tem dois parentes do lírio e um membro verdadeiro da família. O **jacinto** e o **enfuste** apresentam cachos de flores, muitas vezes de cor roxa. Falta-lhes uma dose significativa de linalol e não são tão florais quanto alguns de seus parentes. Já a **tulipa**, de caule único e ereto, está muito presente nos jardins florescentes na primavera e começo do verão e leva o nome da palavra turca e persa que significa "turbante". Em geral, as tulipas têm pouco ou nenhum aroma; as formas e as cores foram mais valorizadas nas 6 mil variedades que surgiram com a febre da tulipa que acometeu a Holanda no século XVII, época em que um único bulbo poderia custar o preço de uma casa, e os plantadores subsequentes seguiram o mesmo princípio. As tulipas perfumadas que existem são variáveis; ao que parece, o gênero não tem um conjunto primário de moléculas voláteis.

Mais adiante a leste, no canteiro seguinte, veem-se dois grupos notáveis de flores de jardim da China e do Japão. O **lírio-de-um-dia**, que se espalha pelo canteiro, é cultivado na China porque os botões de suas flores são comestíveis e suas raízes, medicinais; no Ocidente, é cultivado sobretudo por suas múltiplas flores amarelo-alaranjadas. Algumas exalam benzenoides e terpenoides frutados e florais, mas as variedades usadas em paisagismo são, em geral, inodoras.

As maiores plantas neste canteiro, que têm de 50 centímetros a 2 metros de altura, mais ou menos, são os **lírios asiáticos** ou **orientais**, espécies irmãs do lírio-branco europeu e verdadeiras usinas de moléculas voláteis. Com sua grande variedade de tamanhos e cores, as flores, sempre voltadas para cima, são muito usadas para a criação de híbridos no mercado de buquês. Essas novas variedades muitas vezes herdam a mistura volátil abundante e complexa das flores originais, que pode incluir o eugenol do cravo e o cresol e o indol animalescos. Seu aroma é caracteristicamente pungente, agressivo e penetrante, a tal ponto que um documento japonês o considerou uma "qualidade infeliz", pois limita o uso dessas flores em restaurantes e outros espaços fechados. Um estudo chinês aponta que os híbridos orientais emitem aroma mais forte à noite e aventa a possibilidade de que "a emissão noturna seja levada em conta ao se decidir por essas flores, pois muita gente sofre de intolerância a perfumes fortes". Os tratamentos químicos e a seleção genética podem suavizar o cheiro do lírio oriental e ampliar o mercado para essa flor.

ALGUNS JACINTOS, TULIPAS E LÍRIOS ASIÁTICOS

| Flor | Aromas componentes | Moléculas |
|---|---|---|
| jacinto (*Hyacinthus*: do leste do Mediterrâneo à Ásia Central) | floral-frutado, cítrico, naftalina/animal, mel | acetato de benzila, farneseno, indol, octenol, fenilacetaldeído |
| enfuste (*Muscari*) | verde, amadeirado, gualtéria, balsâmico | ocimeno, salicilato de metila, isoeugenol, benzoato de benzila |
| tulipa: General de Wet; Montreux; Jan van Nes; Tender Beauty (*Tulipa*) | frutado; rosa; medicinal e picante; gualtéria | ionona e decanal; feniletanol; dimetoxitolueno; salicilato de metila |
| lírio-de-um-dia (*Hemerocallis*) | floral, frutado, balsâmico, amadeirado, animal | ésteres benzenoides, linalol, mirceno, pineno, indol |
| lírios asiático e oriental (*Lillium* e híbridos; hemisfério Norte) | floral, doce, fresco, verde, amadeirado, cravo, estrebaria | álcool benzílico, benzaldeído, ésteres benzenoides, eugenol, linalol, ocimeno, cresol, indol |

A seção seguinte, de flores asiáticas, abre um contraste com as seções vizinhas: essas plantas têm cheiro relativamente discreto. Já encontramos o **crisântemo** chinês entre as flores apreciadas na Antiguidade. As variedades híbridas modernas, com flores grandes, são atualmente a segunda flor mais importante no comércio mundial, em parte devido à sua longevidade no vaso. Assim como o malmequer europeu, o crisântemo chinês tem um aroma dominado por notas de cânfora e amadeiradas. A China começou a valorizar suas várias espécies nativas de **rosa** muito depois do crisântemo e do lótus, e seu aroma não é muito parecido com o das rosas europeias. Os benzenoides suaves dimetoxitolueno e trimetoxibenzeno, bem como os sesquiterpenoides amadeirados, têm mais destaque do que as notas de linalol e ionona. No entanto, como veremos, as rosas chinesas desempenharam um papel importante na obtenção do aroma das rosas de jardim modernas. A última planta desta seção é a **glicínia**, uma trepadeira de tronco lenhoso com cascatas de flores roxas ou brancas que pendem de seus ramos. Já aconteceu de uma única glicínia, apoiada em suportes, cobrir uma área de até 4 mil metros quadrados com suas folhas e flores. Essas são as flores de aroma mais tipicamente floral nesse canteiro, com uma mistura agradável de terpenoides e benzenoides e um toque de indol.

**CRISÂNTEMO, ROSA E GLICÍNIA ASIÁTICOS**

| Flor | Aromas componentes | Moléculas |
|---|---|---|
| crisântemo (*Chrysanthemum* x *morifolium*; Ásia, nordeste europeu) | medicinal, pinho, amadeirado, fresco | cânfora, pineno, safranal, mirceno, eucaliptol, felandreno, canfeno |
| rosas chinesas (*Rosa chinensis*, *R. chinensis* x *odorata* car. *gigantea*) | fresco, terroso, picante, chá verde, violeta | dimetoxitolueno, trimetoxibenzeno, cariofileno, germacreno, linalol, ionona |
| glicínia (*Wisteria*; Ásia e nordeste da América) | floral, verde, frutado, mofo | linalol, ocimeno, benzoato de metila ou álcool benzílico, indol |

Chegamos agora a uma parte do jardim com três canteiros, e cada um deles abriga um denso aglomerado de trepadeiras de folhas pequenas caracterizadas por um grande número de florezinhas brancas. Elas estão entre as flores asiáticas mais características e apreciadas: o **jasmim**, originário do Himalaia, foi provavelmente cultivado pela primeira vez em jardins persas, sendo depois levado à península Ibérica pelos árabes; o nome é persa. As espécies mais bem estudadas são a "espanhola", cultivada sobretudo para a fabricação de extratos usados em perfumaria, e a "árabe", cultivada na Índia em grande escala e em jardins para decorar guirlandas e usada na China na produção de chás aromatizados com jasmim. O jasmim geralmente abre ao anoitecer e se fecha por volta da meia-noite, mas suas moléculas voláteis se acumulam na flor fechada durante a noite e alcançam intensidade máxima de madrugada, momento em que são colhidas. O jasmim espanhol é intensamente floral e rico, com uma mistura de benzenoides, terpenoides e jasminoides e uma forte nuança animalesca dada pelo indol e o cresol, ao passo que o jasmim árabe é mais doce e mais leve graças à ausência dos jasminoides e do cresol e à presença de sesquiterpenoides verdes e amadeirados.

A espécie ornamental comum, que veio da China, tem indol em quantidade mínima, mas sua produção volátil incorpora mais de 10% de cresol, com aroma de estrebaria. A experiência nos mostra que esse cresol dura mais tempo que os ingredientes mais florais. Há alguns anos, eu tinha um jasmineiro que crescia sobre a cerca do quintal e dava flores em abundância; quando elas começavam a fenecer, seu aroma, para minha frustração, era urinoso. Em um estudo de 1997, pesquisadores dinamarqueses relataram que, para algumas pessoas, até o aroma da flor fresca era "'forte demais', de forma que a estimulação prolongada causada pela emissão volátil causava dor de cabeça e enjoo". Melhor deixar essa planta fora de casa!

**ALGUMAS ESPÉCIES DE JASMIM**

| Espécies de jasmim | Aromas componentes | Moléculas |
|---|---|---|
| jasmim espanhol (*Jasminum grandiflorum*) | floral, frutado, animal, estrebaria, jasmim | acetato de benzila, linalol, indol, cresol, jasminoides |
| jasmim árabe (*J. sambac*) | floral, cítrico, mofo, resinoso, jasmim | linalol, farneseno, indol, álcool benzílico e acetato de benzila |
| jasmim ornamental, jasmim de vaso (*J. polyanthum*) | floral, frutado, picante, estrebaria | acetato de benzila, cresol, isoeugenol, eugenol, linalol |

O último canteiro de flores asiáticas tem alguns arbustos e uma árvore pequenina, todos eles dotados de folhas verde-escuras brilhantes e naturais da China, mas com espécies irmãs de outros locais da Ásia. Um arbusto dá flores brancas de tamanho médio e pétalas grandes, com um perfume arrebatador. É a **gardênia**, elemento frequente dos buquês de noivas no Ocidente; outras espécies, naturais das ilhas do Pacífico, fazem parte dos colares de flores utilizados localmente. A espécie mais comum, *Gardenia jasminoides*, partilha muitas substâncias voláteis do jasmim, mas omite seus aspectos ambíguos, de modo que seu aroma é mais puramente floral. O segundo arbusto é uma espécie fragrante do gênero *Osmanthus*, que pertence à mesma família do jasmim e do lilás, mas cujas florezinhas minúsculas, brancas ou alaranjadas, emitem um conjunto completamente diferente de moléculas voláteis. Essa flor, conhecida como **jasmim-do-imperador**, tem um aroma característico, semelhante ao do damasco, graças a um éster de cadeia simples e à lactona que define o aroma dessa fruta, aliada a uma pesada nota floral de violeta dada pelo terpenoide ionona. É usada para aromatizar chás, vinhos e vários doces. Acima dos arbustos ergue-se uma espécie de árvore cítrica, da qual nasce a laranja-amarga, azeda e agradavelmente aromática. Os frutos são precedidos pela **flor de laran-**

**jeira**, altamente valorizada, mas que de cítrico nada tem. Ela oferece uma mistura única de terpenoides florais e resinosos, ésteres antranilato frutados e indol com odor de mofo. Na Pérsia medieval e nas culturas árabe e otomana posteriores, tanto as flores de laranjeira quanto as rosas eram usadas para a criação de hidrolatos aromáticos (água de flor de laranjeira e água de rosas), destinados a perfumar pessoas e alimentos; essas águas, assim como suas imitações, ainda são largamente usadas na Ásia ocidental.

Uma última flor do Pacífico: as bolinhas amarelas felpudas da **mimosa**, uma espécie de acácia australiana. É muito cultivada no sul da França e na Califórnia, onde ficou marcada na minha memória por perfumar o ar úmido da primavera quando eu ia de bicicleta de casa para a biblioteca nos primeiros meses que passei na região da baía de San Francisco: um aroma frutado, com toques de baunilha, mel, anis e cogumelos dados por uma mistura de ésteres, benzenoides e álcoois.

**GARDÊNIA, JASMIM-DO-IMPERADOR, LARANJA-AMARGA DA ÁSIA; MIMOSA DA AUSTRÁLIA**

| Flor | Aromas componentes | Moléculas |
|---|---|---|
| gardênia (*Gardenia jasminoides*; Ásia, Pacífico, África) | floral-frutado, jasmim | ésteres benzoatos, linalol, jasmolactona |
| jasmim-do-imperador (*Osmanthus*; leste da Ásia) | floral doce, violeta, damasco, frutado | linalol, ionona, g-decalactona, butirato de hexila |
| laranja-amarga (*Citrus*, sudeste da Ásia) | floral, animal, uva, frutado | linalol, mirceno, acetato de linalila, antranilato de metila, indol |
| mimosa (*Acacia dealbata*) | frutado, mel, cogumelo, baunilha, anis | propanoato e butirato e hexanoato de etila, fenilacetaldeído, octenol, vanilina, anisato de metila e etila |

## Flores das Américas e da África

Esta parte do jardim de flores nos leva para além da Europa e da Ásia para conhecermos amostras do restante do planeta, sobretudo das Américas. As plantas em si muitas vezes existem em grandes regiões, de modo que as agruparemos de acordo com a proeminência relativa de benzenoides e terpenoides voláteis.

Os primeiros a serem destacados são os terpenoides: uma área com várias árvores grandes, um aglomerado de arbustos, dois conjuntos de flores de canteiro com caules eretos e pequenas moitas verdes ao lado do passeio. O sul dos Estados Unidos abriga algumas espécies de **magnólia**, árvores que são descendentes diretas de algumas das plantas floríferas mais antigas. Suas flores grandes e aromáticas costumam ser polinizadas por besouros e tendem a emitir linalol, de aroma floral genérico, e geraniol, de aroma de rosa e floral, com alguns outros terpenoides e, às vezes, um éster frutado. Depois das magnólias há os arbustos de **jasmim-manga**, originários do Caribe, cujas flores pequenas, de aroma agradável e intenso, com toques de rosa, são hoje um ingrediente frequente dos colares de flores havaianos. Em seguida vêm algumas flores de canteiro, comuns nos jardins e nas floriculturas. A **frésia** é uma das poucas contribuições da África para o comércio de flores perfumadas; naturais do extremo sul do continente, hoje são encontradas em muitas cores. Ao longo de cada caule há várias flores que suplementam seus terpenoides florais com um ou dois ésteres frutados. Igualmente frutada é a diminuta e encantadora **macela-galega**, flor silvestre comum nas Américas, que cresce junto ao chão ao longo do passeio do jardim. É mais comum pisarmos nela do que sentirmos seu aroma, mas ela é dotada de uma deliciosa mistura de terpenoides e ésteres. Vale a pena se abaixar para cheirá-la.

Para arrematar esse conjunto de flores americanas especialistas em terpenoides, encontramos o **cravo-de-defunto**, que, embora muito conhecido, é um corpo estranho em matéria de substâncias voláteis. Como os crisântemos, outro membro canforado da família das compostas, ele não tem nada especialmente floral. No entanto, em vez da cânfora, o cravo-de-defunto sintetiza o raro terpenoide **tagetona**, que lhe confere uma qualidade fresca, mas medicinal, um tanto agressiva e diferente da de qualquer outra flor.

**ALGUMAS FLORES RICAS EM TERPENOIDES DAS AMÉRICAS E DA ÁFRICA**

| Flor | Aromas componentes | Moléculas |
|---|---|---|
| magnólia e suas variedades (*Magnolia grandiflora*, *M. virginiana*, *M.* x *soulangeana*; Américas e Ásia oriental) | *grandiflora*: floral, rosa, verde, amadeirado; *virginiana*: floral, frutado; *soulangeana*: verde, amadeirado, pinho, floral | geraniol, ocimeno, mirceno; linalol, decanoato de metila; ocimeno, pineno, linalol |
| jasmim-manga (*Plumeria rubra* var. *acutifólia*; Américas Central e do Sul) | floral, rosa, verde, frutado | linalol, geraniol, nerolidol |

*continua*

| Flor | Aromas componentes | Moléculas |
|---|---|---|
| frésia (*Freesia*; sudeste da África) | floral, fresco, frutado | linalol, terpinoleno, acetatos de hexenila e feniletila |
| macela-galega (*Matricaria discoidea*) | fresco, cítrico, doce, frutado, abacaxi | farneseno, geranil isovalerato, mirceno |
| cravo-de-defunto (*Tagetes*; América do Sul) | frutado-agressivo, medicinal, fresco | tagetonas, ocimeno, ocimenona, felandreno |

No canteiro seguinte, temos as produtoras de benzenoides das Américas, divididas em quatro grupos: plantas folhosas de pouca estatura, arbustos pequenos com folhas aveludadas, uma planta de folhas grossas aninhada em uma reentrância coberta de musgos e, por fim, um emaranhado de caules e ramos verdes e espinhosos. A **petúnia**, natural da América do Sul e planta ornamental comum em jardins, é a primeira flor que me lembro de ter cheirado na infância, e seus bafejos são capazes de dominar o ar nos viveiros de plantas. Seu aroma característico é dado por álcoois, aldeídos e ésteres benzenoides. O **nardo**, nativo do México, de aroma rico, cujas numerosas folhas nascem do chão como as do lírio, é parente do agave dos desertos; é especialmente rico em ésteres benzenoides florais-frutados e tem um toque de indol com aroma de mofo. A abóbora se originou na América Central; seus ramos se espalham pelo chão e dão folhas grandes e as **flores de aboboreira**, de tom amarelo vivo, que podemos encontrar empanadas e fritas nos restaurantes italianos ou cruas em feiras e hortas. Emitem uma mistura equilibrada e relativamente discreta de benzenoides frescos e medicinais e terpenoides florais. Também contêm indol, que atrai os besouros que as polinizam.

O **heliotrópio** é um arbusto peruano de um gênero encontrado em todo o mundo. Seus cachos de flores pequenas, geralmente roxas, também são dominados por benzenoides, mas com uma qualidade muito diferente: doce e semelhante à da baunilha, dada por benzaldeídos e o anisaldeídos frutados e balsâmicos, que se destacam por seu aroma. Repousam à sombra do heliotrópio diversas variedades da vistosa **orquídea cattleya**, do Brasil, outra planta familiar nos viveiros, cujo aroma caminha na direção do picante, com benzenoides da gualtéria e do cravo embutidos nos floralizadores linalol e feniletanol.

O emaranhado de caules verdes é uma moita de **cereu**, um cacto natural do seco sudoeste dos Estados Unidos e do norte do México, cujas populações conseguem abrir em sincronia suas flores brancas de múltiplas pétalas em uma única noite do começo do verão, atraindo mariposas polinizadoras e admiradores humanos de seu aroma intenso, doce e balsâmico.

**ALGUMAS FLORES AMERICANAS RICAS EM BENZENOIDES**

| Flor | Aromas componentes | Moléculas |
|---|---|---|
| petúnia (*Petunia*; América do Sul) | floral, frutado, essência de amêndoas, mel | benzoato de metila e benzila, benzaldeído, álcool benzílico, fenilacetaldeído, feniletanol |
| nardo (*Polianthes*; México) | floral-frutado, gualtéria, doce, uva Concord, cítrico, mofo | benzoato de metila e benzila, salicilato de metila, metil isoeugenol, antranilato de metila, farneseno, indol |
| abóbora (*Cucurbita pepo*; América Central) | fresco, verde, floral, pinho, mofo | dimetoxitolueno, trimetoxibenzeno, linalol, pineno, indol |
| heliotrópio, baunilha-de-jardim (*Heliotropium arborescens*; América do Sul, Europa, Ásia) | essência de amêndoas, jasmim, balsâmico, verde | benzaldeído, acetato de benzila, anisaldeído, ocimeno |
| orquídea cattleya (*Cattleya labiata*; Brasil) | floral, gualtéria, cravo | linalol, benzoato e salicilato de metila, feniletanol, eugenol |
| cereu (*Peniocereus greggii*; sudoeste dos Estados Unidos, México) | gualtéria, doce, balsâmico, frutado, essência de amêndoas | benzoato e salicilato de metila, benzoato e salicilato de benzila, benzaldeído |

# A história volátil das rosas

Para concluir nosso passeio por entre as flores mais conhecidas do mundo, vamos parar um pouco junto à mais famosa de todas. Se há uma flor canônica, apreciada desde a mais remota antiguidade e que resume em si tudo o que uma flor pode ser, essa flor é a **rosa**. Há cerca de 100 espécies do gênero *Rosa*, mas o número de variedades diferentes é de cerca de 10 mil a 20 mil. Essa última parte do jardim de flores apresenta alguns arbustos espinhosos que traçam as grandes linhas das vicissitudes das rosas.

Os dois primeiros arbustos, a **roseira-de-alexandria** e a ***Rosa rubiginosa***, são plantas silvestres de espécies naturais da Europa e da Ásia ocidental. Têm flores com cinco ou mais pequenas pétalas rosadas que nascem uma vez por ano e emitem a mistura que define as rosas, formada de álcoois monoterpenoides com o benzenoide feniletanol. Uma terceira planta, com flores brancas, é a **rosa-mosqueta**, que tem um cheiro menos típico, semelhante ao cravo e com ecos picantes dados por outros benzenoides. Os plantadores desenvolveram milhares de variedades ao selecionar e cruzar essas e outras espécies silvestres, em geral priorizando seu potencial de apresentar tons impressionantes de vermelho e outras cores, a produção de um alto número de pétalas e a capacidade de florescer repetidamente. Em geral, o aroma é de interesse secundário.

A grande exceção aromática à regra de se pôr a aparência em primeiro lugar surgiu como um híbrido supostamente natural entre três espécies diferentes, naturais da Europa e do Oriente Próximo. Isso ocorreu na região que hoje corresponde ao norte do Irã. Essa mistura genética ocasional originou a **rosa-de-damasco**, que nasce no quarto arbusto, cor-de-rosa e com muitas pétalas. Seu nome vem da antiga cidade síria de Damasco, onde os cruzados europeus encontraram seu aroma refinado e forte na água de rosas e no óleo essencial dos perfumistas (ver p. 466). Uma das espécies que lhe deram origem, a rosa-de-alexandria, provavelmente transmitiu a ela as substâncias voláteis básicas de toda rosa, e a rosa-mosqueta talvez tenha lhe dado a via metabólica que gera fragmentos de terpenoides e pigmentos; e diz-se que a terceira espécie original, uma espécie pouco estudada da Ásia ocidental, tem aroma de pão integral e geleia de amora, de modo que pode ter contribuído com alguns ésteres frutados. Seja como for, na rosa-de-damasco que nasceu da união dessas três a mistura básica da rosa-de-alexandria ganha profundidade com o acréscimo de dois fragmentos derivados de terpenoides, da ionona típica da violeta e da damascenona que dá aroma à maçã cozida – aliás, o nome dessa substância vem do fato de ter sido isolada pela primeira vez a partir da rosa-de-damasco –, ao lado de vários ésteres. Hoje em dia, os melhores óleos de rosa para perfumaria são os das rosas-de-damasco da Bulgária, da Turquia e do Irã, bem como de uma descendente da rosa-de-damasco, a *Rosa* x *centifolia*, especialmente associada ao centro de perfumaria de Grasse, no sudeste da França.

A rosa-de-damasco pode parecer muitíssimo diferente das variedades modernas de rosa, que em geral mal têm cheiro, quando têm. A fase pós-damasco começou no século XVIII, quando chegaram à Europa as primeiras **rosas chinesas**, algumas delas já híbridas. Elas tinham muitas características desejáveis para a seleção genética que faltavam às rosas europeias, como a capacidade de florir reiteradamente e tons de amarelo a alaranjado nas pétalas. No entanto, o aroma das flores amarelas do arbusto seguinte, com suas muitas pétalas, não se parece em nada com o das rosas europeias: é menos forte e menos floral, mas fresco, terroso e com um toque picante.

O cheiro caracteristicamente brando das rosas chinesas é dado pela dominância de dois benzenoides incomuns, ambos levemente medicinais: o dimetoxitolueno, fresco e terroso, e o trimetoxibenzeno, com aroma picante e leve toque animalesco. O éster acetato de hexenila, de folhas verdes, também contribui com uma nota verde incomum nas flores. Para os ocidentais, o aroma lembrava o de outro produto de importação chinês: o *American Flower Garden Directory*, publicado na Filadélfia em 1832, traz a entrada "Rosa odorata ou **rosa-chá**, célebre neste país porque sua fragrância é semelhante à do refinado chá [verde] Hyson. Pela delicadeza de seu sabor, ela com justiça merece predileção entre todas as rosas chinesas".

### ALGUMAS FAMÍLIAS AROMÁTICAS DAS ROSAS

| Variedades de rosa | Aromas componentes | Moléculas |
| --- | --- | --- |
| espécies da Europa e do Oriente Médio: (*Rosa gallica, rubiginosa; R. moschata*) | *gallica, rubiginosa*: rosa clássica, intenso, floral *moschata*: cravo, violeta, amadeirado | feniletanol, citronelol, geraniol, nerol eugenol, ionona, cariofileno |
| rosa-de-damasco híbrida natural (*Rosa* x *damascena*) (de *R. gallica, R. moschata, fedtschenkoana*) | rosa clássica + pesado, rico, frutado, violeta, amadeirado | feniletanol, citronelol, geraniol, nerol + damascenona, ionona, óxidos de rosa, ésteres de hexenila e hexila e fenetila, rotundona |
| rosa-chá chinesa (*Rosa chinensis, R. chinensis* x *odorata* var. *gigantea*) | fresco, terroso, picante, chá verde, violeta | dimetoxitolueno, trimetoxibenzeno, cariofileno, germacreno, linalol, ionona |
| rosa-chá híbrida e rosa *floribunda* (híbridos complexos de variedades eurasiáticas e asiáticas) | muitas vezes, versão mais fraca da rosa chinesa | dimetoxitolueno, trimetoxibenzeno, acetato de hexenila, geraniol, citronelol |
| rosa "Perpetual White Moss" (*R.* x *damascena*) | rosa-de-damasco + pinho, amadeirado, fresco | subst. voláteis da rosa-de-damasco + pineno, mirceno, sabineno, felandreno |

O aroma claro de rosa das rosas europeias começou a esmaecer no século XIX, quando plantadores franceses começaram a cruzar rosas-chá chinesas com rosas europeias para obter **rosas-chá híbridas**. Durante muitas décadas, a maioria das rosas de jardim mais populares encontradas nos viveiros era bela e produtiva, mas quase inodora. Felizmente, muitas variedades mais antigas, anteriores à introdução da rosa-chá, sobreviveram; a partir da década de 1960, o semeador inglês David Austin trabalhou para superar o déficit olfativo das variedades modernas e obteve grande sucesso. As rosas aromáticas ressurgiram.

Neste capítulo, cobrimos uma faixa grande do osmocosmo, das flores-cadáver às ninfeias, do dente-de-leão ao jasmim e às muitas rosas. Devido a seu apelo visual universal, é fácil encontrar flores no dia a dia, em jardins domésticos, parques, mercados, viveiros e jardins botânicos. Muitos municípios de diversos países têm jardins de rosas, às vezes com centenas de variedades plantadas lado a lado. Todos eles oferecem oportunidades para que o explorador de cheiros experimente, sem grande dificuldade, as proezas das flores, ao mesmo tempo que se maravilha diante das belas estruturas aromáticas que o Herói Carbono e a mente humana se juntaram para criar.

Antes de deixarmos o jardim de flores, daremos duas últimas cheiradas no canteiro de rosas. Volte à segunda planta, a rosa silvestre europeia *Rosa rubiginosa*, e esmague uma folha entre os dedos. Essa planta era chamada **eglantine** ou **sweetbrier**, em inglês – *brier* por seus espinhos e *sweet* (doce) não pelo aroma de suas flores, mas de suas folhas, dotadas de acetaldeído e sesquiterpenos com cheiro de maçã. Também as partes verdes das plantas podem ter aromas deliciosos. Retorne agora, passando pela rosa-chá e pelas rosas-chá híbridas para outro arbusto de rosa-de-damasco, com vários botões ainda fechados. Olhe com cuidado: esta é uma das variedades da rosa-de-damasco e da rosa centifólia, a **rosa "musgo"**, cujos botões verdes são cobertos por milhares de pequenos pelos que lhes dão aparência felpuda. Passe a mão pelos pelinhos e cheire os dedos; depois cheire um dos botões abertos. A flor emite as substâncias voláteis comuns da rosa-de-damasco, mas os pelinhos, quando esfregados, liberam um conjunto de terpenoides completamente diferente: o aroma é amadeirado, de pinho. Está claro que esses pelos são armas protetoras, minúsculos espinhos carregados de substâncias voláteis com a finalidade de desencorajar as tentativas de alimentação dos insetos que se alimentam de plantas.

Ao deixarmos o jardim flores e de seus muitos aromas deliciosos, a folha da *Rosa rubiginosa* e os pelos da rosa "musgo" nos lembram de que as moléculas voláteis agradáveis das plantas floríferas têm principalmente uma função defensiva, e que as partes verdes das plantas têm aromas que vão muito além do simples verde. Os pelos com substâncias voláteis são uma curiosidade interessante em uma flor, mas são o que mais importa nas folhas de hortelã e manjericão. Passemos agora às ervas.

Capítulo 11

# VERDURAS E ERVAS COMESTÍVEIS

> Na composição de uma *Sallet*, cada Planta deve entrar em cena para representar seu papel sem ser dominada por alguma Erva de Sabor mais forte, que ponha em risco o *Sapor* natural e a Virtude das demais; ao contrário, cada uma deve ocupar o lugar que lhe cabe, como as *Notas* na *Música*, na qual não deve haver nada agressivo ou áspero. E embora se deva admitir algumas *Discordâncias* (para distinguir e ilustrar o restante) que ressoem nas Notas mais alegres e, às vezes, mais suaves, reconcilia todas as Dissonâncias e as dilui numa Composição agradável.
>
> Uma vez que o Nobre Sr. *Boyle* nos indagou quais *Ervas* são adequadas para se fazerem *Sallets*, e como melhor devem ser ordenadas, reduzimo-las aqui (com a ajuda do Sr. *London*, Jardineiro-Mor de Sua Majestade) a um Número apropriado, que não excede *Trinta e Cinco*, mas que pode ser variado e aumentado pelo acréscimo ou subtração de qualquer outra Planta de *Sallet* mencionada na Lista acima.
>
> John Evelyn, *Acetaria: A Discourse of Sallets*, 1699.

Até agora, em nossa exploração do mundo verde, usamos o faro para achar os caminhos ao longo de florestas, campos, cerrados, desertos e canteiros de flores. Nossa trajetória nos leva agora de volta para casa, para as dezenas de plantas cujos aromas conhecemos do modo mais íntimo possível: aquelas que pomos na boca e comemos, liberando suas moléculas voláteis ao mastigar e trazendo-as para o nariz ao expirar o ar. Deixemos para trás o jardim botânico virtual e nos encaminhemos para uma feira livre logo ao lado, montada em local sombreado para conservar o frescor dos gêneros recém-colhidos. É a feira mais ampla, organizada e não lucrativa que se pode imaginar, com inúmeras barracas de verduras e ervas, raízes e tubérculos, sementes oleaginosas e cereais, especiarias e frutas – nenhuma delas à venda, todas disponíveis para serem cheiradas e provadas de graça.

Neste capítulo e nos seguintes, imagine-se passeando por entre as barracas dessa feira e provando os itens que lhe interessam, evocando seus aromas na memória e comparando seus componentes. Melhor ainda: deixe de lado as barracas imaginárias, vá para a cozinha e experimente os produtos. Amplie o raio de suas explorações e acrescente ingredientes menos familiares à sua lista de compras, trazendo-os para casa para prová-los. Mesmo uma geladeira e um armário de especiarias modestamente abastecidos podem conter um verdadeiro tesouro de materiais vegetais aromáticos do mundo inteiro, muitos deles cultivados especialmente por causa de suas moléculas voláteis.

Alguns itens dessa feira e destes capítulos são mais conhecidos na forma seca ou cozida. Aqui, no entanto, vamos nos concentrar nos aromas do material vegetal fresco e cru. Tanto a secagem quanto o cozimento eliminam algumas moléculas voláteis e criam outras, de modo que em geral obscurecem as qualidades originais e naturais do material em questão. A única exceção importante é o grupo de materiais que chamamos de *especiarias*, sementes e outras partes de vegetais cujo forte sabor persiste mesmo após a secagem. Vamos cheirá-las no próximo capítulo, deixando os alimentos cozidos para o capítulo 18 e as ervas secas para o capítulo 19.

Neste capítulo, começamos nossa investigação das plantas comestíveis passando por cerca de uma dúzia de barraquinhas com pilhas de folhas: algumas delas são grandes, outras, pequenas; algumas se apresentam aglomeradas, outras decoram caules longos. São produtos que frequentemente ingerimos crus em saladas, acompanhamentos e guarnições. As *verduras* são as hortaliças de folhas grandes – as diversas variedades de alface, couve, escarola, entre outras –, cujos aromas são quase todos dominados pelas substâncias voláteis de folhas verdes. As *ervas alimentícias* são um grupo diversificado de plantas de folhas pequenas, dotadas de moléculas voláteis diferentes e cheiros mais fortes – hortelã, alecrim, salsinha. São usadas pelos cozinheiros mais para destacar os sabores do que como ingredientes principais.

Hoje em dia, nossa experiência junto às verduras e às ervas alimentícias tende a ser relativamente padronizada e limitada – algo que não nos chama a atenção. Por isso, vale a pena citar o sábio pioneiro das saladas, John Evelyn, e o interesse que seus colegas da Royal Society e até o jardineiro real manifestaram por suas pesquisas e por sua lista final de 35 ingredientes adequados para saladas – reduzida a esse número a partir de uma lista inicial de oitenta. Entre os finalistas, incluem-se vários ingredientes conhecidos, mas também verduras esquecidas, como a pimpinela, o sal-verde, a cocleária e o arroz-dos-telhados; dez ou mais desses ingredientes podem fazer parte de uma salada. Está claro que o número de ingredientes saborosos para salada que existem no mundo e sob nossos pés é muito maior do que sonham os cozinheiros modernos. E o cozinheiro encontrará desafios mais interessantes ao agregá-los a suas composições.

Neste capítulo, vamos, como Evelyn, sentir o cheiro de quase oitenta folhas, a maior parte delas cultivada e amplamente disponível. Abarcam um largo leque de aromas, desde as substâncias voláteis de folhas verdes genéricas da alface, liberadas pelo corte e pela mastigação, até os terpenoides específicos da hortelã, do capim-limão e de outras ervas, pré-fabricados pelas plantas e estocados nos pelinhos das folhas e em canais ocultos em seu interior. As ervas, assim como as especiarias, permitem que o cozinheiro preencha com sabores mais intensos e interessantes os alimentos relativamente insípidos que a maior parte da nossa alimentação proporciona. Suas defesas químicas, designadas para afastar microrganismos, insetos e outros inimigos do reino animal, não chegam a nos repelir, pois somos grandes e capazes de controlar o quanto delas ingerimos: o suficiente para sermos estimulados, mas não para que elas nos irritem ou causem danos.

Apesar de ineficazes contra nós, essas armas foram altamente eficientes em sua tarefa de defender as plantas que as produzem. Elas nos estimularam a substituir as plantas individuais que consumíamos, a cuidar delas, a multiplicá-las para muito além de seu território nativo e de sua quantidade natural e a selecionar tipos que jamais teriam sobrevivido em ambiente silvestre – tudo isso para que a espécie continuasse aumentando o interesse olfativo de nossas vidas. Transformamos as armas vegetais em sabores, os potenciais danos em prazeres, o sacrifício individual em um triunfo coletivo. Belas ideias, a respeito das quais podemos meditar enquanto ingerimos uma salada!

## Verduras

As primeiras barraquinhas no mercado estão cheias de verduras conhecidas, a alface e outras, macias o suficiente para serem ingeridas cruas ou após leve cocção. A maioria delas vem das regiões temperadas da Europa e da Ásia Ocidental e todas são domesticadas, ou seja, foram selecionadas ao longo de milênios para serem produtivas e agradáveis, com defesas químicas reduzidas e sabores mais brandos que a de suas ancestrais silvestres.

É claro que o sabor da maioria das saladas é "verde"! Quando comemos folhas cruas, a mastigação danifica os tecidos e estimula a produção, em nossa boca, das substâncias voláteis de folhas verdes com aroma fresco, de grama (ver p. 161). Essa é a qualidade dominante partilhada pela maioria das verduras – pelo menos quando as apreciamos cruas. A cocção mata as enzimas que produzem as VFVs e forma outras moléculas, conferindo às verduras cozidas outros sabores (ver p. 531). E cada hortaliça em particular tem sua própria mistura de substâncias voláteis não verdes pré-fabricadas.

Três das verduras mais comuns decoram a primeiríssima barraca. Todas têm folhas grandes e fazem parte da populosa família das compostas. A **alface** é a mais suave e a mais genericamente verde de todas as verduras, mas pode ter notas amadeiradas, terrosas e de pimentão, dadas por um terpenoide e uma pirazina que contém hidrogênio. A **endívia** e o *radicchio* são espécies irmãs e mais complexas que a alface, valorizadas em parte pelo contraponto amargo que acrescentam à salada. A endívia tem toques de amêndoa, pepino e notas florais; o *radicchio*, notas consonantes de mel, cera, flores e, às vezes, hortelã.

Na barraca ao lado há duas pilhas de verduras que são parentes das anteriores, mas de aparência muito diferente: caules longos com muitas folhas divididas. Amasse algumas entre os dedos e cheire-as: estamos em um reino olfativo diferente, dominado por terpenoides. Trata-se de dois membros das famílias das compostas, mais conhecidos na Ásia no Ocidente: duas espécies do gênero *Artemisia*, que nos dá a artemísia comum não comestível (ver p. 211) e o absinto, que mal se pode comer (ver p. 269). O **malmequer** é parente do crisântemo, cultivado por suas flores; é popular na China e no Japão e o aroma de suas folhas cruas é dado por terpenoides amadeirados e resinosos. A **artemísia-japonesa**, comestível e distinta da erva, é uma espécie do mesmo gênero que os japoneses apreciam de modo especial, com terpenoides que sugerem eucalipto, cedro e cânfora.

### ALGUMAS VERDURAS DA FAMÍLIA DAS COMPOSTAS

| Planta | Aromas componentes | Moléculas |
|---|---|---|
| alface (*Lactuca sativa*) | verde, vegetal | VFVs, isopropil metoxipirazina, cariofileno |
| endívia (*Cichorium endívia*) | verde, amêndoa, pepino, foral | VFVs, benzaldeído, nonenais, ionona |
| radicchio (*Cichorium intybus*) | verde, mel, floral, cera, mentolado | VFVs, fenilacetaldeído, dodecanoato de etila, metil pentanona |
| malmequer, *shungiku, tong ho* (*Glebionis coronaria*) | verde, amadeirado, resinoso | VFVs, ocimenos, mircenos, farnesenos, germacreno |
| artemísia-japonesa, *yomogi* (*Artemisia princeps*) | verde, eucalipto, cedro, cânfora | VFVs, eucaliptol, tujona, acetato de bornila, borneol |

A banca seguinte muda mais uma vez o registro dos aromas para o francamente sulfúreo. Suas seis pilhas de verduras com folhas grandes e pequenas representam a família do repolho, as crucíferas: o próprio **repolho**, a **couve**, a **rúcula**, a **mostarda**, o **agrião-da-índia** e o **agrião**. São plantas originárias da Eurásia que geralmente associam um forte cheiro "verde" com aromas de enxofre e uma pungência volátil semelhante à da mostarda, decorrente da presença de moléculas defensivas que contêm nitrogênio e enxofre e se formam quando as folhas são cortadas ou mastigadas. A **capuchinha** é uma planta florífera, prima sul-americana da família das crucíferas, com sabor semelhante ao de seus parentes eurasiáticos, embora mais discreto. Seu nome científico, *Nasturtium*, parece vir de uma locução latina que significa "torcer o nariz": uma alusão a seu aroma pungente.

**ALGUMAS VERDURAS QUE NÃO SÃO DA FAMÍLIA DAS COMPOSTAS**

| Planta | Aromas componentes | Moléculas |
|---|---|---|
| couve, repolho, rúcula, mostarda, agrião e agrião-da-índia (*Brassica oleracea, B. juncea, Eruca sativa, Lepidium sativum, Nasturtium officinale*) | verde, sulfúreo, pungente | VFVs, sulfetos de metila e etila, nitrilas nitrogenadas, isotiocianatos sulfurados e nitrogenados, tionitrilas, tiocarbamatos |
| espinafre (*Spinacea oleracea*) | verde, gordura, terra, sulfúreo | VFVs, aldeídos C8, butil e isopropil metoxipirazina, metanotiol, dimetil trissulfeto |
| caules das folhas de ruibarbo (*Rheum* híbrido) | verde, grama, maçã, pepino, floral, frutado | hexenal, nonadienal, ionona, hexenol |
| alface-de-cordeiro (*Valerianella locusta*) | verde, frutado, floral, raiz-forte | VFVs, ésteres de metilbutirato, feniletanol, citronelol, fenil etil isotiocianato |
| borragem (*Borago officinalis*) | verde, cítrico, alga marinha | hexenol, octanal, decadienal |
| *Mertensia maritima* | pepino, cogumelo, gerânio, melão | nonenal, octadienol, octadienona, nonadienal |

Chegamos agora a uma barraca onde podemos experimentar três verduras diferentes, sem parentesco entre si. Duas delas são conhecidas, a terceira vale a pena conhecer. O **espinafre**, um favorito em saladas, faz parte da família das amarantáceas, a mesma da fedegosa e da erva-de-santa-maria, com cheiro de querosene (ver p. 188, 212). Felizmente, seu aroma não se parece com o dessas duas, mas é mais complexo que o da alface, com notas gordurosas e sulfúreas adicionalmente às verdes e terrosas. Ao lado de seus maços vê-se um punhado de talos grandes e grossos, semelhantes aos do aipo, alguns vermelhos e outros verdes: a porção comestível das folhas do **ruibarbo**, que é azedo graças ao ácido oxálico e de aroma predominantemente vegetal, mas com notas florais e frutadas que fazem dele, quando adoçado, uma fruta honorária. Por fim, um aglomerado de pequenas rosetas semelhantes ao espinafre: a **alface-de-cordeiro**. Trata-se de uma diminuta parente europeia de duas plantas cujas raízes se destacam pelo aroma, o exótico nardo encontrado no Jardim do Éden de John Milton (ver p. 473) e a valeriana, fonte original do ácido valérico, de cinco carbonos, com aroma de queijo e suor. As folhas macias da alface-de-cordeiro emitem uma intrigante mistura de notas verdes, frutadas, florais e levemente sulfúreas, um aroma diferente do de qualquer outra verdura.

A última barraca de verduras oferece uma espécie de transição para as ervas, de sabor mais característico; são mais usadas para destacar sabores do que como ingredientes principais. Nessa barraca, encontram-se as folhas escuras de dois membros da família das boragináceas, que inclui o heliotrópio, mais conhecido por suas flores (ver p. 246). A folhagem de ambos apresenta um espantoso cheiro de ostras cruas. Uma dessas verduras é a **borragem**, natural do Mediterrâneo, identificável tanto por suas folhas aromáticas quanto por suas pequenas flores azuis e roxas; a outra é a ***Mertensia maritima***, que existe em todo o hemisfério Norte. A semelhança entre essas plantas e as ostras e os pepinos é dada por coquetéis voláteis comuns – cerca de uma dúzia de aldeídos e álcoois com oito a dez carbonos, mais as substâncias voláteis genéricas de folhas verdes.

## Ervas: introdução à família da hortelã

Quando nos afastamos das banquinhas de verduras e passamos às de ervas, chegamos a uma mesa com vários dispositivos de realidade virtual. Escolha um deles, coloque-o e olhe em volta. O que você vê é uma extensão de rochas talhadas, ofuscantes de tão brancas, que alcança o horizonte: agrestes, desorganizadas e esparsamente povoadas por arbustos de caule fino. É uma simulação da terra natal da família da hortelã, as lamiáceas, no Mediterrâneo (que também é a terra natal da árvore do louro; ver p. 205). Embora a hortelã, o tomilho, o alecrim e seus primos prosperem em jardins e hortas bem cuidados, eles desenvolveram os cheiros fortes que os definem para sobreviver em sua terra natal. Quando cultivados, tendem a baixar a guarda e perder algo de sua essência. Para apreciá-los plenamente, temos de saber de onde vieram.

No decorrer dos anos, pude caminhar em várias oportunidades por terrenos calcários não cultivados nos países do Mediterrâneo: perto de Minervois, no sul da França, na Puglia, no sul da Itália, nos arredores de Erice, na Sicília, em Creta e aos pés do monte Olimpo. As áreas secas desses terrenos são chamadas *garrigue*, *gariga* e *phrygana* em francês, italiano e grego, respectivamente; as áreas mais úmidas são *maquis* ou *macchia*. Em todas elas, reconheci, colhi e provei várias ervas que comumente dão sabor a ensopados, carnes, molhos e doces e conferem aroma a sachês e sabonetes.

O tomilho, o orégano, a sálvia, a segurelha, o alecrim, a lavanda e a hortelã são todos membros da mesma família – para todos os efeitos, no que nos diz respeito, a família da hortelã – e ainda crescem silvestres em seu hábitat natural. Fica claro, quando vemos essas ervas em ambiente natural, que muitas delas são alvos fáceis, moitas verdes que se destacam diante do pano de fundo de calcário branco – como os arbustos de chaparral no deserto americano (ver p. 213). É certo que essas plantas serão mastigadas. Encontram-se especialmente expostas na garriga, pois às vezes nascem em uma simples fenda na rocha, sem solo nem plantas vizinhas que as esconda dos caramujos, insetos, coelhos e cabras famintos. Para terem uma chance de sobreviver por tempo suficiente para produzir sementes, elas têm de se tornar tão intragáveis quanto possível.

Elas o fazem preenchendo as suas folhinhas duras com defesas químicas. Essas defesas são sobretudo terpenoides que suplementam as substâncias voláteis básicas de folhas verdes. Para ter uma ideia do seu poder, tente fazer o que fiz em minha primeira visita a uma garriga: finja que é um gafanhoto ou um coelho e mastigue um galhinho de tomilho ou alecrim. É ardido! Os biólogos descobriram que essas substâncias voláteis afastam não só os predadores, mas também a concorrência: quando essas plantinhas deixam cair as folhas ou quando a chuva se precipita sobre elas no começo da estação de crescimento, algumas substâncias acabam se infiltrando no solo e inibem o desenvolvimento de sementes de outras plantas – e, às vezes, de suas próprias sementes –, que consumiriam a água e os minerais escassos.

Com a conveniente realidade virtual à sua disposição, ative o controle de voz do dispositivo e pronuncie as palavras "botão de rosa". A paisagem muda da garriga rochosa para um fundo verde-folha, diante do qual se agitam caules translúcidos que trazem na ponta algo que parece uma gotícula. É uma visão microscópica dos botões da rosa "musgo", que manipulamos no fim do capítulo anterior. Ative novamente a voz e diga "alecrim". A imagem dos botões cede lugar a uma cena mais verde-escura, com projeções semelhantes, porém mais robustas. É claro que estamos diante de um *close* da folha de alecrim. Assim como a rosa "musgo", o alecrim e outros membros da família da hortelã sintetizam e armazenam seus terpenoides defensivos em minúsculas glândulas que se projetam de sua superfície. Essas glândulas dão às plantas uma aparência felpuda, como se fossem cobertas de pelinhos; elas se quebram e liberam seu conteúdo ao mais leve toque, não sendo necessário que a planta seja mordida de fato. Essa primeira linha de defesa pode desencorajar ataques mais agressivos. As VFVs, por outro lado, só são geradas quando o próprio tecido da folha é rompido.

Essa segregação das defesas voláteis da família da hortelã faz com que os *bartenders* possam dar a seus drinques um sabor mentolado, sem intromissão das notas verdes e genéricas dos vegetais. Em vez de esmagar as folhas com um pilão, muitos *bartenders* as batem levemente entre as palmas das mãos, liberando somente os terpenoides. Essa técnica, todavia, faz com que parte dos terpenoides se deposite nas mãos, portanto, é mais eficaz – embora menos vistoso – esfregar a superfície inferior de duas folhas uma na outra e deixá-las cair no drinque. A superfície inferior tem mais glândulas.

É hora de tirar o dispositivo de realidade virtual, voltar à nossa feira imaginária de baixa tecnologia e conhecer a família da hortelã. Uma vez que são as substâncias voláteis pré-fabricadas em suas glândulas que distinguem essas ervas de outras plantas folhosas, simplificaremos as tabelas a seguir, omitindo as substâncias voláteis de folhas verdes que aparecem em todas elas.

## O *kit* básico das ervas da família da hortelã

A primeira barraca só oferece três tipos de erva. São as espécies mais familiares do gênero *Mentha*, os diversos tipos de hortelã ou menta, cujo nome igualmente batiza uma família que inclui quase trezentos outros gêneros. As hortelãs são atípicas entre as ervas de sua família porque se desenvolvem em boa parte do hemisfério Norte, preferindo a *macchia* e outros hábitats úmidos à garriga. Possuem duas substâncias voláteis e dois aromas que marcam nosso cotidiano. O mentol, fresco, resfriante e mentolado, é um terpenoide que confere sabor a um sem-número de confeitos e produtos de higiene pessoal desde o fim do século XIX. É abundante em duas espécies: a **hortelã-japonesa** cultivada em escala industrial para a produção de mentol natural, e a **hortelã-pimenta**, um híbrido natural entre duas ervas cujo cheiro não tem nada a ver com ela. A **hortelã-comum** é um dos ingredientes favoritos da culinária do Mediterrâneo oriental, uma fonte de aromas e sabores distintivos que levam seu nome, gerados por um terpenoide específico e dificilmente encontrado em outras ervas, a carvona da hortelã. A molécula-espelho desta última é a carvona da alcaravia, e é possível detectar uma insinuação de aroma de alcaravia nas folhas de hortelã.

**ALGUMAS ESPÉCIES COMUNS DE HORTELÃ**

| Erva | Aromas componentes | Moléculas |
|---|---|---|
| hortelã-japonesa (*Mentha arvensis*) | resfriante, mentolado, fresco | mentol, mentona |
| hortelã-pimenta (*Mentha x piperita*) | resfriante, mentolado, fresco, terroso | mentol, mentona, acetato de mentila, mentofurano |
| hortelã-comum (*Mentha spicata*) | mentolado com um toque de picante, herbáceo, pepino, maçã cozida | carvona da hortelã, di-hidrocarvona e acetato de di-hidrocarvona, eucaliptol, nonadienal, damascenona |

A barraca seguinte está abarrotada com as muitas ervas da família da hortelã que crescem nas áreas secas de garriga desde o Mediterrâneo até a Ásia central. Talvez por essa razão, elas retêm muito do seu sabor quando secas e, em geral, são fortes demais, de maneira que só são usadas em pequena quantidade na culinária. Uma parente próxima e menos conhecida das hortelãs, a **nêveda** ou **erva-das-azeitonas** (*Calamintha nepeta*), tem uma qualidade mentolada agressiva dada pelo forte terpenoide resinoso pulegona. Várias ervas mediterrâneas mais familiares partilham uma mesma qualidade marcante – um aroma medicinal e de alcatrão, além de um sabor pungente. Ambos são dados por dois terpenoides quase idênticos, o timol e o carvacrol, que têm a forma de um anel de seis carbonos com decorações e se assemelham ao fenol, uma molécula fortemente reativa muitas vezes usada como antisséptico e desinfetante (ver p. 440). Alguns enxaguantes bucais incluem timol e carvacrol entre seus ingredientes, não por serem substâncias voláteis agradáveis, como é o caso do mentol, mas porque ajudam a controlar as bactérias que causam cáries dentárias e mau hálito. O **tomilho** e o **orégano** são dominados pelo timol e pelo carvacrol, ao passo que na **segurelha** e na **segurelha-das-montanhas**, mais brandas, essas substâncias estão misturadas com terpenoides amadeirados, com aroma de terebintina.

## ALGUMAS ERVAS MEDITERRÂNEAS DA FAMÍLIA DA HORTELÃ

| Erva | Aromas componentes | Moléculas |
|---|---|---|
| nêveda, erva-das-azeitonas (*Calamintha nepeta*) | penetrante, mentolado, resinoso, herbáceo | pulegona, mentona, piperitona, mentol |
| tomilho (*Thymus vulgaris*) | medicinal, alcatrão, terebintina, amadeirado, floral | timol, terpineno, cimeno, linalol |
| orégano (*Origanum vulgare*) | medicinal, alcatrão, amadeirado, terebintina | carvacrol ou timol dominantes, cimeno, terpineno |
| segurelha (*Satureja hortensis*) | medicinal, alcatrão, terebintina, amadeirado, verde | carvacrol, terpineno, cimeno, mirceno |
| segurelha-das-montanhas (*Satureja montana*) | medicinal, alcatrão, amadeirado, terebintina | timol, cimano, terpineno, carvacrol |
| manjerona (*Origanum majorana*) | amadeirado, pinho, cítrico, pimenta-do-reino | terpineol, sabineno, rotundona |
| alecrim (*Rosmarinus officinalis*) | eucalipto, pinho, amadeirado, cânfora | eucaliptol, pineno, borneol, cânfora |
| sálvia (*Salvia officinalis*) | cedro, cânfora, fresco, pinho | tujona, cânfora, eucaliptol, pineno |
| folhas de lavanda (espécies de *Lavandula*) | eucalipto, cânfora, terroso, pinho | eucaliptol, cânfora, borneol |

Algumas ervas mediterrâneas emprestam aromas de coníferas e outras árvores aos nossos alimentos e bebidas. A **manjerona** tem notas leves de pinho com rotundona, o terpenoide amadeirado e picante que ajuda a definir o aroma da pimenta-do-reino. O **alecrim** oferece uma mistura intensa, mas equilibrada, de eucalipto, pinho e cânfora. A **sálvia** destaca a nota de cedro do terpenoide tujona em uma mistura semelhante. As **folhas de lavanda**, muito diferentes das flores (ver p. 237) e dos aromas de lavanda feitos com elas, misturam notas frescas de eucalipto e cânfora com o toque amadeirado do borneol.

Passemos agora a uma barraca com quatro pilhas de ervas, todas elas integrantes da família da hortelã e naturais de terras mais distantes. Embora seja comumente associado à Itália, o **manjericão** originou-se na Ásia e só depois encontrou uma nova morada nas hortas de verão da região do Mediterrâneo. Compreende uma mistura de terpenoides e benzenoides e tem um aroma que lembra os de anis, cravo e canela. O ***shissô***, mais fácil de encontrar nos estabelecimentos que vendem *sushi*, partilha as qualidades brandas e refrescantes da hortelã, mas tem uma qualidade característica dada por terpenoides modificados, o **perilaldeído** e as cetonas do *shissô*, que não se encontram em nenhuma outra planta da família. O **agastache**, que tem cheiro de anis, é natural das planícies da América do Norte. E um último exemplo, menos culinário que histórico: a ***yerba buena***, que se espalha junto ao chão e é típica das florestas costeiras da Califórnia e da costa noroeste da América do Norte, deu nome à colônia espanhola de Missão Dolores, que depois passou a ser conhecida como São Francisco. Ela mistura terpenoides medicinais e resfriantes com outros mentolados.

**ALGUMAS ERVAS ASIÁTICAS E AMERICANAS DA FAMÍLIA DA HORTELÃ**

| Planta | Aromas componentes | Moléculas |
|---|---|---|
| manjericão (*Ocimum basilicum*) | estragão/ anis/ cravo mais ou menos dominantes, floral | estragol, eugenol, linalol |
| *shissô* (*Perilla frutescens*) | *shissô*, mentolado, cítrico | mentadienal (perilaldeído), cetonas perila e egoma (anéis de furano C10) |
| agastache (*Agastache foeniculum*) | anis, estragão, amadeirado | estragol, cadineno, limoneno, cariofileno |
| *yerba buena* (*Clinopodium douglasii*) | cânfora, mentolado, pungente | cânfora e canfeno, às vezes + pulegona ou carvona da hortelã ou isomentona |

Essas três últimas barracas abarcam uma grande variedade de cheiros – mentolados, medicinais, amadeirados e picantes. Está claro que a família da hortelã é formada por virtuoses dos aromas. Muitas plantas pertencentes a essa família são capazes de mudar sua produção de terpenoides e benzenoides, provavelmente para ajustarem a sintonia fina de seus coquetéis voláteis de modo a adaptá-los aos microrganismos ou aos animais predadores locais. Isso significa que as plantas individuais podem ter aromas muito diferentes quando silvestres e quando semeadas em jardins ou hortas: há muitas versões de "hortelã", "tomilho" e "manjericão" a serem exploradas.

Para dar um gostinho dessa diversidade, cada uma das três barracas seguintes é dedicada a uma dessas ervas e oferece amostras dos diferentes aromas que elas podem ter. Se você é fã do molho italiano *pesto* genovês, a barraquinha do manjericão pode ser reveladora.

## Variações voláteis da hortelã e do tomilho

A primeira banca é dedicada às hortelãs. A hortelã-comum e a hortelã-pimenta estão entre as ervas mais familiares, mas há mais de uma dúzia de outras espécies. A hortelã-comum é a mais cultivada no Mediterrâneo oriental, onde é muito usada na culinária e para fazer chá, sendo também utilizada como guarnição em todo o mundo. Mas há populações de hortelã-comum que ainda crescem como ervas silvestres na zona rural da Grécia, e seus aromas podem ser muito diferentes, com toques florais de cânfora ou de hortelã-pimenta. A própria hortelã-pimenta, que tem alta quantidade do terpenoide mentol, de efeito resfriante, é um híbrido da hortelã-comum com a atípica **hortelã-d'água**, com aroma amadeirado, de mofo. Uma variedade específica da hortelã-d'água é bem mais agradável que as demais: chamada às vezes de **alevante**, ela não é especialmente mentolada, mas contém o linalol floral e seu éster acetato, dois terpenoides que se encontram no limão, na bergamota e na lavanda. A espécie chamada **poejo** caiu de moda em razão das preocupações com sua toxicidade; sabe-se que o terpenoide pulegona, que a caracteriza, com forte aroma mentolado e resinoso, é eficaz como inseticida. Já a **hortelã-maçã**, com sua estranha denominação, mistura os aromas de poejo e hortelã-comum.

**ALGUMAS HORTELÃS INCOMUNS**

| Espécie de hortelã | Aromas componentes | Moléculas |
|---|---|---|
| hortelãs silvestres da Grécia | hortelã-comum | carvona da hortelã + di-hidrocarvona |
| | floral/ cítrico | linalol |
| | mentolado/ canforado | piperitona + óxidos de piperitenona |
| | hortelã-pimenta/ canforado/ sulfuroso | mentona + isomentona + pulegona |
| hortelã-d'água (*M. aquatica*) | mofo, terroso, eucalipto, amadeirado | mentofurano, eucaliptol, ocimeno, limoneno, cariofileno |
| alevante (*M. aquatica* var. *citrata*) | floral, cítrico, frutado, fresco | linalo, acetato de linalila, eucaliptol, mirceno |
| poejo (*M. pulegium*) | mentolado-resinoso, penetrante, fresco | pulegona, mentona, mentol |
| hortelã-maçã (*M. suaveolens*) | mentolado-resinoso, hortelã-pimenta, cânfora | pulegona, carvona da hortelã, óxido de piperitona |

Vamos agora à banca do tomilho. O tomilho comum, de jardim, tem uma identidade muito particular na culinária ocidental em razão de sua substância volátil principal, o timol, de caráter um tanto medicinal; antes de chegar ao jardim, no entanto, habitava as garrigas do Mediterrâneo, e, como as hortelãs gregas, seus irmãos e irmãs que ainda levam vida silvestre, expressa diversas outras identidades. Estudos de populações de tomilho silvestre no sul da França identificaram grupos com cheiros diversos: um cruzamento de cânfora e hortelã, resina de pinho, eucalipto, flores de lavanda e rosas – tudo isso graças a diferentes coquetéis de terpenoides. Vale a pena trazer alguns deles para o jardim! Duas outras espécies irmãs já deram esse passo. O **tomilho-limão** produz os terpenoides neral e geranial, típicos do limão-siciliano, por isso ele tem um caráter que remete mais às notas de limão do que o alevante. Algumas variedades de **tomilho-alcaravia** têm aroma de sementes de alcaravia por produzirem o terpenoide carvona; outros pendem para o mentolado, devido à presença de um derivado da carvona da hortelã; e há tipos que oferecem ainda mais variações sobre o tema do tomilho.

**ALGUNS TOMILHOS INCOMUNS**

| Espécie de tomilho | Aromas componentes | Moléculas |
|---|---|---|
| tomilhos silvestres do sul da França (*Thymus vulgaris*) | medicinal, alcatrão, terebintina, amadeirado | timol ou carvacrol, terpineno, cimeno |
| | mentolado, terebintina, cânfora | tujanol, terpineol, mirceno |
| | pinho, floral, lima ácida | terpineol, acetato de terpinila |
| | eucalipto, mentolado, floral | eucaliptol, tujanol, linalol |
| | floral, lavanda | linalol, acetato de linalila |
| tomilho-limão (*T. citriodorus* ou *pulegioides*) | floral, rosa | geraniol, acetato de geranila |
| | floral, limão-siciliano | geraniol, geranial, neral |
| tomilho-alcaravia (*T. herba-barona*) | alcaravia, mentolado | carvona da alcaravia, di-hidrocarvona (2 de 8 tipos) |

## Variações do manjericão, especialidades do *pesto*

A última barraca das variações da família da hortelã oferece dez versões de manjericão. Se o potencial de diferenciação aromática da hortelã e do tomilho permanece circunscrito às formas silvestres dessas plantas, a diversidade do manjericão já está bem representada nas variedades cultivadas. O gênero do manjericão é natural da Ásia e da África e é incomum dentro da família da hortelã por produzir tanto terpenoides quanto benzenoides, os mais frequentes dos quais são o eugenol, típico do cravo, e o estragol, do estragão e do anis. O **manjericão indiano**, o **manjericão tailandês** e o **manjericão africano** são diferentes espécies do gênero *Ocimum*, disponíveis para cultivo em hortas e jardins e dominados respectivamente pelos aromas de cravo, anis e tomilho (o manjericão africano é uma das raras ervas, além do tomilho, que produzem timol). Os manjericões mais populares na Europa e na América do Norte são variedades do *Ocimum basilicum*, a espécie que inclui o manjericão tailandês. Ela parece ter sido levada da Ásia para o Mediterrâneo por comerciantes árabes e cultivada na Espanha durante o período mourisco, cerca de novecentos anos atrás. Depois disso, entusiastas europeus e americanos o desenvolveram para obter numerosas variedades. Entre elas podem ser citados o **manjericão mexicano** ou **manjericão-canela**, com notas frutadas e de canela dadas por cinamatos benzenoides; o **manjericão-limão**, um híbrido que produz terpenoides que lembram o limão-siciliano; e o **manjericão africano azul**, híbrido medicinal que produz cânfora. O **manjericão-alface**, de folhas grandes, tem forte aroma de estragão e anis.

As variedades do **manjericão comum** cultivadas hoje na Europa e na América do Norte produzem diferentes proporções de alguns terpenoides, do linalol floral e do eucaliptol fresco, bem como dos benzenoides eugenol e estragol, com aroma de cravo e anis. No entanto, quando se trata de um prato em que o manjericão desempenha o papel principal – o *pesto* genovês, molho típico da Ligúria, uma pasta feita com manjericão, alho, nozes e queijo –, os italianos são mais exigentes.

**ALGUMAS VARIEDADES DE MANJERICÃO**

| Variedade de manjericão | Aromas componentes | Moléculas |
| --- | --- | --- |
| indiano (*Ocimum tenuiflorum*) | cravo ou canela + cravo | alto teor de eugenol ou metil eugenol |
| africano (*O. gratissimum*) | tomilho ou cravo | alto teor de timol ou eugenol |
| tailandês (*O. basilicum* var. *thyrsiflora*) | estragão, anis | alto teor de estragol |

*continua*

| Variedade de manjericão | Aromas componentes | Moléculas |
|---|---|---|
| mexicano (*O. basilicum*) | frutado, morango, canela | alto teor de cinamato de metila |
| limão (*Ocimum* x *citriodora*) | limão-siciliano, floral | alto teor de neral e geranial |
| africano azul (*O. basilicum* Dark Opal x *O. kilimandsharicum*) | cânfora, medicinal | alto teor de cânfora |
| alface (*O. basilicum*) | estragão, anis | alto teor de estragol |
| comum; de folhas pequenas (*O. basilicum*; *O. minimum*) | floral, eucalipto, cravo, estragão | linalol, eucaliptol, eugenol, estragol |
| tipos genoveses (*O. basilicum* cv. Genovese gigante) | floral, eucalipto, cravo | linalol, eucaliptol, eugenol |

A Comunidade Europeia concedeu um selo oficial de Designação de Origem Protegida à variedade de manjericão *Ocimum basilicum* cv. Genovese gigante ou, em italiano, *basilico genovese*, pois ela tem um aroma específico dado por um conjunto de substâncias voláteis considerado próprio para o *pesto* genovês. Esse conjunto volátil omite o estragol e enfatiza o linalol, de aroma floral. Nas palavras de alguns selecionadores de plantas da Universidade de Bolonha, o estragol confere "um sabor típico de hortelã e anis que é considerado anômalo e, por isso, indesejável no manjericão genovês, por não ser apreciado pelos consumidores italianos". Ou seja, se você faz questão da manter a autenticidade do *pesto* genovês, cheire com cuidado o manjericão antes de comprar!

Outra linha de pesquisa confirmou que a composição volátil do manjericão se modifica à medida que as folhas individuais e a própria planta crescem e amadurecem. As folhas novas têm uma proporção maior de glândulas aromáticas por área de tecido verde e mais substâncias voláteis dentro dessas glândulas (substâncias essas que vão sendo perdidas aos poucos por causa da evaporação). Além disso, as folhas das plantas novas sintetizam suas substâncias voláteis em proporções diferentes daquelas de folhas novas em plantas maduras. A prática italiana padrão para o preparo do *pesto* consiste em colher a planta inteira do manjericão genovês bem nova, após poucas semanas de crescimento, quando ela ainda tem apenas três conjuntos de folhas.

## Ervas usadas na culinária: a família do aipo ou apiáceas

Depois de seis barraquinhas dedicadas à multiforme família da hortelã, chegamos à única que traz as ervas da família do aipo, as apiáceas. São em menor número e menos virtuoses, mas talvez mais úteis em geral. Além do próprio aipo, entre os membros populares da família incluem-se o coentro, o endro, o funcho e a salsinha, todos nativos das regiões temperadas da Eurásia. A semelhança familiar se manifesta em sua preferência geral por solos úmidos, no crescimento mais ereto do que o das ervas da família da hortelã, que em geral se esparramam pelo chão, nas flores minúsculas que crescem sobre vistosos cachos chamados "umbelas" e em um ciclo de vida mais curto, que costuma não ultrapassar um ou dois anos. Essas plantas armazenam suas substâncias voláteis em dutos tubulares que percorrem as folhas e os caules, e não em pelos superficiais, e a maioria delas enche os dutos com mais benzenoides e cadeias simples do que com terpenoides. Os aromas que definem o próprio aipo e alguns outros membros da família são dados por substâncias voláteis incomuns que fundem um anel de benzeno modificado com um anel de furano contendo um átomo de oxigênio. As espécies das apiáceas têm uma identidade volátil bastante definida, por isso, são mais previsíveis como ingredientes culinários do que o manjericão e a hortelã.

O aroma do **aipo** é dado por várias moléculas híbridas caraterísticas, benzofuranos chamados **ftalidas**, com destaque para a **sedanenolida**. As substâncias voláteis de folhas verdes são importantes nas folhas, mas nem tanto nos talos grossos, que são substanciais o suficiente para serem consumidos como hortaliças. Assim como a cenoura e os membros da família do alho, o aipo é classificado como uma hortaliça aromática, usado não só como ingrediente primário, mas também para dar perfume aos pratos. Quando cozido, seu aroma muda drasticamente, desenvolvendo a furanona sotolona, doce e com aroma de feno-grego, e fragmentos de terpenoides com aroma floral (ver p. 527). O **levístico** é bem menos comum que o aipo, mas é cultivado às vezes por sua semelhança com ele, embora seja mais folhoso e herbáceo; ele também armazena um tipo de ftalida, além de alguns terpenoides florais e com aroma de pinho. O **endro**, que como o aipo leva o nome específico *graveolens* ("de odor pesado"), recebe seu aroma muito particular de outro benzofurano, o **éter de endro**, em parceria com o terpenoide felandreno; também tem uma nota detectável de alcaravia dada pelo terpenoide carvona.

**ALGUMAS ERVAS DA FAMÍLIA DO AIPO**

| Planta | Aromas componentes | Moléculas |
|---|---|---|
| aipo (*Apium graveolens*) | aipo, doce, verde, amadeirado | ftalidas (benzofuranonas), VFVs, mirceno, miristicina |
| levístico (*Levisticum officinale*) | floral, aipo, pinho, grama | acetato de terpenila, ligustilida (benzofuranona), felandreno |
| endro (*Anethum graveolens*) | endro, alcaravia, fresco, mentolado | felandreno, éter de endro (furano C10), carvona de alcaravia, miristicina |
| funcho (*Foeniculum vulgare*) | anis, estragão, hortelã, cítrico-fresco | anetol, limoneno, estragol, felandreno, fenchona |
| cerefólio (*Anthriscus cerefolium*) | estragão, cravo, cítrico | estragol, metil eugenol, limoneno |
| coentro (*Coriandrum sativum*) | coentro, sabão, cera, melão, feno | dodecenal, decenais, decanal (nas sementes, principalmente linalol) |
| coentrão (*Eryngium foetidum*) | coentro, sabão, mofo, cera, verde, pungente | dodecenais, dodecanal |
| salsinha (*Petroselinum crispum*) | amadeirado, verde, metálico, terroso, noz--moscada | mentatrieno, mirceno, metoxipirazina, miristicina, decenal |

Algumas ervas da família do aipo partilham as mesmas substâncias voláteis, por isso, umas se assemelham às outras. O **funcho** ou **erva-doce**, robusto, com cerca de um metro de altura e folhinhas minúsculas, tem forte aroma de anis dado por dois benzenoides de cheiro parecido, o anetol e o estragol, equilibrados pelo frescor do limoneno. O delicado **cerefólio**, com a altura de um palmo, cuja planta se espalha pelo chão, oferece um aroma mais sutil de anis, pois produz somente o estragol em pequena quantidade. O **coentro**, com folhas divididas e natural da Eurásia, é definido em grande medida por aldeídos de dez e doze carbonos, assim como o **coentrão** do Novo Mundo, de folhas maiores e compridas, que provavelmente recebeu seu nome em razão da semelhança aromática com o coentro. (As sementes de coentro encerram um conjunto de substâncias voláteis completamente diferente; ver p. 293.)

O coentro e o coentrão são muito populares em boa parte do mundo, sobretudo no sul da Ásia e no México, mas desprezados por um número significativo de pessoas de outras regiões, que não escondem seu desgosto por eles. O botânico inglês Nehemiah Grew, do século XVII, escreveu que as folhas de coentro "têm um cheiro tão ruim que mal se pode suportar", e os modernos que o odeiam costumam dizer que ele tem gosto de sabão. Essa disparidade entre apreciadores e detratores provavelmente se deve a diferenças genéticas na sensibilidade aos compostos voláteis, às diferenças culturais relativas ao uso dessas plantas e ao caráter incomum dessas hortaliças. Elas não contêm nem terpenoides nem benzenoides, as substâncias mais comuns nas ervas, por isso, não remetem imediatamente às plantas aromáticas. Ademais, seus aldeídos são encontrados no dia a dia na forma de fragmentos dos lipídios de cadeia longa em sabões e cosméticos: materiais não comestíveis, de sabor ruim. São também emitidos por vários insetos, entre os quais a maria-fedida. Não admira que não seja fácil se acostumar com eles! Felizmente para os que detestam coentro e infelizmente para os que o adoram, os aldeídos são moléculas intrinsecamente reativas, por isso, desaparecem assim que liberados pelo pilão ou pelo cozimento. Uma dica para os horticultores: o nível de aldeído do coentro aumenta à medida que a planta se desenvolve, de modo que as folhas têm cheiro mais brando antes de surgirem os botões de flores e mais forte quando as frutinhas verdes amadurecem.

Um último maço de ervas da família do aipo está separado do resto para assinalar sua especial importância na culinária ocidental. A **salsinha** está presente em muitos pratos, pois sua cor verde-escura chama a atenção, e suas folhas são resistentes, tolerantes ao corte e ao calor. Também é popular porque seu aroma se destaca entre os aromas vegetais que escolhemos para dar mais sabor aos alimentos. É forte e, ao mesmo tempo, genérico: uma qualidade verde, fresca e amadeirada que pode dar um destaque discreto, mas bem-vindo, à maioria dos pratos salgados, independentemente da presença de outras ervas e especiarias. Essa qualidade é regalada por uma mistura diversificada de terpenoides, benzenoides, aldeídos de cadeia simples e pirazinas nitrogenadas – um coquetel volátil que ao mesmo tempo reforça o trabalho defensivo das substâncias voláteis de folhas verdes e combina bem com seu aroma verde.

## Ervas usadas na culinária: a família das compostas

Chegamos agora à última barraca que reúne ervas de uma única família de vegetais: a família das compostas, da qual fazem parte os parentes da artemísia e do crisântemo (p. 254). Dos cinco punhados de ervas, somente um é mais conhecido: uma artemísia aberrante, cujo aroma não se assemelha em nada ao das demais. O **estragão** tem um aroma fresco de anis, dado sobretudo pelo benzenoide estragol com a ajuda de outro benzenoide, o metil eugenol, de aroma picante. A espécie do gênero *Artemisia* que nos dá o estragão é comum no hemisfério Norte, e muitas vezes tem pouco ou nenhum aroma; a erva usada na culinária é uma subespécie particular.

O **absinto** se parece mais com a artemísia comum: é uma planta natural da Eurásia, rica em terpenoides amadeirados e com cheiro de terebintina, entre os quais a tujona, característica do cedro e da sálvia. É amargo demais para ser usado na cozinha, mas era apreciado na medicina tradicional como tratamento para vermes intestinais – daí seu nome inglês *wormwood* (pau-dos-vermes), que passou em seguida para um vinho com infusão de ervas chamado vermute (do alemão *Wermut*). O absinto continua a ser um ingrediente importante de alguns vermutes e do licor destilado que leva o mesmo nome.

Apesar de o nome sugerir uma origem indiana (ver árvore-do-caril, p. 272), a **erva-caril** é uma prima mediterrânea do absinto e do estragão, com uma mistura de terpenoides que se aproxima misteriosamente do aroma da mistura básica de especiarias que serve de tempero em muitos pratos indianos. Infelizmente, essa mistura logo se desfaz com o calor da cocção.

**ALGUMAS ERVAS DA FAMÍLIA DAS COMPOSTAS**

| Planta | Aromas componentes | Moléculas |
|---|---|---|
| estragão (*Artemisia dracunculus* var. *sativa*) | anis, cravo, verde, amadeirado | estragol, metil eugenol, ocimeno, terpinoleno |
| absinto (*Artemisia absinthium*) | resinoso, sálvia, cedro, amadeirado, pinho | mirceno, tujona, sabineno, pineno |
| erva-caril (*Helichrysum italicum*) | pinho, rosa, cedro, tomilho, frutado, lavanda | pineno, acetato de nerila, cedreno, timol, ésteres pentanoatos, bergamoteno |
| estragão-espanhol ou estragão-mexicano (*Tagetes lucida*) | anis, herbáceo, resinoso, amadeirado | estragol, mirceno, germacreno |
| coari-bravo (*Tagetes minuta*) | fresco, mentolado, amadeirado, solvente | limoneno, piperitenona, terpinoleno, tagetona, ocimenona |

As duas outras plantas da família das compostas são americanas e espécies do gênero *Tagetes*. O **estragão-espanhol**, natural do México e da América Central, se aproxima bastante do estragão propriamente dito, com predominância do benzenoide estragol e dos terpenoides amadeirados que lhe dão esteio. O **coari-bravo** (*huacatay*), natural da América do Sul, tem sua própria mistura de terpenoides, fresca e mentolada, que, no entanto, é acompanhada pela tagetona, de aroma medicinal, característica do cravo-de-defunto.

## Outras ervas das Américas e da Ásia

É notável que as dezenas de ervas que provamos até agora pertençam a apenas três das mais de quatrocentas famílias de plantas floríferas e sejam, em sua maioria, naturais da Europa e da Ásia ocidental. As últimas três barracas de nossa feira oferecem uma seleção oriunda de todo o restante do reino vegetal: algumas das Américas, outras da Ásia oriental e, por último, um punhado de plantas que se espalharam pelo hemisfério Norte há muito tempo.

Na primeira barraca, há algumas ervas do Novo Mundo que se parecem com outras da Eurásia e mais algumas contribuições exclusivas das Américas. Os aromas familiares são dados por arbustos irmãos da família da verbena, as verbenáceas. A planta chamada **orégano mexicano** é encontrada em toda a região que vai do sudoeste dos Estados Unidos até a América Central e de fato acumula tanto o carvacrol quanto o timol, os terpenoides medicinais encontrados respectivamente no orégano e no tomilho. As folhas da **erva-luísa**, um arbusto lenhoso natural do sul da América do Sul, contêm os mesmos terpenoides com nuanças de limão que definem o tomilho e o manjericão, nos quais predomina o aroma dessa fruta.

**ALGUMAS ERVAS DAS AMÉRICAS**

| Planta | Aromas componentes | Moléculas |
|---|---|---|
| orégano mexicano (*Lippia graveolens*) | tomilho, orégano, fresco | timol, carvacrol, cimeno, eucaliptol |
| erva-luísa (*Aloysia citrodora*) | limão-siciliano, cítrico, verde | geranial, neral, limoneno, metil heptenona |
| erva-de-santa-maria (*Dysphania ambrosioides*) | querosene, pinho, terebintina | ascaridol, pineno, mirceno, terpineno |
| hoja santa (*Piper auritum*) | quente, picante, anis, pinho | safrol, pineno, terpineno |
| folha de tomateiro (*Lycopersicum esculentum*) | verde, cítrico, terebintina, cânfora, eucalipto, cravo | VFVs, limoneno, felandreno, cariofileno, eucaliptol, eugenol |

A **erva-de-santa-maria** (chamada *epazote*, em espanhol, versão de uma palavra da língua asteca que significa "suor de cangambá") é bem mais incomum. Trata-se de uma erva da família das amarantáceas, que também inclui a fedegosa (p. 212), e seu aroma de querosene é dado por um terpenoide incomum, o **ascaridol**, que deve seu nome à capacidade de matar lombrigas. A erva-de-santa-maria é importante na culinária mexicana, sobretudo nos pratos que levam feijão, bem como na medicina popular. A ***hoja santa***, "folha santa", vem de uma espécie do Novo Mundo aparentada com a pimenta-do-reino do Velho Mundo. Suas folhas grandes, em forma de coração, são usadas para envolver vários alimentos antes da cocção e conferem a eles o calor aromático do safrol, que lembra anis (ver p. 186).

Outra planta aromática natural da América Latina é o **tomateiro**, cujas folhas aveludadas deixam um cheiro forte na pele ou nas roupas que esbarram nelas. O tomate é apreciado no mundo inteiro, mas por muito tempo se supôs que suas folhas contivessem alcaloides tóxicos. Pesquisas recentes demonstraram que seus alcaloides não somente não são tóxicos como podem até ser benéficos. As folhas ricas em substâncias voláteis oferecem outra variação dos temas verde e terpenoide, com uma mistura química de notas de terebintina, cânfora e eucalipto e um toque de eugenol, o benzenoide do cravo. Podem acrescentar nova dimensão aos molhos de tomate quando adicionadas de última hora.

Passamos agora à barraca seguinte, com seis ervas da Ásia oriental, todas muito diversas quanto à forma e ao sabor. As duas primeiras têm forte toque cítrico. A base fibrosa e as folhas compridas do **capim-limão** contêm os terpenoides neral e geranial, típicos do limão-siciliano, com toques de pinho e lavanda. A **lima-cafre** é uma arvorezinha cítrica que talvez tenha sido a antepassada do limoeiro comum que nos dá a lima ácida (ver p. 333). Suas folhas apresentam intensas qualidades verdes, cítricas e florais (de rosa), dadas pelos terpenoides citronelal e citronelol, cujo nome vem do óleo de citronela, extraído de uma espécie irmã do capim-limão (ver p. 471). A folha da lima-cafre não tem os terpenoides específicos do limão, de modo que existem, entre ela e o capim-limão, semelhanças e diferenças. As duas folhas costumam se combinar em pratos da cozinha tailandesa, complementando-se com seus conjuntos respectivos de terpenoides em grande medida diferentes em uma e outra. A folha do **sanshô** tem uma qualidade cítrica mais delicada. É das folhas novas dessa árvore da família dos citrus que se extrai a pimenta japonesa chamada sanshô (ver p. 297). Quando amassadas, as folhas são dominadas por VFVs e por um aroma de grama; quando batidas, mas deixadas intactas como guarnição de um prato, os terpenoides ficam mais evidentes.

**ALGUMAS ERVAS DA ÁSIA ORIENTAL**

| Planta | Aromas componentes | Moléculas |
|---|---|---|
| capim-limão (*Cymbopogon citratus*) | limão-siciliano, verde, lavanda | neral, geranial, mirceno, acetato de linalila |
| folha da lima-cafre (*Citrus hystrix*) | citronela, limão-siciliano, floral, rosa, amadeirado | citronelal, linalol, citronelol, geraniol, pineno, cariofileno |
| folha de sanshô (*Zanthoxylum piperitum*) | pinho, cítrico, amadeirado, floral | pineno, limoneno, felandreno, citronelol |
| rau ram, coentro-do--vietnã (*Persicaria odorata*) | verde, sabão, cítrico, pungente, metálico | VFVs, dodecanal, decanal, undecanal, octadienona |
| árvore-do-caril (*Murraya* ou *Bergeria koenigii*) | sulfúreo, resina, floral--cítrico, pinho, eucalipto | feniletanotiol, pineno, linalol, eucaliptol |
| folha de pandano (*Pandanus amaryllifolius*) | arroz basmati, pipoca, doce, caramelo, frutado, floral | VFVs, acetil pirrolina, etil sotolona (furanona do bordo), nonanal |

O aroma do **coentro-do-vietnã** *(rau ram)*, uma planta rasteira da família das poligonáceas, é de fato muito próximo do aroma do coentro e do coentrão em razão dos aldeídos que partilha com elas e das qualidades frescas características, verdes e de sabão, com um toque do percevejo maria-fedida. Um sabor em geral mais atraente, embora menos conhecido, é o da folha da **árvore-do-caril**, tostada rapidamente e usada como guarnição em pratos do sul da Índia. Nasce de uma arvorezinha da extensa família dos cítricos, embora não seja exatamente uma espécie cítrica. A folha da árvore-do-caril emite uma substância volátil rara, um benzenoide sulfurado, com qualidade sulfúrea e aroma tostado ou queimado, acompanhado por terpenoides mais familiares e com aroma de pinho, floral e de eucalipto. Já as lâminas da **folha de pandano** nascem de uma espécie natural da Ásia tropical. Ela rompe com o padrão normal de terpenoides e benzenoides e produz duas substâncias voláteis incomuns: uma furanona de aroma caramelado, mais típica de frutos do que de folhas, e a acetil pirrolina, que contém nitrogênio e leve aroma de mofo e esperma, como o da pirrolina que a compõe (ver p. 64, 188, 224). É esta última que confere ao arroz basmati e ao arroz-jasmim sua nota distintiva e contribui para o cheiro da pipoca. A folha de pandano é muito usada na Índia e na Ásia oriental para aromatizar pratos de arroz e doces.

## Ervas cosmopolitas

Para terminar nosso passeio pelas ervas do mundo, vamos a uma barraquinha com apenas três plantas, todas bem distribuídas pelo hemisfério Norte. Uma delas é muito comum nas cozinhas, as outras, nem tanto.

A **cebolinha** é parente da cebola e do alho. Suas folhas longas e tubulares, quando picadas e espalhadas sobre os pratos, proporcionam uma versão mais branda do caráter sulfúreo que define a família. Assemelha-se mais à cebola, ao passo que a **nirá**, uma espécie de folhas achatadas natural da Ásia, lembra mais o alho. (Veja mais sobre cebola e alho no próximo capítulo.)

Várias espécies de **gualtéria**, uma parente do oxicoco e do mirtilo, crescem em toda a América e na Ásia. A maioria delas preenche suas folhinhas e florezinhas com o benzenoide salicilato de metila, o aroma específico da gualtéria, que se encontra não apenas em infusões de folhas secas, mas também em gomas de mascar, balas e doces, enxaguantes bucais, pomadas e produtos de limpeza.

O **lúpulo** é uma trepadeira, parente do cânhamo, cujas espécies se espalham por todo o hemisfério Norte. Suas substâncias voláteis se concentram não somente em suas folhas verdes principais, mas também em glândulas ricas em terpenoides situadas nas brácteas que rodeiam suas flores femininas. O lúpulo ganhou importância na Idade Média, quando os cervejeiros europeus – que em geral faziam a cerveja com *gruit*, uma mistura de ervas que retardava o processo de deterioração da bebida – descobriram que os "cones" de lúpulo eram eficazes para conservar o seu produto, e ainda proporcionavam a ele aroma e amargor agradáveis. Hoje em dia contam-se às dezenas as variedades de lúpulo usadas para aromatizar cervejas com diversos coquetéis de terpenoides (o humuleno leva o nome do gênero do lúpulo) e, em alguns casos, com substâncias voláteis que contêm enxofre. Esses aromas podem ser resinosos, florais ou frutados. Diz-se que as variedades de lúpulo da Eurásia são dominadas pelo humuleno, de aroma amadeirado; e as do Novo Mundo, pelo resinoso mirceno.

### ALGUMAS ERVAS COSMOPOLITAS

| Planta | Aromas componentes | Moléculas |
|---|---|---|
| cebolinha (*Allium schoenoprasum*); nirá (*A. tuberosum*) | cebola, amadeirado; alho, floral | metil e propil dissulfeto e trissulfeto, farneseno; dimetil e alil dissulfeto, trissulfeto e tetrassulfeto, linalol |

*continua*

| Planta | Aromas componentes | Moléculas |
|---|---|---|
| gualtéria (*Gaultheria procumbens*) | gualtéria, fresco, resfriante | salicilato de metila, limoneno, pineno |
| lúpulo (*Humulus lupulus*) | resinoso, amadeirado, floral, frutado, groselha-preta ou urina de gato, toranja | mirceno, humuleno, cariofileno, linalol, moléculas de enxofre (p. ex., metil sulfonil pentanona, sulfonil hexenol) |

Evidentemente, a família vegetal que inclui o lúpulo deve seu nome ao **cânhamo**, ou maconha, planta nativa da Ásia central e da Índia cuja fama não tem nada a ver com o seu aroma. Não obstante, o THC e as outras moléculas canabinoides ativas são produzidas nas mesmas glândulas, cobertas de pelinhos e situadas nas folhas, que produzem substâncias voláteis defensivas e são construídas a partir de elementos terpenoides e benzenoides. O forte aroma terpenoide da maconha não é muito apreciado na cozinha, mas no capítulo 17 vamos falar de suas características quando presentes na fumaça.

Assim termina nossa visão geral das verduras e das ervas, cujas defesas proporcionam um extenso arsenal que os cozinheiros põem a serviço do nosso prazer alimentar. É claro que as folhas cruas que comemos também são nutritivas: proporcionam vitaminas, minerais, fibras que alimentam os microrganismos do intestino, talvez alguns microrganismos úteis, antioxidantes e outras substâncias fitoquímicas que ajudam a otimizar nosso metabolismo. Outras partes das plantas são bem menos frágeis que as folhas e representam fontes mais concentradas de energia, proteínas e defesas estimulantes. Passemos às raízes, às sementes e às especiarias.

Capítulo 12

# RAÍZES E SEMENTES COMESTÍVEIS: ALIMENTOS BÁSICOS E ESPECIARIAS

> É notável que o uso da pimenta-do-reino tenha se tornado tão comum. Algumas mercadorias atraem pelo seu sabor doce, outras por sua aparência, mas a pimenta não tem nada que a recomende. Pensar que sua única qualidade agradável é a pungência e que se vá até a Índia para obtê-la! Quem foi a primeira pessoa que se dispôs a experimentá-la na comida ou que, em sua cobiça por um apetite, não se contentou somente com a fome? Tanto a pimenta-do-reino quanto o gengibre são plantas silvestres em seus países, e não obstante são comprados por peso, como o ouro e a prata.
>
> Plínio, *História natural*.

Seguindo em frente em nossa feira livre virtual, passamos das barracas de verduras para algo menos vibrante: raízes sujas de terra, inchadas, de cores pouco interessantes e de vários formatos e tamanhos; pilhas e pilhas de sementes oleaginosas, cereais e legumes grandes e pequenos. Apesar de sua aparência modesta, esses órgãos subterrâneos e sementes se contam entre os materiais vegetais mais valiosos de que dispomos. Alguns são tão sem graça para o paladar quanto para os olhos, mas outros trazem em si uma explosão de sabores e odores: atrações especiais para qualquer explorador de cheiros.

As sementes e os tubérculos amidosos que crescem debaixo da terra são alguns dos alimentos mais nutritivos da humanidade. Trigo, arroz, milho, coco, batata e batata-doce são fontes concentradas de energia e de materiais usados na construção do nosso corpo. Seu cultivo viabilizou o surgimento dos primeiros aglomerados humanos e civilizações. Esses alimentos básicos em geral têm pouco cheiro quando crus e continuam discretos depois de cozidos, sendo essa, talvez, uma característica desejável para qualquer alimento consumido em quantidade. Imagine preparar para um café da manhã, no inverno, não um mingau de aveia, mas uma tigela de mingau quente de pimenta-do-reino!

Encontramos a pimenta-do-reino a poucas barracas de distância da aveia, e ela é também, basicamente, uma semente. Como as ervas do capítulo anterior, a pimenta-do-reino e outras especiarias são materiais vegetais saborosos, que secam naturalmente na própria planta ou que podem ser secados sem que percam a intensidade. Além disso, são fáceis de conservar, o que as tornou populares nas trocas comerciais de longa distância há milênios – o termo *especiaria* vem da palavra latina que significa "mercadoria". As especiarias, na maioria, são frutos secos e pequenos, semelhantes a sementes, que contêm sementes dentro de si (pimenta-do-reino) ou são sementes mesmo (mostarda); algumas são semelhantes a raízes (gengibre), outras são cascas de árvores (canela), outras são partes de flores (açafrão) e outras são vagens (baunilha). Neste capítulo, não vamos nos preocupar com as minúcias botânicas nem classificar as especiarias segundo os órgãos da planta. Aqui, *raiz*, *tubérculo* e *semente* são usados no sentido usual, coloquial, e todos estarão juntos em nosso mercado de especiarias.

A história das especiarias é ampla e fascinante. Envolve civilizações antigas, rotas comerciais entre a África e a China e por todas as regiões continentais e insulares do Sudeste asiático, as viagens de descobrimento comandadas por Colombo e Vasco da Gama, as explorações e as depredações subsequentes efetuadas pelas potências marítimas europeias e pelas transposições de fronteiras geográficas, biológicas e culturais que mudaram o mundo. Perpassa milênios de práticas religiosas, teorias médicas, tradições culinárias e as mútuas influências entre todas essas coisas.

À luz dessa riquíssima história, a pergunta retórica de Plínio, o historiador romano, parece tacanha e moralista: por que pagar quantias principescas por algo que simplesmente nos irrita a boca? Na verdade, mesmo 2 mil anos depois ela ainda chega ao âmago da questão das especiarias. Não há mistério no valor dos cereais, das leguminosas e dos tubérculos, que sustentam nossa vida; mas quem foi o primeiro a decorar o alimento não com uma atraente doçura, mas com pungência? E por quê?

Sabemos que, quem quer que tenham sido os primeiros seres humanos a comer especiarias, eles viveram milhares de anos antes da fundação de Roma – e a provável razão que tinham para comê-las era boa na época e continua a sê-lo até hoje.

Em 2013, arqueólogos relataram a descoberta, no noroeste da Alemanha e na Dinamarca, de jarros de cerâmica com cerca de 6 mil anos de idade, mais ou menos a época em que surgiram os primeiros assentamentos agrícolas. Os jarros continham vestígios de carne, peixe, alimentos amidosos – e sementes de mostarda silvestre. Nas Américas, a escavação de assentamentos de pelo menos 6 mil anos atrás revelou restos de pimentas do gênero *Capsicum* ao lado de milho e outros alimentos de subsistência. Está claro que nossos antepassados, de livre vontade, comiam alimentos pungentes do lugar em que viviam muito antes de o comércio de mercadorias exóticas surgir. E não somente as partes verdes das plantas pungentes: substâncias aromáticas como coentro e sementes de cominho foram encontradas no Oriente Médio em assentamentos tão antigos quanto aqueles; sementes de endro em povoados suíços construídos sobre lagos, quase tão antigos quanto; e gengibre e cúrcuma em sítios arqueológicos da civilização do vale do Indo, habitados há 5 mil anos.

Ou seja, esses materiais irritantes e aromáticos eram ingeridos desde os primeiros tempos do sedentarismo. Nenhum deles tem um valor nutritivo especial, o que sugere que seu valor original estava simplesmente na irritação e nos aromas. Emprestavam interesse e estimulação sensorial à necessidade diária de alimentação. Os caçadores-coletores tinham uma dieta variada; a ascensão da agricultura e da pecuária estreitou a gama de sensações que os alimentos poderiam proporcionar, e ervas, sementes e raízes de sabor intenso vieram compensar sua insipidez monótona. Uma vez valorizadas em razão de seus sabores caraterísticos, as especiarias puderam assumir os mais diversos significados: religiosos, medicinais, sociais e econômicos.

O progresso do comércio depois de Colombo e Vasco da Gama roubou das especiarias grande parte de seus significados. Elas se tornaram ingredientes de uso diário, notáveis sobretudo como marcos de sabor para determinadas tradições culinárias: cominho para o Oriente Médio e o México, alcaravia para a Europa setentrional, gengibre e anis estrelado para o sul da China, misturas complexas para a Índia. Nos alimentos industrializados modernos, essas especiarias muitas vezes estão presentes apenas na forma de imitações sintéticas. Para o explorador de cheiros, no entanto, elas continuam sendo intrigantes invenções do Herói Carbono, materiais construídos no decorrer de milhões de anos por meio do mesmo processo evolutivo que criou a nossa espécie. São mais variadas, variáveis e interessantes que qualquer imitação.

Passemos, portanto, às barracas virtuais de raízes e sementes, algumas insípidas, outras de tirar o fôlego. Mais uma vez, use a memória, a cozinha e as compras que o comércio moderno tornou possíveis. Procure experimentar as coisas sobre as quais leu, para que as listas de substâncias voláteis possam de fato completar a sua experiência, tanto no momento em que as prova quanto depois.

## Hortaliças subterrâneas

As plantas dependem de extensas estruturas subterrâneas que as ancoram e lhes dão apoio, absorvem água e minerais e, às vezes, produzem descendentes sem a intervenção de flores e sementes. Para nós, o mais importante é que algumas plantas desenvolvem órgãos nos quais armazenam os excedentes de energia química e de cadeias de carbono gerados pelas folhas durante a fotossíntese. Esses órgãos são raízes ou bases do caule ampliadas (que podem ser chamadas de *tubérculos*), além de bulbos, que são bases de caules com folhas emaranhadas que rodeiam um novo broto. Muitos desses órgãos constituem alimentos nutritivos, tanto para nós quanto para animais e microrganismos que moram no solo. Por isso, assim como ocorre com as folhas, muitas plantas defendem seus órgãos subterrâneos com defesas químicas. Alguns desses órgãos são portadores de moléculas amargas ou adstringentes que não são voláteis, portanto, não têm cheiro, mas a maioria utiliza as mesmas defesas voláteis usadas pelas partes da planta localizadas acima do solo. Em geral, cozinhamos essas hortaliças antes de comê-las, e é claro que a cocção altera seu sabor. Sentiremos o cheiro dessas transformações no capítulo 18. Por enquanto, vamos experimentar algumas das raízes e tubérculos mais comuns do jeito que saem do chão, e ainda crus.

A primeira barraca traz três tubérculos do Novo Mundo. São os mais insípidos e mais cheios de amido, mas não apresentam parentesco entre si. A **batata** é muito mais conhecida na versão cozida do que na crua; sobretudo quando ralada, tem um aroma característico, com notas geradas por suas fortes enzimas que oxidam lipídeos e decompõem as moléculas de cadeia longa das membranas celulares, produzindo aldeídos reativos de cadeia curta que inibem a multiplicação de microrganismos. Também há notas de terra, pimentão e ervilhas dadas por pirazinas nitrogenadas que as batatas têm em comum com essas outras hortaliças. A **batata-doce** também é rica em aldeídos simples, mas inclui dois benzenoides com notas de frutos secos e mel. O nodoso **topinambo** deve seu aroma amadeirado e herbáceo a terpenoides adoçados pelo benzenoide fenilacetaldeído.

**ALGUMAS HORTALIÇAS DA AMÉRICA QUE SÃO RAÍZES**

| Tubérculo | Aromas componentes | Moléculas |
|---|---|---|
| batata (*Solanum tuberosum*) | fresco, gorduroso, cogumelos, uísque, terra | hexanal, heptanal, octenal, decadienal e outros aldeídos, metilbutanol, isobutil e isopropil, metoxipirazinas |

*continua*

| Tubérculo | Aromas componentes | Moléculas |
|---|---|---|
| batata-doce (*Ipomoea batatas*) | verde, cogumelos, gorduroso, cacau em pó, amêndoa, mel | aldeídos C6-C10, álcoois C6-C8, metilbutanal, benzaldeído, fenilacetaldeído |
| topinambo (*Helianthus tuberosus*) | amadeirado, cânfora, mentolado, mel | bisaboleno, acetato de bornila, verbenona, mentadienol, fenilacetaldeído |

Chegamos agora a uma barraca maior de raízes do Velho Mundo, também de sabor brando, todas pertencentes à família do aipo, as apiáceas. A **raiz de aipo**, que é na verdade um caule inchado, partilha com os caules e as folhas do aipo as ftalidas de benzofurano que os caracterizam (ver p. 266), mas seu sabor é abafado, no caso da raiz, por terpenoides cítricos e de pinho. A **cenoura**, de cor laranja e, às vezes, vermelha, roxa ou esbranquiçada, acumula sobretudo terpenoides amadeirados e de pinho, com um toque do benzenoide miristicina que caracteriza a noz-moscada. A **raiz de salsinha** tem um conjunto semelhante de substâncias voláteis com um benzenoide chamado apiol, que lembra (de longe) a salsinha, mas não possui nenhum dos terpenoides que ajudam a conferir às folhas da salsinha seu aroma característico. A **raiz de coentro**, ingrediente que frequenta as pastas aromáticas tailandesas, é dominada pelos mesmos aldeídos simples presentes nas folhas da erva, mas suas qualidades verdes e de sabão são equilibradas pelo tujeno, um terpenoide amadeirado. A **cherovia** é uma espécie de ovelha-negra da família das apiáceas: apresenta ésteres e lactonas incomuns que lhe dão qualidades frutadas e de creme.

**ALGUMAS HORTALIÇAS EURASIANAS DA FAMÍLIA DO AIPO QUE SÃO RAÍZES**

| Raiz | Aromas componentes | Moléculas |
|---|---|---|
| raiz de aipo (*Apium graveolens* var. *rapaceum*) | fresco, cítrico, pinho, aipo | limoneno, pineno, terpineno, ftalidas (benzofuranonas) |
| cenoura (*Daucus carota*) | amadeirado, cítrico, pinho, terebintina, noz-moscada | bisaboleno, sabineno, cariofileno, pineno, terpinoleno, miristicina |
| raiz de salsinha (*Petroselinum crispum* var. *tuberosum*) | noz-moscada, pinho, amadeirado | apiol, miristicina, terpinoleno, felandreno |

*continua*

| Raiz | Aromas componentes | Moléculas |
|---|---|---|
| raiz de coentro (*Coriandrum sativum*) | verde, sabão, coentro, amadeirado | dodecenal, decanal, decenal, tujeno |
| cherovia (*Pastinaca sativa*) | cera, frutado, cremoso, verde, terroso | butirato e acetato de octila, butirato de hexila, ocimeno, g-octadecalactona |

A barraca seguinte, com mais três raízes da Eurásia, é de longe a mais colorida desta parte da feira, com vermelhos vivos, roxos e dourados ao lado de preto e branco. A **beterraba**, apresentada aqui nas variedades vermelha, amarela e branca e vermelha com anéis brancos, é membro da família das amarantáceas, portanto, parente do espinafre e da erva-de-santa-maria. Seu aroma é dado por uma mistura de benzenoides e terpenoides. Entre estes, o mais importante e incomum é o terpenoide geosmina, uma das principais substâncias voláteis da terra molhada; por isso, o aroma da beterraba nos lembra terra e mofo – qualidades nada atraentes, na opinião de muita gente. (Falaremos mais sobre a geosmina no capítulo 15.) Os biólogos supuseram por muito tempo que a beterraba extrai a geosmina do solo onde cresce – até que, em 2013, demonstrou-se por meio de experimentos que ela própria é capaz de produzir essa substância. Estudos mais recentes descobriram que algumas variedades a produzem em grande quantidade, outras em quantidade menor, com os índices mais altos da substância encontrados nos milímetros mais próximos ao exterior da raiz. Experimente primeiro as beterrabas de cor mais clara, pois as variedades vermelho-escuro são, em geral, as que têm cheiro de terra mais forte.

**BETERRABA, NABO, RABANETE**

| Raiz | Aromas componentes | Moléculas |
|---|---|---|
| beterraba (*Beta vulgaris*) | amêndoa, mel, pinho, eucalipto, terroso | benzaldeído, acetofenona, pineno, eucaliptol, nonanal, geosmina |
| nabo (*Brassica rapa*) | fresco, grama, frutado, floral, sulfúreo, pungente | limoneno, hexenol, acetato de hexenila, geranil acetona, dimetil dissulfeto, isotiocianatos |
| rabanete (*Raphanus sativus*) | pungente, sulfúreo, alho, carne, cebola cozida | isotiocianatos, dimetil sulfeto, dimetil tri- e tetrassulfeto |

Ao lado das beterrabas, temos duas raízes usadas como hortaliças que já apresentam nuanças de uma direção mais afim às especiarias. O **nabo** é uma esfera branca achatada, com um sombreado avermelhado ou roxo, e nossa seleção de **rabanetes** inclui o tipo pequeno, para salada, com casca vermelha ou roxa, o longo tipo japonês chamado *daikon** e os tipos espanhóis grandes, de casca preta. Todos são membros da família do repolho, as brassicáceas ou crucíferas, clã que defende seus tecidos danificados com substâncias voláteis (geradas por enzimas) que contêm enxofre e nitrogênio, os isotiocianatos (ver p. 189). Essas moléculas têm aroma sulfuroso, com uma pungência variável, dependendo de sua estrutura particular: algumas provocam ardência na boca e no nariz e dão potência à mostarda e à raiz-forte. Assim como o repolho, o nabo se coloca decididamente do lado das hortaliças, com qualidades brandas de grama e frutadas e apenas um leve toque de pungência. Já a pungência do rabanete pode variar entre um toque e um soco.

## Raízes e bulbos pungentes: as famílias do repolho e do alho

Na barraca ao lado, há duas das raízes mais agressivas da família das crucíferas. São tão fortes que são usadas como condimentos em pequena quantidade – como as sementes da mostarda, sua parente (ver p. 296). A **raiz-forte** e o ***wasabi*** emitem mais isotiocianatos que quaisquer outras substâncias voláteis e produzem alguns dos isotiocianatos mais irritantes que existem. O *wasabi*, uma raizinha esverdeada natural do Japão e condimento habitual do peixe cru servido no *sushi* e no *sashimi*, tem uma mistura de aromas mais diversificada, com notas doces, de creme e de aipo, do que a da esbranquiçada raiz-forte centro-asiática. No entanto, é mais difícil de cultivar e mais caro; por isso, em geral é substituído pela raiz-forte tingida de verde para imitá-lo. Ambas as raízes têm um aroma mais complexo e interessante quando recém-raladas – aroma esse que se modifica rapidamente à medida que seus componentes reagem uns com os outros ao escapar para o ar circundante. Seus isotiocianatos são tão irritantes, abundantes e voláteis que o mero ato de respirar pela boca durante a mastigação pode causar ardência nas vias aéreas e provocar tosse e engasgo. O remédio consiste em inalar ar fresco pelo nariz, fechar o fundo da garganta e exalar as substâncias irritantes pela boca.

Na barraca seguinte veem-se bulbos que rivalizam com a raiz-forte e o *wasabi* quanto à potência e ao caráter distintivo de suas armas químicas: pilhas de

...........................
\* No Brasil, o *daikon*, embora seja da mesma espécie do rabanete, é considerado uma forma de nabo e é chamado por esse nome. (N. do T.)

bulbos conhecidíssimos e de cheiro forte, também especialistas em enxofre e tão violentos que ou os usamos em pequenas doses ou mitigamos seu ardor pela cocção. A **cebola** e o **alho**, espécies irmãs do gênero *Allium*, desenvolvem bulbos que emitem misturas complexas de substâncias voláteis sulfurosas quando cortados ou esmagados (ver p. 190). Algumas dessas substâncias voláteis, além de serem sulfúreas, provocam intensa irritação, causando queimação nos olhos e na boca. Como são ativamente geradas por enzimas nos tecidos danificados, e as enzimas são inibidas por ácidos e desativadas pelo calor, a cocção e a conservação em vinagre diminuem a pungência e o caráter sulfúreo.

**ALGUNS BULBOS E RAÍZES DAS FAMÍLIAS DO REPOLHO E DO ALHO**

| Raiz, bulbo | Aromas componentes | Moléculas |
|---|---|---|
| raiz-forte (*Armoracia rusticana*) | pungente, verde, raiz-forte, agrião | alil, isotiocianato, fenetil isotiocianato |
| wasabi (*Wasabia japonica*) | pungente, verde, metálico, sulfúreo, aipo, cremoso | ali, pentenil e hexenil isotiocianatos, octadienona, metil butenotiol, metil decalactona, vanilina |
| cebola (*Allium cepa*) | sulfúreo, pungente, cebola, cebola cozida, hortaliças cozidas, carne | tiolsulfinatos, dimetil di- e trissulfetos, tióis |
| alho (*Allium sativum*) | pungente, sulfúreo, alho, hortaliças cozidas, cebola cozida, carne | alicina (tiosulfinato), dimetil sulfeto, dimetil di- e trissulfetos |

## Raízes aromáticas: a família do gengibre, do alcaçuz, da valeriana

Na barraca seguinte, as formas e os aromas mudam radicalmente: o que temos agora são raízes irregulares e cheias de terpenoides. O primeiro conjunto são os membros da família do gengibre, as zingiberáceas: o próprio gengibre e seus parentes cúrcuma e alpínia, todos originários da Ásia oriental. Eles crescem em massas ramificadas cuja forma lembra a de mãos e dedos. Sabe-se que o gengibre e a cúrcuma estão entre as primeiras especiarias usadas na civilização pré-histórica do vale do Indo; mais tarde, as raízes secas tornaram-se mercadorias importantes no comércio com o Ocidente. As três são bastante pungentes, mas as moléculas responsáveis pela pungência não são voláteis, de modo que só irritam a boca, e não os olhos e as vias aéreas. Suas defesas voláteis são, na maioria, terpenoides; alguns deles são incomuns, e outros estão presentes em muitas outras plantas.

O versátil **gengibre** emite um terpenoide característico, de aroma fresco, chamado zingibereno; emite também pineno e eucaliptol (ambos de aroma fresco e amadeirado), neral e geranial (que lembram limão), o floral linalol e notas amadeiradas dadas pelo terpinoleno. A **cúrcuma**, ingrediente fundamental nas culinárias indiana e tailandesa, se apresenta em duas espécies, branca e amarela; a branca é chamada às vezes de zedoária. Ambas produzem vários sesquiterpenoides incomuns picantes e amadeirados, entre os quais vários que levam o nome da própria raiz: as turmeronas. O eucaliptol dá brilho à cúrcuma fresca, mas está ausente na versão seca. A **alpínia**, mais carnuda e fibrosa que suas parentes, é elemento essencial de muitos caris tailandeses. Os terpenoides que se destacam nela, com aroma de eucalipto, terebintina e cânfora, lhe dão uma qualidade fresca, revigorante e medicinal, com notas doces e amadeiradas dadas pelo éster de um terpenoide e pelo incomum sesquiterpenoide guaiol (que não deve ser confundido com o guaiacol, substância fenólica com cheiro de fumaça).

**ALGUMAS RAÍZES AROMÁTICAS DA FAMÍLIA DO GENGIBRE**

| Raiz | Aromas componentes | Moléculas |
| --- | --- | --- |
| gengibre (*Zingiber officinale*; Ásia) | limão, amadeirado, gengibre | neral, geranial, pineno, eucaliptol, linalol, terpinoleno, zingibereno |
| cúrcuma, zedoária (*Curcuma longa, zedoaria*; Ásia) | amadeirado, quente, picante, frutos secos, fresco | turmeronas, zingibereno, bergamoteno, vinilguaiacol, eucaliptol |
| alpínia (*Alpinia galanga*; Ásia) | eucalipto, terebintina, cânfora, fresco, amadeirado | eucaliptol, pineno, terpineol, cânfora, fenchil acetato, guaiol |

A barraca seguinte traz duas raízes aromáticas fibrosas, singulares e sem parentesco entre si, naturais da Eurásia. **Alcaçuz** é o nome que se dá às raízes finas, retorcidas e lenhosas de uma planta da família das leguminosas. É cultivada há milhares de anos em razão do líquido intensamente doce que dela se pode extrair (o nome em inglês, *licorice*, vem da expressão grega que significa "raiz doce") e de seu suposto valor medicinal (de fato ele aumenta a pressão sanguínea). O alcaçuz cru emite uma mistura eclética de terpenoides e benzenoides com qualidades herbáceas (tomilho, orégano) e picantes (anis, cravo), além de florais e de feijão. Quando a raiz é fervida para fazer o xarope usado em doces de alcaçuz, essas substâncias são substituídas em grande parte por aromas doces de caramelo, manteiga e baunilha. A maioria das balas e dos confeitos comerciais de alcaçuz realça esse sabor indistinto por meio do acréscimo ou do benzenoide anetol, oriundo do anis, ou – sobretudo na Escandinávia – de derivados de amônia: certamente uma iguaria mais apreciada por quem está acostumado.

**RAÍZES DE ALCAÇUZ E VALERIANA**

| Raiz | Aromas componentes | Moléculas |
|---|---|---|
| alcaçuz (*Glycyrrhiza glabra*); extrato de alcaçuz | verde, tomilho, floral, feijão, anis, cravo; doce, feno-grego, caramelo, manteiga, fumaça, baunilha | nonadienal, carvacrol, timol, linalol, metoxipirazinas, anetol, estragol, eugenol; sotolona, furaneol, diacetil, guaiacol, vanilina |
| valeriana (*Valeriana officinalis*) | queijo, suor, rançoso, cânfora | ácidos valérico e isovalérico, acetato de bornila, acetoxivaleranona, valerenol |

A raiz de **valeriana** não é comestível, mas o explorador de cheiros deve conhecê-la: é o material natural em que o ácido valérico, de cinco carbonos (pentanoico), foi descoberto e do qual recebeu seu primeiro nome. Os ácidos valérico e isovalérico (este último, sinônimo de *metilbutanoico*) têm cheiro rançoso, de queijo e suor. As raízes são usadas em fitoterapia e para conservar alimentos; além disso, quando secas, são colocadas em lugares estratégicos para repelir insetos, roedores e até cangambás. Não se trata de um repelente tão agradável para nós quanto a citronela e muitas outras plantas aromáticas, mas, ao que parece, é eficaz.

## Sementes nutritivas: cereais

Passamos agora por um corredor bem largo na feira, e nossa exploração das substâncias comestíveis passa das raízes para as sementes – das âncoras subterrâneas para a prole livre no mundo. As sementes são estruturas de função semelhante à de um bote salva-vidas; transportam pelo mundo os embriões da próxima geração e o suprimento compacto de alimentos de que eles precisam para crescer. É claro que o alimento dos embriões também serve de alimento para microrganismos e animais, de modo que as plantas dispõem de várias estratégias para defender suas sementes contra doenças e predadores. As armas químicas e as armaduras físicas – camadas exteriores duras ou espinhosas – são duas dessas estratégias. Há uma terceira, bem diferente: a exibição de fecundidade, em que um grande número de pequenas sementes é produzido em cada planta, na esperança de que pelo menos algumas sobrevivam e cresçam. Essa é a estratégia usada pela maioria dos membros da família das gramíneas, e obteve grande sucesso. É por isso que as gramíneas que chamamos de trigo, arroz e milho são culturas tão importantes em todo o mundo. Os primeiros seres humanos aprenderam a coletar e armazenar as sementes secas e nutritivas que cresciam nos campos naturais, e depois passaram a cultivá-las em quantidade suficiente para sustentar assentamentos, depois cidades, depois civilizações. Hoje em dia, milhares de trilhões de sementes dos principais cereais são produzidos no mundo todos os anos – o bastante para cobrir toda a superfície da terra com uma camada de dois a três centímetros de espessura.

A primeira banca de sementes em nossa feira é adornada com espigas de milho, o indício mais famoso da estratégia das gramíneas, cuja força está nos números. As espigas rodeiam nove pacotes de sementes secas e farinhas, representando alguns de nossos cereais favoritos. Algumas sementes e farinhas são amarronzadas em razão da resistente camada protetora que envolve as sementes de gramíneas; outras são exemplos esbranquiçados de sementes "refinadas", ou seja, sem farelo. Geralmente não consumimos os cereais crus, mas eles têm aromas característicos que são amplificados e fixados pela simples fervura, ao passo que métodos mais elaborados de cocção e fermentação os transformam, como veremos nos capítulos 18 e 19. Por ora, cheire os cereais nos pacotes em que são comumente adquiridos e que ajudam a reter as substâncias voláteis; depois, esmague algumas sementes e prove as pequenas porções de farinha que ficam grudadas nos dedos.

Você notará que os aromas são, em geral, brandos e tênues. Todas as amostras emitem cadeias de aldeídos com seis a dez carbonos de comprimento, fragmentos que se quebram de cadeias lipídicas mais longas e que têm, em geral, aromas verdes, gordurosos e metálicos. Em pouca quantidade, esses aldeídos mistos são percebidos como inespecificamente agradáveis. No entanto, à medida que os cereais permanecem armazenados durante semanas ou meses, uma quantidade maior de cadeias longas é decomposta pela exposição ao oxigênio e à luz, e seus fragmentos se acumulam. Uma quantidade grande de aldeídos de cadeia curta tem cheiro de papelão e define a qualidade do que percebemos como "cheiro de *envelhecido*", "rançoso" ou até "*estragado*" (ver p. 555).

Como outros cereais comuns, o **trigo** possui pequenas quantidades de sotolona, uma furanona de aroma doce, com ecos de caramelo e da especiaria feno-grego (de que falaremos mais adiante neste capítulo). O farelo do trigo integral, bem com sua farinha, costuma ser rico em moléculas fenólicas aneladas que ajudam a fortalecer o revestimento das sementes e funcionam como uma primeira camada de defesas químicas. Os **cereais** e as **farinhas integrais** tendem, por isso, a apresentar um aroma característico dado por quantidades mínimas desses anéis voláteis de carbono, como a vanilina, o fenilacetaldeído (característico do mel) e o guaiacol e o vinilguaiacol, com qualidades picantes e de fumaça. O **centeio** se destaca por suas substâncias voláteis com aroma de cogumelos e batata cozida. O aroma que constitui a assinatura do **trigo-sarraceno** inclui um benzenoide incomum com aroma semelhante ao de gualtéria e o vinilguaiacol, com aroma picante e defumado; já o aroma característico da **aveia** parece provir de um aldeído particular e incomum, de nove carbonos, com três ligações duplas. A essência da **cevada** nasce de aldeídos com cadeias ramificadas curtas que se destacam nos xaropes de malte feitos com o grão germinado – e no cacau em pó (ver p. 596).

E o aroma característico do milho? Surpreendentemente, não encontramos nenhum estudo sobre os grãos ou a farinha de milho.

**ALGUNS CEREAIS**

| Cereal | Aromas componentes | Moléculas |
|---|---|---|
| trigo integral (*Triticum aestivum*) | baunilha, gorduroso, caramelo, feno-grego, suor, batata, mel | vanilina, aldeídos C9 e C10, sotolona, ácido metilbutanoico, metional, ácido fenilacético |
| trigo refinado | baunilha, caramelo, feno-grego, gorduroso, mel | vanilina, sotolona, aldeídos C9 e C10, ácido fenilacético |
| centeio semirrefinado (*Secale cereale*) | batata cozida, cogumelo, caramelo, feno-grego, gorduroso | metional, octenona, sotolona, aldeídos C9 e C10 |
| trigo-sarraceno (*Fagopyrum esculentum*) | medicinal, gualtéria, caramelo, fritura, mel, cravo, fumaça | salicilaldeído, furaneol, decadienal, fenilacetaldeído, vinilguaiacol |

*continua*

| Cereal | Aromas componentes | Moléculas |
|---|---|---|
| aveia (*Avena sativa*) | aveia doce, maçã cozida, queijo, baunilha | nonatrienal, damascenona, ácido butanoico, vanilina |
| cevada (*Hordeum vulgare*) | malte, cacau em pó, gorduroso | metilbutanal, decanal |
| arroz integral (*Oryza sativa*) | frutado, baunilha, cravo, fumaça, caramelo, feno-grego | aminoacetofenona, vanilina, vinilguaiacol, sotolona |
| arroz aromático (basmati, jasmim) | pandano, pipoca | acetil pirrolina |
| arroz negro | pandano, pipoca, fumaça, rosa, casca de cítricos | acetil, pirrolina, guaiacol, nonanal, decanal |

O **arroz** se notabiliza pela quantidade de variedades que oferece, muitas delas apreciadas justamente pelo aroma que sentimos quando aproximamos o nariz do pacote. As variedades basmati (da palavra *hindi*, que significa "perfumado"), jasmim (tailandesa; o nome vem da cor branca) e pipoca (americana, é claro) emitem a característica molécula acetil pirrolina, nitrogenada. Essa molécula também é formada pelo calor quando o milho de pipoca é estourado e constitui a principal substância volátil das folhas de pandano, a erva asiática às vezes cozida junto com o arroz para intensificar o seu aroma (ver p. 272). Também está presente no arroz branco comum, mas em quantidade que mal se pode detectar, mascarada pelos aldeídos genéricos dos cereais. A pirrolina, anel contido na acetil pirrolina, tem um aroma animal, de esperma, e essa faceta às vezes aparece no arroz basmati e nas folhas de pandano. Quando comprar arroz basmati ou jasmim, conserve-o em ambiente refrigerado para tornar mais lenta a inevitável perda de sua fragrância especial. O arroz negro é às vezes bem fornido de acetil pirrolina, mas a mistura com o guaiacol (com aroma de fumaça) e com cadeias florais e frutadas faz com que adquira um aroma todo próprio.

## Algumas leguminosas e o amendoim

Passemos à próxima barraca, também coberta de montes de sementes, muitas delas maiores e mais arredondadas que os cereais, além de mais atrativas para o olhar: são pretas, vermelhas e de muitos tons de branco e marrom, às vezes com mais de uma cor. Trata-se das sementes da família do feijão, as leguminosas. Embora não sejam cultivadas na mesma proporção dos cereais, as leguminosas também se notabilizaram como alimentos substanciais em boa parte do mundo. São bem mais ricas em proteína que os cereais e costumam ser comidas junto com eles. A soja também é boa fonte de óleo. Os diversos tipos de **feijão**, assim como a ervilha e a lentilha, são, em geral, secos e depois cozidos, embora alguns sejam comidos já maduros, mas ainda úmidos. A maioria partilha uma qualidade comum a toda a família, que costuma ser descrita como "cheiro de feijão" e é dada por uma mistura particular de aldeídos de cadeia curta gerados pelas enzimas ativas da própria semente. Há também metoxipirazina, que contém nitrogênio e caracteriza a vagem e a ervilha verde, sendo, portanto, relacionada com elas; mas essa substância se destaca mais nas vagens verdes do que nas sementes maduras e secas. Os produtores encontram enorme dificuldade para retirar do extrato de proteína de ervilha a assinatura característica dos aldeídos; esse extrato proteico poderia substituir as proteínas animais em imitações vegetarianas de carne e ovos, mas seu cheiro revela a origem.

Um feijão menos conhecido tem sua própria assinatura, um tanto espalhafatosa, por sinal. O **petai** ou **feijão-fedido** nasce em uma árvore grande, aparentada com a mimosa, e é uma hortaliça de consumo popular na Malásia e na Indonésia, famosa pelo forte cheiro de enxofre, que persiste por bastante tempo depois de consumida. O petai é um verdadeiro virtuose das substâncias voláteis sulfúreas, formando anéis com três, quatro e cinco átomos de enxofre. É possível encontrá-lo na seção de congelados de mercados especializados em produtos asiáticos.

Último nessa barraca de leguminosas, o **amendoim** é o integrante esquisito da família. De origem sul-americana, ele se desenvolve debaixo da terra, onde o arbusto que o produz esconde seus frutos, semelhantes a pequenas vagens. O amendoim se assemelha às sementes oleaginosas que dão em árvores por seu alto teor de óleo e maciez, bem maior que a da maioria das outras leguminosas secas; no entanto, quando cru, seu aroma se assemelha muito ao da ervilha verde e do feijão, em razão das metoxipirazinas que todos eles partilham.

**ALGUMAS LEGUMINOSAS E O AMENDOIM**

| Leguminosa | Aromas componentes | Moléculas |
|---|---|---|
| feijão comum (*Faseolus vulgaris*) | verde, cogumelo, terroso | aldeídos e álcoois C5-C10, octadienona |
| ervilha (*Pisum sativum*) | ervilha | isopropil metoxipirazina |
| petai (*Parkia speciosa*) | grama, cogumelo, sulfúreo, alho, apodrecido | hexanal, dimetil trissulfeto, tritiolano, sulfeto de hidrogênio, metanotiol |
| amendoim (*Arachis hypogaea*) | ervilha, terroso, pimentão, gorduroso, metálico | isopropil e isobutil metoxipirazina, decenal |

## Sementes oleaginosas de árvores

Na mesa seguinte há outra seleção de sementes secas, também sem muitas cores interessantes, mas diversificadas em dimensão, variando entre o tamanho de uma unha e o de uma mão em concha. São as sementes oleaginosas: em um sentido mais vulgar do que estritamente botânico, sementes comestíveis alojadas dentro de cascas duras. Tendem a armazenar energia para o embrião na forma de gordura em vez de amido, por isso, constituem uma fonte de calorias mais concentrada do que os cereais e as leguminosas. As cadeias carbônicas longas das moléculas de óleo são vulneráveis aos ataques do oxigênio e da luz, que, com o tempo, geram uma mistura de fragmentos de aldeídos que percebemos como o cheiro rançoso (ver p. 555). Por isso, o melhor lugar para guardar as sementes oleaginosas é dentro de suas cascas intactas.

Há pinheiros em todo o hemisfério Norte, e várias de suas espécies produzem pinhas com sementes comestíveis grandes o suficiente para serem coletadas por extração. O diminuto **pinhão**\* traz em si a marca terpenoide de sua origem conífera, com aromas de pinho, abeto e frutas cítricas. O pistache, natural da Ásia ocidental, não é uma conífera, e sim um parente próximo do terebinto, que fornecia uma útil resina aromática aos povos da Antiguidade e acabou emprestando seu nome à terebintina e às moléculas terpenoides (ver p. 430). Seu fruto, também chamado de **pistache**, costuma ser vendido dentro da casca semiaberta e não nega essas relações familiares, com substâncias voláteis de aroma de pinho, abeto, terebintina e cítrico, como os do pinhão, mais lactonas e um éster capaz de aproximar surpreendentemente o aroma dessa semente ao da manga, rica em terpenoides (ver p. 340). Essa qualidade frutada me marcou quando provei pistaches cultivados para o setor turco de produção de baclava; esses pistaches são colhidos antes de atingirem a plena maturidade, por isso, são pequenos e intensamente verdes e saborosos. Dei alguns para uma amiga, química da Universidade da Califórnia, *campus* de Davis, chamada Arielle Johnson – todo explorador de cheiros precisa de uma amiga assim! –, e ela determinou que esses pistaches tinham um teor de substâncias voláteis de duas a dez vezes maior que o dos pistaches californianos comuns. Vale a pena procurar pistaches novos e frescos.

A **amêndoa** é o fruto de uma árvore eurasiana, parente próxima das árvores das drupas – pêssego, damasco, ameixa, cereja –, e tanto as amêndoas quanto os caroços dessas frutas produzem uma quantidade apreciável de benzaldeído,

\* O autor refere-se aqui às sementes de pinheiro encontradas no hemisfério Norte, e não ao fruto da araucária, também chamado pinhão no Brasil. (N. do T.)

a substância que define o aroma da essência de amêndoas. A amêndoa comum é bastante insípida, e em geral produz apenas um toque de benzaldeído em comparação com os caroços das drupas e a amêndoa "amarga". O benzaldeído faz parte de um sistema de defesa das sementes que também gera cianeto, substância potencialmente mortal. Por isso, somente a amêndoa comum, com pouco benzaldeído, pode ser comida. A amêndoa amarga e os caroços das drupas são usados às vezes como especiaria, em quantidade mínima, contribuindo com seu aroma para o marzipã e outras pastas de sementes oleaginosas.

Várias espécies de aveleira crescem em todo o hemisfério Norte, e seus frutos são chamados **avelãs**. O sabor das variedades eurasiáticas cultivadas é dado por uma molécula incomum e característica chamada **filbertona**, uma cadeia de sete carbonos com um ramo de um carbono. Quando as sementes oleaginosas são tostadas, o índice de filbertona aumenta e, com ele, suas características aromáticas.

A família das nozes tem representantes naturais da Eurásia e das Américas. Suas diversas sementes têm em comum um formato peculiar, semelhante a um labirinto, que as prende na casca; os sabores, no entanto, diferem. A **noz** comum vem de uma espécie eurasiática, e seu aroma brando é produzido por vários aldeídos e álcoois de cadeia simples. A **noz-negra** vem de uma espécie de nogueira que produz frutos com casca particularmente dura, natural do leste e do centro-oeste da América do Norte, e tem um aroma terroso, amadeirado e frutado provindo de vários ésteres incomuns e uma furanona doce, com cheiro de mofo. Outras árvores americanas da família da noz produz a **noz-pecã**, caracterizada por um aroma gorduroso, picante, doce e cremoso que pode ser dado, em parte, por lactonas, substâncias voláteis encontradas mais comumente em laticínios, no pêssego e na maior semente oleaginosa encontrada nesta barraca: o **coco**, natural da Ásia tropical. Sua polpa branca é rica em determinadas lactonas que produzem o aroma característico dos cocos simulado com frequência em loções e protetores solares. Encare a noz-pecã e o coco, respectivamente, como as versões temperada e tropical das lactonas.

**ALGUMAS SEMENTES OLEAGINOSAS DE ÁRVORES**

| Oleaginosa | Aromas componentes | Moléculas |
|---|---|---|
| pinhão (espécies do gênero *Pinus*) | pinho, folhas de abeto, cânfora, cítrico | pineno, limoneno, hexanal, canfeno, careno |
| pistache (*Pistacia vera*) | pinho, terebintina, fresco, cítrico, cremoso, frutado | pineno, terpinoleno, limoneno, g-butirolactona e hexalactona, acetato de etila |

*continua*

| Oleaginosa | Aromas componentes | Moléculas |
|---|---|---|
| amêndoa (*Prunus dulcis*) | essência de amêndoas, floral, solvente, verde | benzaldeído, álcool benzílico, feniletanol, tolueno (metil benzeno), hexanal |
| avelã (espécies do gênero *Corylus*) | avelã, doce, feno | filbertona (metil heptenona), dimetoxibenzeno |
| noz (*Juglans regia*) | verde, frutado, uísque | hexanal, pentanal, hexanol, pentanol, etil tolueno |
| noz-negra (*Juglans nigra*) | terroso, amadeirado, frutado, caramelo, mofo | isovalerato de metila, hexenoato de metila, hexanoato de metiletila, mesifurano |
| noz-pecã (*Carya illinoiensis*) | grama, gorduroso, doce, cremoso, coco, manteiga | hexanal, g-decalactona e massoialactona, diacetil |
| coco (*Cocos nucifera*) | cremoso, coco, frutos secos, frutado, gorduroso | d-octalactona e decalactona, octanoato e decanoato de etila |

## Sementes usadas como especiarias e uma resina: a família do aipo

Outro corredor bem largo marca nossa passagem da brandura das sementes nutritivas para a veemência aromática das sementes usadas como especiarias: alguns dos materiais duráveis que os cozinheiros usam para dar sabor aos alimentos. Antes de o comércio global transformar as especiarias em mercadorias de preço acessível, a maioria das pessoas no mundo ocidental cozinhava com ingredientes aromáticos de sua própria região. As dez pilhas de sementinhas da primeira barraca são de plantas aparentadas entre si e naturais da Europa e da Ásia ocidental. São membros da família do aipo, as apiáceas, que também produzem muitas ervas aromáticas (ver p. 266), e algumas dessas sementes são produzidas por aquelas ervas. As "sementes" da família das apiáceas são, na verdade, frutos secos com poucos milímetros de diâmetro, camada exterior lenhosa em vez de carnosa e numerosos canais repletos de substâncias voláteis, que rodeiam e protegem em seu interior a verdadeira semente, que é minúscula. Quando o conjunto é esmagado, suas substâncias voláteis são liberadas.

As sementes de aipo, endro e alcaravia partilham a qualidade fresca e cítrica do terpenoide limoneno. A **semente de aipo** deve seu aroma específico às mesmas substâncias voláteis incomuns que dominam o aipo fresco: as ftalidas da benzofuranona e um terpenoide herbáceo chamado selineno. A **alcaravia** é definida por seu terpenoide característico, a carvona (e não a carvona da hortelã, sua imagem espelhada), e vice-versa: o aroma da molécula costuma ser descrito pelo nome da especiaria. As **sementes de endro** também contêm a carvona da alcaravia, mas aqui ela é menos evidente, uma vez que seu aroma é equilibrado por outros terpenoides.

Há ainda a subfamília do anis, com dois benzenoides voláteis cuja qualidade lembra a dessa erva: o anetol, que também tem facetas doces e medicinais, e o estragol, substância importante em alguns tipos de manjericão, que também é verde e mentolado. A **semente de anis** combina o anetol e o estragol, com um toque de canela e cravo dado pelo metil eugenol. A **semente de funcho** é outra que se parece com o anis. Há dois tipos: no primeiro, que inclui o funcho "doce", o anetol doce e medicinal responde por até 90% das substâncias voláteis; no outro, de variedades "amargas", a proporção se aproxima de 65%, e a fenchona mentolada, com toques de cânfora e cedro, contribui com até 20%. O anetol não é somente aromático, mas também doce ao paladar, e tanto as sementes de anis quanto as de funcho se destacam nas balinhas indianas chamadas *mukhwas*, usadas para refrescar o hálito.

### ALGUMAS SEMENTES AROMÁTICAS E UMA RESINA DA FAMÍLIA DO AIPO

| Especiaria | Aromas componentes | Moléculas |
|---|---|---|
| aipo (*Apium graveolens*)) | cítrico, verde, aipo | limoneno, selineno, ftalidas (benzofuranonas) |
| alcaravia (*Carum carvi*) | alcaravia, fresco, *shissô* | carvona da alcaravia, limoneno, perilaldeído |
| endro (*Anethum graveolens*) | cítrico, alcaravia, hortelã | limoneno, carvona da alcaravia, carveol |
| anis (*Pimpinella anisum*) | anis, doce, medicinal, canela | anetol, estragol, metil eugenol |
| funcho (*Foeniculum vulgare*) | anis, doce, mentolado, cânfora, fresco | anetol, estragol, fenchona, limoneno |
| coentro (*Coriandrum sativum*) | floral, frutado, terebintina, cânfora | linalol, acetato de geranila, terpineno, cânfora, pineno |
| cominho (*Cuminum cyminum*) | cominho, suor, gorduroso, amadeirado | cuminaldeído, terpineal, perpineno |
| cominho-negro (*Bulbium bulbocastanum*) | cominho, suor, pinho, amadeirado | cuminaldeído, terpineal, terpineno, cimeno |

*continua*

| Especiaria | Aromas componentes | Moléculas |
|---|---|---|
| *ajwan* (*Trachyspermum ammi*) | medicinal, tomilho, amadeirado, pinho | timol, cimeno, terpineno, pineno |
| assafétida (*Ferula assa-foetida*) | cebola cozida, alho, sulfúreo | dissulfetos de propenila, di-, tri- e tetrassulfetos, pineno |

Duas outras sementes da família das apiáceas são ingredientes fundamentais das misturas de especiarias no subcontinente indiano. A **semente de coentro** nasce da erva de mesmo nome, mas não tem nada do cheiro de sabão de suas folhas. As sementes têm um perfume surpreendente, floral e cítrico, graças ao terpenoide linalol e a um éster terpenoide, com terebintina e cânfora no fundo. Também é incomum pelo fato de sua fruta ter um revestimento grosso e redondo que é, em geral, moído com as duas sementes que leva no interior. Esse revestimento tem o seu próprio aroma, pois possui menos de um terço do índice de linalol das sementes e uma quantidade proporcionalmente maior de cânfora, pineno e cariofileno, este último de aroma amadeirado. O **cominho**, outra especiaria indiana essencial e ingrediente destacado da culinária mexicana desde a época colonial, bem como da marroquina, não tem nada a ver com flores nem com frutos. A substância volátil que o define, um terpenoide incomum chamado cuminaldeído, é agressiva e tem uma qualidade animal, de suor. O **cominho-negro**, como sugere seu nome, tem aroma muito parecido e é a semente de uma espécie irmã cultivada sobretudo na Ásia central. O ***ajwan*** vem da mesma região e é menos conhecido no Ocidente que seus parentes. Seu aroma é característico: é uma versão do tomilho em forma de semente, dominado pelo timol.

Depois das sementinhas há um amontoado de fragmentos amarronzados de um material sólido e brilhoso, duro demais para ser arranhado com a unha. Encontre um pedacinho e dê uma mordida; quando sentir que precisa de alívio, mastigue um pouco de funcho e anis. Trata-se da **assafétida**, a resina de um membro da família das apiáceas natural do Irã e da Ásia Central. Seus vários nomes refletem seu aroma muito particular, que nem todos julgam atraente. O nome em português (e em inglês) é um híbrido de persa e latim que significa "resina fedida"; os termos *merde du diable*, em francês, e *Teufelsdreck*, em alemão, têm a mesma tradução: "merda do diabo". Muito compreensível: a assafétida carrega uma notável variedade de substâncias voláteis sulfuradas, desde sulfetos simples e comuns até cadeias de sulfetos que lembram cebola e alho. A planta da qual provém, alta e de propagação vigorosa, secreta a resina protetora quando seu caule é ferido; a resina é coletada, seca e, em geral, vendida em pó, diluída com amido ou farinha. A assafétida é usada na culinária da Ásia Central e da Índia (seu nome em hindi é *hing*) na mesma proporção da cebola e do alho, para dar ao alimento notas salgadas, de carne.

## Especiarias eurasiáticas isoladas: feno-grego, *mahleb*, açafrão

Na barraca seguinte, paramos um pouco na fronteira geográfica entre o Ocidente e o Oriente para conhecer mais especiarias dessa região: três sementes aromáticas e uma flor seca. Para começar, uma especiaria relativamente obscura e um grande marco olfativo.

O **feno-grego** é a sementinha comprida, marrom-clara, de uma planta da família das leguminosas, e elemento frequente das misturas de especiarias da Ásia Central e da Índia. Seu aroma é composto em parte de notas familiares de vagem e ervilha, cortesia das pirazinas com anéis de nitrogênio, lactonas de aroma gorduroso e ácidos com cheiro de suor. No entanto, sua qualidade mais característica, doce, vem da furanona sotolona (ver p. 179). Traços de sotolona estão presentes em cereais como o trigo e o centeio, mas, com exceção do feno--grego, ela só se destaca em certos alimentos cozidos, de modo que seu aroma costuma ser descrito mediante alusões a caramelo, açúcar mascavo e xarope de bordo. Milhões de nova-iorquinos conheceram a sotolona em 2005 e 2006, na forma de um aroma de xarope de bordo liberado por uma fábrica em Nova Jérsei que estava processando sementes de feno-grego. De nossa parte, vamos encontrá-la com frequência nos capítulos 18 e 19, nos quais, para dar o devido crédito às plantas que a criaram, descreveremos seu aroma como semelhante ao de feno-grego! Ao contrário da maioria das especiarias, que perdem parte de seu aroma característico quando aquecidas, os índices de furanona do feno--grego aumentam significativamente com o calor, sobretudo quando em solução ácida (que é o caso de certos molhos). O cheiro do feno-grego permanece conosco por algum tempo depois que o ingerimos; ou a própria sotolona ou uma substância derivada, de aroma parecido, é liberada no suor e na urina.

**ESPECIARIAS DO MEDITERRÂNEO ORIENTAL E DA ÁSIA OCIDENTAL: FENO-GREGO, NIGELA, *MAHLEB*, AÇAFRÃO**

| Especiaria | Aromas componentes | Moléculas |
|---|---|---|
| feno-grego (*Trigonella foenum-graecum*) | xarope de bordo, suor, vagem, coco | sotolona, ácidos butanoico e metilbutanoico, metoxipirazinas, g-nonalactonas e hexalactonas |

*continua*

| Especiaria | Aromas componentes | Moléculas |
|---|---|---|
| nigela (*Nigella sativa*) | amadeirado, medicinal, hortelã, anis | cimeno, timoquinona, carvacrol, anetol |
| *mahleb* (*Prunus mahaleb*) | feno, essência de amêndoas, resinoso | cumarina, benzaldeído, álcool benzílico |
| açafrão (*Crocus sativus*) | fresco, medicinal, amadeirado, doce, verde, chá, tabaco | safranal, isoforonas |

Ao lado do feno-grego de cor marrom há uma pilha de sementes muito menores, pretas e angulosas. A **nigela** integra a família das ranunculáceas e é parente de várias flores de jardim; suas sementes costumam ser espalhadas sobre o pão. Tem sabor relativamente brando, amadeirado, com um toque medicinal dado por terpenoides típicos do tomilho e do orégano, e às vezes com toques de hortelã ou anis.

Ao lado da nigela há sementes redondas, de cor creme, com diâmetro de cerca de dois milímetros. O ***mahleb*** é a semente de uma árvore, espécie irmã da amêndoa e das demais drupas, cujo frutinho costuma ser confundido com um tipo de cereja. Como a amêndoa amarga, a sementinha do *mahleb* é retirada do caroço duro e usada como tempero. Também contém o benzaldeído que caracteriza a essência de amêndoas, mas este se encontra misturado com a cumarina, um benzenoide com aroma doce, de feno, que é a principal substância volátil do cumaru (ver p. 302).

Por último nesta banca, não vemos sementes, mas sim uma pilha minúscula de filamentos de tom vermelho vivo, cuja dimensão varia de um a dois centímetros de comprimento. São os estigmas (as partes que recebem o pólen) secos da flor do **açafrão**, uma espécie domesticada na Grécia há 3 mil anos para ser usada tanto como especiaria quanto como corante: seus filamentos são ricos em pigmentos terpenoides que tingem alimentos e tecidos de amarelo vivo. A flor viva do açafrão tem um aroma agradável, mas não muito interessante (ver p. 232); a secagem, no entanto, causa a fragmentação de alguns pigmentos e outros terpenoides, formando substâncias voláteis incomuns com aromas diversos – de madeira, cânfora, feno, mofo, chá, tabaco. Trata-se de uma especiaria única e muito cara: os estigmas são colhidos à mão no dia em que cada flor se abre, e centenas de flores são necessárias para se produzir um grama de açafrão.

## Especiarias pungentes do mundo inteiro: mostarda e pimenta

Outro corredor largo e outra mudança de foco, desta vez para as especiarias picantes, as sementes e as frutas que não só têm aroma como também queimam a língua. O termo *picante* é usado às vezes para significar "quente" – pungente e agradável de um jeito doloroso –, e nós usamos as pimentas e a mostarda para "apimentar" tudo, desde os ovos do café da manhã até sanduíches, passando por biscoitos doces. Esses materiais são apreciados por sua pungência ou pelo efeito picante, mas também vale a pena notar e contrastar seus aromas; assim, esta barraca reúne amostras de todas as partes do mundo.

Em primeiro lugar, temos na barraca sementes pequenas e redondas, algumas amarelas, outras em vários tons de marrom. A **semente de mostarda** nasce em plantas da família das crucíferas que crescem em amplas regiões da Europa e da Ásia. Como as hortaliças e as ervas dessa família, são defendidas por isotiocianatos que contêm nitrogênio e enxofre e irritam a boca e as vias aéreas, apresentando um aroma genericamente sulfúreo. A semente os armazena em uma combinação não volátil com outras moléculas, e só os emite quanto uma lesão física aciona uma enzima que libera as partes voláteis desses compostos. A enzima é desativada pelo calor forte, de modo que, quando as sementes são tostadas, sua pungência é drasticamente reduzida. A enzima também precisa de umidade para funcionar; por isso, a mostarda é preparada para consumo pela moagem e umidificação das sementes, formando uma pasta. Sua pungência tende a diminuir com o tempo, exceto quando os isotiocianatos são estabilizados por um pH mais baixo – e essa é uma das funções do vinagre nos preparados de mostarda.

Já as espécies que levam o nome de **pimenta** – do reino, branca, do gênero *Capsicum*, de Sichuan, todas reunidas aqui ao lado da mostarda – armazenam as moléculas pungentes ou picantes em sua forma ativa, prontas para atacar até mesmo quando secas. Essas moléculas – a piperina na pimenta-do-reino e na pimenta-branca, a capsaicina nas pimentas do gênero *Capsicum*, o sanshoól na pimenta-de-sichuan, todas elas substâncias químicas aparentadas entre si e portadoras de nitrogênio – são muito maiores e menos voláteis do que os isotiocianatos e não têm, ou quase não têm, cheiro próprio. A menos que sejam lançadas no ar pelo calor da cocção ou que suas gotículas espirrem da louça sendo lavada, elas irritam somente a boca. Todas essas pimentas nascem como pequenos frutos contendo sementes que podem ser ressecados e conservados por bastante tempo. A palavra inglesa *pepper* vem de *pippali*, o antigo nome sânscrito do que hoje chamamos de pimenta-longa. Tanto a pimenta-longa quanto a pimenta-do-reino são espécies do grande gênero *Piper*, que pertence a uma das mais antigas linhagens de plantas floríferas. As outras "pimentas" não têm parentesco com elas, mas carregam seu nome porque se assemelham a esses modelos.

Na primeira pilha de pimentas, acumulam-se massas escuras com a grossura de um lápis e comprimento de um a dois centímetros, mais ou menos. É a **pimenta-longa**, fruto de uma trepadeira lenhosa natural da Índia e do Sudeste Asiático, que toma a forma de muitas bagas pequenas e unidas. Ao que parece, ela foi a primeira pimenta a ser vendida para o Ocidente, e só depois foi sucedida pela pimenta-do-reino. A pimenta-longa é relativamente rara hoje em dia, mas vale a pena procurá-la, tanto por seu significado histórico quanto pelo aroma agradável que acompanha sua pungência: madeira e terebintina, com um toque de cravo.

Ao lado da pimenta-longa estão os conhecidos frutos de sua irmã mais popular, a **pimenta-do-reino**. Ela tem a mesma origem da pimenta-longa, também é uma trepadeira e produz sobretudo terpenoides amadeirados e com aroma de pinho, entre eles o sesquiterpenoide rotundona, com aroma característico de pimenta. O revestimento exterior enegrecido da **pimenta-preta** são os restos secos da polpa carnosa imatura que envolvia a semente na colheita. Já a **pimenta-branca** é feita dos mesmos frutos, mas maduros; a polpa macia é removida antes da secagem. A prática tradicional consiste em molhar os frutos maduros para que os microrganismos do ambiente possam atacar e digerir a polpa, cujos restos são então lavados. No calor dos trópicos, é fácil perder o controle dessa decomposição controlada, e é por isso que alguns lotes de pimenta-branca acabam adquirindo um aroma fecal e de estrebaria. Os grãos de pimenta-branca conservam basicamente as mesmas substâncias voláteis e a mesma pungência não volátil da pimenta-do-reino, mas não se destacam como partículas pretas no alimento.

Depois dessas duas pimentas verdadeiras, há duas pilhas de esferinhas mosqueadas verdes e vermelhas. A **pimenta-de-sichuan**, *hua jiao* em chinês, e seu equivalente japonês, o **sanshô**, são as frutinhas secas de árvores asiáticas da família dos citros, embora elas próprias não sejam espécies cítricas. Suas principais defesas não voláteis, a substância chamada sanshoól, provocam sensações muito estranhas na boca – não são exatamente pungentes, mas antes metálicas, e provocam torpor e formigamento. Tanto as defesas não voláteis quanto as voláteis se concentram nas finas camadas de polpa que envolvem as sementes duras; o aspecto mosqueado revela glândulas de armazenamento que se parecem com as das cascas dos frutos cítricos propriamente ditos. As substâncias voláteis refletem a filiação botânica dessas árvores, com notas florais e cítricas sobre uma base amadeirada e de pinho. Há diferenças notáveis entre as variedades verde e vermelha, bem como entre a chinesa e a japonesa. (Outras espécies são usadas na Coreia, na Índia, na Indonésia e em países próximos.)

**ESPECIARIAS PUNGENTES: MOSTARDAS E PIMENTAS**

| Especiaria | Aromas componentes | Moléculas |
|---|---|---|
| sementes de mostarda (*Brassica nigra* e *juncea*, *Sinapis alba*) | sulfúreo | isotiocianatos, tiocianatos |
| pimenta-longa (*Piper longum*) | amadeirado, terpenos, cravo, cítrico, fresco | cariofileno, careno, eugenol, limoneno, zingibereno |
| pimenta-do-reino preta (*Piper nigrum*; Ásia) | pimenta, floral, fresco, pinho, amadeirado, resinoso | rotundona, pineno, cariofileno, limoneno, mirceno, linalol |
| pimenta-do-reino branca (*Piper nigrum*; Ásia) | pimenta, cítrico, floral, pinho, eucalipto | rotundona, limoneno, linalol, pineno, eucaliptol |
| | mal processada: fecal, estrebaria | escatol, cresol |
| pimenta-de-sichuan verde e vermelha (*Zanthoxylum simulans* e *Z. bungeanum*) | floral, doce, pinho | linalol, terpineol |
| | floral, fresco, pinho, rosa | linalol, eucaliptol, fenil etanol, limoneno, mirceno |
| sanshô (*Zanthoxylum piperitum*) | fresca imatura: floral, verde, cítrico, pinho | geraniol, linalol, citronelal, mirceno, limoneno, felandreno; |
| | madura, seca: floral, verde, frutado | geraniol, linalol, citronelal, acetato de geranila, cinamato de metila |
| pimentas do gênero *Capsicum* | terroso, frutado, cera, cedro, verde, violeta | octenol, damascenona, metilbutirato de hexila, himalacheno, safral, ocimeno, tolueno, metil heptenona, ionona |
| pimenta-rosa (*Schinus molle* e *S. terebinthifolius*) | terebintina, fresco, cítrico, amadeirado, herbáceo | pineno, limoneno, sabineno, germacreno, felandreno, careno, pineno, germacreno |

Ao lado dessas pilhas mais ou menos uniformes de pimenta-longa, pimenta-do-reino e pimenta-de-sichuan, avistamos um monte de cápsulas alongadas em diversos tons de vermelho, com dimensões que variam entre o tamanho de uma unha ao de um palmo. São as **pimentas do gênero *Capsicum***, que nascem de plantinhas naturais das Américas e cujas camadas de polpa carnosa são muito maiores que as das demais pimentas. Suas sementes e os receptáculos internos onde nascem as sementes contêm a maior parte da capsaicina pungente, ao passo que as substâncias voláteis da especiaria seca são dadas sobretudo por fragmentos da polpa, rica em pigmentos carotenoides vermelhos e alaranjados. Curiosamente, as substâncias voláteis das pimentas do gênero *Capsicum* secas não foram muito bem estudadas, mas parece que as principais são provenientes da mesma rodovia metabólica terpenoide que conduz aos pigmentos, bem como de fragmentos dos próprios pigmentos, com aroma amadeirado, floral e frutado.

Para arrematar a barraca das pimentas, há uma pilha de esferas rosadas do tamanho de uma pimenta-do-reino: a **pimenta-rosa**, como não poderia deixar de ser. Como as do gênero *Capsicum*, a pimenta-rosa originou-se no Novo Mundo e é produzida por duas árvores diferentes naturais da América do Sul. Na verdade, a pimenta-rosa não tem nenhuma defesa pungente, mas deve seu nome ao fato de ter mais ou menos o mesmo tamanho das esferas de pimenta-do-reino e um aroma semelhante, derivado sobretudo de terpenoides frescos e amadeirados – embora não contenha a rotundona, essencial no aroma da pimenta-do-reino.

## Especiarias asiáticas: canela, cravo, cardamomo

Vejamos agora uma barraca que traz meia dúzia de produtos aromáticos bastante conhecidos, naturais da Ásia. Alguns são sementes, outros não, e dois também têm alguma pungência. Primeiro, alguns cilindros vermelho-acastanhados com cerca de cinco centímetros de comprimento. Alguns formam um único sólido enrolado, outros são rolinhos de muitas camadas finas como papel. São versões da **canela**, a casca de árvores da família do louro, as lauráceas, naturais do Sudeste Asiático, cujo aroma é muito conhecido por causa de seu uso em tortas de maçã e outras massas doces servidas no café da manhã. Já sentimos um bafejo de canela na seção arbórea do nosso jardim imaginário (p. 205). A principal substância volátil da canela, aquela que a define, é o benzenoide cinamaldeído. Ingrediente principal das balas de canela, em alta concentração ele também é calefaciente e pungente. As diferentes variedades de canela encerram diferentes concentrações de cinamaldeído. Algumas possuem um aroma bem parecido com o da bala, que só contém essa substância, enquanto outras têm aromas mais complexos e equilibrados, com notas de mel, feno e florais dadas por benzenoides correlatos e pelo terpenoide linalol.

Nas proximidades dos rolinhos de canela há uma pilha de bastõezinhos muito menores com um lado maior, bulboso: são os **cravos**, os botões fechados das flores secas ao sol de uma árvore do Sudeste Asiático da família da murta, as mirtáceas. Entre seus primos incluem-se a árvore da pimenta-da-jamaica, o eucalipto e a goiabeira, todos fortemente aromáticos. O cheiro marcante que define o cravo é dado pelo benzenoide eugenol, cujas propriedades anestésicas têm sido aproveitadas há milhares de anos para tratar dor de dente. O cravo continua sendo usado por dentistas e em enxaguantes bucais, o que pode dar ao cheiro de cravo uma infeliz associação com a medicina. O cravo representa um investimento notável das árvores em sua defesa química: 20% do peso dos botões secos é dado por substâncias voláteis, e o eugenol equivale a cerca de 90% dessas substâncias voláteis. Um ou dois cravos já são suficientes para marcar o sabor de um prato.

**ALGUMAS ESPECIARIAS ASIÁTICAS**

| Especiaria | Aromas componentes | Moléculas |
|---|---|---|
| canela (*Cinnamomum verum*) | canela, mel, floral, amadeirado, cravo, feno | cinamaldeído 5-15%, acetato de cinamila, linalol, cariofileno, eugenol, cumarina |
| cássia, canela-da-indonésia, canela-de-saigon (*Cinnamomum cassia, burmannii, loureiroi*) | canela, pungente; doce, feno | cinamaldeído 15-20%, 20-50%, 55-70%; ácido cinâmico, cumarina |
| cravo (*Syzygium aromaticum*) | cravo, doce, floral, amadeirado | eugenol, acetato de eugenila, cariofileno |
| noz-moscada e macis (*Myristica fragrans*) | balsâmico, doce, amadeirado, picante, sassafrás, pinho | miristicina, safrol, sabineno, pineno, terpineol |
| anis estrelado (*Illicium verum*) | anis, medicinal, doce, floral, verde | anetol, anisaldeído, feniculina |
| cardamomo (*Elettaria cardamomum*) | cítrico, fresco, eucalipto, lavanda, floral | acetato de terpenila, eucaliptol, acetato de linalila, linalol |

Ao lado do cravo estão algumas especiarias asiáticas não pungentes. Há um punhado de sementes marrons de cerca de dois centímetros e meio de comprimento, cada uma delas contida em uma rede grossa, de cor vermelha viva. A semente é a **noz-moscada**, e o **macis** é sua roupagem, que se torna visível quando a fruta ao redor está madura e se parte, chamando a atenção dos pássaros, que pegam a fruta e deixam cair a semente. A árvore da noz-moscada é natural da Indonésia e pertence à antiga linhagem das magnólias. Entre as substâncias voláteis da noz-moscada e do macis incluem-se vários terpenoides comuns, mas ambos são dominados por dois benzenoides insólitos: a miristicina, resinosa e doce, que também está presente em baixa quantidade na cenoura e na salsinha, e o safrol, que é a principal substância volátil da raiz de sassafrás (ver p. 206).

Ao lado da noz-moscada há estrelinhas marrons de aspecto áspero; cada um dos oito raios está partido e evidencia uma semente no interior. Trata-se do **anis estrelado**, a fruta lenhosa seca de uma arvorezinha chinesa que, como indica seu nome, é rica nos mesmos benzenoides voláteis que caracterizam a semente de anis – sendo hoje, por sinal, a principal fonte comercial da essência de anis. São as estrelas, e não as sementes, que contêm as substâncias voláteis. O anis estrelado é uma especiaria de destaque em muitas culinárias asiáticas, sobretudo na chinesa e na vietnamita.

A última especiaria na barraquinha asiática é uma pilha de vagens pequenas, compridas e achatadas, algumas marrons e outras verdes. São as vagens alvejadas e não alvejadas do **cardamomo**, um parente do gengibre natural da Índia e do Sudeste Asiático, com folhas em forma de espada. Suas flores nascem na ponta de longos caules, e estes se inclinam para o chão, onde as vagens fibrosas, verdes e sem sabor amadurecem. Dentro delas há sementes defendidas por uma mistura característica de terpenoides e ésteres de terpenoides florais e frutados – o que é surpreendente, dada a sua intimidade com o solo – e com um toque de eucalipto e cânfora. (Alguns outros parentes do gengibre produzem vagens maiores e mais escuras, também chamadas de cardamomo; suas sementes têm aroma mais medicinal e são menos usadas.)

## Especiarias das Américas: pimenta-da-jamaica, urucum, cumaru, baunilha

Chegamos agora às duas últimas barracas de sementes aromáticas comestíveis, com as poucas, mas extraordinárias, contribuições do Novo Mundo às bancadas de temperos do planeta. Há três pilhas de sementes na primeira barraca: uma de sementes redondas, de tamanho médio e marrons; outra, com sementes minúsculas e vermelhas-alaranjadas; a última, com sementes grandes e semelhantes a feijões. A **pimenta-da-jamaica** recebeu esse nome porque exala os aromas benzenoides de duas especiarias asiáticas famosas, o cravo e o cardamomo, a partir de uma única fruta compacta e seca de uma árvore da família do cravo, natural das ilhas do Caribe. A nota de canela não é dada pelo cinamaldeído que caracteriza essa especiaria, mas por uma faceta do metil eugenol, semelhante à canela e ao cravo; por isso, é relativamente sutil.

O **urucum** é a especiaria obtida do urucuzeiro, uma arvorezinha perenifólia que dá frutos espinhosos. Dentro dos frutos há sementinhas cobertas de uma polpa aromática de tom vermelho vivo. A camada de polpa, depois de seca, é usada para tingir tecidos e alimentos, dando a eles um suave aroma florestal proveniente de diversos terpenoides, entre os quais um sesquiterpenoide estranhamente terroso, o **espatulenol**.

O **cumaru** é a semente de uma árvore da família das leguminosas. É rico em cumarina, o benzenoide encontrado no trevo, que tem cheiro de trevos cortados e feno em processo de secagem (ver p. 214; também pode ser encontrado na semente do *mahleb* e na canela). O cumaru e sua essência já eram usados há muito tempo para aromatizar alimentos e tabaco – e substituir a baunilha, mais cara –, até que se passou a suspeitar da toxicidade da cumarina. Hoje em dia, a venda de cumaru é ilegal nos Estados Unidos, embora não seja difícil encontrar a especiaria. Os países europeus permitem o seu uso como ingrediente de alimentos e bebidas, mas estabelecem limites para o índice total de cumarina presente (a canela é, às vezes, fonte importante dessa substância).

**ALGUMAS ESPECIARIAS DAS AMÉRICAS**

| Especiaria | Aromas componentes | Moléculas |
|---|---|---|
| pimenta-da-jamaica (*Pimenta dioica*) | fresco, canela, cravo, pinho, amadeirado | metil eugenol, eugenol, pineno, cariofileno |
| urucum (*Bixa orellana*) | amadeirado, resinoso, terroso, frutado | humuleno, pineno, espatulenol, metil heptenona |
| cumaru (*Dipteryx odorata*) | doce, quente, feno, caramelo | cumarina, hidroximetil furfural, metil hidroxifenil propanoato |

Por fim, a última barraquinha de especiarias: três grupos de vagens compridas, de um marrom quase preto, que emitem um aroma imediatamente reconhecível. São diferentes versões de **baunilha**, cujo sabor é tão apreciado e onipresente no Ocidente que, em inglês, a expressão *"plain vanilla"* (só baunilha) designa a versão mais simples e mais básica de qualquer coisa. A especiaria propriamente dita é rara e cara; seu sabor só está em toda parte porque os químicos são capazes de imitá-lo usando uma mistura sintética de suas principais substâncias voláteis e, às vezes, a substância básica que confere a ela o seu caráter essencialmente doce: a vanilina, um marco dos benzenoides. A vanilina é rara no restante do reino vegetal. Ela empresta um toque de seu calor doce à resina do benjoim e à madeira de algumas espécies de carvalho, na qual sua quantidade pode ser aumentada por meio de tratamentos à base de calor, muito usados nos barris de envelhecimento de vinho e uísque.

As vagens são os frutos de uma trepadeira da família das orquídeas, natural dos trópicos do continente americano; esses frutos são curados pelo calor e pelo tempo. São longos e finos, com uma casca semelhante a couro que envolve uma massa pegajosa de sementinhas pretas. A chave de seu apelo está em um rico conjunto de benzenoides comandados pela doce e característica vanilina, pelo ácido vanílico com aroma de creme e leite, por algumas substâncias voláteis frutadas e florais e por uma série de substâncias menos agradáveis, mas cujas notas de fumaça, medicinais e de estrebaria proporcionam profundidade e complexidade ao aroma da especiaria. A melhor maneira de detectar e apreciar esses aromas secundários consiste em cheirar um frasco de essência artificial de baunilha, que praticamente contém somente vanilina, e depois cheirar a essência natural de baunilha ou uma vagem recém-raspada. As notas mais profundas e agudas da baunilha de verdade podem ser surpreendentes.

Também é surpreendente experimentar a variedade taitiana ao lado da baunilha "comum": sua qualidade de baunilha é bem mais fraca e vem acompanhada de notas florais, frutadas, de amêndoas e de anis, todas dadas por seu próprio conjunto de benzenoides. A baunilha taitiana foi descoberta no Taiti, ilha da Polinésia muito afastada dos trópicos americanos, e suas origens continuam misteriosas. Segundo o palpite mais recente, ela é uma híbrida de duas ou mais espécies diferentes de baunilha trazidas da América para serem cultivadas no Pacífico. Um de seus possíveis antepassados, a baunilha pompona, também está começando a ser aproveitada nos mundos da alimentação e da perfumaria; ela tem alguns dos mesmos benzenoides que dominam a baunilha taitiana.

**ALGUMAS VARIEDADES DE BAUNILHA**

| Espécie de baunilha | Aromas componentes | Moléculas |
|---|---|---|
| comum (*Vanilla planifolia*; América tropical) | baunilha, doce, creme, amêndoa, fumaça, alcatrão, estrebaria, floral | canilina, ácido vanílico, ácido, álcool e aldeído hidroxibenzoico, guaiacol, fenol, cresol, álcool anisílico |
| taitiana (*Vanilla* x *tahitiensis*; Polinésia) | floral, frutado, amêndoa, caramelo, anis, baunilha | aldeído, álcool e acetato de anisila, anisato de metila, vanilina |
| pompona (*Vanilla pompona*; América tropical) | floral, doce, picante, resinoso, anis, fumaça, alcatrão, baunilha | octadienona, cinamato de metila, aldeído, álcool, formato e acetato de anisila, guaiacol, fenol, vanilina |

Entre todas as especiarias, a baunilha é incomum em razão do processo elaborado a que é submetida para que seu sabor seja intensificado. Em vez de simplesmente deixar que as vagens amadureçam e sequem, os produtores as colhem ainda imaturas, expõem-nas a temperaturas de 60°C ou mais para deter seu desenvolvimento e depois tornam a esquentá-las regularmente no decorrer de várias semanas antes de secá-las e deixá-las descansar. A maioria dos benzenoides voláteis é armazenada nos tecidos internos do fruto, ligados a moléculas não voláteis de açúcar, e só se tornam perceptíveis quando o fruto é danificado e as enzimas são separadas dos açúcares. O processo de cura detém o amadurecimento da vagem sem desativar por completo as enzimas que liberam substâncias voláteis, e também permite que bactérias e leveduras tolerantes ao calor cresçam e contribuam com suas próprias enzimas. O resultado é um fruto semisseco que resiste à deterioração e é repleto de substâncias voláteis livres que, de outro modo, continuariam presas em sua forma original não aromática.

A baunilha servirá de ponto-final para a viagem aromática deste capítulo, na qual passamos dos cereais mais insípidos até as especiarias de aroma e sabor mais ousados. Das mais de três dúzias de especiarias que cheiramos, menos de dez dão destaque a substâncias voláteis que também não são comuns nas verduras e nas ervas frescas – entre elas o cominho, o feno-grego, o gengibre, a canela e a baunilha. As outras trabalham mais com terpenoides e benzenoides comuns para fazer suas próprias misturas típicas. No entanto, assim como a baunilha, todas emitem suas substâncias voláteis com o objetivo de evitar que outras formas de vida se alimentem delas – pelo menos as formas de vida que não prezam tanto quanto nós pelo seu bem-estar. O capítulo seguinte nos levará às notáveis estruturas e substâncias voláteis vegetais que fazem o contrário: convidam animais como nós a comê-las e apreciá-las – entre elas se incluem, curiosamente, as pimentas do gênero *Capsicum* e a própria baunilha! Vamos às frutas.

Capítulo 13

# FRUTAS

> Desembarquei a salvo num belo prado que ficava na outra margem, onde [...] deixei meu cavalo a pastar e avancei para territórios cobertos de morangueiros, onde me regalei com a fruta fragrante e deliciosa e fui recebido por bandos de esplêndidos perus, pelas volúveis corças e por todas as nações de animais livres e felizes que possuem e habitam estes campos férteis, que davam a impressão de estar me chamando e se uniram a mim, participando do abundante repasto que a natureza nos oferecia em seu regaço.
>
> William Bartram, *Travels through North and South Carolina*, 1791.

> A polpa é a parte comestível, e sua consistência e sabor são indescritíveis. Um creme rico, semelhante à manteiga e com sabor de amêndoas, é o que nos dá a melhor ideia geral de como ele é, mas em meio a isso tudo vêm ondas de sabor que lembram queijo-creme, molho de cebolas, xerez marrom e outras incongruências. [...] Quanto mais se come, menos se sente vontade de parar. Na verdade, comer o durião é uma sensação nova que compensa as durezas de uma viagem ao Oriente.
>
> Alfred Russel Wallace, *The Malay Archipelago*, 1869.

> Há na Maçã um largo leque de sabores e texturas, e, para os que se aventuram pelo território do paladar, um campo aberto para esperançosas viagens.
>
> Edward A. Bunyard, *The Anatomy of Dessert*, 1929.

Até agora, em nossa exploração das plantas comestíveis, sentimos o cheiro de dezenas de folhas, raízes e sementes agradáveis, e vimos que nosso prazer não tem nada a ver com o motivo pelo qual as plantas produzem seus aromas. Podemos saborear ervas e especiarias porque somos meros espectadores da rede de relações de vida e morte que as tornam aromáticas. Ajustamos a quantidade ingerida e as apreciamos como fontes de sensações vivificantes.

No caso das frutas, já não somos meros espectadores. Finalmente encontramos aromas vegetais que envolvem nosso elemento animal, afiliação abraçada com deleite pelo naturalista William Bartram quando se uniu a perus e veados para se banquetear em campos cobertos de morangueiros. Como todas as frutas carnosas, os morangos que alimentaram aves, quadrúpedes e primatas são produzidos por plantas que, enraizadas no solo, precisam arranjar carona para as sementes que geram. A polpa dos frutos serve de combustível para os animais móveis, e os aromas que as anunciam estão atrelados a algumas das sensações mais envolventes e fundamentais que sentimos: a fome e sua saciedade.

Os frutos são estruturas construídas pela planta a partir dos tecidos de suas flores polinizadas, e de início protegem as sementes em desenvolvimento com várias defesas de gosto ruim. Quando as sementes estão prontas, os frutos carnosos *amadurecem*: tornam-se mais macios, mudam de cor e de sabor e desenvolvem aromas. A maioria dos frutos carnosos – e a partir de agora vamos chamá-los simplesmente de frutos ou frutas – evoluiu para chamar a atenção de mamíferos e aves, e as aves identificam os frutos maduros sobretudo pelas cores, não pelos aromas. É provável que muitas frutas tenham o cheiro que têm em razão das imemoriais influências mútuas entre plantas e mamíferos pequenos e grandes: não só nossos ancestrais primatas, mas também roedores e morcegos, elefantes e ursos.

Os frutos não são nossos alimentos principais, mas são alimentos *modelo*: modelos de delícia para o paladar. Em sua melhor forma, os frutos maduros são o exemplo supremo de como os alimentos podem estimular e satisfazer nossos sentidos; de como podem ser visualmente atraentes, ter gosto equilibrado e aroma pleno e intenso. O ensaísta inglês Walter Pater escreveu que "toda arte aspira à condição da música", isto é, ao caráter imediato do ponto de vista emocional que a música proporciona. Há muito tempo sou da opinião de que toda culinária aspira à condição de uma fruta madura. É sua riqueza sensorial que explica por que tanto cozinheiros caseiros quanto *chefs* famosos consideram adequado arrematar uma refeição com um prato, uma faca e um pêssego ou dois figos maduríssimos. As melhores frutas já foram preparadas até alcançar uma espécie de perfeição. E, além do sabor e da beleza, as frutas são portadoras de significados e emoções. São emblemas do relacionamento, da simbiose, da cooperação e da generosidade: o reino vegetal transmutando sua abundância de ar e luz do sol em nutrição e prazer para os animais.

As frutas também são maravilhosamente diversificadas. A maioria de nós conhece algumas espécies de maçãs, peras e frutas cítricas; talvez mais algumas outras. Porém, há todo um universo de delícias para além das mais conhecidas, um banquete de sabores para o qual o Herói Carbono se preparou durante longas eras e que os apreciadores de frutas ressaltaram ao longo de séculos de seleção e especialização. E há mais a se buscar do que somente as delícias.

Nem todos os apreciadores de frutas concordariam que o sabor do durião vale uma longa viagem marítima da Inglaterra ao Extremo Oriente, como asseverou o explorador inglês Alfred Russel Wallace. O eminente botânico E. J. H. Corner, mais tarde, não o comparou a amêndoas, molho de cebola e xerez; disse, isso sim, que ele "cheira a uma mistura de cebola, esgoto e monóxido de carbono". No entanto, ver, cheirar e provar um durião, fruta coberta de espinhos do tamanho de uma bola de basquete, é uma experiência inesquecível, uma ocasião para refletirmos sobre as frutas e seus prazeres. Hoje em dia, muitas frutas chegam até nós de avião. Nunca foi tão fácil para um explorador de cheiros encontrar frutas incomuns de todos os tipos, algumas deliciosas ao ponto da embriaguez, outras que nos provocam e estimulam ainda que não sejam tão deliciosas assim.

Neste capítulo, vamos provar algumas dezenas de frutas comumente disponíveis nas regiões temperadas da Europa e da América. Em geral são ingeridas cruas, e nós costumamos considerar algumas delas como hortaliças (vamos experimentar os sabores da cocção no capítulo 18). Suas origens geográficas e relações familiares são fascinantes, e foi assim que as agrupamos, com algumas exceções. Depois de uma visita virtual ao berçário de árvores frutíferas da cordilheira de Tian Shan, voltaremos para nossa feira imaginária, onde cada barraca conterá um pequeno grupo de frutas aparentadas quer pela linhagem familiar, quer pelo local de origem. Você pode ir diretamente às suas favoritas para entender por que gosta tanto delas ou percorrer todas as barracas, das maçãs ao durião; pode também procurar frutas insólitas ou apenas perambular a esmo. O melhor é montar bandejas temáticas de frutas de verdade e prová-las na companhia de amigos curiosos, de modo que vocês se ajudem a verbalizar exatamente o que as torna tão deliciosas. Hoje em dia, as frutas compradas no supermercado são mercadorias comuns: com frequência, versões aguadas do que poderiam ser se fossem cultivadas mais pelo sabor do que pela produtividade, a aparência e a resistência a impactos. Em sua melhor forma, as frutas podem ser o que Thoreau disse sobre as maçãs silvestres: os verdadeiros néctar e ambrosia da Terra.

## As substâncias voláteis das frutas: ésteres essenciais, toques de enxofre

Muitas substâncias voláteis das frutas, bem como seus aromas, já são conhecidos do leitor que viajou pelas hortaliças, ervas e especiarias. As notas de grama das substâncias voláteis de folhas verdes se destacam na maçã Granny Smith e no kiwi. Terpenoides de pinho e florais perfumam as frutas cítricas, ao passo que benzenoides de amêndoa e baunilha fazem o mesmo com as drupas e o oxicoco. É evidente que essas moléculas trabalham duas vezes nas frutas maduras: detêm os microrganismos e os insetos e, ao mesmo tempo, atraem criaturas maiores que usam o faro para encontrar alimento. Porém, outros dois grupos de substâncias voláteis são especialmente importantes nas frutas. Um deles ajuda a definir a qualidade geral "frutada" e o outro contribui com toques especiais que atraem o olfato. A seguir, uma breve apresentação de ambos.

O grupo frutado mais importante é o dos **ésteres**. O aroma de quase todas as frutas que vamos cheirar é dado em parte por uma ou mais dessas moléculas. Como vimos ao explorar as famílias das substâncias voláteis de origem vegetal, os ésteres comuns são formados pela união de dois tipos diferentes de cadeias curtas, um álcool e um ácido. As moléculas que nascem dessa união são, em geral, muito mais agradáveis ao nosso olfato do que suas predecessoras: menos reativas, menos irritantes, produtos de uma construção molecular, e não de uma decomposição metabólica. Os nomes dos ésteres são sempre duplos: primeiro vem o nome do ácido com o sufixo -*ato* e, depois, o nome do álcool. Tomemos como exemplo os comuníssimos ácido *acético* e álcool *etílico*, com aromas respetivamente de vinagre e penetrante. Seu éster, o *acetato de etila*, é uma molécula que podemos encontrar e cheirar facilmente em estado puro; é o solvente de alguns removedores de esmalte de unha e colas plásticas. Tem um odor doce, inebriante e genericamente frutado e está presente no aroma de muitas frutas.

As plantas produzem rotineiramente dezenas de ésteres a partir de cadeias curtas de álcoois e ácidos. A tabela das páginas 166-167 lista os mais comuns, com suas qualidades aromáticas individuais. Quase todas as descrições trazem o nome de mais de uma fruta, pois quase todos os ésteres se encontram em mais de uma. Do mesmo modo, toda fruta geralmente emite vários ésteres, os quais, em seu conjunto, muitas vezes proporcionam um fundo geral frutado. Na tabela a seguir, listamos alguns ésteres especialmente proeminentes em frutas conhecidas, os quais se destacam desse fundo e contribuem com sua identidade aromática característica para os aromas de maçã, banana, pera etc. Um éster atípico, que vale a pena destacar, é o **antranilato de metila**, cuja porção ácida é um anel de carbono decorado com nitrogênio. Sua qualidade floral e terrosa ajuda a definir os aromas da uva Concord (e do aroma artificial de uva) e dos morangos "silvestres" dos Alpes. No morango, ele inibe as doenças causadas por bactérias e fungos e inibe a germinação de suas próprias sementes, encorajando-as a crescer apenas quando separadas da fruta. Por fim, em forma concentrada, é eficaz como repelente de aves!

**ALGUNS ÉSTERES COMUNS NAS FRUTAS**

| Éster | Destaca-se em |
|---|---|
| acetato de etila | muitas frutas |
| acetato de butila | maçã |
| acetato de metilbutila (isoamila) | banana |
| butirato de metila | morango |
| butirato de etila | morango, suco de frutas cítricas, manga |
| butirato de hexila | maracujá |
| metilbutirato de etila | morango, suco de frutas cítricas, manga, abacaxi |
| hexanoato de etila | uvas de mesa, amora |
| hexanoato de hexila | maracujá |
| decadienoato de metila e etila | pera |
| benzoato de metila e benzila | mamão |
| antranilato de metila | uvas norte-americanas, morangos dos Alpes |

Além dos ésteres formados por um álcool e um ácido, mais comuns, há dois outros subgrupos de formação diferente, que incluem anéis de carbono e oxigênio em sua estrutura e desempenham papel importante em frutas específicas: as **lactonas** (ver p. 168), que produzem qualidades aromáticas que lembram os poucos materiais em que as encontramos – não só o coco e o pêssego, mas também os laticínios feitos com a gordura do leite, como o creme de leite e a manteiga; e um punhado de moléculas aneladas chamadas **furanonas**, com destaque para o **furaneol**, que acrescentam uma qualidade doce, de caramelo e outras nuanças, aos aromas de morango, melão *muskmelon*, abacaxi e tomate. Embora sejam naturalmente atraentes para nós (tanto o furaneol quanto outros compostos do tipo foram encontrados no leite materno), as furanonas e as lactonas também têm um papel defensivo; ambas se assemelham às moléculas que os microrganismos usam para se comunicar entre si, podendo assim prejudicar sua comunicação e deter uma potencial invasão. Digna de nota é a furanona mista de dois anéis e dez carbonos chamada de **lactona do vinho**, que confere frescor com um toque de coco não apenas às frutas frescas, mas também aos vinhos. Ela foi descoberta na urina do coala, portanto, também é um subproduto metabólico de quem só come folhas de eucalipto ricas em pineno.

**ALGUMAS LACTONAS FRUTADAS**

| Lactona | Qualidades aromáticas | Destaca-se em |
|---|---|---|
| g-hexalactona | coco, feno | mamão |
| d-octalatona | coco, laticínios | manga, abacaxi |
| g-octalactona | coco, frutado, verde | ameixa, mamão |
| d-decalactona | pêssego, laticínios, coco | pêssego, abacaxi |
| g-decalactona | fresco, pêssego, cremoso | damasco, pêssego, ameixa, manga |
| g-dodecalactona | laticínios, frutado | damasco, ameixa |
| lactona do vinho (g-lactona com dois anéis) | doce, coco | maçã (Cox), tangerina, toranja, *yuzu* |

**ALGUMAS FURANONAS FRUTADAS**

| Furanona | Qualidades aromáticas | Contribui para o aroma de |
|---|---|---|
| furaneol, furanona do morango (uma hidroxidimetil furanona) | caramelo, frutado | morango de horta, abacaxi, manga, tomate, melão *cantaloupe* |
| sotolona, furanona do feno-grego (uma hidroxidimetil furanona) | feno-grego, caramelo, xarope de bordo | abacaxi |
| mesifurano, furanona das frutas vermelhas (metoxidimetil furanona) | caramelo, mofo, fumaça | morangos alpino e almíscar |
| furanona do bordo (etil sotolona) | caramelo, frutado | amora, framboesa |
| lactona do vinho (dimetil benzofuranona) | doce, coco | maçã (Cox), tangerina, toranja, *yuzu* |

Olhemos agora para o grupo de substâncias voláteis das frutas que nos pegam pelo nariz. Ocorrem em muitas estruturas diferentes de cadeias e anéis, mas partilham uma característica comum: a presença de átomos de enxofre. Seus aromas vão de assustadores a característicos, passando pelos repugnantes. Você se lembra dos sulfetos e tióis sulfúreos, malcheirosos, com aroma de hortaliças podres, produzidos por microrganismos em ambientes pobres em oxigênio, como nossa boca e nosso intestino? E das cadeias que contêm enxofre e perfumam a urina dos gatos machos e o suor humano? Algumas frutas produzem essas mesmíssimas moléculas e outras parecidas – mas, em geral, em quantidades mínimas, de modo a mantê-las subordinadas ao zumbido de fundo dos ésteres ao mesmo tempo que contribuem com outra dimensão para o aroma geral. Essa qualidade costuma ser descrita como "exótica" ou "tropical", pois é mais característica das frutas asiáticas e sul-americanas, onde um aroma animal de almíscar pode ter ajudado a aumentar seu apelo junto à fauna local. Como veremos, o durião, francamente sulfúreo, tem muitos admiradores na selva.

Os nomes das substâncias voláteis que contêm enxofre são numerosos e confusos. Os **sulfetos** são familiares por causa de sua presença nos mundos mineral e animal. Os termos ***sulfonil***, ***tiol*** e ***tia-*** indicam a presença de enxofre em cadeias carbônicas do *kit* básico, nos ésteres e até em terpenoides. Os álcoois, ésteres e cetonas que contêm sulfonil são essenciais para a identidade da toranja, da goiaba e do maracujá, além de importantes em várias outras frutas, desde a manga tropical até o morango e as uvas viníferas europeias. O metil sulfonil hexanol, encontrado no maracujá, é o componente carnoso e frutado do suor da axila humana, e a metil sulfonil pentanona, presente em várias frutas, é a cetona da urina do gato.

**ALGUMAS IMPORTANTES SUBSTÂNCIAS VOLÁTEIS DE ENXOFRE NAS FRUTAS**

| Molécula de enxofre | Qualidades aromáticas | Destaca-se em |
|---|---|---|
| dimetil sulfeto, dimetil di- e trissulfeto | sulfúreo, hortaliças cozidas | lichia |
| metanotiol, etanotiol, propanotiol | sulfúreo, repolho podre | durião, lichia |
| sulfonil hexanol | cítrico, tropical, toranja | toranja, goiaba, maracujá, uvas viníferas (Sauvignon Blanc, outras) |
| metil sulfonil hexanol | carnoso, frutado, enxofre | maracujá |
| acetato de sulfonil hexila | groselha-preta | goiaba, maracujá, morango |
| acetato e butirato de metil sulfonila | queijo, alho, repolho | morango |
| metil sulfonil pentanona | tropical, urina de gato | toranja, *yuzu*, manga; groselha-preta? |
| metoximetil butiltiol | groselha-preta, enxofre | groselha-preta |
| metil butenotiol | sulfúreo | manga |
| mentenotiol | toranja, suco | toranja |
| etil sulfonil etanotiol | cebola tostada | durião |
| dimetil tritiolano | sulfúreo, cebola | durião |

Estes, portanto, são alguns ingredientes voláteis especiais dos aromas frutados: os ésteres comuns, que definem esses aromas; as lactonas reminiscentes de creme e coco; as furanonas doces, com toque de caramelo; e as moléculas de enxofre exóticas e de fundo animal. Passemos agora às próprias frutas, depois da ressalva inicial. Assim como as flores das quais se originam, as frutas emitem um número imenso de moléculas voláteis, e aqui só vamos nomear algumas das que mais se destacam – e, muitas vezes, para apenas uma variedade de determinada fruta. O que mostraremos a seguir são esboços, não retratos prontos. Mas os esboços podem mostrar quais traços permitem que certas frutas sejam reconhecidas, podem nos ajudar a notar esses traços e colaborar para apreciarmos as qualidades que completam seu apelo.

## As florestas frutíferas temperadas de Tian Shan

Antes de voltarmos à nossa sequência ordenada de barraquinhas de feira, vamos fazer um rápido passeio virtual pelos restos das florestas que as abasteceram. Imagine-se voando como o Rafael de John Milton pelas florestas do Éden, mas sobre florestas reais, localizadas na cordilheira centro-asiática conhecida na China como Tian Chan, "montanha celeste". Ela se situa ao norte da península indiana e do Himalaia, e engloba elevações que vão de abaixo do nível do mar a mais de 7 mil metros de altitude. A região inclui inúmeras combinações de tipo de solo, microclimas e áreas mais ou menos expostas, e algumas dessas faixas ecológicas abrigam ancestrais ou parentes próximos de um bom número das frutas de que mais gostamos.

Viajantes que, ao longo dos séculos, percorreram as altitudes intermediárias do Cazaquistão e do Tadjiquistão relataram ter encontrado imensos bosques e até florestas de macieiras silvestres, incluindo exemplares da principal espécie que deu origem à nossa maçã cultivada. Perto dali fica a antiga capital cazaque, Almati – nome que deriva do termo local usado para designar a maçã –, onde, em 1990, o jornalista Frank Browning observou macieiras "crescendo por toda parte, ao longo das cercas e nas rachaduras das calçadas". Nas montanhas, algumas árvores produzem maçãs tão grandes e tão deliciosas quanto as modernas variedades "melhoradas". E as maçãs são apenas o começo. Ao lado delas, nas florestas de árvores frutíferas da região de Tian Shan, crescem espécies silvestres de pereira, damasqueiro, cerejeira, ameixeira e amoreira. Isso sem falar nas figueiras e nas romãzeiras, parreiras, groselheiras e groselheiras-espinhosas; ou nos pés de morango, framboesa, amora e oxicoco, bem como no sabugueiro – além de nozes, amêndoas, avelãs e pistaches.

Muitas dessas frutas só de longe insinuam os deleites que milênios de seleção operada por seres humanos conseguiriam evidenciar, mas as florestas da cordilheira de Tian Shan são, para o amante das frutas, um paraíso de matérias-primas e promessas. Além disso, suas maçãs, doces e grandes apesar de silvestres, são prova do poder que as necessidades dos animais têm de direcionar a criatividade vegetal. Os botânicos Barrie Juniper e David Mabberley concluíram que as árvores que produzem frutos grandes e doces receberam mais atenção e tiveram suas sementes espalhadas pelo urso-pardo asiático, que se banqueteia com todos os tipos de alimento no outono ao preparar-se para a hibernação. Na opinião deles, os ursos foram o primeiro Johnny Appleseed*.

Muitos dos arbustos e árvores frutíferos encontrados em Tian Shan são membros da família da rosa, as rosáceas; inclusive, adicionalmente a eles, mais de vinte espécies de rosa crescem por lá. As frutas das árvores da família das rosáceas se dividem em dois grupos: os *pomos*, como maçãs e peras, que apresentam um aglomerado de sementes pequenas no interior de um núcleo mais sólido que percorre o centro da fruta; e as *drupas*, como a cereja, a ameixa, o damasco e o pêssego, cada qual com uma única semente encerrada dentro de um caroço central grande e duro. A semelhança talvez não se evidencie nas formas e nos sabores dessas frutas, mas é possível captá-la pelo aroma comum às sementes. Pegue uma ou duas e morda-as com cuidado. Todas são amargas, uma evidente estratégia para evitar que os animais as mastiguem, e todas exalam o aroma de essência de amêndoas. Reconhecemos esse aroma porque a amêndoa é a semente de uma espécie irmã das drupas; quando ela é amassada, as variedades aromáticas reagem pela emissão do benzaldeído volátil, que atua como molécula de alerta; emitem também a toxina cianeto de hidrogênio, amarga e potencialmente mortal (ver p. 289-290).

A família das rosáceas obteve grande sucesso na colonização de boa parte do hemisfério Norte, em boa medida devido aos pássaros que carregaram suas sementes. Muitas frutas de Tian Shan vieram originalmente de outras regiões e têm parentes na Eurásia e na América do Norte, e os frutos que comemos hoje têm uma ancestralidade complexa e multicontinental. Ao voltarmos para nossa feira virtual, começaremos pelas frutas que vislumbramos nas montanhas, agrupando-as sem muito rigor de acordo com a família e o local de origem. As frutas são uma incidência usual em nosso cotidiano, por isso dispensaremos, na maioria dos casos, as descrições não olfativas.

..........................

* Místico e herói folclórico norte-americano, famoso por percorrer a região central do país semeando sementes de maçã no século XIX. (N. do T.)

## Os pomos: maçã, pera, marmelo

A primeira barraca é dedicada à maçã e aos demais pomos, frutas que dão em árvores e são típicas emissoras de ésteres. Com exceção das uvas viníferas e da banana, usada como alimento básico por causa do amido, a maçã é a fruta mais popular do mundo: sua produção anual equivale a cerca de 10 quilos por habitante do planeta, e há centenas de variedades catalogadas. Os ésteres da **maçã** são dominados por combinações de ácido acético com álcoois de dois, quatro e seis carbonos; as substâncias voláteis de folhas verdes contribuem também com seu frescor. Dentre as variedades mais cultivadas, a Granny Smith, de casca verde, se destaca por seu índice relativamente baixo de ésteres e pelo aroma dominado pelos aldeídos de folhas verdes. A Macintosh, vermelho-esverdeada, é semelhante a ela, enquanto as variedades mais uniformemente vermelhas e amarelas, como a Fuji, a Delicious, a Gala e a Pink Lady, têm aroma mais intenso de ésteres. As frutas que passaram do ponto têm uma qualidade de solvente dada pela dominância do acetato de etila. Em geral, as variedades que amadurecem no começo da estação tendem a ser perfumadas e frágeis, e as que amadurecem no fim da estação se conservam melhor, revelando seu aroma apenas quando mastigadas.

Em 2007, na companhia de meu amigo e colega Dave Arnold, tive oportunidade de experimentar centenas de variedades de maçãs da coleção de germoplasma, do Ministério da Agricultura dos Estados Unidos, em Geneva, Nova York. Captamos notas de anis, pera, banana, flores, chá, frutas cítricas e coco, graças aos traços de benzenoides, terpenoides e ésteres incomuns que caracterizam esses materiais. Os pesquisadores do local nos disseram que haviam encontrado frutas que remetiam a tomate, manteiga, repolho, giz de cera e urina de gato. A especialização em maçãs alcançou seu ponto alto com o escritor inglês do século XX Edward Bunyard, que descreveu os sabores e os períodos ideais de envelhecimento – de meses, às vezes – para mais de cinquenta variedades. A Gravenstein, minha favorita dentre as cultivadas por agricultores familiares no norte da Califórnia, foi descrita por ele como "perfumada com o próprio *attar* de maçã", uma fragrância que "exsuda da casca oleosa e permanece nos dedos". É isso mesmo! E está claro que sua fruta favorita contém ainda mais maravilhas do que ele próprio foi capaz de provar ou sonhar.

**MAÇÃ, PERA, MARMELO**

| Fruta | Aromas componentes | Moléculas |
|---|---|---|
| maçã (*Malus domestica* ou *pumila*) | doce, maduro, maçã, solvente, verde, fresco | ésteres (acetatos de etila, butila, metilbutila e hexila), butabol, hexenal e hexanal |
| maçã, nuanças incomuns | anis, picante, rosa, laranja, morango, abacaxi, cítrico, coco | estragol, anisol, óxido de rosa, damascenona, lactona do vinho |
| pera eurasiana (*Pyrus communis*) | doce, maduro, maçã, pera, floral | ésteres (acetato de butila e hexila, decadienoato de metila e etila, acetato de feniletila) |
| pera asiática (*P. Pyrifolia, serotina, ussuriensis*) | doce, maduro, maçã, solvente, floral | ésteres (acetato, butirato e hexanoato de etila, acetato de hexila), farneseno, tolueno, feniletanol |
| marmelo (*Cydonia oblonga*) | verde, amadeirado, frutado, doce, vinho, pera, floral | farneseno, ésteres (hexanoato, octanoato, decadienoato de etila), vitispirano, nerolidol |

Bunyard chamou a maçã de Rei das Frutas e a pera de Rainha. A **pera europeia**, também largamente cultivada nas Américas, partilha alguns dos mesmos ésteres encontrados na maçã, por isso, os acetatos de hexila e butila podem lembrar tanto maçã quanto pera. Os ésteres da pera, bastante característicos, são produzidos com base no ácido decadienoico, de cadeia comprida e dobrada. A fonte mais intensa desses ésteres é a variedade chamada Bartlett ou William, mas a Comice produz uma quantidade maior de substâncias voláteis em geral, entre elas o metilbutirato de etila, que lembra morango, e um éster benzenoide floral, o acetato de fenilanila. Outras variedades comuns, como a Anjou e a Bosc, com aroma de frutos secos, não emitem tantas substâncias voláteis e possuem um aroma relativamente brando. As **peras asiáticas**, cada vez mais presentes nos mercados ocidentais, são frutos produzidos a partir de outras espécies diversas, em geral com formato menos característico de pera do que as europeias, mais redondas e castanhas, com textura mais crocante e aroma muito diferente. Não emitem nenhum, ou quase nenhum, dos ésteres mais comuns das peras e têm um caráter em geral frutado, que às vezes lembra açúcar, às vezes flores, trazendo eventualmente uma nota marcante de solvente dada pelo tolueno, nota que encontramos também em colas, plásticos e tintas de impressão. O **marmelo** também é natural da Ásia Central e parece uma maçã amarela meio alongada, com casca aveludada. Sua polpa é mais densa e mais dura que a da maçã, por isso ele costuma ser servido cozido. Mas até o marmelo cru é maravilhosamente aromático quando maduro; é ricamente frutado em razão de vários ésteres de cadeia mais longa que os da maçã, e seu aroma é complementado por vários terpenoides que lhe dão qualidades de feno, vinho e florais.

## As drupas, o figo, a romã e o caqui

Próxima barraca: as drupas da família das rosáceas, duas outras frutas de árvores não aparentadas com as anteriores, mas também naturais das florestas da Ásia Central, e uma ainda mais Oriental. As drupas são espécies irmãs da amêndoa no gênero *Prunus* e partilham com ela vários benzenoides voláteis. As sementes são protegidas pelo sinal de alerta benzaldeído, da essência de amêndoas, e são usadas às vezes para aromatizar álcoois e xaropes. A polpa da **cereja azeda**, muito usada para fazer tortas, é a que tem o cheiro mais forte de amêndoas, com notas secundárias (benzenoides, na maioria) de flores, mel, cravo e baunilha. A **cereja doce**, que não é outra variedade, e sim outra espécie, partilha as notas florais e de mel, mas dando menos destaque aos demais benzenoides em favor de ésteres frutados e substâncias voláteis de folhas verdes.

Há muitos tipos de **ameixa**: doze espécies e cerca de 2 mil variedades catalogadas, muitas delas híbridas, além de híbridos entre a ameixa e o damasco (chamados em inglês de *plumcot, pluot* e *aprium*). Mesmo entre as principais espécies europeias há variedades roxas, verdes e amarelas – *prune plum, greegage, damson, mirabelle* –, com seus sabores característicos. As ameixas vendidas na América do Norte são, em geral, híbridas entre tipos americanos e asiáticos. A maioria das ameixas parece conter benzaldeído, linalol floral, alguns ésteres e notas doces de coco e de pêssego dadas por lactonas; os tipos europeus contêm álcoois e ésteres mais diversificados, e os híbridos americano-asiáticos, lactonas mais diversificadas.

Em comparação com a ameixa, o **pêssego** e a **nectarina** são muito mais fáceis de caracterizar. Partilham o benzaldeído, o linalol e os ésteres típicos da família, mas encontram-se aqui encobertos pelas lactonas de dez carbonos, a ponto de a qualidade dessas moléculas puras ser descrita como "de pêssego". Por encontrarmos as mesmas lactonas, ou outras muito semelhantes, em laticínios e no coco, na manga e no abacaxi (todos eles frutos tropicais), os aromas do pêssego também podem sugerir essas nuances. Notas doces de lactona também se destacam no **damasco**, misturadas a importantes traços de violeta, dados pela ionona, e de frescor verde, dados pelas cadeias de oito e nove carbonos que aparecem mais nas folhas e no pepino.

**ALGUMAS DRUPAS**

| Fruta | Aromas componentes | Moléculas |
|---|---|---|
| cereja azeda (*Prunus cerasus*) | amêndoa, floral, mel, cravo, baunilha | benzaldeído, álcool benzílico, fenilacetaldeído, eugenol, vanilina |
| cereja doce (*P. avium*) | verde, floral, amêndoa, frutado | hexenal, hexenol, hexanal, ionona, álcool e aldeído benzílicos, ésteres (acetato e hexanoato de etila) |
| ameixa europeia (*P. domestica*) | floral, frutado, amêndoa, álcool, verde, floral, pêssego | linalol, ésteres (butirato de etila, acetato de hexila, muitos outros), benzaldeído, metil butanol, hexanol, nonanol, g-decalactona |
| ameixa asiática, americana (*P. serotina, americana*, outras e híbridos) | floral, amêndoa, frutado, coco, pêssego, creme, fresco | linalol, benzaldeído, ésteres (acetato e butirato de butila), g-octa-, g-deca-, g-dodecalactonas, nonanal, hexenal |
| pêssego, nectarina (*P. persica*) | pêssego, coco, creme, fresco, amêndoa, frutado floral | g- e d-decalactonas, hexenal e hexanal, benzaldeído, ésteres (acetatos de butila, hexila e hexenila), linalol |
| damasco (*P. armeniaca*) | floral, pêssego, creme, folha de gerânio, pepino | ionona, g-deca- e g-dodecalactonas, linalol, octadienona, nonadienal |

Ao lado das drupas há duas frutas de árvores não pertencentes à família das rosáceas que chegaram à Ásia central depois de terem surgido no Mediterrâneo. O **figo** nasce como uma flor oca e bulbosa que permite a entrada de minúsculas vespas polinizadoras por um pequeno poro; então, a flor cresce e amadurece, transformando-se em uma massa doce e macia cravejada de sementinhas ou pseudossementes crocantes. Entre suas substâncias voláteis incluem-se ésteres acetatos, mas também um álcool e uma cetona de quatro carbonos com qualidades de creme e manteiga, além de notas de amêndoa e florais; o efeito geral pode sugerir mel. A **romã** tem uma casca fina, semelhante a couro, que envolve dezenas de frutículos individuais, suculentos, tipicamente vermelho-escuros, com uma semente dura no centro. Os frutículos têm um aroma suave, mas único, com toques verdes, de pinho e amadeirados sobre um fundo de ésteres.

O último item dessa barraca é o **caqui**, uma fruta de polpa alaranjada e do tamanho de um punho fechado. Sua árvore é natural da China, mas ela hoje é cultivada no Japão, em Israel, na Itália e na Califórnia. Sua espécie irmã de origem americana, menor e com mais sementes, é menos apreciada e mais difícil de encontrar. O caqui asiático tem aroma relativamente sutil, com aromas de mel e caramelo e uma doçura balsâmica, além de um toque de batatas dado pelo metional, um aldeído que contém enxofre.

**ALGUMAS FRUTAS DE ÁRVORES NÃO ROSÁCEAS**

| Fruta | Aromas componentes | Moléculas |
|---|---|---|
| figo (*Ficus carica*) | frutado, cremoso/manteiga, amadeirado, amêndoa, floral | ésteres (acetatos de butila, isoamila, hexila), acetoína (hidroxibutanona), germacreno, benzaldeído, linalol |
| romã (*Punica granatum*) | verde, frutado, pinho, amadeirado, mofo, cogumelo, floral | hexenal, metilburitato de etila, pineno, mirceno, cariofileno, heptenal, etil hexanol |
| caqui (*Diospyros kaki*) | verde, batata, mel, caramelo, balsâmico | hexenal, metional, fenilacetaldeído, furaneol, cinamato de metila |

# Morango

Mudaremos de foco agora. Deixemos por alguns instantes as frutas maiores, que pendem de galhos de árvores, para nos concentrar nas frutinhas que nascem mais embaixo, em trepadeiras, varas, arbustos e plantas que se espalham pelo chão – que costumamos chamar, sem muito rigor, de *frutas vermelhas* (a definição botânica do nome em inglês, *berry* – "baga", em português –, inclui a banana e exclui a framboesa; vamos ignorá-la). A família das rosáceas desenvolveu várias frutas vermelhas silvestres na Ásia Central e em outras regiões, e todas elas foram cultivadas e melhoradas pelos apreciadores de frutas criados pelo Herói Carbono. Porém, nenhuma é tão notável quanto o morango. A saga do morango comum já foi narrada em vários livros. Esta é a versão resumida, a versão volátil de uma história que se pode vislumbrar por trás das diversas pilhas de frutas de diferentes tamanhos e cheiros que preenchem a barraquinha.

O nome botânico do morango, *Fragaria*, vem de seu antigo nome latino, *fraga*, que significa "fruta fragrante". Das vinte espécies do gênero *Fragaria*, o **morango alpino** ou **"silvestre"** (*fraise des bois*, em francês) é o mais comum e o mais distribuído nas regiões mais setentrionais do hemisfério Norte, inclusive na cordilheira de Tian Shan. Tanto o tipo vermelho quanto o branco passaram dos bosques para as hortas europeias há muitos séculos. Seus frutos pequenos e esponjosos ainda são cultivados em pequena escala e possuem um aroma muito diferente daquele do morango moderno, com terpenoides resinosos e antranilato de metila, substância nitrogenada frutada e floral, que partilha com a uva Concord e outras uvas americanas aparentadas (ver p. 325).

Outro morango originário do norte da Eurásia é o **morango almíscar**, produto híbrido do morango alpino e de outra espécie europeia silvestre, *F. viridis*. Seus frutos são um pouco maiores, de um vermelho desigual no exterior e brancos no interior, e, como seu nome indica, têm um aroma mais rico que o alpino, com uma variedade de ésteres no lugar dos terpenoides, inclusive um exótico éster sulfurado, um pouco de antranilato de metila e duas furanonas – o mesifurano, que contribui com uma desejável nota de caramelo e outra menos desejável de mofo, e o furaneol com aroma de caramelo e frutado. Esse morango pode ser delicioso, mas a planta só frutifica durante duas semanas a cada ano.

Esse foi o morango europeu – antranilato de metila com terpenoides ou ésteres com furanonas – até a descoberta do Novo Mundo. Então, duas espécies americanas de morango entraram em cena, ambas descendentes híbridas da espécie alpina. Um explorador francês, chamado pelo apropriadíssimo nome de Frézier, coletou no litoral do Pacífico, no Chile, espécimes de um tipo que vinha sendo cultivado havia séculos pelos povos mapuche e huilliche. Esse **morango da praia** era branco, grande e ricamente aromático, com ésteres frutados, uma lactona com aroma de pêssego e a melhor das duas furanonas, o furaneol. Colonos ingleses encontraram outra espécie na distante costa leste da América do Norte, o **morango da Virgínia**, cuja fragrante abundância foi descrita por William Bartram: vermelho e produtivo, também carregado de ésteres, furanonas e uma lactona. As duas espécies americanas acabaram se encontrando na horta de um colecionador na França e, em algum momento do início do século XVIII, o pólen do morango da Virgínia fertilizou os ovários do morango da praia.

Desse cruzamento nasceu o moderno híbrido que conhecemos como o **morango comum** *Fragaria* x *ananassa*, que recebeu esse nome na época, segundo Antoine Duchesne (ver p. 165), porque seu aroma sugeria o do abacaxi ou ananás tanto na intensidade quanto na qualidade. De fato, as mesmas substâncias voláteis desempenham papel de destaque em ambas as frutas: o doce furaneol e os ésteres butiratos. E, ao contrário do morango alpino e do morango almíscar, nem os genitores americanos nem seus descendentes híbridos emitem o antranilato de metila floral-frutado. Para o nariz europeu, o novo híbrido tinha um aroma mais parecido com o do abacaxi do que com o dos morangos que eles conheciam. (A única exceção conhecida: um híbrido alemão antigo, chamado Mieze Schindler, que emite algo de antranilato de metila.)

### ALGUMAS VARIEDADES DE MORANGO

| Variedade de morango | Aromas componentes | Moléculas |
|---|---|---|
| alpino, "silvestre", *fraise des bois* (*Fragaria vesca*) | resinoso, amadeirado, morangos silvestres | pineno, mirceno, terpineol, felandreno, acetato de mirtenila, antranilato de metila |
| almíscar (*F. moschata*) | frutado, suor, almíscar, morangos silvestres, mofo, caramelo, tropical | ésteres (acetatos de hexila, octila, mirtenila; butirato de metila), ácido metilbutanoico, antranilato de metila, mesifurano, furaneol, substâncias sulfuradas (acetato de sulfonil hexila) |
| da praia (*F. chiloensis*) | frutado, doce, caramelo, suor, pêssego | ésteres (acetato de butila e etila, butirato e hexanoato de etila), mesifurano, furaneol, ácido metilbutanoico, decalactona |
| da Virgínia (*F. virginiana*) | frutado, doce, caramelo, resinoso, queijo, coco | ésteres (butirato e metilbutirato de metila e etila), mesifurano, furaneol, terpineol, ácido butanoico, octalactona |
| comum (*Fragaria* x *ananassa*) | doce, caramelo, verde, frutado, manteiga, queijo, suor, tropical | furaneol, hexenal, ésteres (butirato e metilbutirato de metila e etila), diacetil, ácido butanoico, substâncias sulfuradas (metanotiol, tioacetato de metila) |

O novo morango híbrido também tem notas de manteiga e sulfúreas, além de uma insinuação de queijo oriunda do ácido butanoico, ingrediente dos ésteres butiratos. Quando notamos que essas notas nada frutadas estão presentes no morango, podemos tentar isolá-las e identificar a profundidade que dão ao sabor. Para revelá-las com mais clareza, ponha uma caixinha de morangos frescos dentro de um saco plástico e feche-o bem, mas deixando-o inflado com bastante ar. Depois de algumas horas, abra o saco com cuidado e cheire. O odor, surpreendentemente, será ruim, talvez porque as quantidades mínimas de ácido butanoico e/ou moléculas de enxofre terão se acumulado a um nível alto o suficiente para competir com os ésteres em nossa percepção.

Durante muitas gerações, os selecionadores de frutas preocuparam-se principalmente com o desenvolvimento de variedades de morango maiores, mais suculentas e mais produtivas, e o aroma do morango comum, sem antranilato, não se alterou muito ou apenas perdeu intensidade e complexidade. Isso mudou na década de 1990, com a introdução da variedade francesa **Mara des Bois**, selecionada especialmente para trazer para o morango comum o antranilato característico do morango alpino. A variedade foi bem recebida, e isso é um bom sinal, pois indica um aumento da diversidade de sabores em frutos suculentos e de bom tamanho. Mesmo assim, fique de olho na disponibilidade dos moranguinhos alpino e almíscar. Se tiver acesso a um pedaço de terra banhada pelo Sol, plante alguns pés para fazer experiências.

## Frutas vermelhas e bagas de varas, arbustos e trepadeiras

Passemos agora a uma barraca com seis pilhas de frutas vermelhas, algumas frutas oblongadas com casca marrom e aveludada e vários cachos de uvas de diferentes tipos. Primeiro, duas espécies irmãs da generosa família das rosáceas. A amora e a framboesa nascem de caules com a forma de varas longas, finas e rígidas, em geral espinhosas. São membros do prolífico e confuso gênero *Rubus*, que inclui centenas de espécies e híbridos, entre eles os que se chamam em inglês de *dewberries, salmonberries, cloudberries, boysenberries* e diversas versões regionais da amora (de cor roxa, quase preta) e da framboesa (vermelha). A maioria dos continentes tem espécies nativas dessas frutinhas que nascem em varas, e essa dispersão se deve pelo menos em parte ao fato de as frutas serem pequenas e, portanto, adequadas para os pássaros, e de cores vivas. A **amora**, uma das variedades mais comuns nos mercados e em hortas e jardins da Europa e dos Estados Unidos, caracteriza-se pela proeminência de furanonas de aroma doce e caramelado, do linalol floral e da ionona com aroma de violeta e de um toque de coco e queijo dado pela heptenona, uma cetona de sete carbonos. A framboesa é dominada por substâncias voláteis florais e emite uma molécula incomum e específica o suficiente para ter recebido o nome de cetona da framboesa: um anel benzenoide decorado com uma cadeia de quatro carbonos, com qualidades de frutas vermelhas, florais e de "geleia" (frutas cozidas).

Deixemos para trás a família das rosáceas e passemos a dois gêneros especializados em frutas vermelhas, mas não aparentados entre si. O gênero *Vaccinium* inclui centenas de espécies arbustivas, a maioria do hemisfério Norte, que crescem em bosques e áreas úmidas de solo ácido; é ele que nos dá o mirtilo, o oxicoco, o *huckleberry*, o *bilberry*, o *lingonberry* e muitas variações desses tipos. O **mirtilo** é o fruto de várias espécies com diferentes misturas voláteis. As variedades cujos arbustos são menores tendem a ter um aroma mais forte, de ésteres, ao passo que as variedades de arbustos maiores, mais comuns, têm notas frescas, florais e de chá dadas por aldeídos e terpenoides. O **oxicoco** é rico em benzenoides com aroma de amêndoa, resinoso e doce-balsâmico; a grande quantidade de ácido benzoico responde por seu azedume e pela resistência à deterioração. Diz-se que a espécie euro-americana (*V. oxycocos*) tem maior emissão volátil e aroma mais intenso que a espécie americana comercial.

**ALGUMAS FRUTAS VERMELHAS E BAGAS COMUNS**

| Fruto | Aromas componentes | Moléculas |
|---|---|---|
| amora (*Rubus fruticosus* e outras) | caramelo, frutado, violeta, floral, coco, queijo | furaneol, furanonas do bordo e outras, hexanoato de etila, iononas, linalol, heptenona, heptanol, hexanal |
| framboesa (*Rubus idaeus* e outras) | framboesa, violeta, floral, pinho, frutado | cetona da framboesa, iononas, damascenona, pineno, ésteres (acetado e heptanoato de etila) |
| mirtilo (*Vaccinium corymbosum* e outras) | fresco, floral, gorduroso, frutado, chá | hexanal, linalol, nonadienal, metilbutirato de metila, acetona de geranil, damascenona |
| oxicoco (*Vaccinium macrocarpon, oxycocos*) | amêndoa, floral, resinoso | benzaldeído, álcool benzílico, benzoato de benzila, terpineol, metilbutirato de etila, ionona, heptenal |

*continua*

| Fruto | Aromas componentes | Moléculas |
|---|---|---|
| groselha-preta (*Ribes nigrum*) | frutado, fresco, pinho, almíscar, sulfúreo | ésteres (butirato de etila, acetato de hexila, benzoato de metila), hexenal, pineno, terpineol, metoximetil butiltiol; cetona dos gatos? |
| groselha (*Ribes uva crispa*) | grama, cogumelo, abacaxi, maçã, floral | hexenal, octenol, butirato de etila e metila, hexenol, acetofenona |
| groselha chinesa, kiwi (*Actinidia chinensis* var. *deliciosa*) | verde, solvente, frutado | hexanal, hexenal, pentanona, ésteres (acetato e butirato de metila e etila), pineno |
| kiwi dourado (*A. chinensis* var. *chinensis*) | frutado, fresco, gorduroso, tropical | ésteres (butirato de etila e butila, hexenal, heptenal, octanal, eucaliptol, dimetil sulfeto |

Os arbustos do gênero *Ribes* somam cerca de 250 espécies naturais das regiões temperadas do hemisfério Norte e nos dão várias frutas vermelhas relativamente menos importantes: a groselha-preta e a groselha. Particularmente a **groselha-preta**, ou **cassis**, possui uma nuança característica de almíscar dada pela presença de várias substâncias voláteis com átomos de enxofre, contando-se talvez entre elas a "cetona dos gatos" (ver p. 84); os estudos não são conclusivos. A **groselha** é uma parente maior e mais azeda da groselha-preta; é dominada por aromas verdes e frutados, com uma nota floral dada pela acetofenona.

As frutas maiores, alongadas, marrons e aveludadas ao lado das groselhas são chamadas de **groselha chinesa** na Nova Zelândia; seus produtores fizeram sucesso na década de 1960, quando ela foi promovida nos Estados Unidos com o nome de **kiwi**. O kiwi nasce em uma trepadeira de tronco lenhoso natural da China e se destaca mais pela polpa de tom verde vivo, com uma auréola de sementes pretas, do que pelo aroma, que de fato se assemelha ao da groselha europeia, embora as frutas não tenham parentesco. Para combinar com a cor, esse aroma é dominado por aldeídos de folhas verdes, mas ésteres e uma cetona com aroma de solvente transportam esse verdor de relva para o reino dos aromas frutados. O **kiwi dourado**, variedade menos comum, amadurece e fica com a polpa amarelada; suas notas verdes são ofuscadas por ésteres mais abundantes, assim como o eucaliptol e um sulfeto almiscarado e tropical.

Passemos agora aos cachos que conhecemos tão bem. Eles também foram colhidos de trepadeiras, plantas de caules longos que se apoiam em objetos próximos ou se espalham pelo chão. A palavra inglesa *vine*, "trepadeira", origina-se da palavra latina que significa "vinho", e de fato a uva vinífera é o arquétipo de todas as trepadeiras. Seus antepassados silvestres cresciam agarrados às árvores das florestas de toda a Ásia central e ocidental, e espécies irmãs faziam o mesmo na América do Norte.

A maioria das modernas **uvas de mesa** são variedades da uva vinífera europeia, e quase todas têm um aroma bastante simples dado por dois ésteres frutados, aldeídos frescos e um álcool floral, sem nenhum terpenoide que se destaque. A **uva moscatel** é uma exceção: uma antiga variedade europeia, talvez a primeira a ser reconhecida como um tipo distinto – seu nome, assim como o da muscadine, talvez se relacione com o aroma proeminente de veado almiscarado (ver p. 482) –, é rica em terpenoides e em ésteres acetatos, que lhe emprestam um aroma forte e doce, com aspectos cítricos e de rosa. (Sobre as uvas viníferas e suas moléculas voláteis, ver, p. 596.)

Duas outras uvas excepcionais são espécies americanas com aromas marcantes, que diziam lembrar o de raposa. Essa qualidade, dada pelo raro benzenoide aminoacetofenona, que contém nitrogênio, é importante em certas flores tropicais, no mel de castanheira (com cheiro forte) e nas tortilhas de milho. A aminoacetofenona não foi encontrada no corpo das raposas, mas de fato é uma substância importante para algumas espécies de morcego do Novo Mundo (há morcegos frugívoros asiáticos chamados de "raposas voadoras"), em cujas cavernas esse cheiro é, às vezes, fortíssimo. A **uva muscadine**, bem como os produtos feitos com ela, difíceis de encontrar fora da região da qual ela é natural, no sudeste dos Estados Unidos, misturam esse tom almiscarado com substâncias carameladas, frutadas e florais e com um ácido de cadeia ramificada com odor de suor. A **uva Concord**, conhecida por ser usada nas geleias de uva americanas, acrescenta a tudo isso o éster nitrogenado antranilato de metila, frutado e floral, com aroma de doce.

**ALGUMAS UVAS DA EURÁSIA E DA AMÉRICA**

| Uva | Aromas componentes | Moléculas |
| --- | --- | --- |
| de mesa, não aromática (*Vitis vinifera*) | verde, fresco, cera, frutado, floral | ésteres (acetato e hexanoato de etila), hexanal, octanal, nonanal, decanal, feniletanol |
| moscatel (*V. vinifera* var. Moscatel) | doce, floral, rosa, cítrico, frutado, lavanda | linalol, geraniol, citronelol, ésteres (acetatos de linalila, geranila, citronelila) |

*continua*

| Uva | Aromas componentes | Moléculas |
|---|---|---|
| muscadine (*V. rotundifolia*) | almiscarado, caramelo, floral, frutado, suor | aminoacetofenona, mesifurano, furaneo, feniletanol, ésteres (metilbutirato e butirato de etila), ácido metilbutanoico |
| Concord (*V. labrusca*) | frutado, floral, almiscarado, morango, caramelo | antranilato de metila, aminoacetofenona, ésteres (hidroxibutirato de etila e metila, decadienoato de etila), damascenona, furaneol, mesifurano |

## Frutos da família das cucurbitáceas: pepino, melão e melancia

Chegamos agora às barracas dedicadas a frutos de uma mesma família. Na primeira veem-se pepinos, melões e melancias, membros da família das cucurbitáceas, cujos frutos nascem em trepadeiras não lenhosas que morrem todo ano. A mesma família nos dá as abóboras e as cabaças comestíveis, que em geral precisam ser cozidas para que se tornem palatáveis. As cucurbitáceas parecem ter surgido na Ásia e depois se espalhado pelo globo, às vezes flutuando de um lado a outro do oceano; as Américas e a África são a terra natal, respectivamente, das abóboras cultivadas como hortaliças e da melancia. A química da família é dominada por vários aldeídos de nove carbonos, que têm uma ou duas ligações duplas ao longo da cadeia (nonenal, nonadienal) e lhes dá os aromas característicos de pepino e melão. Como veremos, alguns frutos do mar e peixes emitem as mesmas moléculas, por isso, diz-se que têm aroma fresco, de pepino ou melão. No entanto, é provável que tenham sido eles os pioneiros no desenvolvimento desses aldeídos, de modo que o *Chef* do cosmo, que sente todos os cheiros, diria que na verdade são o pepino e o melão que têm notas aquáticas.

O **pepino** é uma fruta incomum. Não é doce e não emite nenhum éster genericamente frutado, de modo que não o tratamos como as outras frutas. Atinge sua melhor forma no papel de uma hortaliça úmida, refrescante e crocante, ideal para saladas cruas. O aroma do pepino é dado sobretudo pelos aldeídos de nove carbonos, com cadeias de seis e oito carbonos de aroma fresco e verde.

O **melão** verdadeiro, muito doce, nasceu de uma espécie irmã do pepino e foi desenvolvido a partir de precursores aquosos, mas insípidos, encontrados na

Pérsia há cerca de mil anos. A origem do nome é cortesia dos gregos, que chamavam essa fruta de *melopepon*, "cabaça-maçã". As muitas variedades de melão se dividem em dois grupos amplos que se definem em parte por seus aromas típicos. Um grupo tende a não emitir, ou quase não emitir, substâncias voláteis enquanto as frutas estão intactas; sua casca em geral é lisa, eles amadurecem devagar e permanecem comestíveis por alguns dias ou mesmo semanas depois de maduros. O outro grupo tende a emitir uma abundância de substâncias voláteis através de sua casca rugosa e rendilhada: são melões que amadurecem depressa e rapidamente se deterioram. As polpas dos dois grupos emitem coquetéis voláteis muito diferentes entre si, mas os plantadores modernos cruzaram os dois tipos para criar novas variedades com qualidades intermediárias, de modo que as distinções já não são tão claras quanto no passado.

**ALGUMAS FRUTAS DA FAMÍLIA DAS CUCURBITÁCEAS**

| Fruta | Aromas componentes | Moléculas |
|---|---|---|
| pepino (*Cucumis sativus*) | pepino, melão, gorduroso, verde, gerânio-metálico | nonadienal, nonenal, hexanal, octadienona |
| melão de inverno (*honeydew*, valenciano, caipira) (*C. melo inodorus*) | pepino, fresco, floral, doce, cremoso, melão, medicinal | nonadienal e nonadienol, feniletanol, fenilacetaldeído, nonenal, guaiacol |
| melão de verão (*cantaloupe*, gália) (*C. melo reticulata*) | doce, frutado, floral, fresco, gorduroso, hortaliças cozidas, sulfúreo, caramelo | ésteres (acetato, butirato e hexanoato de etila), octenal, octenol, acetato de benzila e álcool benzílico, substâncias sulfuradas (dimetil di- e trissulfeto, ésteres de sulfonila), furaneol |
| melão dudaim (*C. melo dudaim*) | doce, frutado, floral, cravo, medicinal, amêndoa, pêssego, coco | ésteres (butirato e hexanoato de etila), eugenol, chavicol, benzaldeído, substâncias sulfuradas (ésteres de sulfonila), hexa-, octa- e decalactonas |

*continua*

| Fruta | Aromas componentes | Moléculas |
|---|---|---|
| melancia (*Citrullus lanatus*) | fresco, cera, pepino, melão, frutado, damasco, floral, violeta | hexanal, nonanol, nonanal, nonenol, nonenal, nonadienal, metil heptenona, metilbutirato de etila, di-hidroactinodiolida, acetona de geranila, ionona |

Os **melões não aromáticos**, tipificados pelo *honeydew* de polpa esverdeada\*, partilham os aldeídos do pepino, mas os suplementam com benzenoides florais e melíferos. Os **melões aromáticos**, também chamados *canteloupe* e *muskmelon*, trocam os aldeídos do pepino por um caráter mais plenamente frutado, com copiosas quantidades de vários ésteres do abacaxi, benzenoides florais, algumas moléculas sulfuradas que lhes emprestam um toque almiscarado e o furaneol caramelado e frutado.

O **melão dudaim** está em uma categoria própria: com cerca de cinco centímetros de diâmetro, tem apenas uma fina camada de polpa mais ou menos insípida. É cultivado no Mediterrâneo oriental e na Ásia ocidental em razão de seu rico aroma, emitido sobretudo pela casca e capaz de perfumar toda uma sala. Nesse aroma, as substâncias aromáticas do melão *cantaloupe* são complementadas pelo eugenol, com sua nota de cravo, pelo chavicol medicinal e por lactonas doces, com aroma de feno e coco.

A **melancia** não é irmã, mas prima do pepino e do melão, além de originária da África e não da Ásia. Pode ter sido cultivada a princípio como fonte de água, pois é capaz de absorvê-la do chão e armazená-la mesmo em solo árido. Uma melancia parecida com o pepino parece ter sido domesticada no nordeste da África há cerca de 5 mil anos; as variedades doces, no Mediterrâneo oriental há 2 mil anos; e a que conhecemos, com sua polpa vermelha, já estava presente na Itália no século XIV. Os aromas das variedades modernas apresentam alguma semelhança com os de pepino e de melões de inverno, mas aos aldeídos de nove carbonos eles acrescentam álcoois frescos e florais e ésteres frutados. A melancia de polpa vermelha também emite fragmentos do carotenoide vermelho licopeno, com aroma semelhante ao de damasco e violeta. As variedades amarela e alaranjada recebem suas cores de carotenoides diferentes, embora aparentados, e tendem a não apresentar essas notas.

..........................

\* E, no Brasil, também pelo amarelo valenciano e o caipira. (N. do T.)

## Frutas da família das solanáceas: tomates e pimentas do gênero *Capsicum*

A barraca seguinte apresenta uma variedade de tomates, pimentas do gênero *Capsicum* e mais alguns de seus parentes da família das solanáceas, que também inclui a berinjela, a batata – e o tabaco. A maioria das solanáceas comestíveis vem do Novo Mundo, e muitas delas são usadas como hortaliças, não como frutas, em parte porque não ficam muito doces com a maturação e em parte porque seus aromas não são genericamente frutados; os ésteres não são suas substâncias voláteis principais. O **tomate** é marcado por notas frescas, verdes e vegetais, de cogumelo, florais, de maçã cozida e de malte, bem como por uma nuança doce de caramelo oriunda do furaneol. Trata-se de uma mistura exclusiva e complexa, sem ésteres, que tende mais para o salgado que para o frutado e doce.

Ao lado dos tomates há punhados de algo parecido com pequenos cachos de folhas mortas. Dentro dessas cascas finas como papel estão os frutos de dois parentes do tomate. O ***tomatillo***, "pequeno tomate", é o fruto de outro gênero de plantas da mesma família e, de fato, se parece com um tomatinho verde ou roxo. Seu aroma, em comparação com o do tomate, também é menos notável; o leque de substâncias voláteis é menor, assim como sua quantidade. O aroma da **fisális**, espécie irmã do *tomatillo*, rompe com a norma dos tomates: suas frutas alaranjadas, do tamanho de uma uva, costumam ser muito mais frutadas, com lactonas e um éster que lembra as drupas e o coco.

Ao lado das diminutas cascas de cor opaca, há um tumulto visual de cores, formas e tamanhos: as frutas ocas do gênero *Capsicum*, naturais do Novo Mundo, chamadas comumente de "pimentas" porque algumas são portadoras de uma pungência que os primeiros exploradores europeus associaram à pimenta-do-reino. Boa parte dessas pimentas pungentes, chamadas *chilis* na língua *nahuatl*, é usada em quantidade tão pequena que seus aromas passam despercebidos. As variedades não pungentes são comumente usadas como hortaliças, e as versões verdes e maduras têm cheiros muito diferentes. Até mesmo *chefs* famosos, de gosto muito amplo, professaram seu ódio pelo **pimentão verde**. De fato, seu aroma é dominado por um anel de carbono incomum, nitrogenado, uma pirazina com forte qualidade vegetal que também se encontra na ervilha verde, no feijão, na alface e no espinafre. Ao se somarem as notas sulfúreas e de hortaliças cozidas, oriundas de um sulfeto e um tiol, o resultado é vegetal ao quadrado, sem muita sutileza. Quando esse mesmo pimentão amadurece e se transforma em um **pimentão maduro**, no entanto, sua cor muda para um vermelho, amarelo ou alaranjado mais típico das frutas, os açúcares e o dulçor aumentam e o aroma se transforma. Enquanto o amadurecimento produz um cheiro mais forte e mais complexo na maioria das frutas, nas do gênero *Capsicum* a quantidade de quase todas as substâncias voláteis diminui, e um éster e algumas substâncias mais leves típicas de folhas verdes ganham destaque sobre a pirazina.

Há cerca de duas dúzias de espécies do gênero *Capsicum*, e algumas das menos comuns são apreciadas tanto pela pungência quanto pelo aroma. Um exemplo é a pimenta **habanero**, que, quando madura, tem um caráter frutado dado por ésteres que lembram a banana e o abacaxi. Ela também tem variedades não pungentes, cujo aroma pode ser apreciado sem ardência.

**TOMATES, PIMENTAS E SEUS PARENTES**

| Fruto | Aromas componentes | Moléculas |
|---|---|---|
| tomate (*Lycopersicon*) | verde, maçã cozida, metálico, coco, cogumelo, floral, malte, caramelo | hexenal e hexanal, damascenona, epóxi decenal, lactona do vinho, octenona, linalol, metilbutanal, furaneol |
| *tomatillo* (*Physalis ixocarpa*) | verde, gualtéria, folhas de tomate, malte, mel | hexanol, hexenal e hexenol, salicilato de metila, fenilacetaldeído, isobutil tiazol, metilbutanal |
| fisális (*Physalis peruviana*) | pêssego-damasco, doce, coco, frutado-pera, ceroso-cítrico | g-octalactona, g-hexalactona, octanoato de etila, heptanona, nonanal |
| pimentão (*Capsicum annuum*) | verde: vegetal, terra, pepino, sulfuroso; maduro: verde, frutado, doce, amadeirado, vegetal | verde: metoxipirazinas, hexanal e hexenal, nonanal, ocimeno, substâncias sulfuradas (dimetil sulfeto, heptanotiol) maduro: hexanol, hexenal, propenoato de metil heptila, ocimeno, metoxipirazinas |
| pimenta habanero (*C. chinense*) | frutado, floral | ésteres (butirato e pentanoato de etila), ciclo--hexanol, iononas |

## Frutas cítricas: casca e suco

Agora chegamos a uma barraca lotada de limões-sicilianos, limas ácidas, laranjas, toranjas e outras frutas esféricas de aspecto semelhante. A família dos cítricos se destaca como um grupo distinto entre nossas frutas favoritas: seus membros partilham uma casca grossa, com pequenos poros; uma divisão interna em segmentos (gomos) cheios de garrafinhas de suco; e um aroma fresco, penetrante, mais parecido com o das coníferas do que com o de maçãs e morangos doces e frutados. A palavra *citro* vem do latim *citrum*, que designa a madeira de uma espécie de cipreste do Mediterrâneo (*Tetraclinis*) apreciada por aromatizar salas e roupas; *citrum*, por sua vez, talvez venha de *cedrus*, em grego *kedros*, o nome do zimbro aromático. As frutas cítricas são naturais da Ásia subtropical e tropical e eram desconhecidas no Mediterrâneo até as campanhas de Alexandre, o Grande, por volta de 330 a.C. O primeiro espécime a chegar continha uma pequena quantidade de um suco tão azedo que não podia ser ingerido, mas sua casca era capaz de perfumar ambientes inteiros; seus terpenoides voláteis sugeriam tanto as coníferas quanto as ervas cujo aroma hoje descrevemos como de limão. Essa fruta estrangeira recebeu o nome de *citron*, cidra. Quando os muçulmanos trouxeram várias espécies irmãs para a região, um milênio depois – primeiro a laranja-azeda, depois o limão-siciliano e o pomelo –, a cidra deu nome à família.

As frutas cítricas têm duas personalidades: a casca e o interior respondem por estruturas, sabores e usos culinários muito diferentes. A **casca das frutas cítricas**, relativamente seca e esponjosa, protege as sementes e os sacos de suco no interior e armazena suas defesas químicas nas glândulas de óleo esféricas visíveis como pontos minúsculos contrastantes na superfície. Quando apertamos ou cortamos a fruta, o conteúdo das glândulas é liberado em um borrifo defensivo. É essa anatomia que possibilita aos *bartenders* aromatizar um coquetel torcendo sobre ele um pedaço de casca de laranja ou esguichando e queimando os óleos em uma chama vistosa.

As substâncias voláteis da casca não são dominadas por ésteres frutados, mas por terpenoides, que trazem à mente pinheiros, resinas, ervas aromáticas e flores; em geral, trabalham com aldeídos de oito e dez carbonos de comprimento, mais longos que as substâncias voláteis de folhas verdes, com seus seis carbonos. Alguns terpenoides são tão dominantes nas frutas cítricas que definem os aromas uns dos outros. Isso vale para o **neral** e o **geranial**, terpenoides espelhados que ocorrem conjuntamente e definem o aroma do limão-siciliano. Outro terpenoide, o **limoneno**, é a substância volátil mais abundante na maioria das frutas cítricas com qualidade mais genérica e "cítrica", fresco e ligeiramente mentolado. Os aromas particulares da casca de frutas cítricas específicas parecem variar de acordo com as diferentes proporções de terpenoides que elas têm em comum, com aldeídos mais longos e alguns ésteres que também ajudam a distinguir uma espécie de outra. Duas delas, no entanto, devem seus aromas característicos a terpenoides específicos. A casca do limão-siciliano é caracterizada pelo neral e pelo geranial; a da toranja, pelo sesquiterpenoide nootkatona, com aroma amadeirado e da própria toranja.

Por trás do escudo de terpenoides da casca localizam-se os **gomos das frutas cítricas**, a porção da fruta que, com sua água e seus açúcares, atrai os animais que dispersam as sementes. Cada um dos muitos saquinhos individuais contidos em cada gomo produz suas próprias substâncias voláteis, que incluem uma mistura de terpenoides com ésteres e aldeídos mais tipicamente frutados. Pelo fato de esses terpenoides, compostos majoritariamente de hidrogênio e carbono (limoneno, terpineno, pineno, mirceno), não se misturarem bem com água, eles estão menos presentes nos gomos do que os ésteres, os aldeídos, as cetonas e os álcoois. Eles tendem a se ligar à polpa dos gomos e ao bagaço quando se prepara o suco, e é por isso que os sucos que contêm a polpa são mais saborosos. Os espremedores mecânicos que esmagam a casca com a polpa fortificam o suco com os terpenoides da casca, algo que não ocorre quando o suco é espremido à mão.

O gênero cítrico é promíscuo: as diferentes espécies cruzam facilmente entre si e produzem novas espécies híbridas. Estudos genéticos indicam que a maioria das frutas cítricas comuns descende de três espécies originais: a cidra, a tangerina e o pomelo. Os cruzamentos envolvendo a cidra deram origem ao limão-siciliano e ao limão-galego, nosso limão comum. Os cruzamentos entre a tangerina e o pomelo originaram a laranja-azeda e a laranja doce, bem como a clementina e a satsuma. E os cruzamentos entre pais e filhos originaram a toranja (pomelo × laranja doce), a lima-da-pérsia (limão-galego × limão-siciliano) e a bergamota (limão-siciliano × laranja-azeda).

A linhagem às vezes se reflete nos aromas, às vezes não. Aqui na barraca de feira há cerca de uma dúzia das frutas cítricas mais comuns, agrupadas mais ou menos de acordo com suas relações de parentesco. Lembre-se de que cada uma delas tem muitas variedades, que as substâncias voláteis variam até entre frutos da mesma árvore e que as análises da mesma fruta muitas vezes variam também. As tabelas a seguir dão apenas uma ideia grosseira do que se pode encontrar de fato.

## Frutas cítricas: da cidra ao *yuzu*

Primeiro, vamos explorar as frutas cítricas azedas e aromáticas. A cidra, conhecida em certas partes do Brasil como limão-galego, e seus descendentes imediatos, o limão-siciliano e a lima ácida, têm pouco suco ou um suco muito ácido e não muito aromático; o principal interesse por essa fruta reside na casca. Além do limoneno, abundante, mas genérico, a cidra deu ao limão-siciliano e à lima ácida uma mistura variável de terpenoides com aromas de pinho e terebintina, caracteristicamente cítricos e também florais. Parece que as proporções relativas dessas qualidades, sobretudo o equilíbrio entre conífera e limão, é o que define seus diferentes sabores. Por isso, incluímos nas tabelas alguns números ilustrativos (a lista das fontes é encontrada nas p. 645-49). A própria **cidra** emite a maior quantidade de substâncias de coníferas e limões, e o alto nível de terpineno confirma a antiga associação grega com as madeiras de cedro e zimbro. O **limão-siciliano** apresenta níveis reduzidos tanto dos terpenoides de coníferas quanto do neral e do geranial característicos do limão, mas dão mais peso relativo a esses últimos. A **lima ácida** faz o contrário: tem menos caráter de limão e mais de conífera, multiplicando o número de terpenoides amadeirados e resinosos. A **lima-da-pérsia**, maior e de casca mais grossa, é a versão mais comum da lima em países temperados e resulta de um cruzamento entre a lima ácida e o limão-siciliano, que reflete em seu perfil volátil: este é rico tanto em terpenoides de coníferas quanto nos de limão, acrescentando a eles alguns ésteres de terpenoides com aroma frutado e floral. O **limão Meyer**, cuja ascendência complexa inclui tanto a laranja-azeda quanto a doce, só tem uma pequena quantidade do neral + geranial típico, além do mirceno resinoso encontrado nas limas e um toque esquisito acrescentado à mistura: o timol, principal aroma medicinal do tomilho, que partilha também com o *yuzu* (ver abaixo). O efeito geral é intrigante e difere das variedades mais comuns de limão. Esse fato, aliado ao suco menos ácido, tornou o limão Meyer uma alternativa atraente aos limões comuns.

**CIDRA, LIMÕES E LIMAS**

| Fruta e parte | Aromas componentes | Moléculas (porcentagem do total de substâncias voláteis) |
|---|---|---|
| casca de cidra (*Citrus medica*) | cítrico, terebintina, pinho, limão, floral | limoneno (52%), terpineno (27%), pineno (4%), ocimeno, neral + geranial (4%), linalol |

*continua*

| Fruta e parte | Aromas componentes | Moléculas (porcentagem do total de substâncias voláteis) |
|---|---|---|
| casca de limão-siciliano (C. *limon*, cidra x laranja-azeda) | cítrico, pinho, terebintina, limão, floral | limoneno (65%), pineno (12%), terpineno (6%), sabinene, neral + geranial (2%), linalol |
| casca de lima ácida, limão-galego (C. *aurantifolia*, cidra x papeda) | cítrico, terebintina, pinho, resinoso, amadeirado, limão, floral | limoneno (65%), terpineno (7%), pineno, sabineno, mirceno, terpinenol, terpineol, neral + geranial (1%), linalol |
| casca de lima-da-pérsia, limão-taiti, lima Bearss (C. *latifolia*, lima ácida x limão-siciliano) | cítrico, terebintina, pinho, resina, limão, herbáceo, floral | limoneno (40%), terpineno (20%), pineno, sabineno, mirceno, neral + geranial (4%), bisaboleno, ésteres (acetato de terpenila e nerila) |
| casca de limão Meyer (C. *meyeri*, cidra x laranjas) | cítrico, terebintina, pinho, tomilho, floral, limão | limoneno (80%), terpineno (7%), mirceno, cimeno, pineno (2%), timol, linalol, neral + geranial (0,1%) |

Passemos agora às frutas mais doces do clã da tangerina. Seus astros mais famosos são as laranjas doces, mas isso talvez tenha mais a ver com seu tamanho e sua resistência física do que com seu sabor. A **tangerina**, matriarca da família, é pequena e tem a casca fina, mas também um sabor intenso, e transmitiu tanto o sabor quanto a cor alaranjada a sua prole. O termo *mandarina*, também usado, chegou ao português a partir das palavras do malaio e do hindi que significam "conselheiro"; os portugueses introduziram essa fruta no Mediterrâneo, vinda da China, algum tempo depois de terem trazido a laranja doce à Europa, no século XVI. O nome "tangerina" foi dado às mandarinas que vinham de Tânger, no Marrocos. Entre suas muitas variedades comerciais estão a clementina e a satsuma. Suas cascas emitem terpenoides cítricos, amadeirados, resinosos e florais e um ou dois aldeídos com aroma de cera e gordura; seu sumo agradável, doce e azedo combina algumas dessas substâncias com ésteres frutados.

A primeira laranja a chegar ao Ocidente foi a **laranja-amarga** ou **azeda** ou **de Sevilha**, trazida pelos muçulmanos à Espanha no século X. Embora associemos hoje o nome do fruto à sua cor, cogita-se que a palavra *laranja* venha, por meio do sânscrito *narang*, de uma palavra sul-indiana com o sentido de fragrância. (No Ocidente, a cor só passou a se chamar *laranja* no século XVI.) Como indicam os adjetivos que a qualificam, a laranja-amarga ou azeda não é comestível em seu estado natural, mas se tornou um ingrediente padrão para fazer geleia. Tanto a casca quanto o suco contêm terpenoides frescos, de coníferas e florais.

A **laranja doce** é o agradável produto intermediário da tangerina – pequena, delicada, de sabor intenso – e do pomelo – grande, robusto, relativamente neutro. A casca da laranja doce contém a familiar constelação de aromas de coníferas, limão e florais, mas acrescenta a ela vários aldeídos mais longos e bastante característicos, com oito a dez carbonos, que contribuem com aromas geralmente descritos como de cera ou de casca de frutas cítricas. O suco doce e azedo é frutado no sentido mais convencional, sendo dominado por alguns ésteres comuns. A **laranja vermelha** é uma variedade de laranja doce em que os pigmentos carotenoides de cor alaranjada são acompanhados de antocianinas vermelhas. Ela parece ter um sabor mais intenso e mais parecido com o de framboesa e morango do que com o de laranja. Sua cor ajuda a dar essa impressão, mas também é fato que, em comparação com outras laranjas, a laranja vermelha tem uma proporção maior de substâncias voláteis particulares que ajudam a caracterizar as frutas vermelhas: de três a seis vezes mais ésteres butiratos, o mesmo múltiplo de mirceno amadeirado e até dez vezes mais linalol de aroma floral, o qual também é importante no morango e na framboesa.

Muitos produtores de laranja revestem suas frutas de cera para ajudar a reduzir a perda de umidade, retardar o metabolismo e prolongar a vida útil. No entanto, como esse revestimento limita o acesso da fruta viva ao oxigênio, seus tecidos internos adotam um metabolismo anaeróbio e produzem álcool etílico. Esse álcool pode se acumular e aumentar a produção de ésteres de etila frutados, de modo que as frutas mais velhas, ligeiramente passadas, têm um aroma perceptível de álcool e solvente e um caráter frutado anormalmente forte.

Os produtores modernos diversificaram a família da tangerina por meio de cruzamentos que amplificaram o seu sabor em frutas do tamanho de laranjas; entre elas, incluem-se o tangor (tangerina × laranja doce) e o tangelo (tangerina × toranja).

**TANGERINAS E LARANJAS**

| Fruta e parte | Aromas componentes | Moléculas |
|---|---|---|
| casca de tangerina (*Citrus reticulata, deliciosa, clementina, unshiu...*) | floral, gorduroso, doce, pinho, metálico, cítrico | linalol, decadienal, lactona do vinho, pineno, mirceno, octanal, limoneno |
| suco de tangerina | fresco, frutado, resinoso, floral | hexanal, metilbutirato de etila, mirceno, terpineno, linalol |
| casca de laranja-azeda (*C. aurantium*, cidra x tangerina x pomelo) | cítrico, resinoso, floral, pinho | limoneno, mirceno, linalol, pineno |
| suco de laranja-azeda | cítrico, pinha, floral, terebintina | limoneno, pineno, linalol, heptenona, terpineol, cimeno |
| casca de laranja doce (*C. sinensis*, tangerina x pomelo) | cítrico, gerânio, pinho, floral, verde | limoneno, mirceno, pineno, terpineno, linalol, octanal, nonanal, decanal, decenal |
| suco de laranja doce | frutado, cítrico, doce, verde, floral | ésteres (butirato e metilbutirato de etila), limoneno, hexenal, linalol, decenal |
| suco de laranja vermelha | frutado, cítrico, floral | ésteres (butirato e metilbutirato de etila e metila), limoneno, linalol, mirceno, nootkatona |

    O **pomelo**, como indica seu nome botânico em latim, é a fruta cítrica grande; o nome comum é uma complexa mistura de francês, holandês e português. Tem, em geral, de 15 a 25 centímetros de diâmetro, embora seja surpreendentemente leve para seu tamanho, uma vez que boa parte de seu volume é dada pelo tecido esponjoso da casca. Tanto a casca como o suco têm sabor relativamente suave, com presença modesta dos terpenoides comuns em frutas cítricas, que são suplementados por um sesquiterpenoide amadeirado incomum, a nootkatona, que leva o nome do cedro no qual foi encontrada pela primeira vez.

    Embora seu sabor seja inexpressivo, o pomelo é o pai reticente tanto da laranja doce quanto da azeda. É também o pai assumido da **toranja**, que nasceu de um cruzamento com a laranja doce na ilha de Barbados, no começo do século XIX.

A casca de toranja é relativamente pobre em terpenoides, com exceção da nootkatona, e é dominada, essencialmente, por aldeídos de cadeia reta com aromas de cera e cítrico. O suco de toranja tem alguns ésteres e aldeídos frescos e cítricos ao lado da nootkatona, mas seus componentes mais notáveis são algumas moléculas com átomos de enxofre, um terpenoide e uma cadeia de cinco carbonos. Esses compostos lhe dão uma qualidade não frutada, não reminiscente de coníferas, não cítrica, levemente vegetal e um pouco animalesca, frequentemente descrita como exótica ou tropical, pois moléculas e notas semelhantes são encontradas na goiaba e no maracujá (ver p. 342). No suco de uma variedade vermelha de toranja, que acumula licopeno, um pigmento terpenoide de cor vermelha, constatou-se a presença de cariofileno (amadeirado) e valenceno (doce e fresco), ambos sesquiterpenoides, além do óxido de linalol, floral.

**POMELO E TORANJA**

| Fruta e parte | Aromas componentes | Moléculas |
|---|---|---|
| casca de pomelo (*Citrus maxima*) | cítrico, floral, pinho | limoneno, geraniol, nerol, linalol, terpineol |
| suco de pomelo | pinho, gorduroso, limão, rosa, cera, floral, amadeirado-toranja | pineno, decadienal, citronelal, nonanal, linalol, limoneno, nootkatona |
| casca de toranja (*C. paradisi*, pomelo x laranja doce) | fresco, verde, floral, eucalipto, amadeirado--toranja | octanal, decenal, dodecanal, eucaliptol, nootkatona |
| suco de toranja | frutado, coco, grama, amadeirado-toranja, sulfúreo, gato | ésteres (metilpropanoato, butirato, metilbutirato de etila), lactona do vinho, hexenal, decenal, nootkatona, substâncias voláteis de enxofre (mentenotiol, metil sulfonil pentanona) |

Vamos arrematar essa salada mista de frutas cítricas com uma que se come inteira e três que quase nunca são vistas nos mercados ocidentais. A **kinkan** ou **kumquat** é uma frutinha que se põe inteira na boca, composta principalmente de casca; faltam-lhe os terpenoides e os fenóis não voláteis que dão gosto amargo à casca das demais frutas cítricas. Suas substâncias voláteis e seu aroma assemelham-se ao da casca de laranja doce. O *yuzu*, pequeno e azedo, amarelo-

-alaranjado quando maduro, não pertence a nenhum dos três clãs principais e parece ser mais rico e ter cheiro mais doce que a maioria dos citros, talvez em razão de sua mistura anormalmente complexa de terpenoides, timol, lactona do vinho (doce, com aroma de coco) e uma substância volátil que contém enxofre. É apreciado sobretudo na Coreia e no Japão, onde a fruta inteira é usada para perfumar a água do banho e na produção de uma compota que se mistura com água quente para fazer chá. Na cozinha japonesa, a casca de *yuzu* é moída com sal e pimentas do gênero *Capsicum* para se fazer o condimento *yuzu koshu*, e seu suco é misturado com molho de soja no preparo do molho *ponzu*, no qual se mergulham os alimentos. A pequena **lima-cafre** também é um dos membros esquisitos da família, sendo usada no Sudeste Asiático para fornecer suas qualidades de pinho e limão para vários alimentos (é, no entanto, menos usada que as folhas da mesma árvore, dominadas pelo citronelal, que caracteriza o capim-limão).

**FRUTAS CÍTRICAS INCOMUNS: KINKAN, *YUZU*, LIMA-CAFRE, BERGAMOTA**

| Fruta e parte | Aromas componentes | Moléculas |
|---|---|---|
| kinkan (espécies dos gêneros *Fortunella/Citrus*) | cítrico, resinoso, pinho, cera, floral | limoneno, mirceno, pineno, acetatos de octila e geranila |
| casca de *yuzu* (*Citrus junos*) | floral, verde, balsâmico, sulfúreo, tomilho, gorduroso | linalol, undecatrienona, substância volátil sulfurada (metil sulfonil pentanona), timol, decadienal |
| suco de *yuzu* | floral, coco-amadeirado, verde, tomilho, gorduroso | linalol, lactona do vinho, undecatrienona, epijasmonato de metila, timol, hexenal, decadienal |
| casca de lima-cafre (*Citrus hystrix*) | pinho, amadeirado, alimonado | pineno, sabineno, citronelal, terpineol |
| casca de bergamota (*Citrus bergamia*, limão x laranja-azeda) | floral, pinho, limão-siciliano, lavanda, cítrico | geraniol, pineno, linalol, neral + geranial, acetato de linalila, óxido de limoneno |

Temos, por fim, a **bergamota**, do tamanho de uma laranja, que talvez seja mais reconhecível como o aroma característico do chá Earl Grey: não é especialmente cítrica, lembrando mais a flor da lavanda. As substâncias voláteis da sua casca sugerem exatamente isso, com terpenoides predominantemente florais e acetato de linalila, uma das chaves do rico cheiro das flores (ver p. 176). De onde vêm essas substâncias típicas da lavanda? A bergamota é um cruzamento do limão-siciliano com a laranja-azeda, e nenhuma dessas duas frutas remete à lavanda – mas as flores e as folhas da laranja-azeda, sim. Ambas são apreciadas na perfumaria como fontes dos óleos de neroli e *petitgrain* (ver p. 472, 474), e o óleo de bergamota era um dos ingredientes da Água de Colônia original (ver p. 493). Parece que o nome incomum da fruta não se deve à cidade italiana de Bergamo, mas sim à semelhança entre sua forma ligeiramente alongada com outra fruta altamente valorizada, a pera bergamota, cujo nome vem do turco *beg-ármûdi*, "pera do príncipe". Pode ter surgido em alguma parte do Mediterrâneo e hoje é produzida principalmente na Calábria, região do sul da Itália. Às vezes a fruta inteira é usada para fazer uma geleia perfumada.

## Outras frutas subtropicais e tropicais: da banana ao abacaxi

Vamos nos despedir agora da prolífica família dos citros e de suas variações terpenoides em uma barraca que ostenta frutas conhecidas e diversificadas – variadas em termos de origem familiar, formato, cor e aroma, mas que têm em comum o fato de se originarem de regiões tropicais e subtropicais da Ásia e das Américas. Percorrem todo o espectro das substâncias voláteis, dos terpenoides aos ésteres, passando por lactonas, benzenoides, furanonas, moléculas sulfúreas e até os isotiocianatos da mostarda. Para os povos das regiões temperadas da Europa e da América do Norte, essas frutas representaram, em certa época, descobertas novas, empolgantes e muito diferentes, com sabores intensos e, às vezes, estranhos. Até hoje os profissionais de aromas e sabores descrevem algumas de suas substâncias voláteis como "tropicais" ou "exóticas". Por que as frutas de climas quentes têm qualidades tão características? Talvez porque a abundância de recursos lhes permita explorar um leque mais amplo de substâncias voláteis, ou porque a abundante concorrência as obrigue a explorar esse leque maior e a intensificar seus aromas para que possam se destacar, ou, ainda, porque os morcegos estejam entre os mais importantes comedores de frutas e disseminadores de sementes e sejam sensíveis ao enxofre presente em muitas frutas tropicais. Não sabemos, mas a questão é fascinante.

A **tâmara** é uma fruta do tamanho de um dedo que ocorre em grandes cachos em uma palmeira natural do árido Oriente Médio, tendo sido cultivada nessa região e na Ásia ocidental por milhares de anos. No resto do mundo, são mais conhecidas na forma seca ao sol, cujo peso tem dois terços ou mais de açúcares: frutinhas marrons, enrugadas, com aroma doce de caramelo que se desenvolve à medida que secam. Nos estágios anteriores – madura e firme (*besser*) ou madura e macia (*rutab*) –, ainda gordinha e amarelo-acastanhada, a tâmara contém uma mistura de ésteres e benzenoides frutados que sugerem mel, essência de amêndoas, feno e até canela; algumas variedades também emitem terpenoides cítricos e florais.

A **banana** é a fruta de uma árvore grande, não lenhosa, natural do Sudeste Asiático e das ilhas do Pacífico; é a fruta tropical mais importante no comércio mundial. Em regra, é colhida e até comercializada ainda verde e insípida; à medida que amadurece, ela muda de cor, converte o amido em açúcar e desenvolve seu aroma. Assim como a maçã e a pera temperadas, a banana tropical deve sua identidade volátil aos ésteres. As substâncias voláteis da banana são dominadas por várias cadeias carbônicas ramificadas que nascem da decomposição de aminoácidos, não de ácidos graxos. As bananas doces são dominadas por ésteres formados pelo álcool de cadeia ramificada metilbutanol, também chamado álcool isoamílico; esses ésteres e a banana madura definem-se mutuamente. À medida que a banana amadurece, seu aroma inicial de banana verde cede lugar a um aroma frutado mais doce, com uma nota de cravo dada pelo eugenol em algumas variedades. Quando passa do ponto, desenvolve notas de fermento e medicinais oferecidas pelo etanol, pelo acetato de etila e por outras substâncias voláteis que encobrem os principais ésteres característicos.

As **bananas-da-terra** são variedades de banana que convertem uma quantidade menor de amido em açúcar ao amadurecer e não desenvolvem o típico aroma de banana, de modo que costumam ser preparadas como as hortaliças amidosas. A banana-da-terra emite notas picantes e amadeiradas provenientes da rodovia dos benzenoides, ao lado de aldeídos de folhas verdes. O interessante é que ela armazena algumas outras substâncias voláteis ligadas a açúcares não voláteis. Quando a polpa é amassada ou aquecida, algumas dessas substâncias e seus aromas são liberados. Entre esses aromas incluem-se os de suor, baunilha e florais (dados respectivamente pelo ácido e pelo álcool metilbutanoico, pela vanilina e pelo feniletanol).

A **manga** nasce em grandes árvores naturais da Índia e do Sudeste Asiático de maneira que parece chamar a atenção dos grandes morcegos frugívoros da região: penduradas de ramos altos, onde podem ser facilmente localizadas pelo cheiro no crepúsculo ou à noite. Alguns anos antes de Dave Arnold e eu experimentarmos as maçãs cultivadas pelo Ministério da Agricultura dos Estados Unidos, visitamos uma coleção particular de mangueiras na Flórida, onde são cultivadas algumas dezenas das milhares de variedades desenvolvidas na Ásia e em outros lugares. Os sabores daquelas mangas distribuíam-se em um leque bem largo, desde o verde, com um toque de terebintina, até os de abacaxi, coco, pêssego, framboesa, suor e floral – tudo isso sobre uma base doce e frutada e todos reconhecíveis como de manga. Analistas de mangas do Centro Alemão de Pesquisa em Química dos Alimentos afirmaram em 2016 que quinze substâncias voláteis essenciais geram "um aroma orquestrado de manga" que permanece independentemente da presença ou da ausência de outros aromas. Dentre essas moléculas essenciais há ésteres frutados, furaneol (caramelo) e lactonas que sugerem pêssego e coco.

**ALGUMAS FRUTAS ASIÁTICAS TROPICAIS E SUBTROPICAIS**

| Fruta | Aromas componentes | Moléculas |
|---|---|---|
| tâmara (*Phoenix dactylifera*) | frutado, doce, essência de amêndoas, feno, creme | ésteres (acetatos de etila e geranila), fenilacetaldeído, benzaldeído, cumarina, butanodiol |
| banana (espécies do gênero *Musa*) | banana, frutado, grama, cravo, manteiga | ésteres (butirato e acetato de metilbutila, metilpropanoato de etila, acetado de hexila), hexanal, eugenol, diacetil |
| banana-da-terra (espécies do gênero *Musa*) | grama, picante, frutado, amadeirado | hexenal, hexanal, ácido etilbutanoico, benzenoides incomuns (elemicina, vinilmetoxifenol) |
| manga (*Mangifera indica*) | frutado, abacaxi, caramelo, resina--terebintina, tropical/ maracujá, sulfúreo, pêssego, coco | ésteres (butirato e metilbutirato de etila), endecatrieno, furaneol, mirceno, ocimeno, substâncias voláteis de enxofre (metil sulfonil pentanona, metil butenotiol), g-deca- e d-octalactonas |
| lichia (*Litchi chinensis*) | floral-rosa, limão--siciliano, violeta, verde, cítrico, sulfúreo | óxido de rosa, citronelal, linalol, feniletanol, ionona, nonenal, octanol, nonadienal, substâncias voláteis de enxofre (dietil dissulfeto, dimetil trissulfeto, metiltiazol) |

A **lichia** é a frutinha de uma árvore natural do sul subtropical da China, sendo talvez a mais floral de todas as frutas: emite um conjunto de terpenoides que lhe confere um forte aroma de rosa e cítrico, um dos quais chamado "óxido de rosa", em razão da sua fonte mais conhecida e do seu aroma. Menos imediatamente perceptível, mas notado há muito tempo pelos apreciadores da fruta, é um traço sulfúreo, de alho, que parece ser mais forte na fruta recém-colhida e menos evidente quando ela chega ao mercado.

Passamos agora da Ásia às Américas e chegamos ao **abacate**, natural de regiões semitropicais e tropicais, cuja semente imensa e polpa incomum dão a entender que ele evoluiu para atrair grandes mamíferos atualmente extintos, e não aves ou mamíferos pequenos. A densa polpa ao redor da semente não é rica em açúcares, mas em óleo, e suas substâncias voláteis são sobretudo aldeídos com aroma de frutos secos e gordura, que comunicam a riqueza energética da polpa. Muitas vezes, o abacate é tratado mais como hortaliça do que como fruta.

O **mamão** é natural dos trópicos das Américas Central e do Sul e, entre as frutas tropicais, só perde para a lichia em matéria de qualidade floral. Além do linalol, carrega as lactonas comuns ao coco tropical, mas se destaca por emitir um isotiocianato que contém enxofre e nitrogênio – uma molécula característica dos membros pungentes da família das crucíferas, especialmente a mostarda e o rabanete. Essa qualidade sulfúrea, penetrante, é percebida nas sementes do mamão, onde o isotiocianato defensivo se concentra, ao passo que na polpa ele é muito menos destacado, mas ainda contribui para a identidade aromática exclusiva da fruta. Há mamões de polpa amarelada e avermelhada, e as variedades avermelhadas parecem emitir mais ionona, o fragmento de terpenoide típico da violeta, associado ao pigmento vermelho licopeno.

O **maracujá** nasce em uma trepadeira vigorosa cujas flores grandes, com desenhos complexos, lembraram os europeus da cruz e do sofrimento, ou paixão, de Cristo. Os maracujás mais comuns são variedades amarela e roxa da mesma espécie; o tipo amarelo tem, em geral, aroma mais forte. Os dois tipos se destacam entre as frutas tropicais pelas numerosas substâncias voláteis sulfuradas – mais de cinquenta –, que lhes dão seu aroma característico. Esse aroma pode às vezes beirar o de suor e o animal; algumas dessas substâncias se encontram em nossos fluidos corporais e nos de nossos animais de estimação (ver p. 311).

A goiaba e a feijoa são membros tropicais e subtropicais da família das mirtáceas, que inclui espécies aromáticas como o eucalipto, o cravo e a pimenta-da-jamaica. As variedades da **goiaba** podem ter cor branca, amarela ou vermelha e são caracterizadas em geral por aldeídos de folhas verdes e ésteres frutados; ao que parece, as amarelas são ricas em furaneol caramelado e em alguns álcoois e ésteres de enxofre também encontrados na groselha-preta e na toranja. A **feijoa** é uma prima da goiaba e tem aroma muito diferente, dominado por ésteres de benzoato, também destacados no oxicoco, com qualidades medicinais e de gualtéria.

**ALGUMAS FRUTAS TROPICAIS E SUBTROPICAIS DAS AMÉRICAS**

| Fruta | Aromas componentes | Moléculas |
|---|---|---|
| abacate (*Persea americana*) | grama, frutos secos, gorduroso, doce, resinoso | hexenal, hexanal, pentanal, nonanal, acetato de metila, mirceno |
| mamão (*Carica papaya*) | floral, rabanete, gualtéria, resinoso, frutado, coco, violeta | linalol, isotiocianato de benzila, ésteres (benzoato de metila e benzila, butirato de etila), g-hexa- e g-octalactona, ionona |
| maracujá (*Passiflora edulis*) | frutado, floral, caramelo, groselha-preta, toranja, tropical, sulfúreo | ésteres (hexanoato e butirato de hexila), ionona, lactona do jasmim, furaneol, substâncias voláteis de enxofre (sulfonil hexanol, metil sulfonil hexanol e seus ésteres acetato, butirato e hexanoato) |
| goiaba (*Psidium guajava*) | grama, toranja, groselha-preta, frutado, caramelo, floral | hexenal, substâncias voláteis de enxofre (sulfonil hexanol e acetato de sulfonil hexila), ésteres (butirato de etila, acetato de cinamila), furaneol |
| feijoa (*Acca sellowiana*) | gualtéria, medicinal, tropical, frutado, verde | ésteres (benzoatos de metila e etila, butiratos de etila e hexenila), hexenal |
| abacaxi (*Ananas cosmosus*) | caramelo, frutado, abacaxi, fresco, coco | furaneol, ésteres (metilbutirato e propanoato de etila), undecatrieno, d-octa- e de-decalactona |

Entre as frutas tropicais conhecidas, a última, mas não a menos importante, é o **abacaxi**, natural da América do Sul, chamado *nanas* na língua tupi, palavra da qual se originou o nome **ananás**. A fruta é formada pela fusão de dezenas de frutículos individuais ao redor de um núcleo comum; eles amadurecem progressivamente de baixo – onde se ligam à planta-mãe – para cima. O abacaxi é a fruta tropical por excelência: intensamente aromático, azedo e doce, causou forte primeira impressão nos europeus. Procure imaginar o que aquelas pessoas, acostumadas com maçãs e morangos, sentiram ao experimentar o raro abacaxi. Essa sensação recebeu uma descrição famosa de Charles Lamb em sua "Dissertação sobre o porco assado", de 1823:

> O abacaxi é fantástico. É quase transcendente demais – uma delícia, não pecaminosa, mas tão semelhante ao pecado que uma pessoa de consciência faria bem em pensar duas vezes antes de experimentá-la; arrebatador demais para o gosto dos mortais, fere e esfola os lábios que dele se aproximam – como nos beijos de amor, ele morde; é um prazer que se aproxima da dor em razão da ferocidade e da loucura que acompanham sua fruição.

Um século antes disso, foi a semelhança aromática entre um morango híbrido e o abacaxi que sugeriu o nome botânico desse morango, *Fragaria* x *annanasa*, e essa semelhança era e é real. Compare as substâncias voláteis do morango (p. 310) com as do abacaxi: você verá que o furaneol, o mais destacado no abacaxi, está ausente no morango alpino natural da Europa. O furaneol tem vários nomes, entre eles "furanona do morango" e "cetona do abacaxi", e é essencial em ambas as frutas. Diz-se que outra substância volátil do abacaxi, uma cadeia de onze carbonos com três ligações duplas, tem o cheiro do abacaxi por si só; e as lactonas lhe dão nuanças de coco.

## Frutas para reflexão: ginkgo, baunilha, durião

Agora, as últimas frutas da feira – estranhas, mas não meras sobras. Uma pilha de pequenas esferas alaranjadas, um punhado de vagens finas e escuras, do tamanho de um palmo, e uma massa amarela grande, do tamanho de uma tigela de salada, coberta de espinhos curtos, com um lado cortado de modo a revelar uma polpa com uma sequência de protuberâncias brancas: essas três frutas incomuns se desviam um pouco da corrente principal de ésteres e terpenoides à qual pertencem nossas favoritas.

A fruta da primeira pilha é o **ginkgo**, natural de uma árvore bonita cujos galhos se curvam para cima e cujas folhas têm o formato de um leque, que outrora crescia em todo o hemisfério Norte e ainda é comumente usada na arborização urbana por conta de sua resistência. As árvores de ginkgo são diferenciadas em espécimes machos e fêmeas, e os decoradores urbanos tendem a plantar somente machos para evitar o estorvo provocado pelas frutas das fêmeas. Ou, mais apropriadamente, pelas sementes: as pequenas esferas que caem no outono não são frutos, mas presságios de frutos.

O ginkgo é uma relíquia que sobreviveu ao período jurássico, ocorrido cerca de 200 milhões de anos atrás. Ou seja, dezenas de milhões de anos antes da ascensão das primeiras plantas a produzirem flores e frutos. O ginkgo é um parente mais próximo das cicadáceas e das coníferas. A parte carnosa de seu fruto é, anatomicamente, parte da semente, e não a parede inchada do ovário de uma flor. No entanto, desempenha claramente o papel para o qual o fruto carnoso viria a ser inventado: atrair a atenção de dispersores animais.

Quando amadurecem e caem das árvores, as sementes do ginkgo provocam um fedor estontante, uma mistura dos aromas de queijo envelhecido, vômito e fezes. Suas fontes são moléculas simples do *kit* básico, os ácidos butanoico e hexanoico, com quatro e seis carbonos. Muitas frutas mais conhecidas e apreciadas produzem os mesmos ácidos durante o processo de maturação, mas os combinam imediatamente com álcoois para criar agradáveis ésteres de butirato e hexanoato. Os ácidos sozinhos são, em geral, sinais de decomposição.

As sementes do ginkgo nos dão uma ideia pungente do que as plantas tinham a oferecer aos animais antes de inventarem as frutas verdadeiras. Na China, país onde os frutos são produzidos pelos seus cernes amidosos (e insípidos), as sementes recém-caídas são comidas por gatos, cães e civetas. Quem as dispersava no período jurássico, muito antes de existirem cães, gatos e frutas? Alguns biólogos especulam que as sementes de ginkgo desenvolveram sua polpa fedorenta para atrair pequenos dinossauros carniceiros. Por isso, na próxima vez que você tiver a surpresa desagradável de passar por um ginkgo caído na calçada, aproveite para apreciar o impulso inventivo do Herói Carbono e como ele conseguiu evoluir desse malcheiroso presságio até o abacaxi e o pêssego.

A segunda fruta excepcional, desta vez um fruto verdadeiro, é a especiaria **baunilha**. Geralmente, não pensamos nas vagens de baunilha como frutas, pois falta a elas uma camada evidente de polpa. Ao amadurecer, suas paredes assumem aspecto amarronzado, de couro, e se abrem para expor sementinhas revestidas de uma fina película de um líquido açucarado, oleoso e aromático, uma espécie de xarope. Nem as paredes da vagem nem o xarope emitem ésteres de aroma frutado.

Quais animais da selva mexicana se sentiam atraídos por esse tipo de fruto? Não os quadrúpedes ou as aves, mas morcegos e abelhas. Os morcegos às vezes carregam o fruto inteiro, e abelhas de orquídea – que são entusiasmadas colecionadoras de aromas, com sua cor metálica – já foram vistas levando embora a semente inteira ao colherem o xarope (é possível que outros insetos façam o mesmo). Os benzenoides voláteis da vagem, doces, cremosos e florais, bem como a vanilina e suas variações, atraem esses dispersores e também suprimem o crescimento de microrganismos que provocam putrefação.

Ou seja, os prazeres particulares proporcionados por uma das especiarias mais apreciadas do mundo existem graças a morcegos tropicais, abelhas brilhosas e fungos irritantes. Um notável conjunto de influências.

**ALGUMAS FRUTAS E PSEUDOFRUTAS INCOMUNS**

| Fruta | Notas animais | Moléculas |
|---|---|---|
| ginkgo (*Ginkgo biloba*) | rançoso, queijo, vômito, fezes | ácidos butanoico e hexanoico |
| baunilha (*Vanilla planifolia* e outras) | baunilha, doce, cremoso, medicinal, floral | vanilina, ácido vanílico, hidroxibenzaldeído, álcool anisílico |
| durião (*Durio zibethenus*) | frutado, cebola tostada, cebola em putrefação, repolho em putrefação, sulfúreo, caramelo | ésteres (metilbutirato e propanoato de etila), muitas substâncias voláteis de enxofre (etanotiol e metanotiol, etil sulfonil etanotiol, etano ditiol, dimetil tritiolano), etil furaneol |

A terceira fruta extraordinária é o **durião**, o "rei das frutas" em sua terra natal, o Sudeste Asiático. Supõe-se que tenha se originado nas florestas tropicais de Bornéu; a Tailândia e a Malásia lideram sua produção mundial. Talvez seja mesmo um rei – e, com seu grande tamanho e casca espinhosa, possui um aspecto mais régio que a maçã de Bunyard. Porém, igualmente a certos soberanos, é ao mesmo tempo amado e odiado. Em Singapura, é proibido entrar com duriões nos meios de transporte públicos e em diversos edifícios, pois seu aroma é intenso, penetrante e repugnante. Depois de ler as peculiares notas de degustação de Alfred Wallace e E. J. H. Corner, reproduzidas no começo deste capítulo – cebolas com creme, esgoto com gás de carvão –, eu tinha de experimentar essa fruta em sua terra natal. Em 2014, fiz uma peregrinação a uma famosa tenda de duriões nos arredores de Singapura e descobri que a maioria da meia dúzia de variedades que experimentei tinha gosto de morango e de uma mistura de cebola frita e alho. Gostei das frutas o bastante para levar um exemplar clandestinamente para meu quarto de hotel, dentro de dois sacos, a fim de comê-lo no dia seguinte. Depois de cerca de uma hora, sua presença real preencheu o quarto e se tornou insuportável. A única alternativa que me restava era o regicídio: me livrei do corpo como se fossem pacotes de droga contrabandeada, picotando-o, jogando os pedaços no vaso sanitário e dando a descarga.

Como sugerem as recorrentes impressões de cebola e podridão, o durião é um entusiasta da química do enxofre. Produz uma dúzia de tióis e uma porção de sulfetos, alguns dos quais são moléculas incomuns, com dois ou três átomos de enxofre. Enquanto muitas frutas tropicais acrescentam toques sulfúreos a um núcleo de ésteres frutados, no durião os tióis e os sulfetos desempenham os papéis de coadjuvantes importantes. Químicos do sabor alemães relataram em 2017 que uma mistura simples de apenas duas moléculas voláteis era capaz de sugerir na maioria das vezes o aroma de durião a quem a cheirasse: o éster **metilbutirato de etila**, um dos principais componentes dos aromas de morango e abacaxi, e o **etil sulfonil etanotiol**, uma substância volátil rara, sulfurada, que tem cheiro de cebola tostada.

Quais animais o durião conseguia atrair com essa mistura de aromas frutados e sulfúreos? Segundo o botânico Corner:

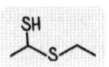

> Na Malásia, o aroma das árvores que dão frutos na floresta atrai elefantes, que se congregam para pegar os melhores exemplares para si; depois vêm os tigres, os porcos, os veados, as antas, os rinocerontes e os homens da selva. Gibões, macacos, ursos e esquilos podem comer a fruta no alto das árvores; o orangotango pode dominar esse banquete em Sumatra e Bornéu...

Observações mais recentes acrescentaram o urso-malaio, ratos gigantes, porcos-espinhos e macacas, sendo os orangotangos, ao que parece, especialmente afeitos ao durião – e o mesmo se pode dizer, é claro, de seus primos humanos, que o cultivam e colhem às toneladas. A maioria dos animais que dispersam o durião é onívora e não estritamente frugívora, de modo que as substâncias que contêm enxofre podem ajudar a sugerir o aroma de presas animais ou de carniça, mais ricas em gordura e proteína do que a maioria das frutas – como, aliás, é o próprio durião.

Se o cheiro de durião se reduz a morango com cebola tostada, uma combinação incomum, mas não horrorosa, o que explica a repugnância que ele inspira? Talvez sua incansável intensidade: valiosa a céu aberto, em uma floresta repleta de outras criaturas com suas substâncias voláteis concorrentes, mas não tão apreciável nos espaços fechados e desodorizados da civilização, onde tióis com aroma putrefato podem, mesmo em pequena quantidade, acumular-se a ponto de dar a impressão de podridão plena. Apreciei o durião de Singapura na calçada, mas não em meu quarto de hotel. Alfred Wallace notou o mesmo contraste:

> Quando a fruta é trazida para dentro de casa, o cheiro é, com frequência, tão repugnante que certas pessoas não suportam sequer prová-la. Foi o meu caso quando a encontrei pela primeira vez em Málaca, mas em Bornéu encontrei uma fruta madura no chão e, comendo-a ao ar livre, tornei-me de imediato um apreciador oficial do durião.

Se você ficou curioso para provar o durião, mas não está planejando uma viagem à Ásia no futuro próximo, compre um em um mercado de produtos asiáticos ou pela internet e coma-o fora de casa. Se estiver maduro, ou quase, e for um bom representante da espécie, será sensacional – uma das frutas mais memoráveis de sua vida.

Com o durião, concluímos nosso passeio de sete capítulos pelo reino dos vegetais terrestres, com toda a sua riqueza volátil que perfuma o ar do campo e os alimentos que comemos. Como vimos, as moléculas voláteis constituem o meio indispensável pelo qual as plantas fixas se protegem e se renovam em um mundo repleto de criaturas famintas. As substâncias voláteis de origem vegetal são na maioria alertas e armas defensivas, mas, controlando o quanto nos expomos a elas, conseguimos apreciar as sensações que provocam – a tal ponto que nós mesmos nos apresentamos como voluntários para protegê-las. Fazemos isso também com as flores e suas mensagens químicas mistas. E, no caso das frutas deste capítulo, somos beneficiários das prolongadas negociações entre as plantas que produzem sementes e os animais que as dispersam. As frutas não são apenas deliciosas em si mesmas – elas nos educam sobre as múltiplas possibilidades do que chamamos de "delicioso".

Chegamos à última banca da nossa feira imaginária, onde está exposto o reino vegetal. Ao deixarmos a feira para trás, nos deparamos com uma grande pilha de flores, hortaliças, ervas e frutas descartadas, murchas e manchadas. Sua vida útil terminou. No entanto, elas estão a ponto de se tornar matéria-prima para a criatividade de outros reinos de seres vivos que colaboraram inclusive com seu primeiro crescimento. Voltamo-nos agora para o destino póstumo da maioria das plantas: o reino dos fungos e a construção do solo.

*Parte 4*

# TERRA, ÁGUAS, RESTOS MORTAIS

Capítulo 14

# A TERRA: SOLO, FUNGOS, PEDRAS

> É certo que os melhores solos cheiram a um fino unguento. [...] É o odor que se costuma reconhecer ao pôr do sol [...] nos locais onde o fim do arco-íris encontra a terra, ou quando a chuva encharca o solo depois de longa estiagem. É então que a terra exala seu hálito divino de incomparável doçura, recebido do sol. É ele que o solo deve emitir quando revirado. [...] O odor é o melhor meio de julgar o solo.
>
> Plínio, *História natural.*

> Reconhece-se que muitas argilas e solos naturais secos desenvolvem um odor peculiar e característico quando respiramos sobre eles ou são umedecidos pela água. [...] É sobretudo nas regiões áridas, onde a relativa ausência de material orgânico no solo e a frequente preponderância de vários tipos de rochas afloradas no terreno são traços característicos, que esse odor é mais amplamente reconhecido e associado com as primeiras chuvas após um período de estiagem. [...] A natureza diversificada dos materiais que recebem a água nos levou a propor o nome 'petricor' para esse odor aparentemente único que pode ser visto como um 'icor' ou uma 'tênue essência' derivada da rocha ou da pedra.
>
> No petricor, nosso sentido olfativo nos dá o conhecimento de um instante de um grande ciclo natural de reações físicas e químicas.
>
> Isabel Bear e Richard Thomas, "Nature of Argillaceous Odour", 1964; "Genesis of Petrichor", 1966.

Cheiros do solo, cheiros de rochas e pedras: verdadeiros marcos olfativos! Provêm de partes da própria Terra, do pedaço de entulho cósmico cuja superfície, aquecida por uma estrela, nos serve de lar. Há muito se pensa que o solo e as rochas carregam informações sobre o funcionamento essencial do planeta. E isso é verdade, mesmo quando os encontramos em vasos de flores e nas calçadas, pedaços da Terra deslocados de seu lugar original e retrabalhados.

Para Plínio, o naturalista romano, o cheiro do solo fértil é a junção dos hálitos do Sol e da Terra e se evidencia sobretudo quando a Terra exala o calor do dia ao pôr do sol, quando os céus a tocam por meio do arco-íris e da chuva. Uma fábula encantadora. A dois milênios e meio globo de distância, os cientistas australianos Isabel Bear e Richard Thomas recorreram à mitologia grega para batizar o cheiro das rochas e do solo, secos por muito tempo, quando enfim são umedecidos. De *petri-*, "rocha", e *ichor*, o etéreo sangue dos deuses, eles cunharam o paradoxal termo *petricor*: a "tênue essência", intangível mas cheirável, emitida pelos aspectos mais sólidos e tangíveis da Terra.

Apesar de seu *pedigree* evocativo, "petricor" é um termo infeliz, pois reforça a primeira impressão que temos quando cheiramos a pedra recém-molhada: a de que o cheiro pertence à própria pedra. Pensamos que estamos captando sua "mineralidade". Mas isso é um engano; somos desencaminhados pela presença sólida da pedra. Bear e Thomas descobriram que o cheiro provém, na verdade, dos restos de seres vivos terrestres, esparsos e suspensos no ar. Acontece que esses restos se acumulam na rocha seca dia após dia – como também o fazem as camadas de poeira da atmosfera – até que a chuva súbita os libera em uma lufada da qual sentimos o cheiro. Ou seja, o cheiro de rocha, como o cheiro da chuva quando chega, é uma tênue essência do planeta vivo. Um nome helenizado mais adequado seria *gaia-ichor*: as exalações de Gaia, a Mãe Terra.

Os solos contribuem para o gaiaicor, e seus aromas também são mais fortes após a primeira chuva. É no solo que as criaturas terrestres vivem, morrem e tornam a entrar quando Gaia retoma para si sua substância e a redistribui às novas gerações. O aroma do solo é o sopro intenso desse ciclo quando começa a se difundir a céu aberto. É doce, e não é nem estéril nem malcheiroso quando sobe do dinamismo da vida e do pós-vida, que se alimentam um do outro e constroem ativamente o solo e sua fertilidade. É o aroma de um grande ciclo sem o qual a terra seria pouco mais que rocha nua.

O solo é a interface entre o planeta mineral e as comunidades vivas que o habitam. É onde a rocha, o ar, a água e a vida se misturam de modo mais íntimo que em qualquer outro lugar. Só passou a existir quando os primeiros microrganismos aquáticos se apegaram às praias rochosas da Terra jovem. Esses pioneiros e seus seguidores aos poucos reformaram a terra seca. Entalharam-na e dissolveram-na com seus fluidos ácidos. Quando morriam, legavam-lhe as frágeis migalhas de seus restos, que se misturaram com partículas de rocha batidas pelo tempo. Essa colagem de peças orgânicas e inorgânicas retinha a umidade, os minerais e o ar, protegia contra o sol e a chuva e servia de oásis para células necrófagas que podiam viver e depois também morrer. Áreas de piso nu do planeta começaram a desaparecer sob um tapete de solo, cada vez mais hospitaleiro para as novas formas de vida.

O maior benfeitor do solo e seu maior beneficiário foi o reino vegetal. As plantas terrestres materializam a luz do sol e o ar, formando folhas, caules, troncos e frutas, e no decorrer das eras foram depositando uma quantidade suficiente de si mesmas para formar um tapete capaz de servir de lastro para árvores de 100 metros de altura. A palavra *solo* vem de uma antiga raiz que significa "sentar-se". O solo é o discreto trono do reino vegetal, a cátedra de onde as poderosas árvores e as humildes ervas fornecem alimento e abrigo para as demais criaturas terrestres.

Para que a chuva constante de partes de vegetais se torne solo e alimente as próximas gerações, as estruturas vegetais, complexas e fisicamente resistentes, precisam ser decompostas até retornar ao estado de moléculas carbônicas simples e utilizáveis. As bactérias fazem sua parte, invadindo os tecidos danificados, metabolizando os nutrientes livres e servindo, por sua vez, de comida para pequenos animais. Os animais de todo tipo, desde os unicelulares até as minhocas e os castores, também colaboram, moendo as plantas e seus resíduos, absorvendo parte deles, deixando os restos para serem trabalhados por outros e, por fim, oferecendo ao processo seus próprios restos mortais.

No entanto, os maiores decompositores são membros de outro reino de seres vivos: os fungos, o reino dos mofos e bolores, dos cogumelos e leveduras, cujos primeiros ancestrais talvez tenham colonizado os litorais úmidos muito antes das plantas clorofiladas. Ao lado de algumas bactérias que os imitam, os fungos trazem ao cotidiano seu próprio conjunto característico de substâncias voláteis. Ajudam a dar aroma ao solo, a frutas apodrecidas e a armários úmidos; também auxiliam na produção de alimentos e bebidas deliciosos, alguns dos quais valem seu peso em ouro mineral.

Temos neste capítulo, portanto: folhas caídas no outono, compostagem de restos de cozinha, cogumelos e trufas, fermento de pão e o rico cheiro da cerveja, pedras secas e molhadas. Os contextos são todos muito diferentes, por isso, passaremos de um a outro em nossa imaginação conforme o necessário.

## Mofos, cogumelos, leveduras, estreptomicetos

Para começarmos a conhecer melhor os fungos, vamos passear por uma trilha úmida e sombreada no meio de um bosque ou floresta que você conheça. Vamos sair da trilha e nos agachar para revirar o solo e sentir os cheiros presentes em uma área quadrada de cerca de 40 centímetros de lado. Entre as folhas caídas há frutas batidas; algumas borbulham com o suco que delas escorre, outras apresentam manchas verdes aveludadas e em outras vê-se uma película negra e macia. Deparamo-nos com um galho de árvore em desintegração, com uma das extremidades desfazendo-se em partículas marrons, enquanto a outra é branca e macia. Há uma pedra meio enterrada, e sobre sua superfície vemos algo que parece uma mancha de tinta alaranjada com uma forma complexa, lobada. Um grupo de cogumelos cinzentos se eleva para o alto e um deles tem, na base, filamentos semelhantes a raízes. Em uma parte do solo há uma crosta verde-clara. Os aromas são de vinho, penetrantes, de podridão, de mofo, de cogumelo. De terra.

Cada uma dessas coisas descritas acima é um posto avançado do reino dos fungos; cada uma é um fungo em particular que realiza o trabalho da decomposição, sujo mas indispensável. Os sucos borbulhantes: leveduras. O veludo verde e a película preta e macia: mofos. O marrom e o branco no galho de árvore: modalidades menos e mais eficazes de decomposição da madeira por fungos. A mancha de tinta: um líquen. Os cogumelos: extensões temporárias de uma rede subterrânea. A crosta verde: uma comunidade integrada de fungos, liquens, bactérias, algas e musgos que dá coesão à superfície do solo. Além dos vegetais e dos animais, os fungos constituem o terceiro reino de formas de vida complexas presentes em nosso cotidiano. Suas substâncias voláteis e seus aromas são bastante característicos.

A palavra *fungus* significava "esponja" em latim e foi aplicada depois aos cogumelos, que são esponjosos e liberam uma tremenda quantidade de água quando contraídos pelo calor. Os cientistas adotaram a palavra para designar todo o clã evolutivo que inclui os cogumelos, composto de um número estimado de 1 milhão de espécies que colonizaram tanto as águas quanto a terra – sem falar no combustível de aviação e nas tintas! –, com estruturas que vão de células infinitesimais a trufas do tamanho de uma bola de basquete.

Embora lembrem as plantas em sua imobilidade e seu hábitat, os cogumelos e todo o seu clã estão mais próximos dos animais, tanto do ponto de vista genético quanto em sua estratégia básica de vida: como são incapazes de fazer fotossíntese, eles precisam obter nutrientes de outros seres vivos ou de seus restos. Começam a vida na forma de um esporo microscópico, semelhante a uma semente, que germina e se torna uma célula de metabolismo ativo. As células das leveduras permanecem solitárias e vivem mais ou menos como as bactérias unicelulares, produzindo de forma independente sua prole por brotamento, mas a maioria dos fungos forma filamentos longos, ramificados e multicelulares chamados *hifas* (da palavra grega que significa "teia"). O aparecimento desses filamentos na forma de uma névoa esbranquiçada é o primeiro sinal do crescimento de fungos em frutas e no pão. As hifas de um fungo que vive no solo muitas vezes se enfeixam em filamentos brancos entrelaçados, chamados coletivamente de *micélio* (da palavra grega que significa "cogumelo"). As pontas desses micélios crescem e podem se espalhar por quilômetros quadrados de solo e penetrar nos tecidos sólidos de plantas e animais vivos e mortos para coletar nutrientes.

Alguns fungos atacam plantas ou animais vivos e causam doenças, enquanto outros, entre os quais várias espécies de cogumelos e trufas, desenvolvem relacionamentos de benefício mútuo com árvores específicas e suas raízes, fornecendo-lhes os minerais do solo em troca de açúcares e outros nutrientes de cadeia carbônica. Há também os muitos habitantes dos solos que coletam nutrientes a partir de tecidos de animais e plantas mortos. Ao contrário dos animais, que levam o alimento para dentro do corpo, digerem-no ali mesmo e expelem os resíduos, os fungos não simbióticos exportam poderosas enzimas digestivas para seu ambiente imediato e depois absorvem as moléculas construtivas que as enzimas liberam dos detritos ao redor. As outras criaturas próximas podem inclusive aproveitar o banquete. Esses fungos do solo reciclam frutos e folhas caídos, as fezes dos animais e a matéria complexa do próprio solo, liberando a energia química e os elementos construtivos contidos nesses materiais e nutrindo os seus arredores.

Os maiores vegetais terrestres são as árvores, e sua madeira é especialmente densa e difícil de decompor. Não só os fungos do apodrecimento marrom, mas também algumas bactérias são capazes de digerir a celulose e a hemicelulose, dois dos principais componentes da madeira. Mas o terceiro, a lignina, é útil para as árvores vivas exatamente por resistir aos ataques de microrganismos. Os fungos que causam a podridão branca se contam entre os poucos especialistas existentes no planeta capazes de digerir as ligninas mais complexas das árvores. Os cogumelos *shiitake* e *shimeji* são seus representantes mais deliciosos.

Os cogumelos são estruturas especiais formadas por alguns fungos para produzir e dispersar seus esporos. São chuveiros macios que nascem da madeira em putrefação ou do solo para fazer chover bilhões de esporos nas correntes de ar que passam pelo local. Outras espécies, os fungos *filamentosos* (como os que fazem apodrecer nossos alimentos com manchas visíveis em sua superfície), produzem minúsculos lançadores de esporos na forma de filamentos curtos que dão a esses fungos uma aparência de veludo, penugem ou feltro. Outros, ainda, entre os quais as leveduras unicelulares, liberam seus esporos invisivelmente.

**ALGUNS FUNGOS FAMILIARES: COGUMELOS, BOLORES, LEVEDURAS**

| Fungos | Hábitats comuns | Usos |
|---|---|---|
| cogumelo comum (champignon) branco ou marrom, *Agaricus bisporus* | restos de plantas, fezes de animais | alimento |
| shiitake, *Lentinula edodes* | madeira morta | alimento |
| boleto, espécies do gênero *Boletus* | simbiose com raízes de vegetais | alimento |
| trufas, espécies do gênero *Tuber* | simbiose com raízes de vegetais | alimento |
| espécies do gênero *Aspergillus* | hortaliças e cereais embolorados | produção de molho de soja, missô, álcoois de arroz |
| espécies do gênero *Penicillium* | frutas cítricas emboloradas | produção de queijos, salsichas e linguiças, antibióticos |
| espécies do gênero *Rhizopus* | pão e frutas embolorados | produção de tempê |
| leveduras para fazer cerveja e pão, *Saccharomyces cerevisiae* | frutas em putrefação, plantas danificadas | produção de vinho, cerveja, pão, molho de soja, extrato de levedura |
| espécies do gênero *Brettanomyces* | vinícolas e cervejarias | produção de cerveja |

Além de contribuir para a formação do solo, os fungos são virtuoses da química cujas criações podem nos agradar, embriagar e curar. Apreciamos os cogumelos e as trufas mais por seus aromas e sabores característicos do que por seu valor nutritivo. Com os bolores, transformamos o leite e a soja, de sabor brando, em queijos aromáticos e no saboroso molho de soja; com as leveduras, frutas e cereais se tornam vinho e cerveja. Muitos fungos tentam impedir que vizinhos oportunistas se aproveitem dos nutrientes que eles criaram, e para isso usam armas químicas que os repelem, suprimem ou matam. Embora algumas dessas moléculas sejam tóxicas para nós – o que torna arriscado o consumo de cogumelos silvestres –, outras se mostraram úteis. O álcool, o LSD e a penicilina são algumas delas.

Apresentamos agora uma última categoria de seres que contribuem de forma importante para o aroma do solo: microrganismos que não são fungos verdadeiros, mas que os imitam tão bem que a princípio foram identificados erroneamente e catalogados com nomes de fungos. Os **estreptomicetos** (do grego, "retorcido" e "cogumelo") são bactérias cuja família surgiu na época em que as plantas estavam consolidando sua colonização da terra seca e, ao que parece, desenvolveram características semelhantes às dos fungos para se adaptarem à vida no solo. Como a maioria dos fungos, os estreptomicetos secretam enzimas digestivas em seus arredores e formam cadeias de células semelhantes a esporos e hifas. Também geram poderosas moléculas antibióticas para se defender: a estreptomicina, a tetraciclina e vários outros medicamentos são derivados dos estreptomicetos.

## Os primórdios do solo: folhas caídas, compostagem de restos de cozinha

A criação do solo começa quando suas matérias-primas caem ao chão: sobretudo tecidos vegetais mortos ou moribundos. Estima-se que, a qualquer momento, cerca de 10 bilhões de toneladas de agulhas e folhas de árvores estejam se decompondo nos solos do mundo. Embora a maioria das moléculas voláteis que liberam seja absorvida no solo, o resto, que chega ao ar, é suficiente para contribuir de maneira significativa com as emissões voláteis da terra, suas marés de aromas e precursores do gaiaicor.

As folhas e outras partes de plantas caem com os micróbios que residem nelas, e estes começam o processo de converter os restos vegetais em solo ao metabolizar as fontes mais imediatas de energia, os açúcares, o amido e parte da celulose, os lipídios das membranas e as proteínas. Os bolores logo entram em cena. Em florestas temperadas, algumas semanas são necessárias para que os diversos microrganismos e fungos consumam metade dos carboidratos presentes nas folhas caídas. Quando o que sobra é principalmente a lignina estrutural, os fungos especialistas em lignina e os estreptomicetos passam a predominar. Pode levar até seis meses para que metade da lignina de uma folha se decomponha.

Não é preciso ir à floresta para sentir o cheiro desses estágios iniciais da formação do solo. As **folhas caídas** em seu quintal ou na sarjeta em frente à sua casa passam pelo mesmo processo. A maior parte da vegetação em decomposição tende a liberar as mesmas cadeias carbônicas do *kit* básico: álcool metílico e etílico, acetaldeído e acetona, com aromas etéreo e de solvente; todos eles são produtos da decomposição parcial de cadeias carbônicas complexas. As agulhas caídas em florestas de coníferas liberam uma grande quantidade de seus terpenoides típicos, pineno, careno e limoneno, enquanto as folhas das árvores latifoliadas emitem isopreno, um parente dos terpenoides quase inodoro (ver p. 216). Muitas folhas são revestidas de uma camada protetora de cera, e já se constatou que os fungos do solo exploram a cera das agulhas de pinheiro e geram grandes moléculas aneladas com doze a dezesseis carbonos aparentadas das moléculas de "almíscar" tão apreciadas na perfumaria (ver p. 481).

Talvez as substâncias voláteis que mais caracterizam os restos de folhas sejam o **furfural** e o hidroximetil furfural, doces e com aroma semelhante ao de tabaco – anéis de cinco vértices com um oxigênio, gerados por microrganismos e fungos que decompõem a celulose. O metabolismo fúngico da resistente lignina libera vestígios de tolueno e xileno. Essas moléculas são mais reconhecidas por nós na forma de solventes derivados de petróleo, por isso, aparentam ter um cheiro "químico" de solvente (ver p. 427). No entanto, contribuem de forma muito natural para o aroma intenso do chão da floresta.

**ALGUNS AROMAS DE FOLHAS CAÍDAS**

| Aromas | Moléculas |
|---|---|
| álcool | álcoois metílico e etílico |
| verde, fresco | acetaldeído |
| solvente | acetona |
| doce, amadeirado, pão | furfural |
| caramelo, tabaco | hidroximetil furfural |
| doce, cola plástica | tolueno (metilbenzeno) |
| plástico | xileno (dimetilbenzeno) |
| quente, doce, agradável qualidade animal | anéis de lactona C12, C14, C16 |
| doce, caramelo, bolo | maltol |

Há uma árvore notável cujas folhas são apreciadas pelo cheiro que emitem no outono tanto quanto as folhas do bordo são apreciadas por suas cores. As folhas caídas da **katsura** das florestas temperadas asiáticas, chamada *Kuchenbaum* ou "árvore-bolo", em alemão (*Cercidiphyllum japonicum*), têm aroma de caramelo, algodão-doce e doces assados por acumularem grandes quantidades de maltol, um anel de carbono e oxigênio (ver p. 505) logo antes de cair. De que modo a árvore se beneficia de seu tapete de folhas de aroma doce? Ninguém sabe.

O **composto orgânico** é uma versão acelerada da decomposição natural, que podemos preparar em nosso próprio quintal. Os resíduos de nossos jardins e cozinhas criam uma massa concentrada de nutrientes que estimula o rápido metabolismo e decomposição por parte de microrganismos e fungos.

Além de gerar energia química, essas reações geram calor, e, pelo fato de o interior da pilha ser termicamente isolado, sua temperatura pode subir o suficiente para fritar um bife bem passado! Ao que parece, os microrganismos que toleram essa temperatura evoluíram em fontes de águas termais, em pilhas naturais de vegetação caída e nas fezes de animais. Os aromas gerados por eles podem ser agradáveis ou não, de acordo com o conteúdo da compostagem e de como são montadas as pilhas. Os restos frescos e "verdes" conservam boa parte do maquinário proteico que fazia as células funcionarem, ao passo que a matéria morta "marrom" conserva pouco. Quando uma pilha de composto orgânico contém mais maquinário proteico do material fresco do que energia pronta da matéria marrom para construir novas células que possam usá-la, os microrganismos acabam por decompor também o maquinário para obter energia. Pelo fato de as proteínas conterem nitrogênio e enxofre, o resultado é uma pilha que cheira a aminas (aroma de peixe) e amônia (aroma acre), bem como a sulfetos de hidrogênio e metil sulfeto, de aroma sulfúreo e podre. Quando o material fresco está bem diluído entre folhas mortas ou lascas de madeira (de 25 a 50 partes de marrom para uma de verde), a produção de amina e sulfeto é mínima e o aroma da pilha é uma versão mais intensa do aroma do chão da floresta.

Um segundo fator que determina o aroma do composto é a areação da pilha. Em uma pilha nova, com bastante oxigênio disponível, os microrganismos que dominam a atividade de compostagem são aeróbios e decompõem suas fontes de carbono até chegar a dióxido de carbono e água, ambos inodoros. À medida que a pilha se compacta, a diminuição do nível de oxigênio permite o crescimento de microrganismos anaeróbios. O resultado é a típica mistura intensa de ácidos de cadeia curta azedos, rançosos e com cheiro de vômito, aminas e sulfetos de aroma pútrido. São os cheiros de um composto por demais compactado ou do qual não se consegue drenar o excesso de água, ou, ainda, de vasos de plantas que passam semanas encharcados em clima chuvoso. São também os cheiros de estrume fresco e dos charcos, pântanos e mangues naturais (ver p. 383).

## Aromas do solo: vida genérica, a enigmática geosmina

Com o tempo, os restos de plantas e o composto acabam não somente permanecendo na superfície do solo, mas também penetrando em seu subterrâneo, onde contribuem para o característico aroma de fundo. Os restos orgânicos representam uma porcentagem ínfima do volume do solo, e a maior parte dessa porcentagem é *humo*, uma mistura de restos moleculares persistentes que absorvem e retêm água e minerais, ajudam a manter o solo poroso, úmido e nutritivo e lhe dão sua característica cor marrom-escura.

O solo não perturbado é repleto de formas de vida de todo tipo, boa parte delas ainda não identificada. Estima-se que haja dezenas de bilhões de bactérias em cada grama de solo e dezenas de milhares de espécies diferentes de microrganismos, inclusive de fungos – ao lado de vermes e insetos minúsculos. A maior parte dos solos é formada por volumes mais ou menos iguais de partículas de rocha e dos espaços entre elas, vazios ou preenchidos de água. Os pequenos poros úmidos são, em geral, ocupados por bactérias, e as hifas dos fungos vão se esgueirando pelos poros maiores para encontrar raros oásis de restos de plantas ou animais, ou as raízes de plantas vivas.

Com um elenco tão diversificado de criaturas, não surpreende que as substâncias voláteis do solo também sejam numerosas. São dominadas por diversos gases inodoros: metano, dióxido de carbono e óxidos de nitrogênio, o primeiro produzido pelo metabolismo microbiano nas regiões do solo mais pobres em oxigênios, os outros dois produzidos pela decomposição aeróbia dos restos de plantas e animais. As demais emissões, de um décimo e um terço do total, são, em geral, as substâncias mais comuns do *kit* básico (ver p. 50-51) com terpenoides originados das folhas de coníferas e árvores latifoliadas. Por fim, uma pequena fração compreende substâncias voláteis construídas pelos habitantes do solo para servirem de sinais, defesas, hormônios e outros auxiliares do crescimento e da reprodução.

O aroma característico do solo e sua fonte foram investigados por químicos que não procuravam o sopro divino de Plínio, mas sim a causa de certo gosto de barro nas águas e nos peixes de um rio. Depois dos estudos iniciais de um químico francês e um bacteriologista alemão na virada do século XX, cientistas ingleses determinaram em 1930 que um forte cheiro ruim na água potável do rio Nilo e um "toque terroso" nos salmões fluviais da Escócia eram ambos causados por estreptomicetos (bactérias). Em 1965, a microbióloga Nancy Gerber, da Universidade Rutgers, determinou a estrutura da substância volátil com cheiro de terra produzida pelos estreptomicetos e chamou-a de **geosmina**, nome cujas raízes significam "terra" e "cheiro".

Esse marco olfativo é uma versão alterada de um sesquiterpenoide, com dez átomos de carbono dispostos em dois anéis interligados e decorado com dois grupos metil. Hoje em dia, conhecem-se outros produtores de geosmina: cianobactérias e mixobactérias que habitam os solos e as águas, algas, musgos e hepáticas, beterrabas, acelga e espinafre com gosto de terra, flores de cacto, um ou outro fungo – embora não se tenha encontrado até agora nenhum cogumelo que o faça – e centopeias. No entanto, os emissores mais comuns de geosmina são de longe os estreptomicetos e as cianobactérias.

Nancy Gerber descobriu mais tarde outras duas substâncias voláteis emitidas por estreptomicetos que contribuem para o cheiro do solo: o metilisoborneol, derivado de terpenoides, e a **isopropil metoxipirazina** (ver p. 189). Essa pirazina também é produzida pela batata, a ervilha verde e uma planta cuja resina, chamada gálbano, é usada em perfumaria (ver p. 476). Gerber notou a persistência e a semelhança entre essas três substâncias voláteis: seus odores "tendem a perdurar e a aderir aos aparelhos e às pessoas". A geosmina tem aroma "terroso"; o metilisoborneol, "semelhante ao de cânfora"; a pirazina, "de mofo". As três causam problemas em peixes cultivados (ver p. 405). Curiosamente, nenhuma delas parece ser uma poderosa defesa química, sobretudo quando comparadas a antibióticos e toxinas produzidos pelos estreptomicetos. Ao contrário, talvez sejam um meio pelo qual esses microrganismos assinalam sua presença uns para os outros, demarcam território e evitam a superpopulação.

**ALGUNS AROMAS CARACTERÍSTICOS DO SOLO**

| Aromas | Molécula |
|---|---|
| terroso | geosmina (sesquiterpenoide modificado) |
| terroso, cânfora, mofo | metilisoborneol (monoterpenoide modificado) |
| terroso, mofo, batata, ervilha | isopropil metoxipirazina |

A proeminência da geosmina no cheiro de solo decorre, em parte, do fato de ela ser produzida por microrganismos que existem em todo lugar, mas também da nossa extrema sensibilidade a ela: somos capazes de detectá-la em quantidades mínimas. Por que somos tão sensíveis a moléculas não tóxicas? E por que o cheiro de geosmina é divino no solo, mas não na água de beber ou no salmão? É apropriado que a terra tenha cheiro de terra, e a geosmina é um sinal de vida que sugere um local acolhedor, úmido e fértil – coisas positivas. (Nas flores de cacto, pode atrair polinizadores por apresentar uma promessa de umidade no árido deserto.) Mas não costumamos comer terra! Na água e nos peixes, a terrosidade da geosmina está fora de lugar. Os mesmos estreptomicetos e cianobactérias que produzem geosmina podem secretar poderosas toxinas, e o mesmo vale para os bolores do gênero *Penicillium* que apodrecem frutas e cereais. É bom ser sensível à presença desses microrganismos potencialmente nocivos e ter certo cuidado com o aroma terroso quando ele não emana da terra ou dos alimentos que saem diretamente dela.

Ou seja, o aroma especial do solo é uma mistura de estranhos terpenoides com uma pirazina sobre o fundo comum do metabolismo vivo. Seus autores principais são bactérias, não os fungos, que são os autores principais do próprio solo. Muitas vezes descrevemos os cogumelos e outros fungos comestíveis dizendo que têm um sabor terroso. No entanto, o seu aroma é bem diferente do aroma do solo do qual emergem. Os fungos contribuem com seus próprios marcos olfativos para a paisagem aromática.

## Substâncias voláteis e aromas dos fungos

As folhas das plantas verdes têm cheiro "verde" quando amassadas porque emitem os aldeídos e os álcoois de seus carbonos que caracterizam o aroma verde (ver p. 161). A maioria dos fungos tem aroma de "cogumelo" ou "bolor" porque emitem um grupo característico de aldeídos e álcoois de *oito* carbonos. Estes são chamados oct*anal* e oct*anol* quando são cadeias simples e oct*enal* e oct*enol* quando dois carbonos da cadeia partilham uma ligação dupla. (Há diversos tipos de octenal e octenol, pois a ligação dupla pode ser partilhada por diferentes pares de carbonos na cadeia.) Assim como as substâncias voláteis de seis carbonos das folhas, as de oito carbonos dos fungos funcionam como armas e sinais químicos, e os fungos aumentam sua produção quando seu tecido é danificado. A molécula mais comum e mais característica dos cogumelos, chamada às vezes de **álcool dos cogumelos**, é um octenol. É tóxica para microrganismos e repele as lesmas que em geral vagam pelo solo da floresta. Além disso, tanto ela quanto outras substâncias de oito carbonos servem para regular as atividades dos próprios fungos. Já se descobriu que inibem o crescimento de micélios, a produção e a germinação de esporos – talvez um alarme que suspenda todos os sistemas.

Por que os cogumelos produzem cadeias de oito carbonos e as plantas, de seis? Talvez esses dois reinos que habitam o solo tenham considerado vantajoso manter arsenais e canais de comunicação separados, para evitar confusões entre si ou com as moléculas do *kit* básico emitidas por outros microrganismos do solo. Também é uma questão de conveniência bioquímica. Ambos os conjuntos são produzidos pela decomposição das cadeias carbônicas longas que formam membranas dentro e em volta das células. Os fragmentos de seis carbonos, de aroma verde, provêm do ácido linolênico, um abundante componente do mecanismo fotossintético das folhas, com três ligações duplas. Os fungos não são verdes, não fazem fotossíntese e contêm pouquíssimo ácido linolênico;

suas enzimas, ao contrário, trabalham com o ácido linoleico e suas duas ligações duplas e produzem fragmentos de oito carbonos, sendo os octenóis os mais abundantes e comuns.

As substâncias voláteis de oito carbonos não são "terrosas" como a geosmina, que é pesada e aderente. Corte um cogumelo em dois, aproxime-o do nariz e inspire: o efeito é picante e etéreo, pois os abundantes álcoois de oito carbonos têm efeito semelhante ao álcool etílico de dois carbonos. São emitidos na forma de uma mistura e suas proporções dependem da espécie em questão, de seu estágio de crescimento e de outros fatores. Isoladas e cheiradas uma a uma, todas as substâncias voláteis de oito carbonos também tendem a sugerir as outras coisas em que figuram com destaque, sobretudo o aspecto ceroso das cascas de frutas cítricas e, às vezes, a gordura de frango, que é rica em ácido linoleico e em seus fragmentos. A cetona octenona se destaca por suas qualidades metálicas, com certo cheiro de sangue. A octenona emite esses sinais porque é o principal fragmento gerado por metais reativos a partir de cadeias carbônicas longas quando manipulamos chaves e moedas, lavamos panelas ou sentimos o cheiro do sangue rico em ferro que corre de uma língua mordida ou de um corte na pele (ver p. 518).

**ALGUMAS SUBSTÂNCIAS VOLÁTEIS DE OITO CARBONOS COMUNS NOS FUNGOS**

| Molécula | Aromas |
| --- | --- |
| octanol | cera, verde, casca de laranja, cogumelo |
| octanal | cera, cítrico |
| octanona | verde, frutado, mofo |
| octenol, "álcool dos cogumelos" (oct-1-en-3-ol) | cogumelo, gorduroso, terroso, verde |
| octenol (oct-2-enol) | gorduroso, casca de frutas cítricas |
| octenal | gorduroso, verde, casca de frutas cítricas |
| octenona | metálico, sangue, cogumelo, terroso |
| octadienol | gorduroso, caldo de frango |

Em geral, notamos os cheiros genéricos dos fungos quando entramos em um espaço fechado úmido o suficiente para que eles possam crescer ali. Os diversos tipos de mofo se multiplicam em banheiros, porões e cômodos nos quais armazenamos objetos de pouco uso, como a poeira que se acumula nos cantos, os resíduos de sabonete entre os azulejos e as tintas. Um cheiro forte de mofo pode fazer com que as pessoas se sintam enjoadas, e os esporos que ele produz e são transportados pelo ar de fato podem causar doenças. No entanto, alguns mofos, ao que parece, melhoram a qualidade do ar, pois absorvem as substâncias voláteis emitidas por outros fungos e as usam como alimento. Sabe-se há séculos que as paredes das adegas onde se armazenam vinhos e dos armazéns das destilarias são recobertas de depósitos semelhantes a fuligem. Com o tempo, identificou-se que esses depósitos eram feitos de bolores que se alimentam dos vapores de álcool que escapam dos barris de vinho e bebidas destiladas. Um bolor comum nas caves da Alemanha e da Hungria, chamado *Racodium* ou *Zasmidium*, é capaz de metabolizar o formaldeído e outros vapores, e às vezes é intencionalmente alimentado com vinho para que seu crescimento seja estimulado e ele possa purificar o ar da adega.

As cadeias de oito carbonos são as substâncias voláteis mais características e reconhecíveis dos fungos, mas o produto fúngico mais apreciado é, de longe, uma molécula simples de dois carbonos: o álcool etanol. Seu aroma de solvente é bastante genérico. No entanto, as leveduras o secretam em abundância para eliminar suas concorrentes, e bilhões de pessoas apreciam o ataque inebriante que ele inflige sobre nossos neurônios. Não há, neste planeta, nenhuma outra molécula volátil que seja produzida ou consumida em maior quantidade. Daqui a algumas páginas vamos cheirar com mais atenção o álcool e outras substâncias voláteis produzidas por leveduras.

As substâncias voláteis de origem fúngica em que reparamos com maior frequência pertencem aos doze ou mais fungos comuns, que são deliciosos o suficiente para serem comidos. Esses cogumelos e trufas evidenciam que o reino dos fungos tem muito mais a oferecer do que um aroma genérico de cogumelos.

## Erupções de fungos: os cogumelos

Para muitas pessoas, os cogumelos são uma espécie de hortaliça que se come, na maioria das vezes, cozida. Para quem estuda o reino dos fungos, eles são "corpos de frutificação". Assim como os frutos das plantas, que contêm suas sementes, são estruturas especializadas para fazer vir ao mundo a próxima geração. Quando as redes subterrâneas acumulam energia e matéria suficientes e as condições do ambiente se tornam úmidas e favoráveis, elas organizam uma massa de hifas e formam uma estrutura a ser exposta fora da terra. Quando ela irrompe no solo, abre um chapéu semelhante a um guarda-chuva (chamado *píleo*) que contém pequenos poros ou lamelas, e estes liberam bilhões de esporos nas correntes de ar que passam pelo local.

É claro que os corpos de frutificação que nascem do solo ou da madeira podre têm muito pouco a ver com as maçãs e os morangos. Os frutos das plantas verdes são ofertas de troca que recompensam os animais por ajudarem a dispersar suas sementes. Quem faz esse papel para os cogumelos é sobretudo o vento, que não precisa de cores vivas para ser chamado à atenção, nem de aromas que o atraiam pelo olfato ou de nutrientes valiosos. Por isso, os cogumelos em geral não atraem os animais e podem até deixá-los doentes, graças à presença de toxinas que os desencorajam de comê-los pela segunda vez. Existem, no entanto, exceções. Os **cogumelos fálicos**, com odor pútrido, emitem múltiplos sulfetos e indol e têm um cheiro de cadáver que atrai moscas polinizadoras (ver p. 223). O interessante é que eles também emitem o feniletanol floral, como vários outros fungos. Os esporos têm tamanho mais próximo do pólen que das sementes, de modo que alguns cogumelos talvez se beneficiem da atenção dos insetos que os visitam por associarem as substâncias voláteis florais com a recompensa do néctar – que os cogumelos não oferecem.

Os aromas dos cogumelos são, em geral, dominados pelas cadeias de oito carbonos. Quando são cortados ou picados, a produção dessas cadeias aumenta. As diferentes espécies suplementam esses aromas genéricos com outras substâncias voláteis, muitas das quais já vêm prontas. As mais comuns são anéis benzenoides e moléculas de enxofre, com um ou outro éster frutado ou terpenoide floral ou de pinho. O resultado é um espectro de sabores que partilha certa semelhança, embora seu leque seja bastante amplo. Em geral, os cogumelos não são comidos crus, mas se mostram aromáticos na tábua de picar legumes; na maioria dos casos, seus sabores naturais persistem mesmo após a cocção, que adiciona a eles novas substâncias voláteis (p. 516).

Os diversos cogumelos secos são maravilhosas fontes de sabor. Os fungos secam facilmente por serem esponjosos, e, quando isso acontece, sobretudo com a ajuda de fogo brando, seu aroma se intensifica. Conservam pelo menos um pouco de seu caráter essencial de cogumelos, mas enriquecido por um sem-número de novas substâncias voláteis geradas pelos conteúdos de suas células à medida que vão se concentrando e reagindo entre si. Entre essas substâncias contam-se o furanotiol, com aroma de carne, e o metional, que cheira a batata, ambos compostos de enxofre; há também uma gama de pirazinas nitrogenadas com aroma tostado e tiazóis nitrogenados e sulfurados. Os apreciadíssimos boletos-reis são os campeões dessa transformação, mas até os *champignons* mais comuns desenvolvem grande profundidade de sabor quando secos.

Muitos cogumelos são produzidos por fungos que vivem sozinhos em folhas secas ou madeira apodrecida; são os tipos mais fáceis de cultivar e, portanto, os mais baratos. Os cogumelos de fungos simbióticos, entre os quais se incluem o boleto e o cantarelo, são mais raros e mais caros porque exigem uma colaboração duradoura com raízes de árvores. Em regra, esse relacionamento precisa durar vários anos para que eles se desenvolvam, e até agora tem se mostrado complexo demais para que se possa simulá-lo por outros meios. Embora alguns fungos simbióticos sejam hoje cultivados pelo ser humano, os verdadeiros cogumelos silvestres são coletados em florestas. A prática é considerada razoavelmente sustentável, pois o corpo fúngico que dá origem ao cogumelo permanece intacto embaixo da terra.

Voltemos, então, à floresta em que estávamos no início, debruçados sobre um pedacinho de solo, para sair à caça de nossos fungos comestíveis favoritos.

## Os aromas dos cogumelos cultivados

Vamos começar pela beira da floresta, onde há restos de mato seco e tocos de árvores – um território ideal para os fungos decompositores que são os mais fáceis de cultivar. O **champignon** e o **portobello** são versões da mesma espécie de cogumelo; o *portobello* é maior e leva mais tempo para amadurecer. O *Agaricus bisporus* é um fungo que aprecia o humo e cresce bem em resíduos vegetais de todo tipo, inclusive no esterco de cavalo; parentes próximos seus são comuns em gramados e jardins. Seu aroma é dominado pelas típicas cadeias de oito carbonos. O octenol com aroma de cogumelo supera a octanona verde e frutada quando o cogumelo intacto é cortado ou esmagado, tornando-se mais suave quando ele é seco ou cozido; então, o benzaldeído (de essência de amêndoas) e o álcool benzílico assumem o papel principal. Uma espécie irmã é chamada **cogumelo do sol** e se destaca pela produção abundante desses benzenoides. O cogumelo **fukurotake** é o equivalente asiático do *champignon*; trata-se de um fungo que decompõe a madeira em um pó branco e que também se dá bem em compostagem de palha – emite sobretudo o octenol.

Existem diversos cogumelos *shimeji*, espécies do gênero *Pleurotus*; todos decompõem madeira e cada um tem seu caráter próprio. O **shimeji** comum, acinzentado, assemelha-se ao *champignon* com suas cadeias de oito carbonos e suas notas de amêndoas, mas também carrega duas substâncias florais que podem ajudá-lo a parecer mais aromático. O **shimeji-rei** ou **eryngui** é quase todo um caule branco, com a parte de cima pequena e marrom; acrescenta ao octenol algumas substâncias voláteis de enxofre, com notas de batata e frutos secos. Quando cozido, ele desenvolve a sotolona, com aroma de caramelo e feno-

-grego. A versão **abalone** do gênero *Pleurotus* é notável por emitir uma quantidade significativa do aldeído floral nonanal, de nove carbonos. E o estranho *shimeji*-salmão tem notas doces e medicinais dadas por um furano e um fenol. Sua cor rosada vem de um pigmento chamado indolona, que contém nitrogênio; quando o cogumelo começa a se deteriorar, ele emite um odor urinoso, de amônia, que não desaparece com a cocção.

O *shiitake* é um cogumelo asiático muito popular que, em seu estado natural, cresce nos troncos caídos da castanheira japonesa ou *shii*. Hoje em dia, é cultivado em serragem. Seu sabor não tem semelhança com os cogumelos, sendo derivado de um conjunto bastante misterioso de substâncias voláteis de enxofre. O aroma do *shiitake* cru e intacto é de cogumelo. Quando cortado ou esmagado, ele emite as moléculas típicas de oito carbonos, mas também sulfetos que lembram repolho e anéis incomuns com dois átomos de carbono e três, quatro ou cinco de enxofre. Os anéis menores lembram cebola, e é a molécula de cinco enxofres que proporciona a maior parte do aroma característico desse cogumelo, tendo sido chamada de **lentionina** em razão do nome científico dele. A formação da lentionina parece envolver uma combinação entre a ação das enzimas do cogumelo e reações químicas espontâneas: o aroma mais forte de *shiitake* ocorre quando os cogumelos frescos são postos para secar em temperatura moderadamente alta, cerca de 60 °C, e depois são reidratados em água quente. O simples ato de aquecê-los sem secá-los produz um aroma mais genérico de cogumelo.

O aroma de *shiitake* é bem específico desse fungo, mas há outros cogumelos que ecoam os aromas sulfúreos das plantas verdes. Como indica seu nome, o ***Marasmius alliaceus*** tem odor de alho; emite sulfetos familiares e cadeias carbônicas curtas com dois e três átomos de enxofre.

**ALGUNS COGUMELOS QUE CRESCEM EM RESTOS DE PLANTAS E MADEIRA MORTA**

| Cogumelo | Aromas componentes | Moléculas |
|---|---|---|
| champignon, portobello, paris (*Agaricus bosporus* var. *alba, avelanea*; *A. campestris*) | cogumelo, essência de amêndoas, floral | octenol, octanona, álcool benzílico, benzaldeído e acetato de benzila, anisaldeído, feniletanol |
| cogumelo do sol (*Agaricus subrufescens*) | cogumelo, essência de amêndoas, anis, doce | octenol, benzaldeído, álcool benzílico |
| fukurotake (*Volvariella volvacea*) | cogumelo, fresco | octenol, octanol, octadienol, limoneno |

*continua*

| Cogumelo | Aromas componentes | Moléculas |
|---|---|---|
| shimeji (*Pleurotus ostreatus*) | cogumelo, essência de amêndoas, floral | octenol, octenona, octanal, octanona, nonanal, álcool benzílico e benzaldeído, feniletanol, linalol |
| eryngui (*Pleurotus eryngii*) | cogumelo, batata, doce, frutos secos; cozido: feno-grego | octenol, metional, pentilfurano, acetil tiazol; cozido: sotolona |
| abalone (*Pleurotus abalone*) | cogumelo, floral, doce | nonanal, octenol, pentilfurano |
| shimeji-salmão (*Pleurotus salmoneostramineus*) | cogumelo, doce, medicinal, gorduroso; passado: urinoso | octenol, pentilfurano, fenol, decadienal; passado: aminas |
| shiitake (*Lentinula edodes*) | cogumelo; seco: *shiitake*, sulfúreo, cebola | octenol, octanona; seco: lentionina, dimetil di- e trissulfetos, tritiolano, tetratiano |
| *Marasmius alliaceus* | alho, frutado | dimetil di- e trissulfeto, di- e tri-tia-hexano, benzaldeído |

## Os aromas dos cogumelos simbióticos

Avancemos um pouco para o interior da floresta, onde as hifas dos fungos simbióticos crescem em íntima associação com as raízes das árvores, e a presença de seus corpos de frutificação às vezes só pode ser identificada por uma leve elevação da camada de folhas caídas. Entre os mais apreciados estão várias espécies do gênero *Boletus*, sobretudo a que se conhece em francês como **cèpe** e em italiano como **porcini**. São cogumelos com aroma carnoso cujo píleo recobre uma esponja densa e cheia de poros, e não um conjunto de lamelas finas. Têm o cheiro comum de cogumelos quando crus, mas, quando secos, desenvolvem um aroma forte e bem mais complexo, com notas de carnes, frutos secos e notas tostadas dadas por uma substância sulfurada e algumas pirazinas características da cocção em alta temperatura (ver p. 507). Outro cogumelo cujo sabor é transformado pela secagem é a **sancha** ou, em alemão, *Maggi-pilz*, que é o nome comercial de uma marca de sopa em pó. O nome alemão e o nome inglês (*candy cap*) refletem as duas qualidades atribuídas à furanona sotolona (ver p. 179), que se desenvolve quando o cogumelo seca: feno-grego e especiarias indianas por um lado, xarope de bordo por outro. A sancha seca tem um cheiro tão forte de bordo que pode ser usada para fazer um delicioso sorvete de fungos.

### ALGUNS COGUMELOS QUE CRESCEM EM SIMBIOSE COM ÁRVORES

| Cogumelo | Aromas componentes | Moléculas |
|---|---|---|
| boleto (*Boletus edulis*) | fresco: cogumelo, malte seco: cogumelo, carne, coco, tostado, batata | fresco: octenol, octenona, metilbutanal e metilbutanol; seco: furanotiol, g-octalactona, octadienol, octanal, metional, metil e etil pirazinas |
| sancha (espécies do gênero *Lactarius*) | xarope de bordo, feno-grego, caril | seco: sotolona, ácido decanoico, ácido metilbutanoico |
| cantarelo (espécies do gênero *Cantharellus*) | cogumelo, frutado, verde, damasco | octenois, acetato de octenila, octanoato de metila, hexenol, di-hidroactinidiolida |
| trombeta-negra (*Craterellus cornucopioides*) | cogumelo, frutado, fresco, essência de amêndoas, mel, medicinal | octenóis, limoneno, benzaldeído, ácido fenilacético, benzoato de metila |
| trombeta (*Craterellus lutescens, tubaeformis*) | cogumelo, floral, mel, damasco | octenol, feniletanol, fenilacetaldeído, nonanal, acetona de geranila, di-hidroactinidiolida |
| *maitake* (*Grifola frondosa*) | cogumelo, cânfora | octenol, metil butanona, metil di-hidroxibenzoato |
| *matsutake* (espécies do gênero *Tricholoma*) | metálico, doce, floral, cogumelo, batata, pinho, canela, cânfora | octenona, metilbutirato de etila, linalol, octenol, metional, terpineol, cinamato de metila, acetato de bornila |
| *morel* (espécies do gênero *Morchella*) | cogumelo, floral, frutado, cacau em pó, batata | octenol, nonanal, 10 metil ésteres, butirato de butila, metilbutanal, metional |

O **cantarelo** é outro favorito entre os cogumelos silvestres por seu aroma frutado e picante dado por dois álcoois de oito carbonos incorporados em ésteres e um fragmento terpenoide que se destaca no damasco. Seus parentes **trombeta-negra** e **trombeta** têm o mesmo formato, com um píleo de bordas voltadas para cima que revela lamelas que descem até um ponto baixo do caule, mas contam com aromas próprios e interessantes, frutados, florais e de melíferos. O *maitake*, que cresce na forma de massas de píleos pequenos que chegam a pesar 45 quilos, tem uma qualidade de cânfora dada por uma cetona incomum aparentada com as substâncias voláteis que caracterizam os queijos azuis do bolor *Penicillium*, além de um insólito éster benzoato. O *matsutake*, valorizadíssimo no Japão como ingrediente usado no outono, costuma ser grelhado ou cozido rapidamente para conservar sua mistura característica de aromas de pinho, medicinal, picante e floral. Essa mistura é mais rica nos espécimes que acabam de amadurecer, depois decai rapidamente para um aroma genérico de cogumelo.

O **morel** é um dos cogumelos de aparência mais estranha, com um píleo fechado e oco, de superfície como que entalhada; seus esporos são liberados entre os entalhes. Também é um dos cogumelos menos estudados, embora algumas espécies sejam apreciadas no hemisfério Norte quando surgem, em geral na primavera. Algumas parecem viver em simbiose com árvores, já outras crescem em matéria vegetal em putrefação e em locais recém-queimados. O único estudo aprofundado já feito com o morel preto encontrou o octenol característico dos cogumelos acompanhado por um conjunto de ésteres frutados e substâncias que fornecem notas florais, de cacau em pó e de batata cozida.

## Trufas: ícones da simbiose e do *terroir*

Alguns fungos têm corpos de frutificação que nem mesmo o coletor mais arguto é capaz de identificar no chão da floresta. E essa invisibilidade é, na verdade, a chave de seu aroma forte, apreciadíssimo e em nada parecido com o dos outros cogumelos. As **trufas** – palavra aparentada com "tubérculo", um "inchaço" – são as massas que dispersam os esporos de fungos que vivem no solo em simbiose com as raízes de árvores parceiras. Ao contrário dos cogumelos, nunca aparecem na superfície. Em vez disso, as trufas induzem certos animais – esquilos e outros mamíferos pequenos, além de javalis selvagens – a escavá-las, comê-las e expeli-las em seus excrementos, em meio aos quais há esporos. Ultimamente, passaram a induzir os seres humanos a excretá-las em continentes distantes. O apelo que causam sobre nós reside em seu buquê de substâncias voláteis.

As trufas são conhecidas como um alimento de luxo; são raras e caras, chegando a ser servidas e cobradas por grama em alguns restaurantes. Também são deliciosas encarnações da simbiose e estão entre os exemplos mais característicos do conceito de *terroir*, ou seja, a ideia de que os sabores de um alimento podem refletir o lugar específico em que ele foi produzido. Poucos gramas de trufa já são capazes de dar sabor a todo um prato, de modo que, entre os alimentos de luxo, ela é relativamente acessível. E oferece riquíssimas associações a serem saboreadas pelo explorador de cheiros.

Por serem subterrâneas, as trufas não se preocupam em desenvolver estipes (caules) ou píleos, são menos vulneráveis ao tempo e aos predadores e podem levar meses para desenvolver os tecidos densos e nutritivos que levam seus esporos – e às vezes chegam a pesar vários quilos. Pelo fato de permanecerem ocultas, emitem moléculas voláteis sinalizadoras que atravessam o solo e chegam à superfície. Precisam produzir essas substâncias em quantidade suficiente para que se destaquem em meio ao aroma genérico do solo, e por tempo suficiente para que um animal possa encontrá-las. Os apreciadores de trufas aproveitam essa produtividade e guardam a trufa em um recipiente fechado com ovos, manteiga ou arroz, que absorvem as substâncias voláteis que o fungo libera no decorrer do tempo.

As espécies de trufas mais apreciadas têm um buquê todo próprio. Seus corpos de frutificação imaturos produzem algumas cadeias de oito carbonos típicas de fungos, mas quando os esporos amadurecem e as trufas, idem, emitem um conjunto de substâncias voláteis completamente diferentes para atrair os animais. Entre elas há moléculas de enxofre cujos aromas individuais carregam notas vegetais, de cebola, de alho, de raiz-forte e de carne, além de outras cadeias e anéis de carbono com notas de queijo, frutadas, de couro, de frutos secos e inebriantes.

Embora sempre se tenha suposto que as próprias trufas produzem os aromas que emitem, biólogos especializados em fungos descobriram há pouco tempo que algumas trufas terceirizam pelo menos uma parte de sua produção de substâncias voláteis – ou permitem a ação de terceirizados dentro delas. Acontece que as trufas individuais são ecossistemas em miniatura. Elas se desenvolvem a partir de um agregado de micélios cujas superfícies acumulam bactérias e leveduras que vivem no solo. Esses microrganismos ficam presos na massa em desenvolvimento, sobrevivem dentro dela e contribuem para sua produção de substâncias voláteis. Em 2015, laboratórios europeus relataram que as substâncias voláteis de enxofre características da pequena trufa branca não são sintetizadas pelo próprio fungo, mas pelas bactérias que nele residem – e, de algum modo, no exato momento em que os esporos do fungo amadurecem. É provável que outras trufas também abriguem seus próprios especialistas em fragrâncias.

Ou seja, as trufas refletem as características do solo onde nasceram de modo mais direto que qualquer outro alimento que eu conheça. Na qualidade de fungos do solo, elas próprias ajudaram a formar a *terre*, a terra do local onde se desenvolvem. São alimentadas por árvores antigas e ajudam a alimentá-las; absorvem e sustentam micróbios autóctones, estimulam-nos a aromatizar o solo ao redor e alimentam os animais locais que espalham seus esporos. Os bosques abrigam uma teia de interdependência entre as criaturas que vivem neles; e, nesse sentido, tal teia se assemelha aos micélios de um fungo. As trufas são os locais visíveis, tangíveis e aromáticos onde os fios dessa teia se encontram.

## O sabor das trufas negras e brancas

Os cozinheiros costumam aprofundar o sabor dos cogumelos frescos pela secagem ou cocção. Já as trufas se caracterizam por alcançar sua melhor forma quando cruas, dispostas em lâminas finas sobre um prato no último minuto ou brevemente cozidas. Servi-las é um exercício de equilibrismo. O aroma mais fiel de uma trufa madura é o que sentimos quando cheiramos a massa intacta. Quando ela é cortada ou fatiada, a área superficial pela qual esse aroma escapa e chega ao nosso nariz aumenta, mas a lesão também desencadeia a produção das cadeias de oito carbonos com aroma genérico de cogumelos. Ou seja, o desafio consiste em capturar o sabor da trufa antes de ele sair do modo de atrair animais e passar ao modo de controle de danos. O ritual de se apresentar uma caixa de trufas inteiras para serem vistas e cheiradas, usual em restaurantes e jantares finos, não é mero teatro.

Há cerca de duzentas espécies do gênero *Tuber* espalhadas por todo o hemisfério Norte; algumas espécies europeias são cultivadas hoje até na Austrália. As mais apreciadas se dividem em dois grandes grupos aromáticos: o primeiro, de odores complexos e animalescos; o segundo, de notas predominantemente sulfúreas, somadas a toques de alho e cebola.

A **trufa negra** ou **trufa de Périgord** é preta e cheia de protuberâncias. Natural do sul da Europa, em geral está associada a carvalhos, faias e castanheiras. Seu aroma básico pode ser imitado nos óleos baratos com sabor de trufas pelo emprego de apenas duas substâncias voláteis: o dimetil sulfeto, característico de hortaliças, e a cadeia ramificada metilbutanal, com aroma de malte e cacau em pó. No entanto, a trufa negra fresca tem uma mistura de substâncias voláteis mais completa que a da maioria das outras espécies, com notas sulfúreas, de laticínios e frutadas, além de anéis carbônicos incomuns de aroma de couro, animal: o etil fenil e o etil-metil fenol, que se parecem com as substâncias emitidas pela levedura *Brettanomyces* (ver p. 377). A **trufa da Borgonha**, com aparência semelhante, se encontra em toda a Europa e é chamada **trufa de verão** quando colhida nessa estação. Tem o interior mais claro que o da trufa negra e é menos saborosa, com uma quantidade menor de substâncias voláteis em geral.

**ALGUMAS TRUFAS**

| Espécie de trufa | Aromas componentes | Moléculas |
|---|---|---|
| negra, Périgord (*Tuber melanosporum*) | enxofre, manteiga, verde, maçã, queijo, couro, animal, gasolina, caramelo, cogumelo | dimetil sulfeto e dissulfeto, diacetil, butirato de etila, metil butanol, etil metil fenol, etil fenol, furaneol, octenol |
| Borgonha, de verão (*T. uncinatum, aestivum*) | enxofre, batata, queijo, couro, animal, cogumelo, "avelã" | dimetil sulfeto e dissulfeto, metional, metil butanol, etil fenol, octenol |
| branca, Alba, tartufo bianco (*T. magnatum*) | alho, cebola, raiz-forte, repolho, malte, cogumelo | diapentano, diametil sulfeto e dissulfeto, metilbutanal, octenol |
| branca pequena, bianchetto (*T. borchii*) | malte, cogumelo fresco, cebola/carne assada, queijo, manteiga, sulfúreo | metilbutanal, octenol, octanona, metil di-hidrotiofenos, diacetil, dimetil trissulfeto |
| lisa, alho (*T. macrosporum*) | alho, batata | tiapentano, tiapenteno, butanona, acetona |
| "chinesa" (*T. indicum*) | cogumelo, batata, malte, uísque, repolho | octenol, metional, metilbutanal, metilpropanol, dimetil sulfeto |
| branca do Oregon (*T. oregonense*) | sulfúreo, cogumelo, batata cozida, floral, frutado | sulfeto de hidrogênio, metanotiol, dimetil sulfeto e trissulfeto, octenol e octanol, metional, metilbutanol, etil metil proprionato |
| negra do Oregon (*Leucangium carthusianum*) | como a branca, mas menos sulfúreo; + maçã, abacaxi, doce | como a branca, + metilbutirato de metila, metilpropanoato de metilpropila |

*Os dados não publicados sobre as trufas do Oregon são cortesia do professor Michael Qian, Universidade Estadual do Oregon.*

A **trufa branca**, de exterior claro e liso, é a mais apreciada do grupo sulfúreo. É associada às regiões de Alba e Piemonte, na Itália, mas também é encontrada em outras regiões desse país e nos Bálcãs; as árvores parceiras são carvalhos, choupos e salgueiros. Seu forte cheiro de alho é dado por uma cadeia incomum com dois enxofres e três carbonos, o ditiapentano, o qual é tão característico que os fabricantes de óleos baratos com sabor de trufas podem simplesmente "batizar" o óleo com essa molécula – não é necessário usar trufa alguma. A trufa **branca pequena** ou *bianchetto* cresce em toda a Europa e hoje em dia é cultivada em outros continentes. Seu buquê volátil é semelhante, em parte, ao das trufas Alba, mas inclui outro conjunto de substâncias à base de enxofre cujo aroma lembra mais cebola e carne do que alho. A **trufa lisa** ou **trufa-alho** é encontrada em toda a Europa, inclusive no norte; geralmente é menor que suas primas, com uma superfície lisa envolvendo um interior acastanhado. Tem intenso aroma de alho que rivaliza com o da trufa branca, derivado do tiapentano, com um enxofre e quatro carbonos. As moléculas de enxofre podem responder por mais de dois terços de suas emissões, em comparação com metade da trufa branca e um décimo da negra.

Embora as trufas europeias tenham definido qual deve ser o cheiro das trufas em geral, algumas espécies asiáticas e americanas vêm se tornando mais conhecidas e apreciadas. A **trufa "chinesa"** é bastante comum na Ásia Central, mas é exportada sobretudo das províncias chinesas de Yunnan e Sichuan. Tem um aroma trufado brando, com moléculas de enxofre que sugerem batatas cozidas e repolho. A **trufa do Oregon** (*Tuber oregonense, Leucangium carthusianum* e outras) ocorre nas versões branca, negra e marrom e se associa com os abetos-de-Douglas no noroeste dos Estados Unidos. Eu não tinha grande apreço pelas poucas trufinhas do Oregon que havia experimentado ao longo dos anos, mas em 2017 tive a oportunidade de sair à sua procura acompanhado do especialista Charles Lefevre e um cão treinado, experimentando-as maduras e ainda grandes. Elas se assemelham a suas prestigiosas primas europeias – e a negra, em especial, apresenta interessantes nuances frutadas.

## Leveduras: álcool, frutas, moscas

Entre os microrganismos que ficam presos nas hifas das trufas em desenvolvimento há vários outros fungos do solo – diversas leveduras unicelulares que, segundo se constatou, produzem álcoois de cadeia ramificada e moléculas de enxofre, sendo provável que contribuam para o aroma geral das trufas. Uma de suas leveduras primas acabou ficando presa nas teias da cultura humana e hoje nos oferece mais moléculas voláteis – bilhões de litros por ano – do que qualquer outro avatar vivo do Herói Carbono.

Uma das memórias olfativas mais vívidas da minha vida: voltando à sala de aula no terceiro ano do ensino médio, depois do almoço em um dia frio de inverno, fui envolvido ao mesmo tempo pelo calor da sala e por um aroma intenso e perfumado que emanava do peitoril da janela em que batia o sol – onde, naquela manhã, havíamos deixado cestas cobertas de tecido contendo bolinhas de massa de pão. Os rolinhos, que àquela altura já estavam exuberantemente arredondados, foram meu primeiro contato com a criatividade das leveduras.

A palavra inglesa *yeast* (levedura, fermento) vem de uma antiga raiz que significa "espuma" e designava o agente invisível que produz espuma ao transformar frutas e cereais em vinho, cerveja e pão. Hoje a palavra se refere tanto ao fungo que é o principal responsável por essas transformações quanto ao grande grupo de fungos unicelulares ao qual esse agente pertence. A levedura usada no dia a dia é a espécie *Saccharomyces cerevisiae*, cujo nome científico significa algo como "fungo que adora açúcar e faz cerveja". É uma entre as cerca de 1 500 espécies de levedura que ocupam hábitats que vão dos sedimentos do fundo do oceano ao alto das montanhas, da nossa pele às nossas entranhas. A *Saccharomyces* comum é uma das diversas leveduras que exploram os líquidos açucarados das plantas; tanto ela quanto suas parentes próximas são encontradas na seiva que corre dos ferimentos em árvores e cactos, no néctar das flores e no intestino de insetos que se alimentam de néctar, bem como nas frutas abertas e excessivamente maduras.

O aroma desse fungo importantíssimo no nosso cotidiano não tem nada a ver com os odores de cogumelos, trufas e bolores. Expressa um lado completamente diferente das virtudes fúngicas, atendendo também às necessidades de deter inimigos e recrutar amigos. A *Saccharomyces* tem muitos concorrentes em potencial que apreciam os sucos das plantas, entre eles outros fungos. No entanto, ela não os combate com as cadeias comuns de oito carbonos de aroma de cogumelo, mofo e bolor, mas com uma substância volátil que, para nós e para outros animais, é inebriante: nos relaxa, nos libera e... nos envenena.

Essa arma química de dois gumes é o que costumamos chamar de **álcool**, a molécula de dois carbonos do *kit* básico – álcool etílico ou, para encurtar, **etanol**. O etanol é um dos subprodutos mais comuns do metabolismo anaeróbio, mas interfere nos mecanismos básicos de todas as células, de modo que a maioria dos seres vivos não pode se dar ao luxo de acumulá-lo em grande quantidade. A conquista especial da *Saccharomyces* foi a de ativar seu sistema de produção de etanol até mesmo na presença de oxigênio, desenvolvendo uma tolerância incomum a essa substância. Quando uma célula de *Saccharomyces* entra em contato com o suco de uma fruta, ela converte os açúcares em etanol para suprimir o crescimento de outros microrganismos menos tolerantes. Depois de consumir o suco restante, pode usar o oxigênio para metabolizar o etanol, transformando-o em dióxido de carbono e reaproveitando a energia inicialmente usada para propósitos exclusivamente defensivos.

Uma vez que os efeitos do etanol sobre as células do nosso sistema nervoso podem ser agradáveis – os sentimentos intensificados que constituem o lado positivo da embriaguez –, as fermentações da *Saccharomyces* se tornaram importantíssimas para as culturas humanas de todo o globo. Os vinhos feitos de sucos de frutas contêm, em média, 10% de etanol; as cervejas feitas com cereais, cerca de 5%; as bebidas destiladas, cerca de 40%. Estimativas atuais situam o consumo anual total do próprio etanol em cerca de 6 litros para cada um dos bilhões de adultos do planeta.

O etanol é somente a primeira manifestação da criatividade volátil da *Saccharomyces*, que produz também outros álcoois, entre os quais alguns cuja matéria-prima não são açúcares, mas aminoácidos: o metilbutanol, um álcool de cadeia ramificada com aroma de vinho e frutado, e o feniletanol, com aroma de rosas e floral. Além disso, combina alguns dos álcoois com ácidos de cadeia curta para produzir vários ésteres, as substâncias voláteis que caracterizam as frutas maduras (ver p. 309) e são importantes também no cheiro de algumas flores. Ou seja, o aroma da *Saccharomyces* ativa sugere solventes, frutas e flores, uma agradável complexidade aromática que chega também a vinhos e cervejas e às bebidas destiladas a partir deles. (O aroma de levedura é maior no pão enquanto ele cresce; o calor do forno faz evaporar a maioria das substâncias produzidas pelas leveduras.)

### ALGUNS AROMAS DA LEVEDURA *SACCHAROMYCES*

| Aromas | Molécula |
| --- | --- |
| álcool | álcool etílico e propílico |
| removedor de esmalte, frutado | acetato de etila |
| conhaque, frutado, banana | metilbutanol (álcool isoamílico) |
| floral, rosa | álcool feniletílico (feniletanol) |
| frutado, maçã, verde | hexanoato de etila |
| frutado, pêssego | octanoato de etila |
| doce, banana, frutado | acetato de metilbutila (acetato isoamílico) |
| mel, floral | acetato de feniletila |
| laticínios, creme, manteiga | acetoína (hidroxibutanona) |
| ovo cozido | sulfeto de hidrogênio |
| repolho | dimetil sulfeto |

Parece uma feliz coincidência que esse fungo aromatize seu etanol defensivo com essas substâncias típicas de flores e frutas, em vez das substâncias mais típicas dos fungos. Na verdade, contudo, o aroma da levedura não é apenas uma boa sorte. As substâncias florais e frutadas ajudam as leveduras da mesma maneira que ajudam as plantas: recrutando apoio dos animais. O caso mais bem documentado é o do inseto chamado "mosca das frutas" (*Drosophila melanogaster*), muito estudado nos laboratórios de biologia.

Para encurtar a história: a levedura *Saccharomyces* e a mosca drosófila formam um par simbiótico, e o laço que as liga são as substâncias voláteis produzidas pela levedura. A drosófila se sente atraída pelas frutas não por causa das substâncias produzidas pelas próprias frutas, mas pelos álcoois, ésteres e outros sinais de produção de etanol por parte das leveduras. As moscas desenvolveram uma tolerância ao etanol, alimentam-se das próprias leveduras e põem seus ovos entre elas, para que suas larvas possam fazer o mesmo protegidas da maioria dos microrganismos e de outros predadores. As moscas são repelidas pelo octenol típico dos cogumelos e pela geosmina produzida por outros fungos e estreptomicetos, os quais frequentemente se defendem com substâncias altamente tóxicas para os animais. E a levedura se beneficia de servir de alimento para as moscas, que levam células sobreviventes até outras frutas amigas das leveduras.

Ou seja, devemos agradecer aos insetos, pelo menos em parte, pelos aromas frutados e florais de vinhos e cervejas e dos produtos feitos com eles – e, possivelmente, por um conjunto bem diferente de aromas, alguns deles menos agradáveis. Esses aromas são produzidos por diversas espécies de *Brettanomyces* ou *Dekkera*, uma levedura mais encontrada nas vinícolas e nas cervejarias do que em hábitats naturais. A *Brettanomyces* leva o nome da Grã-Bretanha por causa de um microbiólogo da cervejaria Carlsberg, que descobriu, por volta de 1900, que essa levedura era necessária na fermentação secundária das cervejas inglesas, durante o seu período de condicionamento em barris de madeira, para lhes dar seu "sabor peculiar e extraordinariamente refinado".

A *Brettanomyces* já foi descrita como um micróbio sobrevivencialista, um dos poucos ainda capazes de continuar crescendo depois da primeira fermentação por *Saccharomyces*. Nesse processo, ela metaboliza parte do etanol e o transforma em ácido acético (vinagre), mudando o equilíbrio dos ésteres. O mais importante é que gera moléculas voláteis adicionais a partir de anéis fenólicos protetores das cascas das frutas e dos cereais. Essas substâncias podem ter diversas qualidades: os fenóis e os catecóis lembram principalmente desinfetante e aromas animalescos; e os guaiacóis lembram defumado e cravo (ver p. 425). As moscas e as larvas da drosófila também são atraídas por eles, ao que parece porque indicam a disponibilidade tanto de células de leveduras nutritivas quanto de certos produtos fenólicos de origem vegetal, como o ácido cinâmico e seus parentes, que, para as moscas, atuam como importantes antioxidantes.

### ALGUNS AROMAS DA LEVEDURA *BRETTANOMYCES*

| Aromas | Molécula |
| --- | --- |
| vinagre | ácido acético |
| medicinal | vinilfenol |
| couro, estrebaria | etilfenol |
| fumaça | vinilguaiacol |
| cravo, picante | etilguaiacol |
| medicinal, cavalo | etil catecol |

Os apreciadores de cerveja e vinho estimam algumas substâncias produzidas pela *Brettanomyces*, mas não todas. As notas de cravo e fumaça dos guaiacóis e até o etilfenol animalesco são presenças esperadas nas cervejas azedas e de estilo belga. Embora um toque de "sela suada" seja nota característica de alguns vinhos tradicionais, e apreciada por isso de vez em quando pelos *connoisseurs*, muitos consideram que as notas animalescas e medicinais tendem a encobrir aromas mais delicados e reduzir toda a complexidade e o interesse pelo vinho.

Vamos examinar em detalhes as contribuições da *Saccharomyces*, da *Brettanomyces* e de outras leveduras para os alimentos e as bebidas no capítulo 19.

## *Wet-up*: os aromas do solo, das pedras e do ar liberados pela chuva

Depois de nos debruçarmos sobre os aromas particulares do Reino dos Fungos e de seus cogumelos, trufas e leveduras, vamos dar um passo atrás e apreciar os aromas próprios da terra, bem como o papel da chuva em chamar nossa atenção para eles.

Por que o caráter terroso do solo se acentua quando a chuva cai depois de um período de seca, como Plínio e, sem dúvida, outras pessoas notaram há muito tempo? Trata-se de um aspecto de um fenômeno que os cientistas chamam, em inglês, de *wet-up* ("molhação"). Eles descobriram que, quando o solo é molhado de repente, gera-se um pulso de dióxido de carbono que dura horas. Embora o dióxido de carbono seja inodoro, ele ajuda a lançar no ar substâncias voláteis odoríferas. Até as simples forças físicas desempenham seu papel nesse fenômeno: à medida que a água da chuva se infiltra no solo, ela desloca os gases acumulados em seus poros e expulsa as substâncias insolúveis em água que haviam se acumulado nas partículas de rocha e humo. Há também uma força biológica em ação: a chuva súbita estimula microrganismos que estavam em hibernação, e estes, retomando suas atividades metabólicas, geram tanto dióxido de carbono quanto substâncias odoríferas. Um estudo feito nas pradarias da Califórnia descobriu que a liberação do *wet-up* coincidia com a rápida reativação – em questão de minutos – do grupo bacteriano que inclui os estreptomicetos. Assim, o aroma da chuva depois da seca pode ser duplamente terroso, tanto pela liberação de substâncias voláteis acumuladas ao longo de muito tempo quanto por uma explosão de substâncias recém-geradas.

Não surpreende que a vida pujante do solo e das frutas em putrefação emita bafejos de metabolismo e autodefesa. Mas como rochas não vivas podem ter cheiro? São feitas de minerais, isto é, aglomerados de átomos tão estreitamente ligados entre si que formam alguns dos materiais naturais mais duros que existem, os quais só são liberados para o ar sob calor intenso – centenas ou milhares de graus. No entanto, a maioria das pessoas conhece o aroma particular que o concreto, os paralelepípedos e as rochas nuas emitem, por breve período, quando são molhados de repente pela chuva ou por uma mangueira de jardim. Até a umidade da nossa respiração pode liberar esse aroma, como notaram Isabel Bear e Richard Thomas em suas investigações sobre o que chamaram de petricor.

Para identificar as substâncias voláteis do petricor, Bear e Thomas usaram um solvente para extrair cuidadosamente amostras da superfície de certas rochas, e obtiveram um líquido amarelado com o aroma característico de pedra molhada. Ao analisá-lo, identificaram a presença de uma mistura de cadeias carbônicas do *kit* básico – hidrocarbonetos, aldeídos, cetonas, lactonas e ácidos, sobretudo o nonanoico –, além de anéis fenólicos incomuns decorados com grupos contendo nitrogênio, ou seja, nitrofenóis, descritos como dotados de um "cheiro aromático peculiar e doce". Surpreende a ausência de substâncias voláteis sulfúreas; provavelmente porque elas se oxidam nas superfícies minerais e se transformam no próprio elemento enxofre, que é inodoro.

Ou seja, no fim das contas o aroma da pedra recém-molhada não vem dos próprios minerais da rocha. O petricor ou gaiaicor é a essência volátil das substâncias emitidas por microrganismos, fungos, plantas, animais, seres humanos e pela civilização, que são depois modificadas na atmosfera pela luz do sol, pelo oxigênio, pelo nitrogênio e outras substâncias do grupo e, por fim, acumuladas sobre a superfície dos minerais. Em geral, essas substâncias são bem esparsas e onipresentes para que as notemos no ar ao nosso redor. No entanto, quando a chuva cai de repente e as expulsa em maior quantidade das superfícies minerais para o ar, elas se tornam mais perceptíveis.

Provavelmente, o mesmo processo dá cheiro à chuva antes ainda de ela cair e começar a molhar as rochas e os pisos. (O ozônio gerado pelos relâmpagos próximos também pode contribuir para o cheiro de tempestade.) A atmosfera é repleta de poeira e outras partículas que podem acumular o gaiaicor quando secas e liberá-lo quando a umidade do ar atinge um nível semelhante ao da nossa respiração e começa a se condensar em gotículas de água.

É a liberação repentina provocada pela "molhação" que revela uma fase do que Bear e Thomas chamaram de "grande ciclo natural" da vida na Terra, fase que, se não fosse por isso, permaneceria oculta: as pequenas cadeias e anéis carbônicos remanescentes são liberados no ar e depois caem de novo no solo para nutrir a próxima rodada do ciclo.

**ALGUNS AROMAS DE PEDRA MOLHADA**

| Aromas | Moléculas |
|---|---|
| fresco | acetaldeído |
| álcool, solvente | vários álcoois e cetonas |
| cera, poeira, queijo | ácidos octanoico e nonanoico |
| amônia, peixe | amônia, piridina |
| doce, aromático | nitrofenóis |

## Pedras golpeadas e a "mineralidade"

A respiração e a chuva não são os únicos meios de extrair substâncias voláteis de pedras. Uma boa surra também pode funcionar, embora não libere o gaiaicor. Há muito tempo as pessoas reparam no aroma característico emitido quando pedaços de pederneira mineral são golpeados com algo duro para gerar centelhas, seja para fazer fogo, seja para disparar uma antiga arma de fogo, a pederneira. No mundo dos vinhos, diz-se que alguns vinhos brancos de climas frios têm esse aroma de pederneira. Há quase vinte anos, enoquímicos franceses ligaram esse aroma a compostos sulfúreos particulares existentes nas uvas e no vinho pronto: o benzenometanotiol com aroma de fumaça e um parente dos tióis da urina de gato e da toranja (metil tiopentanona; ver p. 81, 324). No entanto, é improvável que o próprio aroma da pederneira envolva moléculas orgânicas tão complexas; até há pouco tempo, ele nunca foi investigado.

Por volta de 2014, cientistas dos laboratórios da Firmenich em Genebra estudavam como melhorar o aroma de fossas. Perceberam que um tanque de sulfeto de hidrogênio diluído (um gás comum nas fossas) havia mudado de cheiro: do aroma padrão de ovo para algo que os cientistas associaram a "pederneira golpeada" ou ao "cheiro frio de fogos de artifício ou ao cheiro associado ao uso de broca pelo dentista". O grupo de Firmenich descobriu que o sulfeto de hidrogênio em seu tanque havia sido oxidado e formara substâncias voláteis de enxofre muito diferentes e incomuns, parecidas com o sulfeto de hidrogênio mas com um ou dois átomos de enxofre adicionais entre os hidrogênios – uma substância bastante irritante e instável. Conseguiram depois identificar esses mesmos **sulfanos** ao golpear uma pederneira com outra. Como era de esperar, os cientistas da Firmenich encontraram sulfanos nos vinhos suíços Chasselas e uma quantidade maior deles em vinhos que provadores profissionais julgaram ter um sabor mineral mais forte.

Por que as rochas emitem substâncias voláteis de enxofre ao serem golpeadas? A pederneira é um tipo de quartzo, mineral feito de átomos de silício e oxigênio. Os óxidos de silício não têm aroma próprio, mas a pederneira se forma em sedimentos marinhos sem ar algum, nos quais o metabolismo anaeróbio de certos microrganismos libera sulfeto de hidrogênio e outros compostos de enxofre. Os átomos de enxofre se fixam na pederneira na forma de sulfetos sólidos de ferro, as mesmas moléculas que dão cor ao sal negro indiano e a um ovo sobrecozido (ver p. 38). Quando uma pederneira é golpeada por outro material duro, a energia concentrada do impacto ajuda a oxidar alguns sulfetos, transformando-os em sulfanos. Ou seja, assim como no caso do gaiaicor, os primeiros ingredientes do aroma da pederneira golpeada se originaram do metabolismo de seres vivos. No entanto, o modo pelo qual os sulfanos se desenvolveram nas pederneiras faz do adjetivo "mineral" um reflexo adequado tanto da qualidade do aroma quanto de suas origens: a incorporação do enxofre orgânico a compostos de ferro, a inclusão de partículas minerais em rochas sedimentares formadas há dezenas ou centenas de milhões de anos, a transformação instantânea de sulfetos em sulfanos pela simples força física de um mineral golpeando outro.

A respeito da "mineralidade", os enólogos atribuem a presença dessa qualidade aos solos específicos dos vinhedos, mais exatamente ao calcário, ao granito ou ao xisto contidos neles. Na verdade, porém, as substâncias voláteis identificadas até agora como elementos do "aroma mineral" são produzidas pelas práticas de cultivo das uvas e fabricação do vinho. Os enoquímicos constataram que o sulfano surge no vinho de diversas maneiras: quando traços de cobre reagem com moléculas de enxofre geradas por leveduras e quando várias moléculas do vinho reagem com o enxofre simples, que é aplicado nos vinhedos para controlar doenças (até mesmo nos vinhedos "orgânicos").

É quase certo que a mineralidade dos vinhos não provém diretamente dos minerais do solo. Ela decorre, pelo menos em parte, de moléculas do próprio vinho que lembram ou se identificam com moléculas que também podem ser geradas a partir de minerais. Trata-se de uma história menos simples e menos pitoresca, menos adequada para servir de peça de propaganda para o vinho ou como comprovação da perícia de um crítico de vinhos, porém mais compatível com o que de fato sabemos – e mais rica e mais conducente à reflexão. É notável que as uvas, as leveduras e os agricultores possam se unir para criar as mesmas moléculas criadas por uma combinação de antigos microrganismos do fundo do mar, imensas eras de sedimentação geológica e um golpe bem dado em uma pederneira!

**ALGUNS AROMAS DE PEDRA GOLPEADA**

| Aromas | Moléculas |
|---|---|
| pungente, sulfúreo | sulfanos (di- e trissulfeto de hidrogênio) |
| sulfídrico | sulfeto de hidrogênio, $CH_3SSH$, $C_2H_5SSH$ |
| repolho | metanotiol e etanotiol |

Está claro que ainda temos muito a aprender sobre as substâncias voláteis associadas aos minerais. Além da pederneira, o grupo de Genebra fez experiências com pedregulhos de conglomerados de rocha de uma montanha próxima e descobriu que emitiam várias outras substâncias voláteis de enxofre incomuns, além dos sulfanos – aromas de cogumelo *shiitake*, cangambá e cabelo queimado. Quando li a esse respeito, comecei a bater pedras com pedras em meu quintal, em meus passeios a pé e sempre que me dava na telha, e é fato: cheirando de perto a zona de impacto, frequentemente capto uma qualidade sulfúrea penetrante, queimada (mas não de granito e de outras rochas ígneas não sedimentares). A "mineralidade" provavelmente vai muito além do cheiro de pederneira.

## Regiões alagadas: gás do pântano e mangue

Para concluir nosso passeio pela terra e seus aromas, vamos vestir botas de pescador e entrar nas regiões de terra mais úmida e menos firme. Boa parte dos solos do planeta é saturada de água ou está submersa: constantemente, em lugares como a bacia amazônica ou os Everglades da Flórida, ou sazonalmente, como na tundra subártica do Canadá e da Sibéria. Esse tipo de terreno pode ser chamado de pântano, brejo, charco, lodaçal, paul e outros nomes – em inglês, *bog, fen, marsh, mire, mudflat, peatland, swamp* e *wetland*, termos derivados das línguas germânicas faladas no úmido norte da Europa. No quintal, vasos de flores encharcados por muito tempo e partes mais baixas do terreno são versões em menor escala desses ambientes e proporcionam a mesma experiência olfativa quando perturbados. Eles fedem.

Os solos saturados e submersos fedem porque o ar de seus poros foi substituído pela água. Somente microrganismos anaeróbios sobrevivem na ausência de oxigênio. Os subprodutos de seu metabolismo, cujo cheiro já sentimos na Terra jovem e nos resíduos do trato digestório dos animais, são o metano de apenas um carbono, o qual conhecemos na forma do gás natural inodoro, e, depois, ácidos de dois, três e quatro carbonos – acético, propanoico e butanoico – com aroma azedo, de vinagre, rançoso, de queijo e de vômito. Os microrganismos anaeróbios também aproveitam os versáteis átomos de enxofre tanto nos minerais sedimentados quanto nos restos vegetais para puxar elétrons para suas cadeias carbônicas e geram uma variedade de subprodutos malcheirosos de enxofre, entre os quais sulfeto de hidrogênio (com aroma sulfúreo), metanotiol (pútrido) e vários sulfetos que lembram repolho e cebola cozidos ou podres. O sulfeto de hidrogênio e o metanotiol são mais evidentes quando tempestades ou a atividade humana perturbam os sedimentos dos pântanos; sem esse tipo de perturbação, eles vão sendo oxidados à medida que se elevam na água e, ao deixá-la, o fazem na forma de metil sulfetos, menos odoríferos.

**ALGUNS AROMAS DE PÂNTANO**

| Aromas | Molécula |
|---|---|
| vinagre | ácido acético |
| queijo | ácido propanoico |
| queijo, vômito | ácido butanoico |
| sulfídrico | sulfeto de hidrogênio |
| podre | metanotiol |
| repolho cozido | dimetil sulfeto |

Provavelmente, as substâncias voláteis dos pântanos também são responsáveis pelas muitas histórias – de séculos atrás e idênticas em todas as partes do mundo – dos fogos-fátuos, luzes fugidias semelhantes a chamas, que se veem sobre muitos pântanos à noite. O metano inflamável é um dos suspeitos, assim como os traços de fosfina e outras moléculas que contêm fósforo, algumas com cheiro de alho. Na ausência de uma faísca, elas têm maior probabilidade que o metano de entrar em combustão.

Os mangues são pântanos que, por estarem localizados na faixa litorânea dos continentes, recebem a maior parte de sua água do oceano. Seu aroma é tipicamente o de pântano, mas dominado por uma substância em particular: o dimetil sulfeto. Parte desse composto se origina dos sedimentos e dos microrganismos anaeróbios que fazem uso do enxofre mineral e vegetal, mas boa parte também é produzida por microrganismos presentes na própria água, que têm de lidar com o estresse bioquímico constante provocado pelo sal. Misture uma colher de sal em um copinho de água, prove a solução e imagine estar constantemente exposto a ela – e isso dentro e fora do seu corpo! Essa é uma condição inescapável da vida nos oceanos. É por isso que os mangues e o ar do mar têm o cheiro que têm: em quase nada semelhante ao da terra.

Passamos agora dos solos, das pedras e dos pântanos às águas abertas da Terra.

Capítulo 15

# AS ÁGUAS: PLÂNCTON, ALGAS MARINHAS, FRUTOS DO MAR, PEIXES

> O Pacífico é meu oceano natal: foi o que primeiro conheci, tendo crescido em suas praias e coletado animais marinhos ao longo do litoral. Conheço seus humores, sua cor, sua natureza. Foi ainda muito longe para o interior que captei pela primeira vez o aroma do Pacífico. Quando estamos há muito tempo no mar, o cheiro da terra chega longe para nos saudar. O mesmo ocorre quando estamos há muito tempo em terra. Creio que senti o cheiro das rochas à beira-mar, das algas, da agitação da água marinha em movimento, o odor penetrante de iodo e o aroma discreto das conchas calcáreas lavadas e moídas. Esse odor distante, recordado, chega sutilmente, e não o sentimos conscientemente; antes, o que ocorre é que uma espécie de entusiasmo elétrico é liberado em nós – uma espécie de alegria ruidosa.
>
> John Steinbeck, *Viagens com o Charley*, 1962.

> Insinuações das eras da humanidade, uma intuição penetrante do mar e de todas as suas algas e brisas nos faz tremer por uma fração de segundo a partir daquele pequeno estímulo no palato. Estamos comendo o mar, é isso; a única diferença é que a sensação de engolir a água do mar se desfez como que num passe de mágica e estamos a ponto de nos lembrar de algo que não sabemos o que é – sereias, o aroma súbito das laminárias na maré vazante, um poema que lemos certa vez, algo que tem ligação com o sabor da própria vida.
>
> Eleanor Clark, *The Oysters of Locmariaquer*, 1964.

Entusiasmo elétrico, alegria ruidosa, insinuações das eras, o sabor da própria vida: os aromas do mar são capazes de inspirar os mais diversos e intensos sentimentos! E pensar que são oriundos de algas, pedaços de carne e toda sorte de detritos errantes. Estamos diante de uma região muito diferente do osmocosmo.

As águas da Terra são um planeta paralelo. Um mundo em que o oxigênio é escasso, o Sol e seu calor só atingem um pedaço da superfície, as temperaturas e os níveis de energia no ambiente são baixos; um universo em que a água pode compensar a força da gravidade ou manifestá-la na forma de uma pressão esmagadora. Podemos visitar esse mundo brevemente, e sua superfície é quase toda indistinta, com parcos sinais da vida que palpita em sua estupefaciente terceira dimensão. No entanto, foi nesse mundo que a vida surgiu, estabeleceu-se e se diversificou, criando os ancestrais de todos os seres vivos terrestres. Os oceanos abrigam um número inimaginável de criaturas vivas e tornaram viável a vida na terra: neles foi inventada a fotossíntese, deles o oxigênio começou a escapar para o ar e é neles que ainda se produz mais da metade do oxigênio do planeta.

Os aromas da praia, das águas abertas e das criaturas que vivem nelas podem nos dar certo acesso a esse mundo e a seu funcionamento, um acesso que permanece vedado a nossos outros sentidos. Lembre-se do quanto Helen Keller apreciava as ondas e as marés dos aromas da terra, "preenchendo o largo mundo com uma doçura invisível". As ondas e as marés do mar também preenchem o vasto mundo de substâncias voláteis, que, embora não sejam especialmente doces, contribuem tanto quanto as terrestres para o hálito global do planeta e revelam sua vida oculta.

Deixarei que as palavras de Steinbeck e Clark despertem no leitor o borbulhar de suas próprias experiências oceânicas enquanto abrimos nosso caminho virtual em meio às águas. Para que esse caminho seja mais que virtual, vá à praia ou cozinhe alguns frutos do mar!

## As águas do planeta, salinas e sulfúreas

Como os aromas da terra, os aromas das águas originam-se, em sua maioria, dos seres que nelas vivem. As cadeias e os anéis carbônicos que esses seres liberam em vida e depois da morte são manifestações dos desafios e dos recursos particulares de seu mundo.

Lembre-se da imagem icônica do planeta Terra fotografado da Lua, com seu aspecto marmorizado de faixas brancas rodopiantes sobre um fundo azul. É o retrato de um mundo dominado pela água. A forma líquida da água, que absorve o espectro vermelho do arco-íris e reflete o azul, cobre mais de dois terços da superfície terrestre; seu vapor frequentemente satura partes da atmosfera e se condensa em nuvens de gotículas que dispersam a luz. Os oceanos são quase tão antigos quanto o próprio planeta. Ainda não se sabe de onde veio toda a água: talvez dos asteroides e de outros detritos cósmicos que se aglomeraram para formar o protoplaneta, talvez de cometas com o aspecto de bolas de neve que o tenham atingido posteriormente. Seja como for, quando os oceanos superficiais se formaram, eles entraram em contato direto com o corpo mineral subjacente do planeta e começaram a extrair dele as substâncias que acabaram por constituir o ambiente fluido em que a vida surgiu.

A água em estado líquido é um bom solvente, capaz de dissolver muitos elementos e moléculas e incorporá-los em si; ela faz isso há muito tempo com a crosta sólida da Terra, a lava derretida e os gases que chegam à superfície expelidos pelo forte calor do interior do planeta. Quando a água evapora do oceano, forma nuvens de gotículas que absorvem as emissões vulcânicas e outros gases, crescem, fundem-se umas às outras e acabam caindo de novo na superfície sob a forma de chuva ou neve. Ao cair no interior dos continentes, a água escorre aos poucos de volta para o nível do mar, dissolvendo alguns minerais em seu caminho e alimentando lagos e rios. No entanto, essa água doce corresponde a menos de 10% das águas superficiais da Terra. Ademais, é relativamente pobre em minerais, cuja maior parte acaba sendo entregue aos oceanos.

É claro que os oceanos são constituídos sobretudo de água: por volta de 96 gramas de cada 100. Cerca de 2 gramas são de cloreto, um átomo de cloro com um elétron a mais, e 1 grama é de sódio: os dois elementos que, juntos, constituem o cloreto de sódio, o sal comum. O sódio vem da crosta da Terra, mas praticamente todo o cloro dos oceanos se dissolveu na água em um período muito antigo, quando o cloro gasoso e o ácido clorídrico irromperam do interior do planeta. As proporções de sódio e cloreto presentes nos oceanos, equivalentes a uma salmoura com cerca de 3% de sal, tornam a água salgada demais para o nosso paladar – mas estão entre as principais chaves dos aromas da vida marinha.

Dois outros aspectos da química mineral dos oceanos influenciam sua química volátil. O cloro, elemento mais abundante na água dos oceanos depois do hidrogênio e do oxigênio que constituem a própria $H_2O$, é membro do grupo químico dos *halogênios*, ou seja, "geradores de sal": reagem prontamente com metais como o sódio para produzir *sais*, o termo com que os químicos designam compostos que, como o sal comum, se dissolvem na água e se desfazem em suas duas porções, o metal e o halogênio. Dois outros halogênios encontrados em proporções significativas na água do mar são o iodo e o bromo. Ao lado do cloro, eles acabam fazendo parte de moléculas voláteis, com um aroma característico.

Além do cloro, do sódio e do magnésio, o elemento mais abundante na água do mar é o enxofre, geralmente em sua forma oxidada (de carga negativa): o sulfato, $SO_4$. Como vimos, o enxofre é um elemento versátil, capaz de receber ou doar elétrons, e sua presença nas moléculas voláteis lhes confere alguns aromas característicos – sulfúreos, de repolho, de cebola, de alho, pútridos ou tropicais-

-frutados. Com tanto enxofre flutuando oceano afora, as células vivas fizeram bom uso dele, por isso, é uma presença abundante no ar do mar.

## A vida nas águas

Assim como a terra, os oceanos servem de lar tanto para produtores primários que, à semelhança das plantas, usam a luz do Sol e o dióxido de carbono dissolvido na água para crescer e se multiplicar, como para animais oportunistas e outros consumidores que sobrevivem do que esses produtores fornecem. Apresentaremos agora uma rápida introdução aos principais tipos de seres vivos e emissores de substâncias voláteis do mar.

Os oceanos comportam um número desconcertante de criaturas de todo tipo. Sua quantidade, ao que parece, excede em muito o número de estrelas no universo conhecido, e entre eles há desde seres unicelulares até baleias. O termo coletivo *algae* é aplicado aos seres que vivem nos oceanos e fazem fotossíntese. Dividem-se em dois grandes grupos, definidos por seu tamanho: o minúsculo **fitoplâncton** – das palavras gregas que significam "planta" e "flutuante" – e as **algas multicelulares**, que às vezes são imensas.

Na categoria do fitoplâncton, as **cianobactérias** ou **algas azuis** – do grego *cyan*: "azul esverdeado" – se contam entre as criaturas mais numerosas nos oceanos e mais antigas do planeta: são descendentes diretas dos microrganismos que inventaram a fotossíntese. Só uma delas, chamada *Prochlorococcus*, descoberta na década de 1980, tem uma população mundial estimada em 1 bilhão de bilhão de bilhão de indivíduos, sendo responsável pela geração de cerca de um quinto de todo o oxigênio novo que chega à atmosfera. A *Spirulina* é uma cianobactéria de água doce que é cultivada, secada e moída para formar um suplemento nutricional na forma de um pó verde. Várias cianobactérias desempenham papel importante no sabor de alguns peixes.

Três outros grupos de seres microscópicos que fazem fotossíntese são responsáveis pelo aroma geral do mar. Todos são criaturas unicelulares cujos ancestrais predadores engoliram uma bactéria fotossintética e transformaram o mecanismo fotossintético em uma parte inalienável de suas células. Esses microrganismos são mais aparentados com as algas marinhas do que com as algas azuis e surgiram não há bilhões, mas há algumas centenas de milhões de anos. As **diatomáceas** e os **cocolitóforos** se cercam respectivamente de gaiolas e conchas mineralizadas que os protegem; o carbonato de cálcio das conchas dos cocolitóforos dá origem aos depósitos do mineral que chamamos de giz, que constitui os penhascos brancos de Dover, na Inglaterra. Os **dinoflagelados** recebem seu nome dos flagelos semelhantes a pequenos chicotes que lhes permitem deslocar-se na água.

As **algas multicelulares** são as que conhecemos, grandes o suficiente para serem vistas a olho nu. São parentes multicelulares dos minúsculos cocolitóforos, diatomáceas e dinoflagelados. As algas marinhas se dividem em três famílias gerais: verdes, vermelhas e pardas, de acordo com suas cores predominantes, que refletem seus diferentes conjuntos de pigmentos fotossintéticos. Foi uma antepassada do clã verde que deu origem a todas as plantas terrestres. A maioria das algas vive nos arredores da costa, onde podem se ancorar e aproveitar os nutrientes que as águas trazem da terra. Algumas sobrevivem à arrebentação das ondas e à secagem e exposição temporária ao sol na zona entremarés. Apesar de sua visibilidade a olho nu, as algas multicelulares representam uma fração muito menor da biomassa aquática global do que o fitoplâncton, e só perfumam o ar ao seu redor.

É claro que o reino animal também surgiu nas águas, e surgiu igualmente nas águas, também contribuindo para dar a elas uma diversidade fantástica de criaturas aquáticas. Entre elas, podemos elencar o número astronômico de zooplâncton flutuante, que se alimenta do fitoplâncton; os crustáceos, desde os minúsculos copépodes até as lagostas, passando pelo krill; os moluscos, das ostras aos polvos; as águas-vivas, as raias, os atuns e as baleias... E todos eles sobrevivem muito bem em comparação com os animais terrestres. Os ecologistas descobriram que os seres terrestres, sobretudo os insetos, consomem menos de 20% da biomassa produzida pelas plantas todo ano. Os animais aquáticos, por sua vez, consomem anualmente de 50% a 100% de toda a produção de algas marinhas costeiras, bem como a maior parte da produção anual de fitoplâncton no mar aberto. Outro número: em terra, a biomassa das plantas é mil vezes maior que a dos animais; nas águas, os animais pesam trinta vezes mais que as plantas.

O fitoplâncton e as algas multicelulares usam armas químicas para se defender desse ataque constante. Pelo fato de viverem na água com seus predadores, essas defesas são, em geral, moléculas que permanecem na água em vez de escapar para o ar, onde poderíamos cheirá-las. É o caso das toxinas produzidas em grande quantidade durante o fenômeno da "maré vermelha" e outras explosões populacionais de algas azuis e dinoflagelados, que podem contaminar os frutos do mar e tornar seu consumo perigoso para nós. Outras defesas são voláteis e cheiráveis. No entanto, a substância volátil mais abundante que provém dos oceanos nasce de um desafio ainda mais fundamental à vida aquática do que os animais predadores: a salinidade.

## O mar aberto: enxofre do plâncton

Em 1935, um botânico londrino chamado Paul Haas decidiu identificar a natureza do "odor particularmente penetrante e mais ou menos enjoativo" de uma alga vermelha comum no litoral britânico, que forma longos filamentos ramificados e pertence ao gênero *Polysiphonia*. O aroma da alga intacta era diferente do fedor sulfúreo das águas putrefatas, que Haas atribuía ao sulfeto de hidrogênio. No entanto, Haas descobriu que o cheiro das algas vivas era dado por outro sulfeto – o **dimetil sulfeto** ou **DMS** –, com aroma sulfúreo, mas cujos dois grupos de carbono lhe conferem também uma qualidade diferente. Na época, o dimetil sulfeto era conhecido somente como um gás encontrado com frequência no petróleo cru. Hoje em dia, é famoso por ser de longe a molécula mais abundante emitida no ar pela vida aquática, sobretudo pelo plâncton. O DMS está no âmago do cheiro de mar e é um produto do sistema que as algas desenvolveram para lidar com a salinidade da água do mar e os desafios da osmose.

A osmose é o processo que enruga nossos dedos quando tomamos banho de banheira e que atrai a umidade para a superfície dos pepinos e dos bifes temperados com sal. As células vivas são envolvidas por finas membranas que permitem a passagem de moléculas de água. Quando há um desequilíbrio entre as concentrações de materiais dissolvidos na água nos dois lados de uma membrana, a água naturalmente flui do lado menos concentrado para o mais concentrado para equilibrar a concentração geral. Esse fluxo equilibrador da água é chamado de osmose (o movimento semelhante do material dissolvido é chamado de difusão). A água pura da banheira entra nas células da nossa pele, que contêm apenas uma proporção parcial de água; o sal puro atrai a água que estava dentro das células do pepino e do bife, que têm menos sal.

A salinidade do mar aberto é, em média, cerca de três vezes maior que a concentração de moléculas dissolvidas dentro de uma célula viva. O desafio das criaturas aquáticas consiste em proteger seus delicados mecanismos internos da perda de água ou do influxo de sais. Os microrganismos, as plantas e os animais conseguem sobreviver na água salgada com a ajuda de dois sistemas bioquímicos. Um deles bombeia ativamente o sódio e o cloreto para fora das células; o outro acumula moléculas especiais dissolvidas dentro das células para ajudar a igualar a concentração de sal no ambiente exterior aquático.

As moléculas dissolvidas, chamadas *solutos*, acumuladas pela célula em vista do equilíbrio osmótico, precisam ser compatíveis com os mecanismos celulares, de modo que estes não sejam afetados por sua presença. Vários tipos de moléculas atendem a essa exigência. Algumas são os elementos construtivos básicos das células, entre os quais os aminoácidos nitrogenados que formam as proteínas e algumas variações deles; outras são construídas especialmente para serem solutos compatíveis. Elas próprias, por definição, não são muito voláteis – preferem o ambiente das moléculas de água ao ambiente aéreo. No entanto, quando decompostas para serem usadas para outros fins, alguns de seus fragmentos podem ser voláteis e escapar da superfície oceânica.

De longe, o soluto compatível mais presente nos oceanos é uma molécula cujo nome mais se parece com um trava-língua: dimetilsulfoniopropanoato ou, para facilitar, DMSP. O DMSP foi descoberto por dois químicos orgânicos da Universidade de Leeds, que identificaram nele a fonte do DMS presente nas algas vermelhas de Paul Haas. Ele também é o principal soluto compatível nos dinoflagelados e nos cocolitóforos, bem como em algumas diatomáceas e algas verdes e vermelhas. Essas algas são coletivamente responsáveis pela emissão de dezenas de milhões de toneladas de DMS no ar todos os anos. Sua responsabilidade, no entanto, é indireta, pois a maior parte do DMS é gerada quando as algas são danificadas ou comidas e quando outras criaturas – bactérias, animais unicelulares, tipos maiores de zooplâncton, como o krill – decompõem o DMSP para seu próprio uso.

O aroma principal do oceano, portanto, vem do que o fitoplâncton e as algas fazem para lidar com sua salinidade e da ação dos predadores e carniceiros que desmontam as moléculas usadas para aquele fim. Por que o DMSP é tão dominante? Talvez porque, dentre outras coisas, o enxofre seja relativamente abundante no oceano, ao passo que o nitrogênio necessário para os elementos construtivos dos aminoácidos é escasso. Os habitantes dos oceanos, nesse caso, simplesmente tiram vantagem dos recursos que têm à disposição. Outro fator é que o DMSP é uma molécula que apresenta múltiplos usos. Tanto ela quanto seus fragmentos podem atuar como antioxidantes e reservas para a construção de outras moléculas. E, quando a molécula de DMS deixa o DMSP, o que resta é uma cadeia carbônica corrosiva e não volátil chamada acrilato; sua presença tende a inibir a atividade predatória do zooplâncton.

A importância do DMS se estende para muito além dos organismos que o geram. Para toda a cadeia de alimentação dos oceanos, ele é um sinal da disponibilidade de alimento. Todos os tipos de animais, do krill ao tubarão-baleia (que se alimenta filtrando as águas) e às focas, são atraídos pelas comunidades de plâncton que emitem DMS. Em seus voos de milhares de quilômetros sobre o mar aberto, os petréis, os albatrozes e outras aves marinhas localizam populações de presas em parte pela detecção de altas concentrações de DMS. Além disso, os plásticos tendem a acumular tanto o DMS quanto os microrganismos que o geram, sendo essa uma das razões que talvez levem os animais marinhos a ingerir o lixo oceânico, muitas vezes com consequências fatais. E as moléculas de DMS que chegam à atmosfera superior estimulam a formação de nuvens, de modo que podem chegar até a afetar o clima.

O DMS é uma molécula pequena e simples, por isso, pode ser encontrada em muitos lugares diferentes; a qualidade de seu aroma depende do contexto. Em um mexilhão cru ou em uma ostra cozida, ela é o cheiro de frutos do mar. É a nota sulfúrea no aroma das trufas cruas, dos aspargos e dos repolhos cozidos, do milho em lata e do leite fervido. Antes de tudo isso, no entanto, era o aroma da vida e da morte, e ainda o é nos litorais: onipresente e subliminar.

## O litoral: bromo e iodo

No aroma distante do Pacífico, John Steinbeck captou o "odor penetrante de iodo": essa é outra sensação característica dos oceanos, sobretudo das águas costeiras, e em nada se assemelha ao DMS vegetal. Não reflete o equilíbrio osmótico, mas os desafios da vida no ponto de encontro entre as águas e a terra.

O iodo é um dos elementos halogênios que formam sais, todos eles relativamente abundantes no mar. Os sais dissolvidos de iodo são inodoros, mas os halogênios puros partilham uma semelhança familiar característica, uma qualidade que também se destaca quando formam compostos voláteis com o carbono. O cloro é o halogênio predominante na água do mar, seguido pelo iodo e pelo bromo. Químicos na Suíça e na França descobriram os três elementos entre os séculos XVIII e XIX, dois deles em algas marinhas, e deram a um deles um nome que tem a ver com seu cheiro: a palavra grega *bromos* significa "fedor".

Hoje em dia, nossas referências mais familiares dos aromas dos halogênios são a água sanitária, solução que emite pequena quantidade de gás cloro, e a água clorada das piscinas. Os desinfetantes feitos com iodo eram comuns no passado e constituem um dos aromas característicos das clínicas e dos hospitais, sendo ainda usados para purificar a água e desinfetar os equipamentos das cervejarias. Para sentir o cheiro de iodo, pingue algumas gotas da tintura de iodo, fácil de encontrar, em um pires com água. O iodo é menos solúvel em água que o álcool, de modo que a água aumenta a sua volatilidade e a sua presença no ar. Ele se assemelha ao cloro, mas tem uma qualidade menos agressiva, mais definida e mais rica.

Os usos que damos às moléculas simples de cloro e iodo, bem como os possíveis problemas de saúde causados por elas e por muitas substâncias químicas de origem industrial que contêm halogênios – pesticidas, retardantes de chamas, solventes, substâncias usadas para resfriamento e calefação, plásticos –, apontam para uma característica essencial dos halogênios: são elementos reativos que tendem a perturbar o funcionamento das células vivas. Os compostos de bromo e o gás cloro foram as primeiras armas químicas usadas na Primeira Guerra Mundial. As algas marinhas aproveitam a disponibilidade dos halogênios na água do mar para usá-los contra predadores e parasitas e para lidar com o estresse químico da exposição ao ar e ao clima nas regiões costeiras.

Parte do aroma penetrante do iodo, do bromo e do cloro que sentimos no litoral vem diretamente das águas. O borrifo da espuma das ondas expõe a água do mar ao oxigênio do ar e à radiação ultravioleta do Sol, o que pode ser suficiente para transformar os halogênios dissolvidos em uma pequena quantidade de gases puros. Alguns halogênios dissolvidos também reagem com os detritos moleculares da vida marinha e acabam encontrando lugar em moléculas voláteis de um carbono como o **clorofórmio**, o cloreto de metila e o **bromofórmio**, todos com um estranho aroma doce, ao lado do **iodofórmio**, mais penetrante e semelhante ao cloro, e do halógeno misto **dibromoiodometano**, com cheiro de hospital.

Muito do aroma halógeno do litoral é gerado ativamente pelas algas marinhas que vivem ali ou para lá são levadas pelas águas, sobretudo as grandes algas pardas chamadas comumente de laminárias ou *kelp*. Esse último nome, derivado da língua inglesa, designava originalmente qualquer alga marinha que pudesse ser queimada para produzir carbonato de sódio para a fabricação de vidro. Hoje em dia, designa um grupo que inclui um ingrediente básico da culinária japonesa, a alga kombu, e outras espécies "gigantes" que formam densas florestas subterrâneas, hábitats ricos para criaturas de todo tipo que os invadem, comem as algas, colonizam sua superfície e interferem de outras maneiras com seu crescimento e sua exposição à luz. A fim de limitar os danos infligidos por esses predadores e parasitas, as laminárias têm a superfície gosmenta e liberam periodicamente sua camada superficial – e também usam as moléculas dos halogênios.

**ALGUMAS MOLÉCULAS DE HALOGÊNIOS PRESENTES NO LITORAL**

| Moléculas de halogênios | Aromas |
|---|---|
| cloro, $Cl_2$ | água sanitária, piscina |
| bromo, $Br_2$ | água sanitária, irritante |
| Iodo, $I_2$ | iodo, rico |
| cloreto de metila, $CH_3Cl$ | doce |

*continua*

| Moléculas de halogênios | Aromas |
|---|---|
| clorofórmio, $CHCl_3$ | doce |
| bromofórmio, $CHBr_3$ | doce |
| iodofórmio, $CHI_3$ | iodo, penetrante |
| dibromoiodometano, $CGBr_2I$ | água sanitária, iodo |
| bromofenóis, $C_6H_4OHBr$ | iodo, rico |

A primeira linha de defesa volátil das laminárias é uma emissão constante de bromofórmio e outras moléculas bromadas. Quando seus tecidos sofrem uma lesão significativa, as células próximas liberam uma explosão de peróxido de hidrogênio – outro desinfetante de uso doméstico, com forte poder oxidante – para suprimir quaisquer invasores em potencial. Mas o peróxido também danifica as células da própria alga e, para limitar esses danos autoinfligidos, ela libera iodeto, a forma dissolvida do iodo; o iodeto é um poderoso antioxidante que desativa o peróxido.

O iodeto se destaca por ser a mais simples de todas as moléculas antioxidantes conhecidas, sendo o primeiro exemplo de um antioxidante inorgânico – as algas não têm de fabricá-la; simplesmente a acumulam. As laminárias são, de todas as formas vivas do planeta, as que mais acumulam e emitem iodo. Ao que parece, esse elemento as ajuda a lidar com os desafios peculiares da vida na região entremarés, onde são batidas pelas ondas contra as rochas e a areia e alternam períodos de submersão com outros de exposição. Ainda que não sejam consumidas por ouriços-do-mar ou abalones, a exposição direta ao ar e ao Sol as danificam o suficiente para desencadear a produção de peróxido e outras formas de estresse oxidativo, e a liberação de iodeto também limita esse estresse. Depois de reagir com o peróxido, o iodeto se combina com pequenas cadeias carbônicas presentes ao seu redor para compor o iodofórmio e outras substâncias voláteis. Quando chegam ao ar, algumas reagem com o oxigênio e produzem o **iodo** em forma gasosa. É isso que explica "o aroma súbito das laminárias" de Eleanor Clark na maré vazante. Esse aroma é dado por substâncias voláteis que contêm iodo liberadas pelas algas expostas ao ar e ao clima.

As substâncias voláteis que contêm bromo e iodo têm presença mais marcante no litoral, mas podem estar presentes também em nossas casas. No Havaí, algas vermelhas chamadas *limu kohu* são usadas como condimento para dar um toque oceânico a diversos pratos (ver p. 412). E o fitoplâncton longe do litoral gera um conjunto diferente de compostos halógenos que contribuem para o sabor pleno de alguns peixes e frutos do mar obtidos por pesca extrativa. Esses **bromofenóis** são moléculas construídas a partir de anéis de seis carbonos decorados com átomos de bromo e grupos de oxigênio e hidrogênio (OH). Acumulam-se nos corpos de camarões e krill que comem plâncton, e a partir daí vão subindo na cadeia alimentar até serem assimilados por crustáceos maiores e peixes. Quando não é muito forte, seu aroma semelhante ao de iodo empresta uma desejável complexidade a frutos do mar que, caso contrário, teriam sabor insosso. Cogita-se que os bromofenóis possam servir de moléculas defensivas e antioxidantes para o fitoplâncton que os fabrica.

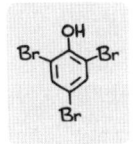

Em resumo, os cheiros do litoral vêm de elementos reativos e raros em outros contextos, que as algas põem em uso para se defender contra os inimigos e o estresse físico-químico – e contra uma de suas defesas.

## Alimentos frescos vindos do mar: a vegetalidade original

Em mar aberto: dimetil sulfeto. Nas faixas litorâneas cheias de algas: bromo e iodo. Passemos agora aos peixes, aos frutos do mar e às algas que extraímos das águas e com os quais temos um contato mais íntimo e particular. Eles podem trazer consigo um pouco de DMS e alguns halogênios, mas há outra família de substâncias voláteis que contribui para seus sabores característicos e, sobretudo, define o aroma dos alimentos marinhos fresquíssimos. É uma família bastante conhecida: cadeias carbônicas simples, sem nada do fedor do enxofre e do nitrogênio nem do exotismo dos halogênios. Já encontramos muitos de seus membros no *kit* básico de cadeias simples encontrado em quase todos os seres vivos, e alguns são especialmente destacados nas plantas terrestres e nos fungos. Entre eles incluem-se moléculas que produzem os cheiros "verdes" de folhas amassadas, que dão aroma ao melão e ao pepino e criam o aroma de cogumelo. O estranho é que também tenham lugar de destaque nos animais marinhos, de modo que as ostras podem ter cheiro de pepino e o peixe-rei, de melancia. Por outro lado, não é tão estranho assim: é quase certo que as ostras e os peixes já emitissem essas substâncias voláteis centenas de milhões de anos antes de o melão e o pepino entrarem em cena. Para o *Chef* do cosmos, com seu olfato oniabrangente, é o pepino que lembra as ostras e a melancia que lembra os peixes, e não o contrário!

As plantas terrestres, os cogumelos e os seres vivos marinhos partilham essas substâncias voláteis de cadeia carbônica simples porque têm os mesmos sistemas orgânicos que as produzem (ver p. 162, 354). As moléculas que servem de matéria-prima são as cadeias carbônicas longas que constituem a maior parte das membranas internas e externas de suas células. As plantas terrestres e os fungos constroem suas membranas a partir de cadeias com dezoito carbonos de comprimento e duas ou três ligações duplas que provocam dobras. Os sistemas enzimáticos das plantas tendem a produzir fragmentos com seis ou nove carbonos de comprimento, sem ligações duplas ou com uma ligação dupla apenas. Os **fragmentos de seis carbonos** são as **substâncias voláteis das folhas verdes** ou **VFVs**, especialmente predominantes em folhas amassadas. A família das cucurbitáceas, que inclui o pepino, os melões e a melancia, tem um sistema enzimático que produz **fragmentos de nove carbonos**, e o pepino – mas não o melão – fabrica uma cadeia de nove carbonos com duas ligações duplas. É esse **nonadienal** que dá ao pepino sua identidade olfativa. Os cogumelos, por sua vez, se especializam na produção de **cadeias de oito carbonos** (ver capítulo 14): por isso, essas substâncias fazem com que qualquer coisa que as emita tenha, para nós, cheiro de cogumelo.

As criaturas aquáticas contêm uma abundância das mesmas cadeias usadas na construção de membranas e sistemas enzimáticos semelhantes que quebram essas cadeias, e por isso produzem muitas substâncias voláteis que nós, animais terrestres, associamos com folhas verdes, cogumelos, pepinos e melões. Mas os seres aquáticos também têm cadeias mais longas e mais dobradas que geram outros fragmentos. A vida sob a água é, em geral, mais fria que a vida na terra aquecida pelo Sol, e em temperatura mais baixa o movimento das moléculas é mais lento e as membranas celulares, mais rígidas. Para manter a flexibilidade ideal de suas estruturas e sistemas orgânicos, os seres vivos aquáticos acumulam cadeias mais irregulares, com articulações mais soltas, com 20 ou 22 átomos de carbono de comprimento e quatro a seis ligações duplas que provocam dobraduras na cadeia. (Entre elas se incluem as cadeias chamadas de ômega-3, valiosas em nossa nutrição.) O fitoplâncton e algumas algas macroscópicas acumulam grande quantidade dessas cadeias altamente dobradas e as transmitem aos animais que as comem. Os fragmentos decompostos por enzimas são mais variados que os fragmentos típicos das plantas e dos fungos e muitas vezes incluem duas ou mais dobras. Alguns dão uma qualidade caracteristicamente "marinha" ao aroma geral: destaca-se entre eles o **heptadecatrienal**, com dezessete carbonos e três dobras.

Por que as criaturas aquáticas produzem todas essas substâncias voláteis? Nas algas, está claro que elas desempenham um papel análogo ao que desempenham nas plantas e nos cogumelos: as diatomáceas e as algas macroscópicas as liberam quando suas células e seus tecidos são danificados, e sabe-se que tais substâncias são tóxicas para o zooplâncton que se alimenta delas. No entanto, não é tão claro o motivo de animais altamente móveis liberarem as mesmas substâncias exaladas pelos vegetais. Uma teoria diz que, pelo fato de os animais aquáticos também fabricarem cadeias de vinte carbonos que regulam sua atividade celular, como fazem os hormônios, as cadeias voláteis mais curtas podem ser os restos parcialmente reciclados dessas substâncias reguladoras. Talvez tenham efeito profilático contra microrganismos e pequenos parasitas que se ligam ao corpo dos animais. Os peixes tendem a liberá-las pelas guelras e pela pele, os dois órgãos diretamente expostos à água, e as exalam sobretudo quando sujeitos a algum tipo de estresse.

Ou seja, a maioria dos habitantes das águas tem um aroma fresco, que lembra o de hortaliças, mas muitas vezes a mesma criatura emite notas que lembram folhas verdes, cogumelos, pepino e melão. Em terra, o abacaxi-roxo e as flores de borragem se contam entre as poucas plantas que emitem uma mistura semelhante. É a mistura, a salada mista volátil e as ocasionais moléculas marinhas que marcam a assinatura olfativa da vida debaixo da água.

**ALGUMAS SUBSTÂNCIAS VOLÁTEIS AQUÁTICAS PRODUZIDAS POR ENZIMAS SELETIVAS**

| Moléculas | Aromas |
| --- | --- |
| pentenol, pentenona | verde, pungente |
| hexanal, hexenal, hexenol | verde |
| octenal | gorduroso |
| octenol | cogumelo |
| octenona | cogumelo, terroso, metálico |
| octadienol | cogumelo, terroso |
| octadienona | folha de gerânio, metálico |
| nonenal | gorduroso |
| nonenol | melão verde |
| nonadienal | pepino |
| nonadienol | melancia, metálico |
| heptadecatrienal | alga marinha |
| ectocarpenos (C11) | folha de tomateiro |
| dictiopterenos (C11) | alga marinha, musgo, verde |

*Para decifrar os nomes das moléculas: os sufixos -enal, -enol e -enona indicam uma dobradura com ligação dupla; -dienol e semelhantes, duas dobraduras; -trienol e semelhantes, três dobraduras.*

Há outro grupo incomum de cadeias carbônicas voláteis que vale a pena conhecer, ainda que sua presença seja restrita a algumas algas pardas e às águas onde elas vivem. As algas macroscópicas se reproduzem por meio da liberação de células reprodutivas masculinas e femininas na água, onde precisam localizar-se umas às outras. Os gametas de algumas algas pardas emitem sinais químicos semivoláteis, construídos a partir de ácidos graxos poli-insaturados de cadeia longa, para atrair uns aos outros. Os mais conhecidos desses sinais, chamados **ectocarpenos** e **dictiopterenos** por causa dos nomes das algas que os produzem, contêm onze carbonos e têm qualidades aromáticas frutadas, de musgo, picantes e de alga. Diz-se que um deles cheira a folhas de tomateiro.

## Alimentos estragados: o "cheiro de peixe" do óleo de peixe

Quando a maioria de nós pensa nos cheiros de peixe, frutos do mar e algas marinhas, as qualidades que nos vêm à mente não são de folhas verdes, cogumelos e pepino. Essas substâncias voláteis são emitidas por esses seres assim que saem da água, com as enzimas intactas e operantes. Quando suas reservas de energia se esgotam e os sistemas vitais deixam de funcionar, a produção dessas cadeias se torna mais lenta e, por fim, para. As substâncias voláteis desse tipo que escapam para o ar não são mais substituídas; ao contrário, outras substâncias se desenvolvem e se acumulam. O oxigênio do ar assume o papel de decompor as cadeias carbônicas longas, sobretudo em suas dobras vulneráveis. Essa decomposição não específica e não enzimática produz outro espectro de fragmentos, que inclui **cadeias de sete e dez carbonos** que quase nunca se encontram em tecidos vivos. É a substituição dos fragmentos decompostos por enzimas pelos decompostos por oxigênio que faz com que o aroma dos alimentos extraídos do mar deixe de ser brando, fresco e vegetal e se torne forte e "de peixe". Essa é a assinatura olfativa da morte e da proximidade da putrefação nos seres aquáticos.

O fato de usarmos o nome do animal para descrever o aroma de sua decomposição, não o de seu frescor original, dá um testemunho de quanto o primeiro é persistente e desagradável e o segundo, raro e fugaz.

**ALGUMAS SUBSTÂNCIAS VOLÁTEIS AQUÁTICAS PRODUZIDAS POR OXIDAÇÃO NÃO SELETIVA**

| Moléculas | Aromas |
|---|---|
| hexanal | verde |
| heptanal | verde, gorduroso, de peixe |
| heptenal | peixe cozido, queimado |
| heptadienal | cogumelo, tinta, rançoso |
| octadienona | gerânio, metálico |

*continua*

| Moléculas | Aromas |
|---|---|
| octatrienona | gerânio, de peixe |
| decadienal | gorduroso, frito |
| decatrienal | alga marinha, frito, tinta |

É fácil sentir essa qualidade "de peixe" em estado puro: basta abrir uma cápsula de óleo de peixe ômega-3. É um aroma obtuso, envolvente, persistente. Não se reduz com sumo de limão e permanece na cozinha por muito tempo depois da cocção. Embora os químicos dos alimentos tenham se esmerado na procura de uma única substância volátil que fosse responsável pela qualidade "de peixe" do óleo de peixe – que no decorrer das décadas foi descrita como de "óleo de baleia", "tinta" e "balde de lambari" –, ao que parece essa qualidade se deve a várias substâncias. Aparentemente, os responsáveis são um pequeno conjunto de aldeídos e cetonas de seis a dez carbonos. Individualmente, nenhum é muito desagradável, mas a mistura é um indício claro de que a criatura aquática está morta há algum tempo. Quanto mais forte o cheiro, mais avançada a deterioração.

## Alimentos estragados: o "cheiro de peixe" das aminas

O "cheiro de peixe" do óleo de peixe é bem desagradável, mas muitas vezes representa apenas metade do problema. Muitos peixes e frutos do mar extraídos dos oceanos pioram bastante a situação, e os responsáveis são os solutos compatíveis que lhes garantem o equilíbrio osmótico.

Enquanto as algas fabricam seu principal soluto compatível a partir do enxofre abundante nos oceanos, os animais fabricam o seu a partir do nitrogênio proteico abundante em seu próprio corpo. Alguns solutos dos animais são aminoácidos saborosos. Frutos do mar como camarões e lagostas, mexilhões, ostras e amêijoas armazenam a doce glicina e também alanina, prolina e taurina, que são menos notáveis. Os tubarões e as arraias cartilaginosos usam principalmente ureia, uma forma de armazenar o nitrogênio não utilizado que a maioria dos animais excreta, ao lado de dois derivados de aminoácidos construídos especialmente para essa função: o **óxido de trimetilamina** e a **trimetilglicina** (também chamada **glicina betaína**) – TMAO e TMG. Os peixes ósseos têm rins, órgãos com os quais regulam ativamente o conteúdo dos líquidos e dos tecidos de seu corpo, mas também fazem uso, em vários graus, de diversos solutos compatíveis, sobretudo TMAO e TMG, que parecem ser especialmente úteis em águas profundas.

Nem o TMAO nem o TMG são voláteis, ou seja, nenhum dos dois tem cheiro. Quando os peixes morrem, no entanto, quer na água, quer no tombadilho de um navio, esses solutos são decompostos, tanto pelo mecanismo metabólico moribundo do próprio animal quanto pelos microrganismos de seu intestino e sua pele. O principal produto dessa decomposição é volátil, uma molécula de cheiro extremamente forte: a **trimetilamina**, TMA. Os peixes mais ricos em TMAO e TMG são os que mais produzem TMA e, portanto, os que têm cheiro mais forte. É por causa deles que a descrição padrão para o aroma da TMA é "de peixe", e é por isso que a TMA define um aspecto importantíssimo desse aroma.

A TMA é uma molécula que já encontramos várias vezes, sempre em contextos não muito agradáveis. É um componente comum das fezes dos animais e da nossa urina. É um componente do buquê aromático dos animais mortos em geral. A flor-cadáver a emite para simular esse buquê e atrair insetos que se alimentam de carniça. Ou seja, o aroma de peixe das aminas é muito próximo dos aromas da urina e da putrefação.

Há um bom motivo para que os peixes de cheiro muito forte nos desagradem. Somos mais sensíveis à TMA do que a seus parentes e aos produtos posteriores da decomposição, a dimetilamina e a amônia: respectivamente mil e 10 mil vezes mais sensíveis. A TMA é um dos primeiros sinais da deterioração, e sua produção é acompanhada pela de outras aminas inodoras mas tóxicas, com destaque para a histamina, que causa sintomas semelhantes aos de uma alergia que podem, às vezes, ser bastante perigosos. Essa "intoxicação escombroide" é uma forma relativamente comum de intoxicação alimentar. (Os escombrídeos são peixes da família da cavala.) Ou seja, o aroma "de peixe" da TMA é um sinal de alerta de potenciais perigos à saúde.

## Cheiro de peixe na cozinha

Vale a pena saber quais peixes têm maior tendência a desenvolver os cheiros de óleo de peixe e de aminas, como minimizar esse desenvolvimento e como lidar com esses aromas.

Em geral, os peixes de água doce – truta, bagre, alguns tipos de achigã – são os que causam menos problemas. Pelo fato de os rios e os lagos serem, em geral, mais quentes que os oceanos, os óleos dos peixes de água doce tendem a ter menos dobras e a oxidar-se com menos facilidade do que os dos peixes de água salgada, de modo que, neles, o cheiro de óleo de peixe demora mais a se desenvolver. Além disso, eles não produzem TMAO e TMG, portanto, não desenvolvem o cheiro de amina – a menos que o TMAO seja um ingrediente da ração que lhes é dada, como às vezes acontece. A tilápia de água doce, cujos ancestrais viviam nas águas salobras do delta do Nilo, é um caso especial: ela produz TMAO.

Os peixes marinhos desenvolvem os dois tipos de aroma e o fazem mais rápido a certa temperatura de armazenagem, mas seu conteúdo de TMAO varia. Os cações e as arraias são os piores, pois usam não somente os solutos compatíveis como também a ureia nitrogenada, e por isso podem desenvolver um forte cheiro de aminas e amônia, sobretudo quando fermentados para a fabricação do *hákarl* islandês ou do *hongeo-hoe* coreano. O bacalhau e seus parentes, a arinca, a polaca e a merluza, bem como os peixes de águas profundas, dependem mais do TMAO do que a maioria dos demais peixes marinhos.

Ambos os tipos de aroma de peixe podem ser minimizados adquirindo-se peixes o mais frescos possível, idealmente com pele e guelras que ainda exalem um cheiro fresco e vegetal; eles devem ser armazenados em gelo e ser usados rapidamente. Muitos fragmentos de óleo indesejáveis e da TMA são gerados na superfície do peixe por microrganismos e pelo oxigênio, de modo que uma boa lavagem removerá boa parte dessas substâncias. Algumas gotas de sumo de limão também podem eliminar o cheiro de amina. Todas as aminas são quimicamente básicas; na presença de um ácido, formam uma ligação com o hidrogênio de carga positiva e adquirem elas mesmas uma carga positiva, ficando presas na rede iônica de moléculas de água e perdendo, assim, sua volatilidade e seu cheiro. Os aldeídos dos óleos de peixe não podem ser evitados por esse método. Eles se espalham facilmente pela cozinha durante a cocção, sobretudo por fritura, e às vezes continuam a ser liberados da superfície da cozinha durante dias. Para minimizar sua emissão, cozinhe o peixe em fogo brando dentro de um líquido que não deixe as substâncias voláteis escaparem para o ar, ou envolvidos em papel-manteiga, papel-alumínio ou folhas.

## Peixes: do mar, eurialinos, de água doce

Os peixes são os senhores das águas, criaturas que se movimentam com tanta fluidez quanto o meio em que vivem e aproveitam ao máximo suas três dimensões. Seus aromas, tanto em seu máximo frescor quanto depois de cozidos, são indícios confiáveis do tipo de água em que viviam. Um aroma muito brando é sinal de uma vida nos oceanos; um aroma fresco e vegetal, da vida em estuários de rios; um aroma terroso indica uma carreira em água doce ou em fazendas de aquicultura.

Fraco, sóbrio, monótono, vazio: essas são as palavras que pesquisadores japoneses atribuíram aos aromas de peixes de **água salgada** em uma análise da química do sabor dos peixes feita em 1996. O **bacalhau**, o **linguado**, a **merluza** ou **pescada**, o **alabote**, a **cavala**, a **cioba**, a **solha**, o **peixe-espada** e o **atum** estão entre os peixes de água salgada mais comuns e todos têm o mesmo aroma brando quando frescos. Por serem naturais do oceano, carregam consigo traços de DMS (de aroma oceânico) e TMA (com cheiro de peixe) e emitem pequenas quantidades de fragmentos de oito carbonos com aroma de cogumelo, provavelmente em razão da oxidação de seus óleos. Mas não têm ou não ativam em quantidade significativa as enzimas que produzem os fragmentos vegetais de seis e nove carbonos.

**ALGUNS PEIXES DE ÁGUA SALGADA**

| Peixe de água salgada | Aromas componentes | Moléculas |
|---|---|---|
| anchova | | |
| bacalhau | | |
| linguado | | |
| alabote | | |
| cavala | cogumelo | octenol, octadienol, octenona |
| perca-do-mar | | |
| raia, arraia | folha de gerânio, metálico | octadienona |
| cantarilho | | |
| peixe-carvão-do-pacífico | oceano | DMA |
| sardinha | | |
| cação | peixe | TMA |
| cioba | | |
| solha | | |
| peixe-espada | | |
| atum | | |
| pregado | | |

Melancia, pepino, grama recém-cortada: esses são os aromas que alguns peixes de fato produzem em quantidade reconhecida. O peixinho japonês de nome **ayu** é chamado "peixe doce" ou "peixe aromático" e é famoso pelo seu aroma nítido de melancia. É um parente próximo da família do eperlano, cujo nome científico, *Osmeridae*, vem da palavra grega que significa "aroma". (O nome inglês *smelt*, que designa esse peixe, vem de uma raiz diferente que significa "macio".) O **eperlano** e o ayu são peixes capazes de se adaptar a águas com diferentes graus de salinidade, desde o mar aberto até rios e lagos de água doce. Costumam ser mais aromáticos quando vivem em águas salobras, em geral estuários onde os rios desembocam no mar. Mais um detalhe de ictiologia em língua grega: esses peixes adaptáveis são chamados eurialinos, das palavras que significam "largo" e "sal". Além do eperlano, entre os peixes eurialinos contam-se o **salmão** e seus parentes próximos **truta-arco-íris** e **salvelino**, algumas espécies de **arenque** e **anchova**, o **robalo** e o **serrano-estriado**, a **tilápia** e a **enguia**. Alguns, como o ayu e o salmão, saem dos ovos em água doce, migram para o oceano para crescer e amadurecer e depois voltam à água doce, muitas vezes para o próprio rio em que nasceram, a fim de desovar. Os salmões pescados no mar têm um aroma muito diferente dos pescados quando entram no rio; apresentam pouco ou nada do aroma vegetal que às vezes paira acima dos rios em que desovam. O aroma brando do salmão marinho é o preferido, e o ayu é mais apreciado quando pescado em água doce ou quando nada rumo à nascente do rio.

**ALGUNS PEIXES EURIALINOS**

| Peixe eurialino | Aromas componentes | Moléculas |
|---|---|---|
| anchova | | |
| ayu | verde, grama | hexanal, hexenal, hexenol |
| perca-gigante | | |
| panga | cogumelo | octenol, octadienol, octenona |
| salvelino | | |
| enguia | folha de gerânio, metálico | octadienona |
| arenque | | |
| salmão | melão, melancia | nonenol, nonadienol |
| robalo | | |
| eperlano | gorduroso | nonenal |
| serrano-estriado | | |
| esturjão | pepino | nonadienal |
| tilápia | | |
| truta | | |

Por que as enzimas dos peixes eurialinos fragmentam as cadeias de maneira mais ativa do que as dos peixes de água salgada? Talvez eles enfrentem mais ameaças por parte de microrganismos do que os peixes que nadam em mar aberto, onde a quantidade de nutrientes na água e o próprio número de microrganismos são, em geral, mais baixos.

Há também os peixes que vivem exclusivamente em **água doce**, e os mais comuns são o **bagre** e a **carpa**. Assim como a dos peixes de água salgada, sua atividade enzimática parece ser mais discreta e seu aroma é brando. No entanto, essa brandura permite a intrusão de duas substâncias voláteis estranhas que dão caráter desagradável à impressão geral. Esses penetras são a **geosmina** e o **metilisoborneol** ou **MIB**, cujos cheiros já sentimos – no solo, ao qual dão seu caraterístico aroma terroso, de mofo. Essas substâncias entram nos peixes de água doce por duas vias: escoam do próprio solo para a água ou são produzidas dentro dela por cianobactérias. A geosmina e o MIB se concentram na gordura, sobretudo no tubo digestório dos peixes e sob a sua pele, mas também se introduzem no fundo de seu tecido muscular. Somos muito mais sensíveis a essas duas substâncias do que às cadeias carbônicas comuns, de modo que podemos achá-las desagradáveis mesmo em quantidade minúscula.

O aroma de terra causado pela geosmina e pelo MIB também pode aparecer em peixes criados em **aquicultura**, mesmo em espécies eurialinas e de água salgada, quando criadas em lagoas ou tanques com fundo de terra ou em currais ao largo da costa, onde a água fica relativamente estagnada e os dejetos dos peixes e as sobras de comida se acumulam, estimulando a multiplicação de cianobactérias. Tilápia, truta, salmão, robalo e esturjão são exemplos de peixes que, quando cultivados, podem apresentar um desagradável cheiro de lama. Pode-se evitar esse odor mantendo-se os peixes em águas límpidas até que essas substâncias voláteis tornem a sair deles, o que geralmente demora dias, quando não semanas. Infelizmente, não há um bom remédio que possa ser aplicado na cozinha para contrabalançar a presença desses compostos. A geosmina e o MIB são estáveis na presença de calor e de ácidos; a única coisa a fazer é tirar toda a pele e a gordura visível do peixe e acrescentar temperos que encubram o gosto de barro da carne.

**ALGUNS PEIXES DE ÁGUA DOCE E PEIXES EURIALINOS CULTIVADOS**

| Peixes de água doce e cultivados | Odores desagradáveis | Moléculas |
|---|---|---|
| achigã | | |
| carpa | | |
| bagre | terra | geosmina |
| salvelino | mofo | metilisoborneol |
| enguia | | |
| salmão | | |
| robalo | | |
| serrano-estriado | | |
| esturjão | | |
| tilápia | | |
| truta | | |

Cientistas especializados vêm obtendo progresso no aperfeiçoamento do sabor de peixes cultivados, cuja importância continuará crescendo por serem uma alternativa sustentável à pesca predatória. Uma equipe australiana constatou que é possível melhorar o sabor das percas-gigantes cultivadas em água doce alimentando-as com alfaces-do-mar, o que estimula a produção de DMS e lhes dá um aroma mais rico e mais intenso de caranguejo e mar em geral.

## Frutos do mar: ostras

A principal representante comestível do mar é a **ostra** crua. Eleanor Clark está longe de ser a única a atribuir a esse pequeno molusco bivalve o poder de evocar em nós a essência do oceano e da vida que ele abriga. E há boas razões para esse salto imaginativo. É costume comer as ostras cruas, sem alterá-las pelo calor da cocção. Tanto elas quanto os demais moluscos bivalves, como os mexilhões e as amêijoas, se alimentam por filtração da água do mar. Litros e litros de água passam todos os dias por suas guelras, retendo fitoplâncton e partículas de detritos dos quais elas extraem nutrientes. A massa corporal da ostra é quase toda composta de guelras e tecido digestivo, embebidos da água à qual ela se adaptou por meio de seus solutos compatíveis. Isso significa que tanto seu sabor quanto seu aroma refletem as particularidades de seu ambiente local e de sua dieta, algo que foi chamado de *meroir* por analogia com o *terroir* das uvas e do vinho (*mer* significa "mar", em francês). O conhecimento e a apreciação das ostras remontam pelo menos à época romana; certas águas são célebres por produzir com regularidade ostras deliciosas com todas as nuanças de salmoura, frutadas, metálicas e florais que elas podem ter.

As ostras também constituem um ramo importante da economia, sendo talvez o principal exemplo de alimento saudável de origem marinha que pode ser cultivado com impacto mínimo sobre o ambiente, e às vezes com impacto positivo. Nessas condições, não surpreende que as ostras tenham sido bastante estudadas. Os aparelhos científicos envolvidos são primitivos em comparação com o paladar e a experiência dos ostrófilos sérios. Não é, nem de longe, capaz de captar todas as nuanças que eles relatam ou – no caso das mais extravagantes – inventam. Não obstante, os resultados obtidos até agora podem nos ajudar a começar a entender e apreciar de onde vêm essas nuanças e o que elas significam.

As ostras vivem aderidas a rochas ou assentadas em sedimentos lamacentos nas águas salobras dos estuários de rios e também um pouco mais longe, já no mar. Hoje em dia, são cultivadas em toda essa gama de ambientes, muitas vezes suspensas em varas ou dentro de bolsas. São capazes de se adaptar a diversos níveis de salinidade da água e, para fazer essa adaptação, seus tecidos corporais usam sobretudo açúcares e aminoácidos dissolvidos, com destaque para a taurina, a glicina e a alanina doces, a prolina amarga e doce e a arginina amarga. Além disso, o "licor" que a ostra conserva dentro de si depois de retirada da água é, a princípio, uma amostra das águas em que ela vivia. Ou seja, o *gosto* das ostras é mais intenso em ostras colhidas em águas de alta salinidade.

Já os aromas são outra história; trata-se de algo muito mais complexo. Alguns pertencem principalmente às águas e não às ostras em si. À medida que um grande volume de água passa pelo corpo da ostra, ela retém moléculas voláteis vindas de outras fontes – não só do fitoplâncton que ingerem, mas também de outros microrganismos, de algas que emitem halogênios, das partículas de solo levadas pela chuva e dos resíduos industriais ou domésticos jogados nas águas de rios e estuários. É também em razão dessa absorção passiva que as ostras podem concentrar microrganismos patogênicos e toxinas do fitoplâncton da maré vermelha, motivo pelo qual comer ostras pode ser, às vezes, uma tarefa arriscada. Os produtores costumam resolver esse problema por meio da chamada *depuração*, ou seja, mantendo as ostras em tanques de água limpa ou purificada por algum tempo antes de vendê-las. É claro que esse procedimento também remove delas substâncias voláteis características das águas em que viviam – para o bem ou para o mal – e pode mudar o seu sabor.

Os buquês voláteis criados pelas próprias ostras são mais previsíveis. Recém-saídas do oceano, elas emitem sobretudo as cadeias carbônicas aquáticas, com pouco ou nenhum DMS, TMA e halogênios. Os primeiros produtos das enzimas da ostra são fragmentos que lhes dão o núcleo fresco, marinho e metálico de seu aroma. Associamos os aromas de certas cadeias de oito e nove carbonos com metais porque eles também são produzidos os manipularmos objetos metálicos (ver p. 518). Então, quando mastigamos, as enzimas continuam trabalhando, o oxigênio ataca os frágeis ácidos graxos poli-insaturados, as cadeias proliferam e o aroma evolui. Torna-se mais forte e mais complexo, com novas notas que surgem e desaparecem – de cogumelo, pepino, melão, até de trutas cítricas e flores.

Saborear uma ostra recém-tirada da água é, assim, provar o gosto da própria água e ao mesmo tempo desses animais antigos e "primitivos", virtuoses da produção de variações a partir de uma cadeia simples de átomos de carbono.

**ALGUNS AROMAS DE OSTRAS ASIÁTICAS E EUROPEIAS**

| Molécula (cadeias carbônicas, C5-C11) | Aroma componente | ostra-do-pacífico (*Crassostrea gigas*) | ostra plana europeia (*Ostrea edulis*) |
|---|---|---|---|
| pentenal | verde | ++ | |
| pentenol | cogumelo | +++ | ++ |
| hexenol | fresco, verde | + | |
| heptadienal | cogumelo, musgo | +++ | ++ |
| octanol | pepino | + | |
| octenal | cítrico, pepino | ++ | ++ |
| octenol | pepino, metálico | + | + |
| octenona | terroso, metálico | + | + |
| octadienol | cogumelo, musgo | +++ | ++ |
| octatrieno | verde | + | |
| nonanol | pepino | + | |
| nonadienal | melão, gorduroso, pepino | +++ | ++ |
| nonadienol | fresco, marinho, metálico | + | + |
| decanal | marinho | + | |
| undecanona | fresco, pepino | + | |
| ciclo hexil etanol (C8) | fresco, mentolado | + | ++ |
| aldeído lilás (C10) | floral | ++ | ++ |

O buquê de cadeias de carbono produzido por uma determinada ostra é influenciado por vários detalhes do ambiente em que ela cresceu e também por sua espécie. Hoje em dia, a mais comum é de longe a ostra-do-pacífico, a mais vigorosa e mais fácil de cultivar, mas os *connoisseurs* também podem encontrar a ostra plana, originária do norte da Europa, a ostra-do-atlântico, originária do litoral americano, a Kumamoto japonesa, a ostra-das-pedras de Sydney e outras mais. *Connoisseurs*, consumidores e painéis experimentais de provadores muitas vezes chegam a conclusões diferentes acerca de quais ostras são mais salgadas, quais têm sabor mais forte, quais têm sabor mais refinado ou mesmo do quanto elas de fato diferem entre si. É apenas mais uma manifestação da imprevisibilidade da ostra, que é em si e por si algo a ser saboreado.

Talvez o fator mais importante a influenciar o sabor de qualquer ostra em particular é o modo como ela é manipulada a partir do momento em que é tirada da água, o que pode ocorrer uma semana ou mais antes de ser consumida. Os animais aquáticos geralmente aceleram seus sistemas de produção de substâncias voláteis ao serem submetidos a estresse. Quando as ostras colhidas são mantidas no gelo, ficam privadas de água, oxigênio e alimento, e o frio extremo chega até a danificar seus tecidos. Se são mantidas dentro de tanques, ficam sem alimento e suas águas originais são substituídas pelas águas do tanque. Por isso, muitas ostras que comemos – talvez a maioria – tendem a ter um gosto diferente, menos marinho e mais de pepino, de melão e de terra do que teriam se fossem consumidas no local onde foram criadas. Com o tempo, os aldeídos com cheiro de peixe predominam, e traços de DMS do fitoplâncton se acumulam. Para que seus aromas naturais sejam apreciados, o melhor é provar as ostras recém-saídas da água.

## Outros frutos do mar

Os químicos dos alimentos não deram a mesma atenção aos aromas frescos que caracterizam outros frutos do mar que normalmente não são consumidos crus. Em resumo: os primos bivalves das ostras recebem sua identidade crua de diferentes misturas de substâncias voláteis de cadeia curta – o **mexilhão** com notas de vinho, algumas **amêijoas** com interessantes toques de anéis benzenoides doces e de amêndoas, a **vieira** com um toque de gordura de frango. Na verdade, em nenhum deles o DMS (com aroma oceânico, de algas) se destaca especialmente enquanto crus, apesar de seus órgãos digestivos estarem muitas vezes repletos de fitoplâncton que armazena DMSP. Quando são cozidos, no entanto, esse monte de DMSP gera uma abundância de DMS, a tal ponto que alguns químicos do mar descrevem o aroma do DMS puro como aroma de amêijoa cozida. As sopas de amêijoas com leite, os ensopados de ostra e as vieiras gratinadas nos lembram decisivamente do oceano – o mar aberto do DMS, não o oceano verde ou halógeno. O calor tende a sufocar os aromas específicos e a substituí-los pelo aroma do oceano em geral, em uma forma mais intensa.

A **lula**, a **sépia** e o **polvo** são cefalópodes. Trata-se de moluscos que levam a concha dentro de si – o exterior duro se torna uma espécie de armação óssea recoberta de camadas de músculo – e assumem a forma de caçadores de uma agilidade sobrenatural. Infelizmente, nada ou quase nada se publicou a respeito de suas substâncias voláteis, e tudo que sabemos com certeza – não só pela literatura, mas também pela experiência – é que eles usam o TMAO para se adaptar à salinidade da água e produzem a TMA, com cheiro de peixe, depois de pescados.

**ALGUNS FRUTOS DO MAR**

| Fruto do mar | Aromas componentes | Moléculas |
|---|---|---|
| mexilhão | vinho, cogumelo, fresco, cítrico, pepino | pentanal, pentenol, hexanal, heptanal, octanal, octenol, undecenona, DMS |
| amêijoa | óleo, doce, cogumelo, verde, alga, amêndoa, mel, oceano | pentanol, pentenal e pentenol, hexanol e hexenol, heptadienal, benzaldeído, fenilacetaldeído, DMS |
| vieira | gorduroso, frango, fermentado, verde | octadienol, metil pentanol, hexanal, hexenol, DMS |
| lula, polvo | brando, marinho, peixe | TMA |
| camarão | ar do mar, piscinas nas rochas, pipoca, alga, folha de gerânio, metálico, peixe | bromofenóis, acetil pirrolina, DMS, octenol, octadienol, octadienona, TMA |
| ouriço-do-mar europeu (*Paracentrotus*) | solvente, frutado, doce, floral, alga, medicinal, marinho, carne/café | acetona, metilbenzeno, nonanal, decanal, fenol, decanol, benzotiazol |

Os crustáceos são um tipo diferente de frutos do mar; são móveis; nadam e se arrastam com seus apêndices, de modo que, como os cefalópodes, são corpos compostos sobretudo de músculos e não de órgãos digestivos. Boa parte do sabor do camarão vem dos órgãos digestivos relativamente pequenos que se localizam em sua "cabeça". Os crustáceos são onívoros, com uma dieta muito mais ampla que o fitoplâncton dos bivalves. A julgar pelo que sabemos sobre o **camarão**, o único crustáceo estudado em detalhes, ele partilha com os bivalves algumas cadeias carbônicas simples, mas difere deles por emitir tanto DMS quanto TMA, além de dois tipos relativamente raros de substâncias voláteis que os distinguem. Um tipo vem de sua dieta eclética: os bromofenóis cujo aroma se sente na praia (ver p. 394) e é semelhante ao de iodo. O outro é um derivado de aminoácidos que contém nitrogênio: a acetil pirrolina, que encontramos nos arrozes aromáticos e nas folhas do pandano (ver p. 188). Seu aroma costuma ser descrito como de pipoca, e de fato é uma das principais substâncias voláteis emitidas pela acetil pirrolina.

O aroma dos camarões, portanto, é uma mistura de ar marítimo, iodo, pipoca e folhas verdes – e, a depender de como são manipulados, mais ou menos pisceo. O camarão manipulado sem cuidados pode apresentar forte cheiro de amônia. A cocção geralmente intensifica o DMS que caracteriza o aroma de ar marítimo, mas também aumenta as notas de pipoca e frutos secos – o calor gera mais cadeias de carbono contendo nitrogênio – e aumenta ainda mais a diferença entre os sabores dos bivalves e dos crustáceos.

O último exemplo do sabor dos frutos do mar é, em muitos sentidos, um tanto incomum. As esferas espinhosas que chamamos de **ouriço-do-mar** são mais aparentadas com as bolachas-do-mar e as estrelas-do-mar do que com os bivalves e os crustáceos, e, além de comerem algas, esporadicamente ingerem um ou outro animal. Suas gônadas – massas de espermatozoides e óvulos – são ricas e deliciosas quando consumidas cruas, pelo menos quando o aroma animal não é muito forte. Descobriu-se que a apreciada espécie europeia emite uma mistura inebriante de acetona e metilbenzeno com aroma de solvente, fenol medicinal e uma substância sulfúrea com aroma de carne e café, o benzotiazol, tudo isso sobre um fundo de cadeias carbônicas florais e de algas. Os ouriços-do-mar são únicos.

## Aroma de algas e de sal marinho

Passemos agora aos seres vivos marinhos que fazem fotossíntese e alimentam não somente outros seres aquáticos, mas também aos seres humanos, em terra. As algas sempre foram alimentos importantes nas regiões litorâneas do planeta. Segundo *Food of Paradise*, de Rachel Laudan, houve época em que os havaianos davam nome a oitenta algas diferentes (cuja designação genérica era *limu*), e ainda hoje usam várias delas tanto frescas quanto secas e reconstituídas em razão de sua textura crocante e sabor oceânico. As algas se tornaram mais familiares pela influência da culinária japonesa, em que são usadas para aromatizar caldos de sopa, envolver bocados de peixe e arroz, como hortaliça e como guarnição; várias delas são conhecidas sobretudo por seus nomes japoneses. Em geral, as algas são postas para secar imediatamente depois de colhidas a fim de serem conservadas, e esse procedimento pode modificar sua mistura de substâncias voláteis, mas geralmente mantém intacto seu caráter geral.

Como vimos, as algas macroscópicas se dividem em três grupos que levam o nome de suas cores dominantes. Os membros de cada grupo também tendem a se assemelhar entre si quanto a seus conjuntos e proporções de substâncias voláteis.

As algas pardas são dominadas pelos halogênios: o bromo, o iodo e seus compostos carbônicos, oferecendo, portanto, uma combinação de doçura e agudeza purificante. Florestas de **laminárias gigantes** decoram as faixas costeiras do Pacífico nas Américas do Norte e do Sul e constantemente enchem as praias com seus imensos caules e folhas e seu cheiro marcante. Algumas algas pardas também produzem substâncias voláteis incomuns, o sesquiterpenoide cubenol, com aroma de alga e feno, e as moléculas de onze carbonos chamadas dictiopterenos, algumas com cheiro de praia, outras de ervas verdes.

A alga **kombu**, sabor de base para muitas sopas e cozidos japoneses, é parente da laminária gigante e, felizmente, não tem tantos halogênios voláteis. Tem iodo em quantidade suficiente para dar sua contribuição importante ao saudável consumo de iodo que caracteriza a população japonesa, mas não domina o aroma dos caldos usados para sopas, chamados *dashi* – a menos que você cometa o erro de fervê-la. Um aquecimento brando da água deixa os aromas de pepino e florais em primeiro plano e extrai os abundantes aminoácidos que as algas pardas usam como solutos compatíveis, sobretudo o ácido glutâmico, que nossas papilas gustativas reconhecem como o sabor *umami*. (Foi um cientista japonês que, ao investigar o sabor do *dashi*, descobriu que o ácido glutâmico é uma das principais moléculas percebidas pelo nosso paladar e introduziu seu sal de sódio purificado, o glutamato monossódico, como aditivo de sabor nos alimentos.)

A **wakame**, uma alga parda mais delicada, é encontrada com frequência em saladas de algas – em uma enganosa apresentação verde, pois o calor destrói um de seus pigmentos fotossintéticos à base de proteína e deixa mais visível a clorofila. Ela também é mais branda em matéria de halogênios e contém, em seu lugar, o cubenol, com suas qualidades de alga e feno. No Havaí, a alga parda **limu lipoa**, cujas folhas estreitas têm alguns centímetros de comprimento, cresce em recifes ao largo da costa. É coletada quando as águas a levam para a praia e perfuma a água e o ar com seus feromônios herbáceos. Seu sabor é comparável a uma combinação de pimenta e sálvia, e ela é servida crua, picada, com peixe cru.

As algas vermelhas são o grupo mais diversificado. Algumas são dominadas pelo DMS e outros compostos sulfúreos; outras são ricas em halogênios; outras ainda parecem emitir um pouco de tudo. Inclui-se nesse grupo aquela que provavelmente é a alga mais conhecida no Ocidente, chamada **nori** no Japão e *laver* na Irlanda. São espécies de algas vermelhas dos gêneros *Pyropia* e *Porphyra*, cujas folhas pequenas, finas e diáfanas são prensadas e secas para formar lâminas que, após tostadas, são usadas para envolver *sushis* e bolas de arroz. A nori é cultivada há séculos nos litorais da China e do Japão, sem dúvida porque cresce aderida a rochas na zona entremarés e sobrevive à exposição ao tempo e à secagem. Ela não se notabiliza pela produção de DMSP; pelo contrário, acumula açúcares, aminoácidos, taurina e betaína como solutos compatíveis. No entanto, seu aroma ainda é marcado por algumas substâncias voláteis de enxofre que são enriquecidas pela secagem e tostadura. Ela também apresentam notas florais que podem lembrar folhas de chá e de tabaco curadas. O efeito geral é atraente, saboroso e complexo.

As outras algas vermelhas comumente consumidas são mais dominadas por compostos halógenos, por isso, podem não agradar a todos os gostos. Entre elas, destacam-se duas algas muito valorizadas pelos irlandeses, a *Irish moss* e a *dulse*, e outras duas oriundas do Havaí, a *ogo* – uma alga relativamente suave cujos filamentos crocantes podem ter muitos usos diferentes (algumas espécies são a fonte do espessante ágar-ágar) – e a felpuda *limu kohu*, poderosamente halógena e tradicionalmente seca ao Sol e posteriormente moída para uso como condimento.

### ALGUMAS ALGAS MARINHAS COMUNS E SAL MARINHO

| Algas marinhas | Aromas componentes | Moléculas |
| --- | --- | --- |
| **pardas** | | |
| laminária gigante (*Macrocystis*) | doce, iodo | clorofórmio, bromofórmio, iodofórmio |
| kombu (*Laminaria*) | iodo, floral, pepino | iodo-octano, nonanal, nonenal, nonadienal, octenol, ionona |
| wakame (*Undaria*) | alga e feno, floral, pepino | cubenol, ionona, nonenal, nonadienal |
| limu lipoa (*Dictyopteris plagiogramma, australis*) | verde, musgo, alga marinha, herbáceo-picante | dictiopterenos |
| **vermelhas** | | |
| nori, *laver* (*Pyropia, Porphyra*) | oceano, sulfúreo, floral-tabaco, violeta, algas marinhas | DMS, sulfureto de hidrogênio, metanotiol, ciclocitral, ionona, heptadecadienal, heptadecatrienal |
| *Irish moss*, carragena (*Chondrus*) | verde, frutado, doce, iodo | hexanal, pentanal, diclorometano, iodeto de metila |
| *limu manauea*, ogo (*Gracilaria*) | marinho, iodo | bromofenol, dibromofenóis |
| *limu kohu* (*Asparagopsis*) | doce, iodo | bromofórmio, iodofórmio, dibromoiodometano, iodo |
| *dulse* (*Palmaria*) | doce, iodo, fresco, marinho | bromofórmio, clorobenzeno, iodopentano, octanal, nonanal, octatrieno |

*continua*

| Algas marinhas | Aromas componentes | Moléculas |
|---|---|---|
| verdes | | |
| alface-do-mar, *limu eleele*, aonori (*Ulva, Enteromorpha*) | oceânico, verde, pepino, alga marinha, violeta | DMS, hexanal, octenal, nonenal, decadienal, heptadecenal, heptadecatrienal, ionona |
| aonori (*Monostroma*) | oceânico, amêndoa, violeta | DMS, benzaldeído, ionona |
| sal marinho | violeta, verde, resinoso, doce | epóxido de ionona, metil heptenona, trimetil ciclo-hexanona, isoforona |

As algas verdes se encontram não somente no mar, mas também em água doce, e tendem a emitir uma mistura de DMS e aldeídos de cadeia carbônica, entre os quais alguns bem longos e característicos, como o heptadecatrienal. Os tipos chamados **alface-do-mar** e **aonori** são delicados e translúcidos, e alguns têm uma espessura de apenas uma célula. Seus aromas estão entre os que melhor representam o próprio oceano, sendo dominados pelo DMS, com o buquê comum de notas verdes, de cogumelo e de pepino, às vezes um toque de amêndoa amarga, às vezes uma nuança floral dada pela ionona, típica das violetas.

Por fim, o leve aroma floral do fitoplâncton emana do sal de mesa! Os **sais marinhos** são obtidos deixando-se que a água do mar evapore até que os minerais nela dissolvidos fiquem tão concentrados que se precipitem na forma de cristais sólidos. Os microrganismos capazes de sobreviver nessa salmoura, tanto fitoplâncton quanto bactérias, tendem a acumular pigmentos carotenoides alaranjados e vermelhos para proteger seus sistemas de fotossíntese, e fragmentos desses terpenoides e de outras moléculas podem permanecer – com algumas células dormentes – nos cristais não refinados. Seus aromas desaparecem quando contrapostos aos de qualquer alimento ao qual o sal seja aplicado, mas, protegidos dentro de um saleiro e cheirados assim que este é aberto, constituem uma manifestação maravilhosamente delicada de quanto a vida é robusta.

## Substâncias voláteis invisíveis, influências vitais

A delicada e saborosa alface-do-mar ganhou má fama na França nos primeiros anos deste século em razão de sua fecundidade e de seu aroma tóxico. Entre 1989 e 2011, a água escoada das terras agrícolas da Bretanha, rica em fertilizantes, provocou explosões regulares na população de *Ulva* ao longo do litoral. Algumas praias viam-se reiteradamente cobertas de toneladas de algas moribundas, putrefatas e malcheirosas. A decomposição de seus tecidos ricos em DMSP e dos carboidratos sulfatados das suas paredes celulares produziu sulfeto de hidrogênio gasoso em quantidade suficiente para matar um cavalo, dois cães, 36 javalis selvagens, um corredor e um colhedor de algas.

As águas da Terra são vastas, o número de suas criaturas é inimaginável, mas os efeitos cumulativos de suas substâncias voláteis nem sempre se evidenciam de forma tão drástica. É somente por meio das modernas pesquisas científicas sobre a atmosfera que podemos ter uma ideia, ainda que vaga, desse quadro maior. Assim como as emissões imensas de isopreno, terpenoides e substâncias voláteis de folhas verdes que vêm da terra, a liberação de dimetil sulfeto e halogênios pelos oceanos afeta a química da atmosfera, a absorção e a reflexão da energia solar, a conservação e a liberação de calor pela Terra, e, portanto, tanto os climas locais quanto o clima global. O DMS reage com oxigênio para formar ácido sulfúrico e outros compostos que desencadeiam a formação de gotículas de água e da névoa marinha, que pode se agregar, se desenvolver e ganhar a forma de uma cobertura de nuvens. O iodo e seus óxidos fazem o mesmo, sobretudo localmente, ao longo das faixas litorâneas ricas em algas. As substâncias voláteis de iodo e bromo também reagem com o ozônio e o destroem, reduzindo seu poder de absorção da radiação ultravioleta do Sol.

Ou seja, o aroma do mar aberto assinala o reforço de um brilhante escudo de nuvens que ajuda a regular a temperatura terrestre. A pungência do aroma do litoral na maré baixa indica o adelgaçamento local do escudo gasoso que protege contra a radiação solar. Ambos dão testemunho do dinamismo do nosso planeta – elementos químicos levados da terra para as águas, usados por um número incontável de células vivas e depois lançados no ar, onde modulam o equilíbrio energético do planeta; depois tornam a cair e acabam chegando de novo às águas, sendo mais uma vez absorvidos pelas muitas formas de vida.

De minha parte, acabei por desenvolver grande apreço por alguns sinais imprevistos desse grande ciclo natural: não me refiro aos previsíveis alimentos de origem aquática, mas aos incomparáveis uísques escoceses! Eis a conexão: as ondas do oceano e as laminárias liberam bromo e cadeias carbônicas bromadas na atmosfera, de onde são transportadas para longe pelos ventos e reconduzidas à terra pela chuva e pela neve. A maior parte dos compostos de bromo que se precipitam sobre a terra acaba sendo levada para os rios e, deles, para o oceano. Algumas formas de vegetação, no entanto, têm afinidade pelo bromo e o retêm. Entre elas estão as turfeiras formadas pelos musgos do gênero *Sphagnum* em todo o hemisfério Norte. Para não apodrecer nos pântanos encharcados, esses musgos produzem agregados protetores de anéis fenólicos de seis carbonos, os quais suprimem bolores e bactérias. Quando a chuva carregada de bromo cai sobre a turfa, a água penetra no solo, mas o bromo fica para trás e reage com os fenóis para formar bromofenóis: as mesmas substâncias voláteis do fitoplâncton que dão intenso sabor oceânico aos peixes e aos frutos do mar pescados em seu ambiente natural.

As turfeiras podem ter milhares de anos, e há muito tempo sua turfa é cortada, seca e usada como combustível. Alguns produtores de uísque escocês secam a cevada maltada sobre um fogo de turfa; parte dessa turfa pode ser especialmente rica em bromofenóis, e parte desses bromofenóis sobrevive à fermentação e à destilação, chegando às garrafas. Assim, seja em minha casa em São Francisco ou a mil quilômetros da costa, no interior do continente, posso sentar-me à noite com uma dose de Lagavulin e saborear um toque do oceano, de seus animais, suas algas e sua imensidão.

Capítulo 16

# RESTOS MORTAIS: FUMAÇA, ASFALTO, INDÚSTRIA

..................................................................................................

> Temos a beleza cintilante do ouro e da prata e o brilho ainda maior das pedras preciosas, como o rubi e o diamante; mas nada disso se equipara ao fulgor e à beleza de uma chama. [...] Somente a chama brilha por si.
> O calor contido na chama de uma vela decompõe o vapor da cera e libera partículas de carbono – que sobem, quentes e luminosas, e depois entram no ar. [...] Acaso não é belo pensar que esse processo está acontecendo e que algo tão sujo quanto o carvão possa se tornar tão incandescente?
> 
> Michael Faraday, *The Chemical History of a Candle*, 1861.

> O alcatrão de hulha, escuro, espesso, nem líquido nem tampouco sólido, um resíduo inútil que entope os canos de gás de rua, se tornou [...] um elemento central da riqueza das nações. [...] Esse desprezível subproduto é um laboratório da própria natureza, cujo alambique mágico destila líquidos, vapores, escamas e cristais para aliviar os sofrimentos. Do alcatrão de hulha e de substâncias semelhantes são derivadas inúmeras substâncias sintéticas que substituíram as ervas de nossos avós. Entre esses remédios estão os antissépticos, o fenol, o cresol, o resorcinol; os anestésicos locais, a alipina, a novocaína, a estovaína; [...] a sacarina, açúcar que os diabéticos podem usar. [...]
> Parasiticidas e perfumes, combustíveis e produtos para fotografia, o asfalto da pavimentação e o verniz do telhado – todos nascem do útero profundo do alcatrão de hulha.
> 
> Professor Victor Robinson, "Coal-Tar Contemplations", 1937.

Passamos agora do mar e da terra para a chama da vela e o alcatrão de hulha, dos grandes ciclos da vida e da morte para os mortíferos extremos de calor e gravidade, condições que destroem a tal ponto a complexidade que põem a nu seu demiurgo, o próprio Herói Carbono, expondo-o na forma de fuligem negra e incandescente!

A própria existência do carbono como elemento químico só foi reconhecida poucas décadas antes de Michael Faraday dar suas famosas Conferências de

Natal sobre a vela. Quando Faraday falou sobre o assunto, tanto ele quanto outros cientistas já haviam demonstrado o papel essencial do carbono para a existência do *fogo*, essa rápida liberação de intensa energia térmica cujo domínio moldou a espécie humana, impulsionou o desenvolvimento da civilização e enfumaçou o dia a dia durante milhares de anos – incluído aí o uísque de turfa mencionado no capítulo anterior. Esses pioneiros da química descobriram que o carvão, o alcatrão e o petróleo são os laboratórios subterrâneos do carbono, arquivos negros de anéis de cadeias que oferecem à vida humana promessas muito maiores do que calor e luz.

Os estudiosos do alcatrão de hulha foram os pioneiros da *química orgânica*, o estudo dos materiais feitos e usados pelos organismos vivos durante sua existência ativa. Quando os organismos morrem, seus materiais fazem carreira solo: persistem na forma dos restos que chamamos de *matéria orgânica*, e, pelo fato de a matéria orgânica ser composta sobretudo do multifacetado carbono, ela sofre suas próprias metamorfoses, gerando inúmeras moléculas pelo simples fato de que podem ser geradas, e não para servir a um propósito organizado qualquer. A grande realização dos primeiros químicos orgânicos foi a descoberta dessa livre criatividade póstuma do Herói Carbono. Ela abriu caminho para uma transformação cabal da vida material nos países industrializados, para a criação do ambiente majoritariamente sintético em que vivemos hoje em dia. Esse ambiente tem os seus próprios cheiros característicos, que em geral qualificamos como "químicos" ou "plásticos", sinônimos mais ou menos informais de "não naturais". Na verdade, como os aromas de solo e de pedra, e também de fumaça, eles são vestígios da existência póstuma dos organismos da Terra. A única coisa não natural é sua onipresença em nossa vida.

O solo e as pedras molhadas recebem seus aromas do enterro raso e da rápida reciclagem da matéria orgânica da Terra. O fogo e o alcatrão de hulha têm respectivamente o aroma da cremação dessa matéria orgânica e de seu enterro em grande profundidade. O cheiro de fumaça que acompanha o fogo é um bafejo de adeus às estruturas organizadas da vida, no momento em que se desintegram no ar diante dos nossos olhos. Os aromas de carvão, alcatrão e petróleo nascem dessas mesmas estruturas quando são amassadas lenta e invisivelmente em um ambiente sem ar e vão sendo cozidas em fogo lento até transformarem-se em um concentrado de carbono. Todos surgiram muito antes do clã dos primatas e são marcos olfativos desde os primórdios da nossa espécie.

Nas regiões selvagens da África e da Ásia, onde nossa espécie evoluiu, a fumaça teria sido um sinal de alarme, destruição e perigo. Quando nossos ancestrais aprenderam a controlar o fogo, há pelo menos meio milhão de anos, a fumaça se tornou nossa companheira constante. Seu aroma continua acompanhando as muitas comunidades pelo mundo afora que dependem de fogueiras ou as toleram, como a cidadezinha em que cresci, no estado norte-americano de Illinois: os fins de semana de outono eram incensados por piras de folhas mortas que ladeavam as ruas. Hoje sabemos que a fumaça da combustão é tóxica, e as sociedades que podem se dar a esse luxo limitam a sua liberação no ar que respiramos. Mesmo assim, ainda apreciamos os fragmentos voláteis do fogo ao redor da lareira ou da fogueira do acampamento, em alimentos, em bebidas alcoólicas e no tabaco. O cheiro de fumaça continua sendo uma marca da influência humana, de calor, alimentação e companhia.

Os afloramentos de alcatrão e petróleo não são tão comuns quanto os incêndios florestais, mas existiam em número suficiente no Oriente Médio para que os primeiros hominídeos que emigraram da África os encontrassem. O carvão, o alcatrão e o petróleo começaram a ser formados há milhões ou bilhões de anos, quando microrganismos e plantas foram enterrados no fundo da terra, e depois esmagados pela gravidade que empurrava os mares e os continentes acima deles e assados pelo calor no núcleo terrestre abaixo. Anos infindáveis de cocção na pressão geraram inúmeras variações das cadeias e dos anéis carbônicos, entre elas os fragmentos que dão ao alcatrão, à gasolina e aos removedores de tinta os cheiros que conhecemos. Hoje em dia, esses fragmentos também são sinais da atividade e da influência do ser humano, mas em nível industrial, não doméstico: a criação e a manutenção de edifícios, estradas e máquinas, os combustíveis dos motores. A abundante energia química armazenada nas cadeias carbônicas fósseis permitiu que a atividade humana alcançasse uma escala sem precedentes – e gerasse o gás inodoro dióxido de carbono em quantidade suficiente para mudar o clima e os ecossistemas globais.

Embora sejam meros resquícios de maravilhosos sistemas vivos capazes de autorreprodução, os compostos orgânicos fósseis incorporam outro aspecto do virtuosismo do Herói Carbono: o vasto leque de moléculas que podem resultar do desmonte desses sistemas vivos, que rivaliza com a inventividade molecular da própria vida. Enquanto os fragmentos gerados pelo fogo se dispersam rapidamente na forma de fumaça, os fragmentos fósseis se acumulam em compostos líquidos e sólidos bem mais fáceis de estudar e manipular. Foi exatamente isso que os químicos orgânicos começaram a fazer por volta de 1800. Entre outras inovações, eles descobriram como extrair moléculas específicas de misturas complexas como o alcatrão. Estiveram, então, entre as primeiras pessoas a sentir o cheiro de anéis e cadeias de carbono individualizadas. Preencheram as primeiras tabelas de aromas deste livro, que serviram de base para tudo o que veio depois.

A ascensão da química orgânica assinala um ponto de virada na história humana e na história deste pequeno canto do cosmo onde vivemos. O Herói Carbono já não se limitava a explorar sozinho as possibilidades de complexidade por meio das operações graduais da seleção natural; ele passou a ter parceiros ativos e curiosos em seu laboratório. O resultado foram dois séculos de mudanças cada vez mais aceleradas no planeta Terra – e o advento dos aromas industriais do mundo contemporâneo, tanto novos quanto antiquíssimos.

## O fogo e a vida

Teria sido um pouco antes da ascensão das plantas terrestres e de suas deliciosas armas químicas e poções do amor, há cerca de 1 bilhão de anos, que o *Chef* do cosmo foi capaz de detectar as primeiras nuvens de fumaça saídas do fogo. Já não se tratava das acres emissões primordiais dos vulcões e dos raios, mas da fumaça mais doce das primeiras formas de vida terrestres postas em ignição pela lava e por tempestades elétricas. Essas nuvens primevas, no entanto, eram leves e breves. Ainda não havia muito material vivo a ser queimado nem oxigênio suficiente para sustentar a combustão.

A chave do papel do oxigênio tanto na vida quanto no fogo é sua fome de elétrons, a agressividade com que se liga a átomos cuja ligação com seus próprios elétrons não é tão forte: a saber, os átomos de carbono e hidrogênio do qual são feitos todos os seres vivos. No mecanismo das células vivas, a fome de elétrons do oxigênio é ativamente controlada para se tornar uma força construtiva: é canalizada para a desmontagem gradual dos açúcares a fim de fornecer energia química para as operações celulares. O fogo ocorre quando o oxigênio atua sem controle. Quando estimulado por uma dose inicial de energia dada por um raio, pelo magma ou por um fósforo aceso, ele ataca os átomos de carbono e hidrogênio de forma indiscriminada, separando-os uns dos outros para formar moléculas de dióxido de carbono e água. Essas reações, por sua vez, geram energia suficiente para desencadear outra rodada de ataques, de modo que a reação é sustentada por sua própria liberação energética. Percebemos essa liberação de duas maneiras diferentes. Por um lado, o calor da radiação infravermelha invisível e o aumento na movimentação das moléculas de ar; por outro, a luz visível da chama, tanto um leve clarão azul das reações primárias quanto o clarão laranja-avermelhado das partículas superaquecidas que ainda não queimaram por completo.

A maior parte do oxigênio da Terra foi produzida por microrganismos que fazem fotossíntese nos oceanos, enquanto os ancestrais terrestres dos musgos, das hepáticas e das plantas eretas ajudaram a elevar o nível de oxigênio na atmosfera a uma quantidade suficiente para sustentar a combustão (15% ou mais dos gases do ar). O indício mais antigo de um fogo persistente é o carvão vegetal, datado de mais de 400 milhões de anos atrás. Há cerca de 100 milhões de anos, o fogo já era suficientemente comum nas regiões com secas sazonais para influenciar a evolução das estruturas e das estratégias vitais das plantas, propiciando, entre outras coisas, o surgimento de uma casca espessa nas coníferas. Muitas espécies de árvore hoje têm sementes cujo brotamento é estimulado pelos sinais químicos de um fogo recente, que muitas vezes elimina as plantas concorrentes e fertiliza o solo com sua cinza. Sinais voláteis para a germinação, chamados *karrikins*, foram identificados quando cientistas conseguiram estimular o brotamento de sementes em laboratório com uma versão da fumaça líquida usada pelos cozinheiros. O fogo também moldou o ambiente em larga escala, sendo exemplo disso as savanas africanas. Elas são dominadas por gramíneas, que podem se disseminar por meio de caules subterrâneos protegidos contra a queima, e na estação seca oferecem uma abundância de folhas finas que queimam facilmente e ajudam a eliminar as plantas concorrentes.

O fogo também teve efeitos profundos em nossa própria espécie. Richard Wrangham, antropólogo de Harvard, afirma que o *Homo erectus*, nosso ancestral, provavelmente já controlava o fogo e cozinhava alimentos em uma época tão remota – há mais de 1 milhão de anos – que essas inovações aumentaram o tamanho do seu cérebro, diminuíram o da mandíbula e dos músculos responsáveis pela mastigação, estimularam a cooperação e as primeiras formas de socialização e ajudaram a transformá-lo no moderno homem pensante, *sapiens*. O primeiro indício claro do controle humano sobre o fogo data de muito depois, de cerca de 800 mil anos atrás, de modo que a hipótese de Wrangham continua controversa. Mas não há dúvida de que o fogo e seus aromas vêm definindo a vida humana desde que o ser humano existe.

A causa mais frequente de incêndios naturais são os relâmpagos. Cerca de cem relâmpagos ocorrem em toda a superfície da Terra a cada segundo. Com o tempo, nossos antepassados descobriram que o fogo podia ser contido em pilhas isoladas de material vegetal, podia ser conservado na forma de brasas para acender outra fogueira e podia ser iniciado pela produção de faíscas em rochas ricas em ferro ou pelo aquecimento da madeira pela fricção. Os aromas do fogo se tornaram então os da cocção, do aquecimento, das reuniões do grupo, do afastamento de predadores, do permanecer acordado à noite, do controle dos animais de caça, da limpeza do mato e da floresta para o plantio e para a construção de moradias, da habitação de cavernas e da pintura de suas paredes: ou seja, os aromas da atividade humana. Durante centenas de milhares de anos, a maioria dos seres humanos sentiu cheiro de fumaça todo dia, desde o nascimento até a morte.

O fogo deve ter servido de símbolo para animais sapientes, dotados de uma capacidade cada vez maior de refletir sobre sua existência. Uma aparição fluida, fugidia, luminosa e quente a ponto de causar dor, intangível, espalhando-se por entre os prados, os arbustos, as árvores e os animais em fuga, consumindo sua substância e criando nuvens que sobem para o céu, e desaparecendo, por fim, de modo a deixar para trás a cinza e o carvão inertes. Teria sugerido não somente muitos usos, mas também muitas ideias: de uma presença imaterial, de um poder tremendo, de um mundo de onde o fogo desce e para o qual a fumaça sobe, da fumaça doce como um meio de comunicação com o invisível.

Hoje, somos capazes de olhar para a Terra de cima para baixo com nossos satélites e avistar as centenas de grandes fogueiras em combustão todos os dias pelo globo afora, tanto naturais quanto provocadas pelo *Homo sapiens*. Algumas brilham; outras, como os incêndios subterrâneos que atingem periodicamente as turfeiras da Indonésia, queimam em fogo lento e produzem fumaça suficiente para sufocar toda uma região. Esse é o panorama que o *Chef* do cosmo contemplou no decorrer do último milhão de anos, enquanto respirava os aromas das invenções voláteis da vida vegetal cada vez mais sobrepujados pela fumaça de sua incineração.

## A vida do fogo: fumaça, chama, brasa

Até aqui, em nossa crônica dos cheiros do mundo, as substâncias voláteis responsáveis por eles foram formadas de modo invisível e intangível, sobretudo por seres vivos. O fogo traz aos nossos sentidos a própria criação dos aromas. Quando olhamos para ele e vemos as chamas e a fumaça, ouvimos o estalar e o chiar do combustível e sentimos o calor das brasas, estamos captando a vaporização do corpo sólido da vida e sua transformação num sem-número de moléculas voláteis.

Esse vistoso truque de desaparecimento envolve dois processos essenciais: um deles basicamente produz substâncias voláteis e aromas; o segundo, basicamente os destrói; e ambos dependem um do outro para se perpetuarem. O termo usado para se designar o processo destrutivo, *combustão*, é familiar: vem da palavra latina que significa "queimar ou consumir". Hoje em dia, esse termo costuma ser usado para definir a reação completa entre o oxigênio e a matéria orgânica que contém carbono para gerar moléculas que já não podem se oxidar espontaneamente – ou seja, o dióxido de carbono e o vapor de água inodoros – e também para gerar calor suficiente para que o processo sustente a si mesmo. Embora a combustão propriamente dita destrua substâncias voláteis, há uma versão que pode produzir aromas. Na *combustão incompleta*, não há oxigênio ou calor suficientes para que todo o combustível seja decomposto em dióxido de carbono e água; assim, parte do carbono combustível sobrevive na forma de cadeias ou anéis maiores ou dos agregados que chamamos de fuligem.

A queima tem um segundo processo menos conhecido que a combustão, mais criativo, chamado de *pirólise*. O termo foi cunhado por um químico do século XIX a partir de raízes gregas que significam "fogo" e "liberar, separar, soltar". A pirólise designa a liberação de fragmentos de cadeias carbônicas quando a matéria orgânica é aquecida a uma alta temperatura *sem* oxigênio. A energia do calor ainda é capaz de decompor as grandes moléculas de carbono e transformá-las em moléculas menores, mas não as oxida nem as transforma rapidamente em gás e vapor inodoros. Ao contrário, os fragmentos escapam na forma de substâncias voláteis ou se ligam uns aos outros em aglomerações cada vez maiores de cadeias e anéis carbônicos. Levadas ao extremo, as reações de aglomeração da pirólise produzem formas de carbono sólido: carvão vegetal, carvão mineral, grafite e diamante.

Para compreender os papéis da combustão e da pirólise na criação da fumaça, pense na diferença entre acender uma chama de gás puro – no fogão ou em um isqueiro – e acender uma fogueira de lenha. Ao se aplicar uma faísca a um jato de gás metano, propano ou butano, o oxigênio abundante ataca as moléculas de carbono e hidrogênio, oxidando-as por completo, gerando dióxido de carbono e vapor de água e produzindo energia suficiente para manter o ataque: é a própria definição de combustão. Quando a mesma faísca é aplicada a um pedaço de madeira, tudo o que se obtém é uma marquinha de queimado. A madeira não entra em combustão como o gás, pois é uma massa sólida. Somente a sua superfície está exposta ao oxigênio e ao calor da faísca – e esse calor se dissipa rapidamente nela.

Para queimar a madeira, temos de aquecê-la por algum tempo com uma chama de papel ou gravetos. À medida que a madeira da superfície se carboniza, a madeira abaixo dela se aquece a centenas de graus: uma temperatura muito menor que a da superfície, mas suficiente para iniciar o processo de pirólise. A madeira subsuperficial começa a se decompor e a gerar fragmentos voláteis que escapam na forma de gases pelos poros superficiais, e sua saída produz um chiado. Os principais gases da pirólise são moléculas de um carbono – o mesmo metano do gás natural, mais metanol e monóxido de carbono – com hidrogênio e sulfeto de hidrogênio. Ao alcançarem a superfície, que está muito mais quente, o oxigênio os consome e os transforma em dióxido de carbono, água e dióxido de enxofre, liberando a energia que vemos e sentimos. Essa energia continua a aquecer a madeira e a gerar mais gases da pirólise para alimentar as chamas; assim, a pirólise e a combustão sustentam uma à outra.

Além dos gases principais, inodoros na maioria, a pirólise gera pequenas quantidades de fragmentos maiores, cujo odor podemos sentir. As várias moléculas voláteis se desprendem da madeira a um ritmo desigual e têm diferentes temperaturas de ignição; em certos momentos, pode não haver oxigênio ou energia térmica suficientes para que elas sofram uma combustão completa e se transformem em dióxido de carbono. Os aromas da fumaça vêm das abundantes substâncias voláteis livres que não sofrem combustão completa.

A interação entre a combustão e a pirólise molda a vida de uma fogueira de lenha e a constitui em várias fases, cada uma delas marcada por uma faixa diferente de temperatura e por um conjunto diferente de transformações químicas; essas transformações geram moléculas voláteis em diferentes proporções, cada qual com seu próprio aroma. Vamos apresentá-las em ordem.

- Da temperatura ambiente a 200 °C: evaporação. A liberação de umidade livre e de substâncias voláteis já presentes na madeira, como terpenoides na madeira de coníferas e vanilina e lactonas no carvalho. Um aroma acentuado de madeira.
- Entre 200 °C e 250 °C: pirólise lenta. A liberação gradual de produtos simples da decomposição que não são combustíveis, entre os quais água, dióxido de carbono e ácidos fórmico e acético. Um aroma penetrante, de vinagre.
- Entre 250 °C e 500 °C: pirólise acelerada e ignição. A liberação de uma abundância de substâncias voláteis, entre as quais hidrogênio gasoso, monóxido de carbono e metano, além de moléculas odoríferas e partículas de substâncias voláteis e sólidos agregados. Superfície luminosa, fumaça e aromas de fumaça, doces, picantes.
- Entre 500 °C e 1 500 °C: combustão. Chamas alimentadas pela pirólise constante e pela liberação de substâncias voláteis, que agora incluem também anéis de carbono benzenoides e fenólicos e anéis de carbono que constituem a fuligem nas regiões de baixo oxigênio ou baixa temperatura da fogueira. Um aroma cada vez mais forte de fumaça, agressivo, de alcatrão, químico.
- Resfriamento abaixo de 600 °C: queima sem chama. As chamas desaparecem em razão da menor presença de substâncias voláteis combustíveis

sendo liberadas pela pirólise e do declínio da temperatura; é abundante a liberação de monóxido de carbono, parte do qual entra em combustão na superfície das brasas e as aquece o suficiente para que emitam luz. Aroma agressivo, de cinzas.

Ou seja, muita coisa acontece nessa dança hipnótica de gases da pirólise, fumaça e fuligem. Para o explorador de cheiros, a conclusão é a seguinte: as chamas são fascinantes, mas o aroma de fumaça nasce na escuridão. São a pirólise e a combustão incompleta que geram as substâncias voláteis mais diversificadas na forma de fumaça e outras emissões gasosas – e que as deixam sobreviver por tempo suficiente para que possamos percebê-las.

## Os aromas do fogo: doce, picante, de fumaça, de alcatrão

A madeira e outros materiais vegetais sólidos têm uma queima desigual. A qualquer momento, diferentes partes do material encontram-se em temperaturas variadas, têm acesso a quantidades díspares de oxigênio e emitem diferentes substâncias voláteis. Sempre que sentimos o cheiro de material vegetal em combustão, encontramos uma mistura de todas as moléculas listadas na tabela a seguir, e suas proporções flutuantes determinam as qualidades que acabamos por perceber. A grande exceção a essa regra é o papel, feito sobretudo de fibras de celulose, cuja queima libera um característico aroma doce.

O aroma de madeira e outros materiais vegetais em combustão começa com as moléculas grandes cuja decomposição alimenta as chamas. Os restos vegetais secos consistem sobretudo nas estruturas que davam apoio ao crescimento vertical das plantas e coesão a suas células vivas.

As moléculas estruturais mais abundantes são a celulose e a hemicelulose. Seus elementos construtivos são moléculas de açúcar, pequenos grupos de cinco ou seis átomos de carbono ligados a um número igual de átomos de oxigênio. A celulose e a hemicelulose contêm bastante oxigênio reativo e se desintegram nos primeiros estágios da pirólise, a cerca de 200°C no caso da hemicelulose e 300°C no da celulose. Quando se decompõem, elas formam sobretudo cadeias carbônicas do *kit* básico e anéis menores de carbono e oxigênio. Destacam-se entre eles os ácidos e os aldeídos penetrantes e pungentes, indicadores comuns não só do calor, mas também da decomposição da matéria orgânica por microrganismos. Os aromas mais agradáveis são o de manteiga do **diacetil**, com quatro carbonos e dois oxigênios, e as notas de pão, frutos secos e doces de **furanos** e **furanonas** e do **furfural**, anéis de cinco vértices com quatro átomos de carbono e um único oxigênio, encontrados ocasionalmente em materiais vegetais secos e em frutas, assim como em muitos alimentos preparados por cocção, como indicam suas qualidades aromáticas. Muitos métodos de cocção são versões diversas da pirólise!

Outro material estrutural vegetal importante é a lignina, feita de anéis de carbono hexagonais entrelaçados em imensas redes semelhantes a uma colmeia, fortes e estáveis, com pouca presença de átomos de oxigênio. É preciso mais energia para decompor a lignina do que os materiais à base de açúcar, de modo que ela sofre pirólise em temperatura mais elevada, de 300 °C para cima. Quando isso ocorre, ocorrem variações em sua estrutura anelada básica.

**ALGUNS AROMAS DE FUMAÇA FORMADOS PELA PIRÓLISE EM BAIXA TEMPERATURA**

| Aromas componentes | Moléculas |
|---|---|
| etéreo, álcool | metanol |
| penetrante | ácido fórmico |
| químico, sufocante | formaldeído |
| pungente, vinagre | ácido acético |
| pungente, fresco, verde | acetaldeído |
| pungente, queijo | ácido propanoico |
| acre, irritante | acroleína (propenaldeído) |
| leite azedo, queijo | ácido butanoico |
| manteiga | diacetil |
| solvente, terra, malte, chocolate | furanos |
| pão, frutos secos | furfural |
| doce, feno, coco | lactona de angélica (furanona) |
| caramelo, doce, queimado | outras furanonas |

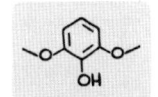

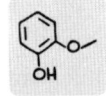

Os aromas mais característicos de fogo e fumaça surgem quando esses anéis benzênicos de seis carbonos se destacam da lignina e saem voando, levando consigo vários grupos químicos pequenos que se projetam de seus vértices. O cheiro mais representativo da própria fumaça vem dos anéis decorados por oxigênio. O **siringol**, que recebe diretamente o nome científico do lilás, *Syringa*, é raro fora da fumaça de madeira. O **guaiacol** também se encontra em quantidades mínimas em materiais que nunca foram submetidos a calor mais intenso do que o de um dia quente, entre os quais madeira de carvalho, as secreções do castor xilófago (ver p. 485) e a árvore caribenha guaiaco, da qual recebeu o nome. O siringol tem um aroma defumado brando, doce, resinoso; já o aroma do guaiacol tem sobretons picantes e de carne. Há ainda várias moléculas, cuja base é o guaiacol com uma decoração de cadeia carbônica, que tendem a ter um aroma não tão simplesmente defumado (etil e vinil são os nomes dos ornamentos de dois carbonos; propil, propenil e alil, os de três carbonos). Uma dessas substâncias voláteis é idêntica ao eugenol que define o aroma de cravo, e uma versão levemente modificada de outra é a vanilina, que define a baunilha.

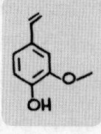

Ou seja, a madeira em combustão tem aromas muito específicos de especiarias! A árvore do cravo e a orquídea da baunilha usam enzimas para construir o eugenol e a vanilina como defesas químicas, enquanto o fogo libera esses compostos no processo de quebra da lignina vegetal. É quase certo que já fizesse isso muito antes de o cravo e a baunilha surgirem na superfície da Terra. Quando finalmente surgiram, o *Chef* do cosmo pode ter dito que seus aromas eram semelhantes ao da fumaça. Para nós, que só aparecemos muito depois, as notas de baunilha e cravo enriquecem o aroma da fumaça de lenha com suas qualidades de especiarias.

**ALGUNS AROMAS DE FUMAÇA E ESPECIARIAS FORMADOS PELA PIRÓLISE EM TEMPERATURA MODERADA**

| Aromas componentes | Moléculas |
| --- | --- |
| doce, fumaça, balsâmico, medicinal, amadeirado | siringol (hidroxi-dimetoxi-benzeno) |
| medicinal, fumaça, amadeirado, picante, carne | guaiacol (hidroxi-metoxi-benzeno) |
| cravo, medicinal, caril | 4-vinilguaiacol |
| *bacon*, cravo, fumaça | 4-etilguaiacol |
| baunilha, fumaça | 3-, 4-metilguaiacol |
| cravo, picante, doce | propilguaiacol |
| cravo | eugenol (alilguaiacol) |
| cravo, doce, baunilha | isoeugenol (propenilguaiacol) |
| baunilha | vanilina (hidroxi-metoxi-benzaldeído, metilaldeído de guaiacol) |

Quando a madeira chega a uma temperatura mais elevada do que a que produz siringol e guaiacol em abundância, os aromas dominantes se tornam mais queimados que defumados e de especiarias, sugerindo alcatrão e antissépticos. O aumento da energia reduz as moléculas voláteis aneladas a uma única decoração oxigenada. Os anéis decorados com uma hidroxila (grupo OH) são chamados **fenóis**. O próprio **fenol**, cujo nome vem da palavra grega que significa "brilhante", por ter sido descoberto pela primeira vez no gás que alimentava as lâmpadas de rua, tem um cheiro doce mas penetrante, que lembra desinfetante, bandeide, antissépticos bucais e pomadas, pois de fato está presente em todas essas coisas (ver p. 440). Quando se acrescenta um grupo metil, com carbono e hidrogênio, obtém-se o metil fenol, também chamado **cresol**, cujo aroma depende de em qual dos carbonos do anel se localiza o metil. Um tipo tem aroma medicinal, de tinta nanquim; outro tem aroma medicinal e de alcatrão, mas com uma nota animal, de couro; e um terceiro tem aroma forte e pungente, que sugere fezes de animais em geral e estrebarias em particular: é o que mais comumente se produz pelos microrganismos presentes nos intestinos dos animais quando decompõem aminoácidos. Diz-se às vezes que o fenol e os cresóis têm cheiro de "tinta nanquim", pois esta, durante muito tempo, foi feita com a fuligem produzida pela combustão incompleta de vários materiais orgânicos. A palavra inglesa *ink* (nanquim) vem da grega que significa "queimar".

**ALGUNS AROMAS DE ALCATRÃO FORMADOS PELA PIRÓLISE EM ALTA TEMPERATURA**

| Aromas componentes | Moléculas |
|---|---|
| doce, alcatrão, queimado, desinfetante | fenol (hidroxibenzeno) |
| nanquim, medicinal | 2-metilfenol (o-cresol) |
| alcatrão, queimado, couro | 3-metilfenol (m-cresol) |
| estábulo, fecal | 4-metilfenol (p-cresol) |
| doce, alcatrão, queimado | dimetilfenóis |
| medicinal, doce | vinilfenol |

Mais reduzidos ainda que os anéis fenólicos são as substâncias voláteis aneladas que já não têm átomos de oxigênio: os hidrocarbonetos **benzeno**, **tolueno**, **estireno** e **xileno**, que tendem a aparecer a 800 °C ou mais de temperatura. Todos eles têm um aroma doce, etéreo, "químico", que lembra o de solvente, pois é nesse tipo de produto que os encontramos em sua forma pura: removedores de tinta e de esmalte, colas e canetas marca-texto.

**ALGUNS AROMAS INEBRIANTES FORMADOS PELA PIRÓLISE EM ALTA TEMPERATURA**

| Aromas componentes | Moléculas |
|---|---|
| solvente, doce, plástico | benzeno |
| solvente, doce, plástico | tolueno (metilbenzeno) |
| solvente, doce, plástico | xilenos (dimetilbenzenos) |
| solvente, doce, plástico | estireno (vinilbenzeno) |

Ou seja, os aromas de madeira em combustão são muitos e variados: uma mistura de penetrante e tostado, frutos secos e pão, fumaça e especiarias, alcatrão, medicinal e inebriante, qualidades que surgem e desaparecem à medida que a pirólise é afetada pelas correntes de ar e a movimentação da lenha. Sua proeminência relativa também depende do combustível. A madeira das **coníferas** pode conter menos celulose e mais lignina que a das **árvores latifoliadas**, e às vezes é mais densa, o que em geral acarreta uma combustão mais intensa e temperatura elevada. A lignina das coníferas contém maior proporção de estruturas que produzem guaiacol; a das árvores latifoliadas, de estruturas que produzem siringol. Por causa disso, a fumaça das latifoliadas é, em geral, mais branda. A madeira de certas coníferas, como o pinheiro, também tende a produzir mais fumaça e fuligem em razão da combustão incompleta de suas resinas terpenoides.

Os apreciadores de churrasco e outras carnes assadas com lenha sabem de tudo isso por experiência. Escolhem cuidadosamente a madeira e controlam a pirólise de diversas maneiras, sobretudo limitando o fluxo de ar e o oxigênio para manter a temperatura entre média e elevada, o que favorece a produção de substâncias voláteis doces, de especiarias e defumadas. Para gerar uma fumaça mais saborosa, os cozinheiros do dia a dia podem simplesmente umedecer lascas de madeira ou envolvê-las (sem apertar) em papel-alumínio para impedir a formação de chamas e encorajar a queima lenta. Na cozinha, a madeira pode ser substituída por uma mistura de cereais integrais e chá, que proporciona carboidratos à base de açúcar para as notas tostadas, e ácidos e taninos fenólicos para as notas doces, de especiarias e defumadas (ver p. 502).

Quando queimamos madeira na lareira ou no defumador, ela se transforma quase toda em fumaça: restam somente as cinzas de minerais oxidados. Como descobriram alguns de nossos mais remotos antepassados, no entanto, podem-se capturar as substâncias voláteis criadas pela pirólise e submetê-las aos mais diversos usos. Essa descoberta criou um novo marco olfativo e assinalou uma nova realização para as criaturas do Herói Carbono, que elevou a sua atividade a um novo nível no jogo cósmico da complexidade e antecipou as inovações posteriores da química orgânica.

## Desconstrução da fumaça: alcatrão, breu, terebintina, carbonização

No final de 2001, arqueólogos italianos descobriram os vestígios pré-históricos de um elefante e outros animais na pedreira de Campitello, perto do rio Arno, a sudeste de Florença. O local, ao que parece, fora soterrado por sedimentos há cerca de 200 mil anos. Ao lado dos ossos havia três lascas de pederneira afiadas – aparentemente, instrumentos de pedra feitos pelos neandertais, nossos primos, para caçar ou desmembrar os animais. Duas lascas estavam recobertas em uma extremidade por uma fina camada de um material negro e endurecido. O engenho representado por essa camada pode ser um dos primeiros sinais de como o ser humano é capaz de transformar um material natural em um material diferente e útil e assinala a introdução de uma nova família de aromas no cotidiano; descobriu-se que o material duro e enegrecido era alcatrão de madeira.

Hoje em dia, a palavra *alcatrão* designa sobretudo um material preto, pegajoso, de aroma forte, derivado do petróleo ou do carvão, mas a palavra inglesa *tar* (alcatrão) tem a mesma raiz da palavra *tree* (árvore), e a rigor significa a substância preta, pegajosa e de cheiro forte produzida a partir de árvores. Seu aroma é característico e diferente do aroma do alcatrão petroquímico; é defumado e "queimado". Como indica a lista de substâncias voláteis encontradas na fumaça, o **alcatrão de madeira** é rico em cresóis, e na verdade foi o material que levou à sua descoberta, muitos antes de serem encontrados na fumaça. Em 1832, o químico alemão Carl Reichenbach extraiu do alcatrão de faia um líquido incolor que tinha cheiro de carne preservada por defumação; chamou-o *creosoto*, das palavras gregas que significam "carne" e "salvaguardar". Químicos posteriores descobriram diversas substâncias nesse líquido e batizaram algumas delas de *cresóis*. O *creosoto* de Reichenbach acabou por significar tanto um extrato de alcatrão usado para preservar dormentes de ferrovias, postes, mourões e outras coisas do tipo quanto os depósitos perigosamente inflamáveis que se acumulam nas chaminés de lareiras.

A acumulação de creosoto nas chaminés sugere como os primeiros hominídeos podem ter obtido alcatrão a partir da madeira e da casca das árvores. Quando as emissões gasosas quentes de uma combustão parcial entram em contato com uma superfície relativamente fria antes de escaparem para o ar livre – as paredes de uma chaminé, por exemplo –, parte de seus componentes podem se condensar e formar uma película líquida nessa superfície. Segundo especulam os arqueólogos, os neandertais notaram a presença de um depósito preto e pegajoso nas pedras situadas acima dos locais onde faziam suas fogueiras depois de queimar a casca das faias, ou talvez tenham percebido a mesma substância escorrendo de pedaços de casca que permaneceram enterrados em meio às cinzas. Dedicaram-se então a obter intencionalmente esses depósitos, rasparam-nos e os usaram.

Os primeiros fabricantes de alcatrão aplicaram-no a ferramentas de pedra para facilitar a sua manipulação e o usaram para colar pontas de pedra em lanças e manoplas de madeira para fazer as primeiras ferramentas elaboradas. Mais tarde, a produção em escala motivou seu uso para tornar à prova de água roupas, abrigos e recipientes diversos; graças às moléculas de cadeia carbônica do alcatrão, semelhantes às do óleo, ele não se mistura bem com a água. O resíduo sólido que sobra depois da fabricação do alcatrão é o que chamamos de carvão vegetal, que tem uma combustão mais limpa que a da madeira e é bem melhor para derreter e refinar os minérios de cobre e ferro oxidados, transformando-os em metais puros. Se adiantarmos o relógio para a pré-história tardia, veremos os povos da Eurásia derrubando vastas áreas de floresta e usando a pirólise para produzir carvão vegetal e alcatrão. A civilização minoica de Creta e a cultura fenícia do norte da África, duas civilizações de marinheiros, usavam uma quantidade imensa de alcatrão para revestir seus navios de madeira.

Na época romana, havia dois métodos principais de fabricação de materiais semelhantes ao alcatrão a partir da madeira; cada um deles produzia aromas diferentes. O primeiro consistia em aquecer qualquer madeira à temperatura da pirólise em um forno pobre em oxigênio, com tubos que condensavam as substâncias voláteis e as transportavam para fora do forno; o segundo, em usar árvores resinosas, como as coníferas e o terebinto, parente do pistache. Abriam-se cortes em sua superfície e a resina escorria para fora; essa resina era fervida até se tornar preta e espessa. Sem a pirólise da lignina rica em compostos fenólicos, que produz cresol, o *breu* resultante desse segundo método tinha sobretudo o cheiro dos terpenoides da resina e dos produtos de sua decomposição.

Plínio, o naturalista romano, também descreveu como se coletavam os componentes mais voláteis do breu durante sua cocção: "Enquanto o breu ferve, peles de carneiro são estendidas sobre o vapor que sobe dele e depois são torcidas". O "óleo de breu" assim obtido seria o que hoje chamamos de **terebintina**. Mais de um terço do volume das resinas de coníferas pode ser composto de substâncias voláteis; a principal delas é, em geral, o pineno, com pequenas quantidades de outros terpenoides com aroma semelhante (mirceno, felandreno, canfeno, terpineno). Quando a resina é aquecida, os terpenoides voláteis menores evaporam e podem ser coletados na forma de terebintina, enquanto os di- e tri-terpenoides maiores e não voláteis se concentram em uma massa cada vez mais densa e pegajosa, que endurece quando esfria. Esse breu residual é usado hoje para oferecer mais aderência a arcos de violino, sapatilhas de balé e às mãos de ginastas, jogadores de beisebol e praticantes de *pole dancing*; na adolescência, eu gostava de sentir seu cheiro quando o usava como fluxo de solda ao consertar meu aparelho de som.

ALGUNS AROMAS DE ALCATRÃO DE MADEIRA E TEREBINTINA

| Material | Aromas componentes | Moléculas |
|---|---|---|
| alcatrão de madeira | fumaça, doce, picante, *bacon*; alcatrão, desinfetante, estábulo | guaiacóis; fenol, cresóis, xilenos |
| terebintina | pinho, resinoso, solvente | pineno, mirceno, felandreno, canfeno, terpineno |

Além da fumaça, o alcatrão de madeira e a terebintina dominaram os aromas do cotidiano na Eurásia por milhares de anos. Eram tão essenciais para a manutenção de navios de madeira que os marinheiros ingleses eram chamados de *tars* (alcatrões) e o alcatrão e a terebintina, de *naval stores* (suprimentos navais); sua produção era um ramo importante da economia na região nórdica, rica em pinho, e no sudeste da América do Norte. A terebintina foi o hidrocarboneto líquido original, e servia para os mais diversos fins: produto de limpeza para eliminar gorduras e graxas; removedor de tintas, vernizes e ceras; combustível de lampiões e lamparinas; repelente de pragas; desinfetante; remédio para doenças internas e da pele – e até, graças aos terpenos de pinho que partilha com as bagas de zimbro, aromatizante acessível para gins baratos.

Embora hoje tenha sido quase totalmente substituída pelos hidrocarbonetos petroquímicos, a verdadeira terebintina ainda pode ser encontrada e cheirada, assim como produtos de limpeza à base de óleo de pinho. A antiga importância dos "suprimentos navais" sobrevive nos países nórdicos, onde eles serviram primeiro para revestir os navios dos vikings, depois as igrejas de madeira e, mais tarde, tornaram-se importantes mercadorias de exportação. A "água de alcatrão" ainda é usada na Finlândia em remédios, para aromatizar saunas e para dar sabor aos mais diversos alimentos, de carnes a licores, passando por sorvetes. Há alguns anos, depois de um jantar de inverno no célebre restaurante Fäviken, na região florestada da Suécia central, sentei-me ao lado de uma lareira que irradiava luz, calor e aroma de fumaça e chupei pastilhas pretas de alcatrão – a princípio com certa hesitação, mas depois saboreando minha imersão na vida póstuma das árvores.

## Combustíveis subterrâneos: betume, petróleo, carvão

Enquanto os europeus do passado usavam fogo para transformar madeira em alcatrão, outros povos no Oriente Médio descobriram que a Terra já havia feito o mesmo trabalho. Há cerca de 80 mil anos, hominídeos da região onde a Síria se situa atualmente já haviam encontrado um material semelhante ao alcatrão, que aflorava no chão, e já o haviam coletado e carregado por dezenas de quilômetros para usá-lo como adesivo em suas ferramentas de pedra. Há mais ou menos 8 mil anos, mercadores da Mesopotâmia, no atual Kuait, deixaram para trás peças de materiais semelhantes com as marcas dos barcos de junco e das cordas que haviam revestido. Essas relíquias prefiguraram o desaparecimento do alcatrão de madeira e da terebintina do mundo industrial moderno e sua substituição por materiais semelhantes e mais abundantes encontrados debaixo da terra.

Boa parte do Oriente Médio é árido e pobre em árvores, mas muito bem servido de afloramentos superficiais de **petróleo** e da substância espessa e pegajosa chamada **betume** ou **asfalto**; o que chamamos de mar Morto era chamado pelos antigos geógrafos gregos de *Thalassa Asphaltites*. Era com betume que os mesopotâmios e seus sucessores colavam e impermeabilizavam recipientes, casas e barcos, entre os quais as legendárias arcas que o sumério Utnapishtim e o semita Noé construíram para escapar ao Dilúvio primordial. O betume revestia as ruas e as calhas das cidades antigas, e o petróleo era usado como combustível para lâmpadas; ambos afastavam pragas de tamareiras e parreiras, preservavam múmias (e lhes deram o nome, por meio da palavra do persa antigo que designava o betume: *mumiya*) e eram usados como remédio. Os afloramentos superficiais de petróleo e betume não são raros, e as duas substâncias eram comumente confundidas com alcatrão de madeira e breu (*brea*, em espanhol); os afloramentos que hoje levam o nome redundante de La Brea Tar Pits são uma irrupção odorífera do subterrâneo no coração da moderna Los Angeles. Na China, há mais de mil anos, o carvão era queimado nas casas e nas siderúrgicas para substituir a madeira cada vez mais escassa; o poeta Su Shi o chamou de "jade negro" e escreveu que, graças a ele, "nas montanhas do sul, as florestas de castanheiras podem hoje voltar a respirar".

O petróleo, o carvão e o gás natural são chamados *combustíveis fósseis* porque são usados antes de tudo como combustíveis e fontes de energia para fogões, máquinas e usinas de produção de energia elétrica; peso por peso, fornecem muito mais calor que a madeira e outros materiais orgânicos não cozidos. No entanto, a palavra *combustível* cobre apenas parte de sua importância. Eles instigaram nossa compreensão do Herói Carbono e continuam fornecendo muitos dos materiais e cheiros da vida moderna. Um nome melhor para eles e para o betume seria **compostos orgânicos fósseis**.

Os compostos orgânicos fósseis começaram a ser produzidos há bilhões de anos, quando a vida se multiplicou nas águas da Terra. Massas de células caíam nos leitos de mares e lagos e eram enterradas em sedimentos anaeróbios feitos de partículas de rocha continental erodida. Os sedimentos aos poucos se acumularam em uma espessura de centenas ou milhares de metros e alguns foram arrastados para debaixo dos continentes, cujo peso exerceu uma pressão ainda maior sobre esses restos orgânicos, empurrarando-os para mais perto do núcleo quente do planeta. Um processo paralelo começou depois que as plantas colonizaram a terra: a vegetação daquela época, ao longo do litoral, caía na água rasa e formava pântanos sem ar que depois foram sendo progressivamente enterrados.

Os compostos orgânicos fósseis são, portanto, produtos de uma cocção extrema em forno de chão. Esses fornos se localizam de 2 a 10 quilômetros abaixo de nós, sofrem uma pressão de milhares de atmosferas e alcançam temperaturas de 60 °C a 300 °C, equivalentes às de um bife mal passado e de um forno doméstico bem quente. A combinação de calor moderado e pressão extrema impõe um tal estresse às cadeias carbônicas da matéria orgânica que elas se quebram e sofrem pirólise sem chama. No decorrer de milhões a bilhões de anos, o enterramento profundo transformou as moléculas da vida, originalmente complexas, em *misturas* complexas de moléculas relativamente *simples*, feitas de carbono e hidrogênio e uma quantidade mínima de oxigênio e outros elementos. Os fornos mais superficiais e frios se enchem de petróleo líquido, betume viscoso e carvão betuminoso e macio, ao passo que os mais fundos e quentes acumulam antracito, mais duro, e gás natural.

Os compostos orgânicos fósseis consistem em cadeias carbônicas simples de diversos comprimentos, anéis sortidos com ocasionais ligações duplas e decorações, anéis da família do benzeno com seis carbonos formando ligações duplas entre si e agregados semelhantes a colmeias com anéis (de dois a dúzias) ligados entre si. Os agregados menores, como o naftaleno de dois anéis, são voláteis, e os maiores, chamados agregados *asfálticos*, são semelhantes às partículas de fuligem na fumaça de madeira. Cerca de três quartos do petróleo são cadeias simples e anéis sortidos, um quinto são anéis da família do benzeno e o restante são compostos asfálticos sólidos. Um quarto do peso do **carvão** betuminoso sólido pode ser composto de moléculas voláteis pequenas; no antracito, essa proporção é de um décimo.

Esses compostos orgânicos pirolisados pelo planeta guardam alguma semelhança com a fumaça e o alcatrão vegetal pirolisados pelo fogo. Contêm alguns dos mesmos compostos voláteis, sobretudo os cresóis do alcatrão. Faltam-lhes, no entanto, os guaiacóis defumados e doces. E os compostos orgânicos fósseis têm uma abundância muito maior de cadeias hidrocarbônicas simples e anéis diversos. Para nós, essas moléculas têm cheiro de gasolina e solventes porque é nessas substâncias que as encontramos no cotidiano, extraídas do óleo cru e usadas como antes o era a terebintina: como **combustíveis, acendedores de churrasqueira, produtos de limpeza** e por aí afora.

As cadeias hidrocarbônicas mais curtas, **metano** ("gás natural"), **etano** e **propano**, são gasosas sob temperatura ambiente e essencialmente inodoras. Ou seja, parece que não temos receptores olfativos para detectá-las. (Por segurança, elas são aromatizadas com quantidades mínimas de compostos sulfurados malcheirosos.) O **butano**, com quatro carbonos, tem leve cheiro de gasolina; o **hexano** tem cheiro mais forte. O **octano**, de oito carbonos, é conhecido como o padrão de medição do desempenho do combustível nos motores de combustão interna e tem cheiro de gasolina. As cadeias seguintes, entre as quais a mistura chamada **querosene**, têm aroma mais oleoso, e pesado, de combustível. Com o tetradecano essa qualidade gasosa começa a ser substituída por uma leve qualidade de cera, e as cadeias muito maiores são grandes demais para serem voláteis.

Os compostos orgânicos fósseis crus também contêm em abundância os benzenoides não oxigenados presentes apenas em quantidades residuais na fumaça de madeira. O **benzeno**, o **tolueno**, o **estireno** e o **xileno** são componentes comuns dos solventes e partilham uma qualidade doce e etérea. Um composto que já foi mais comum é o **naftaleno** ou **naftalina** de dois anéis e dez carbonos – outro termo que vem de *nafta* e designava o petróleo cru –, o qual era usado para espantar traças, até que se constatou ser tóxico. No entanto, uma versão sua com três grupos metil, cuja abreviatura é **TDN** (de **trimetil-di-hidro-naftaleno**), é um composto importante nos vinhos Riesling mais velhos, aos quais fornece uma qualidade que costuma ser descrita como de querosene: exemplo raro de um aroma "químico" valorizado em um alimento ou bebida.

**ALGUMAS SUBSTÂNCIAS VOLÁTEIS ENCONTRADAS NO PETRÓLEO, NO BETUME E NO CARVÃO**

| Moléculas | Aromas |
|---|---|
| propano, butano (C3, C4) | nenhum |
| pentano, hexano, heptano (C5, C6, C7) | solvente |
| octano, decano (C8, C10) | gasolina, querosene |
| benzeno (anel C6) | solvente, doce |
| estireno, tolueno, xileno (anel C6 + cadeias C1, C2) | solvente, doce, cola, plástico |
| naftaleno (duplo anel C10) | querosene, naftalina |

Ou seja, os aromas dos compostos orgânicos fósseis são dominados por substâncias voláteis com cheiro de solvente, combustível, alcatrão e medicinal. Muitas delas nos parecem mais "químicas" ou "industriais" do que "naturais", mas são produzidas a partir dos seres vivos por forças tão naturais quanto os incêndios florestais não provocados pelo ser humano. Sua extração do carvão e do petróleo se tornou uma chave para a descoberta do vasto mundo dos compostos voláteis, tanto naturais quanto produzidos pelo ser humano.

## Compostos orgânicos fósseis desconstruídos: gases, querosene, alcatrão de hulha

O carvão foi a massa negra e sólida que, paradoxalmente, serviu para que a mente humana tivesse o primeiro indício convincente de uma matéria invisível e intangível que preenche o ar ao nosso redor. Jan Baptist van Helmont, um químico flamengo do século XVII, conseguiu de algum modo queimar um pedaço de carvão em um recipiente hermeticamente fechado. Relatou que o peso total do recipiente não mudou, mas, quando o abriu, encontrou somente um resíduo de cinza sólida. O resto invisível foi descrito por ele como um *spiritus sylvestris*, um "espírito selvagem" – "selvagem" porque se opôs a ser confinado e saiu logo que o recipiente foi aberto e "espírito" porque parecia ser a essência intangível do carvão. Van Helmont chamou essa forma material invisível de *gás*: talvez do grego *khaos*, o estado primordial e desorganizado do mundo material, talvez do flamengo *gest* ou *geesen*, que pode significar "espírito", ou a "fermentação" ou "levedura" que cria gases.

Uma vez demonstrada a existência de uma matéria invisível aérea, químicos e engenheiros constataram a presença de gases nas minas de carvão; constataram também que esses gases eram inflamáveis e podiam ser produzidos à vontade pela pirólise do carvão. Por volta de 1800, um engenheiro escocês chamado William Murdoch criou um sistema de altos-fornos, canos e lâmpadas para iluminar uma tecelagem de Manchester com gás de carvão incandescente. Falou sobre "a suavidade e a clareza peculiares dessa luz, com sua intensidade quase invariável [...] livre da inconveniência e do perigo resultantes das centelhas e do frequente apagar das velas". Em 1850, somente na Grã-Bretanha, o gás produzido por 6 milhões de toneladas de carvão iluminou ruas e edifícios em todo o país. Também deixou para trás toneladas de subprodutos da pirólise: o carvão mineral pirolisado ou *coque* – utilíssimo para as siderúrgicas – e o alcatrão de hulha, o "desprezível subproduto" da epígrafe deste capítulo, do professor Robinson.

A história dos materiais feitos a partir do petróleo foi semelhante. Variedades líquidas do betume, chamadas nafta, eram usadas no antigo Oriente Médio como óleo para lâmpadas. No século IX, químicos árabes já aqueciam a nafta e coletavam seus vapores, que, quando frios, se condensavam formando um óleo mais fluido e de queima mais limpa. Esse tipo de óleo refinado foi chamado *querosene* pelo geólogo canadense Abraham Gesner, que desenvolveu um sistema para produzi-lo em grande volume; por volta de 1850, ele começou a substituir a terebintina, as gorduras de origem animal e o óleo de baleia usados para iluminar os lares norte-americanos e europeus. Mais ou menos na mesma época, o químico escocês James Young conseguiu extrair um óleo de lâmpada semelhante ao querosene tanto do petróleo quanto do carvão, e constatou que os materiais menos voláteis que sobravam desse processo constituíam úteis frações oleosas e cerosas.

Quando o petróleo se tornou mais largamente disponível, a partir da corrida do óleo de 1859, na Pensilvânia, os refinadores rapidamente aprenderam a isolar muitos de seus componentes e desenvolveram a moderna panóplia de combustíveis, solventes e lubrificantes petroquímicos odoríferos. Depois de meras duas décadas, um artigo publicado em julho de 1883 na *Century Magazine* enumerava os dez produtos que eram então – e ainda são – refinados a partir do petróleo, do mais volátil para o menos.

> Primeiro, o rigoleno [composto principalmente de pentano], usado para produzir anestesia local [por congelamento]; segundo, a gasolina, usada em máquinas a gás artificial; terceiro, quarto e quinto, três graus de nafta, usada para misturar tintas e vernizes e dissolver resinas; sexto, o querosene, o óleo comumente comercializado para iluminação; sétimo, o óleo de baleia mineral, um óleo mais espesso para ser queimado em lâmpadas, empregado em vapores e nas estradas de ferro; oitavo, um óleo lubrificante para máquinas; nono, a parafina, da qual são feitas velas; e décimo, a cera de parafina. O que sobra é o resíduo, geralmente chamado alcatrão de hulha.

Hoje em dia, as naftas são chamadas também de aguarrás ou tíner, e o querosene é usado sobretudo como combustível, especialmente em aviões. Cada um desses produtos do petróleo é uma seleção de cadeias e anéis carbônicos de determinados tamanhos e estruturas. Os menores são os mais voláteis e mais inflamáveis; os médios são mais viscosos, menos inflamáveis e mais fáceis de manipular e controlar. Os maiores só derretem quando aquecidos e só pegam fogo sob alta temperatura – na ponta de um pavio de vela, por exemplo.

Atualmente, as refinarias petroquímicas "quebram" grandes moléculas orgânicas fósseis e as transformam em moléculas menores, produzem moléculas maiores a partir do gás natural de um só carbono e, de maneira geral, são capazes de elaborar qualquer mistura, a pedido do comprador. O aroma de determinado produto petroquímico depende de sua população de cadeias curtas e pequenos anéis voláteis. A aguarrás barata, por exemplo, inclui uma quantidade significativa (e potencialmente tóxica) de anéis benzênicos e tem forte cheiro de solvente, ao passo que as versões feitas especialmente para pintores e para longos períodos de exposição podem ser quase inodoras. Óleos, pastas e parafinas minerais são desodorizadas para uso em cosméticos e pomadas, revestimentos de alimentos e velas.

**ALGUNS MATERIAIS DERIVADOS DE COMPOSTOS ORGÂNICOS FÓSSEIS**

| Material orgânico fóssil e aromas | Comprimento típico das cadeias carbônicas |
|---|---|
| metano, gás natural (com acréscimo de aroma sulfurado) | C1 |
| propano, butano, gases de cozinha comprimidos (com ocasional acréscimo de aroma sulfurado) | C3-C4 |
| gasolina | C4-C12 |
| nafta | C5-C12 |
| aguarrás, tíner, acendedor de churrasqueira | C6-C12 |
| querosene, combustível de avião | C6-C16 |
| diesel | C8-C21 |
| óleos minerais (inodoros) | C15 |
| vaselina (inodora) | C25 |
| parafina (inodora) | C20-C40 |
| alcatrão, creosoto, asfalto, betume | C4-C100 |

O produto colocado à parte nessa lista de combustíveis, solventes e lubrificantes é o "resíduo": o alcatrão de hulha, o desprezível subproduto gerado às toneladas nas primeiras eras da iluminação a gás e para o qual se descobriram alguns usos. Ele suplementou ou substituiu o alcatrão de madeira na indústria, nos dormentes de ferrovias, nas calhas e nos telhados e em algumas das primeiras estradas pavimentadas, onde dava liga aos pedregulhos de maneira mais ou menos semelhante ao betume natural. Assim como o alcatrão de madeira que o precedeu, o alcatrão de hulha foi vendido como medicamento para diferentes sintomas, de doenças de pele a problemas digestivos; ainda é encontrado em sabonetes e xampus de cheiro forte que visam tratar diversos transtornos de pele.

No entanto, o alcatrão de hulha acabou se transformando em muito mais que um resíduo dotado de utilidades subsidiárias – e por isso o professor Robinson o louvou como uma arca do tesouro, um "alambique mágico", uma fonte de saúde e riqueza. O engenho humano venceu mais uma vez. Assim como descobrira como extrair alcatrão e terebintina da madeira, o gás de iluminação do carvão e o querosene e a gasolina do petróleo, descobriu como fazer extratos desses extratos e de seus resíduos e conseguiu separar todos os seus componentes.

Dessa vez, alguns componentes extraídos não eram misturas complexas: eram compostos químicos individuais, separados uns dos outros pela primeira vez. Os estudiosos do alcatrão de hulha e dos óleos usados em lâmpadas contaram-se entre os primeiros avatares do Herói Carbono a sentir os cheiros de seus anéis e cadeias específicos. Deram-lhes os nomes pelos quais ainda os conhecemos e inspiraram as gerações de pesquisadores do mundo volátil cujas descobertas preenchem este livro.

## O aroma de substâncias voláteis simples

O primeiro pressentimento da existência do Herói Carbono só ocorreu no fim do século XVIII, quando químicos franceses demonstraram que três materiais muito diferentes – o carvão vegetal, o grafite e o diamante – se comportam de maneira muito semelhante e muito simples quando queimados, sendo, portanto, com toda a probabilidade, compostos do mesmo material básico. Deram a esse elemento comum o nome de *carbone*, do nome latino do carvão; em alemão, era chamado *Kohlenstoff*, literalmente a "matéria do carvão". Nas décadas seguintes, químicos de toda a Europa aperfeiçoaram seus métodos de separação de materiais complexos em seus componentes simples. Na França, Michel Chevreul isolou os ácidos do *kit* básico a partir de gorduras de animais, fazendo sabão com elas, e se tornou o primeiro a sentir seus aromas puros de queijo e cabra (ver p. 89). No entanto, o método mais eficaz de extração das substâncias voláteis era e ainda é a *destilação*, cujos contornos básicos permanecem os mesmos desde a época dos neandertais: aquecer o material, coletar seus vapores voláteis, resfriar esses vapores e condensá-los em forma líquida. Os primeiros especialistas na química do carbono controlavam cuidadosamente o aquecimento e o resfriamento, repetiam as destilações e começaram a isolar os componentes antes desconhecidos de madeiras, resinas, alcatrões, terebintina e óleos. Muitas vezes detectavam sua presença pelos aromas que os caracterizavam.

Tomemos como exemplo alguns hidrocarbonetos de anéis benzênicos que se tornaram matérias-primas essenciais das modernas indústrias químicas. Em 1825, analisando os resíduos produzidos em confecção de gás de iluminação com óleo e sebo de baleia, Michael Faraday isolou cristais "com um odor semelhante ao do gás de petróleo e próximo também do de amêndoas". A mesma substância foi depois extraída em abundância do alcatrão de hulha e recebeu o nome de **benzeno**, em razão de seu parentesco químico com o conhecido ácido benzoico do benjoim, valiosa resina de origem vegetal (ver p. 203); a amostra de Faraday provavelmente incluía alguma quantidade de benzaldeído, a substância que caracteriza a essência de amêndoas. O **tolueno**, um anel benzênico com um metil, foi descoberto em uma destilação da resina de pinheiro por um químico polonês, e depois, em 1841, por um químico francês, no bálsamo de tolu, resina aromática de uma árvore natural da América do Sul. O **estireno**, decorado com dois carbonos, foi isolado em 1839 a partir da árvore do estoraque americano (ver p. 204) e descrito como dotado "do mesmo aroma não desagradável do estoraque". O **xileno** foi isolado em 1850 a partir de extratos de madeira de uso comercial; recebeu seu nome da palavra grega que significa "madeira" e foi descrito como "aromático". Todos esses nomes soam como substâncias químicas sintéticas, mas na realidade todas elas derivam de materiais naturais.

Esses hidrocarbonetos anelados acabaram tendo muitos usos, mas dois anéis decorados com o grupo HO se mostraram imediatamente úteis, sendo responsáveis pelos muitos usos desinfetantes e medicinais aos quais os alcatrões e a fumaça foram submetidos ao longo do tempo. Lembre-se de que os **cresóis** com aroma de fumaça e alcatrão foram encontrados no **creosoto**, o líquido "conservante de carne" destilado do alcatrão de madeira em 1832 pelo químico alemão Karl Reichenbach, que o usou para fabricar a primeira versão de fumaça líquida registrada na história e provada pelo paladar:

> Seu aroma é penetrante e desagradável, mas não fedorento. A distância, a maioria das pessoas o considera semelhante ao castóreo. [...] De perto, no entanto, [...] percebo em parte o aroma de carne defumada. [...] A carne fresca, colocada em creosoto diluído em água durante uma hora e meia, pode ser pendurada sem que apodreça. Quando pendurei algumas peças de carne de vaca no sol do mês de julho [verão no hemisfério Norte], [...] a carne secou por completo em oito dias, se tornou dura e quebradiça, absorveu um agradável aroma de boa carne defumada. [...] Pessoas que fizeram muitas viagens marítimas a consideraram bastante saborosa.

Uma década depois, escritores populares já recomendavam um molho de creosoto e água como alternativa ao tabaco. Outros químicos logo identificaram as substâncias voláteis individuais presentes no creosoto líquido, entre elas os cresóis e o guaiacol. Como o alcatrão de madeira, o creosoto foi vendido como uma panaceia; até hoje há nos Estados Unidos um xarope contra tosse chamado Creomulsion – um remédio fortíssimo!

O anel benzênico mais importante dentre os decorados com o grupo OH é o **fenol**. Esse é o nome moderno de uma molécula isolada em 1834 em uma fábrica de gás de carvão situada perto de Berlim. Friedlib Ringe, seu descobridor, chamou-o de "ácido de óleo de carvão" e "ácido carbólico", descreveu seu aroma como "queimado" e disse que ele tinha um poder extraordinário de desodorização e conservação: o ácido carbólico "priva a carne de animais em putrefação de seu fedor assim que derramado sobre ela em solução aquosa. No entanto, parece não ser idêntico ao princípio da fumaça, pois o gosto dessa carne é abominável".

Abominável é apelido. O aroma do fenol hoje nos traz à mente desinfetantes e espaços desinfetados, hospitais e banheiros públicos; associações que nasceram de descobertas feitas em toda a Europa quando o fenol começou a ser produzido em quantidade a partir do alcatrão de hulha. Na década de 1850, químicos práticos usaram o fenol para embalsamamento, purificação de água, desodorização e desinfecção de esgotos e estábulos. Nos anos 1860, médicos recomendavam seu uso em ferimentos e incisões e para lavar superfícies e instrumentos cirúrgicos. Em 1865, o cirurgião Joseph Lister, de Glasgow, usou-o para prevenir a infecção, geralmente fatal, que ocorreria em uma fratura exposta na perna de um menino atropelado por uma carroça, e sua defesa do produto ajudou a inaugurar a era da assepsia cirúrgica. Hoje em dia, é difícil encontrar o fenol em quantidade odorífera nos medicamentos, sobretudo em razão de sua eficácia: é fortemente reativo e tende a oxidar quaisquer cadeias ou anéis carbônicos com os quais entre em contato, inclusive nos tecidos orgânicos em que é aplicado. Outros antissépticos mais seletivos vieram substituí-lo.

Esses dois grupos de moléculas, os anéis de benzeno hidrocarbônicos e os anéis decorados com hidroxila, constituem uma pequena amostra das substâncias voláteis isoladas e cheiradas pelas primeiras gerações de químicos orgânicos. Houve também os hidrocarbonetos semelhantes à gasolina, como o hexano e o octano; a análise do "óleo de terebintina e dos numerosos hidrocarbonetos contidos nele, que podem, em geral, ser chamados de **terpenos**", como disse o químico alemão August Kekulé, em 1860; e os compostos voláteis que definem muitas especiarias e ervas, sendo a cumarina do cumaru e a vanilina da baunilha alguns dos primeiros.

Dentre os diversos materiais que forneceram substâncias voláteis isoladas, o alcatrão de hulha foi especialmente valioso por ter revelado que o calor e a pressão eram suficientes para gerar moléculas carbônicas úteis a partir da matéria orgânica – revelando, portanto, que poderíamos fazer a mesma coisa em laboratório e nas fábricas. Em seu relatório de 1849, August Wilhelm von Hofmann, eminente fundador e diretor do Royal College of Chemistry, de Londres, escreveu:

> É por isso que o estudo das metamorfoses dos compostos orgânicos é tão valioso. O que nos interessa não é tanto o sem-número de novas substâncias que descobrimos continuamente, mas os novos métodos de operação, pelos quais podemos imitar para nossos fins especiais as forças formativas da natureza.

Esses novos métodos de operação foram espetacularmente bem-sucedidos, a tal ponto que as moléculas do alcatrão de hulha e os produtos correlatos da química moderna estão presentes, hoje, no fundo volátil de quase todas as horas que passamos respirando.

## As moléculas voláteis dos materiais modernos: plásticos e solventes

De todos os fins especiais que os químicos orgânicos buscaram alcançar, um deles teve um alcance especialmente amplo: o desenvolvimento de novos materiais para construir coisas. A construção faz parte da essência do ser humano, e nossa espécie criou sua riquíssima cultura material pela manipulação das matérias-primas fornecidas pela Terra. Os materiais à disposição são inúmeros – minerais e metais, fibras e madeira vegetais, ossos e pele de animais, cera de abelha, casulos de bicho-da-seda –, mas cada item tem propriedades específicas predefinidas. E se conseguíssemos criar nossos próprios materiais, dando-lhes as propriedades que quiséssemos? Foi exatamente isso que a química orgânica fez, partindo dos anéis e das cadeias simples dos compostos orgânicos fósseis. O resultado foi a criação de novas formas do Herói Carbono que hoje são onipresentes em nossa vida e contribuem para seus aromas.

Essas novas formas são os **plásticos**, materiais sólidos que podem assumir praticamente qualquer forma e gradação de consistência, desde os filmes plásticos usados na cozinha, finíssimos e flexíveis, até elementos altamente robustos usados na construção de aviões. A maioria dos plásticos é feita pela indução da ligação entre pequenos anéis ou cadeias de carbono, que formam assim moléculas compridíssimas chamadas *polímeros*, do grego *poli-*, "muitas", e *meros*, "partes". Os polímeros, por sua vez, se ligam entre si para formar grandes redes sólidas.

As plantas já fabricavam plásticos muito antes dos químicos. O estoraque aromático da árvore de mesmo nome é líquido quando sai do corte aberto na casca, mas em seguida seus anéis de estireno se ligam uns aos outros e endurecem, formando o **poliestireno**, um plástico fabricado hoje às toneladas para a confecção de pratos para marmitex, brinquedos e embalagens: o isopor. Há também a **borracha**, o fluido polimerizado que uma árvore natural dos trópicos sul-americanos secreta para reparar sua madeira. Esse látex leitoso é rico em isopreno, o parente dos terpenoides, de cinco carbonos, que as árvores emitem em imensa quantidade, e os animais, em quantidades minúsculas (ver p. 216, 109). Outras moléculas do látex induzem no isopreno a formação de uma rede polimérica que não é rígida, mas elástica, propriedade excelente em aplicações que vão de pneus de automóvel a luvas cirúrgicas.

Já em 1850 os químicos produziam materiais plásticos usando as redes poliméricas naturais da celulose extraída de fibras vegetais: o celuloide, o celofane e o raiom pertencem a essa família. O primeiro plástico totalmente sintético surgiu algumas décadas depois, quando se descobriu que, quando o fenol (um anel carbônico) e o formaldeído (de um carbono) são aquecidos juntos, formam um sólido semelhante a uma resina; o formaldeído liga os anéis entre si, formando polímeros. Essa resina fenólica se tornou comercialmente viável por volta de 1907, quando um inventor belgo-americano chamado Leo Baekeland descobriu como fabricá-la em escala industrial. Sua **baquelite** logo passou a ser usada para a fabricação de vernizes, peças elétricas e automotivas, bolas de bilhar, joias e muitos outros materiais. Os primeiros objetos de baquelite se tornaram peças de colecionador, e sua procedência é verificada em parte pelos débeis aromas de fenol e formaldeído que emitem quando levemente aquecidos. Hoje, essa combinação é mais conhecida nas placas de circuito impresso; sinto seu cheiro enquanto digito este parágrafo, ao aproximar o nariz do teclado de meu *laptop* quente.

O sucesso da baquelite inspirou a invenção de outras resinas sintéticas, e hoje há dezenas delas que participam do nosso dia a dia: polímeros de anéis carbônicos semelhantes ao estireno (poliuretano, poliéster, policarbonatos), cadeias curtas semelhantes ao isopreno (polietileno, cloreto de polivinila, náilon, acrílico) e híbridos (estireno-butadieno para borrachas; acronilitrila-butadieno-estireno para plásticos). As matérias-primas dessas resinas podem ser fabricadas com baixo custo diretamente a partir de compostos orgânicos fósseis – sem necessidade de árvores. Há plásticos de um tipo ou de outro em fraldas descartáveis, mamadeiras e mordedores de bebês, em brinquedos, roupas e sapatos, em pisos, tapetes, paredes e móveis, em recipientes, embalagens, produtos eletrônicos, automóveis – em toda parte. E todos eles emitem moléculas voláteis, algumas não detectáveis e outras, de cheiro horrível.

Os polímeros em si são grandes e interligados demais para serem voláteis. Mas nos cantos que sobram entre as moléculas do polímero há diversas moléculas menores. Algumas são anéis e cadeias residuais que escaparam à polimerização, como o fenol e o formaldeído, que "entregam" a baquelite. Um polímero bastante usado para a confecção de cabos de chave de fenda (**celulose acetato butirato**) é famoso por se decompor e formar os ácidos acético e butírico (com cheiro de vinagre e queijo, respectivamente), que acabam se acumulando na caixa de ferramentas. Outras moléculas pequenas são resíduos dos muitos outros produtos petroquímicos usados para fabricar e modificar essas resinas a fim de conferir-lhes as propriedades exatas que queremos: macias ou duras, elásticas ou rígidas, transparentes ou opacas, e assim por diante. A mistura geral de substâncias petroquímicas voláteis em um material é o que produz o seu particular aroma "plástico" ou "químico".

Pelo fato de evaporarem, saírem da rede polimérica e esgotarem-se com o tempo, os resíduos voláteis são mais evidentes em produtos recém-fabricados. Produtos flexíveis com uma área superficial grande, como as **cortinas de box de PVC**, os **tapetes** de poliéster e seus fundos de plástico misto são bastante malcheirosos quando desdobrados ou desenrolados pela primeira vez. O característico cheiro de borracha de **pneus de automóvel**, tanto novos quanto aquecidos pelo trânsito, é dado por uma mistura de resíduos petroquímicos e pelos resíduos sulfúreos da "vulcanização" da rede de polímeros, que a enrijece. As **impressoras 3D**, cada vez mais populares, fabricam objetos pela deposição de plástico derretido e emitem aromas perceptíveis de formaldeído, estireno e outras substâncias petroquímicas pequenas. Recipientes plásticos, como as **garrafas de água de polietileno**, podem contaminar seu conteúdo com um aroma químico de cera, e alguns **filmes plásticos para alimentos**, em geral de PVC, fazem o mesmo. Cinquenta anos depois, ainda sou influenciado pelo forte cheiro de desinfetante que temperava todos os alimentos envolvidos em plástico que eu comprava na cantina da escola; até hoje, cheiro os sanduíches pré-embalados antes de comprá-los.

**ALGUMAS SUBSTÂNCIAS VOLÁTEIS EMITIDAS POR OBJETOS DE PLÁSTICO DE USO COMUM**

| Objeto | Substâncias voláteis |
|---|---|
| embalagens de poliestireno | estireno |
| placas e circuitos integrados e gabinetes de computadores e monitores | fenol, formaldeído, tolueno, etil hexanol |
| cortina de box de vinil (PVC) | tolueno, etil benzeno, fenol |
| tapete de poliéster | clorofórmio, hexano, tolueno, pineno |
| fundo de tapete de poliéster | fenil ciclo-hexeno, acetato de vinila, aldeídos, estireno, benzotiazol |
| pneus de borracha | benzotiazol, sulfetos, naftaleno, estireno, cresóis |
| garrafa de água de polietileno | nonenal, octenona, heptenona, tolueno, etil benzeno |
| elásticos, bexigas | hexano, clorofórmio, acetato de etila, tolueno, xilenos |
| borracha escolar | butanil, acetato de butila, octano, acetato de etila |
| adesivos e colas: de uso geral | hexano, acetato de etila, nonanal, clorofórmio |
| cola branca | acetato de vinila |
| cola plástica | butanona, tolueno |
| cola de borracha | heptano, acetona |

Os resíduos de fábrica mais comuns nos plásticos são os **solventes**, compostos petroquímicos formados por moléculas pequenas que dissolvem os diversos ingredientes plásticos para que eles possam reagir entre si e que depois se evaporam, na maior parte, quando a estrutura do polímero se forma. Há uma modalidade particular dos plásticos na qual os solventes são o destaque absoluto desde o início e continuam a exalar suas substâncias voláteis sub-repticiamente por bastante tempo. Os **adesivos** ou as **colas** são materiais pegajosos que unem materiais diferentes, constituindo compostos mais versáteis. Antigamente produzidos com gelatina animal, proteínas do leite e amido vegetal, os adesivos de hoje são, na maioria, misturas de solventes e polímeros petroquímicos que a princípio são líquidos ou pastosos, tornando-se enrijecidos à medida que os solventes evaporam. Sentimos diretamente o cheiro dos adesivos quando os aplicamos nós mesmos ou desenrolamos um pouco de fita adesiva, mas seus traços preenchem o ar de praticamente qualquer ambiente interno, emanando da madeira compensada, do MDF, dos vernizes e de outros revestimentos líquidos, de quase todos os materiais artificiais de construção e acabamento e, também, dos móveis.

**ALGUMAS SUBSTÂNCIAS VOLÁTEIS EMITIDAS POR MATERIAIS DE CONSTRUÇÃO MODERNOS**

| Material | Substâncias voláteis |
|---|---|
| MDF, madeira compensada | acetato de etila, tolueno, formaldeído |
| gesso, *drywall* | aldeídos, ácidos, cetonas, xileno, sulfetos, tióis |
| material de isolamento térmico | pentano, estireno, formaldeído |
| assoalho de madeira encerado ou envernizado | hexanal, pineno, octenona, nonenais, acetofenona |
| pisos, revestimentos de parede, forros e esquadrias de vinil | clorofórmio, tolueno, nonano, decano |
| cera de piso | tetradecano, tridecano, pentadecano, hexano |
| linóleo | aldeídos, ácidos, cetonas, tolueno |
| tinta à base de água | tolueno, butanol, etil benzeno, decano, xilenos, acetona |
| tinta a óleo | aguarrás, C6-C12: hexano, heptano, octano... |

Os solventes voláteis também se tornaram indispensáveis para a manipulação de muitos outros materiais. O solvente original de fabricação humana era a terebintina, cujos monoterpenoides de moléculas pequenas ajudavam os construtores de navios a aplicar alcatrão à prova de água em todos os cantos e orifícios das cordas e dos cascos de madeira; os pintores a depositar seus pigmentos por igual em superfícies sólidas; e todos eles a limpar seus materiais pegajosos dos locais onde não se desejava que se depositassem. Hoje em dia, os solventes petroquímicos desempenham um sem-número de papéis semelhantes nos campos do revestimento, da limpeza e da lustração. Alguns dos menos óbvios: cheire a ponta de uma **caneta marca-texto**, ou uma página de uma **revista** ou **jornal**, ou uma folha impressa em **impressora digital** e você sentirá os aromas dos solventes que veiculam e espalham as tintas, como fazia o metanol nas antigas folhas roxas de mimeógrafo tão comuns nas escolas há algumas décadas. O **giz de cera** contém não somente aldeídos de tamanho médio, mas também hidrocarbonetos com cheiro de cera. E as **velas de parafina** emitem os mesmos compostos voláteis que caracterizam a combustão das velas de cera de abelha, com o acréscimo de benzeno, tolueno e naftaleno derivados dos solventes.

**ALGUMAS SUBSTÂNCIAS VOLÁTEIS EMITIDAS POR ITENS COMUNS DE USO DOMÉSTICO**

| Objeto | Substâncias voláteis |
|---|---|
| esmalte e removedor de esmalte, tira-manchas | acetato de butila, acetato de etila, acetona |
| roupa "lavada a seco" | tetracloroetileno |
| graxa de sapato | nafta, trimetilbenzeno |
| lustra-móveis | nafta, mistura de destilados de petróleo |
| caneta marca-texto | álcoois etílico, propílico e benzílico, xileno, fenoxietanol, butanol, diacetona álcool |
| tinta de jornal | do-, tri-, tetra-, penta- e hexadecanos, tolueno |
| tinta de revista | mesma coisa + acetato de etila, hexano, xilenos, nonanal |
| tinta de impressora digital | tolueno, estireno, xilenos, etil benzeno |
| giz de cera | hexano, nonano, decano, undecano, decanal, nonanal |
| velas de parafina (acesas) | hidrocarbonetos de cadeia média (C11+), ácidos, aldeídos, + benzeno, etil benzeno, tolueno, xileno, naftaleno |

Isso significa que o **ar dos nossos ambientes internos**, outrora dominado pelos aromas da lareira, de lamparinas a óleo e velas de sebo, de pedra e madeira, lã e couro, terebintina e sabões feitos com gorduras de animais, é aromatizado hoje por um miasma de compostos orgânicos fósseis que se desprende de materiais sintéticos e compostos. Em espaços recém-construídos e recém-mobiliados, esse miasma pode contribuir para a chamada "síndrome do edifício doente", que provoca sentimentos de mal-estar nos moradores. (Outro culpado é o sulfeto de hidrogênio, que pode ser liberado por painéis divisórios que contenham gipsita.) Hoje em dia, um dos aromas petroquímicos mais intensos e diversos é o famoso **cheiro de carro novo**: vidros fechados e um dia quente de verão assam as substâncias voláteis dos tecidos, das espumas, dos adesivos e das tintas e as concentram em um ambiente com baixo volume de ar. Embora esse aroma possa ser atraente por indicar um produto recém-saído da fábrica, suas substâncias voláteis podem irritar os olhos e as vias aéreas e condensar-se nas janelas, embaçando-as. Hoje em dia, os fabricantes têm trabalhado para minimizar essas emissões, e muitos deles definem propositadamente o aroma de seus carros novos, perfumando-os com fragrâncias de marca.

**ALGUMAS SUBSTÂNCIAS VOLÁTEIS QUE CONTRIBUEM PARA O "CHEIRO DE CARRO NOVO"**

| Material de origem | Substâncias voláteis |
| --- | --- |
| poliéster (estofamentos, tapetes, cintos de segurança etc.) | estireno, etil benzeno, hexano, tolueno |
| polipropileno (tapetes) | pentametil heptano |
| polietileno (encostos de cabeça) | benzaldeído, nonanal, decanal, benzeno, tolueno, naftaleno, ácido acético... |
| poliuretano (bancos, encostos de cabeça) | tolueno, fenol, nonanal, benzaldeído |
| poliestireno | estireno, etil benzeno |
| cloreto de polivinila (encostos de cabeça) | etil hexanol |
| couro (estofamento) | álcoois, metil pirrolidina |
| resíduos de solventes de tintas, adesivos, espumas | xilenos, undecano |
| pneus de borracha | benzotiazol, sulfetos, naftaleno, estireno, cresóis |
| combustível e combustão | benzeno, neftaleno, tolueno, xilenos, etilbenzeno, formaldeído, acetaldeído |

Na verdade, muita gente tenta definir os aromas de sua vida tratando seus carros e casas com *sprays* "purificadores de ar" e difusores de aromas. Como os resíduos que pretendem mascarar, a maioria das substâncias voláteis nesses produtos é fabricada a partir de compostos orgânicos fósseis. No conjunto, os compostos voláteis petroquímicos manufaturados – purificadores de ar, produtos de higiene pessoal, solventes, adesivos, tintas, produtos de limpeza, pesticidas – tomam conta da nossa vida a tal ponto que são responsáveis por cerca da metade da poluição do ar nociva nas áreas urbanas.

## Intoxicação pelo barril de alcatrão

O prazer proporcionado pelo cheiro de carro novo, assim como o prazer que eu sentia na infância ao cheirar folhas de mimeógrafo, cola de aviões de montar ou as varetas de um jogo de pega-varetas derretidas na chama de uma vela – o estireno da resina do estoraque – são exemplos casuais do possível apelo sensorial dos produtos petroquímicos. Os químicos profissionais são *connoisseurs* mais sistemáticos; têm acesso direto a dezenas de solventes e partilham *on-line* suas notas de degustação aromática. Já os fãs dos efeitos *farmacológicos* dos compostos petroquímicos são muito mais numerosos. Muita gente cheira solventes, colas e combustíveis (alguns chegam a ingeri-los) em razão do entorpecimento que produzem, à semelhança dos efeitos do álcool. Quem faz isso corre o risco de morrer de "síndrome de morte súbita por inalação". Com efeito, essas substâncias são tóxicas, e isso aponta para o lado ruim da matéria pirolisada: muitas de suas moléculas, entre elas algumas das mais úteis e agradáveis, acabaram sendo identificadas como nocivas à saúde. As tabelas dos aromas de objetos cotidianos compiladas acima foram tiradas em parte dos trabalhos de toxicologistas e das listas de dados obrigatoriamente publicadas pelos fabricantes. Muito antes de Victor Robinson ter elogiado o alcatrão de hulha como fonte de novos remédios, sabia-se que ele era um agente de doença e morte. O virtuosismo do Herói Carbono está longe de ser inteiramente benigno.

Poucas décadas após a morte de Shakespeare, o inglês John Evelyn publicou seu *Fumifugium*, um panfleto em que denunciava os efeitos da inescapável fumaça de carvão sobre os londrinos: ela era "nociva e insalubre, [...] corrompendo os pulmões e desordenando todos os hábitos do corpo", a tal ponto que "mais da metade dos que morrem em Londres morre de doenças tísicas e pulmonares". Essa estatística não é confiável, mas muitos milhares de londrinos de fato morreram com o Grande *Smog* de 1952. E indícios dos efeitos mais insidiosos dos compostos voláteis gerados pela pirólise já haviam sido mencionados em 1775. O cirurgião londrino Percival Pott, médico de Samuel Johnson e Thomas Gainsborough, entre outros, notou que os limpadores de chaminés que higienizavam os depósitos de creosoto e fuligem – em geral, meninos novos que trabalhavam com pouca ou nenhuma roupa e quase nunca tomavam banho – eram "enfiados em chaminés estreitas, às vezes quentes, onde sofriam hematomas e queimaduras e quase sufocavam; quando chegavam à puberdade, eram particularmente vulneráveis a uma doença cruel, dolorosa e fatal". O "mal dos limpadores de chaminé" era o câncer de escroto.

Em 1993, após décadas de tentativas de se identificar a causa do "câncer do alcatrão" que acometia os trabalhadores do setor de carvão, um químico de nome James D. Cook e seus colegas extraíram duas toneladas de breu de alcatrão de hulha da London Gas Light and Coke Company e isolaram alguns gramas da provável culpada: uma molécula levemente aromática de cinco anéis e 25 carbonos chamada benzopireno. Mais ou menos na mesma época, acumulavam-se indícios de que o anel simples de seis carbonos chamado benzeno, útil como combustível para lâmpadas e como solvente – foi o primeiro agente usado na lavagem a seco –, podia causar leucemia e outros problemas do sangue. Os anéis de benzeno decorados com um e dois carbonos – o tolueno, os xilenos, o estireno e o etil benzeno – são menos perigosos, mas podem ter efeitos nocivos sobre o sistema nervoso – efeitos cujos primeiros estágios podem ser prazerosos, pois envolvem entorpecimento. E todos estão comumente presentes pelo menos em baixa quantidade tanto nas fábricas modernas quanto em seus produtos. Os toxicologistas agrupam o benzeno e seus aliados no acrônimo BTEX e verificam regularmente os índices dessas substâncias em produtos e ambientes. Mesmo quando não se apresentam em concentrações que causem perigo imediato, podem provocar dor de cabeça, irritação, problemas respiratórios e náuseas.

Já se constatou que muitas invenções químicas úteis são tóxicas. Muitas delas encerram estruturas carbônicas sintéticas com cloro, bromo ou metais pesados, como mercúrio ou cádmio; entre elas, temos as dioxinas, as bifenilas policloradas, vários pesticidas, produtos usados na fabricação de eletrônicos e até medicamentos. Toda vez que usamos água sanitária e desinfetantes à base de cloro pela casa, povoamos nosso ar com subprodutos clorados tóxicos. Mas os compostos voláteis do alcatrão de hulha, entre os quais se incluem alguns dos compostos mais comuns do mundo moderno, não foram inventados pelo ser humano. Os BTEX e outros parecidos com eles foram inventados no subterrâneo, a partir de algas e árvores mortas e enterradas, ou pelas árvores vivas que lhes deram seus nomes. Solventes como a acetona, o butanol e o isopropanol têm sido manufaturados em escala industrial com a ajuda de bactérias. Não são moléculas novas nem antinaturais. O que é novo é o grau a que estamos expostos a elas.

Os membros do reino animal sobrevivem graças ao consumo de outros seres vivos. Sempre consumiram substâncias químicas naturais que seus mecanismos químicos particulares não eram capazes de produzir e que podem prejudicar esses mecanismos caso não forem eliminadas – entre elas, muitos compostos voláteis agradáveis produzidos por ervas, flores e frutos. Como vimos, o corpo dos animais, assim como o nosso, desenvolveu sistemas para a eliminação dessas moléculas *xenobióticas* (ver p. 98) e se virou muito bem diante das baixas quantidades delas que se encontram no mundo natural – embora não alcance a perfeição. Com uma quantidade maior dessas substâncias, os sistemas se sobrecarregam, suas imperfeições se acentuam e as moléculas xenobióticas podem acabar se tornando *mais* tóxicas, e não menos. Isso acontece com o benzopireno: para excretá-lo, o corpo humano o modifica de tal maneira que ele pode danificar partes importantíssimas do nosso DNA.

Nossos ancestrais se expunham, com certeza, às substâncias voláteis geradas pela pirólise na fumaça de incêndios naturais, mas isso só acontecia de tempos em tempos. Quando trouxeram o fogo para dentro de cavernas e abrigos e passaram a respirar seus compostos voláteis o tempo todo, seus sistemas xenobióticos devem ter sentido o baque. Há indícios genéticos de que os primeiros seres humanos se beneficiaram de uma mutação aleatória que tornou *menos* eficiente seu sistema de eliminação do benzopireno, de modo que ele produzisse menos modificações que afetassem o DNA. Do mesmo modo, os seres humanos nunca haviam respirado tanto benzeno, tolueno e formaldeído em suas fogueiras domésticas quanto passaram a respirar quando invadimos o laboratório de alcatrão de hulha do Herói Carbono – nem haviam respirado tantas moléculas cítricas e florais usadas para dar um toque de "ar livre" à atmosfera de nossos ambientes internos. Nossos sistemas xenobióticos nem sempre estão à altura desses desafios. Por mais agradáveis que sejam os aromas de fumaça e de solventes, é prudente limitarmos nosso apreço por eles.

## O éter e seu caráter etéreo

É curioso que percebamos alguns desses xenobióticos que agora se tornaram abundantes como agradáveis. Com 8 anos de idade e apreciador de varetas derretidas e cola de modelo de montar, eu não estava em busca de um efeito psicotrópico; apenas apreciava os aromas. Uma das descrições gerais aplicadas aos aromas dos compostos petroquímicos de tamanho pequeno é "etéreo". O termo deriva do grego *aither*, que a princípio denotava uma substância semelhante ao ar respirada pelos deuses, pura, sutil, luminosa (a raiz da palavra grega significava "brilhar") e, depois, um fluido elementar intangível que permeia o universo físico. O éter tangível e cheirável surgiu no século XVIII, quando o químico alemão August Sigmund Frobenius, trabalhando em Londres, usou a palavra *Aether* para designar o produto de uma reação entre álcool e ácido sulfúrico. Descreveu esse líquido notável, que ferve na temperatura do nosso corpo, como tão volátil e inflamável que é "ao mesmo tempo fogo e uma água muito fluida"; era, segundo ele, "o fogo mais puro", queimando mesmo quando misturado com muitas vezes o seu volume de água, sem deixar nenhum traço de fuligem ou cinza. O *Aether* de Frobenius, que hoje é o nosso **éter dietílico**, consiste em duas cadeias de dois carbonos unidas por um átomo de oxigênio, e encontrou amplo uso como solvente – sintetizado a partir de compostos petroquímicos – e como um dos primeiros anestésicos cirúrgicos.

O éter é o protótipo dos solventes inebriantes, e a palavra *etéreo* – semelhante ao éter – sugere a qualidade de algo extremamente volátil, difuso, insinuante, que chega depressa ao nariz e dá a impressão de encher imediatamente a cabeça, dissipando-se logo em seguida. Uma vez que o éter tem o efeito de aquietar os neurônios do cérebro, talvez faça algo semelhante no nariz, além de estimular determinados receptores olfativos. Diz-se que muitos solventes têm cheiro "doce". O caráter etéreo talvez seja uma sensação complexa, ao mesmo tempo estimulante e calmante, e quiçá atraente por essa razão.

O que quer que se pense sobre o seu apelo sensorial, os aromas comuns de solventes, alcatrão e fumaça também são experiências diretas de algo extraordinário: daquilo que as energias da combustão, o peso dos oceanos e dos continentes e as redes neurais frágeis, facilmente alteráveis e imensamente capazes do *Homo sapiens* conseguiram fazer com a matéria dos seres vivos do planeta – tanto para o bem quanto para o mal.

Vamos nos voltar agora para outra conquista com prós e contras: os materiais voláteis que nossa espécie inventou para perfumar a si mesma e a suas casas e carros, sem e com a ajuda dos solventes e da química do alcatrão de hulha.

*Parte 5*
# OS AROMAS QUE ESCOLHEMOS

Capítulo 17

# FRAGRÂNCIAS

> Ao considerarmos as origens da química [...] o incensário tão usado em todos os templos até hoje pode ter sido, nos tempos antigos, uma das mais importantes inspirações para os que desejavam operar mudanças maravilhosas nas substâncias naturais tomando o fogo como instrumento [...] transformações associadas com o culto religioso, o sacrifício, o perfume ascendente de doce odor, a combustão, a desintegração, a transformação, a visão, a comunicação com seres espirituais e as garantias da imortalidade.
>
> Joseph Needham e Lu Gwei-djen, *Science and Civilisation in China*, 1974.

> Os óleos essenciais – são espremidos –
> O attar da rosa
> Não é extraído pelos sóis – somente –
> É um dom dos parafusos –
>
> Emily Dickinson.

Os cheiros que estudamos até agora são dados pelo mundo: estão no ar. Neste capítulo e nos dois capítulos seguintes, sobre alimentos cozidos e fermentados, trataremos de presentes deliberados: materiais e aromas que extraímos do mundo expressamente para nosso prazer.

As flores, as ervas e as especiarias cujos aromas nos agradam parecem fazê-lo por uma feliz coincidência, fruto tanto da criatividade química do reino vegetal quanto da adaptabilidade do nosso sistema nervoso. Mas as *fragrâncias* são produtos deliberados do engenho humano. Seus criadores põem em uso seu pensamento, sua imaginação, o fogo e ferramentas para gerar um deleite olfativo que ultrapassa o que a natureza tem a oferecer. No caso do incenso, o carvão em brasa expulsa os aromas presos na madeira e nas resinas para o ar e para dentro de nós. No caso dos óleos essenciais, aparelhos espremem o fugaz aroma de flores efêmeras para que seja engarrafado e apreciado a qualquer tempo. No caso dos perfumes, artistas do olfato reúnem substâncias aromáticas de diferentes continentes e origens e as misturam, criando composições totalmente novas. As fragrâncias são os materiais pelos quais a humanidade dá vazão a seu interesse habitual pelos aromas do mundo, brincando com eles e usando-os como desejar, seja para preencher um local de culto ou perfumar o pulso, seja para dar um toque especial no carro, no banheiro ou no Lulu.

A maioria dos animais presta atenção aos aromas, e muitos mamíferos se esfregam em folhas amassadas, em insetos e em suas próprias secreções e excreções para disfarçar-se, anunciar a própria presença ou medicar-se. Nossa espécie foi além do pragmatismo imediato da sobrevivência quando descobriu que os aromas podem reforçar e até despertar sentimentos fortes, da simples felicidade e tranquilidade até o desejo físico ou a intuição da existência de um mundo não físico – e a reverência perante ele. Desde o princípio dos tempos históricos, e provavelmente muito antes disso, ervas e flores comuns e a fumaça da lareira constituíam prazeres cotidianos; aromas raros ajudaram reis e sacerdotes a intimidar e a inspirar; e os devotos dos aromas trabalharam para capturar sua fugaz essência.

Por mais misteriosos que o incenso e as matérias-primas do perfumista pareçam a princípio, são um verdadeiro tesouro para todos os que têm curiosidade pelos aromas. São uma seleção das substâncias aromáticas mais interessantes do mundo, coletadas por muitas gerações de apreciadores dos aromas. Algumas nos são familiares do jardim e da cozinha, mas outras não são semelhantes a nada: árvores asiáticas feridas, liquens e materiais odoríferos extraídos do corpo de castores e baleias. Muitas sugerem o ar respirado por culturas antigas e distantes. Embora nem todos gostem de usar perfumes, o ato de cheirá-los nos dá a oportunidade de explorar alguns dos aromas mais complexos que existem.

Bem mais corriqueiros são os *sprays* para banheiro, colônias para cães e outros produtos desse tipo – as fumigações da vida moderna, curadas pela multidão. Elas incorporam uma dupla dose de engenhosidade: não somente capturam substâncias voláteis agradáveis como também são fabricadas sem a ajuda de nenhuma flor ou árvore. Várias moléculas inventadas pelas plantas – os terpenoides dos pinheiros, o limoneno cítrico, o mentol mentolado, o linalol e o geranial florais – são produzidas hoje em fábricas à razão de milhares de toneladas, a maioria delas com o intuito de criar a ilusão do frescor da natureza em incontáveis produtos usados dentro de casa: para os cuidados da pele, do cabelo e da boca; para o bebê; para os animais de estimação; para as superfícies do lar; para as roupas e o carro. Lançamos essas moléculas em nosso ambiente com *sprays*, velas perfumadas, difusores e aquecedores de óleos essenciais e nebulizadores e vaporizadores cada vez mais sofisticados. Encontramos perfumes em encartes de revistas. Lojas, hotéis, companhia aéreas e montadoras de automóveis perfumam seus espaços com misturas voláteis que reforçam sua identidade com uma "definição sensorial de marca". Pena que uma quantidade suficiente dessas moléculas acaba escapando de seus alvos imediatos a ponto de causar danos mensuráveis na qualidade do ar e da água das cidades.

Ainda que todos esses aromas artificiais não signifiquem muita coisa além das preferências do mercado de massa, da diminuição dos custos de manufatura e do aumento da poluição, a conquista que os torna possíveis – produzir aroma de rosas sem rosas, aroma de almíscar sem veados almiscarados – é impressionante. Representa o ápice de uma longa viagem de exploração do mundo invisível das moléculas voláteis, um esforço que atravessou gerações e pelo qual todos os interessados em aromas devem ser gratos. Desde os seus primórdios, as fragrâncias contaram com as tecnologias químicas da respectiva época para que se extraíssem os compostos voláteis de seus materiais de origem antes que desaparecessem no ar. O aroma ascendente do incensário pode ter inspirado os primeiros químicos a estudar as manifestações invisíveis da matéria. É certo que os materiais aromáticos chamaram a atenção dos primeiros químicos da era moderna, convidando-os a identificar as substâncias responsáveis por seus aromas, e, assim como o pegajoso alcatrão, provocaram intuições sobre o funcionamento do Herói Carbono, algumas delas chegando a ser recompensadas com o Prêmio Nobel. Os químicos das fragrâncias continuam expandindo nosso conhecimento do mundo volátil até hoje. Boa parte das informações apresentadas neste livro foi colhida em seus trabalhos.

Em grande medida, é graças à ascensão do setor das fragrâncias e ao mercado de massa que hoje em dia um amador curioso pode obter e cheirar não somente flores e madeiras finas, mas também uma série de essências e extratos, às vezes refinados, até se chegar a uma única substância volátil. Hoje em dia, mais do que nunca, os exploradores de cheiros podem experimentar o que Bruno Latour descreveu ao falar da formação de um perfumista: a descoberta de um novo mundo sensorial pela criação de um novo nariz.

## Incenso: a libertação das substâncias voláteis

O incenso, o "perfume ascendente de doce odor", pode ter sido a primeira fragrância. A palavra *incenso* vem de uma raiz antiga que significa "brilhar" e dá nome aos materiais que produzem fumaças aromáticas ao serem queimados na chama ou na brasa. Hoje em dia, evoca a recordação seja dos doces aromas de sândalo do sul da Ásia, seja do olíbano resinoso das igrejas nos ramos cerimoniais do Cristianismo. Na China antiga, é provável que os materiais aromáticos fossem artemísia, raiz de alcaçuz, madeira de magnólia e pimenta-de-sichuan. A produção intencional de fumaça em vez de fogo pode ter partido da observação de que a fumaça tem o poder de mascarar os aromas da vida e da morte humanas, de matar ou repelir pragas e de tornar mais lenta a deterioração do alimento. Fumaças características fornecidas por combustíveis especiais foram dedicadas a um uso mais cerimonial, para marcar ocasiões ou locais especiais, para homenagear os poderes ocultos acima de nós, para repelir poderes malignos dos arredores ou proteger os mortos em sua passagem para o outro mundo.

A queima de incenso teve seus altos e baixos no Ocidente judaico-cristão e na China, onde alguns reformadores da Igreja e sábios chineses o condenaram como uma distração em relação à verdadeira espiritualidade. Essa ambivalência pouco afetou o restante do Velho Mundo. A Índia liderou o desenvolvimento de blocos e varetas de incenso manufaturados, aromatizados com alguma mistura de madeiras, resinas, óleos e substâncias sintéticas aromáticas. Vários bilhões de varetas de incenso, os *agarbatti*, são queimadas diariamente nas oferendas de *puja*, como auxílio à meditação ou simplesmente para perfumar o ar. Em boa parte da Ásia e do Oriente islâmico, o cheiro de incenso continua a ser uma presença constante na vida pública e privada.

O que distingue a fumaça do incenso da fumaça comum de madeira é sua riqueza aromática, produzida pelos próprios materiais e por um método de aquecimento que libera suas substâncias voláteis, em vez de consumi-las. As madeiras e as resinas usadas como incenso costumam ser "queimadas" em pequenos pedaços ou em pó sobre carvão em brasa, cuja temperatura superficial fica entre 400°C e 600°C. Nessa faixa, a maioria das substâncias voláteis características evapora no ar sem ser modificada ou destruída pelo calor, ao passo que os materiais vegetais genéricos são decompostos em fenóis e aldeídos com aromas igualmente genéricos de fumaça.

As moléculas que definem os materiais usados como incenso são, com frequência, sesquiterpenoides pesados de quinze carbonos e outros compostos voláteis reticentes que mal se evidenciam na madeira ou na resina intactas. Depois de o calor lançá-los no ar, onde podemos sentir seu cheiro, eles tornam a se condensar sobre superfícies mais frias, permanecem ali e depois voltam ao ar mais lentamente, na forma de um aroma mais suave, de fundo. É exceção a esse padrão a prática dos indígenas norte-americanos de queimar bolas ou feixes de ervas secas e puxar a fumaça com as mãos para passá-la no corpo (*smudging*); as mais usadas para esse fim são a sálvia-branca e a gramínea *Hierochloe odorata*, que liberam, respectivamente, terpenoides pungentes e resfriantes e cumarina doce, com cheiro semelhante ao de feno.

Já encontramos várias resinas e madeiras comuns usadas como incenso em nossa floresta virtual (ver p. 201, 205), por isso, vou apenas listá-las aqui como referência. No entanto, o leitor faria bem em reler nossas anotações acerca do olíbano e do agáloco.

**ALGUMAS ERVAS USADAS NOS RITOS DOS INDÍGENAS NORTE-AMERICANOS**

| Material | Aromas componentes | Moléculas |
|---|---|---|
| sálvia-branca (*Salvia apiana*) | eucalipto, cânfora, pinho | eucaliptol, cânfora, pineno |
| gramínea (*Hierochloe odorata*) | feno doce, pão assado, frutos secos, essência de amêndoas | cumarina, furfural, benzaldeído |

**ALGUMAS RESINAS E GOMAS USADAS COMO INCENSO E COMO PERFUMES**

| Material usado como incenso | Aromas componentes | Moléculas |
|---|---|---|
| olíbano (*Boswellia sacra* [*carteri*]) | incenso, igreja antiga, amadeirado, pinho, pimenta | ácidos olibânicos, pineno, mirceno, linalol, cresol, mustacona, rotundona |
| olíbano (*Boswellia papyrifera*) | incenso, igreja antiga, fresco, verde, terroso, cogumelo, floral | ácidos olibânicos, acetato de octila, octanol, limoneno, geraniol, linalol |
| mirra (*Commiphora myrrha*) | quente, doce, couro, cogumelo, sub-bosque | furanoeudesmadieno, lindestreno, curzerenjo (furano-sesquiterpenoides de 3 anéis) |
| benjoim (*Styrax tonkinensis* e *benzoin*) | balsâmico, doce, frutado, floral | ácido benzoico, ésteres benzoatos, vanilina; ácido cinâmico e ésteres cinamato, estireno |
| estoraque (*Liquidambar orientalis* e *styraciflua*) | doce, plástico, pinho, amadeirado, floral, frutado | estireno, pineno, cariofileno, ésteres cinamato |
| copal (espécies dos gêneros *Bursera*, *Hymenaea*, *Protium*) | amadeirado, picante, pinho, resinoso | copaeno, germacreno, pineno, sabineno |

**ALGUMAS MADEIRAS USADAS COMO INCENSO E COMO PERFUMES**

| Material usado como incenso | Aromas componentes | Moléculas |
|---|---|---|
| sândalo (*Santalum album*) | amadeirado, creme, pó, suor, fumaça, urinoso | santalol, santalal (sesquiterpenoide) |
| cedro (*Cedrus atlântica, libani, deodara*) | resinoso, amadeirado, doce | pineno, himalachenos, himalachóis, atlantona |
| "Cedro" (espécies dos gêneros *Thuja* e *Juniperus*) | amadeirado, cânfora, pinho, verde | tujone, sabinense, terpineol, cedreno, cedrol |
| palo santo (*Bursera graveolens*) | doce, hortelã, floral, amadeirado, pinho | carvona da hortelã, lactonas da hortelã (benzofuranonas), pulegona, terpineol, bisaboleno |
| agáloco, *oud* (espécies do gênero *Aquilaria*) | rico, amadeirado, doce, floral, baunilha, animal | sesquiterpenoides únicos e diversos, benzopironas, furanos |

As madeiras e as resinas que se queimam em combustão lenta podem operar maravilhas na imaginação e nas emoções, mas, como toda matéria pirolisada, não fazem bem aos pulmões. Sabe-se que o incenso gera um nível potencialmente danoso de várias toxinas conhecidas que ficam no ar (óxidos de nitrogênio e enxofre, formaldeído, monóxido de carbono). Por isso, o melhor para a saúde em longo prazo é usar incenso apenas de vez em quando ou em vaporizadores que prescindem da combustão (ver p. 497).

## Incenso por acaso: tabaco, maconha, moxabustão

O tabaco é o nosso moderno incenso não religioso: uma substância submetida à combustão lenta cuja fumaça serve não para propiciar ou inspirar, mas sim para aliviar o desejo provocado pela dependência da nicotina, uma droga estimulante. A fumaça de tabaco tinha e tem uso cerimonial entre os povos americanos que a inalaram pela primeira vez, mas foi sua introdução no comércio europeu que culminou na invenção do cigarro, considerado pelo historiador Robert N. Proctor "o artefato mais mortífero já inventado na história da civilização humana", consumido por bilhões de pessoas todos os dias apesar de seu papel comprovado na indução de doenças cardíacas e câncer. Embora seja tóxico, o tabaco é um material aromático notável, um marco olfativo instantaneamente reconhecível que pode ser apreciado fumado ou não.

A *Nicotiana tabacum* é um membro da família de plantas que inclui tanto o tomate, comestível, quanto a beladona, tóxica. Tem folhas grandes e largas, pegajosas e amargas, armadas com defesas químicas tão eficazes – entre as quais a nicotina – que pode deixar doentes os trabalhadores que as colhem e manipulam. Um século depois de emissários do povo aruaque terem dado folhas de presente a Colombo, que não se impressionou, colonos ingleses nos arredores da baía de Chesapeake já estavam ganhando um bom dinheiro vendendo tabaco ao mercado europeu para ser mascado ou fumado em cachimbos ou charutos enrolados em folhas. Para produzir uma forma de tabaco capaz de sobreviver às semanas de trânsito marítimo sem apodrecer nem virar pó, os colonos desenvolveram um processo de cura que também revelou o potencial aromático da folha.

Nesse processo, primeiro se deixava que as plantas colhidas murchassem no próprio local da plantação. Depois, elas eram colocadas para secar durante quatro a oito semanas, às vezes sobre uma fogueira fumarenta. As folhas eram empilhadas ainda levemente úmidas e postas para fermentar durante meses, ao longo dos quais os microrganismos e as enzimas das próprias folhas trabalhavam para torná-las flexíveis e resistentes à deterioração. Depois de uma segunda secagem e de mais um ano de maturação, as folhas estavam prontas para o embarque. Esse tabaco forte e escuro foi chamado **burley**.

O moderno estilo de tabaco, encontrado na maioria dos cigarros, possui coloração mais clara e cheiro mais leve. Além disso, sua fumaça é mais fácil de ser inalada com frequência. Começou a ser produzido na década de 1840, na Carolina do Norte, a partir do cultivo de plantas descoradas em solos esgotados; desenvolveu-se depois com a secagem das folhas sem fumaça durante apenas uma semana antes da fermentação e da maturação. O resultado foi o fumo **amarelinho**, que se tornou dominante com a invenção do cigarro enrolado em papel, que se prestava à produção mecanizada e se tornou o produto de tabaco mais vendido para as massas ainda antes da Primeira Guerra Mundial.

O aroma único das folhas de tabaco em combustão lenta tem duas chaves. Em geral, as folhas verdes contêm muito mais nitrogênio em seus mecanismos proteicos ativos do que as madeiras e as resinas – no mínimo, dez vezes mais. A nicotina e outros alcaloides também contêm nitrogênio, e, além dos fragmentos proteicos, contribuem com notas de tabaco de caráter mais animalesco – a própria nicotina se torna volátil e adquire leve aroma de peixe quando aquecida, e as piridinas geradas pela pirólise têm esse mesmo caráter, embora mais acentuado. O escatol acrescenta uma nota fecal, e a reação com os açúcares gera anéis de pirazina com aroma terroso e tostado.

A segunda chave do aroma de tabaco é o fato de as folhas serem portadoras de grandes moléculas terpenoides, pesadas demais para serem voláteis, mas que podem ser decompostas em fragmentos que se tornam voláteis. As glândulas pegajosas das folhas contêm diterpenoides defensivos de vinte carbonos que se fragmentam em moléculas notáveis também encontradas na resina de ládano e no âmbar-gris de baleia (ver p. 483). Os pigmentos carotenoides alaranjados e amarelos, que se evidenciam à medida que a clorofila perde a cor, contêm cerca de quarenta átomos de carbono. A maior parte dos carotenoides se decompõe durante a cura e a maturação; alguns se transformam em fragmentos com cheiro de tabaco e feno, outros em compostos voláteis doces, florais ou frutados.

Ou seja, o aroma típico do tabaco comum é uma mistura rica e variável de muitas notas vegetais, animais e de artigos cozidos. Os tabacos *burley* e de charuto têm sabor mais forte que o amarelo, pois encerram mais moléculas nitrogenadas, e sua cura gradual opera uma quebra mais completa das moléculas complexas das folhas. Os tabacos claros usados em cigarro conservam mais açúcares, que se pirolisam durante a combustão e emitem aromas doces, de caramelo, transformando-se ainda em ácidos que neutralizam a agressividade da nicotina e da amônia alcalinas. Os tabacos **orientais**, curados no sol e mais raros, produzidos no Mediterrâneo oriental quente e seco, têm folhas de sabor forte, ricas em moléculas "macrocíclicas" grandes e persistentes, importantes na perfumaria (ver p. 480), além de ácidos de cadeia curta e ramificada que acrescentam notas de manteiga, queijo e suor. E o **tabaco perique**, da Louisiana, já quase extinto, derivado de um processo da tribo choctaw em que as folhas são comprimidas durante a fermentação, desenvolve um aroma característico de vinho e conhaque com vários álcoois de cadeia curta e ramificada e seus ésteres.

A melhor maneira de explorar os aromas do tabaco consiste em procurar fumos para cachimbo sem mistura. Os cigarros manufaturados, o tabaco para mascar e o fumo de rapé são misturas e "temperados" com aditivos – sobretudo açúcar, baunilha e mentol – que os tornam menos irritantes. Não sou fumante, mas gosto de sentir o cheiro do fumo de cachimbo recém-tirado da embalagem, aquecido em um vaporizador (ver p. 497) ou aceso em um cachimbo, onde queima em combustão lenta como um incenso.

Assim como as outras fumaças, a de tabaco deixa um aroma persistente nas superfícies com que entra em contato. Entre os vestígios da fumaça que aí permanecem estão as piridinas e as pirazinas nitrogenadas, tendo as primeiras um leve aroma de podridão, mofo e peixe e as segundas, aroma de terra. São essas moléculas as responsáveis pelo **hálito de tabaco**: a boca tem infinitas reentrâncias e moléculas pegajosas nas quais essas substâncias voláteis podem se alojar. Os restos de cigarro em **cinzeiros** também emitem várias substâncias fenólicas com aroma medicinal, plástico e de estrebaria, além do escatol de aroma fecal.

**ALGUMAS FOLHAS COMBUSTÍVEIS E SUAS FUMAÇAS**

| Folha ou fumaça | Aromas componentes | Moléculas |
|---|---|---|
| folha de tabaco curada, vários estilos (*Nicotiana tabacum*; Américas) | frutado, floral, violeta; quente, animálico; peixe, suor, couro; doce, tostado, terroso | fragmentos de terpenoides (damascona, damascenona, megastigmatrienonas, iononas, di-hidroactinidiolida, solanona); pentadecanolida e outros anéis grandes, naftofurano de âmbar; piridinas, ácidos metilbutanoico e metilpentanoico; vanilina, benzaldeído, pirazinas |
| fumaça genérica de folhas | pungente, solvente, fumaça, estrebaria, doce | formaldeído, acetaldeído, acetona, acroleína, furfural, guaiacóis, fenol, cresóis, benzeno, tolueno, butadieno, amônia, piridinas |
| fumaça de tabaco | pungente, penetrante, tostado, couro, animalesco, peixe, doce, frutado, floral | substâncias voláteis da fumaça genérica de folhas e do tabaco curado + indol, escatol, dimetil sulfeto, outras piridinas e pirazinas |
| fumaça de maconha, cânhamo (*Cannabis sativa* e *indica*; Ásia) | terroso, herbáceo, amadeirado, floral, cítrico, pinho, sálvia, diesel, cangambá | substâncias voláteis da fumaça genérica de folhas + mirceno, humuleno, naftalenos, dimetil trissulfeto |
| fumaça de moxabustão (espécies do gênero *Artemisia*; China) | resinoso, herbáceo, resfriante | substâncias voláteis da fumaça genérica de folhas + pineno, sabineno, tujeno, eucaliptol, cânfora |

O tabaco representa um dos principais setores da economia mundial e um dos que mais fazem mal; por isso, muito dinheiro já foi gasto para analisar a sua química. A **maconha** ou **cânhamo** é muito menos estudada, embora sua fumaça seja inalada há pelo menos tanto tempo quanto o tabaco. Um recente estudo comparativo do tabaco e da maconha mostra que, como esperado, as duas fumaças partilham diversas substâncias voláteis, mas não partilham muitas outras. Entre as diferenças mais marcantes estão a presença, exclusivamente na maconha, de terpenoides resinosos, um trissulfeto e naftalenos e a ausência nela dos fragmentos de terpenoides frutados e florais que são gerados durante a cura do tabaco.

A **moxa** usada no processo de moxabustão são as folhas e os caules secos e refilados de algumas espécies do gênero *Artemisia*, rico em terpenoides, uma das quais o absinto, chamada de *Wormwood* (pau-de-vermes) em inglês por ser usada como antiparasítico (ver p. 269). A fumaça da moxabustão é usada na medicina tradicional chinesa como desinfetante geral para o ar e a pele e como tratamento específico para males externos. Diz-se que provoca certos efeitos no corpo quando inalada; a cânfora, resfriante, é um de seus compostos voláteis amadeirados. O nome *moxabustão* designa a pirólise da moxa.

## Perfumaria: a captura das substâncias voláteis

A queima do incenso libera as substâncias voláteis presas nos materiais aromáticos, que ficam livres para perfumar o ar. A perfumaria também liberta as substâncias voláteis dos materiais aromáticos, mas torna a capturá-las para que possamos misturá-las e perfumar o que quisermos com elas. A palavra *perfume* vem do latim e significa "por meio da fumaça", e de fato é possível que a fumaça aromática tenha sido o primeiro perfume: os compostos voláteis da fumaça e do incenso se apegam às roupas, à pele e ao cabelo. A antropóloga Aïda Kanafani-Zahar descreve com vividez o modo como as mulheres árabes posicionam um incensário aceso sob seus mantos em um ritual social de incensamento, e, por experiências que tive em aeroportos, sou testemunha da rica fragrância que emana dos vestidos das mulheres médio-orientais. A fumaça do incenso, no entanto, voa em todas as direções. Os perfumes são fragrâncias de precisão. Combinam substâncias aromáticas particulares em proporções específicas e podem ser espalhados sobre uma área ampla ou aplicados com discrição atrás da orelha.

Como temática, o perfume é infinito: são tantos ingredientes, tantas formas de manipulá-los e misturá-los, tantas culturas, tantos séculos! É uma história que engloba religião, romance e grosseria: o óleo da unção do Êxodo e a mistura do sagrado com o sensual no *Cântico dos Cânticos*, o grego Teofrasto notando que a fragrância aplicada no pulso é particularmente doce (*hedys*), a associação entre os aromas e a purificação feita pelo profeta Maomé e a associação entre os cheiros e a saúde e a vida civilizada feita pelos povos do sul da Ásia, os sabonetes, os pós para cabelo, o rapé e as luvas perfumados da Renascença, o frasco diário de Água de Colônia usado por Napoleão, o gosto de Josefina pelo almíscar, as máscaras faciais das gueixas perfumadas com o vapor de uma chaleira cheia de rosas, a união entre moda e fragrância com Coco Chanel, a recente proliferação de perfumes promovidos por celebridades... E, além de tudo isso, é uma história dos muitos disfarces do Herói Carbono e de mil anos de engenho humano aplicados à extração dos mais cheirosos desses disfarces. Vamos seguir esse enredo menos conhecido.

Nos primeiros tempos, os perfumes eram preparados de uso medicinal, ritual e cosmético, feitos com materiais aromáticos locais e com os exóticos que chegavam de terras distantes graças ao comércio. Os primeiros métodos de extração consistiam na prensagem dos sumos de materiais macios, como flores, ou em deixar os materiais sólidos de molho em um líquido. Os óleos se tornaram o veículo preferido para a extração, em um reconhecimento prático primitivo de que os materiais essenciais dos aromas se dissolvem melhor em óleo que em água. Os egípcios perfumavam a cabeça com cones de cera infusos em óleo, e Moisés ungiu o altar de seu povo com azeite de oliva aromatizado com mirra, canela e cássia.

Uma segunda intuição muito antiga pode ter sido inspirada por uma observação simples: quando a água é aquecida em um recipiente, o vapor úmido escapa de sua superfície para o ar e, ao tocar em uma superfície mais fria acima – uma mão, uma folha grande, uma tampa –, ele se condensa e assume de novo a forma líquida. Há pelo menos 5 mil anos, os povos de várias culturas perceberam que, quando materiais aromáticos são cozidos na água, alguns de seus aromas escapam com o vapor e podem ser condensados e coletados conjuntamente – aromas e vapor –, formando um extrato aromático. Grandes panelas de cerâmica aparentemente construídas para isso foram encontradas em Tepe Gawra, no Iraque, num assentamento datado de cerca de 3000 a.C.: as panelas têm uma borda sulcada que poderia coletar o líquido condensado que escorria pela superfície interior da tampa. A condensação de substâncias aromáticas fervidas na água é um extrato muito mais refinado que o extraído por pressão ou infusão em óleo. Consiste em substâncias aromáticas e água, mais nada. Todos os outros componentes da flor, da erva ou da especiaria permanecem na água da cocção – ou no próprio material de origem quando este é suspenso sobre a água e recebe apenas o contato do vapor. Simples e engenhoso!

E de amplo alcance. Esse método de aquecimento de materiais complexos e coleta de seus vapores foi chamado **destilação**, do latim "gotejar". Uma vez que as moléculas voláteis particulares tendem a passar do estado sólido para o líquido e deste para o de vapor a temperaturas determinadas, versões cada vez mais complexas do processo de destilação se tornaram, e continuam sendo, poderosas ferramentas para a dissecção de materiais voláteis de todo tipo, mediante redução dos diversos compostos a seus elementos construtivos.

## Destilação, óleos essenciais e hidrolatos, *enfleurage*

As culturas antigas inventaram diversos aparelhos para destilação ou *destiladores*. Um dos projetos mais influentes já estava em uso há 3 mil anos em Pirgos, um centro industrial da Idade do Bronze situado na ilha de Chipre, no Mediterrâneo: uma panela cuja tampa tem uma abertura por onde passa um tubo que conduz o vapor para outra panela, onde este é coletado. Esse *alambique* (da palavra árabe que significa "taça") com dois recipientes foi adotado pelos alquimistas gregos e árabes em suas investigações sobre os materiais naturais. Um dos primeiros produtos assim obtidos foi o composto petroquímico refinado, um óleo de lâmpada semelhante ao nosso querosene (ver p. 434). E os perfumistas árabes usavam versões do alambique para obter extratos condensados de compostos voláteis de flores.

No cruzamento do Oriente com o Ocidente, a Pérsia, sempre poderosa e influente, tinha um interesse profundo pela cultura materialista – seda, jardins de flores e frutos exóticos, comidas, bebidas e fragrâncias –, e transmitiu esse interesse a seus conquistadores árabes. Por volta do ano 800, os perfumistas árabes já haviam destilado uma essência de rosas que os mais ricos usavam para perfumar a si mesmos, bem como a seus alimentos e bebidas. Sete ou oito séculos depois, seus sucessores começaram a separar a essência destilada em suas duas partes: um volume maior de vapor de água condensado e a fina camada de óleo que se formava aos poucos e flutuava sobre a água.

Essa fase flutuante do destilado foi chamada *attar* ou *otto* (do árabe *itr*, "aroma") e, no Ocidente, de **óleo essencial**: "essencial" porque portava a essência do material aromático destilado e "óleo" porque se comportava como os óleos de cozinhar e de iluminar, flutuando sobre a água, em vez de se misturar com ela. A camada oleosa era o concentrado dos compostos voláteis da rosa em estado puro, sem diluição em água, ao passo que a água abaixo dela continha a fração hidrossolúvel dos mesmos compostos. A solução aquosa é chamada hoje de **hidrolato** ou simplesmente *água floral*, e é um produto bem mais barato que o óleo essencial correspondente. Com o tempo, as águas de rosa e de flor de laranjeira se tornaram materiais perfumantes de uso cotidiano no mundo árabe e entre os povos influenciados pelos árabes.

Um método diferente para a captura de compostos voláteis acabou por se desenvolver porque muitas flores aromáticas, entre as quais o jasmim, a violeta e o jacinto, não emitiam mais aroma algum quando sujeitas à umidade e ao calor da destilação. Nessa prática, chamada ***enfleurage***, os perfumistas misturavam flores recém-colhidas em um recipiente com sementes ricas em óleo – gergelim no mundo islâmico, sementes de melão ou amêndoas na Europa renascentista. Os óleos das sementes absorviam e acumulavam as substâncias voláteis emitidas por levas sucessivas de flores; depois, os óleos das sementes eram extraídos por prensagem, e os sólidos das sementes eram usados como uma pasta aromatizada. Mais tarde, perfumistas franceses substituíram as sementes por tecidos de algodão embebidos em óleo e, por fim, por placas de vidro revestidas de banha ou sebo refinados.

Por mais engenhosa que seja, a *enfleurage* é um processo lento e pouco eficiente. Já a destilação tradicional, mesmo quando funciona, cozinha o material aromático original, produzindo extratos que em geral são muito diferentes dos aromas do material fresco. Peter Wilde, um pioneiro do desenvolvimento dos extratos modernos, fez um comentário famoso: "quando se faz um óleo essencial de casca de laranja, o que se obtém não é a essência de laranja, mas de geleia de laranja". Extratos mais convenientes e fiéis se tornaram possíveis quando os perfumistas recorreram à perícia cada vez maior dos químicos e à assistência de uma essência volátil cativa e particularmente apreciada.

## A captura de substâncias voláteis com outras substâncias voláteis: o álcool

Mais ou menos na mesma época em que começaram a criar rebanhos de animais e cultivar os campos, os seres humanos descobriram que eram capazes de transformar alimentos doces e amidosos em bebidas inebriantes. Com o tempo, quem sabe pela primeira vez no norte da Índia, os povos de todo o mundo desenvolveram métodos para tornar essas bebidas mais fortes. Há mil anos, químicos árabes descobriram que, assim como fazia com os aromas dos materiais aromáticos, a destilação podia extrair a essência inebriante do vinho de uva. Mais tarde, os alquimistas europeus deram diversos nomes ao produto dessa destilação – uma mistura de água e essência destiladas –, apreciado tanto como bebida inebriante quanto como remédio: *aqua vitae* ou *eau de vie*, que significa "água da vida" em latim e em francês, respectivamente, ou ainda *álcool*, do árabe *al-kuhul*, um "pó muito fino". *Álcool* acabou por se tornar o nome da própria substância volátil inebriante e, depois, da família de substâncias químicas que a incluem, de modo que os químicos hoje se referem ao álcool original, derivado do vinho, como *álcool etílico* ou *etanol*. Aqui usaremos apenas o nome comum.

O **álcool** é uma das substâncias voláteis do nosso *kit* básico: a cadeia de dois carbonos $H_3C-CH_2OH$. O par de oxigênio e hidrogênio (OH) em uma das extremidades equivale a dois terços de uma molécula de água, HOH, e faz com que as moléculas de álcool se misturem facilmente com as de água. No entanto, a cadeia carbônica (C-C) do álcool é mais semelhante às cadeias e aos anéis pequenos de outras substâncias voláteis comuns (com quatro a dez carbonos em regra) e às cadeias longas das gorduras e óleos (de dezesseis a vinte carbonos). Por isso, as moléculas de álcool em uma mistura de água e álcool são menos apegadas à mistura e mais fáceis de separar pelo calor. Quando se aquece com suavidade um vinho que contém 10% de álcool e 90% de água, os vapores inicialmente produzidos têm a proporção inversa. Uma destilação simples de vinho ou cerveja pode produzir uma *eau de vie* com 30% ou 40% de álcool.

O álcool concentrado veio ajudar os perfumistas de diversas maneiras. A própria natureza do álcool, uma substância volátil de cadeia carbônica, o habilita a dissolver e reter outros compostos voláteis com mais eficiência que a água, de modo que as *eaux de vie* são melhores que a água e o vinho para extrair os compostos voláteis das substâncias aromáticas mergulhadas nelas. Como os apreciadores do Limoncello sabem, para produzir um bom extrato da casca de frutos cítricos basta mergulhá-la em vodca. Na época da Renascença, os perfumistas estavam usando *eau de vie* para produzir extratos semelhantes de cascas de frutos cítricos, ervas e especiarias, além de resinas de árvores insolúveis em água e materiais cerosos de origem animal, como almíscar e âmbar-gris. Esses extratos eram chamados de **eaux**, **infusões**, e quando extraíam não só as substâncias voláteis, mas também pigmentos, **tinturas**. Eles podiam, por sua vez, ser novamente destilados, fornecendo um extrato ainda mais refinado, uma *eau de vie* secundária sem pigmento algum e nenhuma outra cadeia carbônica não volátil.

A primeira fragrância a ganhar popularidade internacional e duradoura foi a *eau de vie* setecentista chamada Água de Colônia, aromatizada com uma mistura de cascas de frutos cítricos e ervas, que também servia, em sua época, de remédio que podia ser bebido. Seu grande apelo se explica não só pelo aroma refrescante, mas também pela sensação de frescor congruente criada pelo álcool que lhe servia de base. Antes das "águas da vida", a maioria das substâncias aromáticas era extraída e misturada em algum tipo de óleo. As cadeias carbônicas longas dos óleos não são voláteis, de modo que, aplicadas à pele, recobrem-na por muito tempo e liberam lentamente os aromas nelas dissolvidos; além disso, a oxidação as fragmenta com facilidade, fazendo-as liberar seus próprios compostos voláteis com cheiro rançoso (ver p. 555). Já o álcool de dois carbonos não se oxida facilmente e é mais volátil que quase todas as moléculas aromáticas. Quando aplicado à pele em uma *eau de vie* perfumada, ele evapora de modo rápido e completo, resfriando a pele à medida que desaparece. Leva consigo seu aroma pungente, mas brando, deixando para trás apenas uma leve umidade e as moléculas aromáticas.

O álcool ganhou ainda mais destaque na perfumaria depois de 1800, com a crescente disponibilidade de destilados contendo mais de 80% de álcool. Havia tão pouca água nesses produtos que mal permanecia na pele: já não se tratava de uma *eau de vie*, mas de um álcool propriamente dito. O álcool concentrado também se mistura razoavelmente bem com óleos e gorduras líquidas, sendo por isso capaz de "lavar" ou extrair os compostos voláteis contidos em óleos de infusão e gorduras de *enfleurage*. Tornou-se, assim, o solvente e o veículo predileto das fragrâncias, a base à qual extratos de todo tipo podem ser misturados para que sejam então aplicados no corpo. Hoje em dia, o álcool (muitas vezes "desnaturado" por meio de aditivos que o tornam não potável) está presente em dois terços ou mais dos perfumes disponibilizados em frasco, inclusive os mais finos.

## A captura de substâncias voláteis com outras substâncias voláteis: éter, hexano, $CO_2$

Apesar de todas as suas vantagens, o álcool tem uma importante desvantagem na extração de compostos voláteis: a facilidade com que se mistura com água. Não se trata de uma questão importante quando ele é usado para extrair os compostos de materiais secos, como resinas e especiarias. No entanto, ao ser utilizado para fazer a infusão de ervas e flores *frescas*, o álcool também extrai líquidos aquosos com os compostos voláteis; a água e as moléculas dissolvidas nela reagem entre si e mudam o aroma do extrato. O solvente ideal para fragrâncias teria que ser, então, repelente à água, como as gorduras e os óleos, de modo a serem extraídas somente moléculas de cadeia carbônica, e ao mesmo tempo precisaria ser volátil como o álcool, de modo que pudesse evaporar depois de fazer o trabalho de extração.

Os químicos mais uma vez inventaram um jeito melhor de capturar as substâncias voláteis. Em 1729, August Sigmund Frobenius, nascido na Alemanha, já havia descrito à Royal Society da Inglaterra como fazer essências aromáticas com éter, a cadeia sintética de quatro carbonos que não se mistura bem à água e ferve na temperatura do corpo (ver p. 450). Basta infundir qualquer substância aromática em éter frio, coar o éter e deixá-lo evaporar. O que sobra é um extrato quase puro das moléculas de cadeia carbônica da substância aromática. Mais uma vez, um método simples e engenhoso!

Demorou mais um século, mais ou menos, para que os químicos franceses começassem a trabalhar nesse ramo, mas esse método básico – a **extração por solventes** – aos poucos suplantou a destilação no setor cada vez mais amplo das fragrâncias, e substituiu a *enfleurage* de modo quase completo. O hexano, por fim, se tornou o solvente mais apreciado; uma cadeia de seis carbonos semelhante à gasolina, descoberta pelos químicos no petróleo e hoje extraída dele, é um composto mais barato, mais estável e menos tóxico que o éter.

A extração dos compostos de uma flor ou de uma erva por solvente produz dois materiais úteis para as fragrâncias. Remove as gorduras e os materiais cerosos com as substâncias voláteis, de modo que, depois que o hexano evapora, o extrato inicial pode ser viscoso ou até sólido. Por isso, passou a ser chamado de *concreto*. O concreto é misturado com álcool concentrado para que se extraiam dele os compostos voláteis de cadeia curta; o álcool é evaporado, e o que se obtém é o equivalente não cozido de um óleo essencial chamado de **absoluto**, pois é extraído do concreto por solução. Como os óleos essenciais, os concretos e absolutos representam frações mínimas das flores frescas originais: 20 quilos de rosas são necessários para extrair uma colher de chá de óleo de rosa.

Absolutos, concretos, óleos essenciais, tinturas: esses foram os materiais básicos da perfumaria moderna à medida que se desenvolvia na virada do século XX. Entre as inovações disponíveis hoje em dia incluem-se o uso de solventes novos, a chamada extração por $CO_2$ supercrítico, na qual o dióxido de carbono gasoso é pressurizado até chegar quase ao estado líquido, e as destilações "fracionadas" ou "moleculares" em temperaturas e pressões muito baixas, que permitem a separação e a coleta dos componentes voláteis individuais dos extratos, que são chamados então de **isolados**. Todos esses materiais costumam ser chamados de "naturais" porque se originam de plantas e animais vivos e refletem suas qualidades, em contraposição aos materiais sintéticos, que são produzidos a partir de resíduos de plantas e matérias-primas químicas baratas. O termo pode ser enganoso, no entanto, pois esses materiais "naturais" também são produtos de uma ciência e uma tecnologia químicas altamente sofisticadas. Com frequência, quanto mais o perfumista quer uma fragrância próxima à natural, mais tecnologia ele é obrigado a utilizar!

Os diferentes extratos são como os diferentes desenhos que vários artistas fazem de uma mesma flor: cada um se assemelha à original de uma maneira. Para ter uma ideia de quanto os perfis voláteis dos extratos podem variar, considere um aspecto do aroma complexo de uma rosa. Duas das substâncias voláteis mais abundantes nela são o feniletanol, genericamente floral, e o citronelol, com aroma de rosa e cítrico. Os químicos especializados em fragrâncias descobriram que a flor viva, ainda na planta, emite cerca de três vezes mais feniletanol que citronelol e que o simples ato de cortar a flor da planta inverte esse equilíbrio. Depois, dentre os diversos extratos de flores cortadas que eles analisaram, o óleo essencial destilado refletia as proporções da flor cortada, ao passo que o hidrolato (água de rosas) se assemelhava mais à flor no pé, assim como o absoluto extraído por solvente. O extrato por $CO_2$ supercrítico equilibrava melhor as duas qualidades. Quando essa variabilidade é extrapolada para os demais compostos voláteis da rosa, fica claro que os diferentes extratos de rosa vão ser todos reconhecíveis como tais, mas cada um com as suas nuanças. O mesmo vale para os extratos aromáticos em geral. Os perfumistas podem escolher entre diversas versões para cada ingrediente em suas composições.

**PRESENÇA DE DOIS COMPOSTOS VOLÁTEIS NA ROSA VIVA E NOS EXTRATOS DE ROSA (PORCENTAGEM DA QUANTIDADE TOTAL DE COMPOSTOS VOLÁTEIS)**

| Molécula | Rosa, planta intacta | Rosa, cortada | Água de rosas (hidrolato) | Óleo essencial de rosas | Absoluto de rosas | Extrato de rosas por $CO_2$ |
|---|---|---|---|---|---|---|
| citronelol (rosa, doce) | 18 | 60 | 15 | 30-40 | 7 | 30 |
| feniletanol (floral) | 60 | 15 | 50 | 2 | 50 | 50 |

Fonte: K. H. C. Başer, M. Kurkcuoglu et al, Universidade Anadolu, Turquia; ver Bibliografia selecionada, p. 658.

Basta de falarmos sobre a perpétua tentativa de capturar os aromas agradáveis do mundo e passemos aos materiais aromáticos que os inspiraram. As seis seções seguintes darão uma amostra dos materiais cujos compostos voláteis geralmente são extraídos para perfumaria. Alguns deles serão retomados de capítulos anteriores.

## Materiais vegetais usados em fragrâncias: flores, frutas, folhas

As **flores** são a inspiração e o coração da perfumaria, o arquétipo da transfixação da beleza olfativa. Sua fragilidade e sua evanescência dificultam a captura das substâncias voláteis. São poucos os extratos florais encontrados rotineiramente no mercado; as aproximações sintéticas são muito mais comuns.

As três flores mais usadas em perfumaria são utilizadas desde tempos antigos. A **rosa** era apreciada em toda a Europa e na Ásia e foi destilada com sucesso no começo da era islâmica. Seu aroma é uma rica mistura de monoterpenoides florais e frutados, tetraterpenoides fragmentados e o composto fenólico floral comum feniletanol (ver p. 226). Os perfumistas afirmam que os óleos e os absolutos de rosa desempenham o papel de ingredientes harmonizadores e unificadores em suas composições, qualidade que talvez lhes seja dada por sua ampla base volátil, com centenas de componentes.

Foi o gosto dos persas pelos aromas e seu comércio com a Ásia Oriental que trouxe o jasmim e as árvores cítricas para o Oriente Médio. O **jasmim**, cuja extração se faz com mais eficácia por meio de solventes e de *enfleurage* do que pela destilação, não tem quase nada em comum com a rosa: é dominado pelos fragmentos de ácidos graxos cujos nomes são derivados do seu e por cetonas, ésteres e lactonas, com um levíssimo toque do monoterpenoide floral genérico linalol. Também se destaca por uma nota chamada às vezes de animal ou "suja", dada por um indol não etéreo e marcante, e pelo cresol com aroma de alcatrão e estrebaria (ver p. 233). A **flor de laranjeira** ou **neroli**, que como a rosa pode ser sujeita à destilação, partilha com o jasmim o incongruente indol, mas no mais é fresca, com terpenoides partilhados com a lavanda e as coníferas, e tem uma nota frutada do antranilato de metila, que caracteriza as frutas vermelhas. Tanto as águas de rosas quanto as de flor de laranjeira foram igualmente usadas fora do âmbito da perfumaria para aromatizar confeitos e doces no Oriente Médio e nas regiões meridionais da Europa outrora ocupadas pelos mouros.

### ALGUMAS FLORES USADAS EM FRAGRÂNCIAS

| Flor | Aromas componentes | Moléculas |
|---|---|---|
| rosa (*Rosa damascena* e *centifolia*) | floral, frutado, violeta, doce | damascenona, ionona, óxido de rosa, citronelol, nerol, geraniol, feniletanol |
| jasmim (*Jasminum gradiflorum* e seus parentes) | floral, cremoso, frutado, animal | jasmona, jasmonatos de metila, jasmolactona, linalol, ésteres de benzila, indol, cresol |

*continua*

| Flor | Aromas componentes | Moléculas |
|---|---|---|
| neroli, flor de laranjeira (*Citrus aurantium*) | floral, fresco, lavanda, quente, frutado, animal | linalol, acetato de linalila, mirceno, ocimenos, antranilato de metila, indol |
| jasmim-do-imperador (*Osmanthus fragrans*) | floral, violeta, frutado, damasco, amadeirado | linalol, iononas, g-decalactona, butirato de hexila, citronelol |
| ilangue-ilangue (*Cananga odorata*; Ásia tropical, oceano Índico) | floral, balsâmico, doce, picante, gualtéria, couro | linalol, acetato de geranila, germacreno, cariofileno, benzoato de metila, ésteres de benzila, cresil metil éter |
| nardo (*Polianthes tuberosa*) | floral, balsâmico, doce, frutado, gualtéria, animal | benzoatos de metila e benzila, salicilato de metila, metil isoeugenol, antranilato de metila, farneseno, indol |

Entre os acréscimos posteriores à lista de materiais florais dos perfumistas incluem-se flores naturais da Ásia e da América, com seus aspectos florais característicos. As flores de **jasmim-do-imperador** são ricas em fragmentos terpenoides partilhados com as drupas, sobretudo o damasco. O **ilangue-ilangue** ("selvagem" em filipino) tem qualidades balsâmicas e de gualtéria dadas por várias substâncias voláteis com anéis benzenoides, mais uma variante de cresol com aroma de couro. O **nardo**, por fim, parente do agave cultivado por tanto tempo no México, se destaca por sua coleção de anéis benzenoides, um toque de gualtéria e uma doçura pesada e persistente.

As **frutas** mais importantes na perfumaria, que remontam à Água de Colônia do século XVIII, são espécies cítricas, que partilham alguns terpenoides com suas flores e contribuem com uma qualidade fresca e luminosa (ver p. 331). Suas substâncias voláteis se concentram em glândulas embutidas nas cascas dos frutos, das quais podem ser extraídas não somente por solventes, mas também por pressão mecânica. A **bergamota** é por excelência a fruta usada nas fragrâncias; sua polpa é tão azeda que não é comestível, mas sua casca tem forte aroma dado por terpenoides florais, de lavanda e amadeirados. A bergamota define o aroma do chá Earl Grey, invenção inglesa do século XIX, aparentemente inspirada em caros chás chineses aromatizados com jasmim. O **limão-siciliano** contribui com seu característico aroma luminoso graças aos terpenoides neral e geranial, ao passo que a **laranja-amarga** tem notas de resina e pinho, e a **toranja**, fruta caribenha que só recentemente entrou no rol das frutas cítricas, notas de madeira e eucalipto. A baunilha, a pimenta-do-reino e a pimenta-rosa (ver p. 303, 297, 299) contam-se entre as frutas secas usadas como especiarias que às vezes são submetidas à extração para o uso em fragrâncias.

**ALGUMAS FRUTAS USADAS EM FRAGRÂNCIAS**

| Fruta | Aromas componentes | Moléculas |
|---|---|---|
| bergamota (*Citrus bergamia*) | floral, lavanda, limão-siciliano, pinho | linalol, acetato de linalila, óxido de limoneno, neral, geranial, pineno |
| limão-siciliano (*Citrus limon*) | cítrico, pinho, terebintina, limão-siciliano, floral | limoneno, pineno, terpineno, sabineno, neral, geranial, linalol |
| laranja-azeda (*Citrus aurantium*) | cítrico, resinoso, floral, pinho | limoneno, mirceno, linalol, pineno |
| toranja (*Citrus* x *paradise*) | fresco, verde, floral, eucalipto, amadeirado, toranja | octanal, decenal, dodecanal, eucaliptol, nootkatona |

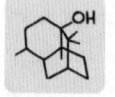

De todas as plantas apreciadas como aromáticas, somente uma proporciona aos perfumistas o aroma típico de folhas recém-amassadas: a **folha de violeta**, cujos compostos voláteis de seis carbonos e outros fragmentos semelhantes de nove carbonos (ver p. 163) são preservados pela extração por solventes. Entre as demais folhas estão ervas usadas na culinária, como a hortelã (ver p. 256), e algumas de fragrâncias específicas que tendem a lembrar flores ou frutas cítricas em razão dos terpenoides que têm em comum. A **citronela**, conhecida como repelente de pernilongo, oferece uma mistura de limão-siciliano e rosa, ao passo que a folha de **gerânio** dos perfumistas, de uma espécie particular do gênero *Pelargonium*, tem qualidade de rosa sobre um fundo herbáceo e cítrico. A mistura floral e herbácea de linalol e seu éster acetato de linalila que caracteriza a **lavanda** encontra eco na **sálvia esclareia** e no *petitgrain*, ou seja, nas folhas da árvore de laranja-azeda, mas com um acréscimo de variações amadeiradas, terrosas e herbáceas. (A sálvia esclareia fresca se notabiliza por um tiol com cheiro de suor que não sobrevive à extração.) O **patchouli**, folha de um membro malaio da família da hortelã, deve suas qualidades terrosas e amadeiradas ao **patchoulol** e a outros sesquiterpenoides exclusivos e tem também uma nota de bolor que talvez derive, em parte, da necessidade de as folhas serem submetidas à secagem ou a uma leve fermentação para que a extração possa ser feita com eficiência. O patchouli ganhou proeminência na Europa no século XIX, pois suas folhas repelem as traças e, assim, protegiam os xales de caxemira que vinham da Índia. Porém, teve uma ressurgência mais recente graças à contracultura dos anos 1960, que pregava um contato renovado com a terra. Os perfumistas também trabalham com extratos de folhas de **tabaco** curadas e ricamente aromáticas (ver p. 448).

### ALGUMAS FOLHAS E LIQUENS USADOS EM FRAGRÂNCIAS

| Material | Aromas componentes | Moléculas |
|---|---|---|
| folha de violeta (*Viola odorata*) | verde, folha, floral, gordura, pepino | aldeídos e álcoois C5-C9, esp. nonadienol e nonadienal |
| citronela (espécies do gênero *Cybopogon*; Ásia) | limão-siciliano, rosa | citronelal, citronelol, geraniol |
| gerânio (*Pelargonium graveolens*; sul da África) | rosa, herbáceo, cítrico | citronelol, geraniol, mentona, fotocitrais |
| lavanda com espigas em floração (*Lavandula angustifolia* e suas parentes) | floral, doce, herbáceo, amadeirado, verde, fresco | linalol, acetato de linalila, terpineol, cariofileno, undecatrienos |
| sálvia esclareia com espigas em floração (*Salvia sclarea*; Europa) | floral, doce, amadeirado, terroso, âmbar-gris | acetato de linalila, linalol, germacreno, cariofileno, espatulenol, naftofurano de âmbar |
| *petitgrain*, folha de laranja-azeda (*Citrus aurantium*) | floral, doce, herbáceo, amadeirado, verde | linalol, acetato de linalila, ocimenos, mirceno, terpineol, isopropil metoxipirazina |
| patchouli (*Pogostemon cablin*; sul da Ásia) | terroso, amadeirado, cânfora, floral | patchouleno, patchoulol, seicheleno, bulneseno (sesquiterpenoides) |
| musgo-de-carvalho (*Evernia prunastri*, *Pseudevernia furfuracea*) | verde, alga marinha, terroso, amadeirado, fumaça, animalesco | anéis raros de fenóis e benzoatos decorados (p. ex., metoximetilfenol, metil di-hidroximetil benzoato) |

De longe, o material aromático de origem vegetal mais incomum e fascinante é o **musgo-de-carvalho**, um especialistas em sobrevivência que forma manchas escamosas em rochas e árvores. Os liquens são associações antigas e ainda misteriosas entre fungos e algas ou cianobactérias que fazem fotossíntese. Os fungos presentes no musgo-de-carvalho fabricam poderosas defesas químicas, entre as quais um sem-número de variações exclusivas de anéis benzoicos e fenólicos que proporcionam aromas de sub-bosque úmido e alga marinha. Na Renascença, um musgo-de-carvalho era conhecido como espécie aromática característica da ilha de Chipre; por isso, séculos depois, junto com a resina de ládano natural do mesmo local, ele ajudou a definir a família de perfumes hoje chamada de *chipre*.

## Materiais vegetais usados em fragrâncias: resinas, madeiras, raízes

Todas as resinas e madeiras usadas tradicionalmente como incenso (ver p. 457-458) podem ser submetidas à extração e usadas em perfumaria, emprestando suas notas amadeiradas, doces e balsâmicas à composição de fragrâncias. Duas outras resinas são mais conhecidas hoje em dia na perfumaria, embora também fossem queimadas nos antigos altares do Oriente Médio. O **ládano** é uma resina pegajosa que se acumula nas folhas e nos gravetos do arbusto mediterrâneo conhecido como cisto. É anormalmente complexo, com duas dúzias de compostos fenólicos que proporcionam notas amadeiradas, de couro e animalescas, além de outras substâncias que lembram feno, flores e frutos. O **gálbano** é o látex leitoso seco de uma parente centro-asiática da assafétida, estranhamente dominado por uma intensa qualidade verde e vegetal dada por substâncias voláteis que ele tem em comum com algas marinhas, ervilhas verdes e pimentas do gênero *Capsicum*. Também responde por aspectos sulfúreos, amadeirados e animalescos.

**ALGUMAS RESINAS USADAS EM FRAGRÂNCIAS**

| Resina | Aromas componentes | Moléculas |
|---|---|---|
| ládano (*Cistus ladanifer* e *creticus*; Mediterrâneo) | amadeirado, âmbar, couro, animalesco, frutado | pineno, naftofurano de âmbar, fenóis, sesquiterpenoides, lactonas, cetona da framboesa |
| gálbano (*Ferula galbaniflua*; Ásia Ocidental) | verde, folhas, alga marinha, amadeirado, almiscarado | galbanolenos (undecatrienos), isobutil metoxipirazina, butil e propenil dissulfetos, anéis C13-C16 |

Das tradicionais madeiras de incenso usadas em perfumaria, o **agáloco** ou *oud* é especialmente apreciado por sua riqueza, o **sândalo** por seus santalóis exóticos e suas qualidades subsidiárias animalescas, lácteas, até levemente urinosas. Duas outras madeiras exóticas são importantes no mundo das fragrâncias: o **pau-rosa** sul-americano e a *ho wood*, parente da canela – ambos têm cheiro de flor! Acumulam o monoterpenoide floral linalol, e seus extratos podem substituir materiais florais muito mais frágeis. Há, por fim, dois materiais derivados de madeira por "destilação destrutiva", ou seja, pela pirólise da madeira – processo da produção de alcatrão – e pela coleta dos compostos voláteis. O **óleo de alcatrão de bétula** e o **óleo de cade** são ricos nos compostos fenólicos voláteis que caracterizam a fumaça de madeira, com notas medicinais, de alcatrão e de estrebaria persistentes. O óleo de alcatrão de bétula também é usado para lembrar o aroma de couro; no passado, foi uma especialidade de certas regiões rurais da Rússia para impregnar botas de couro fino, de modo que seu cheiro passou a ser um aspecto esperado desse material.

**ALGUNS MATERIAIS ESPECIAIS DERIVADOS DE MADEIRA E USADOS EM FRAGRÂNCIAS**

| Material | Aromas componentes | Moléculas |
| --- | --- | --- |
| pau-rosa (*Aniba rosaeodora*; América do Sul) | floral, rosa, picante | linalol, óxidos de linalol, geraniol, terpineol |
| ho wood, madeira e folha (*Cinnamomum canphora* var. *linaloolifera*; Sudeste Asiático) | floral, rosa | linalol, cânfora, terpineol |
| alcatrão de bétula (*Betula*; Eurásia) | fumaça, alcatrão, medicinal | guaiacol, cresol, fenol |
| óleo de cade (*Juniperus oxycedrus*; Mediterrâneo) | fumaça, alcatrão, amadeirado | guaiacol, etilguaiacol, cresol, cadineno |

Algumas raízes e rizomas (caules subterrâneos) desidratados são usados em perfumaria, trazendo consigo os aromas amadeirados de sesquiterpenoides de quinze carbonos, comuns nos compostos voláteis da madeira. No entanto, esses órgãos subterrâneos têm uma inventividade única na produção de sesquiterpenoides, talvez para se defender das legiões de microrganismos presentes nos solos que habitam. As shiobunonas, a acorenona e os costóis não vão aparecer em nenhuma outra parte deste livro!

Uma das substâncias aromáticas subterrâneas mais veneráveis é o **nardo**, rizoma de uma planta natural do Himalaia e apreciada há muito tempo no distante Mediterrâneo. Em um incidente registrado em dois evangelhos, uma mulher unge Jesus com um pequeno vaso de puro óleo de nardo, e Judas observa que aquilo valia um ano de salário. "A casa ficou cheia da fragrância do perfume", relata João: amadeirado, terroso, semelhante ao patchouli, mais sombrio que floral. Outro material apreciado há muito tempo é o **costo**, a raiz de um cardo centro-asiático, ingrediente de incensos há milhares de anos e usado nas varetas chinesas até hoje. Entre os perfumistas, seu óleo essencial é famoso por uma nota animalesca incomum, comparada às vezes ao cheiro de cabelo, de um casaco de pele ou de cachorro molhado. O **ácoro** é o rizoma de uma gramínea que nasce em terrenos alagados, com qualidades doces, terrosas e de couro que já foram empregadas não somente em perfumes, mas também para aromatizar álcool e tabaco, embora seja preciso tomar cuidado para se evitar a asarona, uma toxina não volátil presente nele.

O material aromático subterrâneo mais popular é o **vetiver**, uma intrigante gramínea asiática cujas raízes finas, de cerca de um metro de comprimento, podem acrescentar sutis notas florais e de toranja a sua base amadeirada e terrosa. É um componente de muitas fragrâncias para homens. Na Índia, as raízes dessa planta silvestre são trançadas para fazer guarda-sóis e esteiras sobre as quais se borrifa água, para refrescar e aromatizar o ar. Os óleos de vetiver são às vezes destilados em altíssima temperatura e pressão, e já se constatou que contêm mais de trezentos terpenoides incomuns e seus derivados, entre os quais as **zizaenonas**. Essa notável diversidade parece resultar, em parte, de bactérias que moram nas raízes da planta, onde transformam um número relativamente pequeno de moléculas de origem vegetal em um conjunto mais diversificado, talvez para afastar seus concorrentes entre os microrganismos.

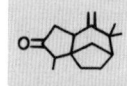

**ALGUMAS RAÍZES E RIZOMAS USADOS EM FRAGRÂNCIAS**

| Material | Aromas componentes | Moléculas |
|---|---|---|
| nardo (*Nardostachys jatamansi*; Himalaia) | pesado, amadeirado, patchouli, picante | patchoulol, valeranona, valeranal, aromadendreno |
| costo (*Saussurea costus* e *lappa*; Ásia Central e do Sul) | amadeirado, gorduroso, pelo de animais | deidrocosto lactona, costunolkida, costóis, curcumeno, selineno |
| ácoro (*Acorus calamus*; Eurásia) | quente, amadeirado, couro, picante | shiobunonas, acorenona, acoronona, canfeno, pineno, cânfora |

*continua*

| Material | Aromas componentes | Moléculas |
|---|---|---|
| vetiver (*chrysopogon zizanoides*; Índia) | amadeirado, terroso, floral, toranja, fumaça | zizaenonas, vetivol, vetivonas, cusimol, cusimona, nootkatona, fenóis e guaiacóis |
| íris (*Iris pallida*, *I.* x *germânica*; Europa) | amadeirado-floral, quente, violeta, doce | ironas (C10 cadeias principais + anéis) |

O material subterrâneo aromático mais agradável em um sentido convencional é o rizoma da **íris pálida** e de mais algumas parentes próximas, cujo óleo essencial, anormalmente espesso – e proibitivamente caro –, é produzido pela secagem e pela maturação de rizomas com anos de idade, os quais são depois ralados, umedecidos em ácido diluído e, por fim, destilados. O resultado é um aroma floral-amadeirado que sugere violeta, devido, ao que parece, à decomposição lenta de triterpenoides de trinta carbonos para formar fragmentos chamados ironas, semelhantes em estrutura e aroma às ionoras que caracterizam a violeta. Como veremos, a decomposição de triterpenoides também é um fator da transformação de uma malcheirosa obstrução intestinal do cachalote no exótico âmbar-gris.

## Materiais de origem animal usados em fragrâncias: o aroma pegajoso das coisas vivas

Hoje em dia, os ingredientes mais apreciados para os perfumes são extratos de flores e madeiras raras, mas durante muitos séculos e em muitas culturas civilizadas, eles eram de origem animal. No século IX, em seu tratado sobre as substâncias aromáticas em uso na Pérsia e nos primeiros impérios islâmicos, o médico Yuhanna ibn Masawaih, de Bagdá, listou os cinco materiais principais na seguinte ordem: almíscar, âmbar-gris, agáloco, cânfora e açafrão. O almíscar é uma secreção de um tipo de veado e o âmbar-gris origina-se de um tipo de baleia. Os perfumistas árabes também usavam civeta, a pasta com que parentes distantes do mangusto e da hiena demarcam seu território; mais tarde, os europeus adotaram o castóreo, o líquido com que os castores fazem o mesmo.

Por que uma pessoa rica demarcaria a si mesma, e até seus alimentos e bebidas, com substâncias produzidas por outros animais? Como vimos no capítulo 5, os aromas característicos do corpo dos animais são produzidos sobretudo pelos microrganismos que neles residem e que decompõem os mecanismos proteicos animais, ricos em nitrogênio e enxofre, e os transformam nos gases de escape do metabolismo: aminas urinosas, escatol fecal, sulfetos e tióis malcheirosos, cresóis de estrebaria. Esses resíduos simples não são especialmente agradáveis, mas chamam a nossa atenção, quer conscientemente, quer de modo subliminar. Um toque de almíscar ou castor é um modo de reforçar a presença animal de quem o usa, não pela sua falta de higiene, mas por um prestígio emprestado: um refinado meio de comunicação visceral.

Além disso, como um ingrediente entre outros em uma fragrância, misturado com várias substâncias voláteis sofisticadas construídas pelo reino vegetal, a qualidade degradada dos compostos voláteis de origem animal pode até ser uma vantagem, exatamente porque acrescenta uma dimensão completamente diferente ao aroma geral. Há um precedente natural para essa combinação entre o sofisticado e o degradado: flores como o jasmim e a gardênia, chamadas "exóticas" ou "sujas" em razão de seus toques atípicos, não florais, de indol, escatol e cresol. Não só nas flores, mas também nos perfumes, esses toques podem acentuar o apelo dos compostos florais, contrastando com eles e chamando nossa atenção para a mistura (ver p. 224).

No entanto, os materiais oriundos de animais que são particularmente apreciados na perfumaria há muito tempo têm algo mais notável a oferecer às fragrâncias: vários compostos voláteis raros que não se encontram nas secreções e nas excreções comuns e nada têm a ver com as moléculas comuns que caracterizam os resíduos corporais. São tão grandes quanto os sesquiterpenoides do reino vegetal, com treze a dezessete carbonos dispostos em algum tipo de estrutura anelada. Os compostos *macrocíclicos* são formados por um único grande anel, e os átomos de carbono formam uma espécie de cruz ou assumem o aspecto de um charuto curto. Os compostos *policíclicos* têm vários anéis menores ligados uns aos outros. Assim como os sesquiterpenoides amadeirados, essas moléculas grandes são pesadas e não muito voláteis. Suas longas seções hidrocarbônicas ou seus múltiplos anéis hidrocarbônicos estabelecem ligações fracas umas com as outras, com outras moléculas voláteis e com óleos semelhantes produzidos pela pele ou os pelos. São cem vezes menos voláteis que a água pura e 1 milhão de vezes menos voláteis que o linalol – por isso, suas qualidades tendem a ser o oposto do etéreo e do inebriante. Em vez de se lançar na nossa direção, elas nos atraem na direção delas, convidando-nos a cheirar mais de perto para senti-las de modo mais pleno.

Além disso, seus aromas nada têm em comum com os produtos da decomposição proteica, as aminas, os sulfetos e os cresóis. Antes, elas têm o *aroma da criação*: sugerem a presença da própria vida, de sangue quente, não a gangue de micróbios associada a ela. Podem ter diversas qualidades secundárias, algumas sutilmente animalescas, outras doces, florais ou frutadas. O químico Philip Kraft, especialista em fragrâncias, descreve o aroma do composto volátil macrocíclico do almíscar, a **muscona**, como "quente, sensual, doce de pó de arroz", com uma "conotação lisa, macia e íntima, de '*pele com pele*'", que sugere a pele de um bebê – o aroma da vida animal ainda intocada pelo esforço de viver.

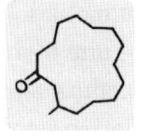

Por que alguns corpos de animais se dão ao trabalho de construir essas moléculas grandes? Os melhores indícios de que dispomos até agora vêm das secreções das glândulas do queixo dos coelhos europeus, que eles usam para demarcar território. Seus compostos policíclicos têm o efeito de tornar mais lenta a liberação dos componentes mais voláteis das secreções: assim, esses sinais voláteis permanecem por mais tempo nos animais e nos objetos que demarcam. Na terminologia dos perfumistas, os compostos policíclicos são ingredientes *tenazes* que atuam como *fixadores*, retendo na pele as substâncias voláteis de um perfume e liberando-as de modo mais gradual e homogêneo. Além disso, os perfumistas observam há muito tempo que os materiais animais também têm de algum modo o efeito de intensificar e harmonizar os outros elementos da composição. Robert Boyle, que descreveu a si mesmo como um "químico cético", concordou com essa opinião há mais de três séculos, observando, a respeito do surpreendente poder do âmbar-gris, de aroma brando, que "certas coisas que não são perfumadas em si mesmas podem intensificar em muito a fragrância dos corpos odoríferos".

Embora apreciados por essas e outras razões há mais de mil anos, os materiais de origem animal são raramente usados em fragrâncias comerciais hoje em dia. Não obstante, ainda é possível encontrar pequenas amostras que podem ser cheiradas. E, embora sejam raras, sua qualidade incorpórea de coisa viva permeia nossa vida cotidiana, quer usemos perfume, quer não.

## Fragrâncias animais: almíscar, âmbar-gris, civeta

De todos os materiais de origem animal usados em perfumaria, o principal é o **almíscar**, a secreção abdominal cerosa produzida por certos membros asiáticos e raros da família dos veados. O *Moschus chrysogaster* e outras espécies correlatas são animais pequenos e solitários com dentes superiores semelhantes a presas, caçados há muito tempo pelas civilizações da região do Himalaia, a área de onde é natural. A palavra *almíscar* vem do idioma arábico da Pérsia pré-islâmica, onde visitantes chineses registraram ter visto homens passando no rosto e na barba óleo de infusão de almíscar, um perfume associado à sensualidade – um poema do século VI, atribuído a Imru' al-Qais, descreve "grãos de almíscar que se extraviaram na cama desarrumada de sua amada". Com a ascensão do Islã, o significado do almíscar mudou: do sensual do agora para o espiritual do além. Maomé pregava que os adoradores deveriam se purificar primeiro lavando o corpo e, depois, perfumando-se; elogiava o perfume de almíscar e diz-se que, no leito de morte, seu corpo exalava esse aroma. No jardim paradisíaco eterno que a tradição islâmica preconiza como destino final dos justos, diz-se que o solo, as montanhas e as donzelas virginais serão feitas de almíscar.

Como o aroma das secreções reprodutivas de um animal se tornou o aroma de uma terra santificada? Segundo o fascinante *Scent from the Garden of Paradise* [Aroma do Jardim do Paraíso], da historiadora Anya King, os árabes viam o veado almiscarado como uma criatura misteriosa que vivia em montanhas altas e distantes e se alimentava de vegetais raros. Pensavam que, nessa existência quase sobrenatural, o sangue animal, que normalmente é corruptível, se refinava e se transmutava em sua essência incorruptível: os grãos sólidos de almíscar que nunca se estragam nem deixam de exalar seu aroma especial. Assim, o almíscar e seu aroma de coisa viva passaram a representar não mais a nossa natureza animal fundamental, mas, ao contrário, a aspiração à realização da mais elevada possibilidade espiritual da nossa natureza.

Como meio de evocação do espiritual pelo olfato, trata-se de uma interessante alternativa à total desmaterialização representada pela queima do incenso. Não desempenhou esse papel na Europa, entretanto, onde o prazer proporcionado pelo almíscar, bem como sua tenacidade, fizeram dele um proeminente aromatizante. Assim, ele foi usado para perfumar luvas, fragrâncias e alimentos dos ricos desde a Renascença até o século XVIII, quando caiu de moda, voltando décadas depois como ingrediente de apoio em perfumes compostos.

O almíscar é, a princípio, o líquido amarelo e turvo que o veado macho secreta de uma glândula próxima a seus órgãos genitais algumas semanas antes do período de acasalamento. Acumula-se em uma pequena bolsa onde amadurece, influenciado talvez por microrganismos, e se transforma em cerca de 30 gramas de grãos sólidos e escuros formados por ceras e esteroides. Os grãos aromatizam a área genital do macho e chamam a atenção das fêmeas, e alguns de seus compostos voláteis entram na urina. Os químicos especializados em fragrâncias constataram que as qualidades são produzidas em grande medida por dois compostos voláteis macrocíclicos, a muscona e a muscopiridina, sendo esta última uma molécula nitrogenada que tende um pouco mais para o caráter animalesco e urinoso.

O veado almiscarado é uma espécie ameaçada de extinção em razão da caça, e o comércio internacional de almíscar do Himalaia, o mais apreciado, é ilegal hoje em dia. Pequenas quantidades são produzidas por animais criados em cativeiro.

O **âmbar-gris** é o mais estranho de todos os materiais usados em perfumaria, uma manifestação espantosa da permutabilidade do Herói Carbono. Origina-se como uma obstrução malcheirosa no reto do cachalote, uma espécie de baleia que vive em alto-mar, e termina anos depois como uma massa sublime lançada na praia; as melhores amostras emitem um aroma inigualável, com facetas de mar e solo, madeiras exóticas, incenso e tabaco. O âmbar-gris tem, como o almíscar, a capacidade de fixar e intensificar outros belos odores.

O nome *âmbar* vem do árabe a partir de uma palavra somali, o que indica que os árabes foram apresentados ao âmbar-gris por comerciantes que navegavam pelo oceano Índico. No início da era islâmica, os árabes já o usavam como incenso, perfume e tempero. A China o adotou por via de comércio, e a Europa, ao que parece, por via das cruzadas. O sufixo francês *-gris* distingue os resíduos cinzentos do sistema digestório da baleia de outro tipo de âmbar também encontrado nas praias, uma resina vegetal fossilizada de cor amarelada. Na Renascença, o âmbar-gris era acrescentado junto com almíscar a alimentos salgados e doces, bem como a perfumes e aos óleos da sagração dos reis. Depois, como o almíscar, caiu de moda e se tornou uma raridade caríssima.

O ingrediente principal da constituição do âmbar-gris é a lula. Os cachalotes as consomem às toneladas todos os dias – e, com elas, seus bicos, gládios e cristalinos, que são duros e indigeríveis. Normalmente, o cachalote regurgita esses resíduos, mas de vez em quando os retém em quantidade suficiente para formar uma massa grande demais para ser expelida. A massa, por sua vez, retém alimentos não digeridos, micróbios, vermes parasitas e fluidos digestivos, inclusive a bile, uma mistura de lipídios semelhantes ao colesterol e aos resíduos coloridos da hemoglobina do sangue. Essa massa vai crescendo até que o cachalote morre, às vezes em decorrência da própria obstrução, que pode pesar mais de 400 quilos.

Recém-formado, o âmbar-gris é preto, em razão da bile rica em ferro; é também macio e malcheiroso. No entanto, com o passar dos meses e dos anos, enquanto as camadas mais profundas vão ficando mais enterradas no meio da massa crescente e, depois, enquanto ela continua flutuando no oceano após a morte da baleia, se torna mais firme, adquire cor mais clara e aroma mais brando – um melhoramento ainda inexplicado que continua ocorrendo tanto no armário de quem encontra o material na praia quanto no cofre da perfumaria.

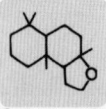

Ao que parece, os microrganismos presentes na massa usam os lipídios da bile para construir um triterpenoide ceroso de trinta carbonos chamado ambreína, parte do qual se decompõe lentamente, formando um sem-número de fragmentos voláteis incomuns – talvez em razão do oxigênio, do ferro da bile, dos microrganismos ou de uma mistura de tudo isso. A combinação do **naftofurano de âmbar** com o ambrinol, dois fragmentos policíclicos, reproduz muitas facetas do âmbar-gris, além de seu poder fixador.

A **civeta** não estava incluída entre as substâncias aromáticas mais importantes citadas por ibn Masawaih e parece ter sido um acréscimo tardio, e mais francamente animalescos, ao repertório das fragrâncias. A civeta, *Civettictis civeta*, é um pequeno mamífero carnívoro natural da África Oriental. Ao que parece, os persas foram os primeiros a apreciar as secreções de suas glândulas de demarcação de território, por volta do século IX; começaram então a criar o animal, cuja secreção, junto com seu nome (*zabad*), foi então levada por comerciantes árabes à China, à Índia e à Europa. As explorações da Renascença trouxeram tanto o material quanto o próprio animal, adicionalmente a algumas espécies asiáticas correlatas, diretamente para a Europa, onde sua popularidade cresceu e depois decaiu, como a do almíscar e do âmbar-gris. Pelo fato de tanto os machos quanto as fêmeas produzirem constantemente suas secreções cerosas de demarcação de território e as esfregarem em objetos de seu ambiente, eram mantidos em cativeiro, e a secreção, colhida por diversos meios. Uma pequena quantidade de civeta, supostamente obtida sem que os animais sejam maltratados, ainda é produzida no Sudeste Asiático. Ela contém alguns compostos voláteis nitrogenados animalescos, alguns talvez de origem microbiana, mas seu componente principal é a **civetona**, uma molécula macrocíclica semelhante à muscona.

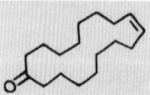

**ALGUNS MATERIAIS DE ORIGEM ANIMAL USADOS EM FRAGRÂNCIAS**

| Material e fonte | Aromas componentes | Moléculas |
|---|---|---|
| almíscar (veado almiscarado asiático, *Moschus moschiferus* e parentes) | almiscarado, rico, animal, urinoso | muscona (C16 de 1 anel), muscopiridina (C16 + N de 1 anel), androstenona (esteroide C19 de 4 anéis), cresol |
| âmbar-gris (cachalote e cachalote-pigmeu, espécies dos gêneros *Physeter* e *Kogia*) | exótico, amadeirado, balsâmico, terroso, musgo, oceano | naftofurano de âmbar (C16 de 3 anéis), ambrinol (C13 de 2 anéis), variantes da ionona |

*continua*

| Material e fonte | Aromas componentes | Moléculas |
|---|---|---|
| civeta (civeta africana, *Civettictis civetta* e seus parentes asiáticos) | almiscarado, doce, animal, fecal | civetona (C17 de 1 anel), muscona, indol, escatol, etil e propil aminas |
| castóreo (castor do hemisfério Norte, *Castor fiber* e *canadensis*) | quente, couro, fumaça, tabaco, animalesco de amina | fenóis, cresóis, guaiacóis, ácidos benzoico e cinâmico, benzaldeído; castoramina, nufaridinas, quinolilas e pirazinas nitrogenadas |
| hiráceo (hírax africano, *Procavia capensis*) | animalesco, aspectos de almíscar, castóreo, tabaco, sândalo | aminas, benzamida e outras moléculas nitrogenadas, ácidos |
| cera de abelha (abelha, *Apis mellifera*) | doce, gorduroso, mel, feno, floral | feniletanol e acetato de feniletila; ésteres benzoatos, octanal, nonanal, decanal, óxidos de linalol |
| onicha (caramujo marinho *Chicoreus ramosus* e outros) | fumaça, medicinal, alga marinha, frutos do mar | fenol, cresol, clorofenol, clorocresol, diclorofenol, piridina |

## Fragrâncias animais: castóreo, hiráceo, cera de abelha, onicha

Entre outros materiais de origem animal menos prestigiados mas também usados em perfumaria, o **castóreo** deriva da secreção usada pelo castor para demarcar território. O castor é o roedor de tamanho grande que vive em terrenos alagados no hemisfério Norte e derruba árvores com seus dentes. O castóreo é o resíduo seco e ceroso de um fluido leitoso que se acumula em duas bolsas na região posterior do corpo de machos e fêmeas e dá cheiro a sua urina. O castóreo é usado desde tempos antigos como remédio e foi adotado pela perfumaria (e nos sabores artificiais de baunilha) no século XIX. Não tem moléculas fixadoras grandes, mas alcança um efeito semelhante por meio de uma mistura única de anéis de carbono, anéis de carbono e nitrogênio e sesquiterpenoides nitrogenados híbridos. Boa parte de seus cresóis com aroma de estrebaria, guaiacóis com aroma de fumaça e benzenoides frutados e florais pode derivar da dieta de gravetos e casca de árvore do castor, rica em lignina e em anéis carbônicos, ao passo que as aminas e as quinolinas com cheiro de couro podem ser criadas por micróbios que habitam a bolsa da secreção e vivem de urina e raspas de pele. Essa mistura explica por que o castóreo sugere **couro**, o qual era tradicionalmente produzido com peles de animais colhidas ainda cobertas de urina e fezes, depois endurecidas com taninos de casca de árvore e bugalhos de carvalho, ambos ricos em compostos fenólicos, e amaciadas, por fim, com óleos de origem animal.

O **hiráceo** é um material novo – e muito antigo – usado para fazer fragrâncias e deriva de um pequeno mamífero semelhante a um coelho natural do sul da África, o hírax, que habita em cavernas e saliências nas rochas. Os dejetos depositados por ele em latrinas coletivas secam no clima árido; eles formaram leitos fósseis com vários metros de espessura e dezenas de milhares de anos. A esses dejetos fossilizados, que são sobretudo resíduos de urina, deu-se o nome de hiráceo. Os povos locais usavam-no como remédio; por volta de 1850, um farmacêutico alemão percebeu sua semelhança com o castóreo, e de lá para cá ele tem sido utilizado em perfumaria como um substituto dessa substância – que, embora não renovável, não implica maus-tratos aos animais. O hiráceo parece ser rico em moléculas nitrogenadas, e uma análise identificou, com certa hesitação, um almíscar macrocíclico com dezesseis carbonos.

A **cera de abelhas** é um tipo diferente de produto aromático de origem animal: vem do reino dos insetos e não tem moléculas grandes que atuam como fixadores, mas pode ser apreciada antes mesmo de ser extraída. As abelhas constroem suas colmeias a partir de uma massa sólida de imensas cadeias de quarenta carbonos secretadas por glândulas que carregam no abdômen. Combinando com as células hexagonais cheias de néctar floral concentrado, o absoluto de cera contém muitos compostos voláteis benzenoides de seus carbonos, além de alguns aldeídos de cadeia média florais e com aroma de cera, que conhecemos das cascas de frutas cítricas.

A **onicha**, palavra de origem grega que significa "unha", oferece uma incomum nota oceânica à paleta dos perfumistas. É extraída de grandes caramujos marinhos que bloqueiam a abertura de suas conchas com um escudo duro, parecido com a unha de um polegar humano, chamado *opérculo*. Há pouca informação sobre os opérculos, mas, quando são secados sobre uma fogueira e seus compostos voláteis são destilados a seco, seu aroma é dominado por fenóis e cresóis de fumaça, ao lado de versões cloradas dos abundantes halogênios da água do mar, que lembram os bromofenóis dos frutos do mar e de alguns uísques (ver p. 394, 409).

## Almíscar e âmbar de origem vegetal: ambreta, angélica, pinheiro banhado pelo sol

Os amantes de fragrâncias reconhecem há muito tempo que certos materiais de origem vegetal partilham as qualidades quentes e fixadoras do almíscar, do âmbar-gris e da civeta, e podem substituí-los. Já no início da era islâmica, ibn Masawaih percebeu que a resina de ládano dos arbustos de cisto se assemelhava ao âmbar-gris. O químico Robert Boyle, do século XVII, descobriu que as sementes de um parente do hibisco, a ambreta ou abelmosco, se pareciam com almíscar. Os químicos das fragrâncias modernos confirmaram as observações dessas pessoas de grande sensibilidade olfativa. Catalogaram tanto compostos voláteis macrocíclicos quanto policíclicos nesse e em alguns outros materiais de origem vegetal – e algumas das moléculas da planta são absolutamente idênticas às das baleias.

Essas moléculas pertencentes aos dois reinos, animal e vegetal, criaram certa confusão terminológica no mundo das fragrâncias. Os profissionais muitas vezes chamam os materiais vegetais que contêm moléculas macrocíclicas e policíclicas, bem como as próprias moléculas, de "almíscares" e "âmbares", e "almíscar" e "almiscarado" designam hoje uma qualidade quente e tenaz, não o aroma original complexo dos grãos do veado almiscarado. Já o "âmbar" em perfumaria não tem nada a ver com o âmbar propriamente dito, que é uma resina de árvores fossilizada; designa algo que "se assemelha a um aspecto do âmbar-gris". (A resina fóssil emite uma fraca mistura de sesquiterpenoides amadeirados e anéis de benzeno e naftaleno com aroma de solvente.) Essa imprecisão não é nova: o *Oxford English Dictionary* lista quase três dúzias de animais e plantas cujos nomes contêm a palavra *musk* (almíscar), e na maioria dos casos isso se deve ao simples fato de o ser ou vegetal em questão ter um aroma pronunciado ou atípico (embora o rato almiscarado de fato produza doze compostos macrocíclicos parecidos com o almíscar).

Já sentimos o cheiro do ládano e do gálbano (ver p. 476), bem como do tabaco curado (ver p. 460), que contém vários almíscares macrocíclicos *e* o composto policíclico naftofurano de âmbar, do âmbar-gris. A **ambreta** é o nome que hoje se dá ao que Boyle chamava de semente almiscarada, o que reflete certa semelhança ou sobreposição olfativa entre os âmbares e os almíscares. É a semente de um parente asiático do hibisco e do quiabo; o revestimento externo da semente contém a **ambretolida**, de dezesseis carbonos, com aroma almiscarado e floral aumentado por compostos frutados, e outros, incomuns, com aroma de vinho. E a **raiz de angélica**, de uma planta eurasiática da família das apiáceas, contém meia dúzia de compostos macrocíclicos com doze a dezesseis carbonos, e o mais importante deles é a pentadecanolida, descrita como delicadamente animalesca, almiscarada e doce.

**ALGUNS MATERIAIS VEGETAIS NOTÁVEIS SOBRETUDO POR
SUAS QUALIDADES DE ALMÍSCAR E ÂMBAR**

| Material | Aromas componentes | Moléculas |
|---|---|---|
| semente de ambreta (*Abelmoschus moschatus*, Ásia) | rico, doce, floral, almiscarado, frutado, vinho | ambretolida (C16 de um anel), acetato de farnesila, pirazinas e piridinas |
| raiz de angélica (*Angelica archangelica*, Eurásia) | doce, almiscarado, amadeirado | pentadecanolida (C15 de um anel), outros compostos macrocíclicos C12-C16 de anel, pineno, careno |

Há também um material almiscarado no mundo vegetal que é efêmero demais para a perfumaria, mas mágico para o nariz apurado. Para apurar o seu, saiba que nem mesmo os mais finos extratos de flores têm exatamente o mesmo cheiro das flores vivas, e para compreender isso os químicos das fragrâncias assumiram, na década de 1970, o desafio de identificar os compostos voláteis liberados em quantidade mínima pelas flores vivas no ar ao redor. Com o tempo, desenvolveram equipamentos portáteis para capturar esses compostos voláteis e viajaram pelo mundo para identificar novas substâncias aromáticas promissoras. No começo da década de 1990, Roman Kaiser, um pioneiro da caça aos aromas, estava em uma expedição pelo litoral do Mediterrâneo. Em certa colina da Ligúria, coberta de árvores e arbustos, teve "uma das experiências olfativas mais impressionantes" que se poderia ter naquela região aromática: "um aroma muito transparente, resinoso, amadeirado, almiscarado" trazido pelo vento. Kaiser seguiu o faro até chegar a uma massa de resina em um tronco de pinheiro exposto ao sol. Passou boa parte do resto daquela tarde coletando as substâncias voláteis que a resina emitia e, como era de se esperar, conseguiu identificar nelas vários almíscares macrocíclicos, entre os quais a pentadecanolida partilhada pela angélica e pelo tabaco. Quando colheu uma segunda amostra por volta do nascer do sol, na manhã seguinte, os almíscares estavam ausentes.

Isso sugere uma expedição de campo para o explorador de cheiros amador: um passeio pela floresta à tarde, em um dia quente e ensolarado. Procure troncos de coníferas ou galhos caídos dos quais escorra resina, aproxime-se, raspe a resina e cheire. Experimente a resina fresca, a endurecida, e depois procure vazamentos de resina que estejam há horas expostos ao sol. E maravilhe-se com a convergências entre os avatares do Herói Carbono em veados com presas que habitam o

Himalaia; em baleias com indigestão por terem comido lula; nessa raiz, semente ou arvorezinha incomum; na exsudação de árvores banhadas pelo sol.

## Novos materiais aromáticos desenvolvidos pelos químicos

Durante séculos, o almíscar natural foi um dos materiais mais valorizados na produção de perfumes. Hoje, é raro a ponto de ter quase desaparecido. No entanto, inalamos sua qualidade especial todos os dias, exalada por sabonetes, xampus e cosméticos e pela secadora de roupas. A história de como isso aconteceu – de como o almíscar natural, raro e singular deu origem a dezenas de almíscares químicos de uso comum – é um destilado da história maior da perfumaria moderna.

O nariz dos químicos sempre foi um instrumento importante em laboratório, e a Saga do Almíscar começa com a observação acidental, sobretudo na Alemanha, de que certos procedimentos de laboratório com substâncias nitrogenadas poderiam criar um aroma almiscarado. Já no século XVI, o alquimista Paracelso havia notado em seu *Arquidoxo* que a mistura destilada de sal de amônia e ácido sulfúrico tinha cheiro de almíscar, um "nobre odor". Dois séculos depois, Andreas Marggraf notou "o aroma do mais forte almíscar" ao destilar âmbar fóssil e tratar seu óleo essencial com ácido nítrico. Na década de 1830, vários químicos repetiram o procedimento de Marggraf com o comuníssimo alcatrão de hulha e a resina copal, e os materiais resultantes foram comercializados em sabonetes. Então, em 1891, Albert Bauer sintetizou os primeiros "nitroalmíscares" puros, anéis únicos de benzeno decorados com grupos nitrogenados, como o **xileno do almíscar**. Apesar de seu pequeno tamanho, eles tinham a qualidade de "coisa viva" e a persistência dos compostos macrocíclicos e policíclicos, além de agradáveis facetas doces, florais e de "pó de arroz". Trinta anos depois, o pioneiro perfumista Ernest Beaux incluiu dois almíscares de Bauer em sua icônica fragrância Chanel Nº 5 – com tinturas de almíscar natural e civeta. Os nitroalmíscares não eram simples substitutos baratos; eram materiais novos que expandiam a gama de efeitos olfativos dos perfumistas.

Esses primeiros almíscares artificiais eram produtos de reações químicas que geravam aromas almiscarados por acaso. Uma análise definitiva da composição do almíscar e da civeta só ocorreu no começo do século XX, quando químicos alemães conseguiram isolar suas moléculas características. Pela primeira vez foi possível sentir o cheiro da muscona e da civetona em estado puro. Então, em 1926, um químico suíço-croata chamado Leopold Ružička, trabalhando para a empresa produtora de fragrâncias que depois viria a se tornar a multinacional Firmenich, demonstrou que a muscona e a civetona eram anéis macrocíclicos com mais de doze átomos de carbono: estruturas moleculares que, na época, eram consideradas impossíveis. Por sua descoberta, ganhou o Prêmio Nobel de 1939. Depois de determinar suas estruturas, Ružička demonstrou que esses anéis podiam ser construídos em laboratório a partir de cadeias carbônicas simples; portanto, as substâncias voláteis do almíscar e da civeta poderiam ser obtidas sem o uso de animais.

Nesse processo, Ružička sintetizou uma estrutura que não era igual ao almíscar natural, mas, mesmo assim, tinha cheiro de almíscar, à qual deu o nome de *muscolida*. A princípio, parecia tratar-se de mais um caso em que a química de laboratório se aproximava por acidente do aroma de almíscar, mas no fim se constatou que, nesse caso, a química estava *antecipando* a descoberta de um almíscar natural. Quase oitenta anos depois, a muscolida foi identificada na raiz de angélica. Outros químicos das fragrâncias, antes e depois de Ružička, anteciparam a descoberta de importantes substâncias voláteis naturais, entre elas as iononas da violeta e o naftofurano de âmbar do âmbar-gris.

**ALGUNS COMPOSTOS VOLÁTEIS SINTÉTICOS ENCONTRADOS DEPOIS EM MATERIAIS NATURAIS USADOS EM PERFUMARIA**

| Molécula sintetizada | Aromas | Constatada depois em |
| --- | --- | --- |
| anisaldeído, 1845 | flor da mimosa, feno | flor da mimosa, 1903; baunilha, anis, funcho, endro, estragão, manjericão, groselha-preta |
| piperonal (heliotropina), 1869 | flor do heliotrópio, baunilha, cereja | baunilha, 1905; violeta, mirtilo, pimenta-do-reino, tabaco |
| antranilato de metila, 1887 | frutado, floral | neroli, 1895; uva, morango |
| iononas, 1893 | violeta | flor da violeta, 1972 |
| g-undecalactona, 1905 | pêssego | gardênia, 1993 |
| muscolida, 1928 | almiscarado | angélica, 2004 |
| naftofurano de âmbar (Ambrox), 1950 | âmbar-gris | âmbar-gris, 1990; ládano, tabaco, resina de pinho banhada de sol |
| di-hidrojasmonato de metila (Hediona), c. 1960 | fresco, floral, "transparente", "limão-siciliano excessivamente maduro" | chá preto, 1974; jasmim, jasmim-do-imperador, laranja-lima |

Passemos agora ao momento atual: de lá para cá, os químicos descobriram dezenas de moléculas macrocíclicas e policíclicas em plantas e animais e sintetizaram centenas de moléculas novas. Se o comércio internacional de grãos naturais de almíscar e pasta de civeta se mede hoje em quilos por ano, milhares de *toneladas* de moléculas de almíscar artificiais são usadas anualmente em produtos de higiene pessoal e de limpeza. A maioria delas, por causa de seu efeito de fixação e liberação gradual e pela nuança inespecífica de coisa viva. Alguns desses almíscares sintéticos, chamados "almíscares brancos", são usados para a obtenção de uma qualidade de "ferro quente sobre roupa limpa" – o oposto da qualidade de "traseiro de um animal selvagem das montanhas" do almíscar original. A substância animal rara, estranha e ambivalente se tornou uma porta de entrada para a onipresente reafirmação da domesticidade e da limpeza.

A Saga do Almíscar reflete o desenvolvimento da química das fragrâncias em geral. Em 1803, um químico alemão chamado Kindt tratou terebintina comum com ácido clorídrico e obteve cristais de cânfora, que na época era um material exótico, importado. Nas décadas seguintes, outros químicos sintetizaram o cinamaldeído da canela, a doce cumarina do feno e do cumaru, a vanilina da baunilha. Logo estavam instigando o alcatrão de hulha e outras matérias-primas baratas a fornecer não somente muitas moléculas conhecidas de sabores e fragrâncias, mas também moléculas novas que por acaso simulavam o aroma de coisas como o heliotrópio, a flor da mimosa e o couro. Desde então, muitos avatares do Herói Carbono desconhecidos na natureza abriram novas possibilidades para a paleta dos perfumistas, entre elas a delicadeza "aquática" do lírio-do-vale (que seria impossível de extrair ao natural), o frescor da praia e a doçura particular do algodão-doce. Além disso, os biotecnólogos das fragrâncias têm manuseado microrganismos e células vegetais de modo a induzi-los a produzir compostos voláteis valiosos – às toneladas. A química das fragrâncias movimenta muito dinheiro e é dominada por um pequeno número de multinacionais que inventam, patenteiam e registram novas moléculas "cativas" a cada ano.

**ALGUMAS MOLÉCULAS SINTÉTICAS USADAS EM FRAGRÂNCIAS**

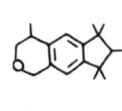

| Molécula | Aromas |
| --- | --- |
| almíscares: nitroalmíscar, macrocíclico, policíclico, linear, incluindo a Galaxolida, 1890 | persistente, almiscarado, tecido recém-lavado e passado |
| quinolinas, c. 1880 | couro |
| hidroxicitronelal, c. 1905 | lírio-do-vale, doce, ceroso, verde |

*continua*

| Molécula | Aromas |
|---|---|
| Lilial, 1956 (butilfenil metilpropional) | lírio-do-vale, aquoso, verde |
| Calona, 1966 (metil benzodioxepinona) | fresco, melancia, marinho, ozônio |
| etilmaltol, 1968 | algodão-doce, creme caramelo |
| Vertofix, 1972 (metil cedril cetona) | amadeirado, âmbar |
| Iso E Super, 1974 (octa-hidrotetrametil acetonaftona) | cedro, violeta, âmbar |

O sucesso da química das fragrâncias sintéticas trouxe benefícios, mas também problemas. Assim como as moléculas naturais, as artificiais podem ser irritantes, alergênicas e até tóxicas. Algumas são anormalmente estáveis; por isso, despejadas às toneladas em produtos de higiene e limpeza, acabam se acumulando no ambiente e nos animais – em nós, inclusive. Ao mesmo tempo, sem contar suas vantagens econômicas, os materiais sintéticos são capazes de evocar materiais naturais e aromas de ambientes de um jeito que os extratos naturais não conseguem. Proporcionam aproximações mais confiáveis e sustentáveis de fontes raras e ameaçadas, sem infligir maus-tratos. São, às vezes, menos irritantes ou alergênicas que suas homólogas naturais mais complexas. E, paradoxalmente, o uso judicioso de materiais sintéticos e extratos de alta tecnologia pode dar ao perfumista a possibilidade de ser mais fiel aos aromas de um material natural vivo – uma rosa no jardim, uma violeta na floresta – do que lhe seria possível usando um óleo essencial de antiga extração.

## Compondo com substâncias voláteis: notas aromáticas

Chegamos enfim aos perfumes! Os perfumistas obtêm materiais aromáticos de todo o planeta, de fornecedores de alta e baixa tecnologia, e brincam à vontade com seus extratos incorpóreos para produzir quimeras desconhecidas na natureza: de rosa e jasmim, rosa e vetiver, rosa e castor, rosa e uma dúzia de outras coisas – ou várias dúzias. A maioria dessas composições evapora do mundo sem deixar traços, mas os *connoisseurs* reconhecem algumas como realizações significativas e influentes da arte do perfumista. Vamos cheirar, virtualmente, um pequeno número delas; colhi os detalhes nas análises de Philip Kraft, Robert Calkin e J. Stephan Jellinek e da Fragrance Foundation.

Primeiro, uma breve descrição da composição dos perfumes em geral. São complexos! Um único extrato vegetal pode ter de dezenas a centenas de moléculas voláteis, e os perfumistas, por sua vez, podem combinar dezenas de extratos para obter uma única fragrância. É provável que ninguém, nem mesmo os profissionais, seja capaz de identificar cada um dos ingredientes em uma mistura complexa. Nossa percepção de tantas moléculas será necessariamente uma questão de impressão. No entanto, a mistura tem uma estrutura imposta pelos diferentes graus de volatilidade dos compostos, pela rapidez com que alçam voo e desaparecem da pele. No jargão dos perfumistas, as notas de "saída" ou de "cabeça" são as que mais se destacam de imediato, mas desaparecem em menos de uma hora, enquanto as notas de "corpo" ou de "coração" persistem por mais ou menos uma hora e as de "fundo", por várias horas. As proporções iniciais dessas diferentes notas, as mudanças em suas proporções à medida que vão evaporando em diferentes ritmos, nossa exposição e adaptação a elas, nossa atenção e busca ativa de componentes esperados: todos esses fatores podem dar relevo a diferentes qualidades de um perfume de momento a momento.

A volatilidade dos componentes de um perfume depende do tamanho e do peso de suas moléculas e da força com que suas cadeias e grupos laterais são atraídos pelas proteínas e pelos óleos da pele e uns pelos outros. São notas comuns de saída os aromas cítricos, de pinho, florais e frescos dos monoterpenoides de dez carbonos. Entre as notas de corpo incluem-se os aromas amadeirados dos sesquiterpenoides maiores de quinze carbonos, aromas florais de fragmentos de terpenoides e aromas frutados e balsâmicos de ésteres e anéis benzenoides. Entre as notas de fundos persistentes, de efeito fixador, incluem-se os aromas amadeirados e de incenso dos sesquiterpenoides e ácidos olibânicos, os aromas de fumaça e animalescos de anéis fenólicos pequenos, mas pegajosos, e os aromas envolventes, de coisas vivas, dos almíscares e dos âmbares.

## Alguns perfumes importantes

As modernas composições de perfumaria têm suas raízes na França do século XVII, quando a corte de Luís XIV começou a abandonar os óleos pesados e exóticos de almíscar, civeta e âmbar-gris e passou a trocá-los por perfumes aromatizados com ervas, flores e frutas cítricas do sul da Europa. Um deles existe até hoje e emprestou seu nome a toda uma categoria de composições cítrico-herbáceas: a **Água de Colônia**, baseada em uma *eau de vie* e criada por um destilador italiano que trabalhava na Alemanha por volta de 1700. (Hoje em dia, uma "colônia" pode ser simplesmente uma fragrância cítrica diluída.) No século XIX, a produção francesa de óleos essenciais se estabeleceu nos arredores de Grasse, na Provença; o álcool de alta concentração e outros solventes entraram em uso, e farmacêuticos e químicos de toda a Europa passaram a manufaturar materiais voláteis para mercadorias de todo tipo. O setor da perfumaria de luxo tomou forma, tendo Paris como capital e girando em torno das criações de perfumistas individuais, compositores de fragrâncias que desde o começo tiraram vantagem da gama de materiais a que tinham acesso, tanto extraídos quanto manufaturados.

Diz-se que o primeiro perfume notável da era moderna foi o **Fougère Royale** ou "Samambaia Real" de Paul Parquet, de 1882. Foi original e influente por dois motivos. Primeiro porque, as samambaias não eram um material aromático usual, de modo que se tratava de uma composição de "fantasia" ou "abstrata": justapunha citros e lavanda, à semelhança da Água de Colônia, com uma terrosidade vegetal evocada por Parquet por meio de extrato de musgo-de-carvalho e cumarina sintética – o primeiro uso de um perfume sintético em um perfume "fino", cuja composição foi bem recebida e emprestou seu nome a todo um gênero de perfumes, os *fougères*. Segundo porque Parquet também antecipou algo que a cromatografia gasosa só revelaria em 2010: a cumarina é, de fato, uma substância volátil importante em muitas samambaias.

Poucos anos depois do Fougère Royale de Parquet veio o **Jicky** de Aimé Guerlain, o mais antigo perfume em produção contínua até hoje (ainda que com modificações) e um dos mais influentes em razão da variedade e do número de seus ingredientes: três extratos cítricos, quatro florais, seis ervas, duas madeiras, duas raízes, civeta *mais* cumarina, vanilina e nitroalmíscares sintéticos. O efeito geral é o de uma sobreposição de camadas semelhante a uma pirâmide, com notas de saída frescas, notas de corpo florais e amadeiradas e notas de fundo animalescas e doces, estrutura que muitos perfumes finos viriam a adotar no decorrer dos cem anos seguintes.

Foi em 1921 que surgiu o famoso **Chanel Nº 5**, desenvolvido por Ernest Beaux para a *designer* de moda Coco Chanel. Sua essência é o luxo estruturado: na saída, bergamota e pau-rosa; no corpo, sândalo e um buquê de rosa, jasmim, ilangue-ilangue e mais violeta e lírio-do-vale sintéticos; no fundo, almíscar *mais* civeta *mais* âmbar-gris, reforçados por cumarina *mais* vanilina *mais* nitroalmíscares sintéticos. Entre os perfumistas, ele é conhecido pela alta dose de aldeídos sintéticos de cadeia média, que por si sós têm qualidades de cera e casca de frutos cítricos, mas no perfume equilibram uma rica floralidade: efeito que, segundo Beaux escreveu posteriormente, foi inspirado por sua experiência de ter passado o verão acima do Círculo Ártico durante a guerra, "quando os lagos e os rios liberam um perfume de extremo frescor".

**ALGUNS PERFUMES IMPORTANTES**

| Perfume | Ingredientes principais | Importância |
|---|---|---|
| Água de Colônia, 1706 | óleos cítricos e de ervas | definiu a família cítrico-herbácea |
| Fougère Royale, 1882 | citros, lavanda, cumarina, musgo-de-carvalho | definiu uma nova família "abstrata" |
| Jicky, 1889 | bergamota, pau-rosa (linalol), lavanda, sândalo, heliotropina, cumarina, vanilina, civeta | composição complexa e estruturada |
| Chanel Nº 5, 1921 | bergamota, pau-rosa; rosa, jasmim, metil ionona, ilangue-ilangue, hidroxicitronelal, sândalo; almíscar, nitroalmíscares, âmbar-gris, civeta, vanilina, cumarina, aldeídos C10-C12 | complexo, rico, luxuoso; grande dose de aldeídos sintéticos |
| Eau Sauvage, 1966 | bergamota, limão-siciliano, laranja, Hediona, óleos herbáceos, citral, indol, musgo-de-carvalho, vetiver, cumarina | introduz na Água de Colônia a nota fresca e "transparente" da Hediona |
| White Linen, 1978 | Hediona, hidroxicitronelal, nerol, Galaxolida, vertofix, vetiver, aldeídos | composto sobretudo de sintéticos; almíscar e aldeídos dominantes para efeito de roupa recém-lavada e passada |
| Trésor, 1990 | Hediona, metil ionona, heliotropina, Galaxolida, Iso E Super, vanilina | grandes proporções e blocos de sintéticos; combinação "abrace-me" |
| Kenzo pour Homme, 1991 | bergamota, Calona, sálvia esclareia, zimbro, cedro, vetiver, almíscares brancos | populariza a tendência marinha com Calona sintética |
| Angel, 1992 | bergamota, tangerina, patchouli, cumarina, vanilina, etilmaltol | inicia a tendência *gourmand* com o etilmaltol sintético |

As décadas seguintes assistiram ao surgimento de várias composições igualmente complexas, entre elas variações dos "chipres" de cítricos, ládano e musgo-de-carvalho (do **Chypre** de François Coty, 1917) e dos "orientais" com base de incenso e baunilha (**Shalimar**, de Jacques Guerlain, 1925), além da prática de usar moléculas sintéticas para definir uma fragrância e extratos naturais caros para enriquecê-la com sua complexidade. A partir da década de 1960 e das novas ondas – *nouvelles vagues* – que rebentavam pelo cinema, pela literatura e pela culinária francesa, os perfumistas também passaram a explorar novos materiais e estruturas de composição, com menos camadas, menos complexidade de evolução na pele, mais consistentes e que funcionassem "em bloco". A **Eau Sauvage** ("Água Selvagem"), de Edmond Roudnitska, acrescentou a uma mistura cítrico-herbácea de Água de Colônia a recém-descoberta Hediona e sua volatilidade fresca, luminosa e "transparente", que logo se tornou um ingrediente padrão dos perfumes modernos. Na década de 1970, o **White Linen**, de Sophia Grojsman, enfatizava a qualidade de roupa lavada e passada dos almíscares sintéticos, auxiliada pela Hediona e por aldeídos, ao passo que seu **Trésor** ("Tesouro"), dos anos 1990, juntava grandes proporções de um pequeno número de moléculas sintéticas – almiscaradas, amadeiradas, florais, doces – para criar uma combinação influente cuja paradoxal qualidade de coisa viva foi chamada por ela de "abrace-me". O **Kenzo pour Homme**, de Christian Mathieu, ajudou a popularizar a nova molécula Calona, com aroma ambiente, e a ideia de fragrâncias de praia e mar. E o **Angel**, de Olivier Cresp, ajudou a estabelecer a categoria de perfumes "*gourmand*", de inspiração alimentícia, com o etilmaltol, uma variante sintética mais forte do maltol natural que evoca algodão-doce e caramelo.

Hoje em dia, o mundo dos perfumes está mais desenvolvido e variado do que nunca. Cobre desde novos aromas e fragrâncias especiais de *shopping center* – simples, baratos e formulados para atender ao gosto do consumidor – aos portfólios de aromas das empresas e dos perfumistas reconhecidos, que criam esse gosto; há também as criações artesanais ou de nicho de perfumistas independentes que seguem o próprio nariz, percorrem o globo em busca dos melhores materiais, custem o que custar, e produzem edições limitadas para uma elite. No museu e conservatório de fragrâncias Osmothèque, em Versalhes, os visitantes podem sentir o cheiro de originais e reconstruções de centenas de perfumes novos e velhos. E é claro que existem também as tradições e os aromas não europeus, que merecem ser conhecidos. Os da Índia, por exemplo, onde no venerável centro de fragrâncias de Kannauj, não longe do Taj Mahal, o ***mitti attar*** é destilado de tortas de argila secas ao sol diretamente para um óleo com infusão de sândalo: uma versão elevada do gaiaicor produzida no sul da Ásia!

Ou seja, embora boa parte da vida moderna tenha sido desodorizada ou aromatizada com um frescor fictício, ainda há galáxias de frascos de perfume cintilantes por aí a serem cheiradas.

## Escutar os aromas

O moderno mundo da perfumaria é algo que vale a pena conhecer, até mesmo para os exploradores de cheiros que não têm um interesse especial por fragrâncias. Isso porque abriga uma animada subcultura *on-line* de entusiastas que têm um interesse coletivo por todas as coisas voláteis, e não somente pelas florais e almiscaradas. Além de avaliações de fragrâncias comerciais, tutoriais para a fabricação de fragrâncias em casa, fornecedores de aparelhos de destilação e solventes e outros equipamentos, há fontes que fornecem centenas e centenas de materiais aromáticos, madeiras, resinas, raízes, destilados, isolados e sintéticos – amostras de quase tudo que foi mencionado neste livro, desde o óleo de rosa até o escatol. Para cheirar e aprender sobre dezenas desses materiais em poucas horas, faça uma peregrinação ao Aftel Archive of Curious Scents em Berkeley, Califórnia. Muito do que sei sobre fragrâncias devo às muitas horas que passei no "órgão" de aromas da perfumista Mandy Aftel, cheirando e acompanhando suas anotações, experimentando acordes e dissonâncias e absorvendo seu fascínio pelos materiais naturais dos quais os aromas provêm. Seu Archive é uma maravilhosa destilação dessa experiência.

O interesse pela aromaterapia, pela maconha e pelos compostos voláteis em geral também motivou a invenção de aparelhos que podem ser usados como cromatógrafos a gás de baixa tecnologia. Já existem hoje em dia pequenos vaporizadores elétricos que controlam a temperatura de uma plataforma do tamanho de uma moeda até 200 °C, ou seja, logo abaixo do ponto em que muitos materiais orgânicos começam a sofrer pirólise. Com um desses incensários modernos, pode-se aquecer um material aromático devagar e de modo progressivo o suficiente para ele ir soltando suas substâncias voláteis. Muitas vezes, é possível captar os aromas componentes à medida que surgem e desaparecem, de acordo com seus diversos graus de volatilidade, e ter a experiência da natureza composta dos aromas.

Usei um vaporizador para apreciar madeiras e resinas, tabacos e chás, solo e pedras. Não é ideal para tudo – constatou-se que o olíbano, por exemplo, exala suas qualidades mais características entre 250 °C e 310 °C –, mas pode ser revelador. Quando Roman Kaiser teve a oportunidade de analisar uma amostra de agáloco de valor inestimável, pegou um pedacinho de 50 miligramas, aqueceu-o a 150 °C e observou a evolução de seu aroma ao longo de doze minutos. A princípio era "doce-balsâmico, amadeirado-floral", depois tornou-se mais picante, com "nuanças de baunilha e almíscar", então ficou "profundo, nobre, amadeirado", alcançado por uma "nota fenólica de castóreo e baunilha doce".

De certo modo, o calor mais intenso de uma brasa orquestra essas notas no acorde que Kaiser chama de "a mãe de todos os aromas".

O aquecimento do material volátil em temperaturas controladas é a versão eletrônica de um método secular de apreciação dos compostos voláteis. Há anos, li no livro *East Wind Melts the Ice* – o belo relato de memórias da autora, Liza Dalby, no Japão – a respeito de uma prática chamada *monko*, palavras que significa literalmente "escutar o incenso". Em minha primeira visita ao Japão, minha amiga Mio Kuriwaki organizou uma sessão de escuta em uma loja de Quioto que há gerações abastece de produtos aromáticos o palácio imperial, que fica ali perto. O *monko* tem uma história longa e mais ou menos obscura, que começa na China. Hoje em dia, é um procedimento trabalhoso, mas fascinante, centrado em um recipiente de cerâmica do tamanho de uma xícara de chá preenchido com cinzas. Acende-se um pedacinho de carvão que, quando em brasa, é lentamente enterrado nas cinzas, superficialmente. Coloca-se acima dele uma lasca de mica e, sobre a mica, um pedacinho de agáloco ou outra substância aromática. Então, aproxima-se o nariz do recipiente, com as mãos em concha ao redor dele, para sentir os aromas dos compostos voláteis que vão sendo expulsos pelo calor indireto, sem a distração do aroma genérico de fumaça. Uma sessão de *monko* geralmente inclui diversos materiais, talvez agáloco de diferentes graus e origens, os quais vamos aprendendo a distinguir e apreciar.

O nome dessa prática, *escutar* o incenso, é estranho, mas funciona como um substituto útil, ainda que incongruente, de uma palavra que não existe em muitos idiomas. *Ouvir* um som é simplesmente percebê-lo; *escutar* é prestar atenção, concentrar-se e tentar compreender. Escutar um aroma significa dedicar tempo e alguma energia para absorvê-lo mais de uma vez, registrar suas qualidades e os sentimentos e pensamentos que ele inspira. O ato de escutar materiais aromáticos belos ou estranhos é algo que pode nos encher de entusiasmo. Interiormente, também pode ser exaustivo se concentrar em algo invisível e intangível e revirar a memória em busca de precedentes ou comparações. Mas assim se vai construindo um banco de dados, um nariz e um mundo sensorial, e a construção é um trabalho que compensa à medida que o mundo dos cheiros se expande.

Capítulo 18

# ALIMENTOS COZIDOS

> Nos dias em que eu me comportava bem, no entanto, eles traziam a assadeira de *waffles*. Seu retângulo amassava os espinhos usados para fazer fogo, que ardiam vermelhos como espigas de gladíolos. E logo o *waffle* estava em meu avental, mais quente nos dedos que nos lábios. Era então que, de fato, eu comia o fogo, comia sua cor dourada, seu odor e até seus estalos enquanto o *waffle* quentíssimo se esmagava entre meus dentes.
>
> E é sempre assim que, por uma espécie de prazer adicional, como a sobremesa, o fogo demonstra sua humanidade. Ele não se limita a cozinhar o alimento; torna-o sequinho e crocante. Acrescenta a casquinha dourada à panqueca; dá forma material à festividade. Desde épocas tão remotas quanto nos é dado conhecer, o valor gastronômico sempre teve precedência sobre o valor nutritivo; e foi na alegria, não no sofrimento, que a humanidade descobriu seu espírito. A conquista do supérfluo nos dá um entusiasmo espiritual maior do que a conquista do necessário. A humanidade é uma criação do desejo, não da necessidade.
>
> Gaston Bachelard, *A psicanálise do fogo*, 1938.

Nosso passeio pelos aromas do mundo até agora: moléculas primordiais no espaço interestelar. O fedor da vida sem oxigênio. Defesas e atrativos químicos das plantas estacionárias. Gases de escape dos animais moventes. Cadeias dobradas em peregrinos da água fria. Os restos da vida no solo, na fumaça e nos solventes. Fragrâncias de veados das montanhas e de laboratórios de química. E chegamos agora aos aromas mais familiares e de atração mais garantida. Os alimentos e as bebidas são os pedacinhos do mundo que saboreamos do modo mais íntimo. Preenchemos a cozinha com seus aromas em desenvolvimento, sentimos seus cheiros à mesa e os trazemos para dentro de nós, exalamos os últimos bafejos de suas substâncias voláteis à medida que eles se integram a nós.

Os animais comem para absorver a substância e a energia de outros seres vivos. Em vários capítulos anteriores, experimentamos muitos de nossos alimentos favoritos ainda vivos ou recém-colhidos, conhecendo os cheiros que eles têm em seu estado natural; frutas e hortaliças cruas, ervas e especiarias, cogumelos, peixes. Antes de comê-los, no entanto, geralmente os cozinhamos e os transformamos em outra coisa. Nós os desmontamos, combinamos, aquecemos e encorajamos neles a multiplicação de microrganismos benignos. Essas manipulações podem ter ajudado a criar nossa própria espécie e certamente alimentaram sua ascensão e seu predomínio, pois tornam os tecidos crus das plantas e dos animais muito mais digeríveis e nutritivos. A prática de manipulação da comida, que a princípio era uma novidade supérflua, se mostrou tão eficaz que hoje parece ser, para nós, uma necessidade biológica.

Por que o processamento do alimento foi adotado por nossos antepassados? É provável que inicialmente suas vantagens nutricionais não fossem óbvias. Por outro lado, a facilidade para mastigar e a intensificação do sabor, decorrente dos gostos e cheiros mais fortes das moléculas que a cocção cria e libera, eram evidentes. De acordo com certos experimentos, os chimpanzés e vários outros animais preferem os alimentos cozidos com que estão familiarizados aos alimentos crus com que também estão familiarizados. Talvez os sistemas sensoriais dos animais interpretem os sabores mais fortes como sinais de uma nutrição mais acessível, talvez os sabores fortes sejam mais estimulantes para os sentidos e mais atraentes – junto com a crocância e o aspecto dourado – por essa razão e nenhuma outra. Ou, talvez, elas andem juntas! Nutrição e prazer, necessidade e desejo: disposições nem sempre fáceis de distinguir, em um emaranhamento ao mesmo tempo delicioso e problemático.

Se a cocção nos ajudou a nos tornarmos humanos, ela o fez, em parte, ao nos auxiliar a levar uma vida mais plena como animais. Os alimentos cozidos atiçam nossos sentidos e nosso cérebro, oferecendo-lhes toda a gama de estímulos que eles foram feitos para interpretar e que a vida sedentária, no mais, tendia a estreitar. Os sinais visuais de cores, formas e consistências; os efeitos sonoros da secura, da crocância, da cremosidade; a delicada sensibilidade da língua a gradações de sólido e líquido, quente e frio; os sabores doce, azedo, salgado, picante e amargo; aromas que identificam alimentos específicos e suas histórias – todas essas percepções podem entrar em jogo com uma única mordida ou gole. Esse momento, por sua vez, é capaz de desencadear associações, memórias, pensamentos, sentimentos – às vezes, uma percepção do sentido da vida. Um rico encontro com o mundo e com nós mesmos, ao qual vale a pena comparecer.

As bebidas e os alimentos crus podem ser transformados de duas formas principais. Uma delas consiste em fermentá-los por meio de microrganismos, os mestres da *bio*alquimia em nosso planeta. No próximo capítulo, chegaremos a esses aromas penetrantes, inebriantes e às vezes malcheirosos. Aqui exploraremos os aromas muito diferentes da *piro*alquimia, da cocção pelo calor. O fogo se tornou humano quando os seres humanos aprenderam a controlar sua intensidade, a tornar mais lenta sua transformação em fumaça e cinzas e a explorar a faixa de temperatura em que a pirólise pode tornar os alimentos dourados e aromáticos.

## A alquimia da pirólise na cozinha: açúcar inodoro, caramelo odorífero

No comecinho do capítulo 2, falamos sobre a magia da cocção do caramelo: a partir de um único ingrediente, cristais de açúcar brancos, doces e inodoros, chegamos, pela aplicação de calor moderado, a um líquido marrom que tem ao mesmo tempo os sabores doce, azedo e amargo em uma cozinha tomada por seu aroma característico. Tendo sentido, depois disso, aromas de todo o planeta, estamos mais capacitados a reconhecer como esse aroma é uma manifestação do virtuosismo do Herói Carbono.

O açúcar de mesa é sacarose, um par de anéis de carbono e oxigênio de seis vértices, decorados. Quando são decompostos lenta e gradualmente pela energia térmica, e não em um rápido bafejo de fumaça, eles formam muitos fragmentos diferentes. Alguns anéis simples são os principais responsáveis pelo aroma característico de caramelo, mas são acompanhados por fragmentos cujos aromas já sentimos em frutas vermelhas, no pêssego, no coco, no abacaxi, nas frutas cítricas, no tomate, nos cogumelos, na baunilha – e também em campos de feno e folhas caídas, em estrebarias e na fumaça. Um caramelo claro, fruto de pirólise leve, é frutado e tem aroma de manteiga; um caramelo escuro é mais picante e tem cheiro de fumaça.

**ALGUNS AROMAS DE CARAMELO**

| Aromas componentes | Moléculas | Também encontrados em |
|---|---|---|
| caramelo, algodão-doce, frutado | maltol | framboesa, morango, folhas de katsura (ver p. 358) |
| caramelo, amendoim | di-hidromaltol | leites fermentados, vinho |
| caramelo | di-hidroximetil furanona | — |
| caramelo, amanteigado | diacetil | manteiga, creme |
| caramelo, amanteigado | acetilpropionil (pentanodienona) | frutos secos, iogurte |

*continua*

| Aromas componentes | Moléculas | Também encontrados em |
|---|---|---|
| feno, amadeirado, pão | furfural | vegetação seca pelo Sol |
| doce, amêndoas | metil furfural | frutas vermelhas, tomate |
| gorduroso, animal | hidroximetil furfural | mel, abacaxi, baunilha, vegetação seca pelo Sol |
| doce, feno, tostado | metil furanona (lactona da angélica) | pão, café, pipoca |
| coco, cremoso, frutado | g-nonalactona | coco, pêssego |
| frutado, cremoso, pêssego | g-decalactona | manteiga, pêssego, coco |
| baunilha | vanilina | baunilha |
| fumaça | guaiacol | fumaça |
| estrebaria, alcatrão | cresol | alcatrão, estrume de cavalo |
| vinagre, azedo | ácido acético | vinagre |
| queijo, suor, azedo | ácidos butanoico, metilbutanoico, octanoico e decanoico | leites fermentados |
| floral, casca de frutas cítricas | octanal | casca de frutas cítricas |
| cogumelos | octenol | cogumelos |
| frutado | pentanoato de etila (éster) | morango, maçã, abacaxi |

Tudo isso – e muito mais – é produzido a partir de uma única molécula que em si mesma não é volátil! O caramelo sintetiza a criatividade química da cocção, o modo pelo qual ela é capaz de transcender seus ingredientes e criar uma superabundância de vestígios voláteis do mundo em geral.

Os ingredientes vegetais e animais do cozinheiro incluem, em regra, milhares de moléculas diferentes, algumas com aromas próprios e a maioria sendo capaz de se decompor em fragmentos quando atingidas por energia térmica em quantidade suficiente. Os químicos que estudam sabores documentaram de dezenas a milhares de substâncias voláteis em alimentos cozidos individuais. Felizmente, parece que só algumas delas contribuem de modo significativo para os aromas que de fato percebemos.

Algumas das pesquisas mais rigorosas sobre o aroma dos alimentos foram feitas por um grupo de pesquisas que hoje faz parte do Instituto Leibniz de Biologia dos Sistemas Alimentares, perto de Munique. Em 2014, Peter Schieberle, Thomas Hofmann e seus colegas fizeram uma revisão de várias décadas de trabalho e relataram que apenas 230 moléculas são responsáveis pela maioria dos compostos voláteis importantes num largo leque de alimentos, e que qualquer aroma alimentício determinado pode ser simulado de modo razoável por cerca de doze dessas moléculas-chave, em proporções específicas. Esse "código combinatório" pode não incluir nuances que um *connoisseur* notaria, mas comunica a identidade aromática básica de um alimento, assim como um esboço reconhecível faz com um rosto. Vamos encontrar esses compostos voláteis fundamentais com frequência à medida que formos apreciando os aromas do mundo dos alimentos cozidos e fermentados.

Com exceção das ervas e das especiarias que usamos especificamente por causa do aroma, a maioria de nossos ingredientes crus é feita de moléculas não voláteis e inodoras. Quando essas proteínas, açúcares, amidos, gorduras e lipídios de membrana celular são desmontados pela judiciosa aplicação de calor do cozinheiro, fornecem aromas agradáveis ao alimento cozido. Tendem a gerar conjuntos comuns de compostos voláteis, que chamaremos de "buquês". Os quatro conjuntos a seguir, formados cada um por substâncias voláteis aparentadas entre si, ajudam a definir o aroma "cozido" genérico da maioria dos alimentos preparados via aplicação de calor.

## Buquês da cocção: gorduroso, sulfúreo, doce, frutos secos

Dos quatro principais buquês voláteis dos alimentos submetidos a cocção, o mais comum é também o menos óbvio. Chamo-o de **buquê gorduroso** porque nasce das gorduras, dos óleos e dos lipídios das membranas celulares. Essas cadeias longas e não voláteis de carbono e hidrogênio são as moléculas alimentares mais vulneráveis à alteração por oxigênio, água e calor, mesmo em temperaturas de cocção brandas, que não chegam à temperatura de pirólise. Pelo fato de todos os seres vivos terem uma membrana, todos os alimentos produzem um buquê gorduroso, mesmo as hortaliças e as frutas. Trata-se de uma mistura ampla de moléculas e aromas do *kit* básico que proporciona uma espécie de névoa volátil de fundo, um sopro genérico de cocção, às vezes com facetas mais específicas. Os frangos e outras aves geram buquês gordurosos dominados pelo decadienal de dez carbonos, cujo cheiro às vezes é descrito como aroma de "fritura por imersão", pois é uma substância volátil chave produzida pelos óleos comuns de frituras fabricados a partir de sementes. Certos óleos cujas cadeias carbônicas têm mais dobras geram fragmentos semelhantes aos principais compostos voláteis das criaturas marinhas, por isso, têm cheiro de peixe. As gorduras do leite e das carnes geram as mesmas lactonas que dão ao coco e às drupas suas qualidades doces e cremosas.

**UM BUQUÊ GORDUROSO DE AROMAS DE COCÇÃO**

| Aromas | Moléculas | Destaca-se em |
|---|---|---|
| cozido, gorduroso (um composto de verde, cogumelo, pepino-melão, peixe, metálico, gorduroso, ceroso) | mistura de álcoois, aldeídos e cetonas C2-C10 (p. ex. acetaldeído, etanol, hexanol, hexanal, octanal, octenol) | a maioria dos alimentos |
| frito | decadienais | óleos de milho, semente de algodão, girassol, caroço de uva; aves |
| peixe | mistura de cadeias C7, C8 e C9 com ligações duplas (p. ex. heptenal, heptadienal, octenona, octadienona, nonadienal) | alimentos marinhos; óleos de soja, canola, linhaça |
| coco, creme | lactonas | gorduras animais |

Os outros três buquês da cocção são dados por moléculas alimentares menos vulneráveis ao ataque pelo oxigênio e pela água. São geradas sobretudo à temperatura de fervura ou temperaturas superiores, quando as reações de pirólise entre as próprias cadeias assumem uma proporção significativa. As reações que geram a maioria dos compostos voláteis envolvem açúcares e os aminoácidos, que são os elementos construtivos das proteínas. Quando eles se encontram pela primeira vez, desencadeia-se uma complexa cascata de reações em que os produtos de cada estágio tornam a reagir para formar novos conjuntos de produtos e um aroma cada vez mais rico. Em estágios posteriores da cascata e a temperaturas muito superiores à da fervura da água, eles produzem grandes moléculas agregadas responsáveis pela típica cor marrom dos alimentos tostados e assados, de modo que a cascata inteira costuma ser chamada de **reações de escurecimento** – um nome um pouco enganoso. São também chamadas de **reações de Maillard**, em homenagem a Louis-Camille Maillard, o químico francês que primeiro as anotou, há cerca de um século.

Um buquê de cocção produzido nos primeiros estágios da pirólise de Maillard é marcado pela presença de enxofre, um elemento que todas as plantas e animais contêm em seus aminoácidos e várias outras moléculas. O **buquê sulfúreo** contribui para o aroma de muitos alimentos cozidos por imersão em água e é dominado por compostos voláteis pequenos que conhecemos das fontes termais e do ar oceânico, bem como de fontes menos salubres. O dimetil sulfeto, que também é emitido por animais de água salgada (ver p. 390) e por isso traz em si essa associação úmida e oceânica, é um importante componente dos aromas de leite quente e muitas hortaliças cozidas por imersão em água (a produção de DMS pode ser reduzida cozinhando-se as hortaliças em água acidificada). O sulfeto de hidrogênio e o metanotiol podem ter um desagradável caráter sulfúreo e pútrido em outros contextos, mas as quantidades mínimas encontradas em alimentos submetidos a cocção só fazem, em geral, acrescentar uma agradável profundidade ao aroma geral. Vários dissulfetos e trissulfetos são notas importantes em cebolas cozidas e carne assada, e o aldeído sulfurado **metional** dá ao interior de uma batata recém-cozida o seu caráter distintivo.

**UM BUQUÊ SULFÚREO DE AROMAS DE COCÇÃO**

| Aromas | Moléculas | Também encontrado em |
|---|---|---|
| batata cozida | metional (metil tiopropanal) | caqui, trufas negras, centeio |
| ar do mar, hortaliças cozidas por imersão em água ou leite fervido | dimetil sulfeto, dissulfeto e trissulfeto | ar do mar, alga marinha, trufas, durião |
| ovo cozido | sulfeto de hidrogênio | fontes termais, pântanos, esgoto |
| hortaliças em putrefação | metanotiol | pântanos, esgoto |

Há também o **buquê doce** dos compostos voláteis das reações de Maillard, que se desenvolve em temperaturas altas o suficiente para deixar os alimentos com um tom marrom-claro, em geral quando são assados ou fritos. Consiste principalmente em anéis de carbono e oxigênio alterados a partir de sua forma original em carboidratos, "doces" em sua qualidade porque alguns são componentes que definem o caramelo de açúcar queimado, e outros, como o **maltol**, são as mesmas moléculas que as plantas fabricam para sinalizar que seus frutos já estão maduros. As furanonas sotolona e furaneol, familiares do feno-grego e do morango, estão no próprio âmago do buquê doce. O diacetil, uma cadeia de carbono e oxigênio, é um composto volátil que define a manteiga, e o fenilacetaldeído, com seus anéis fenólicos, sugere mel.

**UM BUQUÊ DOCE DE AROMAS DE COCÇÃO**

| Aromas | Moléculas | Também encontrado nos alimentos crus |
|---|---|---|
| doce, caramelo | maltol | madeiras, frutas vermelhas, mel |
| doce, amadeirado, pão, reação de escurecimento | furfural, aldeído furano | frutas, baunilha cumaru, feno |
| feno-grego, bordo | (sotolona) furanona do caramelo | feno-grego, sancha (cogumelo *Lactarius*) |
| frutado, caramelo | furaneol (furanona do morango) | morango, abacaxi, manga, muitas frutas |
| manteiga, doce, caramelo | diacetil | morango, banana, manteiga |
| mel | fenilacetaldeído | flores, mel |

O **buquê de frutos secos** dos produtos das reações de Maillard surge em temperaturas altas o suficiente para que os alimentos se tornem marrom-escuros quando são tostados, assados e grelhados. Esses compostos voláteis são sobretudo anéis de carbono nitrogenados, sulfurados ou ambos: um rearranjo drástico das proteínas e dos carboidratos originais. Ocorrem em muitas configurações diferentes – pirrolidinas, tiofenos, tiazóis, tiolanos e outros –, mas as pirrolinas e as pirazinas são de longe as mais comuns. As **alquil pirazinas**, com aroma tostado-assado, trocam a decoração metóxi das pirazinas vegetais por grupos metil e etil simples.

**UM BUQUÊ DE FRUTOS SECOS DE AROMAS DE COCÇÃO**

| Aromas | Moléculas | Também encontrados nos alimentos crus |
|---|---|---|
| frutos secos, tostado, pipoca, doce | pirrolinas (C4, N1) | arroz, folhas de pandano |
| tostado, assado, frutos secos, terroso | pirazinas (C4, N2) | batata |
| malte, cacau em pó, frutos secos, suor | metilbutanal | tomate, trufa |

Há um composto especialmente importante no buquê de frutos secos que figura nos aromas de muitos alimentos submetidos a uma cocção mais branda:

o aldeído pequeno **metilbutanal**, que se forma até em processos de fermentação e nos tomates em processo de amadurecimento. De cadeia ramificada, não contém nem enxofre nem nitrogênio e se desprende de determinados aminoácidos a temperaturas muito mais baixas do que as da formação dos anéis de Maillard. Em geral, descreve-se seu aroma como de cacau em pó ou malte de cevada (grão de cevada parcialmente germinado e depois tostado para a confecção de um xarope doce ou cerveja), às vezes com a presença de um vestígio de queijo ou suor decorrente da ação de seu primo, o ácido metilbutanoico.

## Os aromas dos métodos de cocção: imersão em água, tostado, grelhado, defumado, frito

Os métodos de cocção se dividem em dois grupos básicos que aplicam temperaturas muito diferentes aos alimentos e os marcam com aromas particulares. Os **métodos de cocção úmidos** aquecem os alimentos mediante o emprego de água líquida ou vapor, que elevam a temperatura superficial do alimento à do ponto de ebulição da água, sem no entanto ultrapassá-la; a cocção na pressão alcança algumas dezenas de graus a mais. Ou seja, os aromas gerados pela **fervura**, pelo *simmering* (cocção por imersão em água em temperatura inferior à da fervura), pelo **braseado**, pela **cocção no vapor** e pela **cocção na pressão** são dominados pelas substâncias voláteis intrínsecas dos alimentos e pelos buquês gorduroso e sulfúreo gerados pela fragmentação de lipídios e proteínas. Os aromas de hortaliças aromáticas se intensificam e se arredondam; os de carne crua, relativamente não aromática, se tornam sobretudo "gordos" e sulfúreos.

Os **métodos de cocção seca** alcançam temperaturas muito superiores às alcançadas pelos métodos úmidos que empregam água fervente ou vapor (uma diferença que chega às centenas de graus), podendo fazê-lo pelo uso de diversos meios: o ar aquecido de uma fornalha, a radiação infravermelha emitida pelas paredes de um forno ou dispositivo elétrico, carvão ou chama, óleo ou gordura quentes. Esses métodos fazem evaporar boa parte da umidade na superfície do alimento e aceleram a cascata da pirólise. A pirólise gera tanto moléculas voláteis pequenas quanto grandes aglomerados não voláteis e anéis carbônicos que absorvem a luz e dão cor à superfície do alimento – primeiro, marrom-claro; depois, marrom-escuro, à medida que as reações prosseguem; por fim, preto amarronzado, quando a superfície é chamuscada. A cor superficial é um bom indício do desenvolvimento do sabor e está associada até mesmo aos aromas de certos compostos voláteis: o aroma tostado/assado dos anéis de furanos, pirrolinas e pirazinas é frequentemente descrito como um aroma "marrom" (em razão da cor do alimento, decorrente das reações de escurecimento). A cor marrom e os sabores marrons podem também se desenvolver em temperaturas mais baixas em alimentos com uma quantidade substancial de água – caldos de carne e massa de cereais para fabricação de cerveja são dois exemplos –, mas isso só ocorre após um longo período de cocção.

**ALGUNS AROMAS CARACTERÍSTICOS DOS MÉTODOS DE COCÇÃO**

| Métodos de cocção | Aromas componentes | Moléculas |
|---|---|---|
| fervura, *simmering*, vapor | brando, cozido, sulfúreo, doce | aldeídos, sulfetos |
| assar em forno, tostar, assar sobre fogueira ou brasa | doce, tostado, assado, manteiga | furanos, furanonas, acetil pirrolina, pirazinas, diacetil |
| fritura | brando, gorduroso, cozido, sulfúreo, doce, tostado | aldeídos, sulfetos, tióis, furanos, acetil pirrolina, pirazinas |
| grelhado | doce, assado, queimado | furanos, furanonas, pirazinas, guaiacol, cresóis, escatol |

Os aromas criados quando o alimento é **assado ao forno**, **tostado** ou **assado sobre brasa ou chama** são dominados pelos aromas doces da decomposição de carboidratos e dos anéis do buquê de frutos secos. A casca dos pães e das torradas, as sementes oleaginosas tostadas, a pele do frango assado e a casquinha da carne assada são dominadas por anéis de carbono e nitrogênio. As altas temperaturas do **grelhado** e do **gratinado** podem levar tão longe a pirólise da superfície do alimento que este fica queimado ou chamuscado, desmontando os furanos, as pirrolinas e as pirazinas e produzindo os produtos de decomposição com aroma de fumaça e alcatrão típicos da madeira em brasa (ver p. 424). O **carvão vegetal** em brasa emite seu próprio buquê petroquímico de anéis carbônicos do grupo BTEX, ou seja, ainda mais reduzidos (ver p. 449), além de formaldeído e outros aldeídos de cadeia curta e, às vezes, amônia. As superfícies de alimentos ricas em proteínas nitrogenadas podem desenvolver o cresol com aroma de alcatrão e o escatol fecal, os quais contribuem perceptivelmente para o aroma de carnes e peixes grelhados. A **defumação** aplica os compostos voláteis da pirólise diretamente aos alimentos por meio da fumaça de madeira em brasa, de modo que os alimentos em si possam ser cozidos suavemente. Algumas madeiras famosas são melhores que outras para produzir uma fumaça mais aromática que acre, mas, de forma surpreendente, pouquíssimo se sabe sobre os detalhes dessa química; a madeira da nogueira norte-americana (*hickory*) produz, ao que parece, uma quantidade anormalmente grande de pirazinas. O pato chinês **defumado no chá** é feito tostando-se uma mistura de folhas de chá com (às vezes) gravetos ou serragem, em geral com arroz ou farinha, mais açúcar e especiarias: o açúcar fornece furanos e furanonas caramelados; as folhas de chá, anéis fenólicos com aroma de fumaça e alcatrão; a farinha, maltol doce e pirazinas com aroma tostado; e a mistura toda proporciona duas cadeias ramificadas frutadas. Na Tailândia, algumas sobremesas recebem seu sabor ao serem fechadas em um recipiente com uma **vela perfumada** (chamada *tian op*) acesa, cujo pavio entra em combustão lenta e enche o recipiente de fumaça. A chave do sabor nesse caso é a composição da vela de cera de abelha, a qual, além de suas cadeias longas e fragmentáveis, é aromatizada com materiais usados em incensos, como benjoim, olíbano ou sândalo, cascas de frutos cítricos, ervas, especiarias, óleos essenciais e até almíscar.

### ALGUMAS FUMAÇAS APLICADAS AO ALIMENTO

| Fonte de fumaça | Aromas componentes | Moléculas |
| --- | --- | --- |
| madeiras | manteiga, pão, caramelo, fumaça, cravo, baunilha, alcatrão, assado sobre a chama | diacetil, furanos, furanonas, siringóis, guiacóis, eugenol, vanilina, cresóis, pirazinas |
| chá preto + açúcar + farinha | doce, pão, caramelo, frutado, alcatrão, tostado | furanos, furanonas, maltol, acetato de metilbutila, heptenona, cresóis, pirazinas |
| vela perfumada tailandesa, *tian op* | melão, cítrico, casca de laranja, cera, fumaça, baunilha, incenso | heptenal, octanal, nonanal, decanal, octenal, guaiacol, vanilina, santalol |

A **fritura** é o único método de cocção de uso comum em que os alimentos são aquecidos em outro alimento. O alimento a ser preparado é acondicionado sobre uma camada de óleo de origem vegetal ou gordura de origem animal (ou é mergulhado nesses produtos), os quais podem ser aquecidos a temperaturas muito superiores à do ponto de ebulição da água. Com isso, elimina-se a umidade da superfície da comida, que escurece e adquire sabor. As longas cadeias carbônicas dos óleos e das gorduras também são vulneráveis à decomposição, e são os seus fragmentos, sobretudo aldeídos, os responsáveis pelo aroma característico dos alimentos fritos e do ambiente da cozinha. Os decadienais parecem ser a chave do sabor característico e delicioso dos alimentos fritos, talvez por serem raros na natureza e se destacarem da névoa geral de aldeídos fragmentários com aroma verde, de cogumelos, frutado e de cera. Esses compostos estão entre os principais fragmentos produzidos pelo ácido linoleico, do qual os óleos de **cártamo, girassol, semente de uva** e **milho** têm a maior proporção, de modo que geram o aroma mais forte de gordura e fritura.

Por mais apetitosos que muitos desses aldeídos sejam, sabe-se que são tóxicos para as células das vias aéreas e contribuem para doenças respiratórias comuns entre os que trabalham na cozinha. Esse problema tem sido especialmente premente na China, onde até no ambiente doméstico há o costume de preparar todos os dias alimentos salteados. As temperaturas e as técnicas usadas fazem com que as gotículas de óleo alçadas ao ar entrem em combustão acima do *wok*. O *"sopro do wok"*, *wok hei*, é celebrado como a assinatura aromática de um salteado excelente, mas pensa-se que a exposição frequente às gotículas de óleo e à elevada quantidade de compostos voláteis que ele gera – entre eles, o formaldeído e outros aldeídos, benzeno e tolueno – é responsável pela incidência relativamente alta de câncer do pulmão entre as mulheres chinesas.

**ALGUNS AROMAS DE ÓLEOS E GORDURAS**

| Aromas componentes | Moléculas | Gerado sobretudo por |
|---|---|---|
| fritura por imersão | decadienais, heptenal, octenal, octadienal, nonadienais | óleos de cártamo, girassol, semente de uva, milho |
| plástico, frutado | nonenais, decenais | óleos de soja com alto teor de ácido oleico, canola, oliva |
| tinta, peixe | heptenal, heptadienal, octenona, octadienona, nonadienal | óleos de soja, canola |
| acre, sufocante | propenal (acroleína) | óleos quentes a ponto de soltar fumaça |
| queimado, acre, sufocante, solvente | formaldeído, acetaldeído, benzeno, tolueno | combustão das gotículas de óleo |

## Óleos vegetais e gorduras animais aromáticas

Algumas gorduras e óleos usados na culinária são aromáticos em si e dão à superfície do alimento um sabor tão intenso quanto o dos aldeídos genéricos da fritura. Dois deles são extraídos de sementes oleaginosas tostadas e contêm pirazinas características de aroma tostado e assado. O **óleo de amendoim**, um membro sul-americano da família das leguminosas, reúne agradáveis decadienais de fritura com notas doces, frutadas e de baunilha. O **óleo de gergelim**, uma semente natural da Índia que talvez tenha sido a primeira a ser cultivada especificamente em razão de seu óleo, é apreciado sobretudo na Ásia, no Oriente Médio e na África. É vendido nas formas branda e tostada, mais forte. Essa última (como o próprio gergelim tostado) contém uma gama de substâncias voláteis sulfuradas com aroma de café e carne, mais o guaiacol com aroma de fumaça.

### ALGUNS ÓLEOS AROMÁTICOS DE USO CULINÁRIO

| Óleo ou gordura | Aromas componentes | Moléculas |
|---|---|---|
| amendoim (tostado) | gorduroso, fritura, verde, assado, doce, maçã cozida, baunilha | nonenal, decadienais, pirazinas, metilbutirato de etila, damascenona, vanilina |
| gergelim (tostado) | carne, café, sulfúreo, fumaça, mel | furanos, pirazinas, tiazóis, tiazolinas, furfuriltiol, guaiacol, fenilacetaldeído |
| oliva, não refinado "extra virgem" | maçã verde, folhas verdes, grama, frutado, tomate | hexenais, hexadienal, hexanal, hexenóis, acetato de hexenila, pentenona |

O **óleo de oliva** não é extraído de sementes secas, mas sim da frutinha de uma árvore natural do Mediterrâneo; é usado desde a época das civilizações antigas não somente na culinária, mas também como fluido de lamparina e para cuidar da pele. As olivas ou azeitonas são mais ricas em óleo quando maduras e roxas, quase pretas, fase em que contêm ésteres comuns a muitas frutas maduras. Nesse estágio, contudo, estão macias e vulneráveis ao ataque de microrganismos que podem dar ao óleo um sabor de mofo, vinho-vinagre, passado ou pútrido. Hoje em dia, a maioria dos óleos de oliva de qualidade são extraídos de frutas verdes que estão apenas começando a mudar de cor – como Catão e Plínio observaram na Antiguidade! A pressão faz com que as enzimas defensivas das frutas gerem doze permutações de aldeídos e álcoois de folhas verdes e alguns ésteres. Esse bombardeio de substâncias voláteis fica preso nos óleos, os quais, quando frescos, podem constituir uma substância sem paralelo para o estudo das nuanças de folhas verdes: as notas vão de grama cortada e folhas amassadas a folhas de tomate, alcachofra, maçã verde, banana verde e amêndoas ou frutos secos imaturos. Essas notas vão sumindo ao longo do armazenamento e são rapidamente eliminadas durante a cocção, sendo substituídas por buquês mais genéricos de gordura e fritura.

Dois outros óleos característicos são extraídos de palmeiras e evocam uma culinária tropical. O **óleo de palma** ou **azeite de dendê** é produzido, sobretudo, por árvores naturais da África, e dá sabor a certos pratos brasileiros típicos de regiões com laços históricos com o comércio escravagista. É extraído da polpa do fruto do dendezeiro (um óleo menos saboroso é extraído das sementes) e, quando não refinado, tem uma cor alaranjada proveniente de pigmentos carotenoides. Seu aroma notável é dado por fragmentos desses pigmentos que sugerem madeira, flores, açafrão e tabaco; no século XV, o viajante vienense Alvise Cadamosto registrou seu "agradável sabor de violeta".

**ALGUNS ÓLEOS TROPICAIS DE USO CULINÁRIO**

| Óleo ou gordura | Aromas componentes | Moléculas |
| --- | --- | --- |
| dendê não refinado | amadeirado, floral, doce, resinoso, açafrão, tabaco | trimetil ciclo-hexanona, trimetil ciclo-hexenona, ciclocitral, ionol, linalol |
| coco | coco, cremoso, gorduroso, doce, frutos secos | octa-, deca-, dodecalactonas, hexanal, nonanal, undecanona |

O **óleo de coco** é extraído do fruto grande de uma palmeira asiática e ocupa lugar de destaque na culinária do sul da Ásia, em pratos doces ocidentais – e em protetores solares e bronzeadores. Seu aroma instantaneamente reconhecível é dominado por lactonas (ver p. 290). Estas se encontram presentes na polpa do coco fresco e em seu óleo, e se tornam cada vez mais abundantes à medida que o óleo vai sendo aquecido. A maioria delas, assim como o aroma do próprio coco, são descritos como possuidores de uma fragrância doce, gordurosa, cremosa. Na verdade, o nome *lactona* vem da palavra latina que significa "leite", cujo creme, rico em gorduras, também contém essas moléculas. Algumas outras frutas, entre as quais o abacaxi e o pêssego, emitem lactonas com os ésteres mais típicos das frutas maduras.

As lactonas doces e cremosas também fazem parte do apelo de várias gorduras de origem animal usadas para fritar. Não sabemos muito bem o que as lactonas estão fazendo nas gorduras de origem animal, mas parece tratar-se de uma coincidência bioquímica que por mero acaso reflete os sinais de maturidade das plantas. A **gordura de frango** e a **gordura de pato**, com abundantes cadeias carbônicas dobradas, possuem agradáveis decadienais de aroma frito; a gordura de frango os complementa com lactonas e a de pato, com cadeias de oito carbonos e aroma de cogumelo. A **banha de porco**, refinada a partir da gordura corporal do animal, cujas cadeias são menos dobradas, combina aldeídos de comprimento médio e cadeia quebrada, de aroma de cera e casca de frutas cítricas, com o octenol (aroma de cogumelos) e uma lactona que lembra coco. A **gordura bovina**, que é ainda menos dobrada, tem as mesmas notas de cera e casca de frutas cítricas, além de lactonas de coco e pêssego; o aquecimento prolongado libera uma nota característica, a assinatura dessa gordura, o aldeído ramificado de treze carbonos metil tridecanal.

**ALGUMAS GORDURAS DE ANIMAIS**

| Óleo ou gordura | Aromas componentes | Moléculas |
|---|---|---|
| gordura de frango | fritura, doce, gorduroso, frutado | decadienal, undecenal, dodecalactona, decalactona, nonenal, nonadienal |
| gordura de pato | fritura, verde, cera, cítrico, cogumelo, amêndoa | decadienal, hexanal, nonanal, octenol e octenal, heptadienal, benzaldeído |
| banha de porco | cera, casca de frutas cítricas, verde, cogumelo, coco, cremoso | decanal, heptenal, nonanal, hexanal, octenol, g-octalactona |
| gordura bovina | cera, casca de frutas cítricas, floral, fritura, verde, doce, creme, coco, pêssego, sebo | decenal, undecenal, decadienal, nonanal, hexenal, nonenal, g-hexa, octa-, nona-, undecalactonas, metil tridecanal |
| manteiga | manteiga, coco, creme, cogumelo, vaca, queijo, estrebaria | diacetil, d-decalatona, octenona, ácido butanoico, escatol |
| manteiga aquecida | doce, caramelo, fritura, cogumelo, coco, creme, frutado, estrebaria | furaneol, decadienal, octenona, d-octa-, deca-, dodecalactonas, escatol |
| *ghee* | doce, caramelo, creme, coco, frutado | hidroximetil furfural, furanometanol, maltol, d-hexa, octa-, deca-, dodecalactonas |

A **manteiga** de leite de vaca está em uma categoria própria, derivando seus aromas de uma leve fermentação do creme a partir do qual é feita (ver p. 583), bem como dos traços de proteínas e açúcares em gotículas residuais de leite. Os microrganismos responsáveis pela fermentação elevam o diacetil de quatro carbonos à categoria de substância volátil característica da manteiga, e ele é acompanhado por múltiplas lactonas, octenona (cogumelo) e ácido butanoico (queijo). A **manteiga clarificada**, ou seja, aquecida para separar as moléculas de gordura das gotículas aquosas de leite, perde boa parte de seu diacetil, mas ganha anéis doces e frutados, com aroma de coco. Na produção da *ghee* indiana, o aquecimento é prolongado para escurecer os sólidos do leite, gerando-se um aroma mais forte de caramelo.

## Reservas versáteis: leites, cremes, ovos

Começaremos a analisar os alimentos cozidos por alguns dos mais versáteis e de sabor mais sutil, entre os quais o pai da manteiga. O leite e os ovos são ingredientes extraordinários, alimentos básicos que nutrem os mamíferos recém-nascidos e as aves ainda não nascidas com proteínas e energia concentradas e ajudam os cozinheiros a construir pratos que podem ter textura de veludo, de massa de bolo ou mesmo aerada.

Os **leites** são misturas de uma miríade de proteínas, açúcares e centenas de cadeias carbônicas diferentes, a maioria delas envolvida por moléculas de gordura. Há também, no entanto, os traços voláteis das cadeias individuais, que podem ser amplificados pela atividade das enzimas tanto do próprio leite quanto de microrganismos, que decompõem as gorduras. Recém-ordenhados, os leites têm aromas característicos que variam de acordo com as espécies e com a alimentação dos animais que os produziram. No leite de vaca comum, fragmentos de gordura e dois ésteres proporcionam notas doces, frutadas e de cogumelo, ao passo que um sulfeto e um indol nitrogenado são produzidos por proteínas e fornecem uma qualidade mais animal. O **leite pasteurizado** é aquele que foi aquecido a uma temperatura entre 60°C e 70°C para eliminar microrganismos potencialmente daninhos – uma cocção branda que põe em evidência um nota sulfúrea, oceânica, e uma decalactona de coco. O **creme** é uma fração do leite com uma concentração cinco vezes maior de gotículas de gordura e das lactonas que elas contêm. O **leite desnatado**, com pouquíssima gordura, tem menos substâncias voláteis e um aroma brando que pode revelar, mais rápido que o do leite integral, as notas estragadas, de papelão, que caracterizam a oxidação (ver p. 555).

**ALGUNS LEITES E CREMES**

| Alimento | Aromas componentes | Moléculas |
|---|---|---|
| leite de vaca cru | frutado, doce, sulfúreo, cera, cogumelo, mofo, vaca | hexanoato e butirato de etila, dimetil sulfona, nonanal, octenol, indol, ácido butanoico |
| leite de vaca pasteurizado | sulfúreo, grama, cera, cogumelo, mofo, vaca, coco | dimetil sulfona, hexanal, nonanal, octenol, indol, ácido butanoico, d-decalactona |
| creme de leite de vaca | coco, creme, pêssego, vaca | deca-, dodeca-, dedoecenolactonas, escatol, ácido butanoico, dimetil sulfeto |
| leite e creme de leite de vaca, UHT | creme, coco, pêssego, doce, grama, torrada, baunilha | lactonas C8-C10 e C12, heptenal, acetil pirrolina e tiazolina, vanilina |
| leite condensado adoçado | coco, creme, pêssego, caramelo, frutado, plástico | deca-, dodeca-, dedoecenolactonas, furanometanol, heptenona, trimetilbenzeno |
| leite de vaca desnatado em pó | caramelo, feno-grego, vaca, batata, frutado, coco, baunilha, torrada | furaneol, sotolona, ácido butanoico, metional, aminoacetofenona, d-decalactona, vanilina, acetil pirrolina e tiazolina |
| leite de cabra cru | cabra/estábulo, fecal, medicinal, gorduroso, floral, mel, baunilha | ácido etil octanoico, escatol, propilfenol, ácido decanoico, ácido fenilacético, vanilina |
| leite de cabra fervido | floral, mel, cabra/estábulo, fecal, floral, coco, creme, pêssego, oceano | ácido fenilacético, ácido etil octanoico, escatol, g-dodecenolactona, g-undecalactona, d-decalactona, DMS |

Os leites e cremes UHT, de temperatura ultra-alta, são os que foram aquecidos drasticamente, por tempo suficiente para conservar-se por alguns meses em temperatura ambiente. O calor extremo gera lactonas abundantes, mas também nitrogênio e anéis sulfurados com aroma de torrada, assado e vanilina.

A estabilidade do **leite condensado adoçado** depende em parte de uma grande proporção de açúcar; ele não é aquecido no mesmo grau nem tem aroma tão forte de torrada, ainda que, cozido, rapidamente se transforme em um delicioso molho de caramelo (doce de leite). O **leite em pó desnatado**, privado de suas cadeias carbônicas longas, aquecido e desidratado, desenvolve um grande número de anéis doces, frutados, assados e torrados, que não têm muito a ver com o líquido extraído originalmente do animal.

Os **leites de cabra e ovelha** se destacam graças ao ácido etil octanoico, de cadeia ramificada, que praticamente só existe na gordura desses animais e, por isso, é identificado com eles. Outra contribuição importante para a nota de cabra e ovelha é o escatol de aroma fecal, também produto da ação microbiana; é produzido em maior quantidade com uma dieta de forragem verde de alto teor proteico (ver p. 88). A fervura equilibra essas qualidades com ácido fenilacético de aroma floral e várias lactonas de aroma frutado e de frutos secos.

O **ovo** contém os materiais que um embrião de ave necessita para se tornar um pintinho ou passarinho capaz de arrebentar a casca às bicadas. A minúscula célula fecundada flutua sobre a superfície da gema amarela, uma esfera rica em proteínas e moléculas de gordura e membrana de cadeia longa. O **albúmen** ou **clara**, material pegajoso e translúcido que a envolve, é feito sobretudo de água e proteínas especialmente ricas em aminoácidos sulfurados; a principal fonte de seu marco olfativo, o sulfeto de hidrogênio, proporciona o cheiro predominante do ovo inteiro recém-cozido. Ao contrário do que comumente se diz, esse elemento *não* é responsável pelo cheiro de "ovo podre", no qual o sulfeto de hidrogênio cede lugar a uma mistura pútrida de aminoácidos de cadeia curta, aminas e tióis (o ovo intencionalmente fermentado é um ingrediente bem estudado dos repelentes de veados). O sulfeto de hidrogênio é muito volátil e evapora-se rapidamente dos ovos cozidos, de modo que seu aroma diminui gradativamente após o cozimento. Com sua mistura diversificada de materiais crus, a **gema** desenvolve um aroma complexo que inclui notas verdes, de cogumelos, "gordas", de fritura.

**OVOS COZIDOS E "PODRES"**

| Alimento | Aromas componentes | Moléculas |
|---|---|---|
| ovo recém-cozido | sulfúreo, hortaliças podres, fresco, vinagre | sulfeto de hidrogênio, metanotiol, acetaldeído, ácido acético |
| gema de ovo cozida | batata, verde, tostado, cogumelo, mel, fritura | metional, heptenal, acetil pirrolina, octenona, fenilacetaldeído, decadienal |

*continua*

| Alimento | Aromas componentes | Moléculas |
|---|---|---|
| ovo "podre" (fermentado) | queijo, urinoso, sulfúreo, frutado | ácidos butanoico e hexanoico, trimetilamina e outras aminas, hidroxietanotiol, muitos ésteres |
| ovo cozido e estragado | hortaliças podres, sulfúreo, cacau em pó, fresco | metanotiol, sulfeto de hidrogênio, metilbutanal, acetaldeído |

## As carnes e suas características

As *carnes*, mais exatamente os músculos e os órgãos comestíveis de outros animais, alimentaram o surgimento da nossa espécie e se mantêm até hoje entre os alimentos que mais apreciamos. Embora muita gente evite comê-los, a humanidade abate dezenas de bilhões de animais de corte todo ano. As carnes são definidas por sua textura substanciosa, pelo sabor que puxa para o salgado e por seus aromas característicos. Quando analisaram o perfume de uma carne de boi assando no forno que fazia salivar a boca dos circunstantes, químicos que trabalhavam na Suíça detectaram a presença de *milhares* de diferentes cadeias e anéis carbônicos e uma centena de moléculas sulfuradas. O aroma de carne submetida a cocção é uma rica mistura de todos os buquês básicos da cocção, acrescida de um buquê especificamente carnoso que reflete a natureza da própria animalidade.

Os animais vivem de perseguir e consumir outras formas de vida, e o corpo do animal é feito em grande parte de proteínas, moléculas que trabalham ativamente para movê-lo e conservá-lo. Seus tecidos são, portanto, boas fontes de aminoácidos sulfurados e fragmentos aromáticos sulfúreos. Os animais também dependem de oxigênio para gerar a energia química que move seus músculos e órgãos e dispõem de proteínas especializadas para absorver o oxigênio do ar e distribuí-lo pelo corpo: a hemoglobina no sangue e a mioglobina nos músculos e órgãos. Dentro dessas abundantes proteínas há uma submolécula que fixa o oxigênio, e essa submolécula é uma das maiores responsáveis pelas características próprias da carne submetida a cocção.

Esse elemento que fixa o oxigênio é o *heme*, que dá ao sangue e aos tecidos dos animais sua característica cor vermelha; quanto mais ativo o tecido e quanto mais ele precisa de energia, mais escuro será, por causa da concentração de heme. No meio de cada grupo heme há um átomo de ferro, um elemento cuja facilidade para partilhar elétrons o transformou em um recurso valioso na evolução das primeiras formas de vida (ver p. 33), fazendo do heme, em diversas versões, um elemento onipresente nas formas de vida existentes hoje. Os tecidos dos animais contêm tanto heme que, quando são perturbados pela cocção, a reatividade do ferro, que de repente se vê livre de qualquer controle, provoca inúmeras mudanças químicas – entre as quais a geração de moléculas voláteis raras em outros contextos, que ajudam a definir o sabor e o aroma da carne.

Um fragmento carnoso se desenvolve antes de qualquer cocção e contribui para o "cheiro de sangue" da carne crua, um eco do nosso próprio sangue, rico em heme, que sentimos quando mordemos o lábio ou lambemos um corte. Geralmente descrevemos esse aroma como "metálico", pois é semelhante ao aroma que fica em nossos dedos quando manipulamos moedas ou no ar quando esfregamos uma panela ou uma pia de metal. Os metais em si, no entanto, não são voláteis: os materiais que cheiramos são, na verdade, fragmentos criados quando o ferro do heme e outros metais ajudam o oxigênio a atacar as cadeias carbônicas em nossas membranas celulares, óleos epiteliais ou sabão de lavar louça. As cadeias poli-insaturadas, dobradas em vários pontos por ligações duplas entre átomos de carbono adjacentes, são as mais suscetíveis, e o aroma dos fragmentos que contêm uma ou duas dobras é percebido por nós como metálico. No caso do sangue e das superfícies expostas da carne crua, o principal fragmento é um aldeído de dez carbonos e uma dobra com um átomo de oxigênio no meio: o **epóxi decenal**. Nossos ancestrais hominídeos devem ter conhecido e cheirado essa molécula muito antes de prestarem atenção a rochas e minérios, de modo que, durante boa parte de nossa pré-história, devem ter achado que os metais tinham cheiro de sangue.

**ALGUMAS NOTAS DE SANGUE, METÁLICAS, DE FÍGADO E DE CAÇA NA CARNE**

| Aromas componentes | Moléculas |
|---|---|
| sangue, metálico | epóxi decenal |
| metálico, cogumelo | octenona, nonenona |
| folha de gerânio, metálico | octadienona |
| metálico | hexenona, heptenona, nonenol |

Ou seja, o epóxi decenal criado pelo heme dá à carne crua e mal passada sua nota metálica. Uma cocção mais duradoura aumenta a quantidade dessa substância, mas também ajuda o heme a gerar muitos outros compostos voláteis que abafam a sua presença. Além dos buquês genéricos dos alimentos cozidos e dos métodos de cocção, um **buquê carnoso** específico é dado por produtos sulfurados incomuns dos aminoácidos e da vitamina tiamina. Esses furano sulfetos e **furano tióis** podem evocar carne assada na fogueira ou cebola assada (e também fornecem essas notas ao café, a algumas frutas exóticas e à urina de gato). Os cozinheiros que querem dar sabor de carne a pratos sem carne devem saber que o **extrato de levedura** feito de fungos microscópicos é ainda mais rico nesses compostos sulfurados e outros do que o **extrato de carne de vaca**.

**ALGUNS AROMAS DE CARNES E EXTRATOS DURANTE E DEPOIS DA COCÇÃO**

| Fonte ou qualidade do aroma | Aromas componentes | Moléculas |
|---|---|---|
| carne ao assar | gorduroso, vegetal, sulfúreo, batata, cebola, carne, assado | 20 aldeídos e cetonas; enxofre em abundância: metanotiol, metional, dimetil trissulfeto, metil furanotiol, metil tiofeno, acetil tiazolina, metil mercaptopropanol |
| buquês de fundo da cocção | gorduroso, vegetal, metálico/sulfúreo; caramelo, doce, frutado; tostado, levemente salgado | buquê de cadeias quebradas; sulfeto de hidrogênio, metil sulfeto, metanotiol, metional; furanos, furanonas, lactonas; pirazinas, tiazóis, tiolanos |
| carne | carne, assado, cebola | furanotióis, furano sulfetos |
| extrato de carne | cogumelo, caramelo/ frutado, assado, suor | octenol, furaneol, trimetilpirazina, ácido metilbutanoico |
| extrato de leveduras | carne, assado, batata, cogumelo, sulfúreo, tostado | metil furanotiol e metil ditiofurano, metional, octenona, dimetil trissulfeto, tiofenos, pirazinas |

As carnes de animais específicos acrescentam suas assinaturas voláteis ao buquê carnoso básico, o qual, em molhos e caldos, é em geral mais rico quando preparado aos poucos, em cocção lenta, do que com uma fervura rápida. A assinatura da **carne de vaca** é um aldeído incomum, com aroma de sebo, derivado de cadeias mais longas das membranas celulares; as carnes de animais mais velhos produzem uma quantidade maior desse metil tridecanal, assim como a cocção prolongada por imersão em líquido aquoso. A **carne de porco** é anormalmente rica em anéis sulfurados, talvez porque o tecido seja rico em tiamina. Sua assinatura é dada por compostos voláteis de caráter animalesco produzidos por microrganismos no intestino do animal e armazenados em sua gordura, ao passo que o aroma desagradável associado ao javali combina essas qualidades com o cheiro urinoso do hormônio masculino androsterona (ver p. 122); os porcos machos costumam ser castrados para minimizar esse problema. O **cordeiro** e o **cabrito** são marcados por um ácido ramificado com cheiro de suor gerado pelos microrganismos do intestino e armazenado na gordura muscular. Quando os animais são alimentados no pasto com um alimento de teor relativamente alto de proteína, lignina e outros compostos fenólicos, o mesmo processo deposita cresóis (aroma de estrebaria) e escatol, que se combinam com o ácido metil octanoico para gerar um sabor e um aroma animalesco mais "pastorais".

### OS AROMAS CARACTERÍSTICOS DAS CARNES DE VACA, PORCO, CORDEIRO E AVES SUBMETIDAS A COCÇÃO

| Carne | Aromas característicos | Moléculas |
|---|---|---|
| vaca | sebo, carne de vaca | metil tridecanal, ácido butanoico |
| porco | enxofre, cebola, assado, carne de porco; porco | tianos, tiolanos, tiazinas; escatol, androsteroina, aminoacetofenona |
| cordeiro | ovelha, suor; animal | ácido etil octanoico; escatol, cresol |
| frango | fritura, gorduroso, carne, frutado, animal | decadienais, furanotióis, g-deca- e dodecalactonas, cresol |
| peru | frito, cogumelo, doce | decadienais, octenona, pentiltiofeno |
| pato | frito, suor, cogumelo, café, sulfúreo; assado, caramelo (fígado) | decadienais, metilbutanal, octenol, furfuriltiol, dimetil trissulfeto; acetil tetrahidropiridona |

O **frango** e outras aves pequenas usam muito menos a musculatura do que os mamíferos pesados. Por isso, têm menos de um décimo da quantidade de heme em relação aos mamíferos, e o aroma de sua carne cozida é mais brando.

A pele gordurosa, porém, aumenta a quantidade de decadienal, com aroma de fritura por imersão, e de lactonas doces. A carne de **peru**, pouco estudada, parece distinguir-se em parte pela octenona com aroma de cogumelo e metálico. O **pato** é uma ave migratória capaz de cobrir longas distâncias em seu voo, de modo que os músculos de seu peito são ricamente dotados de ferro e têm sabor mais forte e mais carnoso que os de frango ou peru.

Dentre os órgãos dos animais rotineiramente usados como alimento, o **coração** e a **moela** dos pássaros são músculos de trabalho árduo, dotados de bastante heme e sabor carnoso. Similarmente, o **fígado**, embora não seja um músculo, é bastante ativo – e, na verdade, contém muita tiamina, muito mais ferro de heme do que os músculos e até dez vezes mais cadeias altamente dobradas. Por isso, o sabor do fígado tende a ser forte, com destaque especial para fragmentos de aroma metálico. Em contraposição, o *foie gras*, que é o fígado artificialmente engordado de patos e gansos sobrealimentados com cereais, é quase metade gordura, a maioria da qual sem muitas dobras. A gordura dilui o heme, a tiamina e as cadeias dobradas, diluição que se reflete em sua cor clara e no sabor, que pouco lembra o de fígado.

O gosto de fígado, aliás, é particular, e algumas pessoas, mesmo entre as apreciadoras de carne, não o suportam. Elas encontram traços desse gosto na carne de veado e outras **carnes de caça** – inclusive no tetraz –, bem como na **carne bovina de animais "alimentados no pasto"**. A diferença entre os aromas do fígado comum cozido e os do *foie gras* equivale à diferença entre essas carnes e a típica carne bovina norte-americana, de animais alimentados com ração. Os animais que vivem no pasto absorvem uma grande quantidade de cadeias carbônicas com múltiplas dobras dadas pelas plantas inteiras, mas são magros, de modo que os fragmentos metálicos ganham destaque. O gado estabulado é alimentado com sementes e concentrados alimentícios, relativamente pobres em cadeias com múltiplas dobras; o objetivo é apressar o crescimento e a engorda. Essa dieta dilui as cadeias com múltiplas dobras nos tecidos dos animais; assim, na carne cozida, os fragmentos metálicos são encobertos por fragmentos com aroma de gordura, cera e sebo, e por lactonas. Na Europa e na América do Sul, onde os rebanhos são criados no pasto, o sabor da carne de gado estabulado é considerado por demais gorduroso, rançoso e "ruim". Na América do Norte, onde a regra é a alimentação com ração, o sabor da carne de animais criados no pasto é considerado semelhante ao de fígado e de carne de caça, ao passo que o sabor da carne de gado estabulado é considerado adequado, com um toque de frutos secos.

Por que os sabores de fígado, carne de caça e metálicos seriam mais desagradáveis que quaisquer outros? A razão talvez tenha a ver com os vestígios de um sistema de alarme herdado de nossos ancestrais, anteriormente ao advento da culinária. A molécula epóxi decenal, de aroma metálico, é um sinal de alerta para muitos animais. Segundo descobriram alguns biólogos, ela é a substância volátil por excelência que identifica o sangue, sendo suficiente, por si só, para atrair animais predadores, repelir presas – e desencadear reações de suspeita e cuidado em seres humanos. Não surpreende, portanto, que ela às vezes diminua o prazer da alimentação.

A alimentação forçada de aves, a castração dos porcos e a alimentação do gado com ração são versões veneráveis de uma espécie de camuflagem olfativa, uma pré-cocção efetuada com o animal vivo, que privilegia os aromas "gordos" sobre os sabores especificamente animais e de sangue. Com isso, nossa alimentação se distancia dos cheiros da vida animal e da violência associada aos atos de feri-la e matá-la – e nos ajudam a esquecer que somos animais predadores, que sentem prazer no consumo de pedaços de carne que prefiguram o nosso próprio fim.

## Os peixes e suas características

A presença de um "caráter carnoso" em determinado alimento é uma qualidade positiva; já se ele lembrar peixe, nem sempre – conforme já vimos (ver p. 399). Como a maioria dos peixes são animais de sangue frio que vivem em um ambiente frio, que sustenta o peso de seus corpos, seus tecidos e suas substâncias voláteis intrínsecas têm pouca semelhança com os dos animais terrestres. O mesmo vale para seus aromas depois da cocção. Os músculos dos peixes e dos frutos do mar são relativamente delicados, e sua textura se mantém melhor quando a cocção é branda – assim como ocorre com o seu sabor. Sua cor, geralmente clara, indica baixa presença do ferro gerador de aromas. Muitos peixes possuem pequenas regiões de músculos escuros perto das nadadeiras e sob a pele – e a carne extraída dessas áreas tem, de fato, sabor mais forte que a carne branca a poucos milímetros de distância.

Os aromas do peixe cozido são dados sobretudo pelas cadeias de suas membranas celulares e de seu óleo, que são altamente dobradas para que possam conservar líquidos na água fria (ver p. 398). As enzimas do próprio peixe decompõem essas cadeias, produzindo fragmentos dobrados, em sua maioria com seis, oito e nove átomos de carbono de comprimento, com qualidades aromáticas verdes, de pepino, folha de gerânio e melão. São as substâncias voláteis do peixe fresco, o **buquê gorduroso aquático**; não é carnoso, mas francamente " de peixe", vegetal e oceânico. A cocção breve intensifica esse buquê e acrescenta o metional sulfurado decorrente da decomposição de aminoácidos. Segundo um estudo, um esboço reconhecível do aroma de peixe cozido pode ser criado com uma mistura simples de apenas duas substâncias voláteis: a octadienona da folha de gerânio e o metional da batata cozida.

Quando os peixes e os frutos do mar estão menos frescos e sofrem uma cocção mais prolongada, a longa exposição ao oxigênio ou à energia térmica quebra suas cadeias dobradas e produz sobretudo fragmentos de sete e dez carbonos – e essa é a mistura que tem o característico "cheiro de peixe". O longo tempo de cocção e a temperatura sob a qual os peixes são enlatados podem desenvolver alguns furanos voláteis típicos do buquê carnoso; o metil furanotiol é chamado "tiol dos peixes" por sua importância no aroma do atum em lata.

**ALGUNS AROMAS COMUNS EM PEIXES E FRUTOS DO MAR COZIDOS**

| Aromas | Moléculas |
|---|---|
| buquê gorduroso aquático: verde, peixe-gorduroso, cogumelo-metálico, folha de gerânio, pepino, melão, fritura | hexenal, heptenal, heptadienal, octenona, octadienona, nonadienal, nonadienona, decadienais |
| buquê de peixe cozido: folha de gerânio + batata cozida | metional + octadienona |

Um detalhe desagradável é que até um peixe cozido à perfeição, sem nenhum "gosto de peixe" no prato, pode deixar um gostinho de peixe na boca – caso tenha sido precedido ou sucedido por um gole de vinho. Químicos japoneses identificaram o culpado por esse efeito: traços de ferro deixados no vinho pelos equipamentos de metal usados nas vinícolas, que catalisam a decomposição dos resíduos de cadeias dobradas enquanto comemos. Esse pós-aroma de peixe pode ser mitigado por um esguicho extra de sumo de limão, cujo ácido cítrico absorve o ferro.

Cada peixe e cada fruto do mar possui suas próprias qualidades. Na **truta de água doce**, a cocção desenvolve qualidades de batata e manteiga que preenchem os fragmentos vegetais de cadeia quebrada. A cocção de **peixes de água salgada**, como o **bacalhau** e o **salmão**, suplementa seus fragmentos vegetais e "de peixe" com diferentes proporções de notas de batata, fritura por imersão, mofo e cacau em pó. O salmão-do-atlântico e o salmão-rei podem desenvolver um aroma especialmente forte, pois têm vinte vezes mais cadeias dobradas do que peixes magros como o bacalhau e, assim, geram mais fragmentos voláteis.

**ALGUNS PEIXES COZIDOS**

| Peixe | Aromas componentes | Moléculas |
|---|---|---|
| truta | folha de gerânio, pepino, tomate, manteiga, terra, mofo | octadienona, nonadienal, metional, diacetil, geosmina, metil isoborneol |
| salmão | folha de gerânio, pepino, batata cozida, fritura, mofo | octadienona, nonadienal, metional, decadienal, propional |
| bacalhau | batata cozida, folha de gerânio, cacau em pó, pepino, fritura | metional, octadienona, metilbutanal, nonadienal, decadienal |
| atum enlatado | carne | furanotióis, sulfetos |

Os **crustáceos – camarões, siris, lagostas, lagostins** e outros do mesmo tipo – possuem uma nota em comum descrita como "de pipoca", que se mantém mesmo depois de os animais serem fervidos. O composto responsável por esse aroma, a acetil pirrolina, se desenvolve porque os crustáceos equilibram a salinidade da água do mar pela acumulação de aminoácidos, entre os quais a prolina, que gera pirrolina quando aquecida. Os órgãos digestivos e reprodutivos dos crustáceos – a cabeça do camarão e do lagostim, o hepatopâncreas do caranguejo, as ovas da lagosta – costumam ser descartados, mas às vezes são saboreados como as partes mais gostosas do animal, graças ao índice relativamente alto de lipídios e de ferro, que fragmenta os lipídios.

**ALGUNS CRUSTÁCEOS COZIDOS**

| Crustáceo | Aromas componentes | Moléculas |
|---|---|---|
| camarão | pipoca, frutos secos tostados, batata cozida, algas expostas | acetil pirrolina, etil dimetilpirazina, metional, bromofenóis |
| caranguejo/siri | manteiga, peixe, pipoca, batata cozida | diacetil, pirrolidina, acetil pirrolina, metional |
| lagosta | manteiga, batata cozida, pipoca, suor, floral, animal | diacetil, metional, acetil pirrolina, ácidos metilbutanoico e fenilacético, escatol, aminoacetofenona |

Dos membros da família dos **moluscos**, o **polvo** e a **lula** são os mais parecidos com os peixes, pois nadam ativamente e são compostos sobretudo de tecido muscular. Por serem mais densos, os cozinheiros às vezes os deixam cozinhando em fogo brando por horas, durante as quais podem desenvolver tióis de aroma carnoso. Dentre os bivalves, a **vieira** se locomove, de modo que sua carne é composta principalmente de músculo e se assemelha à dos crustáceos. A amêijoa, o mexilhão e a ostra, mais sedentários por se alimentarem por filtração da água, acumulam plâncton, o qual equilibra a salinidade do mar com DMSP (ver p. 391), que, com a cocção, é convertido no dimetil sulfeto que caracteriza o ar do mar: essa transformação é especialmente apropriada no método de cocção chamado *clambake*, usado em ocasiões festivas na Nova Inglaterra, durante as quais também se costuma servir milho cozido, de aroma igualmente sulfúreo. A **amêijoa** tem um aroma característico doce; o **mexilhão**, notas de batata e manteiga; e a **ostra** cozida conserva uma versão modificada de suas qualidades vegetais originais (ver p. 405).

**ALGUNS MOLUSCOS COZIDOS**

| Molusco | Aromas componentes | Moléculas |
|---|---|---|
| lula (cocção prolongada) | batata cozida, queijo, pipoca, feno-grego, café torrado, carne | metional, ácido butanoico, acetil pirrolina, sotolona, furfuriltiol, metil furanotiol |
| vieira | batata cozida, torrada, brisa do mar, repolho cozido, peixe | metional, pirazinas, dimetil sulfeto e dissulfeto |
| amêijoa | doce, milho tostado, frutos secos, brisa do mar | maltol, furanotiol, acetil tiazolina, acetil tiazol, dimetil sulfeto |
| mexilhão | batata, manteiga, frutos secos, cebola, salgadinhos de milho | metional, diacetil, etil pirazina, dimetil trissulfeto, acetil tiazolina |
| ostra | uísque, verde, cera, cogumelo, gorduroso, melão, brisa do mar | pentanol, pentenol, octanol, octenol, octadienol, benzaldeído, aldeído do lilás, dimetil sulfeto |

## Hortaliças sociáveis: tomate, cenoura, aipo, hortaliças do gênero *Allium*

Passamos agora da carne dos animais, com suas ocasionais notas aromáticas vegetais, para as hortaliças e suas ocasionais notas de carne. Para começar, várias companheiras sempre presentes nos pratos de carne e de peixe, e uma que proporciona uma nota aromática fundamental na cocção prolongada por imersão em líquido aquoso.

A fruta do **tomateiro** é a principal hortaliça fresca produzida no mundo e uma das mais versáteis na cozinha, com sua bela cor vermelha e um gosto rico e equilibrado. Seu sabor é ao mesmo tempo doce, azedo e levemente salgado; seu aroma, uma mistura complexa de qualidades vegetais com nuanças sulfúreas e de cacau em pó e suor (ver p. 329). O calor elimina do tomate a sua nota verde característica e a nota de folha de tomateiro, ao mesmo tempo que intensifica notas sulfúreas e estimula a quebra dos copiosos pigmentos terpenoides do fruto, com a damascenona (notas de maçã cozida) aparecendo em primeiro plano e notas de violeta, limão-siciliano e damasco logo em seguida. O calor prolongado ou extremo, por sua vez, diminui essas notas, trocando-as pelo dimetil sulfeto de aroma simplesmente vegetal, a principal substância volátil na massa de tomate reduzida.

**TOMATE, CEBOLA E AIPO COZIDOS**

| Hortaliça | Aromas componentes | Moléculas |
|---|---|---|
| tomate | maçã cozida, floral, batata cozida, verde, caramelo, suor, cogumelo-metálico, sulfúreo | damascenona, linalol, metional, hexenal, furaneol, metilbutanal, octenona, dimetil trissulfeto, dimetil sulfeto |
| cenoura | floral, maçã cozida, verde, amadeirado, pinho, resinoso | éter de tília, ionona, damascenona, heptenal, nonenal, terpinoleno, mirceno |
| aipo, levístico | aipo, herbáceo, doce, feno-grego, maçã cozida, floral, suor | ftalidas, sotolona, damascenona, ionona, ácido metilbutanoico |

Muitos pratos principais da tradição europeia começam com a preparação de uma base de hortaliças "aromáticas" que reúne cebola e/ou alho, cenoura e aipo, todos picados e cozidos em gordura ou óleo. Em seguida, essa mistura é combinada com o ingrediente principal e um líquido que junta tudo: um caldo, um vinho ou alguns tomates amassados. Assim como o tomate, a **cenoura** tem cor intensa, com pigmentos derivados de terpenoides, e, quando cozida, emite alguns dos mesmos fragmentos frutados e florais, além de outros amadeirados e resinosos. O éter de tília, incomum e dominante nessa hortaliça, é a principal substância volátil nas flores da tília, bem como no chá e no mel derivados dessa árvore. O **aipo** e seus parentes próximos – a **raiz de aipo** e o **levístico** – proporcionam uma dimensão complementar, com furanonas de aroma doce. O aipo contém ftalidas características, e os três produzem a sotolona, que lembra feno-grego. Em uma divertida confusão entre o original e a imitação, o levístico (*Levisticum officinale*) é chamado de *maggi* no norte da Europa, pois seu aroma depois de cozido lembra o do tradicional tempero pronto da marca Maggi, que simula a base de hortaliças aromáticas.

Uma dimensão aromática completamente diferente é dada pelos virtuoses do enxofre do gênero *Allium* – o alho, a cebola e seus parentes. Embora a maioria das hortaliças emita dimetil sulfeto (o aroma da brisa do mar) quando aquecidas (os vegetais contêm boas reservas de seu precursor, o aminoácido metionina), as enzimas defensivas do gênero *Allium* exalam dezenas de diferentes moléculas sulfuradas quando seus tecidos são rompidos. Seus abundantes compostos voláteis sulfurados podem reforçar os sulfetos e os tióis de carnes ricas em proteínas ou substituí-los em pratos sem carne.

Os diferentes métodos de cocção produzem versões bastante diferentes dos aromas do gênero *Allium*. Quando o alho e a cebola são cozidos intactos ou com algum ingrediente ácido que iniba a ação das enzimas, como o tomate, as enzimas defensivas não podem produzir todos os compostos voláteis de que seriam capazes, de modo que o aroma permanece relativamente discreto. Quando eles são cortados ou ralados e seus tecidos são rompidos, sendo depois submetidos a cocção lenta, a rica mistura de moléculas defensivas se forma e evolui, dando origem tanto a metil sulfetos mais simples quanto a cadeias e anéis mais complexos.

**CEBOLA E ALHO-PORÓ COZIDOS**

| Hortaliça | Aromas componentes | Moléculas |
|---|---|---|
| cebola refogada, 100 °C, 25 min | cebola | propenil e propil sulfetos, propenil e propil dissulfetos e trissulfetos |
| cebola salteada, 155 °C, 10 min | cebola, torrada | propenil e propil sulfetos, metilbutanal, pirazinas |

*continua*

| Hortaliça | Aromas componentes | Moléculas |
|---|---|---|
| cebola frita, 130 °C, 18 min | cebola, fritura, doce | aldeídos, dimetil sulfeto, dimetil dissulfetos e trissulfetos, tiofenos, metional, diacetil, furfural, acetil furano |
| alho-poró | verde-frutado, folhoso, cebola, sulfúreo | metil pentenal, hexanal, hexenal, propil sulfetos, propanotiol |

Segundo um estudo feito em 2015 na Universidade de Nantes, na França, o ato de **refogar cebolas** picadas em fogo brando em uma frigideira expulsa os compostos voláteis irritantes para o ar da cozinha e dá às enzimas o tempo necessário para produzirem seus propenil sulfetos, com aroma característico; quando são rapidamente **salteadas**, a produção de sulfeto diminui, e se acrescentam notas de malte e torrada das reações de escurecimento das aminas e açúcares; a **fritura** simples aumenta a quantidade de todas essas substâncias, com exceção dos propenil sulfetos, e arredonda o aroma com abundantes metil sulfetos, furanos doces e diacetil amanteigado. Esse efeito de combinação de doce e salgado é evidente em pratos como a sopa de cebola francesa e as guarnições de cebolinhas fritas populares no sul da Ásia.

O **alho** tem um comportamento semelhante, com seu conjunto de alil sulfetos. A cocção "doma" a personalidade forte e pungente do alho cru ao estimular a conversão da alicina (tiosulfinato de dialila) em dissulfeto de dialila, que define o caráter da hortaliça, e em uma mistura de sulfetos e anéis. O **alho preto** é uma versão incomum, que se prepara mantendo-se os bulbos intactos a uma temperatura de 60 °C a 80 °C durante semanas. Isso fomenta a ocorrência tanto da atividade enzimática quanto das reações de escurecimento, além de outras, as quais enegrecem os bulbos e envolvem os seus alil sulfetos característicos em buquês de aroma doce-azedo e assado.

**ALHO COZIDO**

| Preparação | Aromas componentes | Moléculas |
|---|---|---|
| refogado | alho, sulfúreo | dialil sulfeto e di- e trissulfetos, alil metil trissulfeto, ditiano, butenal |

*continua*

| Preparação | Aromas componentes | Moléculas |
|---|---|---|
| fritura | alho, sulfúreo | dialil dissulfeto, alil metil di- e trissulfetos, vinilditiinas |
| preto | alho, doce, assado, suor, vinagre | alil metil trissulfeto, dialil di- e trissulfetos, furaneol, ácidos metilbutanoico e acético |

Como os compostos voláteis das hortaliças aromáticas e das carnes se combinam para nos oferecer os prazeres de degustar um ensopado de carne cozida? Em 2009 e 2011, químicos alemães especialistas em sabores publicaram análises das principais substâncias voláteis presentes no típico **ensopado de carne**. Para fazer esse prato, pedaços de carne bovina ou suína são refogados e depois acrescentam-se a eles cenoura, alho-poró, cebola, raiz de aipo e, por fim, água. Esse preparado é, então, mantido em fogo brando por quatro horas. Não se encontraram indícios de que os diferentes materiais reagissem entre si para formar substâncias voláteis novas. Ao contrário, cada ingrediente dava sua própria contribuição ao líquido do cozido. A carne bovina proporcionava o metil tridecanal característico, com aroma de sebo, mais uma grande quantidade de muitas substâncias voláteis, graças, talvez, à abundância de heme. A carne suína proporcionava um aroma mais discreto, com nota característica de fritura por imersão. As cenouras proporcionavam terpenoides, com destaque para a ionona floral, e a raiz de aipo dava a sotolona, com aroma doce de feno-grego.

Pode-se destacar que a nota dominante, descrita como "semelhante ao *gravy*"\*, não era dada pelas carnes, mas pela cebola e pelo alho-poró. O composto volátil responsável é uma cadeia de cinco carbonos e um enxofre com uma decoração metil, o **mercaptometil pentanol** ou **MMP**. Ele é formado por uma sequência de reações, a primeira causada pelas enzimas da cebola, sensíveis ao calor, e depois por reações químicas comuns aceleradas pelo calor. Ou seja, sua produção é encorajada se essas hortaliças do gênero *Allium* (mas não o alho em si) forem picadas ou raladas muito antes da cocção, de modo que as enzimas possam trabalhar, e, depois, se forem cozinhadas em fogo brando ao longo de diversas horas.

---

\* Molho anglo-americano elaborado a partir dos resíduos da carne assada e espessado com amido. (N. do T.)

**COZIDOS DE CARNE BOVINA E SUÍNA**

| Aromas componentes | Dados por | Moléculas |
|---|---|---|
| sebo, gordura bovina | carne bovina | metil tridecanal |
| fritura por imersão | carne suína | decadienal |
| *gravy*, carne, suor | alho-poró, cebola | mercaptometil pentanol |
| sulfúreo | carne bovina, carne suína, cebola | metional, dimetil trissulfeto |
| feno-grego; caramelo | raiz de aipo; todos os ingredientes | sotolona, furaneol |
| floral, fruta cozida | cenoura | ionona, damascenona |
| gorduroso, fritura | carnes bovina e suína | aldeídos: nonanal, decanal, nonenal, decenal, undecenal... |

Pode-se destacar também que os seres humanos modernos são dotados de uma variante de um único receptor olfativo que capta especificamente o MMP e é altamente sensível a ele; os neandertais tinham esse mesmo receptor, mas outros hominídeos não. Será que, como especulam os cientistas que fizeram essa descoberta, esse fato reflete "uma adaptação de nosso comportamento nutricional em relação à cebola em todas as culturas"? Duas pistas intrigantes: o MMP tem cheiro de carne e caldo quando bem diluído, mas de cebola e suor quando mais concentrado. O receptor de MMP também reage ao mercaptometil butanol e ao hexanol, substâncias aparentadas – que são os componentes voláteis do suor humano e, talvez, os alvos originais dos receptores. (*Mercapto*- e *sulfonil* são quase sinônimos em química; repito os nomes das substâncias voláteis usados nos estudos em questão.) Em 2000, químicos dos sabores patentearam o uso desses compostos voláteis do suor para intensificar o sabor de carne em alimentos embalados (ver p. 127). Sejam quais forem as influências evolutivas que conspiraram para tornar os seres humanos modernos tão sensíveis ao MMP, de aroma tão próximo ao do odor de suor, parece que, hoje, quando sentimos o cheiro de um bom *gravy* ou molho de carne, estamos inconscientemente registrando uma nota aromática do nosso próprio ser.

# Hortaliças verdes

Muitas partes comestíveis das plantas são verdes por causa da clorofila da fotossíntese e, quando cozidas, seu aroma apresenta um aspecto "verde", mas não é o odor fresco de grama cortada, dos tecidos vegetais vivos. A cocção desativa a enzima que produz os compostos voláteis verde-vivos e acrescenta novos buquês voláteis gordurosos e sulfúreos, além de notas particulares. Um estudo sobre o **espinafre** cozido por 30 e 120 minutos, publicado em 2000, mostrou que o aroma de hortaliças verdes cozidas pode desenvolver aspectos picantes e até de carne. Assim como a acelga e a beterraba, seus parentes botânicos, o espinafre cozido emite geosmina, com cheiro de terra (ver p. 359).

Várias hortaliças verdes conservam um verdor caracteristicamente vegetal dado pelas metoxipirazinas (ver p. 189), que são estáveis mesmo em alta temperatura e podem acabar dominando o aroma da hortaliça cozida. Há várias metoxipirazinas comuns, cujo aroma pode ser descrito como de terra, mofo e vegetal; são pesadas e persistentes em comparação com as VFVs. A **vagem** comum e a **ervilha-torta**, ambas vagens de membros da família das leguminosas, são dominadas por aquelas substâncias, com notas adicionais de cogumelo e, no caso da vagem, linalol floral. As **pimentas verdes do gênero *Capsicum*** combinam uma metoxipirazina com um tiazol sulfúreo, e, na qualidade de membros dominantes da "santíssima trindade" de hortaliças aromáticas usadas para fazer o cozido típico da Louisiana chamado *gumbo*, conferem a esse prato uma nota especial. O **aspargo** é dominado pelo buquê sulfúreo, com dimetil sulfeto de ar do mar e metional de batatas; o aspargo branco é suave, e os caules expostos ao sol apresentam uma forte nota verde e vegetal dada por uma metoxipirazina. (O consumo de aspargos também tem efeitos sulfúreos posteriores; ver p. 107.) A **alface chinesa** é uma variedade de alface apreciada na China por seu caule suculento e crocante. De modo inesperado e maravilhoso, contém a mesma acetil pirrolina que dá o aroma característico do arroz basmati e das folhas de pandano. A cocção eleva essa nota acima do fundo de metoxipirazina vegetal.

**ALGUMAS HORTALIÇAS PREDOMINANTEMENTE VERDES**

| Hortaliça | Aromas característicos | Moléculas |
|---|---|---|
| espinafre aferventado; cozido | folhas verdes, floral, doce, terroso; gorduroso, fumaça, cravo, sulfúreo, carnoso | VFVs (hexenais e hexenóis), ciclocitral, ionona, safranal, geosmina; aldeídos C12, vinilguaiacol, tiofenos, tiazóis |
| vagem | verde-vegetal, folha de gerânio, batata, cogumelo--metálico, frutos secos, floral | metoxipirazinas, octadienona, metional, octenona, acetil pirrolina, linalol |

*continua*

| Hortaliça | Aromas característicos | Moléculas |
|---|---|---|
| ervilha-torta | verde-vegetal, terroso, sulfúreo, cogumelo-metálico, frutas verdes | metoxipirazinas, dipropil dissulfeto, octenona, acetato de hexila |
| pimenta verde do gênero *Capsicum* | verde-vegetal, sulfúreo | metoxipirazina, butil propiltiazol |
| aspargo | ar do mar, verde-vegetal, batata, cogumelo | dimetil sulfeto, metoxipirazina, metional, octanodiona |
| alface chinesa | pipoca, arroz basmati, verde, vegetal, terroso | acetil pirrolina, metoxipirazinas, etil dimetilpirazina |
| alcachofra | cogumelo-metálico, verde, cera, mel, amadeirado | octenona, hexenona, nonenal, decanal, fenilacetaldeído, selineno, cariofileno |
| quiabo | doce, floral, maçã cozida, amadeirado, fumaça, cravo, peixe | acetil furano, linalol, damascenona, cariofileno, vinilguaiacol, eugenol, piridina |
| família do repolho: acelga japonesa, brócolis, couve-de-bruxelas, repolho, couve, mostarda | oceano, sulfúreo, pungente | sulfetos, isotiocianatos, nitrilas, cianetos |

Outras hortaliças verdes não têm um aroma verde tão forte. A **alcachofra**, botão de flor fechado de um grande cardo, e o **quiabo**, a vagem imatura de um hibisco, se destacam entre elas, com terpenoides amadeirados e florais e compostos fenólicos picantes e com aroma de fumaça. Um grande grupo de hortaliças partilha com o gênero *Allium* uma forte predominância de enxofre. Os muitos membros da família do repolho ou das crucíferas se defendem com isotiocianatos irritantes e aromáticos (ver p. 189). O calor encoraja essas moléculas a reagir com outras e formar diversos produtos voláteis, entre os quais nitrilas e cianetos (com pares de carbono e nitrogênio unidos por uma ligação tripla), além de sulfetos. Cada membro da família tem seu próprio estilo dentro das bases sulfúreas e pungentes: a **mostarda** é de longe o mais agressivo, e a **couve**, o menos.

## Uma miscelânea de hortaliças

Vamos experimentar algumas outras hortaliças que não são verdes nem têm uso aromático. Primeiro, falemos de algumas que nascem perto do chão ou debaixo dele. Alguns tubérculos e raízes subterrâneos mantêm o aroma da terra da qual saíram, mesmo quando meticulosamente limpos, pois sintetizam substâncias voláteis semelhantes às emitidas pelos habitantes do solo que procuram comida, talvez para disfarçar-se. Algumas variedades de **batata** e **beterraba** fabricam metoxipirazinas terrosas e com cheiro de mofo que persistem depois da cocção, e algumas beterrabas também fabricam sua própria geosmina (ver p. 280).

Quando cozida em água fervente ou no vapor, a maioria das hortaliças gera principalmente os buquês gordurosos e sulfúreos da cocção, mas a polpa da **batata cozida** também desenvolve novas pirazinas com aroma de frutos secos e de terra. A **casca da batata** é rica em moléculas fenólicas que reforçam e endurecem sua estrutura; quando assada, essa casca seca rapidamente e escurece, adquire uma especial qualidade de frutos secos e produz anéis fenólicos com aroma picante e de fumaça. A **batata frita** e os **chips de batata** são definidos pelo decadienal, substância volátil do óleo de fritura, pelo metional sulfúreo e típico da batata e pelas pirazinas com aroma de frutos secos. A **batata-doce** não tem parentesco com a batata comum e não tem aroma de terra. As variedades alaranjadas, com pigmentos carotenoides, geram fragmentos de terpenoides florais e frutados a partir deles, com notas doces, de caramelo, que se tornam especialmente evidentes quando as batatas são assadas em forno lento, processo que dá às enzimas tempo de converter os amidos em açúcares reativos.

O **broto de bambu**, as pontinhas úmidas de uma gramínea tropical que acaba alcançando o tamanho de uma árvore, é incomum em razão do predomínio de certas substâncias aparentadas com os fenóis e toques de resina de árvore e gualtéria. Os **cogumelos**, órgãos reprodutivos de fungos subterrâneos, são ricos em aminoácidos; seu aroma típico de cogumelo se torna menos evidente depois da cocção, pois aos compostos voláteis de oito carbonos, que os caracterizam, vêm acrescentar-se vários produtos das reações provocadas pelo calor, com notas assadas, tostadas, de caramelo e sulfúreas de batata.

**ALGUMAS HORTALIÇAS QUE CRESCEM PRÓXIMAS AO CHÃO**

| Hortaliça | Aromas característicos | Moléculas |
|---|---|---|
| beterraba | terroso, metálico, cravo--fumaça, maçã cozida, terroso vegetal | geosmina, metoxipirazinas, decenal, vinilguaiacol, damascenona |

*continua*

| Hortaliça | Aromas característicos | Moléculas |
|---|---|---|
| batata assada | polpa: terroso, sulfúreo, batata, suor, mel casca: frutos secos, assado, fumaça, cravo | etil metil pirazinas, metional, metanotiol, dimetil di- e trissulfetos, metilbutanal, fenilacetaldeído; cerca de 30 pirazinas, guaiacol e vinilguaiacol, eugenol |
| batata-doce (*Ipomoea batatas*) | doce, caramelo, amêndoas, floral, manteiga, mel | maltol, furfural, furano, pentilfurano, benzaldeído, diacetil, fenilacetaldeído, geraniol, ionona |
| broto de bambu | balsâmico, doce, gualtéria, amadeirado, verde, cera | salicilatos de benzila e metila, cedrol, hexenal, heneicosano |
| cogumelo, *champignon*, frito | suor, batata cozida, torrada, cogumelo-metálico, caramelo, mel, assado | metilbutanal, metional, acetil pirrolina, octenona, furaneol, fenilacetaldeído, pirazinas |

Agora, uma última meia dúzia de hortaliças não verdes e não aromáticas. A **couve-flor** é a "ovelha clara" da família do repolho (crucíferas) e é menos dotada que suas irmãs de isotiocianatos sulfúreos; por outro lado, desprende notas de manteiga e cogumelo que lhe são exclusivas dentro da família. As **pimentas maduras do gênero *Capsicum*** perdem boa parte da metoxipirazina vegetal que define seu estágio verde e acumulam alguns compostos voláteis sulfurados incomuns de aroma frutado que se intensificam com a cocção, sendo ainda suplementados por terpenoides florais. A **berinjela** desenvolve uma mistura característica de terpenoides amadeirados, vários anéis benzenoides doces e uma molécula sulfurada rara, com aroma de feno. As **abóboras** enlatadas, entre as quais a **moranga**, que sofrem a ação de um calor mais intenso do que encontrariam em uma cozinha, são dominadas por sulfetos e aldeídos doces e com aroma de pão. O **milho verde** é a tal ponto dominado pelo dimetil sulfeto, com aroma de ar do mar, que um dos termos usados para descrever o aroma dessa molécula é "milho cozido". (Uma sopa de mariscos feita com milho e leite realmente traz o oceano à mesa.) E a **alga nori**, uma alga vermelha de origem oceânica normalmente disposta em folhas finas para secar, tostar e ser usada como invólucro de bolinhos de arroz e *sushis*, conserva suas notas aquáticas de folha de gerânio e pepino, mas a secagem e a tostagem as suplementam com qualidades assadas, carnosas, florais e doces.

**ALGUMAS OUTRAS HORTALIÇAS**

| Hortaliça | Aromas característicos | Moléculas |
|---|---|---|
| couve-flor | sulfúreo, manteiga, cogumelo-metálico | igual às das crucíferas + diacetil, octenona |
| pimenta do gênero *Capsicum* madura | sulfúreo, frutado, metálico, verde vegetal, floral, maçã cozida | heltanotiol, heptanona e heptenona, isobutil metoxipirazina, linalol, damascenona, muitos tióis C7 e C9 |
| berinjela | pinho, cítrico, amadeirado, amêndoa, mel, doce, feno seco | careno, bisaboleno, benzaldeído, fenilacetaldeído, tolueno, metil tiofeno carboxaldeído |
| abóbora enlatada | suor, sulfúreo, solvente, pão, doce | metilbutanal, dimetil sulfeto, dissulfeto e trissulfeto, metilpropanal, pentanal, furfural |
| milho verde | oceano, sulfúreo, solvente, verde | dimetil sulfeto, etanotiol, acetona, etanol, acetaldeído |
| alga nori tostada | tostado, carne, queijo, folha de gerânio, pepino/ostra, floral, mel | pirazinas, tiazolil etanona, ácidos butanoico e metilbutanoico, octadienona, nonadienal, ionona, fenilacetaldeído |

## Sementes: frutos secos, cereais, leguminosas

Já experimentamos as qualidades inatas das sementes oleaginosas e dos cereais crus no capítulo 13; normalmente, o calor permite que aquelas qualidades persistam, mas lhes acrescenta buquês genéricos de cocção. Os **frutos secos**, em geral assados ou fritos, têm, depois da cocção, o aroma que tinham quando crus, com o acréscimo de pirazinas de aroma assado ou do decadienal típico da fritura por imersão. A **semente de abóbora** se destaca pela proeminência das notas sulfúreas. Rapidamente fervidos em seu estado original ou moídos e moldados para fazer macarrão, os **cereais refinados**, libertos do embrião e do farelo, têm o cheiro que já tinham com o acréscimo do buquê gorduroso da cocção. Os **cereais**

**integrais**, que conservam o embrião rico em óleo e proteínas e o farelo que protege a semente, geram mais moléculas voláteis e um sabor mais forte que os refinados. A partir dos ácidos fenólicos não voláteis do farelo, a água fervente gera compostos fenólicos voláteis que conhecemos da fumaça e das especiarias.

**ALGUMAS SEMENTES DEPOIS DA COCÇÃO**

| Sementes | Aromas componentes | Moléculas |
|---|---|---|
| frutos secos assados | como na p. 280 + tostado, assado, caramelo, gorduroso, fritura | como na p. 280 + pirazinas, furanotióis, furanonas, decadienal |
| semente de abóbora | malte, torrada, batata e hortaliça cozidas, especiarias/fumaça | metilbutanais, etil metil pirazinas, metional, dimetil sulfeto, vinilguaiacol |
| cereais refinados fervidos | como na p. 276 + cozido | como na p. 276 + buquê gorduroso |
| cereais integrais fervidos | gorduroso, baunilha, fumaça, cravo | aldeídos, vanilina, guaiacol, vinilguaiacol |
| arroz selvagem fervido (*Zizania palustris*) | frutos secos, fumaça, chá, verde | metilpirazinas, guaiacol, piridina, hexanal, heptenal, nonanal |

Um cereal integral mais saboroso que o comum é o **arroz selvagem**, a semente de uma gramínea natural dos lagos e dos rios do norte dos Estados Unidos e do sul do Canadá. As sementes são tradicionalmente colhidas da água ainda encharcadas e em processo de maturação, antes de caírem da planta; depois, elas são amontoadas e curadas durante alguns dias e depois são tostadas para secar. A cura costuma produzir alguma fragmentação bacteriana, e a secagem ainda se faz, às vezes, sobre fogueiras de lenha. As qualidades resultantes – de torrada, fumaça e chá – são menos evidentes na produção mecanizada moderna.

Três formas de cocção dão ao **milho** qualidades muito diferentes. A maioria delas inclui a acetil pirrolina, com "aroma de pipoca"; nesse caso, a alternativa "aroma de arroz basmati" é mais útil. O **milho verde enlatado** é dominado pelo dimetil sulfeto, com aroma de praia e vegetal, mais acetil pirrolina e um tiazol típico. A **pipoca**, estourada rapidamente em uma panela ou no micro-ondas, emite sulfeto de hidrogênio e dimetil sulfeto enquanto os grãos estouram, e conserva uma mistura de acetil pirrolina e notas gordurosas, de café tostado, picantes e de manteiga (antes de se acrescentar manteiga). A **polenta**, um mingau submetido a cocção lenta por imersão em água, contém boa parte dos mesmos compostos voláteis mais um tiazol típico; quando é feita com o grão inteiro, a nota picante do farelo se desenvolve e depois desaparece. Destacam-se entre os produtos do milho usados nos Estados Unidos o **hominy** e o **nixtamal**: grãos integrais de milho cozidos e deixados de molho em uma solução alcalina de cal mineral (hidróxido de cálcio). No caso do *hominy*, os grãos cozidos são secos e depois cozidos novamente, ou inteiros ou semimoídos em uma farinha grossa; o milho do *nixtamal* é moído ainda úmido, obtendo-se uma massa usada na preparação de **tortilhas** e **pamonha**. A cocção em meio alcalino faz com que o aminoácido triptofano se quebre e forme a aminoacetofenona, que, além da ionona típica da violeta, dá a esses alimentos sua persistente nota floral e frutada, que lembra uvas Concord e mel de castanheira. Os salgadinhos de milho acrescentam notas de pipoca e compostos voláteis genéricos de fritura.

### ALGUMAS VERSÕES DE MILHO COZIDO

| Preparado de milho | Aromas componentes | Moléculas |
|---|---|---|
| milho verde enlatado | ar do mar, milho, basmati, cacau em pó, cravo | dimetil sulfeto, acetil tiazol, acetil pirrolina, etil dimetil pirazina, vinilguaiacol |
| pipoca | basmati, fritura, café, cravo, baunilha, manteiga | acetil pirrolina, decadienal, furfuriltiol, vinilguaiacol, vanilina, diacetil |
| polenta | cogumelo, cera, basmati, ar do mar, sulfúreo, mel, cravo | octenol, nonanol, acetil pirrolina, dimetil sulfeto e trissulfeto, acetil tiazol, fenilacetaldeído, vinilguaiacol |
| tortilhas de milho (nixtamalizadas) | animal-floral, violeta, cacau em pó, cravo, cogumelo | aminoacetofenona, ionona, metilbutanal, vinilguaiacol, octenol |
| salgadinhos de milho (nixtamalizados) | fritura, cacau em pó, café, animal-floral, basmati, cravo | decadienais, metilbutanal, furfuriltiol, aminoacetofenona, acetil pirrolina, vinilguaiacol, pirazinas |

O trigo é o cereal mais importante na Europa e nos Estados Unidos, e boa parte dele é consumida na forma de **pão**, uma massa de grãos moídos moldada e submetida a cocção simples, muitas vezes depois de ser aerada pela fermentação por leveduras. Nossa espécie conhece os aromas do pão há pelo menos 14 mil anos, desde muito antes do surgimento da agricultura. A maioria das massas de pão é tostada no exterior e cozida pelo vapor no interior, e nesse processo perde os compostos voláteis das leveduras. O aroma do **pão branco** comum, feito com farinha refinada, é uma mistura dos buquês gordurosos, sulfúreos e doces do miolo com as notas tostadas e de assado da casca, onde ocorreram as reações de escurecimento. As moléculas fenólicas do farelo no **pão de trigo integral**, de sabor mais forte, geram compostos voláteis picantes em todo o miolo, mas inibem, na casca, a formação dos anéis de pirrolina e furanona, que dão notas de torrada e doces. Os **pães de fermentação natural** devem seu aroma penetrante ao ácido acético (com aroma de vinagre) e outros ácidos gerados por bactérias que acompanham as leveduras. A farinha de centeio crua tem mais aroma que a de trigo e contém compostos voláteis já prontos com aromas picantes, doces e de manteiga; o **pão de centeio de fermentação natural** tem um sabor especialmente rico. O ***pretzel*** é um de vários *Laugengebäcke* – confeitos assados com lixívia – que aparentemente se originaram na Baviera e devem sua cor marrom-escura e seu sabor característico ao fato de a massa já moldada ser mergulhada em água quente alcalina contendo lixívia antes de ir ao forno. Esse tratamento simples modifica o equilíbrio das reações de escurecimento e de seus buquês doce e de frutos secos (ver p. 503-504), minimizando a formação de pirazinas e aldeídos e trazendo ao primeiro plano os compostos que lembram pipoca, caramelo, manteiga e suor – com um eco floral mais discreto do milho nixtamalizado, que também é alcalino.

Um último preparado com cereais: o ***roux*** ("vermelho" em francês) é uma pasta feita de farinha mais uma gordura (ou óleo) de uso culinário que é aquecida na panela até desenvolver alguma cor e aroma. Depois, ela é adicionada a um molho, um cozido ou uma sopa para engrossar a consistência e contribuir com um aroma de fundo. Um *roux* claro, submetido a cocção leve, contém sobretudo ácido e cetonas do *kit* básico e um toque de benzaldeído de essência de amêndoas; à medida que a cocção continua e ele escurece, o *roux* desenvolve furanos e pirazinas doces e com aroma de frutos secos. A gordura utilizada é importante: a manteiga favorece a formação de compostos com aroma de queijo, floral, creme e manteiga; os óleos vegetais poli-insaturados, notas de fritura por imersão e mel.

## ALGUNS PÃES ASSADOS NO FORNO E *ROUX*

| Tipo de pão | Aromas componentes | Moléculas |
|---|---|---|
| casca de pão branco | pipoca, cacau em pó, suor, batata, manteiga, caramelo, frutos secos | acetil pirrolina, metil butanais, ácido metilbutanoico, metional, diacetil, furaneol, furfural, pirazinas |
| miolo de pão branco | gorduroso, metálico, cogumelo, manteiga, batata cozida, mel, pipoca | decadienal, decenal, nonenal, octenona, diacetil, metional, metilbutanol, fenilacetaldeído, acetil pirrolina |
| pão de trigo integral | caramelo, amadeirado, fumaça, cravo, solvente | vinilguaiacol, isomaltol, ciclopentanodiona, octenol, ésteres |
| pão de trigo de fermentação natural | vinagre (forte), suor, solvente-frutado | ácidos acético, metilpropanoico e metilbutanoico, acetato de etila |
| pão de centeio de fermentação natural | queijo, picante, baunilha, batata, gorduroso, fresco, vinagre, mel, floral | ácidos butanoico e metilbutanoico, sotolona, vanilina, metional, decadienal, hexanal, ácidos acético e fenilacético |
| *pretzel* | pipoca, caramelo, mel, suor, manteiga, floral | acetil pirrolina, furaneol, ácidos fenilacético e metilbutanoico, diacetil, aminoacetofenona |
| *roux* de farinha de trigo com manteiga: com óleo vegetal: | gorduroso, doce, frutos secos + queijo, floral, creme + fritura por imersão, mel | ácidos, aldeídos, cetonas, furanos, pirazinas; nonenona, ácido butanoico, d-decalactona; decadienal, fenilacetaldeído |

Um último grupo de sementes comestíveis, mais ricas que os cereais em proteína e importantes recursos nutricionais, vem da família das leguminosas: feijões, ervilhas, lentilhas e seus parentes. Suas substâncias voláteis são relativamente inexploradas. Estudos sobre o **feijão roxinho** constataram que seu aroma é definido por uma mistura de notas sulfúreas, terrosas e de cogumelos, com uma pirazina tostada e um composto fenólico de aroma semelhante ao do cravo. A **soja** é excepcionalmente rica em óleo e em cadeias carbônicas altamente dobradas, de modo que, cozida, gera um grande número de fragmentos que definem um buquê gorduroso definido como "de feijão"; há também uma nota clara de cogumelos dada pelo octenol armazenado. Nem todos gostam do aroma e do sabor da soja, e pesquisas sobre a seleção genética e o processamento dessa leguminosa têm por objetivo diminuir a intensidade dessas qualidades no tofu, no leite de soja e em outros produtos.

**ALGUMAS SEMENTES DE LEGUMINOSAS**

| Sementes | Aromas componentes | Moléculas |
|---|---|---|
| feijão roxinho cozido | batata cozida, sulfúreo, terroso, torrada, cogumelo, cravo | metional, etil e metil sulfetos, metilpirazinas, octenol, vinilguaiacol |
| soja cozida e em forma de tofu | feijão-gorduroso, cogumelo, amêndoas, sulfúreo | hexanal, hexenal, heptenal, octenal, octenol, nonanal, pentanal, decadienal, benzaldeído, pentilfurano, dimetil dissulfeto |

## Frutas cozidas, xaropes, méis cozidos pelas abelhas

Como vimos, nossas frutas prediletas evoluíram para que já tivessem naturalmente um sabor atraente. Nós as cozinhamos sobretudo para prolongar sua vida, que, caso contrário, seria breve, e nesse processo mudamos seu equilíbrio original de sabores e aromas. A cocção geralmente intensifica a doçura e torna menos intensos os ésteres e os terpenoides característicos; os buquês de cocção das frutas, previsivelmente, tendem para o aroma de caramelo de açúcar. O furfural, com aroma doce e de feno, é um composto volátil praticamente universal em frutas cozidas, ainda que a cocção seja muito breve.

**ALGUMAS FRUTAS SECAS E COZIDAS**

| Fruta | Aromas componentes | Moléculas |
|---|---|---|
| ameixa seca | doce, amadeirado, floral, essência de amêndoas, frutado, mel | furfural, nonanal, benzaldeído, cinamato de etila, fenilacetaldeído, furaneol, metil furfural |

*continua*

| Adoçante | Aromas componentes | Moléculas |
|---|---|---|
| açúcares de palma | caramelo, doce, manteiga, fumaça, penetrante | furanos, furanonas, furaneol, maltol, diacetil, acetoína, furfural, ácido acético |
| xarope de malte | cacau em pó, suor, cogumelo, batata, baunilha, doce, frutado, sulfúreo | metilbutanal, octenona, metional, decadienal, vanilina, ácido metilbutanoico, furaneol, dimetil sulfeto |

Xaropes e açúcares não refinados também podem ser preparados fervendo-se e reduzindo-se as seivas do bordo, da bétula e da palmeira. O **xarope de bordo** norte-americano contém uma diversidade harmônica de anéis de aroma doce e marrom, entre os quais os familiares sotolona e furaneol, bem como uma rara "lactona do bordo". O **xarope de malte**, muito usado na Ásia, é feito pela *maltagem* da cevada – nesse processo, permite-se que as sementes germinem e ativem as enzimas que convertem amido e açúcar. Os grãos maltados são depois esmagados dentro da água, permitindo que a conversão avance; o líquido doce resultante é, em seguida, fervido e reduzido. Graças ao alto teor de proteína da cevada, o xarope de malte tem uma dose elevada de metilbutanal decorrente da decomposição dos aminoácidos; é por isso que se costuma dizer que essa molécula tem cheiro de malte, além de cacau em pó e suor.

Milhões de anos antes de nossa espécie ter concentrado os líquidos extraídos das plantas para obter xaropes resistentes à deterioração, os insetos já o faziam com o néctar das flores. As abelhas lentamente transformam essa frágil recompensa doce no duradouro **mel**: gota a gota, à medida que as operárias bombeiam o néctar recolhido para dentro e para fora de suas vesículas nectaríferas, e depois para dentro da colmeia, cujo ar é ventilado pelas operárias. Esse processo de digestão e evaporação controladas, mais complexo e cheio de nuanças que a alta explosão de calor da cocção, conserva alguns compostos voláteis do néctar original e libera outros de suas formas de armazenamento não voláteis. A reputação do mel de ser um líquido doce usado em embalsamamento parece ser em grande parte um mito, mas ele preserva, no mínimo, algum aroma da vida breve das flores.

**ALGUNS MÉIS**

| Origem floral | Aromas componentes | Moléculas |
|---|---|---|
| mista | mel, floral, canela<br><br>envelhecido: feno, tabaco, mofo | fenilacetaldeído, feniletanol, ácido fenilacético, cinamaldeído envelhecido: hidroximetil furfural |
| laranjeira | floral, herbáceo, cominho, uva | produtos da oxidação do linalol, entre os quais aldeídos do lilás, éter de endro, mentenal; antranilato de metila |
| castanheira | animal-floral, suor, pão | aminoacetofenona, ácido benzoico e álcool benzílico, ácido metilbutanoico, furanos |
| tília | maçã cozida, anis, floral, batata cozida | damascenona, anisaldeído, éter de tília, linalol, mentional |
| trigo-sarraceno | malte, caramelo, baunilha, floral, manteiga, frutado | metilbutanal, ésteres butiratos, dimetil sulfeto, diacetil, sotolona, damascenona |
| manuka | solvente, doce, caramelo, pipoca | di-hidroxiacetona, acetil formaldeído (glioxal), acetil pirrolina, hidroximetil furfural |
| melado silvestre; floresta de pinheiros; floresta de carvalhos | maçã cozida, fumaça, cravo, amêndoas, pinho, coco | damascenona, guaiacóis, cresol, eugenol, benzaldeído; pineno; lactona do carvalho (metil octalactona) |

A maioria dos méis contém anéis fenólicos doces (furano) e florais. Costuma-se descrever o aroma do **fenilacetaldeído** como o próprio aroma de mel; ele se acumula a partir da decomposição lenta de aminoácidos. Dos méis mais comuns produzidos predominantemente com um único tipo de flor, o de **flor de laranjeira** se assemelha ao neroli usado como ingrediente de perfumaria (ver p. 472), o de **castanheira** partilha a rara aminoacetofenona animal-floral com as uvas Concord e as tortilhas de milho, o forte mel de **trigo sarraceno** lembra o xarope de malte com seu predomínio de metilbutanal e sulfetos, e o de **manuka**, uma árvore natural da Nova Zelândia e da Austrália oriental, tem uma nota exclusiva de solvente. O **melado** é um concentrado semelhante ao mel que as abelhas fabricam ao coletar as secreções de outros insetos que se alimentam da seiva das plantas; pode ter notas de fumaça, animais e amadeiradas. Como acontece com as frutas secas e as conservas, o mel escurece nitidamente com o tempo, à medida que as reações de escurecimento avançam e suplantam suas notas mais características.

## Bolos e outras massas assadas doces

Chegamos enfim aos *waffles* de Gaston Bachelard e aos prazeres supérfluos. Cozinhamos a maior parte dos nossos alimentos porque, para viver, precisamos da nutrição que eles nos oferecem; fazemos bolos e outras massas assadas doces porque queremos sentir seus sabores, aromas e texturas doces e ricos. Esses prazeres têm sua raiz na nossa necessidade biológica de energia, mas também nos motivam por si sós.

Os alimentos doces assados são misturas de farinhas de cereais, açúcares e gorduras, moldados e cozidos em um forno ou panela quentes o suficiente para secar e escurecer suas superfícies. Desenvolvem uma base de buquês genéricos, gordurosos, doces e tostados, que já é agradável por si só e serve de fundo adequado para os aromas mais específicos de outros ingredientes – frutas, frutos secos, especiarias ou chocolate. Não encontrei nenhuma análise publicada sobre os compostos voláteis dos *waffles* – que evidentemente não são tão apreciados pelos químicos dos sabores quanto por Bachelard –, mas não devem ser muito diferentes dos compostos dos bolos e outras massas assadas doces básicas.

Comecemos então pela mais simples: uma **massa folhada** feita somente com farinha de trigo, água e uma gordura vegetal inodora. Depois de assada a ponto de ficar seca e quebradiça, seus principais compostos voláteis são aldeídos gordurosos com notas metálicas, de fritura e verdes, furaneol doce de caramelo e acetil pirrolina de pipoca e arroz basmati. Quando a gordura vegetal inodora é substituída pela odorífera manteiga, a esses compostos vêm juntar-se a decalactona com aroma de coco, o diacetil com aroma de manteiga e ácidos de cadeia curta com cheiro de queijo, todos eles intensificados pela cocção.

**ALGUNS BOLOS E MASSAS ASSADAS DOCES**

| Massa assada | Aromas componentes | Moléculas |
|---|---|---|
| massa folhada com margarina | gorduroso, metálico, fritura, verde, caramelo, pipoca | epóxi decenal, decadienal, furaneol, nonenal, acetil pirrolina |
| massa folhada com manteiga | coco, caramelo, gorduroso, queijo, floral, batata, torrada, manteiga | como acima + d-decalactona, ácidos butanoico e metilbutanoico, diacetil |
| biscoitos e bolachas, exterior do pão de ló (farinha de trigo, açúcar, ovos e manteiga) | como a massa folhada com manteiga + doce, pão, cacau em pó, assado | como a massa folhada com manteiga + maltol, furfural, furanos, metilbutanal, pirazinas |
| interior do pão de ló | gorduroso, pão-uísque, frutado, batata | menos furanos, furanonas e pirazinas do que o exterior; buquê gorduroso, pentanol, hexanoato de etila, metional |

A palavra inglesa *cookie*, que designa biscoitos e bolachas, vem de uma palavra germânica que significa "bolinho", e tanto nos **bolos** quanto nos **biscoitos e bolachas**, entre os quais o *waffle* de Bachelard (que é, para todos os efeitos, um bolo feito na chapa), geralmente se acrescentam açúcar e ovos à farinha e à gordura das massas simples. Os açúcares fornecem material para reações mais extensas de caramelização e escurecimento com aminoácidos; os ovos fornecem abundante proteína na clara e proteínas e aminoácidos livres na gema, a qual também acrescenta longas cadeias de gordura e outras moléculas fragmentáveis. Os biscoitos e bolachas pequenos e finos e as superfícies dos bolos secam e desenvolvem compostos voláteis anelados doces e marrons – maltol, furanos e furanonas –, além do metilbutanal (com aroma de cacau em pó) e pirazinas de aroma tostado ou de torrada, derivados dos aminoácidos. Algumas dessas substâncias voláteis penetram no interior do bolo, mas aí a temperatura nunca ultrapassa o ponto de ebulição da água e o aroma é dado principalmente pelo buquê gorduroso, por metional de batata e mais umas poucas notas frutadas e de álcool.

## Café e chocolate

Para concluir este capítulo sobre os aromas de nossos alimentos submetidos a cocção, vamos enfim abordar dois supérfluos que frequentemente acompanham bolos e massas assadas doces, marcos olfativos e belos exemplos da arte oculta da pirólise: o café e o chocolate. Tanto um quanto o outro são feitos das sementes de frutos arbóreos, um natural da África, outro da América do Sul. Os antigos fãs humanos dessas frutas descobriram que a cocção era capaz de transformar seus desinteressantes caroços em algo estimulante e delicioso, e os entusiastas modernos encontram neles infinitas nuances de sabor para elogiar e vender. Deixando de lado a maioria dessas nuances, vamos falar sobre o que faz com que o café seja café e o chocolate seja chocolate.

Há duas espécies de plantas do gênero *Coffea* cujas sementes são usadas para fazer **café**; hoje já não são plantadas somente em seu lar original africano, mas também nas Américas e na Ásia. Tanto as árvores de *C. arabica* quanto as de *C. robusta* atraem dispersores animais com frutinhos semelhantes a cerejas. Dentro desses frutos, as sementes são protegidas com cafeína – uma droga útil para nós, mas tóxica para muitos insetos – e várias moléculas aneladas fenólicas. As sementes, verdes e semelhantes a feijões, contêm proteínas, óleos, amido e açúcares para nutrir o embrião; são torradas em uma temperatura que vai de 220 °C a 260 °C por dois a dez minutos, ou mais. A alta temperatura torna pretos os grãos marrons e, por meio de reações químicas, fragmenta seus recursos originais em centenas de compostos voláteis. Os grãos do tipo robusta tendem a favorecer a produção de moléculas com aroma de fumaça e especiarias; os de arábica, de moléculas doces e sulfúreas.

Os diferentes "perfis de torra", ou combinações de temperatura e tempo, produzem diferentes equilíbrios de sabor nos grãos terminados. Os grãos de torra clara têm aroma doce e de pão em razão da predominância de anéis de furano, ao passo que os de torra mais escura têm o sabor chamuscado do guaiacol e do fenol, obtidos pela decomposição dos compostos fenólicos defensivos. A torra média privilegia o marco aromático do café propriamente dito, criado em grande medida por anéis de furano decorados com enxofre e outros tióis correlatos. O **furfuriltiol**, ou "**mercaptano do café**", tem aroma de café torrado e empresta a mesma nota a carnes e sementes de gergelim tostadas. O metil furanotiol é um composto volátil que define as carnes cozidas, e alguns outros tióis do café também têm um caráter sulfúreo animalesco. Os elementos menos importantes do aroma do café de torra média são pirazinas com aroma de frutos secos, uma metoxipirazina terrosa que resta do grão cru, o anel fenólico vanilina e alguns guaiacóis com aromas de cravo e picantes. Os cafés de torra clara ou média também têm notas florais e frutadas do terpenoide linalol, e, de vez em quando, o anel fenólico decorado que leva o adequado nome de cetona da framboesa. Uma observação para quem aprecia a **raiz de chicória** torrada como substituto do café (pois não tem cafeína): ela produz muitas substâncias voláteis importantes em comum com o café, mas acrescenta sua nota única com o terpenoide rotundona, de aroma amadeirado e de pimenta (ver p. 177).

**ALGUNS AROMAS DO CAFÉ**

| Aromas componentes | Moléculas |
|---|---|
| doce, pão, marrom, manteiga | furanos, furanonas (furaneol, sotolona), maltol, diacetil |
| café, carne assada, sulfúreo, gato, cangambá | tióis: furfuriltiol, metanotiol, metil furanotiol, mercaptometilbutil formato, metil butanotiol... |
| suor, malte, cacau em pó | metilbutanais, metilpropanal |
| frutos secos, assado, terroso | pirazinas, metoxipirazina |
| floral, frutado | acetaldeído, propanal, linalol, damascenona, cetona da framboesa (hidroxifenil butanona), octanal |
| cravo, fumaça, queimado | etil e vinil guaiacóis, guaiacol, fenol, piridina |

Já o aroma do café como bebida depende de como ele é preparado. A alta pressão e concentração do *espresso* tende a dar mais ênfase às notas sulfúreas e fenólicas que o café filtrado comum. E os aromas mudam a todo momento. Os tióis, que definem o caráter do café, não são muito solúveis em água e são instáveis: por isso, destacam-se de modo especial nos grãos torrados recém-moídos e aparecem menos na bebida terminada; em seguida, vão desaparecendo na xícara à medida que reagem com os pigmentos marrons. O aroma geral também muda conforme o café esfria e seus compostos voláteis vão sendo liberados mais vagarosamente.

Os aromas do café líquido evoluem e se dissipam sem cessar, mas os aromas do **chocolate** sólido permanecem presos a ele: são estáveis e se revelam lentamente. As amêndoas de cacau torradas, a partir das quais o chocolate é feito, muitas vezes moídas com uma dose substancial de açúcar para equilibrar seu amargor, são compostas de quase 50% de manteiga de cacau, uma gordura sólida que derrete na boca quando a comemos e que se liquidifica a uma temperatura pouco inferior à do nosso corpo. Os aromas que ela libera são muito diferentes dos do café. Estranhamente, as amêndoas de cacau contêm pouquíssima quantidade de enxofre e aminoácidos sulfurados, de modo que, quando torradas, desenvolvem apenas um leve toque dos tióis voláteis que caracterizam o café. São mais pobres em açúcar que o café e, assim, geram menos anéis doces de furano. Além disso, sua torra é muito mais suave – de 120 °C a 140 °C por cerca de 30 minutos –, de modo que suas abundantes moléculas fenólicas defensivas não se fragmentam em anéis voláteis com aroma de fumaça e picante.

O aroma característico do chocolate é dado em grande medida pelo metilbutanal, um fragmento ramificado de aminoácidos que tem franco aroma de cacau em pó, com um toque de suor, e por um buquê de cerca de vinte pirazinas diferentes. (O cacau em pó são amêndoas de cacau torradas e moídas com grande parte da gordura removida – um concentrado do núcleo de sabor do chocolate.) Algumas dessas pirazinas têm cheiro de cacau em pó, outras de frutos secos, outras ainda de mofo e terra, e outras de aroma queimado. O aroma geral de determinado chocolate depende das proporções relativas dessas notas separadas e de alguns outros fatores. Um toque de acidez ocorre quando há abundância dos ácidos acético e metilbutanoico, e o aroma frutado é dado por diversos ésteres. Algumas variedades de cacau são apreciadas por produzir amêndoas "finas" ou "saborosas", cujos compostos voláteis florais, herbáceos, frutados ou amadeirados sobrevivem à torra. Quando as amêndoas são "alcalinizadas" antes da torra – ou seja, tratadas com uma solução carbonatada que diminui sua acidez –, favorecem-se as reações de Maillard que escurecem sua cor e mudam o equilíbrio das pirazinas, de modo que as amêndoas adquirem, no fim, um caráter menos penetrante e frutado. No **chocolate ao leite**, processo em que o chocolate derretido é misturado com leite concentrado, os compostos voláteis de coco, manteiga e caramelo do leite predominam, como ocorre também no **chocolate branco**, uma mistura dos sólidos do leite com manteiga de cacau – e nada dos sólidos escurecidos da amêndoa do cacau. Além disso, a maioria das versões de chocolate é aromatizada com baunilha – a essência natural da especiaria ou uma imitação sintética (vanilina).

**ALGUNS AROMAS DO CHOCOLATE AMARGO E AO LEITE**

| Aromas componentes | Moléculas |
|---|---|
| cacau em pó, malte, suor | metilbutanal, metilpropanal |
| cacau em pó, frutos secos, assado, terroso | metil e metoxipirazinas, dimetil ditiofurano, dimetil trissulfeto |

*continua*

| Aromas componentes | Moléculas |
|---|---|
| penetrante, vinagre, queijo | ácidos acético e metilbutanoico |
| mel, doce | fenilacetaldeído, ácido fenilacético |
| caramelo | sotolona, furaneol |
| floral | linalol, feniletanol |
| frutado | ésteres metilbutiratos, acetato de metilbutila |
| herbáceo, amadeirado, frutado | mirceno, ocimeno; heptanol, acetato de heptanila, heptanona |
| gorduroso, cremoso, coco | g-octalactona, g- e d-decalatonas |
| manteiga | diacetil |
| caramelo | furaneol, sotolona |

É preciso paciência para se farejar plenamente o chocolate. Suas substâncias voláteis ficam presas na manteiga de cacau e nas partículas de cacau em pó e açúcar, só escapando para o ar quando a gordura derrete. Quando a umidade da boca molha as partículas secas de cacau em pó, novas reações ocorrem, produzindo-se um novo conjunto de compostos voláteis, com destaque para um acréscimo de metilbutanal. Isso vale também para outros alimentos secos – salgadinhos, biscoitos e casca de pão: o ato de comer ajuda a criar seus aromas. O sabor muitas vezes floresce na boca.

Como é possível que as amêndoas de cacau adquiram uma cor tão escura e um aroma tão pleno sendo torradas em uma temperatura que mal daria cor a um grão de café ou um amendoim? Sendo preparadas para fazê-lo. Aprendi isso em primeira mão por volta de 1995, quando visitei produtores de cacau e chocolate na Venezuela. Levei alguns frutos de cacau para casa e fiz chocolate em minha cozinha, na Califórnia. Quando removi as sementes dos grandes frutos fibrosos, limpei-as da polpa doce e torrei-as imediatamente; obtive pedaços de um material seco e duro que tinham cheiro de feijão, não de chocolate. Porém, deixei as sementes extraídas com a polpa por alguns dias, como fazem os produtores de cacau, até que elas desenvolvessem um aroma de fermento e vinagre. Depois, quando por fim as limpei e sequei, elas já tinham um leve aroma de chocolate. A "torra" breve no forno amplificou esse aroma.

Os aromas da polpa azeda do cacau são sinais sensíveis da transformação das amêndoas. Sabemos agora que, quando exposta ao ar – seja na Venezuela rural, seja na Califórnia urbana –, a polpa açucarada é rapidamente colonizada por microrganismos que vivem no ambiente. As leveduras consomem seus açúcares e geram álcool. Então, bactérias que se alimentam de álcool o convertem em ácido acético, a essência do vinagre. O ácido acético penetra nas amêndoas, rompe os compartimentos que separam as células umas das outras e liberam as enzimas da germinação para desmontar as reservas de alimento do embrião, transformando-as em aminoácidos e açúcares. Essas moléculas são elementos construtivos, os principais ingredientes das reações de Maillard, que criam pirazinas e são produtivas até em uma temperatura de torra baixa o suficiente para permitir a sobrevivência de alguns compostos voláteis produzidos pela própria fruta e pelos microrganismos. Em particular, a quebra de proteínas promovida pelas enzimas e seguida pelo calor moderado é o que gera o metilbutanal, que define o aroma do cacau em pó.

Ou seja, a chave de uma torra bem-sucedida para o cacau é o trabalho invisível de mecanismos moleculares: as enzimas dos microrganismos, que transformam açúcar em álcool e álcool em ácido acético, mais as enzimas do cacau, que transformam reservas de alimento em substâncias que produzem aromas. Já vimos que as enzimas criam as substâncias voláteis das folhas verdes nas plantas e as cadeias de oito carbonos típicas dos cogumelos, e vimos que os microrganismos são a fonte da maioria dos cheiros ruins que os animais emitem. No entanto, as enzimas e os microrganismos também nos fornecem alternativas maravilhosas à pirólise para tornar os alimentos seguros, nutritivos e deliciosos. Cura e fermentação: os temas de nossa última incursão pelos aromas notáveis.

Capítulo 19

# ALIMENTOS CURADOS E FERMENTADOS

....................................................................................................................

> Um poeta disse certa vez: 'O universo inteiro está contido numa taça de vinho.' […] Existem as coisas físicas: o líquido serpeante que evapora de acordo com o vento e o tempo, os reflexos na taça, e nossa imaginação acrescenta os átomos. A taça de vidro é uma destilação das rochas da terra, e em sua composição vemos os segredos da idade do universo e a evolução das estrelas. Que estranha gama de substâncias químicas há no vinho? Como surgiram? Há os fermentos, as enzimas, os substratos e os produtos. Aí, no vinho, se encontra a grande generalização: toda a vida é fermentação. […] Como é vívido o clarete, que imprime sua existência sobre a consciência que o observa.
>
> Richard Feynman, The Feynman Lectures on Physics, 1963.

> *Surströmming*: esse tipo de arenque fermentado, famoso (ou deveríamos dizer famigerado?), é produzido […] no norte da Suécia. […] Outra autoridade de pesca lembrou que, em sua juventude, estava no porto da ilha de Ulvön num dia de agosto em que foram abertos 200 barris de *surströmming*. Quando o cheiro subiu, pássaros em voo caíam mortos. Além disso, o vento levou os miasmas até um distante comboio de rebocadores que rebocavam balsas cheias de calcário ao longo do litoral; nesse momento, todos os capitães dos rebocadores mudaram de curso e se dirigiram para Ulvön.
>
> Alan Davidson, North Atlantic seafood, 1979.

O poeta da taça de vinho mencionado pelo físico Richard Feynman talvez não passe de uma conveniente invenção. O candidato mais promissor que encontrei foi Robert Louis Stevenson, que chamou o vinho fino de "poesia engarrafada" e de fato escrevia versos – com destaque para "Yo-ho-ho e uma garrafa de rum". Mas o dito de Feynman parece ser o de um professor universitário apreciador de vinhos. Estudei na Caltech no começo da década de 1970 e nunca perdi uma oportunidade de absorver o maravilhamento de Feynman com as coisas cotidianas, expresso em seu sotaque do Queens, em Nova York. A exclamação reproduzida acima sugere o entusiasmo de uma percepção intensa: a cor vívida do vinho *imprime* sua própria existência olho adentro até chegar à mente, que absorve a imagem e imagina os agentes que o criaram. Embora Feynman o omita (e é estranho que o faça), é claro que os próximos passos são, primeiro, cheirar e, depois, beber: os aromas e os sabores são igualmente vívidos! Olfato e paladar são os sentidos que nos dão o acesso mais direto ao trabalho dos agentes de mudança do Herói Carbono: os fermentos e as enzimas.

Se o vinho é poesia engarrafada, o *surströmming* sueco é o inferno enlatado. Alan Davidson estudou letras clássicas em Oxford e, à moda de Lucrécio, introduziu uma passagem fictícia em seus estudos sobre peixes, atribuindo uma letalidade avérnea aos miasmas de arenques maturados no porto. Posso confirmar que, de fato, é aconselhável abrir ao ar livre as latas do pútrido *surströmming*, repletas de gás. Nenhum pássaro caiu do céu quando fiz isso, mas muitas moscas e vespas foram atraídas – além de alguns intrépidos exploradores de cheiros. E nisso está a verdade da história: os aromas da decomposição não atraem somente moscas, mas também pessoas. Assim como os aromas do vinho, eles são produzidos pela fermentação, e provavelmente foram sinais de uma nutrição valiosa para milhares de gerações humanas.

Embora o termo hoje tenha um sentido técnico específico na bioquímica, *fermentação* geralmente designa um método de preparação de alimentos que não depende do calor, mas dos microrganismos e suas enzimas. A palavra vem de uma antiga raiz que significa "ferver" ou "borbulhar". Quando se aquece no fogo uma panela cheia de uvas maduras esmagadas, o líquido vai borbulhar e soltar vapor de água. Caso outra panela cheia das mesmas uvas esmagadas seja deixada em temperatura ambiente por alguns dias, o líquido também vai borbulhar, soltando desta vez os gases de escape dos microrganismos que se multiplicam nele. Ambos os borbulhamentos são sinais da transformação física e química do alimento original. Na fervura, a energia térmica desorganiza os tecidos vegetais e animais e gera novos buquês voláteis. Na fermentação, os microrganismos e suas enzimas fazem o mesmo.

Parece provável que a fermentação espontânea tenha sido desde tempos muito distantes um importante complemento da cocção pelo fogo, que alimentou os primeiros desenvolvimentos da nossa espécie. Qualquer carne que não fosse comida ou cozida em um ou dois dias se tornaria aos poucos mais fácil de mastigar, à medida que as enzimas dos próprios músculos a decompusessem por dentro e as dos microrganismos a decompusessem por fora. O amido e a fibra das sobras de tubérculos moídos se tornavam mais digeríveis. Na ausência ou na escassez de combustível para fazer fogo, o simples ato de esconder excedentes de alimento sob rochas, terra ou água dava às enzimas tempo de torná-los mais fáceis de assimilar – e mais saborosos.

Essa fermentação não controlada é essencialmente uma *decomposição* parcial, um termo relativamente neutro com o mesmo significado de *deterioração* ou *putrefação*. Hoje em dia, essas palavras e os aromas associados a elas sugerem que algo não é comestível; indicam ainda risco de doença e provocam repugnância. No entanto, os alimentos em decomposição nem sempre são tóxicos, e, nos primeiros tempos da nossa espécie, uma tolerância a eles – bem como a descoberta, por experiência, de quais podiam ser comidos – teria sido uma vantagem. Seus aromas marcantes talvez tenham sido associados à satisfação da fome, passando a ser procurados também pela pura e simples estimulação sensorial que proporcionavam. O marinheiro John Jewitt, aprisionado na Ilha de Vancouver por volta de 1800, relatou que os habitantes de Nootka Sound costumavam comer ovas de salmão frescas, mas também mantinham tinas cheias de ovas para fermentação, e "as apreciavam muito mais quando adquiriam um sabor mais forte [...] embora não haja praticamente nada que seja tão repugnante para o paladar europeu". Ainda hoje, os *stink eggs* (ovos fedorentos) e as *stink heads* (cabeças fedorentas) são preparados de salmão apreciados pelos povos nativos do litoral noroeste dos Estados Unidos, a morsa e o caribu maturados no *permafrost* são apreciados em todo o Ártico – e sempre aparece um capitão de rebocador que aprecia o *surströmming*.

Com o desenvolvimento da agricultura em regiões mais temperadas que o extremo norte do globo, versões espontâneas da decomposição deram lugar a uma variedade de versões *controladas* que, em geral, eram capazes de manter o excedente de alimentos em um estado comestível por semanas ou meses a fio. Os alimentos *curados* – da palavra latina que significa "cuidar" – são protegidos dos microrganismos pelo sal ou pela secagem e transformados sobretudo por suas próprias enzimas. Os alimentos *fermentados* são feitos com a ajuda de determinados microrganismos benignos. Estes defendem a si mesmos e ao alimento com armas que, para nós, são inofensivas ou até atraentes, sobretudo ácidos azedos e o relaxante álcool.

Nos processos de cura e fermentação, as enzimas dos alimentos e dos microrganismos geram moléculas voláteis e sabores diferentes dos da decomposição espontânea. Hoje em dia somos capazes de refrigerar, congelar e enlatar alimentos para impedir que estraguem, e os alimentos fermentados são menos apreciados por sua durabilidade do que por seus sabores intrínsecos. Os que os produzem fazem um esforço extraordinário para neles imprimir sua marca pessoal, por isso, temos acesso a uma gloriosa e talvez desnecessária profusão de queijos, embutidos, chás, bebidas alcoólicas e vinagres, sem falar em condimentos de sabor tão intenso que uma colherada é suficiente para temperar diversos pratos. Os alimentos fermentados oferecem infinitas oportunidades de nos maravilharmos com a engenhosidade, as idiossincrasias e os desejos do ser humano, bem como com o imenso rol de parceiros microbianos que recrutamos em folhas, flores e cascas de árvores, no solo e nos oceanos, nos outros animais e em nós mesmos: uma imensa rede cujas conexões estamos apenas começando a identificar.

## Química alimentar não controlada: deterioração e rancidez

Antes de chegarmos aos aromas das curas e das fermentações controladas, há alguns marcos olfativos correlatos que vale a pena cheirar e compreender: os aromas de alimentos guardados, passados e estragados, que conhecemos tão bem.

Os alimentos são misturas químicas complexas que mudam naturalmente com o tempo. Os aromas que chamamos de **estragado** e **rançoso** provêm de substâncias voláteis geradas pelo oxigênio reativo do ar, muitas vezes com a ajuda das enzimas do próprio alimento. A palavra inglesa *stale* (estragado, passado) vem de uma raiz que significa "permanecer", e na época medieval era aplicada à cerveja e ao vinho guardados por tempo suficiente para se tornarem límpidos e fortes: *stale ale* (cerveja estragada) era uma coisa boa. *Rançoso*, como o inglês *rancid*, vem da palavra latina que significa "podre", e acabou sendo um termo associado sobretudo ao cheiro de gorduras e óleos velhos. Esses aromas se tornam cada vez mais fortes e, por isso, são uma medida do tempo passado desde que um alimento foi colhido ou preparado: uma informação valiosa para nossos ancestrais coletores e para o *Homo sapiens* moderno, que averigua os alimentos guardados em armários e geladeiras para ver se não estão "cheirando mal".

Os aromas estragado e rançoso se desenvolvem sobretudo quando certa combinação de enzimas, oxigênio e luz quebra as cadeias carbônicas longas encontradas em todos os alimentos, formando aldeídos e cetonas pequenos e voláteis. A maioria das mesmas moléculas se encontra entre os compostos de aroma fresco das folhas verdes ou do pepino ou das substâncias típicas dos cogumelos; elas contribuem ainda para o agradável buquê gorduroso de fundo dos alimentos submetidos a cocção. O cheiro delicioso da roupa seca ao sol vem de uma mistura de aldeídos C5 a C10 de cadeia reta. A oxidação *lenta*, no entanto, gera buquês mais complexos que muitas vezes incluem cadeias dobradas estranhas, cujos aromas são, em geral, muito diferentes. Costumam ser descritos como metálicos, de peixe, de tinta e, sobretudo, "de papelão". A nota de papelão foi descrita pela primeira vez em laticínios na década de 1940 e relacionada aos nonenais de nove carbonos e uma dobra, que, de fato, foram identificados depois como os compostos voláteis dominantes no papelão industrial: um cheiro de pepino fora de lugar!

**ALGUNS BUQUÊS ESTRAGADOS E RANÇOSOS**

| Aroma composto | Aromas componentes | Moléculas |
|---|---|---|
| papelão | gorduroso, pepino, verde, fritura, cogumelo | nonenais, nonadienal, decadienal, octenol |
| metálico | cogumelo, folha de gerânio, metálico | octenona, octadienona |
| peixe | peixe fervido, tinta, cogumelo, folha de gerânio, pepino | heptenal, heptadienal, octenona, octadienona, nonadienal |
| tinta | fresco, solvente, verde, cogumelo, tinta | acetaldeído, propanal, pentenal, heptadienal |

A rancidez em **gorduras e óleos de uso culinário** é especialmente evidente, pois esses ingredientes possuem diversas cadeias carbônicas longas e vulneráveis e normalmente não têm, ou quase não têm, aroma próprio. Os óleos poli-insaturados, com suas múltiplas dobras, são mais suscetíveis à decomposição que os óleos com altos índices de ácido oleico monoinsaturado ou de ácidos saturados, e os dois tipos liberam fragmentos voláteis diferentes. A manteiga desenvolve cheiro de queijo; os óleos de oliva e amendoim ganham aroma de papelão e passam a lembrar frutos secos velhos; os óleos de soja e canola ficam com cheiro de peixe; o óleo de linhaça, altamente poli-insaturado, adquire cheiro de tinta. Os fabricantes desenvolveram variedades mais estáveis de soja e canola, com alto teor oleico, para garantir a seus produtos maior durabilidade e um caráter aromático mais neutro. Os aditivos antioxidantes também tornam mais lento o processo de rancidez, assim como o armazenamento em local fresco e escuro.

**ALGUMAS GORDURAS E ÓLEOS DE USO CULINÁRIO RANÇOSOS**

| Gordura ou óleo | Aromas componentes | Moléculas |
|---|---|---|
| manteiga | papelão, metálico | nonenais, hexanal, octenona, octadienona |
| óleo de oliva | papelão, fritura, sebo | nonenal, decadienal, octenal, decenal |
| óleos comuns de soja e canola; óleos com alto teor oleico | tinta, peixe; cera, verde, doce, sebo | propanal, hexenal, heptadienal, nonadienal, decatrienal; octanal, nonanal, decanal, decenal |

Os **frutos secos**, ricos em óleo, rançam rapidamente quando tirados da proteção de suas cascas, sendo suas superfícies, muitas vezes, danificadas nesse processo. A noz e o pinhão são os que têm o maior teor de óleos poli-insaturados e os mais suscetíveis a se tornarem rançosos. Os **cereais** e suas **farinhas**, os **pães** e os **cereais matinais** são muito mais magros que os frutos secos, mas desenvolvem cheiros semelhantes quando estragam. As **ervas secas** perdem boa parte de sua identidade aromática e se tornam apenas palha. As **hortaliças congeladas** muitas vezes têm sabor estragado em razão dos danos celulares e das reações químicas não controladas que ocorrem quando seus tecidos se congelam e depois descongelam. A exposição à luz pode causar mau cheiro a um **leite** ainda potável e não estragado, pois possibilita que uma de suas vitaminas ($B_2$) ataque um aminoácido sulfurado e gere metanotiol. A luz também dá cheiro de "cangambá" à **cerveja**, encorajando os ácidos do lúpulo a se comportarem da mesma maneira. As **sobras de carnes** são comprometidas pelo mesmo heme, o fragmento molecular que contém ferro, que ajudou a deixá-las deliciosas: ele continua a fragmentar os lipídios da carne, sobretudo quando ela é reaquecida, produzindo a versão de aroma estragado chamada **gosto de requentado**. A carne bovina requentada pode ter aroma de fígado, pois, em comparação com a carne recém-cozida, apresenta um índice até dez vezes maior de epóxi decenal de aroma metálico e hexanal verde. As carnes curadas – *bacon*, presunto, salsichas – não sofrem tanto do gosto de requentado, pois o nitrito, sal usado na cura, inibe a oxidação.

**ALGUNS ALIMENTOS ESTRAGADOS E RANÇOSOS**

| Alimento | Aromas componentes | Moléculas |
| --- | --- | --- |
| frutos secos | verde, cera, casca de frutos cítricos, pepino | hexanal, octanal, nonanal, nonadienal |
| arroz, farinhas de cereais, cerais matinais, pães | verde, gorduroso, cera, casca de frutos cítricos, feijão | hexanal, heptanal, octanal, nonenal, pentilfurano |
| ervas secas | feno, cacau em pó, suor | metil nonadiona; metil propanal e butanal |
| hortaliças congeladas | verde, solvente, peixe | hexenais, hexanal, pentanal, pentenal, heptenal |
| leite exposto à luz | hortaliças em putrefação, batata cozida, penetrante, acre | metanotiol, metional, ácido fórmico, acroleína |

*continua*

| Alimento | Aromas componentes | Moléculas |
|---|---|---|
| cerveja; exposta à luz | papelão, verde, doce, cacau em pó, suor; sulfúreo, cangambá | nonenal, hexanal, acetaldeído, furfurais, metilbutanais; metil butenotiol |
| carnes e aves requentadas | verde, metálico, batata | hexanal, epóxi decenal, metional |

Os compostos voláteis afins aos produtos rançosos e estragados são indesejáveis quando em primeiro plano, mas às vezes são apreciados como aromas de fundo ou sinais de um desejável envelhecimento. No sul da França, óleos culinários oxidados feitos de olivas maduras são apreciados, e pedaços da gordura de presunto velho são acrescentados a carnes preparadas em cocção lenta. Muitos fãs do queijo parmesão guardam as cascas rançosas e endurecidas para fervê-las em caldos e molhos.

## Química alimentar controlada: presuntos, anchovas e ovos curados

Quando bem administrado, o armazenamento de tecidos animais crus produz sabores extraordinários. Dá às enzimas a oportunidade de decompor as abundantes proteínas e lipídios para formar fragmentos aromáticos de teor tendente ao salgado, e dá a esses fragmentos a oportunidade de reagirem entre si para gerar novos sabores e aromas. É por causa dessa intensificação do sabor e do aroma, além do amaciamento, que se costuma deixar a carne de caça *pendurada* durante alguns dias, a carne de animais domésticos abatidos *maturar* durante algumas semanas e carnes das mais diversas naturezas *curar* durante meses.

O ingrediente que possibilita a cura prolongada é o sal; uma boa pitada logo no início limita consideravelmente a multiplicação de microrganismos no alimento, de modo que ele possa maturar indefinidamente sem estragar. A carne curada de consumo mais comum em seu estado original, sem cocção, é o pernil do porco, chamado **presunto**. Os presuntos curados costumam desenvolver bolores e leveduras na superfície, mas o sabor de sua parte interna é dado pela química da própria carne, que é influenciada por muitos fatores, entre eles a raça do porco, sua dieta, sua liberdade de movimento e a idade com que foi abatido; a quantidade de sal aplicada, com ou sem nitritos e nitratos; e a temperatura, a umidade e a duração da cura. Em geral, quanto mais quente ou mais longa a cura, mais extensas as mudanças químicas e mais intenso o sabor final.

A maioria dos presuntos partilha um buquê volátil essencial que inclui notas de cocção e animalescas – cacau em pó, batata, suor, rançoso, estrebaria –, mas também um destacado caráter frutado dado por ésteres. Os **presuntos industriais** modernos sofrem, em geral, uma injeção de sal e nitrito e são "curados" em poucas horas, depois cozidos em torno de 65 °C; têm um aroma brando fornecido por alguns compostos voláteis sulfurados gerados pela cocção. O ***prosciutto*** italiano é tipicamente curado por um ano em temperatura de adega, em torno de 15 °C, e desenvolve uma notável qualidade doce e frutada que talvez desloque o nonenal, com cheiro de papelão, na direção da qualidade de melão e pepino que apresenta nos vegetais. O **presunto tradicional americano**, feito no sudeste do país, da Virgínia às Carolinas, vem sendo cada vez mais eclipsado por imitações industriais. Quando é genuíno, contudo, é curado durante nove a doze meses em temperatura ambiente, que pode chegar a 30 °C no verão, e apresenta notas de cogumelo, frutos secos e mel; mesmo quando não é defumado, muitas vezes solta um bafejo de guaiacol, com aroma de fumaça. O presunto ***jinhua***, chinês, que leva o nome da cidade em que é feito, perto de Xangai, é curado por menos de um ano, mas é seco ao sol durante certo período, sofre intencionalmente a ação de bolores e passa algumas semanas a quase 37 °C; apresenta notas de cogumelo e sulfúreas e uma carnosidade intensa.

O padrão-ouro reconhecido para o presunto curado é o *jamón ibérico de bellota*, o presunto espanhol feito com porcos alimentados com bolotas de carvalho. É fabricado no sudoeste da Espanha com o pernil de uma raça suína local, cujos representantes levam uma vida ativa em bosques abertos, comendo a vegetação e as bolotas; são abatidos com pelo menos 1 ano de idade, sendo, portanto, já maduros, e sua carne é curada em temperatura ambiente por pelo menos dezoito meses, tempo mais que suficiente para sofrer o calor de dois verões espanhóis. Essa dieta muito específica gera aldeídos de cadeia longa com notas florais e de cera, e as condições de cura produzem um aroma especialmente intenso.

**ALGUNS PRESUNTOS CURADOS**

| Presunto | Aromas componentes | Moléculas |
|---|---|---|
| a maioria dos tipos | cacau em pó, suor, verde-rançoso, batata cozida, estrebaria, frutas vermelhas e tropicais | metilbutanal, ácido metilbutanoico, hexanal, metional, cresol, etil metilbutirato |
| industrial, cozido (nitritos, cura de um dia) | + oceano/milho cozido, cebola, carne, manteiga | + dimetil sulfeto, etanotiol, metil tiofeno, dimetil ditiofurano, diacetil |

*continua*

| Presunto | Aromas componentes | Moléculas |
|---|---|---|
| *prosciutto* italiano (Parma, San Daniele, 12 meses, 15 °C) | + pepino-melão, feno--grego, caramelo, floral, mel, torrada | + nonenal, sotolona, furaneol, ácido fenilacético, fenilacetaldeído, acetil pirrolina |
| tradicional americano (9-12 meses, até 30 °C) | + cogumelo, torrada, mel, floral, pêssego, caramelo, fumaça | + octenona, acetil pirrolina, fenilacetaldeído, feniletanol, nonalactona, furaneol, guaiacol |
| *jinhua* chinês (6-10 meses; período de secagem ao sol e multiplicação intencional de bolores; até 37 °C) | + cogumelo, torrada, fumaça, alho, carne, mel, pêssego | + octenona, acetil pirrolina, guaiacol, dimetil trissulfeto, dimetil ditiofurano, fenilacetaldeído, nonalactona |
| *jamón ibérico* (24 meses ou mais, até 30 °C) | + carne, cogumelo, queijo, frutado, caramelo, floral, cera | + metil furanotiol, octenona, ácido butanoico, metilbutirato, furaneol, octanal, nonanal |

De grandes presuntos a peixes do tamanho de um dedo: a **anchova** curada é famosa por desenvolver um sabor e um aroma salgados, que lembram o presunto ibérico e vão muito além do simples cheiro de peixe. Por isso, são um dos ingredientes favoritos da culinária mediterrânea (a *anchoïade* francesa e a *bagna cauda* italiana). Esses peixinhos gordos da família do arenque são curados em uma salmoura com 20% a 25% de sal durante alguns meses, ao longo dos quais as enzimas de seus músculos, de uma parte de seu intestino e dos microrganismos que aí residem geram moléculas de sabor carnoso e suas precursoras. O **caviar**, perecível, lembra mais sua origem oceânica: as ovas de esturjão e de outros peixes, ricas em gordura, são levemente salgadas por breve período e depois refrigeradas, produzindo uma mistura mais simples e mais branda de aldeídos.

Um alimento único em seu gênero são os **ovos de um século**, de aparência antiga, cujo nome original em chinês é ***pidan***, "ovos de couro". São, em geral, ovos de pata, curados durante meses com uma pasta ou salmoura salgada e fortemente alcalina feita com cinzas, lixívia ou cal mineral. Essas condições químicas extremas precipitam o trabalho de fragmentação que as enzimas fazem no presunto e nas anchovas. O resultado é espantoso: uma clara sólida, marrom e translúcida, uma gema semissólida verde-jade e um aroma intenso de amoníaco e sulfúreo quando o ovo é aberto, um pouco mais brando quando ele é cortado e mais "de peixe" que o da anchova, graças à volatilidade da trimetilamina em meio alcalino.

**ALGUNS PEIXES, OVAS DE PEIXE E OVOS DE PATA CURADOS**

| Alimento | Aromas componentes | Moléculas |
|---|---|---|
| anchovas | cacau em pó, batata, gorduroso, gerânio, melão, fritura, gordura bovina | metilbutanal, metional, heptenal, octadienona, nonadienal, decadienal, epóxi decenal |
| caviar (ovas de esturjão salgadas e maturadas) | peixe, pepino, floral, cera, fritura por imersão, batata cozida | heptenal, nonadienal, nonenal, nonanal, decadienais, metional |
| ovos de um século (ovos de pata curados por meses em pasta ou solução salgada e alcalina) | amônia e sulfúreo; cogumelo, gorduroso, cebola, peixe | amônia e sulfeto de hidrogênio; octenona, hexanal, nonenal, decadienal, diisopropil e dietil e dimetil dissulfetos, trimetilamina |

## Química alimentar controlada: folhas de chá

As folhas secas de chá não costumam ser comparadas ao porco curado e às anchovas, mas seus aromas também são produzidos por ações enzimáticas controladas e de cura, ainda que breves. Essa brevidade, com efeito, torna a transformação ainda mais mágica. É maravilhoso e relativamente fácil vê-la ocorrer pessoalmente. A *Camellia sinensis* é natural do sul da China, mas hoje se encontram exemplares espalhados pelo mundo. Tornaram-se plantas de fácil acesso, além de suficientemente resistentes para serem cultivadas comercialmente no norte dos Estados Unidos. Vá até uma dessas plantas, colha duas folhas novas e tenras e amasse uma delas com delicadeza. O aroma será o de folhas verdes (ver p. 161), o que reflete a sua condição: ela é uma folha verde! Em seguida, esfregue as duas folhas entre as palmas das mãos algumas vezes e guarde-as reservadas por uma hora, mais ou menos. Então, cheire-as de novo.

Um perfume! Flores e frutos evocados por uma folha verde. Essa é a alquimia enzimática que os produtores de chá de toda a Ásia oriental dominaram e desenvolveram para criar centenas de variações diferentes. Os chás são um campo excelente para o estudo da busca do ser humano por nuanças de sensações, sem nenhum outro objetivo além do sensorial. Os parágrafos a seguir apenas tangenciam a diversidade e a complexidade do tema.

O material preferido para fazer chá são as folhas novas que surgem nas pontas dos galhos à medida que o arbusto cresce. São cheias de enzimas e pequenas moléculas construtivas, e, por serem ainda tenras e vulneráveis a insetos, acumulam uma larga gama de defesas químicas: não apenas os compostos comuns de folhas verdes, mas também terpenoides e benzenoides prontos para serem liberados pelas enzimas caso as folhas captem algum estresse ou dano, mesmo que se trate de simples fricção física ou uma dobra em sua estrutura. Alguns aromas se desenvolvem quando as folhas são colhidas e deixadas para murchar pela perda de água. Caso as folhas sejam esfregadas ou sacudidas, mais substâncias serão geradas. E a aplicação de calor para matar as enzimas e completar a secagem expulsa alguns compostos voláteis, mas também cria compostos novos.

Para fazer **chá verde**, as folhas são colhidas e às vezes deixadas para murchar, mas só são manipuladas depois de aquecidas; tendem a ter o cheiro menos perfumado, às vezes um forte aroma verde. As folhas do **chá verde chinês** são desidratadas em uma superfície de metal aquecida, que gera notas assadas e de fumaça. As do **chá verde japonês**, incluindo aí sua versão mais comum, o *senchá*, são a princípio tratadas com vapor para desativar as enzimas; depois, são enroladas para quebrar as células e estimular algumas reações químicas; por fim, são secas a uma temperatura relativamente baixa, cerca de 110°C, gerando um composto volátil sulfurado de aroma verde e de carne: a cetona dos gatos! O *matchá* e o *gyokuro* são feitos com folhas deixadas por várias semanas à sombra antes da colheita; com isso, as células das folhas desmontam seu abundante maquinário proteico para obter energia. Nesse processo, geram aminoácidos e, com o tempo, dimetil sulfeto, que contribui para sua qualidade vegetal, oceânica, de alga marinha.

No **chá *oolong*** ou ***wulong***, nome chinês que significa "dragão negro", as folhas são murchas e depois perturbadas várias vezes no decorrer de algumas horas: são apertadas, esfregadas e sacudidas, tudo isso manualmente, ou batidas em um tambor rotativo. Esses ferimentos às vezes suplementam as perturbações naturais que ocorrem na plantação: os aromas especiais do Oriental Beauty taiwanês e do Darjeeling de segunda safra devem-se em parte às mordeduras de insetos. O aroma floral de muitos *oolongs*, semelhante ao de jasmim, decorre em parte do jasmonato de metila, um éster de doze carbonos que serve de sinal de estresse e é emitido pelas folhas danificadas para estimular as defesas de outras folhas e plantas (ver p. 169). As folhas da variedade de Jin Xuan produzem um *oolong* notável, com aroma de "leite", talvez graças à jasmolactona e à g-decalactona.

Para o **chá preto ou vermelho**, desenvolvido na China no século XIX e adotado depois na Índia (Assam, Darjeeling) e no Sri Lanka (Ceilão), primeiro deixa-se que as folhas murchem. Depois, elas são amassadas ou cortadas para que as células se rompam, seus conteúdos se misturem e se exponham ao oxigênio do ar e, com isso, grandes rompantes de atividade enzimática e reações químicas sejam encorajados. O aroma geral decorrente é ricamente frutado, floral e melífero.

### ALGUMAS VERSÕES DE FOLHAS DE CHÁ CURADAS

| Chá | Aromas componentes | Moléculas |
|---|---|---|
| verde chinês: Longjing (folhas não cultivadas à sombra, murchas, secas na chapa) | floral, frutado, assado, pimentas verdes do gênero *Capsicum*, fumaça, ar do mar | geraniol, linalol, nerolidol, ionona, di-hidroactinidiolida, jasmonato de metila, metil e etil pirazinas, isopropil metoxipirazina, vinilfenol, dimetil sulfeto |
| verde japonês: senchá (folhas não cultivadas à sombra, aquecidas no vapor, roladas, secagem branda) | carne, animal, floral, maçã cozida, fritura por imersão, metálico, verde | mercapto metilpentanona, metoximetil butanotiol, indol, jasmonato de metila, damascenona, decadienal, octadienona, nonadienal |
| verde japonês: *matchá, gyokuro* (folhas cultivadas à sombra, aquecidas no vapor, secagem a quente) | alga marinha, suor, verde, floral, cogumelo, metálico, pepino, floral | dimetil sulfeto, metilbutanal, hexanal, heptenal, octenona, octadienona, nonadienal, ionona |
| *oolong, wulong* chinês (folhas murchas, batidas, aquecidas, roladas/oxidadas, secagem a quente) | floral, frutado, cremoso, doce, animal, violeta, verde, ar do mar | feniletanol, jasmonato de metila, jasmolactona, furaneol, indol, linalol, ionona, nerolidol, d-decalatona, hexanal, dimetil sulfeto |
| preto chinês (Keemun), indiano (Assam, Darjeeling), cingalês (Ceilão) (folhas murchas, amassadas, oxidadas, secagem a quente) | floral, cítrico, rosa, violeta, mel, frutado, verde, maltado, frutos secos | linalol, geraniol, ionona, fenilacetaldeído, damascenona, hexenol, metilbutanal, metil pirazinas |
| *pu-erh* (folhas murchas ao sol, roladas, fermentadas) | mofo, folhas caídas, floral, amadeirado, doce | di- e trimetoxibenzeno, ionona, óxidos de linalol, terpineol, siringol |

Por fim, um modo completamente diferente de preparar as folhas da camélia. O chá *pu-ehr* vem da província de Yunnan, no sul da China, onde as folhas são parcialmente secas ao sol, enroladas delicadamente e aquecidas para conservar alguma atividade enzimática. Depois, são empilhadas e armazenadas em condições de alta umidade durante anos. Desenvolvem uma cor marrom e um cheiro que lembra folhas caídas no outono. Os principais compostos voláteis são os metoxibenzenos derivados dos anéis fenólicos das folhas (ácido gálico), as mesmas moléculas que dão às rosas chinesas seu leve aroma (ver p. 241).

Embora os chás *oolong* e preto já tenham sido descritos como "fermentados", o melhor é chamá-los de oxidados. O chá *pu-ehr* é fermentado de fato: sofre transformações causadas por uma multidão de microrganismos não cultivados, sobretudo espécies de bolor do gênero *Aspergillus*. É uma versão controlada das folhas caídas e decompostas, cujos aromas remetem aos seus próprios. E, para nós, é uma ponte que nos leva ao reino da decomposição dos alimentos realizada por microrganismos.

## Microrganismos domésticos não controlados: sujo e estragado

No capítulo 1, contei que confundi o cheiro de um queijo delicioso em minha própria cozinha com o de um ralo entupido. Nos restaurantes japoneses, o aroma do natô, ou seja, soja fermentada (ver p. 576), é usado para descrever um odor de "pano sujo" que pode se desenvolver nas toalhinhas de mão (*oshibori*) não utilizadas. É evidente que há odores em comum entre as fermentações intencionais e os maus cheiros das residências modernas. Tanto nós quanto nossas casas carregamos resíduos de matéria orgânica em profusão, os quais podem ser explorados, e os microrganismos que moram dentro de nós, na superfície da nossa pele ou ao nosso redor sempre emprestaram seus aromas à vida humana, mesmo nestes tempos em que abundam encanamentos, desinfetantes e refrigeradores. Já encontramos os aromas desses microrganismos nas superfícies, nas cavidades e nos resíduos do nosso próprio corpo (capítulo 6). Ao emanarem das coisas das quais nos rodeamos para nos proteger das forças entrópicas do mundo natural, eles constituem o próprio bafo da entropia e continuam sendo pontos de referência inevitáveis para os aromas da fermentação, ainda que apenas num nível subliminar.

Enquanto os aromas de "alimento velho" da oxidação descontrolada são dados por uns poucos aldeídos, os odores piores dos microrganismos descontrolados se originam dos subprodutos mais variados de seu metabolismo, à medida que eles vão saqueando toda a matéria orgânica que conseguem encontrar: a palavra inglesa *spoiled* (estragado) significava originalmente "saqueado, esbulhado". Os aromas das coisas sujas e estragadas se definem por cinco buquês voláteis malcheirosos. Três deles são produzidos sobretudo por bactérias: os ácidos de cadeia curta **azedos** e com aroma de vômito, os ácidos de cadeia ramificada com aroma de **suor-animálico** proveniente da decomposição de proteínas e as fedorentas moléculas **sulfúreas** de mesma origem. Os bolores produzem suas defesas e sinais de oito carbonos com aroma de **cogumelo-mofo**. E os álcoois, as cetonas e os ésteres curtos de aroma **solvente-frutado** são fabricados sobretudo por leveduras e bolores.

### ALGUNS BUQUÊS DOMÉSTICOS MICROBIANOS

| Aromas gerais | Fontes domésticas | Moléculas |
|---|---|---|
| azedo | esponjas e panos de cozinha, lava-louças, vasos de flores | ácidos de cadeia curta: acético, propanoico, butanoico, hexanoico |
| sulfúreo | ralos e esponjas de cozinha, banheiro | compostos sulfurados: metanotiol, sulfeto de hidrogênio, metil sulfetos |
| mofo-cogumelo | porão, banheiro, tapetes úmidos | cadeias C8, terpenoides: octenol, octenona, octadienona, metilisoborneol |
| suor-animalesco | roupa suja ou úmida | ácidos e aldeídos de cadeia curta ramificada: ácidos metilbutanoico e metil hexenoico, metilbutanais |
| solvente-frutado | alimentos estragados | cetonas, álcoois, ésteres: acetona, heptenona, etanol, acetato de etila |

O ambiente construído pelo ser humano oferece inúmeros lugares e materiais nos quais os microrganismos podem se multiplicar: partículas de resíduos de alimentos, restos de insetos minúsculos com os quais dividimos o espaço, resíduos da nossa própria pele descamada, e até mesmo os sabões (semelhantes a lipídios) que usamos para limpeza. As bactérias dominam a maior parte dos lugares úmidos e emitem seus típicos maus odores azedos e sulfúreos **nas pias e nos ralos da cozinha, em panos e esponjas de lavar louça, em refrigeradores, boxes e cortinas de banheiro, em tapetes úmidos e porões.** (Uma solução rápida para o cheiro azedo: o bicarbonato de sódio, alcalino, retira um hidrogênio das moléculas de ácidos, tornando-as carregadas e não voláteis.) Até os aparelhos que empregamos na limpeza acabam abrigando extremófilos, versões domésticas dos microrganismos que vivem em fontes termais e resíduos de mineração. As **máquinas de lavar louça** abrigam bactérias e leveduras em suas juntas de vedação; as **máquinas de lavar** reduzem a quantidade de microrganismos nas roupas sujas, mas espalham muitos deles a todo o conjunto a cada lavagem, e alguns sobrevivem à secadora e ao varal. Quando o tecido lavado entra em contato com a umidade ou a transpiração, um desses microrganismos, a bactéria *Moraxella osloensis*, gera o familiar cheiro de **toalhas e roupas úmidas**, que lembra suor (do ácido 4-metil-3-hexenoico, primo do ácido 3-metil-2-hexenoico da transpiração humana).

**ALGUNS ALIMENTOS ESTRAGADOS**

| Alimento | Aromas componentes | Moléculas |
|---|---|---|
| carnes estragadas | azedo, vômito, suor, rançoso, repolho, pútrido, frutado, gorduroso, malte, queijo | ácidos butanoico e metilbutanoico, metilbutanal, hexanal, octenal, nonanal, dimetil sulfeto, dissulfeto e trissulfeto, tioacetato de metila, acetato e butirato de etila; |
| peixe estragado | + peixe, amônia | + dimetilamina, trimetilamina e metil butil amina |
| leite, creme estragados | azedo, vômito, sulfúreo, solvente, frutado | ácido acético, etanol, acetona, acetato e butirato de etila, ácido butanoico, dimetil dissulfeto, metanotiol |
| pão embolorado | cogumelo, mofo, terroso, frutado | octenol, octanol, metilisoborneol, damascenona |
| fruta cítrica embolorada | solvente, lustra-móveis | etano, acetato de etila, limoneno |
| tomate embolorado | suor, sulfúreo, solvente | metilbutanal, dimetil dissulfeto, tolueno, xileno |

No que se refere aos próprios alimentos, as frutas e as hortaliças, os pães e as carnes estragadas ou em processo de estragar perdem suas substâncias voláteis próprias e adquirem aromas novos e fortes, que na melhor das hipóteses parecem fora de lugar. O aroma de frutas é delicioso, mas não quando vem de um pedaço de **carne** crua, que, à medida que estraga, começa a emitir compostos frutados e com aroma de solvente e rapidamente evolui para compostos pútridos. Às vezes, os métodos modernos de preservação acabam piorando as coisas.

O leite cru, recém-ordenhado, após algum tempo desenvolve um aroma ácido, de maçã e manteiga, que prenuncia o creme azedo, o iogurte e o queijo; no caso do leite pasteurizado, as bactérias que o azedam são eliminadas, mas a refrigeração é vantajosa para as bactérias tolerantes ao frio (*Pseudomonas*) que, ao estragarem o leite pasteurizado, dão a ele um odor terrível, com produtos sulfúreos, frutados e com aroma de solvente.

Misture todas as sobras das refeições e feche-as em um saco plástico que retenha umidade e calor: eis a receita de um paraíso microbiano. É isso que causa o cheiro que conhecemos das calçadas da cidade, cheias de sacos de lixo nas noites de verão – um cheiro que me transporta de volta, na imaginação, às latas de lixo de metal que eu tinha o dever de manter bem-cuidadas em minha infância, há algumas décadas. Uma exuberância de tirar o fôlego: azedo e frutado, sulfetos e solventes.

## Microrganismos controlados: a redenção da decomposição

Há milhares de anos, os pioneiros da fermentação descobriram meios de controlar a decomposição de modo que os alimentos permanecessem comestíveis por mais tempo que o normal e adquirissem um sabor mais forte – mas não com os miasmas aleatórios da deterioração e da putrefação. Para tanto, mobilizaram equipes selecionadas de decompositores: microrganismos cujo ataque às moléculas do alimento fosse limitado e que, ao mesmo tempo, impedissem a invasão de concorrentes mais tóxicos ou destrutivos e priorizassem os buquês voláteis mais agradáveis, em um quadro em que os buquês sulfúreos, de suor e de bolor, na maioria das vezes – mas nem sempre! –, proporcionassem uma profundidade relativamente discreta ao aroma geral.

**BUQUÊS MICROBIANOS NOS ALIMENTOS FERMENTADOS**

| Buquês de aromas e moléculas | Destaca-se em |
|---|---|
| azedo, penetrante: ácidos de cadeia curta | picles em salmoura, vinhos, cervejas, vinagres, salsichas, molho de soja e missô, queijos |
| solvente-frutado: álcoois, ésteres, cetonas | |
| sulfúreo: tióis, sulfetos | queijos, molho de soja e missô, molhos de peixe, patês de camarão |
| suor-animalesco, cacau em pó: ácidos e aldeídos ramificados | molho de soja, queijos |
| mofo-cogumelo: cadeias C8, terpenoides | queijos, salsichas |

O grupo mais importante de microrganismos da fermentação são as **bactérias do ácido lático**, que recebem esse nome porque sua principal arma defensiva é o ácido lático, inodoro, com um agradável gosto azedo. Esse grupo é anterior às primeiras plantas terrestres e se diversificou com elas; depois, algumas bactérias que viviam nas plantas se especializaram ainda mais para que pudessem habitar os animais que comem plantas, desde os insetos até as vacas leiteiras – e o próprio ser humano. Elas estão em toda parte, e a maioria se apressa em consumir açúcares e não precisa de oxigênio. Assim, as bactérias do ácido lático sempre tomam a frente em qualquer tipo de matéria orgânica vulnerável, desde a vegetação pisoteada até o leite materno derramado. Elas estão por trás da fermentação espontânea dos nossos **picles de hortaliças**, são usadas na produção de **iogurte**, **queijos** e embutidos crus, como o **salame**, e desempenham um papel na produção de **molhos de soja e de peixe**. A *Lactococcus lactis*, principal fonte de diacetil (com aroma de manteiga) nos laticínios, provavelmente veio do pasto verde e dos úberes do gado, e a *Lactobacillus helveticus*, que intensifica o sabor de muitos queijos envelhecidos, parece ter chegado ao leite a partir do trato digestório dos frangos. O lar original da *Lactobacillus sanfranciscensis*, uma bactéria usada na produção de pães de fermentação natural, é o intestino do besouro *Tribolium*, o besouro-castanho que come farinha.

**ALGUMAS BACTÉRIAS USADAS PARA FERMENTAÇÃO**

| Bactérias | Alimentos | Principais contribuições aromáticas |
|---|---|---|
| bactérias do ácido lático: *Lactobacillus, Lactococcus, Streptococcus, Leuconostoc, Pediococcus, Enterococcus, Tetragenococcus* | iogurte, queijos, salsichas e linguiças, molhos de soja e peixe, pães de fermentação natural | solvente-frutado, azedo, sulfúreo, manteiga (álcoois, ésteres, ácido acético e outros, sulfetos, diacetil) |
| bactérias do ácido acético: *Acetobacter, Gluconobacter, Gluconacetobacter, Komagataeibacter* | vinagres, kombuchá, cervejas *lambic* | vinagre (ácido acético) |
| *Propionibacterium freudenreichii* | queijos estilo suíço | suor (ácidos propanoico e de cadeia ramificada) |
| *Brevibacterium linens, aurantiacum* | queijos de casca lavada | sulfúreo, suor (sulfetos, tióis, ácidos de cadeia ramificada) |

*continua*

| Bactérias | Alimentos | Principais contribuições aromáticas |
|---|---|---|
| *Staphylococcus xylosus, carnosus, equorum* | salsichas e linguiças | solvente-frutado, sulfúreo, suor (álcoois, ésteres, sulfetos, ácidos de cadeia ramificada) |
| *Bacillus subtilis* | leguminosas e frutos secos fermentados (natô, dawadawa etc.) | suor, frutos secos (ácidos de cadeia ramificada, pirazinas) |
| *Clostridium perfringens* | pão fermentado por bactérias (*salt-rising bred*) | azedo, queijo, vômito (ácidos butanoico e propanoico) |
| *Halanaerobium praevalens* | surströmming | azedo, vômito, fezes (ácidos butanoico e propanoico, sulfetos e tióis) |

Entre as outras bactérias recrutadas para a fermentação de alimentos, as **bactérias do ácido acético** – que recebem esse nome porque se defendem usando o ácido acético, com aroma de vinagre – fermentam o álcool e transformam-no em **vinagre**; além disso, cooperam com as leveduras para produzir o **kombuchá**; geralmente crescem em uvas e outras frutas danificadas. As bactérias do gênero *Propionibacterium*, que dão aos **queijos "suíços"**, como o Emmental, seu característico aroma penetrante e de suor, são irmãs de outras espécies que habitam nossa pele; as do gênero *Brevibacterium*, que fornecem a cor laranja e o fedor dos **queijos Époisses e Limburger**, de casca lavada, são parentes próximas das que moram em pés suados (ver p. 121), nos sedimentos de água salgada e nos peixes.

No reino dos fungos, os principais responsáveis pela fermentação são de longe as **leveduras**, que, como as bactérias, são unicelulares. A primeira de todas é a *Saccharomyces cerevisiae*, que defende seu território com o agradável álcool etílico, de efeito psicoativo (ver p. 375). Também produz outros álcoois, ácidos simples e os ésteres de ácidos e álcoois típicos das frutas maduras, emprestando esses aromas a **álcoois** e aos **vinagres** e **bebidas destiladas** feitos com eles. As espécies aparentadas do gênero *Zygosaccharomyces* colonizam frutas parcialmente secas ou fermentadas, bem com a seiva de árvores; fornecem notas de solvente, frutadas e de caramelo a condimentos como os **molhos de soja e peixe** e os verdadeiros **vinagres balsâmicos**. A *Goetrichum*, uma levedura incomum que forma filamentos semelhantes a mofo, estraga as frutas, mas também constitui a casca branca e aveludada de alguns **queijos moles**, como o Saint-Marcellin, contribuindo com compostos voláteis de aroma sulfúreo e medicinal.

**ALGUMAS LEVEDURAS USADAS PARA FERMENTAÇÃO**

| Fungos | Alimentos | Principais contribuições aromáticas |
|---|---|---|
| *Saccharomyces cerevisiae, exiguss, pastorianus, bayanus, usarum*… | pães, vinhos, cervejas, álcoois de arroz, vinagres | inebriante, alcoólico, frutado, floral (álcoois, ésteres) |
| *Zygosaccharomyces rouxii, sapae, lentus* | molhos de soja e peixe, vinagres balsâmicos, kombuchá | inebriante, frutado, caramelo doce (álcoois, ésteres, furanonas) |
| *Brettanomyces/Dekkera bruxelensis, anômala*… | cervejas, vinhos | picante, fumaça, estrebaria (fenóis, ácido acético) |
| *Debaromyces hansenii* | salsichas e linguiças, queijos de casca | frutado, sulfúreo, amônia (álcoois, ésteres, metional, tióis, amônia) |
| *Yarrowia lipolytica* | queijos moles | sulfúreo, amônia (sulfetos, tióis, amônia) |
| *Candida miller, humilis, versatilis, etchellsii*… | pães de fermentação natural, molho de soja | inebriante, alcoólico, frutado, floral (álcoois, ésteres) |
| *Geotrichum candidum* | queijos de casca aveludada | frutado, floral, sulfúreo, medicinal (ésteres, tióis e sulfetos, tio ésteres, cetonas, feniletanol, fenol) |

Os **bolores** multicelulares, que formam filamentos e ajudam a fermentar determinados alimentos e bebidas, pertencem a clãs de fungos que existem em abundância na natureza, no solo e na vegetação; os membros de alguns deles são destrutivos e altamente tóxicos. Os mais conhecidos são os bolores brancos do gênero *Penicillium*, um dos quais cresce na superfície dos queijos **Camembert** e **Brie**, e outros dois se multiplicam sobre os **embutidos curados a seco**. Espécies verdes e azuis do gênero *Penicillium* dão cor aos canais de ar que se abrem nos **queijos azuis** (os bolores só crescem onde há oxigênio). Os bolores brancos fornecem sobretudo cadeias de oito carbonos com aroma de mofo e cogumelo; os azuis, cetonas com aroma frutado e de solvente.

Espécies dos bolores *Aspergillus* e *Rhizopus* são ingredientes essenciais nas fermentações em vários estágios praticadas na Ásia, que produzem **pastas e molhos de soja** de sabor intenso e diversos **álcoois**. Esses bolores secretam enzimas em abundância para digerir o amido e as proteínas das sementes, formando açúcares e aminoácidos que depois servem de alimento para bactérias em uma segunda fermentação. O estágio inicial de fermentação por bolores fornece o típico aroma fúngico de oito carbonos e notas de frutas, de solvente e de cacau em pó.

### ALGUNS BOLORES USADOS PARA FERMENTAÇÃO

| Fungo | Alimentos | Principais contribuições aromáticas |
|---|---|---|
| *Penicillium camemberti, roqueforti, nalgiovense, salamii* | queijos de casca aveludada e veios azuis, embutidos | cogumelo, frutado (octanol, octenol, álcoois, cetonas) |
| *Aspergillus oryzae, sojae, kawachii* | molho de soja, missô, feijão preto fermentado, álcoois de arroz | cogumelo, suor, frutado, alcoólico (octenol, metilbutanal, álcoois, acetona, diacetil, acetato de etila) |
| *Rhizopus oligosporus, oryzae* | tempê (bolo de soja) | solvente, sulfúreo, rançoso (etanol, acetona, acetato de etila, butanona, metilbutanol, dimetil sulfeto e trissulfeto, metional, metilpropanal) |

A combinação de bolores naturais usados para começar a fermentação é chamada **qu** (pronuncia-se "tchu") na China e **meju** na Coreia; a versão japonesa, posterior e mais refinada, chamada **koji**, é uma cultura pura de *Aspergillus*. Essa passagem de uma fermentação espontânea e complexa a outra mais controlada e simplificada tem sido comum no decorrer do último século, sobretudo na produção industrial. Mais recentemente, tanto os entusiastas quanto os fabricantes têm explorado novas combinações de microrganismos e ingredientes. Nas tabelas a seguir, sempre que possível apresentarei as informações que colhi sobre os alimentos fermentados tradicionais, que constituem o padrão de sabor do qual as versões industriais procuram se aproximar.

## Hortaliças fermentadas: picles, chucrute e *kimchi*, azeitona, alcaparra

As hortaliças em conserva se contam entre os alimentos fermentados – ou, hoje em dia, pseudofermentados – mais populares. Durante milênios foram importantes para preservar no inverno a fugaz abundância do verão; hoje em dia, em geral são condimentos salgados e azedos de uso rápido, muitas vezes fabricados por simples acidificação e preservados por pasteurização. As verdadeiras hortaliças conservadas por fermentação têm sabor mais rico. Elas se contam entre os alimentos fermentados mais fáceis de fazer e demonstram com vividez o quanto a simples seleção de microrganismos afeta os sabores da fermentação. Os exploradores de cheiros devem fazer a seguinte experiência em casa: pique alguns restos de hortaliças, divida-os entre duas xícaras ou potes, mergulhe um lote em água pura e o outro, em água à qual se adicionou uma colher de sal. Cubra os potes, deixe-os em algum local sob temperatura ambiente e cheire-os todos os dias.

O pote sem sal se aproxima do modo como são feitas duas especialidades fermentadas da culinária chinesa: o **amaranto podre** de Shaoxing e o líquido usado para marinar e aromatizar pedaços de queijo de soja e se produzir o **tofu fedido**. Com pouco oxigênio dissolvido na água, microrganismos anaeróbios de todo tipo extraem energia dos materiais a que têm acesso, entre os quais aminoácidos sulfurados e nitrogenados. O resultado – cujo cheiro você vai sentir – é uma mistura pantanosa de sulfetos e cadaverina de aroma pútrido.

A maior parte das demais conservas fermentadas é feita com sal exatamente para evitar esse cheiro de pântano. Várias bactérias do ácido lático toleram índices elevados de sal muito mais facilmente do que outros microrganismos, de modo que o sal lhes dá uma vantagem sobre os anaeróbios que metabolizam aminas. Essas bactérias do ácido lático retiram energia dos carboidratos e das cadeias lipídicas das plantas, a partir dos quais geram o ácido lático, que é um conservante, e uma mistura moderadamente penetrante de ácidos e álcoois voláteis: os aromas do seu pote de água com sal.

### ALGUMAS HORTALIÇAS FERMENTADAS E PICLES

| Hortaliça | Aromas componentes | Moléculas |
| --- | --- | --- |
| amaranto podre, *mei xian cai geng* (e tofu fedido: *chou doufou*) | ar do mar, trufa, cebola, gás, alho, animal, pútrido | dimetil, metiletil e dietil dissulfetos, indol, cadaverina |
| pepino | azedo, queijo, mofo, pepino, floral | ácido hexenoico, heptanol, nonadienal, feniletanol |

*continua*

| Hortaliça | Aromas componentes | Moléculas |
|---|---|---|
| repolho: chucrute | azedo, vinagre, solvente, sulfúreo | ácido acético, etanol, acetaldeído, acetato de etila, lactato de etila, metil butanol, dimetil di- e trissulfetos |
| repolho + alho + *Capsicum*: kimchi | como acima + alho | como acima + dialil dissulfeto, alil metil dissulfeto, metil propil dissulfeto |
| azeitonas em salmoura | solvente, vinagre, frutado | álcool etílico e outros álcoois, ácido acético, acetato de etila |
| azeitonas curadas no sal | frutado, solvente, vinagre, suor | metilbutirato de metila, hexenol, metilbutanol, propanoato de etila, ácidos acético e metilbutanoico |
| alcaparra | floral, pinho, repolho, frutado | nerolidol, linalol, ionona, terpineol, isotiocianato de metila, benzoato de etila, octanoato de metila e etila |

Nos **picles de pepino**, tipicamente fermentados ao longo de algumas semanas em salmoura com cerca de 6% de sal, as enzimas vegetais que produzem as características cadeias de nove carbonos são suprimidas, de modo que o aroma de pepino se torna apenas uma nota em uma mistura de compostos voláteis gerados pela fermentação, de qualidade inebriante e azeda. O **chucrute** (cujo nome alemão, *Sauerkraut*, significa "repolho azedo") é feito com a metade da concentração de sal e responde por microflora e aromas mais diversificados, que incluem sulfetos produzidos a partir das defesas de tiocianato que definem a família das crucíferas (ver p. 191). O *kimchi* coreano, repolho fermentado com alho e pimenta vermelha, aumenta bastante o buquê sulfúreo com alil sulfetos de alho. As **azeitonas conservadas em salmoura** levam meses para fermentar em razão da camada cerosa que reveste cada um dos frutos; as leveduras acabam por predominar e produzem uma agradável mistura de álcoois, ácido acético e um éster com aroma frutado e de solvente. O ambiente mais seco das **azeitonas curadas no sal** também favorece as leveduras e produz uma gama de moléculas de cadeia ramificada e ésteres mais diversificados. (As azeitonas em lata são dominadas pelo dimetil sulfeto, com aroma de hortaliças cozidas.)

Para mim, a mais deliciosa de todas as hortaliças fermentadas é o botão fechado da flor da **alcaparra**, uma parente distante da família das crucíferas que, quando conservada em sal, consegue combinar aromas de repolho e florais. A floralidade é dada por dois terpenoides, o nerolidol e o linalol – que aromatizam a flor aberta, com lindas cores branca e roxa –, além da ionona, que lembra violeta e é produzida de algum modo pela fermentação. Vários ésteres frutados constituem o fundo aromático.

## Sementes fermentadas: pães, tempê, feijões fedidos

Ao contrário das hortaliças frescas, que são perecíveis, a maior parte das sementes pode ser conservada indefinidamente em seu estado natural. Em geral, os cereais e as sementes de leguminosas são fermentados não em vista de sua preservação, mas para que se tornem mais fáceis e interessantes de comer – ou para produzir bebidas alcoólicas, das quais falaremos mais adiante.

O alimento mais conhecido feito com cereais fermentados é o pão, em geral aerado pelo crescimento dominante de leveduras que produzem dióxido de carbono em massas úmidas de grãos finamente moídos. A maior parte do sabor do pão é gerada durante o processo de cocção (ver p. 538), que elimina muitas substâncias voláteis das leveduras. (O **fermento biológico seco** tem um aroma intenso gerado por aminoácidos durante o processo de secagem e inclui, além de sulfetos, pirazinas e pirróis com aroma de pipoca e frutos secos.) As massas com uma quantidade significativa de bactérias do ácido lático e outras bactérias desenvolvem compostos voláteis que persistem após o pão ser assado, com destaque para o ácido acético e outros ácidos de cadeia curta. Os **pães de fermentação natural** existem em muitas variedades, nomes e fórmulas, desde o **injera** etíope, feito com *teff*, até o **dosa** e o **idli** do sul da Índia, feitos com massas mistas de arroz e feijão-mungo preto.

Os aromas dos pães de fermentação natural apresentam um equilíbrio agradável quando a fermentação ocorre em temperatura ambiente baixa, mas as culturas-mães e as massas aquecidas em excesso costumam gerar uma quantidade muito grande de ácido propanoico, com cheiro de suor, e ácido butanoico, com aroma de vômito e queijo. Paradoxalmente, os **corredores de pão nos supermercados** muitas vezes são tomados por um aroma azedo, pois os fabricantes enchem seus pães (acondicionados em embalagens plásticas) de sais de ácido propanoico para impedir o surgimento de bolores.

O aroma butanoico de queijo é, na verdade, apreciado em alguns pães pouco conhecidos. Há muito tempo que os cozinheiros do leste dos Estados Unidos e do Mediterrâneo oriental selecionam bactérias para fermentar seus pães *salt-rising bread* e *eftazymo*. Começam por jogar água fervente sobre um cereal ou leguminosa moído. Com isso, a maioria dos microrganismos morre instantaneamente, inclusive as leveduras; no entanto, os esporos adormecidos de bactérias resistentes são estimulados a germinar. Durante a fermentação, feita à temperatura do corpo humano, espécies do gênero *Bacilus* secretam enzimas que decompõem o amido das sementes, transformando-o em açúcar. Depois, cepas inofensivas de *Clostridium perfringens* – outras cepas dessa bactéria causam gangrena gasosa ou infecção alimentar – metabolizam os açúcares e os aminoácidos, gerando nesse processo o gás hidrogênio que faz crescer o pão, além de ácido butanoico, com aroma de queijo, e metanotiol sulfúreo.

**ALGUNS ALIMENTOS FEITOS COM SEMENTES FERMENTADAS**

| Alimento | Aromas componentes | Moléculas |
|---|---|---|
| pães de fermentação natural, injera | azedo, vinagre, queijo, suor | ácidos acético, propanoico, butanoico, pentanoico |
| *salt-rising bread, eftazymo* (pão grego que cresce sem fermento) | queijo, vinagre, sulfúreo | ácidos butanoico e acético, metanotiol |
| douzhi (caldo chinês de feijão-mungo) | sulfúreo, queijo, pepino, cravo, verde, batata, estrebaria, cogumelo | dimetil trissulfeto, ácido butanoico, nonadienal, eugenol, hexenol, etilfenol, metional, cresol, octenona |
| sufu (tofu fermentado chinês) | animal, sulfúreo, desinfetante, queijo, frutado; sufu vermelho: o acima + levedura | indol, dimetil di-, tri- e tetrassulfeto, fenol, ácido butanoico, butirato de metila; + álcoois, ésteres |
| natô (soja pegajosa japonesa) | manteiga, tostado, café, cogumelo, frutado, queijo | diacetil, di-, tri- e tetra- metilpirazina, hidroxibutanona, octenol, ácidos metil propanoico e metil butanoico, amônia |
| tempê (bolos de soja da Indonésia) | batata cozida, cogumelos frescos, frutos secos/pipoca, repolho, mel | metional, metil propanal, octenona, acetil pirrolina, dimetil trissulfeto, fenilacetaldeído |

Na Ásia, os feijões ricos em proteína são um alimento importante, e a fermentação diminui a monotonia do seu sabor. Alguns desses feijões fermentados não são apreciados por todos. O **douzhi** ou **douzhir de Pequim** é o líquido rico em proteínas que resta depois que o feijão-mungo moído é tratado para facilitar a extração de seu amido para a produção de macarrão; esse tratamento inclui a fermentação por bactérias naturais dos ácidos lático e acético e por espécies do gênero *Clostridium*. Uma análise de 2018 observou que esse elemento oficial do "patrimônio cultural intangível" da cidade, apesar de seu "forte odor sulfúreo, azedo, de queijo [...] ainda é apreciado por uma parte da população de Pequim". Posso testemunhar: pelo menos para o nariz, ele é perfeitamente tangível!

O **sufu** é uma versão de tofu fedido feita pela fermentação do próprio queijo de soja, não pelo ato de mergulhá-lo em uma salmoura pré-fermentada. Seus produtores estimulam o crescimento de vários bolores (*Actinomucor, Mucor, Rhizopus*) em cubos de tofu e, depois, deixam as enzimas do bolor operar sua decomposição ao longo de vários meses na salmoura. A proteína do tofu gera os compostos voláteis de caráter animalesco que predominam no aroma do sufu, e uma contribuição característica é dada pelo fenol medicinal, com aroma de desinfetante. Uma versão vermelho-escura do sufu deve sua cor e suas notas típicas – álcoois e ésteres – a uma espécie de levedura (*Monascus*) que é cultivada separadamente no arroz e depois acrescentada à salmoura em um estágio avançado da fermentação.

O **natô** é a famigerada versão japonesa de um alimento feito com soja em toda a Ásia; a África produz fermentações semelhantes a partir de várias outras sementes. Os feijões cozidos são envolvidos (sem apertar demais) em palha ou folhas cheias de microrganismos, ou inoculados com uma cultura da bactéria *Bacillus subtilis* var. *natto*, e fermentados em temperatura do corpo humano por um ou dois dias. Os microrganismos decompõem a abundante proteína da soja e deixam os feijões marrons, dando-lhes também um intrigante revestimento pegajoso e gosmento e um aroma que combina nuanças de cacau em pó e café com notas de suor, sulfúreas e, às vezes, de amônia, acompanhadas de pirazinas de aroma tostado que provavelmente se formam de modo espontâneo no calor à medida que as proteínas vão se decompondo. Entre as cepas comerciais de bactérias que geram um aroma relativamente brando, algumas foram coletadas em nuvens de poeira vindas da China que passam sobre o Japão na primavera; diz-se que produzem um "natô do céu".

O **tempê** é um bolo de soja fermentado indonésio e é o menos estranho de todos os alimentos feitos com soja fermentada. Seu preparo é parecido com o do natô, mas os feijões cozidos são lavados para perder a película que os envolve e fermentados com o bolor *Rhizopus*, cujos micélios crescem pela massa e a coagulam em bolos sólidos. Fiel à sua natureza fúngica, o bolor fornece à soja um composto volátil de oito carbonos com aroma de cogumelo, acompanhado por notas de hortaliças, frutos secos e mel.

## Condimentos feitos com sementes fermentadas: molho de soja, missô, Jiang

Os *alimentos* feitos com sementes fermentadas são preparados saborosos à base de cereais e sementes de leguminosas – nutritivos, mas relativamente insípidos. Já os *condimentos* à base de sementes fermentadas são concentrados de sabor a serem acrescentados a alimentos insípidos de todo tipo para satisfazer nosso apetite por estimulação sensorial. Os povos da Ásia foram os primeiros a desenvolver e refinar produtos à base de sementes fermentadas que "ajudam o arroz a descer". Um deles, o molho de soja feito com as sementes dessa leguminosa, é hoje um sabor reconhecido em boa parte do planeta. Seu característico equilíbrio de compostos voláteis e seu sabor salgado dão uma versatilidade incomum tanto a ele quanto a outros preparados semelhantes. O **murri**, um condimento feito de modo muito parecido com o molho de soja e com sabor também parecido, era preparado a partir de cevada no mundo árabe medieval. Hoje em dia, *chefs* inventivos de muitos países estão aplicando as técnicas asiáticas a matérias-primas de todo tipo, desde sementes locais a insetos e leveduras liofilizadas, e os fabricantes industriais vêm desenvolvendo atalhos para criar produtos semelhantes e mais baratos.

Há muitas variações dos condimentos à base de sementes fermentadas, mas a maioria desenvolve seu sabor por meio do mesmo tipo geral de fermentação em dois estágios. Tudo começa com o crescimento de bolores em sementes cozidas para criar a cultura-mãe chamada *qu*, *meju* ou *koji*, rica em enzimas e aromatizada com compostos voláteis de cereais cozidos e fungos. Depois, a cultura-mãe é combinada com novas levas de soja e cereais cozidos e uma salmoura de alta concentração de sal. À medida que a mistura vai fermentando por um período de alguns dias a alguns meses, bactérias do ácido lático, tolerantes ao sal, vão gerando ácidos voláteis com efeito conservante, enquanto leveduras tolerantes ao sal geram álcoois, ésteres, furanonas e compostos voláteis sulfurados. Um período de envelhecimento de alguns meses a alguns anos faz com que os inúmeros produtos e restos das sementes e dos microrganismos reajam ainda mais uns com os outros.

As pastas prontas são geralmente vendidas em seu estado natural, e os molhos líquidos são, em geral, pasteurizados por alguns minutos em temperaturas superiores à da fervura da água ou durante alguns dias a 60 °C, antes de ser engarrafados; essa etapa de cocção aprofunda ainda mais a cor e o sabor. O resultado é uma poção de sabor forte, salgada, *umami*, azeda e, às vezes, doce, com um aroma rico em compostos voláteis produzidos pelos microrganismos e pela cocção.

O núcleo do aroma do **molho de soja** é dado pelas reações dos aminoácidos entre si e com traços de açúcar e fragmentos de cadeias curtas, em parte durante a fermentação e o envelhecimento, em parte na cocção final. A simples **imitação industrial do molho de soja**, na qual a soja é cozida na pressão com um ácido hidroclorídrico muito forte, gera um aroma surpreendentemente semelhante ao da versão fermentada, a mesma mistura básica e conhecida de fragmentos de aminoácidos – metilbutanal (aroma de cacau em pó), metional (aroma de batata) – e algumas moléculas de aroma marrom decorrentes da cocção. No entanto, somente a participação das leveduras pode gerar as substâncias voláteis que dão ao molho de soja fermentado sua maior amplitude e profundidade – a saber, álcoois inebriantes e ésteres frutados, os tióis típicos de frutas tropicais, café torrado e carne assada, a sotolona doce, de caramelo, e a "furanona do *shoyu*".

**ALGUNS MOLHOS DE SOJA E PASTAS MISSÔ**

| Condimento | Aromas componentes | Moléculas |
|---|---|---|
| molho de soja fermentado (soja cozida no vapor + trigo tostado, *koji* de soja ou arroz, em salmoura e fermentado por 6-8 meses, pasteurizado) | cacau em pó, batata, caramelo, feno-grego, frutado, frutas tropicais, revigorante, fumaça--picante, carne assada, café torrado | metilbutanal, metional, sotolona, furanona do *shoyu* (hidroxietilmetil), etanol, metilpropionato de etila, tiopropionato de etila, outros ésteres, etilguaiacol, metil furanotiol, furanometiltiol |
| molho de soja hidrolisado em meio ácido | cacau em pó, batata, azedo, rançoso, assado, fumaça | metilbutanal, metional, fenilacetaldeído, ácidos acético, fórmico e butanoico, pirazinas, furanos, sulfetos, guaiacol |

*continua*

| Condimento | Aromas componentes | Moléculas |
|---|---|---|
| missô branco, amarelo, vermelho (soja cozida no vapor + *koji* de arroz, fermentado + envelhecido por 6-12 meses) | caramelo, doce, batata, floral, frutado, fumaça, café torrado | furanona do *shoyu*, sotolona, metional, furfural, hexanol, feniletanol, metilpropionato e butirato de etila, acetato de feniletila, outros ésteres, guaiacol, furanometiltiol |
| missô *mame/hatchô* (soja cozida no vapor, *koji* de soja, fermentado + envelhecido por 2-3 anos) | cacau em pó, batata, caramelo, mel, cogumelo, fumaça, sulfúreo, café torrado | metilbutanal, metional, furanona do *shoyu*, fenilacetaldeído, octenona, guaiacol, dimetil trissulfeto, furanometiltiol |

O **missô** japonês, que define a sopa que leva seu nome, é a mais conhecida entre as versões semissólidas da soja fermentada. A maioria dos missôs é feita com uma cultura-mãe de *Aspergillus* no amido do arroz, sem cereais tostados nem pasteurização. Por isso, têm cor mais clara que o molho de soja e geralmente não contêm o metilbutanal com aroma de cacau em pó; pelo contrário, são dominados por álcoois, ésteres e furanonas, de aroma frutado e de caramelo. A exceção é o **hatchô** ou **missô mame**, feito quase exclusivamente de soja, com muito menos açúcar e muito mais proteína e aminoácidos, envelhecido por dois anos ou mais, de cor muito escura e sabor *umami* e assado.

**ALGUNS OUTROS CONDIMENTOS À BASE DE SEMENTES FERMENTADAS**

| Condimento | Aromas componentes | Moléculas |
|---|---|---|
| *dou chi* (soja preta integral cozida no vapor e fermentada) | cacau em pó, frutado, frutos secos, cogumelo, floral, mel | metilbutanal, metilbutirato de etila, acetato de metilbutila, dimetil pirazina, octenol, feniletanol, acetato de feniletila, fenilacetaldeído |
| *doubanjiang* (fava cozida no vapor esmagada e fermentada) | vinagre, essência de amêndoas, mel, torrada, caramelo, floral, batata, cacau em pó | ácido acético, benzaldeído, fenilacetaldeído, dimetil pirazina, furanona do *shoyu*, acetato de feniletila, metional, butanal |

*continua*

| Condimento | Aromas componentes | Moléculas |
|---|---|---|
| *tianmianjiang* (pão de trigo cozido no vapor moldado, seco, em salmoura e fermentado) | malte, pão, tostado, cogumelo, azedo, mel, fumaça/cravo | metilbutanal, furfural, acetil furano, octenol, ácido pentanoico, fenilacetaldeído, etil guaiacol |
| *gochujang* (pimentas do gênero *Capsicum* em pó, farinha e sal fermentados com meju) | pimentão, sulfúreo, batata, maçã, floral, manteiga | himachaleno, ionona, etil e vinil guaiacol, isobutil metoxipirazina, metional, etanol, metiopropanal, metilpropanoato de etila, feniletanol, lactato de etila |

Entre outros condimentos chineses à base de sementes, o **dou chi**, ou **feijão preto fermentado**, é feito com soja preta integral salgada e fermentada com o bolor *Aspergillus*, na qual compostos voláteis umami e de cogumelo equilibram um leve toque frutado; o **doubanjiang**, **pasta fermentada de fava** feita com essa leguminosa com mais amido e menos proteína, não desenvolve tanto a nota de cacau em pó do metilbutanal, e a versão de Sichuan, com pimentas do gênero *Capsicum*, traz também a mistura amadeirada e floral de terpenoides que as caracteriza. O **tianmianjiang**, ou **pasta de trigo fermentada**, não tem leguminosas e é feita de bolinhos de farinha de trigo cozidos no vapor; depois de embolorarem, eles são desidratados, postos em salmoura e fermentados; o resultado tem qualidades de pão e cogumelo. O **gochujang**, ou **pasta fermentada de pimentas *Capsicum*** coreana, se tornou mais conhecido e disponível no decorrer dos últimos dez anos; é feito com uma mistura de pimentas secas e moídas e farinha de arroz ou trigo, desenvolvendo aromas frutados e vegetais.

## Peixes e carnes fermentados: molhos de peixe, *katsuobushi*, *surströmming*, salame

Muito antes de haver molhos de sementes fermentadas já existiam os molhos de peixe fermentado. É provável que se tenha descoberto há muito tempo no Sudeste Asiático que peixinhos altamente perecíveis podiam ser preservados e ganhar sabor mediante o simples ato de salgá-los (ou mergulhá-los em salmoura) e armazená-los durante meses. Embora esquecidos no Ocidente até pouco tempo atrás, condimentos desse tipo eram largamente usados entre os antigos gregos (*garon*) e romanos (*garum* e *liquamen*). Aqueles feitos com as entranhas da cavala eram especialmente apreciados.

Essa nova apreciação dos **molhos de peixe** no Ocidente se deve ao gosto renovado pelas culinárias da Tailândia e do Vietnã. O ***nam pla*** e o ***nuoc mam*** são feitos misturando-se peixinhos do tamanho de anchovas com sal (à razão de um terço a metade do seu peso). Deixa-se fermentar durante meses em temperatura ambiente, extraindo-se então o líquido e deixando que a mistura envelheça um pouco mais. Os microrganismos dominantes são bactérias do ácido lático, ao passo que as enzimas digestivas e dos músculos dos peixes ajudam a decompor proteínas e óleos; as reações químicas entre os compostos assim produzidos geram pigmentos e sabores marrons, típicos das reações de escurecimento. O resultado é um líquido salgado, azedo e *umami* com rico aroma de carne, queijo e sulfúreo – com apenas um leve toque de peixe, pois a trimetilamina dos peixes de água salgada (ver p. 400) não é muito volátil no pH ácido do molho.

Pastas feitas com peixes e camarões fermentados também são comuns na culinária do Sudeste Asiático. Em geral sofrem fermentação mais breve; a **pasta de peixe** às vezes ganha um acréscimo de cereais para estimular a multiplicação de leveduras e os aromas alcoólicos e frutados. As **pastas de camarão**, feitas com camarões parcialmente secos ao sol, são caracteristicamente ricas em pirazinas com aroma de frutos secos e torrada e têm um toque mais evidente de peixe dado pela trimetilamina, talvez decorrente da predominância de microrganismos que digerem proteínas em relação às bactérias do ácido lático, o que resulta em um pH alcalino.

Não há dúvida de que o peixe fermentado de produção mais elaborada é o **katsuobushi** japonês, que empresta seu sabor levemente salgado e seu aroma complexo ao **dashi**, o caldo de cocção básico usado no Japão. Filés de bonito são fervidos até ficarem firmes; depois, são defumados brevemente repetidas vezes ao longo de vários dias, inoculados com os bolores *Aspergillus*, *Penicillium* e *Eurotium* e fermentados em uma caixa de madeira durante semanas. Por fim, são secos ao sol e limpos – e esse ciclo de fermentação e secagem é repetido várias vezes. Os filés prontos são tão duros e densos que emitem um som metálico quando golpeados; carregam uma mistura característica de aromas defumados, assados, de peixe e sulfúreos, com notas de fundo de cogumelos e queijo dadas pelos bolores.

São relativamente escassos os exemplos de carne fermentada consumida como alimento e não como condimento, talvez porque não seja fácil comer grandes porções de algo com sabor tão forte. Três exceções que confirmam a regra são um tubarão da Islândia e uma arraia da Coreia, respectivamente o **hákarl** e o **hongeo-hoe** (ver p. 401), além do ***surströmming***, o arenque cujo fortíssimo aroma sulfúreo, de peixe e fecal seria, segundo a lenda, mortal para os pássaros. O *surströmming* é fermentado tanto em barris quanto em latas (que vão inchando cada vez mais) por bactérias dos sedimentos de água salgada, e é comido aos pedaços – mas com batatas, de sabor brando, e uma bebida forte para ajudar a descer.

O exemplo mais destacado de uma carne fermentada muito apreciada é a linguiça curada a seco, tipificada pelo **salame**: carne picada, em geral de porco, salgada e enfiada crua em um invólucro proteico feito de tripa de animal ou algo similar, que é fermentadada durante semanas ou meses – de dentro para fora pelas bactérias do ácido lático e de fora para dentro por uma camada de bolores do gênero *Penicillium* e leveduras do gênero *Debaromyces* (e outras). Junto com o revestimento fúngico, os sais de nitrato e nitrito limitam a oxidação e a rancidez das gorduras e dão proeminência aos derivados de aminoácidos e de enxofre, com aroma mais forte de carne. As bactérias produzem ácidos azedos e com aroma de queijo, mais notas de cacau em pó e batata; os fungos, aquele aroma de cogumelos que é sua marca registrada; as bactérias e as leveduras, álcoois e ésteres de aroma frutado.

**ALGUMAS CARNES E PEIXES FERMENTADOS**

| Condimento ou alimento | Aromas componentes | Moléculas |
|---|---|---|
| molhos de peixe (*nam pla* tailandês, *nuoc mam* vietnamita) | sulfúreo, cacau em pó, suor, queijo, peixe | metanotiol, metil propanal e butanal, dimetil trissulfeto, metional, ácidos butanoico e metilbutanoico, trimetilamina |
| pasta de peixe (*patis* tailandês, *bagoong* filipino) | cacau em pó, suor, essência de amêndoas, folha de gerânio, metálico, cogumelo, sulfúreo, frutado | metilbutanais, benzaldeído, butanal, pentenal, octadienona, pentenol, dimetil di- e trissulfetos, acetato e butirato de etila, butirato de butila |
| pasta de camarão (*kapi* tailandês, *belachan* filipino) | frutos secos, assado, peixe, sulfúreo, cacau em pó, suor, queijo, manteiga | dimetil, dimetiletil e trimetiletil pirazinas, trimetilamina, dimetil di- e trissulfetos, ácidos metilbutanoico e butanoico, diacetil |

*continua*

| Condimento ou alimento | Aromas componentes | Moléculas |
|---|---|---|
| filés de bonito conservados (*katsuobushi* japonês) | fumaça, assado, sulfúreo, carnoso, peixe, pepino, metálico, cogumelo, queijo, suor | guaiacóis, fenóis, cresóis, pirazinas, furanos, dimetil sulfeto e dissulfeto, tiofuranos, trimetilamina, heptenal, nonenal, nonadienal, octenol, octadienona, ácidos butanoico e metilbutanoico |
| *surströmming* | peixe, podre, fecal, queijo, vômito, desinfetante, frutado | trimetilamina, di- e trissulfetos, ácido butanoico, fenol, ésteres butiratos |
| salame | penetrante, queijo, torrada, batata cozida, cogumelo, frutado | ácidos acético, butanoico e metilbutanoico, metional, acetil pirrolina, octenona, octenol, butirato de etila, metilpropionato de etila |

## Leites fermentados: iogurte, creme azedo, manteiga, queijos

O leite, primeiro líquido ingerido pelos mamíferos recém-nascidos, constitui uma tábula rasa altamente versátil para a fermentação. Quando se transforma no sólido concentrado chamado **queijo**, é capaz de sustentar diversas comunidades de bactérias, leveduras e bolores e desenvolver seu sabor ao longo de meses ou anos. Os povos criadores de gado desenvolveram centenas de variações a partir do leite: um território riquíssimo para o explorador de cheiros.

As fermentações lácteas partilham alguns compostos voláteis que as definem, e um deles destaca o papel central da fermentação no corpo dos animais. Há quarenta anos, cientistas que estudavam alimentos relataram ter conseguido esboçar uma caricatura reconhecível do queijo *cheddar* com meras três moléculas. Duas delas eram o metional, com leve aroma sulfúreo, e o diacetil, com aroma de manteiga. A terceira era o ácido butanoico, ao qual já nos referimos diversas vezes dizendo ter cheiro "de queijo" – termo que não nos ajuda muito quando temos de provar queijos!

O **ácido butanoico** é uma molécula importante na vida animal. As bactérias produzem essa cadeia de quatro carbonos a partir de materiais vegetais residuais no sistema digestório dos animais, onde ela suprime microrganismos daninhos e alimenta as células do revestimento intestinal (ver p. 101). Os mamíferos fornecem esse ácido benéfico a seus recém-nascidos envolvendo-o nas moléculas de gordura do leite; ele é desempacotado pelas enzimas do estômago do bebê. As enzimas dos microrganismos também são capazes de desempacotá-lo. Daí vêm as qualidades mutáveis do ácido butanoico: sugere queijo, mas também pode sugerir o leite regurgitado pelos bebês, ou leite estragado, ou fraldas, ou estrume. Aqui, o melhor é deixar que ele nomeie a si mesmo: o adjetivo *butanoico* designará a faceta azeda e penetrante que muitos queijos partilham com outros subprodutos menos agradáveis da vida animal.

Primeiro, alguns produtos fermentados do leite que não são queijos. O **iogurte** é azedado e espessado quando se inocula o leite escaldado com uma cultura de bactérias do ácido lático. Seu aroma é o de leite cozido com um toque penetrante e fresco. O frescor é dado pelo acetaldeído, cuja qualidade de maçã verde se destaca no soro aquoso que sai do iogurte coado. As versões pré-industriais de ***crème fraîche*** e **creme azedo** surgiram como o saboroso resultado de um leite recém-ordenhado que foi reservado durante a noite para que seus glóbulos de gordura subissem e formassem a camada de creme, no qual bactérias láticas existentes naturalmente no ambiente cresceram e se multiplicaram, acidificando-o levemente. A **manteiga** foi batida a partir desse creme acidificado e contém as mesmas substâncias voláteis, com destaque para o **diacetil**, que se tornou, assim, o marco olfativo da gordura do leite. Hoje em dia, o creme azedo é feito inoculando-se bactérias do ácido lático em creme pasteurizado; a manteiga produzida em massa em geral recebe seu sabor de um extrato de leite com cultura de bactérias ou um concentrado aromático. O *smen* é uma manteiga da África do Norte, salgada e selada dentro de vasos de barro, onde pode maturar durante meses ou anos; nesse processo, ela perde diacetil e adquire uma coleção de ácidos e aldeídos que lembram queijo.

**ALGUNS LEITES E CREMES FERMENTADOS**

| Produto | Aromas componentes | Moléculas |
|---|---|---|
| iogurte | fresco, verde, manteiga, azedo, ar do mar | acetaldeído, diacetil, ácidos acético e butanoico, dimetil sulfeto |
| creme azedo, *crème fraîche* | manteiga, coco, batata, carne, ar do mar, maçã verde, vinagre | diacetil, acetoína, d-decalactona, metil furanotiol, metional, dimetil sulfeto, acetaldeído, ácido acético |

*continua*

| Produto | Aromas componentes | Moléculas |
|---|---|---|
| manteiga maturada | manteiga, coco, queijo | diacetil, d-decalactona, ácido butanoico |
| "leitelho maturado" (leite desnatado fermentado) | coco, doce, manteiga, baunilha, metálico | g- e d-decalactonas e octalactona, diacetil, vanilina, epóxi decenal, ácido acético, acetaldeído, dimetil sulfeto |
| *smen* (manteiga maturada norte-africana) | butanoico, suor, frutado, verde | ácidos butanoico, pentanoico e hexanoico, etil metil propionato, heptenal |

Agora, um conjunto de **queijos** representativos. Seus sabores são dados por alguma combinação dos seguintes fatores: as próprias substâncias voláteis e os compostos do leite, adicionalmente aos microrganismos que ocorrem nele naturalmente caso não seja pasteurizado; um preparado de enzimas que lhe é acrescentado, o coalho, que coagula as proteínas e forma coágulos sólidos; uma "cultura-mãe" de bactérias do ácido lático, que acidificam o leite rapidamente; "culturas adjuntas", de microrganismos que intensificam o sabor; e, depois que os coágulos formam o queijo, outros microrganismos cujo crescimento é encorajado em suas superfícies durante o período de maturação.

Dividimos em grupos cerca de uma dúzia de estilos de queijo. O primeiro grupo é de queijos cujo sabor é dado principalmente pelo próprio leite, pelo coalho e pelas bactérias da cultura-mãe. O **queijo de cabra** fresco tem um forte elemento caprino dado pelos ácidos de cadeia curta que caracterizam esse animal (ver p. 88), ao lado de compostos voláteis que lembram coco e uvas. A **mozarela** pode ser feita com leite de vaca ou de búfala, sendo o de búfala mais rico e o padrão na Itália, onde esse queijo surgiu; o leite de búfala produz um aroma mais forte e animalesco. O verdadeiro **feta** grego, posto em salmoura ou salgado ele próprio, dá destaque aos ácidos de cadeia curta do leite de ovelha; é penetrante, azedo, butanoico e com cheiro de suor, sendo esse conjunto abrandado por ésteres frutados.

**ALGUNS QUEIJOS FRESCOS E CONSERVADOS EM SALMOURA**

| Queijo | Aromas característicos | Moléculas |
|---|---|---|
| de cabra fresco | cabra, cera, penetrante, butanoico, suor, manteiga, cogumelo, batata, fecal, coco, uva | ácidos hexanoico, decanoico e etil e metil octanoico, diacetil, escatol, g-octalactona, d-dodecalactona, aminoacetofenona |
| mozarela: de vaca | frutado, vinho, floral | butiratos de etila e metila, metil butanol, fenilacetaldeído, nonanal, octenol |
| de búfala | cogumelo, floral, naftalina/animal, fresco | octenol, nonanal, indol, hidroxibutanona, metil butenol, octanona, heptenal |
| feta de leite de ovelha | suor, butanoico, frutado | ácidos hexanoico, decanoico e butanoico e seus ésteres de etila, nonanal, nonanona |

Um segundo grupo, importante, recebe seu sabor de microrganismos que só se multiplicam após os queijos estarem formados. O **Camembert** e o **Brie** têm a casca "aveludada"; suas superfícies são brancas, revestidas por uma camada fosca do fungo *Penicillium* e da levedura *Geotrichum*, que contribuem com cadeias aromáticas de cogumelos, ésteres frutados, fedorentos compostos sulfurados e, às vezes, amônia resultante da decomposição extrema das proteínas – esta última é evidente quando o queijo é desembalado ou quando maturou demais. Os **queijos azuis** têm veios coloridos em canais de ar decorrentes de furos feitos na massa coagulada para possibilitar o crescimento de um tipo diferente de *Penicillium*; são feitos com diversos tipos de leite e cepas de bolor, mas todos devem às cetonas, especialmente a heptenona, seu aroma comum frutado e de solvente. Os queijos **Époisses, Munster, Limburger** e outros tão fedidos quanto eles, de casca pegajosa, são regularmente borrifados – "lavados" – com salmoura para estimular o crescimento de leveduras e bactérias tolerantes ao sal. As bactérias decompõem as proteínas da superfície e criam uma mistura de ácidos ramificados com aroma de suor, sulfetos e tióis, além do fenol medicinal. O aroma é capaz de preencher uma sala rapidamente, mas a parte interna do queijo, bem como a experiência de degustá-lo, é mais suave e equilibrada.

**ALGUNS QUEIJOS MATURADOS NA SUPERFÍCIE E NOS VEIOS INTERNOS**

| Queijo | Aromas característicos | Moléculas |
|---|---|---|
| casca aveludada: Camembert, Brie | cogumelo, suor, manteiga, sulfúreo | octenol, octenona, undecanona, diacetil, acetato de feniletila, d-decalactona, metanotiol, dimetil sulfeto, ácidos butanoico e metilbutanoico |
| veias azuis: Roquefort, Gorgonzola, Stilton | manteiga, suor, frutado-picante, solvente, verde, cogumelo, frutado | diacetil, ácido metilbutanoico, heptenona e nonanona, octenol, hexanoato de etila |
| casca lavada: Époisses, Munster, Linburger | suor, sulfúreo, floral, químico, frutado | ácidos hexanoico e metilbutanoico, feniletanol, dimetil dissulfeto, fenol, indol, acetofenona, acetato de etila, metanotiol, tioacetato, propionato e butirato de metila |

Um terceiro grupo inclui queijos maiores (de 60 quilos ou mais) cujos coágulos são amiúde "cozidos" a cerca de 50 °C para remover o excesso de umidade, de modo que acabam se tornando mais secos, firmes e longevos que os queijos aveludados e de casca pegajosa. Seu sabor é dado sobretudo por bactérias que ocorrem naturalmente, pelas bactérias da cultura-mãe e, às vezes, por bactérias adjuntas, adicionalmente às enzimas sobreviventes do coalho e do leite, além da cocção em si e das lentas reações químicas que, no decorrer do tempo, vão gerando mais uma camada de compostos voláteis, entre os quais a sotolona e o furaneol, característicos de caramelo. O **Gouda** holandês se destaca por uma mistura doce, com aroma de frutos secos e carne, de ésteres, sotolona e um aldeído característico da gordura bovina (ver p. 513). O **Emmental**, o famoso queijo suíço esburacado, recebe seu aroma doce e de suor de duas bactérias incomuns: a *Propionibacterium freudenreichii*, que produz tanto ácido propanoico quanto o dióxido de carbono que forma os buracos, e a *Lactobacillus helveticus*, cuja alta atividade enzimática leva à formação de abundantes ésteres frutados e furaneol. As cascas dos queijos **Comté** e **Gruyère**, do maciço do Jura, na França, são lavadas com salmoura no período inicial de maturação e desenvolvem um aroma rico, com aspectos de carne, cebola, assados, terrosos e doces. O **Appenzeller** suíço é notável pela grande quantidade de ácidos ramificados com cheiro de pés suados.

O *cheddar* é o queijo mais imitado do mundo. Feito à moda tradicional a partir de leite não pasteurizado nas fazendas do oeste da Inglaterra, onde surgiu, tem um intenso sabor terroso, vegetal e animalesco. As aproximações produzidas industrialmente no mundo todo para o consumo de massa têm sobretudo aroma de manteiga, uma leve nota sulfúrea, notas de cogumelo e notas doces de caramelo, tudo isso devido ao adjunto *Lactobacillus helveticus*. Os *cheddars* "penetrantes" são envelhecidos por tempo suficiente para que o ácido butanoico e outros ácidos de cadeia curta se evidenciem.

### ALGUNS QUEIJOS SEMIDUROS MATURADOS DURANTE MESES

| Queijo | Aromas característicos | Moléculas |
|---|---|---|
| Gouda | frutado, doce, suor/queijo, carne bovina, caramelo | butirato e hexanoiato de etila, ácido hexanoico, metil tridecanal, g-dodecalactona, sotolona |
| Emmental | penetrante, butanoico, suor, frutado, batata, caramelo | ácidos acético, propanoico e metilbutanoico, metilbutanal, propanoato de etila, furaneol |
| Comté, Gruyère, Appenzeller | salgado, carne bovina, cebola tostada, suor, frutado, mel, floral, terroso | metanotiol, dimetil trissulfeto, metilbutanal, nonenal, fenilacetaldeído, ácidos metilbutanoico e metil pentanoico, etil dimetil pirazina e dietil metil pirazina |
| *cheddar*: original | solo, pimenta verde, batata cozida, estrebaria, coco, queijo, suor, rosa, frutado, feno-grego | isopropil e isobutil metoxipirazina, metional, cresol, d-dodecalactona, ácidos butanoico, metilbutanoico e acético, feniletanol, octanoato de etila, damascenona, sotolona; |
| brando | manteiga, gorduroso, batata cozida, pipoca, sulfúreo, cogumelo, caramelo | diacetil, heptenal, metional, acetil pirrolina, dimetil trissulfeto, octenona, octadienona, furaneol |

O quarto grupo é um conjunto de queijos duros e secos cujo sabor pode se desenvolver durante um ou dois anos. O **pecorino romano** é um queijo de leite de ovelha coagulado com as enzimas que digerem proteínas e gorduras extraídas do estômago de um cordeiro; por isso, é rico em ácido butanoico e ácidos graxos com cheiro de suor. O **parmesão**, também de origem italiana, é o mais salgado e o mais seco do grupo; em sua melhor versão, o verdadeiro Parmiggiano Reggiano envelhecido durante dois anos é ao mesmo tempo butírico e penetrante, por um lado, e dotado de notas de mel e florais, por outro, que muitas vezes lembram abacaxi.

**ALGUNS QUEIJOS DUROS MATURADOS POR MESES A ANOS**

| Queijo | Aromas característicos | Moléculas |
|---|---|---|
| pecorino romano (leite de ovelha, coalho de cordeiro) | azedo, butanoico, suor, frutado | ácidos butanoico, hexanoico, octanoico e propanoico, butirato de etila, acetato de hexila, butanona |
| Parmesão | penetrante, butanoico, frutado, mel, sulfúreo, frutos secos | ácidos acético e butanoico, butirato e hexanoato de etila, fenilacetaldeído, diacetil, dimetil trissulfeto, dimetil pirazinas |
| cascas de mimolette, tomme de Savoie cironée (*ciron* = ácaro) | limão, mel, gasolina, gordura-frutos secos | neral, dehidrocitral, fenilacetaldeído, tridecano, acaridial |

Para concluir, dois queijos cujo intrigante rastro aprendi a seguir nos mercados de produtores do interior da França. Deixa-se que a casca seca do **mimolette** envelhecido desenvolva colônias de ácaros quase invisíveis, que deixam atrás de si um pó que os denuncia e um cheiro forte característico que emana de diversas moléculas usadas para sinalização. Entra elas incluem-se cadeias com aroma de limão e gasolina e um incomum **acaridial**, cujo aroma me foi descrito por seu descobridor, Walter Leal, como "surpreendentemente bom" para um feromônio de um parente da aranha. Geralmente, os ácaros do queijo são considerados uma praga, mas muitas pessoas e eu apreciamos a contribuição que eles dão ao **tomme de Savoie** e ao mimolette. Já o queijo mole alemão **Milbenkäse** não só os abriga como leva seu nome.

## Álcoois de frutas: vinhos

No universo dos alimentos e das bebidas, os **álcoois** são o resultado inebriante e saboroso da fermentação, por leveduras, do açúcar presente em líquidos doces, que é convertido em álcool etílico. Os seres humanos vêm produzindo bebidas alcoólicas há cerca de 7 mil anos, a partir de materiais tão diferentes quanto frutas maduras, seivas de árvores e outras plantas, cereais ou hortaliças cozidos e resíduos da refinação de açúcar. Nas seções seguintes, vamos experimentar alguns álcoois modernos e conhecidos e alguns produtos correlatos.

Os **vinhos** são sucos de planta fermentados, sobretudo o suco de uva. São batizados com o nome da vinha, e os vinhos de uva são, de longe, os mais sofisticados e mais produzidos. Originaram-se, ao que parece, no Cáucaso pré-histórico, de onde migraram para o antigo Oriente Médio e o Mediterrâneo, e de lá para as Europas ocidental e setentrional, para as Américas, para a Austrália e praticamente para todos os lugarem com climas temperados favoráveis ao cultivo da *Vitis vinifera* e suas espécies irmãs. As miríades de moléculas do suco de uva fermentado geram sensações que impactam o olfato, o paladar e o tato; essas sensações podem ser intensas, sutis, mutáveis, fugazes, perduráveis: delícias que nos envolvem. Elas nos levam a cheirar e provar essas substâncias repetidamente e convidam à contemplação, à partilha e à comparação das percepções com outras pessoas. Para os *connoisseurs* que provam vinhos sistematicamente, os sabores dessas bebidas são capazes de revelar as uvas, os microrganismos e os processos que ajudaram a produzi-los.

Esses prazeres maravilhosamente supérfluos e a procura de vinhos que os forneçam inspiraram uma quantidade imensa de conhecimentos, tanto científicos quanto folclóricos, sobre os sabores dos vinhos. As páginas seguintes definem, para o explorador de cheiros, alguns marcos olfativos a serem procurados tanto nos próprios vinhos quanto nas conversas que se travam a respeito deles.

Os aromas dos vinhos são infinitamente diversificados, mas partilham um buquê vinoso comum gerado pelas leveduras do gênero *Saccharomyces*. Ele inclui dois dos cinco buquês microbianos comuns, o de solvente-frutado e o azedo. A principal substância volátil é o etanol ou álcool etílico, que compõe cerca de 10% do líquido e é acompanhado por pequenas quantidades de outros álcoois, vários ácidos de cadeia curta e ésteres de etanol e ácidos. A combinação de ácido acético e acetato de etila é chamada de "acidez volátil", um aspecto essencial da vinosidade, que, no entanto, é um sinal de deterioração quando se destaca demais.

**ALGUNS COMPONENTES DO BUQUÊ VINOSO GERAL**

| Qualidades aromáticas | Moléculas |
|---|---|
| álcool, solvente | etanol |
| solvente, cacau em pó, uísque, floral | outros álcoois: metilbutanol, feniletanol |
| frutado, solvente | ésteres: acetatos de etila e feniletila, butirato de etila, metilbutirato de etila... |
| penetrante, vinagre, suor | ácidos: acético, butanoico, hexanoico, octanoico |
| fresco, maçã verde, pungente | aldeídos: acetaldeído |
| maçã cozida, violeta | fragmentos de terpenoides: damascenona, ionona |

A própria uva é dotada de ésteres e fragmentos de terpenoides tipicamente frutados. Algumas variedades de uva contêm outras moléculas que emprestam características típicas a seus vinhos. O mais estranho é que esses compostos voláteis e os aromas que os definem são, muitas vezes, difíceis de detectar no suco de uva propriamente dito. Testemunhei esse fenômeno em primeira mão durante a colheita de 2007 na vinícola Fox Run Vineyards, no interior do estado de Nova York, quando o vinicultor Peter Bell me convidou a experimentar o suco de uvas Riesling recém-amassadas. Era genericamente frutado, um pouco mais que o comum. Em seguida, me deu um pouco de suco em fermentação ativa: fortemente cítrico e floral. Nas palavras de Émile Peynaud, pioneiro da enologia, "o vinho tem mais cheiro de fruta que a própria fruta".

É provável que todas as variedades de uva armazenem algumas substâncias químicas defensivas ligadas a moléculas não voláteis – açúcares ou aminoácidos – que são liberadas pelas enzimas da fruta quando esta é danificada. As leveduras têm enzimas semelhantes – talvez para explorar os compostos não voláteis, talvez para amplificar os sinais das frutas e, assim, estimular os insetos a transportá-las. Por isso, a fermentação aumenta muito os aromas naturais de muitas variedades. As uvas brancas **Gewürztraminer**, **Moscatel** e **Riesling** liberam monoterpenoides cítricos, florais e de aroma especificamente semelhante ao de rosa; a Riesling, também um naftaleno TDN com aroma semelhante ao de petróleo (ver p. 434); a uva vermelha **Syrah** tem um sesquiterpeno que lembra pimenta-do-reino. Muitas variedades de uva branca, com destaque para a **Sauvignon Blanc**, liberam uma gama de tióis sulfurados com aroma de frutas tropicais e groselha-preta ou urina de gato. A Sauvignon

Blanc também pode ter uma faceta vegetal graças às mesmas metoxipirazinas encontradas em ervilhas e feijões frescos; as variedades **Bordeaux** vermelhas às vezes partilham esse aroma.

**ALGUNS AROMAS CARACTERÍSTICOS DO VINHO, DERIVADOS DAS UVAS**

| Qualidades aromáticas | Principais uvas que as originam | Moléculas |
|---|---|---|
| floral, cítrico, rosa, lichia | Moscatel, Gewürztraminer, Riesling | linalol, geraniol, óxido de rosa |
| querosene | Riesling | TDN (trimetil-di-hidro-naftaleno) |
| coco, doce | Gewürztraminer | lactona do vinho |
| pimenta-do-reino | Syrah | rotundona |
| maracujá, toranja | Sauvignon Blanc e outras | acetato de mercapto hexila, mercapto hexanol |
| buxo, groselha-preta, urina de gato | Sauvignon Blanc e outras | mercaptometil pentanona |
| vegetal, verde | Cabernet Sauvignon e Franc, Merlot, Sauvignon Blanc | metoxipirazinas |
| "raposa": doce, morango | Concord, muscadine, *scuppernong* | aminoacetofenona |

Quem mais contribui para o aroma do vinho são a fermentação principal por leveduras e as próprias uvas. Vários outros fatores secundários podem entrar em jogo, dependendo de como as uvas e o vinho são manipulados. As **bactérias do ácido lático** às vezes fornecem o diacetil característico da manteiga. As **leveduras *Brettanomyces*** metabolizam os anéis fenólicos protetores das cascas das uvas e emitem notas cuja desejabilidade é debatida: de couro, de "sela suada", de estrebaria, de cravo e de fumaça. Traços de **enxofre e cobre** dos produtos tradicionalmente usados nos vinhedos, bem como do **dióxido de enxofre** usado para controlar a fermentação, podem reagir e formar compostos voláteis com qualidades sulfúreas, de fumaça de pederneira e minerais (ver p. 380).

Fator importante no sabor de muitos vinhos é o armazenamento temporário, que pressupõe contato com **barris, aduelas** ou **lascas de madeira** cujas superfícies são frequentemente "tostadas" com uma chama de gás para pirolisar os componentes da madeira e acrescentar aromas doces, picantes e de frutos secos (ver p. 418). O armazenamento em barris ocorre há muitos séculos, mas o conhecimento técnico das espécies de carvalho e dos graus de tostamento conta somente algumas décadas. Os furanos da madeira e os compostos sulfurados das leveduras às vezes reagem e formam tióis com aroma de café torrado, carne assada e fumaça de pederneira.

**ALGUNS AROMAS DE VINHO DERIVADOS DOS BARRIS, MICRORGANISMOS E REAÇÕES**

| Qualidades aromáticas | Principais fontes | Moléculas |
|---|---|---|
| manteiga | bactérias do ácido lático | diacetil |
| estrebaria, "sela suada", cravo, fumaça | leveduras *Brettanomyces* | etilfenol, guaiacol, catecol; vinilfenol, vinilguaiacol |
| sulfúreo, fumaça de pederneira, mineral | moléculas sulfuradas das leveduras, dióxido de enxofre acrescentado, cobre e ferro dissolvidos | sulfeto de hidrogênio, metanotiol e etanotiol, sulfanos |
| amadeirado: fumaça, cravo, baunilha, coco, estábulo | carvalho tostado: barris, aduelas, lascas | guaiacol, eugenol, vanilina, lactona do carvalho (uísque), etil e vinil fenóis e guaiacóis |
| café torrado ou carne assada; fumaça de pederneira | barris + reações químicas | furfuriltiol, metil furanotiol; benzeno metanotiol |
| envelhecido: maçã verde, mel, batata | oxidação lenta e outras reações químicas | acetaldeído, fenil acetaldeído, metional |
| feno-grego, caramelo | | sotolona |
| sulfúreo, vegetal | | dimetil sulfeto, metanotiol |
| coco | | lactonas |
| frutas secas | | metil nonadiona |

O oxigênio e a passagem do tempo são responsáveis pelas reações químicas entre as muitas moléculas das uvas, dos microrganismos e dos barris, cujo efeito total é chamado de **envelhecimento**. Considera-se que alguns vinhos atingem sua melhor forma depois de alguns anos na garrafa. De início, os agressivos álcoois ramificados são convertidos em aldeídos mais brandos; com o tempo, os aromas frutados e florais desaparecem, à medida que os ésteres vão se decompondo em ácidos e álcoois; por fim, os álcoois e os tióis (álcoois de enxofre) se oxidam e viram aldeídos. Os aromas do vinho envelhecido lembram mel, frutas secas e o caráter sulfúreo de hortaliças cozidas ou enlatadas; a quantidade de lactonas com aroma de frutos secos às vezes também aumenta e, com o tempo, a nota de caramelo da furanona sotolona igualmente se robustece.

A doce sotolona é uma substância volátil fundamental em vários tipos incomuns de vinho. O **xerez** do sul da Espanha é um vinho branco envelhecido em barris parcialmente vazios; a oxidação dos álcoois, que se transformam em aldeídos, e a reação química do acetaldeído, que produz sotolona, geram boa parte de seu característico aroma doce de frutos secos. O vinho **Madeira**, da ilha portuguesa de mesmo nome, é conservado durante meses a 45 °C para emular as condições extremas do vinho transportado de navio para as Américas e a Ásia séculos atrás. O resultado são facetas de mel, maçã cozida e pão.

**ALGUNS AROMAS DE VINHO DERIVADOS DE UMA MANIPULAÇÃO ESPECIAL: XEREZ, MADEIRA, PODRIDÃO NOBRE**

| Vinho e qualidades aromáticas | Principais fontes | Moléculas |
|---|---|---|
| xerez: verde fresco, cacau em pó/suor, manteiga, feno-grego/caramelo | flor de levedura, oxidação | dietoxietano, metilbutanais, acetaldeído, metional, diacetil, sotolona |
| Madeira: mel, maçã cozida, pão, torrada, feno-grego/caramelo | estufagem (45 °C por 3 meses), oxidação | fenilacetaldeído, damascenona, furfurais, guaiacol, sotolona |
| Sauternes*, Tokaji Aszú, Trockenbeerenauslese: mel, pêssego e damasco, caramelo, feno-grego | fungo *Botrytis*, defesas das uvas, reações químicas | fenilacetaldeído, g-nonalactona e g-decalactona, furaneol, furanona do *shoyu*, sotolona |
| * + toranja, cítrico, cebola | | * + sulfonil hexanol, pentanol e heptanol, metil sulfonil butanal |

Os mais notáveis dos inusitados vinhos com toque de furanona começam com aquele que já foi chamado do equivalente fúngico de *O médico e o monstro*, o destrutivo bolor *Botrytis cinerea*. Quando as condições do vinhedo estão perfeitas no outono, ele ataca com menor intensidade e pode se tornar a "**podridão nobre**", que perfura as peles das uvas, estimula suas defesas químicas, deixa suas próprias marcas químicas nelas e estimula a participação de leveduras incomuns. Em suma, ela fermenta as uvas vivas, transformando-as enquanto ainda estão na videira. Essas uvas emboloradas são depois fermentadas com leveduras para produção dos vinhos **Tokaji Aszú** (Hungria), **Sauternes** (França) e **Trockenbeerenauslese** (Alemanha/Áustria), todos doces graças aos açúcares neles presentes, além de dotados de aromas melíferos e frutados; as uvas Sauvignon Blanc no Sauternes lhe emprestam notas sulfúreas de toranja, groselha-preta e até *bacon*.

**ALGUNS DEFEITOS DE AROMA NOS VINHOS**

| Defeitos e aromas | Principais fontes | Moléculas |
| --- | --- | --- |
| cheiro de rolha: mofo | desinfetante da rolha + fungo | tricloroanisol; geosmina, metilisoborneol, metoxidimetil pirazina |
| cheiro de fumaça: cinzeiro, alcatrão | incêndios perto do vinhedo | guaiacol, metil e vinil guaiacóis, cresóis |
| joaninha: vegetal | infestação do vinhedo | metoxipirazinas |
| drosófila: cera, floral | drosófila fêmea na taça | undecenal |

Os vinhos podem desenvolver aromas indesejáveis, entre os quais um excesso de acidez volátil no buquê vinoso ou os compostos voláteis de sela suada produzidos pela levedura *Brettanomyces*. O **cheiro ou gosto de rolha**, com qualidade úmida, de mofo, é causado pelo crescimento de fungos em rolhas desinfetadas com cloro. No **cheiro de fumaça**, uvas expostas à fumaça no ar desintoxicam os fenóis e os guaiacóis ligando-os a açúcares não voláteis; mais tarde, as enzimas das uvas e das leveduras os liberam durante a fermentação, e as enzimas da boca fazem o mesmo no momento da degustação. O **cheiro vegetal** é um aroma de pimenta verde e aspargos que surge quando um número excessivo de joaninhas (o inseto) é esmagado com as uvas. E há, por fim, um defeito atribuído à **drosófila**: se uma mosquinha cair em uma taça ou jarra de vinho, tire-a de lá rapidamente! A drosófila fêmea usa um aldeído com aroma de cera e floral como feromônio para atrair os machos e é capaz de deixar um mau cheiro detectável na taça em questão de poucos minutos.

## Álcoois de cereais: cervejas

Assim como os vinhos, as cervejas são produtos da fermentação de um material vegetal; assim como eles, são apreciadas desde a Idade da Pedra em razão dos efeitos psicotrópicos do álcool, aqui produzido pela *Saccharomyces cerevisiae*. Na verdade, o nome dessa levedura de mil e uma utilidades significa "fungo do açúcar da cerveja"; ela foi batizada no século XIX por cientistas do norte europeu produtor de cervejas, e não do sul mais afeito às uvas. Ao contrário das açucaradas uvas viníferas, a **cevada** e outros cereais secos que servem de base para a fermentação da cerveja acumulam seus açúcares nas cadeias longas e densas que chamamos de amidos. Como, então, os seres humanos amantes do álcool conseguem induzir uma levedura amante do açúcar a fermentar esses cereais? Cozinhando os grãos para gelificar suas cadeias de amido e, em seguida, convocando as leveduras para decompô-las e transformá-las em açúcares livres – algo que pode ser feito de diversas maneiras muito engenhosas. Entre elas, incluem-se a aplicação de saliva humana, a preparação de grãos embolorados na cultura-mãe chinesa chamada *qu* e – o método mais direto – o simples ato de molhar os grãos crus ou *maltá-los*, de modo que comecem a brotar e gerem enzimas que transformam o seu próprio amido em açúcares metabolizáveis.

Os grãos recém-maltados, com aroma de grama, são aquecidos para que sequem e assim possam ser usados depois – e para ganhar sabor. Uma temperatura baixa preserva a atividade enzimática e produz um sabor suave; as altas temperaturas sacrificam as enzimas em troca de uma cor mais escura e um sabor mais forte e tostado. Os **maltes de cevada e seus extratos** também são usados como ingredientes em doces e bebidas doces; têm um aroma característico, devido em grande medida aos metilbutanais, que por esse motivo são geralmente descritos como dotados de "aroma de malte".

Na produção da cerveja, uma combinação de malte moído e cereais crus é misturada com água a cerca de 65°C, temperatura suficiente para gelificar o amido e apressar a ação das enzimas. Depois de algum tempo, uma hora ou menos, em geral, o suco doce de cereais que daí resulta, chamado *mosto*, é filtrado e fervido durante algumas horas com outro ingrediente: o **lúpulo**, ou seja, as flores femininas – que não se parecem em nada com flores – e os cachos de sementes de uma trepadeira parente próxima da maconha. Essa etapa elimina muitas substâncias voláteis do malte e do mosto cozido, que se perdem com o vapor de água, mas extrai do lúpulo novas dimensões de sabor e aroma.

Ao que parece, o uso do lúpulo foi introduzido na Baviera medieval para prevenir a deterioração da cerveja pronta. Aos poucos foi adotado em toda parte, e hoje domina o aroma da cerveja. Como os botões da própria maconha, o lúpulo é rico em terpenoides; além disso, contém moléculas fenólicas defensivas, os chamados ácidos alfa e beta, que suprimem as bactérias responsáveis pela deterioração e produzem moléculas com agradável sabor amargo durante a fervura do mosto. Hoje em dia, os cervejeiros podem escolher entre diversas variedades de lúpulo e usam-nas frescas, secas ou envelhecidas; costumam acrescentar também um pouco de lúpulo em fases avançadas da fermentação a fim de repor os compostos perdidos durante a fervura. As substâncias voláteis do lúpulo vão de terpenoides resinosos e florais a ésteres frutados, tióis cítricos e de groselha-preta e aldeídos e ácidos com aromas de folha e suor.

**ALGUNS AROMAS DA CERVEJA DERIVADOS DO LÚPULO**

| Aromas da cerveja pronta fornecidos pelo lúpulo | Moléculas |
| --- | --- |
| maçã cozida, rosa | damascenona |
| floral, rosa, violeta | linalol, geraniol, ionona |
| frutas cítricas, maçã, abacaxi | metilbutirato, metilpropanoato e pentanoato de etila |
| verde, folha | hexanal, hexenal, hexenol, nonadienal |
| sulfúreo | dimetil trissulfeto |
| frutado, groselha-preta, gato, toranja | mercapto metil pentanona, mercapto pentanol, mercapto hexanol |
| suor | ácidos metilbutanoico e hexenoico |
| resinoso, picante | mirceno, humuleno |

Depois que o mosto é fervido com o lúpulo, o líquido é esfriado, filtrado e fermentado durante algumas semanas. As leveduras dão à cerveja um buquê cervejoso básico, muito parecido com o buquê vinoso dos vinhos, mas com proporções diferentes de álcoois e ésteres, pouca acidez volátil (em geral), um toque frequente de vinilguaiacol com aroma de cravo e fumaça dado pelos anéis fenólicos que os cereais usam para reforçar suas paredes celulares e seu farelo e, por fim, uma ou duas furanonas doces, de caramelo. As **cervejas escuras**, fermentadas com maltes aquecidos em alta temperatura, dão destaque especial às furanonas carameladas, ao maltol e aos anéis fenólicos, alguns deles com aroma de fumaça e alcatrão dado pelos grãos pirolisados. O buquê da **cerveja choca**, conhecido dos bares e de garrafas esquecidas, é uma mistura de aldeídos de papelão e solvente que, na cerveja fresca, ficam ligados a outras moléculas e vão sendo liberados com o tempo. Às vezes ganham a companhia de uma molécula sulfurada com aroma de cangambá, gerada a partir dos tióis do lúpulo pela exposição à luz.

Há três métodos tradicionais pelos quais o mosto é fermentado para se transformar em cerveja, e eles produzem três tipos de sabores muito diferentes. O mais brando é o mais recente e o mais popular no mundo inteiro. As cervejas **Lager** foram desenvolvidas há alguns séculos na Alemanha, onde os cervejeiros que queriam fermentar e armazenar suas cervejas em porões frios (*lagern* significa "armazenar") selecionaram uma levedura incomum que trabalhava bem em baixas temperaturas e acabava por decantar-se convenientemente no fundo do tanque de fermentação. Essa levedura é reconhecida hoje como um híbrido domesticado do levedo de cerveja tradicional e tem seu próprio nome, *Saccharomyces pastorianus*, não sendo encontrada em lugar algum do mundo natural, exceto quando escapa de alguma cervejaria. As cervejas *lager*, fermentadas no fundo do tanque, apresentam uma mistura discreta de compostos voláteis frutados, florais e com aromas de solvente e sulfúreos.

Antes do desenvolvimento desse método, o mosto era fermentado em temperatura ambiente, mais quente, mediante o acréscimo de *Saccharomyces cerevisiae*, que se acumulava na superfície do tanque. A combinação do calor com o pronto acesso ao oxigênio resulta em um metabolismo microbiano mais ativo e em uma quantidade e diversidade maiores de substâncias voláteis nessas cervejas fermentadas no topo do tanque. Geralmente chamadas de **ales**, elas se caracterizam por um aroma frutado forte e pouco ou nenhum aroma de enxofre. Uma versão que se distingue entre elas é a **Weissbier** ou **Hefeweizen** da Baviera, que é feita com uma grande quantidade de **trigo** e leveduras específicas – *Saccharomyces delbrueckii* e outras –, que produzem em abundância um éster com aroma semelhante ao de banana. Também metabolizam os anéis fenólicos do farelo do cereal e transformam-nos em anéis com aroma de cravo/medicinal/estrebaria (que são notas indesejáveis em muitas outras cervejas, assim como o sabor de *Brettanomyces*, quase idêntico, em muitos vinhos). A maior parte das leveduras de cerveja domesticadas não dispõe dos genes que geram esses anéis, mas alguns cervejeiros contemporâneos procuram cepas ainda designadas como POF+ (sigla em inglês de *phenolic off-flavor positive*, ou seja, positivas para sabores fenólicos defeituosos) exatamente para obter esses sabores, que não necessariamente indicam um defeito da cerveja.

### ALGUNS MALTES E CERVEJAS

| Malte ou cerveja | Aromas característicos | Moléculas |
|---|---|---|
| malte | cacau em pó, suor, batata cozida, fritura | metilbutanais, metional, decadienal |

*continua*

| Malte ou cerveja | Aromas característicos | Moléculas |
|---|---|---|
| **fermentação profunda** | | |
| *lager* clara | frutado, malte, floral, ar do mar, fumaça-cravo, caramelo | damascenona, butirato e hexanoato de etila, metilbutanol, feniletanol, dimetil sulfeto, vinil guaiacol |
| *lager* escura | caramelo, doce, frutado, suor | como a *lager* clara, mas: menos ésteres, muito mais furaneol, feniletanol, ácido metilbutanoico e maltol |
| **fermentação superficial** | | |
| *ale* clara | frutado, malte, floral, caramelo | como a *lager* clara, mas: de 2 a 20 vezes mais ésteres; pouco dimetil sulfeto |
| *stout* (malte escuro) | doce, caramelo, cravo, alcatrão | maltol, etil guaiacol, cresóis |
| trigo | cravo, estrebaria, medicinal, suor, banana | vinil guaiacol e vinil fenol, ácido metilbutanoico, acetato de metilbutila (isoamila) |
| *lambic* fermentada com leveduras naturais | picante, cravo, medicinal, frutado, azedo, vinagre, ar do mar, suor | etil e vinil guaiacóis, etil fenol, cinamato de metila, ácido acético, dimetil sulfeto, ácidos hexanoico e metilbutanoico |
| choca; deixada na luz, cangambá | papelão, doce, pão, solvente; sulfúreo | nonenal, hidroximetil furfural, etoximetil furano; metil butenotiol |

O terceiro método tradicional de fermentação é o espontâneo ou "natural", no qual se permite que os microrganismos do ambiente entrem no mosto. A cerveja **lambic** da Bélgica é feita com uma mistura de cevada maltada e trigo. O mosto fervido é posto para esfriar durante a noite em grandes panelas abertas; em seguida, é fermentado lentamente em tonéis de madeira cheios de microrganismos e, depois, em barris durante um ano ou mais, ao longo dos quais mais de 2 mil fungos e bactérias diferentes surgem e desaparecem. As espécies de *Saccharomyces* são aos poucos substituídas pelas mesmas leveduras *Brettanomyces* que fornecem notas de estrebaria e outras notas fenólicas aos vinhos. As bactérias dos ácidos lático e acético também fornecem sua acidez volátil e um aspecto vinoso que seria sinal de deterioração em outros estilos de cerveja. Algumas *lambics* são feitas para serem frutadas mediante o acréscimo de frutas ou xaropes de fruta; a cereja e a framboesa estão entre as mais comuns. Hoje em dia, as cervejas "azedas" do tipo *lambic* são feitas por diversos métodos.

## Álcoois de cereais: vinhos de arroz chineses, saquê japonês

Mesmo com a disponibilidade de *kits* completos de produção de cerveja, o explorador de cheiros ainda precisa esperar semanas para experimentar a magia simples da transformação de cereais insípidos em um fragrante álcool. Essa norma, no entanto, não vale para os álcoois asiáticos. Os mais simples precisam de apenas alguns dias e de uma variedade industrial, de uso doméstico, da cultura-mãe chinesa *qu*. Versões locais dessa engenhosa cultura-mãe se encontram em toda a Ásia e abrigam uma tremenda diversidade de microrganismos. No Ocidente, as mais fáceis de encontrar são as "bolas de levedura" (*jiuqu* ou *jiuyao*) de Xangai ou de vinho, secas e do tamanho de uma bola de gude, que, além das leveduras, contêm bolores, que digerem o amido dos cereais e o transformam em açúcares, e bactérias láticas, que afastam os microrganismos responsáveis pela deterioração e fornecem um sabor azedo. Para fazer vinho novo de arroz, cozinham-se e deixam-se esfriar algumas xícaras de arroz glutinoso, acrescenta-se uma bola de levedura moída e deixa-se tudo em um recipiente estanque em um local quente. Depois de alguns dias, o arroz produz um líquido transparente: **vinho novo de arroz**, chamado **laozao** ou **jiuniang** na China, **khao mahk** na Tailândia, **makgeolli** na Coreia... Ele estimula a maior parte dos pontos de prazer da boca de modo simples e delicioso: doce, azedo, *umami*, frutado e com leve aroma alcoólico, dado por um típico buquê de leveduras formado por álcoois e ésteres inebriantes.

Um vinho de arroz muito mais forte tanto no sabor quanto na graduação alcoólica (8% a 18%) é o **vinho amarelo** chinês, **huangjiu**, feito essencialmente do mesmo modo, mas no decurso de um período maior. A cultura-mãe *qu* é geralmente feita de trigo fermentado em temperaturas superiores às do corpo humano, 50 °C ou mais, e é em geral dominada pelos bolores *Aspergillus* e *Rhizopus*, acompanhados por várias leveduras e uma dúzia ou mais de tipos de bactérias. Uma grande proporção de *qu* é acrescentada ao arroz cozido no vapor e proporciona uma qualidade característica ao vinho, descrita como de leveduras e de pão. Essa segunda fermentação tradicionalmente dura vários meses e é feita a cerca de 25 °C em vasos de argila abertos, sendo seguida por um envelhecimento de anos e, por fim, pela cocção branda da pasteurização. No fim, os ésteres frutados são equilibrados por compostos voláteis com aroma de cravo, batata, cogumelo e floral (os regulamentos especificam um nível mínimo de feniletanol, com aroma de rosa), ao passo que o envelhecimento introduz a doce vanilina e a mistura de metilbutanal e sotolona, que lembra molho de soja. Os métodos modernos de produção industrializada tendem a não gerar as notas fortes de molho e baunilha.

**ALGUNS VINHOS DE ARROZ ASIÁTICOS**

| Álcool | Aromas componentes | Moléculas |
|---|---|---|
| laozao: vinho novo de arroz chinês | solvente, floral, frutado, vinagre, butanoico | metilbutanol, feniletanol, acetato de feniletila, acetato e butirato de etila, ácidos acético, propanoico e butanoico |
| huangjiu: vinho amarelo de arroz chinês | cravo, batata cozida, cogumelo, sulfúreo, frutado, floral, baunilha, cacau em pó, caramelo, suor, essência de amêndoas | vinilguaiacol, metional, octenona, dimetil trissulfeto, butirato e hexanoato de etila, feniletanol, vanilina, metilbutanal, sotolona, ácidos butanoico e metilbutanoico, benzaldeído |
| saquê: vinho de arroz japonês | álcool, frutado, abacaxi, maçã, banana, grama, suor | metilbutanol, hexanoato e octanoato de etila, acetato de metilbutila, ácidos hexanoico e octanoico; |
| envelhecido | feno-grego, cacau em pó | sotolona, metilbutanal |

O mais delicado de todos os vinhos de cereais é o **nihonshu** ou **saquê**, um desdobramento japonês do vinho de arroz chinês que se tornou especialmente refinado em templos e santuários a partir do século XII e, depois, teve sua produção simplificada e ainda mais refinada no século XX. Em vez de uma cultura-mãe complexa com microrganismos naturais, ele é feito com uma cultura pura e selecionada do bolor *Aspergillus oryzae*, o *koji*, e com cepas específicas de leveduras selecionadas por sua capacidade de fermentação alcoólica. A fermentação principal ocorre em grãos de arroz "polidos", ou seja, dos quais foram removidos não somente o farelo e o germe, mas também as camadas exteriores do grão, ricas em óleos e minerais – pelo menos um terço e, às vezes, mais da metade da massa do grão original. O arroz do saquê é, portanto, composto basicamente de amido – uma espécie de página em branco volátil diante da qual se pode apreciar a criatividade das leveduras.

Desde o século XIX, o saquê vem sendo fermentado em temperatura baixa, de 8°C a 18°C, originalmente por ser feito somente no inverno; essas condições favorecem a produção de ésteres frutados. Há muitas variações possíveis das condições de produção, dos graus de polimento do grão, da acidificação por meio de culturas naturais ou puras de bactérias do ácido lático ou pela simples adição de ácido lático e do acréscimo de álcool, açúcar ou outros ingredientes concentrados. Dos muitos tipos de saquê, os chamados **junmai** são feitos somente de *koji*, arroz e água, e os **honjozo** podem ganhar um acréscimo de álcool. As categorias "especial" e "muito especial", **ginjo** e **daiginjo**, são definidas pelo uso de grãos de arroz polidos até ficarem com menos da metade de seu peso original, pela fermentação na temperatura mais baixa possível por quatro ou cinco semanas e por um característico aroma frutado-floral, *ginjo-ka*. Os saquês comuns, *junmai* e *honjozo*, são fermentados a uma temperatura mais alta por três semanas e tendem a apresentar mais notas de cereal, cacau em pó e, às vezes, cogumelo ou suor. A maior parte dos saquês é envelhecida por apenas seis meses e consumida no decorrer do ano seguinte. O **saquê envelhecido**, relativamente raro, é maturado por pelo menos três anos e desenvolve o *jukusei-ka*, "aroma maturado", pelo acúmulo de sotolona e metilbutanal ao lado de compostos voláteis sulfurados, que lhe dão notas de xerez e vinho Madeira, ao lado de notas mais "salgadas" de molho de soja – aspectos que ele partilha com o vinho amarelo chinês.

## Vinagres e kombuchá

Caso se deixe uma garrafa semicheia de vinho, cerveja ou saquê aberta por alguns dias, o líquido azeda. Se as mesmas condições forem administradas por algumas semanas ou mais, a bebida estragada se transforma em um líquido versátil e de sabor intenso chamado *vinagre*. O nome vem do latim *vinum*, "vinho", e *acer*, "penetrante" ou "azedo". As palavras *ácido* e *acético* vêm também dessa segunda raiz, e o ácido acético é a molécula que define o vinagre e compõe cerca de 5% do líquido. Há muitos ácidos diferentes em nossos alimentos e bebidas, e todos são azedos ao paladar, mas nem todos são voláteis. O ácido acético é volátil, e seu aroma, além de especificamente avinagrado, é também azedo e pungente. Os vinagres têm muitos usos na culinária, sobretudo em molhos e condimentos, e também são apreciados em bebidas, simplesmente diluídos em água ou como ingredientes de misturas de frutas e xaropes chamadas *shrubs*.

O vinagre é o produto da fermentação feita pelas bactérias do ácido acético, que acrescentam oxigênio ao álcool etílico de dois carbonos produzido pelas leveduras como substância defensiva ($H_3CCH_2OH$) e o transformam em sua própria arma defensiva de dois carbonos, o ácido acético ($H_3CCOOH$). Pode ser feito a partir das mais diversas matérias-primas, desde frutas e cereais até as seivas doces de palmeiras e da cana-de-açúcar, suco de coco e até restos de comida. O acesso ao oxigênio do ar é essencial para essa fermentação, que leva meses quando o álcool é simplesmente deixado em um barril semicheio e apenas um ou dois dias quando é constantemente aerado. As fermentações lentas tendem a gerar mais ésteres (combinações de álcoois e ácidos) que ajudam a dar corpo ao aroma acético.

O **vinagre destilado** é o mais simples e barato, pois é feito em escala industrial com álcool destilado quase puro, diluído e suplementado com uma quantidade mínima de nutrientes para as bactérias do ácido acético. O **vinagre de vinho** comum pode apresentar notas aromáticas florais, de manteiga e até de queijo, ao passo que o verdadeiro **vinagre de xerez**, maturado e às vezes também fermentado no sistema de *solera* de barris de madeira parcialmente cheios, é portador de um leque mais amplo de ésteres frutados, com uma nota de feno--grego e caramelo da sotolona que se desenvolve no decorrer de meses ou anos de envelhecimento (para os vinagres de *riserva*). A maçã original do **vinagre de sidra** se manifesta em dois ésteres característicos, e o **vinagre de malte**, apreciado na Inglaterra (um país de apreciadores de cerveja), se distingue pelos compostos voláteis de cadeia ramificada, com notas de cacau em pó, suor e frutas.

Os **vinagres balsâmicos** são mais doces e mais brandos do que os comuns. Vêm sendo feitos no norte da Itália há centenas de anos e são conhecidos desde o século XVIII pelo nome que indica um bálsamo suave, não um tempero penetrante. Os vinagres balsâmicos pré-industriais eram feitos deixando--se o suco fresco de uvas cozinhar em fogo lento por vários dias até reduzir-se a um xarope marrom, doce e azedo com sua concentração de açúcares e ácidos; depois, deixava-se que as fermentações alcoólica e acética, ambas espontâneas, ocorressem simultaneamente, competindo entre si em barris de madeira no decorrer de *anos*. O resultado é um xarope espesso, de sabor intenso, mas pouco acético; é quase preto em razão da extensa caramelização do açúcar e das reações entre açúcares e aminoácidos (ver p. 501), com aromas de caramelo e amadeirados.

Quando essa especialidade de Modena e da Reggio Emilia se tornou popular, no século XX, o método tradicional usado nessas cidades foi simplificado pelo uso de culturas de leveduras e bactérias acéticas. Mas o *aceto balsâmico di*

*Modena tradizionale* ainda deve ser fermentado e envelhecido por pelo menos doze anos em uma sequência de barris feitos de diversas madeiras. Trata-se de um condimento caro, usado às gotas. Várias aproximações oficialmente aprovadas do *balsâmico* de Modena são misturas de xarope de uva cozido com vinagre comum de vinho e um corante caramelo, envelhecidos por alguns meses em barris de madeira. Têm um conjunto mais ou menos parecido de compostos voláteis, mas um aroma acético mais forte, e são usados com maior liberdade em molhos e temperos.

**ALGUNS VINAGRES E KOMBUCHÁ**

| Vinagre | Aromas componentes: acético + | Moléculas: ácido acético + |
|---|---|---|
| destilado | solvente, frutado, fresco, cacau em pó, suor | acetato de etila, etanol, acetaldeído, acetona, metil propanal e metil butanal |
| de vinho tinto | vinagre, queijo, floral, frutado, manteiga, caramelo | acetato de etila, etanol, ácido metilbutanoico, feniletanol, diacetil, ácido butanoico |
| de xerez | frutado, suor, cravo, feno-grego, solvente | acetato de metilbutila, metilbutirato e metilpropionato de etila, ácido metilbutanoico, etil guaiacol, sotolona, acetato de etila |
| de sidra | maçã cozida, solvente, floral, frutado | sucinato de dietila, acetato de etila, feniletanol, butanol, acetato de butila, propionato de etila |
| de malte | queijo, manteiga, solvente, cacau em pó, frutado, banana | ácido metilpropanoico, acetoína, acetaldeído, metilbutanol, acetato de metilbutila |
| balsâmico: *tradizionale di Modena*, 12 anos, c. 2% de ácido acético | manteiga, doce, caramelo, queijo, floral, mel | diacetil, furfural, acetil furano, maltol, cicloteno, vanilina, ácidos butanoico e metilbutanoico, feniletanol e acetato de feniletila |
| comum, c. 6% de ácido acético | mais acético e azedo, menos doce e caramelo | mais ácidos e álcoois, menos furanos |

*continua*

| Vinagre | Aromas componentes: acético + | Moléculas: ácido acético + |
|---|---|---|
| vinagres chineses | | |
| Zhenjiang (de arroz) | solvente, pão, floral, queijo, cacau em pó, suor, essência de amêndoas, frutos secos | etanol, acetato de etila, furfural, feniletanol, fenilacetaldeído, ácido metilbutanoico, metilbutanal, benzaldeído, tetrametil pirazina |
| Shanxi envelhecido (sorgo, painço ou trigo sarraceno) | batata cozida, baunilha, manteiga, frutos secos, queijo, coco, fumaça, sulfúreo, mel | metional, vanilina, diacetil, pirazinas, ácido metilbutanoico, g-nonalactona, guaiacol, dimetil trissulfeto, fenilacetaldeído |
| kombuchá | solvente, fresco, maçã verde | etanol, acetaldeído |

Os **vinagres chineses** arredondam o ácido acético com grupos característicos de companheiros voláteis. A produção começa com a costumeira fermentação alcoólica de cereais cozidos (geralmente sorgo ou arroz) desencadeada pela cultura-mãe *qu*. Para estimular a multiplicação de bactérias do ácido acético, que precisam de oxigênio, os recipientes em que a fermentação ocorre são deixados abertos, ou a mistura é regularmente mexida com cascas de cereais, que aprisionam bolhas de ar em sua superfície. Às vezes acrescenta-se sal para interromper a fermentação; uma última etapa de aquecimento pasteuriza o líquido e estimula novas reações químicas que aprofundam o sabor.

Dois exemplos contrastantes de vinagres chineses: o **Zhenjiang** ou **vinagre de Chinkiang** é do sul da China e feito com arroz glutinoso, como o vinho amarelo; tem aroma víneo, rico em ésteres e álcoois, junto com furfural e pirazinas com aroma de torrada. O **vinagre de Shanxi**, do norte da China, é feito à base de sorgo. Depois de mais de um mês de fermentação, o líquido é aquecido a 85 °C por vários *dias* e, em seguida, posto para envelhecer e concentrar-se ao ar livre, em grandes jarros cerâmicos destampados. A água evapora mais que o ácido acético no verão e congela no inverno, o que facilita sua remoção. O resultado é um vinagre viscoso, quase preto, com aroma de frutos secos, amadeirado e sulfúreo.

A bebida avinagrada chamada **kombuchá** também se originou, ao que parece, no norte da China. A versão básica é feita com chá preto ou verde adoçado com 5% a 10% de açúcar branco e fermentado com uma cultura-mãe microbiana mista que inclui uma variedade de leveduras e bactérias dos ácidos lático e acético. Essa "cultura simbiótica de bactérias e leveduras" (SCOBY, na sigla em inglês), semissólida e flutuante, gera uma mistura de ácido acético e alguns ácidos não voláteis, junto com álcool, acetaldeído e dióxido de carbono gasoso, que dá ao líquido uma qualidade fresca e faz cócegas na língua.

## Bebidas alcoólicas destiladas: *brandy*, uísque, *baiju*, tequila, rum

Para concluir este capítulo, a sublime colaboração entre os mestres da bioalquimia e da piroalquimia no planeta Terra: líquidos fermentados por leveduras e concentrados até reduzir-se a essências altamente inebriantes e saborosas pelo processo de destilação, ou seja, a evaporação e a condensação controladas do álcool e de outros compostos voláteis que o acompanham (ver p. 466). Há indícios de que o álcool foi destilado pela primeira vez a partir de uvas e cana-de-açúcar fermentadas na antiga Índia, muitos séculos antes de o *spiritus vini* – o "espírito" ativo do vinho, semelhante a um sopro – ter sido obtido no Ocidente medieval. (Os povos da Ásia Central podem ter sido os primeiros a concentrar as bebidas alcoólicas, deixando a bebida fora de casa para que parte da água congelasse e drenando a fase líquida rica em álcool.) De lá para cá, culturas de todo o planeta envidaram notáveis esforços não somente para criar bebidas alcoólicas a partir de praticamente *qualquer* material fermentável, mas também para envolver a forte pungência solvente do álcool em outros compostos voláteis que tornassem seu consumo mais agradável.

Ou seja, o explorador de cheiros tem à sua disposição inúmeras variedades de bebidas alcoólicas destiladas a serem obtidas e saboreadas. Para apreciar seus aromas – prática que às vezes se chama *nosing* em inglês* –, os apreciadores costumam diluir as bebidas destiladas no mesmo volume de água. Pelo fato de essas bebidas conterem muitas moléculas de álcool, de dois carbonos, as outras cadeias carbônicas voláteis tendem a se aninhar entre elas e a permanecer, assim, retidas no líquido. O acréscimo de moléculas de água, que não contêm carbono e repelem os compostos voláteis, as expulsa de seus ninhos e

..........................

\* *Nose* é "nariz" e o verbo derivado *to nose*, de onde vem o gerúndio *nosing*, pode significar algo como "usar o nariz" ou mesmo "meter o nariz". (N. do T.)

obriga um número maior de cadeias carbônicas a escapar para o ar, onde podemos cheirá-las.

Dependendo da forma do alambique usado, os destiladores podem ter maior ou menor controle sobre a temperatura alcançada pelo material fermentado e sobre quais compostos voláteis, além do álcool, podem acompanhá-lo no vapor e passar a fazer parte do destilado. Alguns compostos voláteis vêm do material vegetal original; a maior parte é produzida pelas leveduras da fermentação; alguns decorrem da "cocção" envolvida no processo de destilação. Vários álcoois e ésteres formam o buquê básico das bebidas destiladas, ao lado de substâncias com aroma doce e de fumaça caso essas bebidas sejam armazenadas em barris. Com um conteúdo de álcool de 20% a 40% ou mais, a maioria das bebidas destiladas é imune à deterioração causada por microrganismos, de modo que elas podem ser facilmente armazenadas durante décadas, ao longo das quais seus estranhos agrupamentos de substâncias químicas reagem entre si, provocando uma evolução do sabor.

**ALGUNS COMPONENTES COMUNS DO BUQUÊ DAS BEBIDAS DESTILADAS**

| Qualidades aromáticas | Moléculas |
|---|---|
| álcool, solvente | etanol |
| solvente, cacau em pó, floral | outros álcoois: metilbutanol, feniletanol |
| frutado, solvente | ésteres: acetato de etila, butirato de etila, metilbutirato de etila... |
| floral, maçã cozida | fragmento de terpenoide: damascenona |
| madeira, tostado/queimado: baunilha, coco, fumaça, picante, cravo | vanilina, lactona do uísque (ou do carvalho), guaiacol e etilguaiacol, eugenol |

Duas bebidas vêm à existência como destilados anônimos, compostos de mais de 90% de álcool e com sabor intencionalmente neutro. A **vodca** (russo: "aguinha") é feita diluindo-se um destilado neutro até obter-se uma solução de cerca de 40% de álcool e 60% de água, com quantidades mínimas de outras substâncias voláteis, a menos que seja aromatizada. O **gim** (da palavra holandesa que significa "zimbro") é um destilado neutro que se destila uma segunda vez ou se aromatiza com bagas de zimbro e alguma combinação de sementes de coentro, cascas de frutas cítricas e outras sementes e raízes aromáticas.

**ALGUMAS BEBIDAS DESTILADAS RELATIVAMENTE SIMPLES**

| Bebida destilada | Aromas característicos | Moléculas |
|---|---|---|
| vodca (sem sabor) | álcool, solvente | metilbutanóis, decanoato de etila, octanoato de metilbutila, limoneno, geranil acetona, estireno, tolueno |
| gim (destilado neutro, bagas de zimbro e outros materiais aromáticos) | pinho, resinoso, cítrico, amadeirado | pineno, mirceno, limoneno, terpineno, terpineol, acetato de geranila |

A palavra inglesa **brandy** designa as bebidas destiladas a partir do mosto fermentado de frutas, em geral a uva. Os *brandies* mais conhecidos são o **Cognac** ou conhaque e o **Armagnac**, do sudeste da França, feitos a partir de uvas genéricas e envelhecidos em barris, ricamente dotados de compostos voláteis frutados e florais gerados pelas leveduras e de uma doçura que vem da madeira. Os conhaques envelhecidos durante décadas têm sabor e textura mais brandos e desenvolvem uma apreciada qualidade aromática cujo nome nada promissor é ***rancio*** (ranço); seus ésteres se dividem e seus ácidos se oxidam para formar cetonas de aroma floral e de queijo, cogumelo e gordura. Alguns tipos característicos do **pisco** peruano são feitos com uvas de qualidade floral cujos terpenoides permanecem no *brandy* destilado. Do mesmo modo, os **brandies de maçã e de pera** conservam os ésteres que caracterizam as frutas originais e seus sucos fermentados, com o apoio adicional da damascenona (com aroma de maçã cozida) formada durante a destilação.

**ALGUMAS BEBIDAS DESTILADAS A PARTIR DE FRUTAS**

| Bebida destilada | Aromas característicos | Moléculas |
|---|---|---|
| *brandy* de uva: conhaque com o *rancio* do envelhecimento | fortemente frutado, floral, cacau em pó, amadeirado / cogumelo, queijo azul, creme, cera, coco | damascenona, metilpropanal, muitos ésteres de etila, diacetil, vanilina, vinil e etil guaiacol; heptenona, nonenona, undecanona, octanoato de propila |
| *brandy* de uva: pisco aromático (uvas Itália, Moscatel, Torontel...) | floral, perfumado, fresco, mel, caramelo | linalol, hexanol, fenilacetaldeído, furaneol |

*continua*

| Bebida destilada | Aromas característicos | Moléculas |
|---|---|---|
| *brandy* de maçã | maçã cozida, suor, amadeirado | damascenona, muitos ésteres butiratos e de butila e metilbutila, ácido metilbutanoico, etil fenol e guaiacol |
| *brandy* de pera | pera, suor, frutado | decadienoatos de etila, ácido metilbutanoico, nonenal |

As cervejas à base de cereal e os vinhos de arroz não têm tantos ésteres quanto os vinhos de frutas, e o mesmo vale para seus destilados. Uísque, das palavras gaélicas que significam *aqua vitae*, "água da vida", é o nome pelo qual os escoceses chamam o destilado de malte e cevada fermentados, que concentra os álcoois e os aldeídos de cadeia ramificada do malte, com aroma de cacau em pó e suor. Quando os grãos de cevada maltados secam no calor de fornos cujo combustível é turfa, o destilado conserva traços dos compostos voláteis da pirólise desta última, com aroma de fumaça e, às vezes, algas marinhas (ver p. 424, 389). Enquanto a maioria dos uísques escoceses é envelhecida em barris usados, os **uísques americanos**, feitos com milho ou centeio ou uma mistura dos dois, costumam ser envelhecidos em barris de carvalho recém-queimados por dentro, responsáveis por boa parte de seus aromas doces, de baunilha e de frutos secos.

### ALGUMAS BEBIDAS DESTILADAS A PARTIR DE CEREAIS

| Bebida destilada | Aromas característicos | Moléculas |
|---|---|---|
| uísque de malte (cevada maltada, outros cereais) | cacau em pó, suor, frutado, oleoso | metilbutanais, metilbutanóis, hexanol, butanóis, laurato de etila |
| malte seco em forno de turfa | + fumaça, cravo, couro, alcatrão, estrebaria, litoral-medicinal | + guaiacol, metil e etil guaiacol, etilfenol, cresóis, bromofenóis |
| uísque americano de milho ou centeio | maçã cozida, baunilha, coco, pêssego, cravo, fumaça | damascenona, vanilina, g-nonalactona, lactona do carvalho, g-decalactona, eugenol, guaiacol, etilguaiacol |

*continua*

| Bebida destilada | Aromas característicos | Moléculas |
|---|---|---|
| *awamori* (arroz) | cogumelo, sulfúreo | octenol, tioacetato de metila, dimetil trissulfeto |
| *shochu* (trigo sarraceno) | doce, resinoso, cera, cebola, suor | cinamato de metila, octanoato de etila, metionol, ácido metilbutanoico |

Uma bebida que se diferencia da maioria de outros destilados de cereais é o **shochu** japonês, que existe em várias versões e é apreciado sem muito tempo de envelhecimento. Ao que parece, o predecessor do *shochu* foi o **awamori**, feito na ilha de Okinawa com arroz longo, alambiques originários da Tailândia e uma estranha cepa negra de *koji* de *Aspergillus* que fornece toques de cogumelos e enxofre. O *shochu* à base de arroz tem o buquê comum das bebidas destiladas, mas o **shochu de trigo sarraceno** se destaca em razão de um éster benzenoide resinoso e frutado.

As bebidas destiladas de cereais da Ásia continental têm uma gama de sabores muito mais ampla que a dos uísques. O **baijiu** chinês – um álcool "claro" ou "branco", em geral feito de sorgo – envolve um método de produção complexo, que às vezes se repete. O material a ser fermentado é processado "a sólido", ou seja, os cereais cozidos são misturados com o *qu* em pó sem que sejam submergidos e diluídos em água; depois, são cobertos e fermentados durante semanas em um monte umedecido e, por fim, transferidos a golpes de pá para cestos suspensos sobre um líquido fervente, cujo vapor passa por entre a massa e leva consigo o álcool e as substâncias voláteis contidos nela.

Dos cerca de doze estilos de *baijiu*, podemos comentar três. O tipo com **aroma de molho** (Moutai ou Maotai, por exemplo, a marca de *baijiu* mais fácil de encontrar) envolve um *qu* quente (65 °C) e um ciclo repetido três vezes de fermentação a quente (50 °C) e destilação por vapor. O resultado: compostos voláteis típicos de torra e assado, com um aroma geral que lembra o de molho de soja. O tipo de **aroma forte** é definido por um alto índice de hexanoato de etila, um éster frutado. A principal fermentação ocorre em porões revestidos por dentro com "lama de fosso", uma mistura de solo úmido e resíduos de fermentação carregados de bactérias, as quais são a fonte do ácido hexanoico e outros ácidos do *kit* básico, que são produzidos em abundância e dão origem aos ésteres frutados, mas também persistem na forma de notas de suor. Os *baijius* **chi xiang** ("aroma de chi") e **zhi xiang** ("aroma de gordura"), à base de arroz, têm uma qualidade gordurosa dada por aldeídos que se desenvolvem quando a bebida já destilada é envelhecida por três semanas em contato com um pedaço grande de porco cozido!

O *baijiu* é tradicionalmente envelhecido – por pouco tempo – em jarros de argila e não em recipientes de madeira, e queima a boca. Quando quase me engasguei ao dar o primeiro gole, o *chef* Yu Bo, de Chengdu, explicou que o sabor que muitos ocidentais consideram agressivo é apreciado como "empolgante" pelos chineses. De lá para cá, tomei muitos outros goles dessa bebida, e agora me empolgo com a engenhosidade do processo e a diversidade de seus aromas.

**ALGUMAS BEBIDAS CHINESAS DESTILADAS A PARTIR DE SORGO E OUTROS CEREAIS**

| Tipo de *baijiu* | Aromas característicos | Moléculas |
|---|---|---|
| aroma de molho | assado, cacau em pó, carne, sulfúreo | pirazinas, metilbutanal, furfuriltiol, metanotiol, dimetil trissulfeto |
| aroma forte | frutado, suor, estrebaria | hexanoato de etila e ésteres em abundância, ácido hexanoico, cresol, escatol |
| aroma gorduroso (*chi xiang*, também chamado *zhi xiang*) | frutado, gorduroso, floral, coco, suor | ésteres de etila, octenal, nonenal, feniletanol, g-nonalactona, ácido butanoico e hexanoico |

Uma última leva de bebidas destiladas: as feitas à base de outros materiais que não frutas e cereais. A **tequila** e o **mescal** mexicanos partem dos caules do agave, ricos em frutose. Eles são cozidos no vapor durante muitas horas para fazer tequila e tostados em forno a lenha para fazer mescal. Partilham o mesmo terpineol resinoso, ao qual o mescal acrescenta notas tostadas e de fumaça, em razão do forno.

**ALGUMAS BEBIDAS DESTILADAS A PARTIR DE RAÍZES E CAULES DE PLANTAS**

| Bebida destilada | Aromas característicos | Moléculas |
|---|---|---|
| tequila (*Agave tequilana*, cozida no vapor) | floral, resinoso, cera, manteiga, sulfúreo | damascenona, linalol, terpineol, decanoato de etila, diacetil, dimetil dissulfeto |
| mescal (*A. angustifolia* e outras, assada) | + pão, caramelo, queimado, medicinal, fumaça, alcatrão | + metil furfural, furanometanol, fenol, guaiacol, cresóis |

*continua*

| Bebida destilada | Aromas característicos | Moléculas |
|---|---|---|
| rum *agricole*, cachaça (suco da cana-de-açúcar, *Saccharum officinarum*) | frutado, maçã cozida, floral, gorduroso, ar do mar, vegetal | metilbutirato de etila, damascenona, feniletanol, nonadienal, dimetil sulfeto |
| rum (melaço, suco de cana-de-açúcar cozido) | baunilha, doce, frutado, cacau em pó, manteiga, coco, cravo, canela | vanilina, butirato e metilbutirato de etila, damascenona, feniletanolmetilbutanal, diacetil, lactona do carvalho, alil guaiacol |

A seiva da cana-de-açúcar, rica em sacarose, que antigamente era fermentada e destilada na Índia, nos fornece hoje as principais bebidas destiladas comerciais das Américas Central e do Sul. O **rum *agricole*** do Caribe francês e a **cachaça** do Brasil são feitos pela fermentação da garapa ou suco da cana cru e partilham os aspectos gorduroso e vegetal/oceânico do suco original. O **rum** mais comum desenvolvido há bastante tempo nas colônias agrícolas britânicas é feito dos subprodutos da refinação do açúcar, sobretudo do melaço (ver p. 542), que empresta ao destilado parte de seu aroma intenso. Os runs do século XVII eram tristemente famosos por seu caráter agressivo, chamado *hogo* em inglês, do francês *haut goût*, "sabor forte"; há pouco tempo, o termo foi redefinido como um forte aroma frutado, obtido em parte estimulando-se uma fermentação bacteriana de aroma pútrido nos resíduos da refinação. Quando destilados com o melaço fermentado, seus desagradáveis ácidos de cadeia curta se unem ao álcool para formar agradáveis ésteres: uma moderna versão caribenha da alquimia da lama de fosso chinesa, que dá sabor ao *baijiu* de aroma forte.

## Uma nota de rodapé inebriante às fermentações, às flores e aos frutos

Muitos alimentos fermentados, do vinho ao queijo, passando pelo molho de soja e pelo rum *hogo*, devem parte de seu apreciado sabor aos ésteres, as principais substâncias voláteis que definem a qualidade geral do aroma frutado. Traços dos ácidos e álcoois que se unem para formar os ésteres são produzidos pela maior parte dos seres vivos em seu metabolismo, mas a produção abundante de álcoois e ésteres é uma prerrogativa das leveduras. Enquanto os álcoois são armas eficazes contra a concorrência microbiana, a função biológica dos ésteres permanece enigmática. Talvez sejam um subproduto do metabolismo ou um modo de tornar os álcoois e os ácidos menos tóxicos para as células que os produzem, ou, ainda, sinais programados para atrair insetos móveis – qualquer uma dessas alternativas ou todas juntas.

No capítulo 14, mencionamos o papel dos álcoois e dos ésteres produzidos por leveduras, que atraem mosquinhas para frutas maduras; isso implica que os insetos são parcialmente responsáveis pelos aromas frutados e florais (agradavelmente intensificados) de vinhos e cervejas (ver p. 377). Agora temos indícios de que as leveduras e os insetos que as transportam podem ter ajudado a estabelecer um precedente para os aromas que as próprias flores e frutos passaram a ter.

Em um estudo de 2018, o biólogo suíço Paul Becher e seus colegas concluíram que o clã das leveduras unicelulares se separou do restante do reino dos fungos, que cria filamentos, por volta de 300 milhões de anos atrás. Isso foi depois que os insetos surgiram na Terra, mas bem antes da chegada das plantas floríferas. O grupo de Becher estudou as emissões voláteis de nove espécies de leveduras muito diferentes entre si, algumas das quais causadoras de candidíase em seres humanos, outras com uma ancestralidade que remonta a 150 milhões de anos. Todas elas produziam dois álcoois, o feniletanol floral e o metilbutanol de cacau em pó, e a maioria também produzia álcool etílico e o éster acetato de etila, com aroma de solvente e frutado. Além disso, em testes de laboratório, todas as espécies, até as que causam doenças em seres humanos, atraíram moscas de fruta. O fato de esse traço de produção volátil ser tão comum entre as leveduras dá a entender que se trata de uma característica antiga, que remonta aos ancestrais comuns dessas espécies nos primórdios do clã das leveduras – e muito antes da evolução das flores e dos frutos. Assim, Becher *et al.* concluem que "a comunicação entre leveduras e insetos pode ter contribuído para a evolução da polinização mediada por insetos entre os vegetais". Ou seja, pode ser que, entre outros motivos, as flores emitam álcoois e ésteres que atraem insetos porque as leveduras já faziam isso antes.

Pode ser, mas é quase certo que as plantas já dirigiam parte de sua produção volátil para os insetos antes de as leveduras o fazerem, sobretudo para repeli-los e confundi-los, às vezes para atraí-los a fim de dispersar seus esporos. No capítulo 7, chamei a atenção para a descoberta de Florian Schiestl de que as plantas provavelmente influenciaram o comportamento dos insetos ao cooptar sua linguagem química, a qual é diversificada o suficiente para ter produzido desde formigas com cheiro de limão até borboletas florais e insetos que picam nossos dedos dos pés e cheiram a frutas tropicais. Os anéis benzenoides também são importantes nos aromas florais, e parece que os insetos já os fabricavam antes das plantas floríferas. Talvez o apelo das leveduras para os insetos tenha estimulado as plantas a acrescentar álcoois e ésteres a seu vocabulário floral ou a dar maior proeminência a essas substâncias. Talvez esse desenvolvimento de ésteres tenha sido transmitido para os frutos desenvolvidos a partir dos tecidos das flores. E talvez outros microrganismos tenham participado desses processos. As bactérias do ácido lático aromatizam com álcoois e ésteres nossas fermentações de leite e vegetais, e pertencem a uma linhagem ainda mais antiga que o reino dos fungos; algumas delas também habitam vegetais, como as leveduras, e dependem dos animais para se dispersarem (ver p. 568).

Ainda há muitas questões fascinantes a serem consideradas na evolução dos aromas de leveduras, flores e frutos. O que parece certo hoje em dia é que alguns dos maiores deleites do osmocosmo, os néctares e as ambrosias da Terra, são frutos do trabalho conjunto de microrganismos, insetos, plantas e mamíferos. Os alimentos e bebidas fermentados são a contribuição dada pela humanidade a essa teia antiga e complexa – uma rede de relacionamentos intangível, inaudível, em grande parte invisível, que somos capazes de perceber e saborear graças a nosso sentido inato para as coisas essenciais.

Conclusão

# MEU SEGUNDO TETRAZ

Em 2006, um ano depois do almoço assombroso que descrevi no prefácio, voltei à Espanha e à Inglaterra para me atualizar junto à vanguarda gastronômica. Mais uma vez me vi em Londres, na estação dos tetrazes; assim, é claro que voltei ao St. John para me assombrar mais uma vez. Dessa vez jantei com uma amiga, uma neurocientista japonesa. Yuki não estuda a percepção, mas conhece e aprecia a comida. Pedimos e comemos com gosto, começando com tutano e língua de cordeiro. O vinho era um Cahors terroso, a entrada estava deliciosa, e o tetraz... poderoso! Mais uma vez, tinha um sabor intenso de carne, quase intenso demais. Mas dessa vez – felizmente! – não perdi a fala. Pelo contrário, conversamos sem parar sobre os mais diversos assuntos.

Um *chef* amigo me disse um dia, a respeito das novidades da culinária de vanguarda, que um prato novo só é novo uma vez. O mesmo vale para um prato clássico que nunca provamos antes.

As surpresas chamam nossa atenção. Os neurobiólogos constataram que a maior parte do trabalho do cérebro é inconsciente para nós; ele usa as experiências passadas para prever as sensações e as percepções que teremos em seguida. Quando algum aspecto do momento atual corresponde às previsões, o cérebro domina a situação e não se preocupa em lhe dar muita atenção. No entanto, se a realidade de repente não se adequa à previsão – quando ocorre algo de novo ou de inesperado –, o cérebro volta sua atenção consciente para a discrepância, a fim de avaliá-la e determinar o que deve ser feito.

Parece-me que, quando comi aquele primeiro bocado de tetraz, meu cérebro previa o sabor familiar de pato ou pombo domesticados. A ave selvagem, no entanto, era tão diferente e tão forte que a surpresa sequestrou meu intelecto por um instante e deixou-o cego para a conversa e tudo o mais que estava acontecendo: *Pare! Não engula! Tem certeza de que não está estragado?* Um ano depois, o primeiro tetraz já fazia parte do banco de dados de minhas experiências e meu cérebro já previa aquele fedor intenso. A expectativa foi satisfeita; meu intelecto permaneceu intacto e a conversa não parou.

Foi a pancada do meu primeiro tetraz que me estimulou a visitar sua terra natal, a aprender sobre a vida e a morte dos tetrazes e, com o tempo, a empreender este estudo do grande osmocosmo. Depois disso, nada mais me deixou sem fala, mas anos de atenção deliberada aos aromas me trouxeram inúmeras surpresas menores, e, com elas, quase todos os dias, alguma mistura de novas experiências, compreensão e maravilhamento. As experiências: os muitos aromas em si, suas nuances e ecos curiosos. A compreensão: o que está por trás, as vidas secretas que Proust e Sartre intuíram nos aromas, as operações das coisas e suas relações, que não se revelam por outros meios. O maravilhamento: diante da densa teia de interdependências tecida pelo multiforme Herói Carbono entre seus avatares, necessitados, mas também cheios de recursos, de momento a momento, de era em era – e diante do fato de sermos capazes de detectar intimamente seus vestígios, no aroma de um momento! Maravilhamento também com as conquistas da mente humana, que consegue saber de tudo isso e está sempre descobrindo mais.

Espero que esta coletânea de descrições e histórias o leve a cheirar as moléculas voadoras que existem de fato em sua própria vida e a ir além dos prazeres conhecidos para conhecer aromas que, em geral, nos fazem perder a respiração. Muitos deles são sinais dos seres vivos que se esforçam para permanecer vivos, e podem ser mais que simplesmente repugnantes. Quando Fuchsia Dunlop, crítica de gastronomia e especialista na China, experimentou as pantanosas especialidades fermentadas de Shaoxing, a sudoeste de Xangai, os caules de amarante podre lhe pareceram "pútridos e ao mesmo tempo incrivelmente empolgantes". Há muitos anos, testemunhei o sacrifício de um cordeiro pascal e ainda me lembro vivamente de suas entranhas, repletas da grama que ele comera havia pouco, ainda quentes e com fedor de vida, despejadas na terra e soltando vapor no ar invernal. A estupefação com o odor do tetraz, a incrível empolgação da putrescência, a exposição inesquecível da animalidade essencial: em meio a tantos cheiros controlados do mundo moderno, às vezes o que mais nos afeta são bafejos das realidades da vida e da morte.

Que sentido podem ter esses cheiros controlados e manufaturados? É verdade que a tecnologia e o comércio desodorizaram boa parte da vida moderna e a reodorizaram com clichês olfativos sintéticos – cítrico para "frescor", pinho para "limpeza". É verdade também que as comidas compradas no supermercado são, muitas vezes, simulacros industriais simplificados de originais que outrora eram feitos de uma multidão de outros seres vivos. Em vez de ter o gosto do mundo que nos fez e nos sustenta, muitos alimentos industriais têm apenas o gosto do que seus fabricantes acham que podem nos vender.

Tudo isso é verdade; mas há outra faceta que o explorador dos aromas pode encontrar nos corredores mercantilizados do osmocosmo. Eras de negociação com os animais e os microrganismos foram necessárias para que as plantas inventassem nossas moléculas voláteis favoritas. Os sabores e fragrâncias sintéticos surgiram quando os químicos orgânicos descobriram que poderiam criar as mesmas moléculas em poucas horas a partir da casca de pinheiro e do petróleo. Isso também é notável a seu modo! Então, vamos saborear os aromas naturais em razão das qualidades que inspiraram tantas imitações e dos papéis que desempenham nas vidas dos vegetais. Mas vamos também apreciar os aromas sintéticos pelo fato de tornarem mais acessíveis aromas raros e caros – e, também, como uma impressionante obra conjunta do Herói Carbono e dos químicos humanos, parceiros na exploração das possibilidades da matéria.

Para concluir, algumas palavras sobre a exploração olfativa do mundo com e sem este livro.

As tabelas dos capítulos anteriores listam os aromas componentes que você pode "escutar" ao cheirar as coisas de modo ativo, atento e inquisitivo. Ao contrário das notas de degustação de café e outras coisas do tipo, que expõem as impressões subjetivas dos indivíduos que provaram tais coisas, os aromas componentes são as sensações desencadeadas por moléculas objetivamente presentes em determinado material, de acordo com pelo menos uma análise química publicada – em geral, bem mais de uma.

Mesmo assim, as tabelas só indicam as notas que *podem* ser percebidas nos cheiros globais das coisas. Não são prescrições para cheiros que você *deve* sentir. A percepção olfativa simplesmente não pode ser prescrita, por razões que preencheriam outro livro. Três delas, de forma resumida: o nariz, o cérebro e o banco de dados de percepções de cada um de nós são únicos e exclusivos; até profissionais treinados têm dificuldade para identificar as notas voláteis de misturas; e, às vezes, as misturas voláteis geram uma nova qualidade que não é uma mera soma de seus componentes. Para perceber em primeira mão essas complicações, sente-se com alguns amigos, tomem uma garrafa de refrigerante de cola e vejam quem é capaz de distinguir a meia dúzia de extratos de especiarias que o definem. Não é fácil! As misturas de especiarias dos caris são ainda mais complexas.

**ALGUNS INGREDIENTES NOS SABORES DE REFRIGERANTES DE COLA E CARIL**

| Sabor | Especiarias componentes |
|---|---|
| cola | baunilha, casca de frutas cítricas, canela, coentro, noz-moscada, flor de laranjeira |
| caril | cominho, coentro, feno-grego, canela, cravo, funcho, cardamomo, gengibre, pimenta-do-reino, cúrcuma |

Às vezes, portanto, sentimos um bafejo reconhecível das substâncias voláteis que estão objetivamente nas coisas, mas nem sempre. No entanto, a verdadeira recompensa da olfação ativa não é a satisfação momentânea de identificar as notas. Acima de tudo, é o próprio ato de cheirar! Nossos sentidos existem para serem estimulados, nossos poderes de percepção existem para serem exercitados, e é empolgante, até profundamente satisfatório, pô-los em ação e exercê-los conscientemente. Quando cheiramos uma flor intrigante, manipulamos uma folha ou bebericamos um refrigerante, e nos demoramos a cheirá-los repetidamente e de modo inquisitivo em busca dos aromas componentes, experimentamos suas qualidades de modo mais pleno do que quando cheiramos com o cérebro no piloto automático. Mesmo que não encontremos os subaromas, prestamos atenção no cheiro que de fato estamos sentindo. Notamos como um aroma muda a cada vez que o cheiramos, à medida que nosso cérebro previdente reage à sua persistência. Podemos nos perguntar do que o cheiro nos lembra, por que nos intriga, se evoca uma memória ou uma emoção. E muito depois de nossos receptores olfativos terem liberado as substâncias voláteis que momentaneamente fizeram parte do nosso ser físico, o emaranhado de percepções, pensamentos e sentimentos permanece, integrado à maravilhosa teia interna que ajudará a moldar nossas experiências futuras.

Os perfumistas têm um termo excelente – francês, é claro – para designar o cheiro de um perfume que permanece no ar depois que a pessoa que o está usando foi embora: *sillage*, o rastro deixado por um corpo em movimento. É usado também para designar os rastros de um animal e o rastro de um navio ou de um avião a jato. O movimento é relativo; imagine, então, os rastros voláteis que rodopiam ao nosso redor enquanto nosso corpo se desloca por um mundo onde praticamente todas as coisas também liberam suas próprias moléculas. Quando adquirimos o hábito de "escutar" os aromas, nos tornamos mais capazes de perceber esses rastros invisíveis e efêmeros e a identificar o que pode tê-los emitido: os muitos dados e dons voláteis que preenchem nossa vida.

# AGRADECIMENTOS

Há mais de dez anos este livro está sendo escrito, e é um prazer rememorar e relacionar os nomes das muitas pessoas que me ajudaram nesse caminho.

Para começar, meu muito obrigado a Fergus Henderson e Trevor Gulliver por aquele almoço que mudou minha vida em 2005, e a Ben Weatherall e sua família por dois fins de semana reveladores na terra natal dos tetrazes, com direito a *chefs* londrinos fora do horário do expediente, jantares à fantasia e fogos de artifício no quintal! Também sou grato a Heston Blumenthal por ter organizado o passeio que me conduziu ao St. John, e por nossas muitas outras viagens de reconhecimento e conversas sobre a experiência interna do comer.

Não há maneira melhor de explorar o osmocosmo do que efetivamente cheirar as coisas na companhia de especialistas no assunto, mas isso nem sempre é fácil. Pela oportunidade de conhecer em primeira mão o tédio e o pânico da cromatografia gasosa/olfatometria, agradeço a Arielle Johnson e também a Pat Brown e Celeste Holz-Schietinger. Por ter conhecido a barata-d'água gigante quase fresca, agradeço a Pim Techamuanvivit; as velas perfumadas tailandesas, a Leela Punyaratabandhu. Pela orientação na apreciação de materiais aromáticos raros e perfumes clássicos, minha gratidão vai para Mandy Aftel e Victoria Frolova; pelos azeites de oliva, a Darrell Corti, Alexandra Devarenne, Paul Vossen e Pablo Voitzuk; pelas uvas e vinhos, a Peter Bell e Amy Albert; pelas bebidas alcoólicas destiladas, a Audrey Saunders e Tony Conigliaro.

Pelo convite para sair em busca de trufas maduras no Oregon, agradeço a Charles Lefevre e Leslie Scott; para mergulhar nos alimentos e incensos no Japão, a Kumiko Ninomiya e Mio Kuriwaki; para saborear os fermentados "fedorentos" de hortaliças na China, a Fuchsia Dunlop; para desmaiar sobre os presuntos espanhóis, a Jorge Ruiz e Carlos Tristancho; para identificar os sabores de queijos na Inglaterra, a Randolph Hodgson, Jamie Montgomery, Joe Schneider e Bronwen Percival, e em Comté, a Jean-Louis Carbonnier; para acompanhar a produção de *baijiu* desde o fosso de lama até a taça na China, a Derek Sandhaus, Bill Isler e Don Lee.

Também sou grato a vários especialistas em assuntos olfativos por terem partilhado seu conhecimento e suas percepções e ideias, desde as gerais até as muito particulares. Foi um privilégio ter conversado sobre os aromas dos alimentos e a evolução humana com Richard Wrangham e Rachel Carmody, e sobre a química dos sabores e a percepção com Terry Acree, Gary Beauchamp, Nadia Berenstein, Paul Breslin, Jeannine Delwiche, Susan Ebeler, Stuart Firestein, Jean-Xavier Guinard, Arielle Johnson, Marcia Pelchat, Gordon Shepherd, Dana Small e Andrew Taylor. Por terem respondido às minhas perguntas sobre as secreções dos castores, meu muito obrigado a Dietland Müller-Schwarze; sobre o coentro, a Keith Cadwallader; sobre as trufas do Oregon e os álcoois chineses, a Michael Qian; sobre as hortaliças fedorentas chinesas, a Luping Liu; sobre os ácaros do queijo, a Michael Heethoff e Walter Leal; sobre vinhos, a Jancis Robinson e Andrew Waterhouse e Hildegarde Heymann; sobre o saquê, a Izumi Motai e Chris Pearce; sobre autores antigos e etimologias, a Richard Thomas.

Eu jamais serei capaz de expressar em palavras o quanto foi importante para este projeto minha filiação à Universidade da Califórnia, *campus* de Davis, e o acesso que ela me facultou a recursos acadêmicos que são caros demais para a maioria das pessoas, inclusive para os contribuintes que ajudam a subsidiá-los. Devo essa bênção aos sucessivos chefes de departamento de Ciência e Tecnologia dos Alimentos, James Seiber, Michael McCarthy e Linda Harris. Lee Meddin me ajudou a navegar no Sistema de Davis, e Clare Hasler-Lewis desde cedo me tornou conhecido no *campus*, envolvendo-me com o Robert Mondavi Institute. Meu muito obrigado a todos.

Outra pessoa em Davis a quem sou especialmente grato: Alice Phung, a química que fez as moléculas para este livro, rápida no gatilho e imperturbável diante de meus muitos pedidos de adaptações e variações.

Agradeço muito a várias pessoas que leram e comentaram as diversas versões do manuscrito deste livro. Nos estágios iniciais, Rebecca Saletan me ajudou a me orientar no espaço sideral. Victoria Frolova deu importantes sugestões para o capítulo sobre fragrâncias. Gary Beauchamp, Sharon Long e Lubert Stryer leram vários capítulos, e John McGee corrigiu muitos. Arielle Johnson passou seu olhar afiado de química dos sabores sobre quase todo o manuscrito; tanto ela quanto Tom Pold discutiram comigo os títulos, e Tom me iniciou na logística editorial. Mandy Aftel e Foster Curry leram cada palavra de cada capítulo à medida que eu os terminava, e passaram horas comigo discutindo as meticulosas anotações de Foster.

Mandy: meu muito obrigado por nossos anos de amizade e ajuda mútua como escritores, por partilhar comigo sua incrível coleção de materiais aromáticos, livros e artefatos, e pelas muitas horas que passamos juntos cheirando e conversando, cheirando e conversando.

Na Penguin Press, sou profundamente grato a Ann Godoff por sua paciência com um manuscrito que demorou muito mais do que o combinado para ficar pronto e ainda se afastou do que eu propusera originalmente, e por ter mapeado de forma muitíssimo detalhada como eu poderia melhorá-lo. Meu obrigado também a Amanda Dewey por ter integrado artisticamente o texto e os desenhos, e a Casey Dennis, Gary Stimeling e seus colegas pela meticulosa preparação do manuscrito e pelo trabalho de produção em circunstâncias difíceis.

Na The Wylie Agency, agradeço a Andrew Wylie pelo apoio encorajador e pelos preciosos conselhos que me deu com o passar dos anos, e a Tracy Bohan por encontrar boas editoras no exterior.

Pelo interesse, pelo encorajamento e por várias outras aventuras olfativas em comum, agradeço à minha irmã Joan e ao meu irmão Michael, bem como aos amigos Dave Arnold, Nastassia Lopez, Devaki Bhaya e Arthur Grossman, Bronwen e Francis Percival, Shirley Corriher, Yuki Goda, Daniel Patterson, Mark Alfenito e Sarah Wally. Além de terem aguentado minhas conversas sobre cheiros em suas visitas, agradeço ao meu filho John por me ajudar a farejar vários reagentes de laboratório, e à minha filha Florence por trazer nozes-negras e castanhas-da-Índia, com seu indefectível cheiro de cavalo, de suas estadias no rancho.

Finalmente, por ter organizado as coisas para que eu pudesse fazer chá em Uji e aprender sobre as leveduras do saquê e os graus do Wagyu em São Francisco; pela compreensão e pela tolerância de uma também escritora nas vezes em que fiquei preso à escrivaninha; pelo espírito animado e por seu amor, agradeço à minha parceira Elli Sekine. E por Elli, pela família e pelos amigos, agradeço às minhas estrelas da sorte.

# BIBLIOGRAFIA SELECIONADA

Fui fisgado pela pesquisa e pela escrita quando ainda era estudante, na década de 1970. Na época, eu estava tentando descobrir como John Keats conseguira se tornar um grande poeta quando ainda era mais novo do que eu. Ele morreu de tuberculose aos 25 anos de idade, em 1821. Passei meses entre as estantes da biblioteca principal da universidade, familiarizando-me com os livros (hoje obscuros) que Keats lera e tomando notas com caneta e papel. O aroma das páginas amareladas e das frágeis encadernações me reconduziu aos modos de ver o mundo típicos do século XVIII. Seus cheiros às vezes me lembravam das visitas que eu fazia, quando criança, à mansão cheia de rangidos que abrigava a biblioteca municipal: salas e corredores lotados de livros, que traziam inquietantes notícias sobre pessoas, lugares e épocas além do meu alcance. As bibliotecas e os livros antigos ainda me fazem voltar ao passado, mas hoje em dia também me atraem, pois trazem à minha lembrança o fato de que, assim como os fabricantes de papel e de livros, o ar e o tempo se aliam para produzir essa doçura penetrante, com um toque de fumaça, a partir dos restos de plantas e árvores.

**ALGUNS AROMAS DE LIVROS ANTIGOS**

| Aromas componentes | Fontes | Moléculas |
|---|---|---|
| vinagre, penetrante | celulose (fibra do papel) | ácidos acético, propanoico, butanoico |
| pão, doce | celulose (fibra do papel) | furfural |
| verde, gordura, rançoso, cera, casca de frutas cítricas | lipídios (fibra do papel, encadernação, óleos dos dedos) | hexanal, heptenal, octanal, nonanal, decanal |
| essência de amêndoas | lignina (polpa da madeira) | benzaldeído |
| baunilha | lignina (polpa da madeira) | vanilina |
| fumaça | lignina (polpa da madeira) | guaiacol |

Já não passo muito tempo na biblioteca. Fiz a maior parte do trabalho para este livro em casa, lendo e escrevendo páginas virtuais em monitores e teclados e só de vez em quando reparando em sua presença volátil, os aromas discretos das resinas quentes das placas de circuito impresso: um acompanhamento prosaico ao extraordinário acesso que esses circuitos proporcionam para os amplos panoramas da vida e do conhecimento humanos! Durante dez anos de imersão no osmocosmo, eles me trouxeram milhares de relatórios científicos e dezenas de livros que representam o trabalho de gerações de pesquisadores em muitos campos diferentes. As páginas seguintes dão crédito apenas a uma pequena parte deles, com destaque para publicações recentes que remetem a suas predecessoras. Espero que você pelo menos passe os olhos por elas para ter uma noção da amplitude e da profundidade dos conhecimentos que nosso clã acumulou sobre a vida em um mundo de moléculas voadoras. As histórias naturais dos antigos e as modernas cosmoquímica, geoquímica, química atmosférica, química marinha, química do corpo, química dos alimentos e fragrâncias, química industrial e ocupacional – e assim por diante: espantoso!

Para minhas citações de textos escritos originalmente em outras línguas que não o inglês, listei edições acessíveis em inglês; eu mesmo fiz as traduções do francês e do latim. Para citar tantas fontes quanto possível, tomei a liberdade de abreviá-las. Não será difícil decifrar os títulos dos periódicos a partir de suas abreviações: "*J Agric Food Chem*", por exemplo, é uma abreviação de *Journal of Agricultural and Food Chemistry*. Se você tiver interesse em conhecer de perto um estudo específico, tudo o que terá de fazer será digitar um ou dois nomes de autores em um mecanismo de busca como o Google Scholar e o *link* correto aparecerá na primeira página de resultados. Os textos integrais dos artigos talvez só estejam disponíveis para assinantes, mas os resumos são quase sempre acessíveis, e geralmente trazem os principais resultados das pesquisas. Não deixe que o jargão pouco familiar se torne um obstáculo para sua curiosidade: vá folheando até encontrar o que queira. Siga seu faro!

## ALGUNS LIVROS GERAIS SOBRE AROMAS

Classen, C.; Howes, D. et al. *Aroma: The Cultural History of Smell*. Routledge, 1994.
Drobnick, J. (org.). *The Smell Culture Reader*. Berg, 2006.
Gilbert, A. N. *What the Nose Knows: The Science of Scent in Everyday Life*. Crown, 2008.
Kaiser, R. *Meaningful Scents around the World: Olfactory, Chemical, Biological, and Cultural Considerations*. Wiley, 2006.
Büttner, A. (org.). *Springer Handbook of Odor*. Springer, 2017.

## PREFÁCIO: MEU PRIMEIRO TETRAZ

Proust, M. *Sodome et Gomorrhe*, 1921-1922. In: *À la recherche du temps perdu*. Gallimard, 1954. v. 2, p. 738. Trad. ingl. C. K. S. Moncrieff e T. Kilmartin. *Remembrance of Things Pas, Cities of the Plain*. Random House, 1981. v. 2, p. 764.

DOBSON, A.; HUDSON, P. The interaction between the parasites and predators of red grouse *Lagopus lagopus scoticus*. *Ibis*, v. 137, p. S87-S96, 1995.
HÖGSTEDT, G. Prolonged aerial chase of willow grouse *Lagopus lagopus* by common raven *Corvus corax*. *Ornis Nor*, v. 37, p. 15, 2014.
MARTÍNEZ-PADILLA, J.; REDPATH, S. M. et al. Insights into population ecology from long-term studies of red grouse... *J Anim Ecol*, v. 83, p. 85-98, 2014.
HUDSON, P. J.; DOBSON, A. P. et al. Parasitic worms and population cycles of red grouse. In: *Population Cycles: The Case for Trophic Interactions*. Org. A. Berryman. Oxford Univ. Press, 2002. p. 109-30.
MACDIARMID, H. "My heart always goes back to the North". *Poetry*, v. 72, n. 4, p. 175-79, 1948.

## INTRODUÇÃO: SENSAÇÃO ESSENCIAL

SARTRE, J.-P. *Baudelaire*, 1947. Trad. ingl. M. Turnell. New Directions, 1950. p. 174.
ATALA, A. *D. O. M.: Rediscovering Brazilian Ingredients*. Phaidon, 2013.
SHEPHERD, G. M. The human sense of smell: Are we better than we think? *PLoS Biol*, v. 2, n. 5, p. e146, 2004.
SHEPHERD, G. M. *Neurogastronomy*. Columbia Univ. Press, 2013.
GIBSON, J. J.; CARMICHAEL, L. *The Senses Considered as Perceptual Systems*. Houghton Mifflin, 1966.
LATOUR, B. How to talk about the body? The normative dimension of science studies. *Body e Soc*, v. 10, n. 2-3, p. 205-29, 2004.
DELON-MARTIN, C.; PLAILLY, J. et al. Perfumers' expertise induces structural reorganization in olfactory brain regions. *NeuroImage*, v. 68, p. 55-62, 2013.
GILBERT, A. N. *What the Nose Knows: The Science of Scent in Everyday Life*. Crown, 2008.

## CAPÍTULO 1. ENTRE AS ESTRELAS

SERRES, M. *Les Cinq Sens*, 1985. Trad. ingl. M. Sankey e P. Cowley. *The Five Senses*. Continuum, 2008. p. 163.
REEVES, H. *Patience dans l'Azur*, 1981. Trad. ingl. R. A. Lewis e J. S. Lewis. *Atoms of Silence*. MIT Press, 1984.
MCGUIRE, B. A. 2018 Census of interstellar, circumstellar, extragalactic, protoplanetary disk, and exoplanetary molecules. *Astrophys J Suppl Ser*, v. 239, p. 17, 2018.
EHRENFREUND, P.; CAMI, J. Cosmic carbon chemistry: From the interstellar medium to the early earth. *Cold Spring Harbor Perspect Biol*, v. 2, p. a002097, 2010.
APONTE, J. C.; DWORKIN, J. P. et al. Assessing the origins of aliphatic amines in the Murchison meteorite... *Geochim Cosmochim Acta*, v. 141, p. 331-45, 2014.
JENNISKENS, P.; FRIES, M. D.; YIN, Q.-Z. e Sutter's Mill Meteorite Consortium. Radar-enabled recovery of the Sutter's mill meteorite... *Science*, v. 338, p. 1583-87, 2012.
SANDFORD, S. A.; ALÉON, J. et al. Organics captured from comet 81P/Wild 2 by the Stardust spacecraft. *Science*, v. 314, n. 5806, p. 1720-24, 2006.
PIZZARELLO, S.; SHOCK, E. The organic composition of carbonaceous meteorites... *Cold Spring Harbor Perspect Biol*, v. 2, p. a002105, 2010.

## CAPÍTULO 2. O PLANETA TERRA, A VIDA PRIMITIVA, O FEDOR DE ENXOFRE

LUCRÉCIO. *De Rerum Natura*, 50 a.C. Trad. ingl. A. Esolen. *On the Nature of Things*. Johns Hopkins Univ. Press, 1995. livro 6, v. 739-49, p. 807-12, 817-18.
SERRES, M. *Les Cinq Sens*, 1985. Trad. ingl. M. Sankey e P. Cowley. *The Five Senses*. Continuum, 2008. p. 164.
ARNDT, N. T.; NISBET, E. G. Processes on the young earth and the habitats of early life. *Ann Rev Earth Planet Sci*, v. 40, p. 521-49, 2012.
CHIROUZE, F.; DUPONT-NIVET, G. et al. Magnetostratigraphy of the neogene Siwalik group in the far eastern Himalaya... *J Asian Earth Sci*, v. 44, p. 117-35, 2012 [sal negro].

Dodd, M. S.; Papineau, D. et al. Evidence for early life in Earth's oldest hydrothermal vent precipitates. *Nature*, v. 543, p. 60-64, 2017.
Jo, S.-H.; Kim, K.-H. et al. Study of odor from boiled eggs over time using gas chromatography. *Microchem J*, v. 110, p. 517-29, 2013.
Sleep, N. H. The Hadean-Archaean environment. *Cold Spring Harbor Perspect Biol*, v. 2, p. a002527, 2010.
Sleep, N. H.; Bird, D. K. Evolutionary ecology during the rise of dioxygen in the Earth's atmosphere. *Philos Trans Roy Soc B Biol Sci*, v. 363, p. 2651-64, 2008.
Rothschild, L. J.; Mancinelli, R. L. Life in extreme environments. *Nature*, v. 409, p. 1092-101, 2004.
Canfield, D. E.; Rosing, M. T. et al. Early anaerobic metabolisms. *Philos Trans Roy Soc B Biol Sci*, v. 361, p. 1819-36, 2006.
Ballard, R. D. Notes on a major oceanographic find. *Oceanus*, v. 20, p. 35-44, 1977.
Tobler, M.; Passow, C. N. et al. The evolutionary ecology of animals inhabiting hydrogen sulfide-rich environments. *Ann Rev Ecol Evol Syst*, v. 47, p. 239-62, 2016.
Roldan, A.; Hollingsworth, N. et al. Bio-inspired $CO_2$ conversion by iron sulfide catalysts... *Chem Commun*, v. 51, p. 7501-4, 2015.
Kump, L. R.; Pavlov, A.; Arthur, M. A. Massive release of hydrogen sulfide to the surface ocean and atmosphere during intervals of oceanic anoxia. *Geology*, v. 33, p. 397, 2005.

## CAPÍTULO 3. O *KIT* BÁSICO DA VIDA

Reeves, H. *Patience dans l'Azur*, 1981. Trad. ingl. R. A. Lewis e J. S. Lewis. *Atoms of Silence*. MIT Press, 1984. p. 64.
Atkins, P. *Atkins' Molecules*. Cambridge Univ. Press, 2003.

## CAPÍTULO 4. O CORPO DOS ANIMAIS

*Problemata*, c. 200 a.C. Trad. ingl. E. S. Forster. *Problems*, 13.4. In: *The Complete Works of Aristotle*. Org. J. Barnes. Princeton Univ. Press, 1984. p. 1410.
Serres, M. *Les Cinq Sens*, 1985. Trad. Ingl. M. Sankey e P. Cowley. *The Five Senses*. Continuum, 2008. p. 164.

*Vida animal*
Gould, S. J. (org.). *The Book of Life*. Norton, 1993.
Hillis, D. M.; Heller, H. C. et al. *Life: The Science of Biology*. Macmillan, 2020.
Brieger, L. *Weitere Untersuchungen über Ptomaine*. Berlim, 1885.
Amoore, J. E.; Forrester, L. J. et al. Specific anosmia to 1-pyrroline: The spermous primary odor. *J Chem Ecology*, v. 1, n. 3, p. 299-310, 1975.

*Morte e decomposição dos animais*
Rosier, E.; Loix, S. et al. The search for a volatile human specific marker in the decomposition process. *PLoS One*, v. 10, p. e0137341, 2015.
Hussain, A.; Saraiva, L. R. et al. High-affinity olfactory receptor for the death-associated odor cadaverine. *Proc Natl Acad Sci USA*, v. 110, p. 19579-84, 2013.
Liberles, S. D. Trace amine-associated receptors: Ligands, neural circuits, and behaviors. *Curr Opinion Neurobiology*, v. 34, p. 1-7, 2015.
Kalinová, B.; Podskalská, H. et al. Irresistible bouquet of death – how are burying beetles ... attracted by carcasses. *Naturwissenschaften*, v. 96, p. 889-99, 2009.

*Fezes dos animais*
Fossey, D. *Gorillas in the Mist*. Houghton Mifflin, 1993. p. 46.
Lowe, J.; Kershaw, S. et al. The effect of *Yucca schidigera* extract on canine and feline faecal volatiles... *Res in Vet Sci*, v. 63, p. 67-71, 1997.
Mansourian, S.; Corcoran, J. et al. Fecal-derived phenol induces egg-laying aversion in drosophila. *Curr Biol*, v. 26, p. 2762-69, 2016.

Albuquerque, T. A. de. Diversity and effect of the microbial community of aging horse manure on stable fly... PhD dissertation, Kansas State Univ., 2012.
Blanes-Vidal, V.; Hansen, M. N. et al. Characterization of odor released during handling of swine slurry. *Atmos Environ*, v. 43, p. 2997-3005, 2009.
Yasuhara, A. Identification of volatile compounds in poultry manure... *J Chromatogr A*, v. 387, p. 371-78, 1987.
Shahack-Gross, R. Herbivorous livestock dung... archaeological significance. *J Archaeological Sci*, v. 38, p. 205-18, 2011.
Bogaard, A.; Fraser, R. et al. Crop manuring and intensive land management by Europe's first farmers. *Proc Natl Acad Sci USA*, v. 110, p. 12589-94, 2013.
Wright, D. W.; Eaton, D. K. et al. Multidimensional gas chromatography-olfactometry for... malodors from confined animal feeding operations. *J Ag Food Chem*, v. 53, p. 8663-72, 2005.
Dalton, P.; Caraway, E. A. et al. A multi-year field olfactometry study near a concentrated animal feeding operation. *J Air e Waste Management Assoc*, v. 61, p. 1398-1408, 2011.
Cushman, G. T. *Guano and the Opening of the Pacific World: A Global Ecological History.* Cambridge Univ. Press, 2013.

*Cachorro molhado, patas*
Doty, R. L.; Dunbar, I. Attraction of beagles to conspecific urine, vaginal and anal sac secretion odors. *Physiol Behav*, v. 12, p. 825-33, 1974.
Hardham, J. M.; King, K. W. et al. Transfer... description of *Odoribacter denticanis* sp. nov., isolated from the crevicular spaces of canine periodontitis patients. *Int J Systematic and Evol Microbiol*, v. 58, p. 103-9, 2008.
Allaker, R. P. Investigations into the microecology of oral malodour in man and companion animals. *J Breath Res*, v. 4, p. 017103, 2010.
Carrier, C. A.; Seeman, J. L. et al. Hyperhidrosis in naïve purpose-bred beagle dogs *J Am Assoc for Lab Animal Sci*, v. 50, n. 3, p. 396-400, 2011.
Brouwer, E.; Nijkamp, H. J. Occurrence of two valeric acids in the hair grease of the dog. *Biochemical J*, v. 55, n. 3, p. 444-47, 1953.
Young, L.; Pollien, P. et al. Compounds responsible for the odor of dog hair coat. *World Small Animal Vet Assoc Congress Proceedings*, 2002.

*Imortal na mortalidade*
Calasso, R. *L'Ardore*, 2010. Trad. ingl. R. Dixon. *Ardor*. Farrar, Straus and Giroux, 2014. p. 41-42. (*Satapatha Brahmana*).

## CAPÍTULO 5. OS SINAIS DOS ANIMAIS

Müller, F. Blumen der Luft. *Kosmos*, v. 3, p. 187, 1878.
Müller-Schwarze, D. *Chemical Ecology of Vertebrates.* Cambridge Univ. Press, 2006.
Ferrero, D. M.; Lemon, J. K. et al. Detection and avoidance of a carnivore odor by prey. *Proc Natl Acad Sci USA*, v. 108, p. 11235-40, 2011.
Wernecke, K. E. A.; Vincenz, D. et al. Fox urine exposure induces avoidance behavior in rats and activates the amygdalar olfactory cortex. *Behavioural Brain Res*, v. 279, p. 76-81, 2015.

*Gatos, cães, cangambás, castores*
Starkenmann, C.; Niclass, Y. et al. Odorant volatile sulfur compounds in cat urine... *Flavour Fragr J*, v. 30, p. 91-100, 2015.
Miyazaki, M.; Miyazaki, T. et al. The chemical basis of species, sex, and individual recognition using feces in the domestic cat. *J Chem Ecology*, v. 44, p. 364-73, 2018.
Doty, R. L.; Dunbar, I. Attraction of beagles to conspecific urine, vaginal and anal sac secretion odors. *Physiol Behav*, v. 12, p. 825-33, 1974.
Preti, G.; Muetterties, E. L. et al. Volatile constituents of dog and coyote anal sacs. *J Chem Ecology*, v. 2, p. 177-86, 1976.

Wood, W. F.; Sollers, B. G. et al. Volatile components in defensive spray of the hooded skunk... *J Chem Ecology*, v. 28, n. 9, p. 1865-70, 2002.

Müller-Schwarze, D. *The Beaver: Its Life and Impact*. Comstock, 2011.

*Queijo de cabra, carne de cordeiro, lã*

Homilia do Papa Francisco para a Missa do Crisma, 28 mar. 2013. Disponível em: http://www.vatican.va/content/francesco/en/homilies/2013/documents/papa-francesco_20130328_messa-crismale.html. Acesso em: 20 jun. 2022.

Birch, E. J.; Knight, T. W. et al. Separation of male goat pheromones responsible for stimulating ovulatory activity in ewes. *New Zealand J Agric Res*, v. 32, p. 337-41, 1989.

Murata, K.; Tamogami, S. et al. Identification of an olfactory signal molecule that activates the central regulator of reproduction in goats. *Curr Biol*, v. 24, p. 681-86, 2014.

Walkden-Brown, S. W.; Restall, B. J. et al. Effect of nutrition on seasonal patterns... on sebaceous gland volume and odour in Australian cashmere goats. *Reproduction*, v. 102, p. 351-60, 1994.

Iwata, E.; Kikusui, T. et al. Substances derived from 4-ethyl octanoic acid account for primer pheromone activity for the "male effect" in goats. *J Vet Medical Sci*, v. 65, p. 1019-21, 2003.

Kaffarnik, S.; Kayademir, Y. et al. Concentrations of volatile 4-alkyl-branched fatty acids in sheep and goat milk and dairy products. *J Food Sci*, v. 79, p. C2209-14, 2014.

Siefarth, C.; Büttner, A. The aroma of goat milk... *J Agric Food Chem*, v. 62, p. 11805-17, 2014.

Carunchiawhetstine, M. E.; Karagul-Yuceer, Y. et al. Identification and quantification of character aroma components in fresh chevre-style goat cheese. *J Food Sci*, v. 68, p. 2441-47, 2003.

Ha, J. K.; Lindsay, R. C. Volatile alkylphenols and thiophenol in species-related characterizing flavors of red meats. *J Food Sci*, v. 56, p. 1197-202, 1991.

Madruga, M.; Dantas, I. et al. Volatiles and water- and fat-soluble precursors of Saanen goat and cross Suffolk lamb flavour. *Molecules*, v. 18, p. 2150-65, 2013.

Jover, E.; Ábalos, M. et al. Volatile fatty acids as malodorous compounds in wool scouring water and lanolin. *Environ Technol*, v. 24, p. 1465-70, 2003.

Lisovac, A.; Shooter, D. Volatiles from sheep wool and the modification of wool odour. *Small Ruminant Res*, v. 49, p. 115-24, 2003.

*Insetos*

Attygalle, A. B.; Morgan, E. D. Chemicals from the glands of ants. *Chem Soc Reviews*, v. 13, p. 245-78, 1984.

D'Ettorre, P. Genomic and brain expansion provide ants with refined sense of smell. *Proc Natl Acad Sci USA*, v. 113, p. 13947-49, 2016.

Millar, J. G. Pheromones of true bugs. In: *The Chemistry of Pheromones and Other Semiochemicals II*. Org. S. Schulz. Springer, 2004. p. 37-84.

Eisner, T.; Eisner, M. et al. *Secret Weapons: Defenses of Insects, Spiders, Scorpions, and Other Many-Legged Creatures*. Harvard Univ. Press, 2005.

Kiatbenjakul, P.; Intarapichet, K.-O. et al. Characterization of potent odorants in male giant water bug. *Food Chem*, v. 168, p. 639-47, 2015.

## CAPÍTULO 6. O ANIMAL HUMANO

*Problemata*, c. 200 a.C. Trad. ingl. E. S. Forster. *Problems*, 4.24, 13.8, 13.7. In: *The Complete Works of Aristotle*. Org. J. Barnes. Princeton Univ. Press, 1984. p. 1356, 1411-12.

Stoddart, D. M. *The Scented Ape: The Biology and Culture of Human Odour*. Cambridge Univ. Press, 1990.

*Compostos voláteis e microbiomas do ser humano*

Pathak, A. K.; Sinha, P. K. et al. Diabetes – a historical review. *J Drug Delivery Ther*, v. 3, p. 83-84, 2013.

Crofford, O. B.; Mallard, R. E. et al. Acetone in breath and blood. *Trans Am Clinical and Climatological Assoc*, v. 88, p. 128, 1977.

COSTELLO, B. de Lacy; AMANN, A. et al. A review of the volatiles from the healthy human body. *J Breath Res*, v. 8, p. 014001, 2014.
AMANN, A.; COSTELLO, B. de Lacy et al. The human volatilome: Volatile organic compounds (VOCs) in exhaled breath, skin emanations, urine, feces and saliva. *J Breath Res*, v. 8, p. 034001, 2014.
DING, T.; SCHLOSS, P. D. Dynamics and associations of microbial community types across the human body. *Nature*, v. 509, p. 357-60, 2014.
GILL, S. R.; POP, M. et al. Metagenomic analysis of the human distal gut microbiome. *Science*, v. 312, p. 1355-59, 2006.

*Fezes humanas*
JIANG, T.; SUAREZ, F. L. et al. Gas production by feces of infants. *J Pediatric Gastroenterol Nutr*, v. 32, p. 534-41, 2001.
PARRETT, A. M.; EDWARDS, C. A. In vitro fermentation of carbohydrate by breast fed and formula fed infants. *Archives of Disease in Childhood*, v. 76, p. 249-53, 1997.
FUKUDA, S.; TOH, H. et al. Bifidobacteria can protect from enteropathogenic infection through production of acetate. *Nature*, v. 469, p. 543-47, 2011.
BROUNS, F.; KETTLITZ, B. et al. Resistant starch and "the butyrate revolution". *Trends Food Sci Technol*, v. 13, p. 251-61, 2002.
MARQUET, P.; DUNCAN, S. H. et al. Lactate has the potential to promote hydrogen sulphide formation in the human colon. *FEMS Microbiol Letters*, v. 299, p. 128-34, 2009.
MOORE, J. G. ; JESSOP, L. D. et al. Gas-chromatographic and mass-spectrometric analysis of the odor of human feces. *Gastroenterology*, v. 93, p. 1321-29, 1987.
SATO, H.; MORIMATSU, H. et al. Analysis of malodorous substances of human feces. *J Health Science*, v. 48, p. 179-85, 2002.
RUSSELL, W. R.; HOYLES, L. et al. Colonic bacterial metabolites and human health. *Curr Opinion Microbiol*, v. 16, p. 246-54, 2013.
GARNER, C. E.; SMITH, S. et al. Volatile organic compounds from feces and their potential for diagnosis of gastrointestinal disease. *FASEB J*, v. 21, p. 1675-88, 2007.

*Gases e urina*
FRANKLIN, B. *To the Royal Academy. The Bagatelles from Passy*. Texto e fac-símile. Eakins Press, c. 1780.
GLOWKA, W. Franklin's perfumed proposer. *Studies in American Humor*, v. 4, n. 4, p. 229-41, 1985.
MAGENDIE, F. Note sur les gaz intestinaux de l'homme sain. *Ann Chimie Physique*, v. 2, p. 292-96, 1816.
SUAREZ, F. L.; SPRINGFIELD, J.; LEVITT, M. D. Identification of gases responsible for the odour of human flatus and evaluation of a device [almofada de carvão] purported to reduce this odour. *Gut*, v. 43, p. 100-104, 1998.
TANGERMAN, A. Measurement and biological significance of the volatile sulfur compounds hydrogen sulfide, methanethiol and dimethyl sulfide… *J Chromatog B*, v. 877, p. 3366-77, 2009.
WAHL, H. G.; HOFFMANN, A. et al. Analysis of volatile organic compounds in human urine… *J Chromatog A*, v. 847, p. 117-25, 1999.

*Hálito e boca*
MOCHALSKI, P.; KING, J. et al. Blood and breath levels of selected volatile organic compounds… *Analyst*, v. 138, p. 2134, 2013.
CORRAO, S. Halitosis: New insight into a millennial old problem. *Internal and Emergency Medicine*, v. 6, p. 291-92, 2011.
VAN DEN VELDE, S.; Quirynen, M. et al. Halitosis associated volatiles in breath of healthy subjects. *J Chromatog B*, v. 853, p. 54-61, 2007.
PORTER, S. R.; SCULLY, C. Oral malodour (halitosis). *Brit Med J*, v. 333, p. 632-35, 2006.
ROSS, B. M.; BABAY, S. et al. The use of selected ion flow tube mass spectrometry to detect and quantify polyamines in headspace gas and oral air. *Rapid Comms Mass Spectrom*, v. 23, p. 3973-82, 2009.

Peynaud, E. *The Taste of Wine: The Art and Science of Wine Appreciation.* Trad. ingl. M. Schuster. Macdonald Orbis, 1987. p. 56-57.
Starkenmann, C.; Le Calvé, B. et al. Olfactory perception of cysteine-S-conjugates from fruits and vegetables. *J Agric Food Chem,* v. 56, p. 9575-80, 2008.
Cerny, C.; Guntz-Dubini, R. Formation of cysteine-S-conjugates in the Maillard reaction of cysteine and xylose. *Food Chem,* v. 141, p. 1078-86, 2013.

*Pele*
Wood, A. P.; Kelly, D. P. Skin microbiology, body odor, and methylotrophic bacteria. In: *Handbook of Hydrocarbon and Lipid Microbiol.* Org. K. N. Timmis. Springer, 2010. p. 3203-13.
Mochalski, P.; Unterkofler, K. et al. Monitoring of selected skin-borne volatile markers of entrapped humans... *Analytical Chemistry,* v. 86, p. 3915-23, 2014.
Dormont, L.; Bessière, J.-M. et al. Human skin volatiles: A review. *J Chem Ecology,* v. 39, p. 569-78, 2013.
Steeghs, M. M. L.; Moeskops, B. W. M. et al. On-line monitoring of UV-induced lipid peroxidation products from human skin. *Int J Mass Spectrometry,* v. 253, p. 58-64, 2006.
Haze, S.; Gozu, Y. et al. 2-Nonenal newly found in human body odor tends to increase with aging. *J Investigative Dermatology,* v. 116, p. 520-24, 2001.
Gallagher, M.; Wysocki, C. J. et al. Analyses of volatile organic compounds from human skin. *British J Dermatology,* v. 159, p. 780-91, 2008.
Hara, T.; Kyuka, A. et al. Butane-2,3-dione: The key contributor to axillary and foot odor... *Chem e Biodiversity,* v. 12, p. 248-58, 2015.
Kimura, K.; Sekine, Y. et al. Measurement of 2-nonenal and diacetyl emanating from human skin surface... *J Chromatogr B,* v. 1028, p. 181-85, 2016.
Mitro, S.; Gordon, A. R. et al. The smell of age: Perception and discrimination of body odors of different ages. *PLoS One,* v. 7, p. e38110, 2012.

*Cabeça e pés*
Labows, J. N.; McGinley, K. J. et al. Characteristic gamma-lactone odor production of the genus Pityrosporum [Malessezia]. *Appl and Environ Microbiol,* v. 38, p. 412-15, 1979.
Goetz, N.; Good, D. Detection and identification of volatile compounds evolved from human hair and scalp... *J Soc Cosmet Chem,* v. 39, n. 1, p. 1-13, 1988.
Brouwer, E.; Nijkamp, H. J. Volatile acids in the secretion products (hair grease) of the skin. *Biochemical J,* v. 52, p. 54-58, 1952.
Benn, C. D. *Daily Life in Traditional China: The Tang Dynasty.* Greenwood Press, 2002.
James, A. G.; Cox, D. et al. Microbiological and biochemical origins of human foot malodour. *Flavour Fragr J,* v. 28, p. 231-37, 2013.
Knols, B. G. J.; De Jong, R. Limburger cheese as an attractant for the malaria mosquito *Anopheles gambiae. Parasitol Today,* v. 12, n. 4, p. 159-61, 1996.

*Vagina e esperma*
Huggins, G. R.; Preti, G. Volatile constituents of human vaginal secretions. *Am J Obstet Gynecol,* v. 126, p. 129-36, 1976.
Stumpf, R. M.; Wilson, B. A. et al. The primate vaginal microbiome: Comparative context and implications for human health and disease. *Am J Phys Anthropol,* v. 152, p. 119-34, 2013.
Butler, S. The scent of a woman. *Arethusa,* v. 43, p. 87-112, 2009 [Catulo].
Amoore, J. E.; Forrester, L. J. et al. Specific anosmia to 1-pyrroline: The spermous primary odor. *J Chem Ecology,* v. 1, n. 3, p. 299-310, 1975.
Ross, B. M.; Babay, S. et al. The use of selected ion flow tube mass spectrometry to detect and quantify polyamines in headspace gas and oral air [e no esperma]. *Rapid Comms Mass Spectrom,* v. 23, p. 3973-82, 2009.
Longo, V.; Forleo, A. et al. HS-SPME-GC-MS metabolomics approach for sperm quality evaluation. *Biomed Physics e Eng Express,* v. 5, n. 1, p. 015006, 2018.

*Axilas*
Huysmans, J.-K. *Croquis Parisiens.* Vaton, 1880.
James, A. G. ; Austin, C. J. et al. Microbiological and biochemical origins of human axillary odour. *FEMS Microbiol Ecology*, v. 83, p. 527-40, 2013.
Troccaz, M.; Gaïa, N. et al. Mapping axillary microbiota responsible for body odours... *Microbiome*, v. 3, p. 3, 2015.
Minhas, G. S.; Bawdon, D. et al. Structural basis of malodour precursor transport in the human axilla. *eLife*, v. 7, 2018.
Natsch, A.; Schmid, J. et al. Identification of odoriferous sulfanylalkanols in human axilla secretions... *Chem e Biodiversity*, v. 1, p. 1058-72, 2004.

*Reconhecer nossas emanações*
McBurney, D. H.; Streeter, S.; Euler, H. A. Olfactory comfort in close relationships: You aren't the only one who does it. In: *Olfactory Cognition: From Perception and Memory to Environmental Odours and Neuroscience.* Org. G. M. Zucco, R. S. Herz, B. Schaal. John Benjamins, 2012. p. 59-72.
Hasegawa, Y.; Yabuki, M. et al. Identification of new odoriferous compounds in human axillary sweat. *Chem e Biodiversity*, v. 1, p. 2042-50, 2004.
Lundström, J. N. Neural processing of body odor. *Perfumer Flavorist*, v. 34, n. 4, p. 49-51, 2009.
Dunlop, F. Global menu: Kicking up a stink. *Financial Times*, 20 maio 2011.

## CAPÍTULO 7. O DOCE AROMA DO SUCESSO

Milton, J. *Paradise Lost*, 1674. livro 5, v. 291-300.

*A Terra verde e perfumada*
Zahnle, K.; Arndt, N. et al. Emergence of a habitable planet. *Space Sci Revs*, v. 129, p. 35-78, 2007.
Nies, D. H. Systematics of life, its early evolution, and ecological diversity. In: *Ecological Biochemistry.* Org. G.-J. Krauss e D. H. Nies. Wiley, 2014. p. 49-75.
Harholt, J.; Moestrup, Ø. et al. Why plants were terrestrial from the beginning. *Trends Plant Sci*, v. 21, p. 96-101, 2016.
Kenrick, P.; Crane, P. R. The origin and early evolution of plants on land. *Nature*, v. 389, p. 33-39, 1997.
Morris, J. L.; Puttick, M. N. et al. The time-scale of early land plant evolution. *Proc Natl Acad Sci USA*, v. 115, p. E2274-83, 2018.
Wickett, N. J.; Mirarab, S. et al. Phylotranscriptomic analysis of the origin and early diversification of land plants. *Proc Natl Acad Sci USA*, v. 111, p. E4859-68, 2014.
Weng, J.-K.; Philippe, R. N. et al. The rise of chemodiversity in plants. *Science*, v. 336, p. 1667-70, 2012.

*Invenções das plantas para apoio e autodefesa*
Novaes, E.; Kirst, M. et al. Lignin and biomass: A negative correlation for wood formation and lignin content... *Plant Physiol*, v. 154, p. 555-61, 2010.
Renault, H.; Werck-Reichhart, D. et al. Harnessing lignin evolution for biotechnological applications. *Curr Opinion Biotechnol*, v. 56, p. 105-11, 2019.
Labandeira, C. C.; Currano, E. D. The fossil record of plant-insect dynamics. *Ann Rev Earth and Planetary Sci*, v. 41, p. 287-311, 2013.
Labandeira, C. C. The four phases of plant-arthropod associations in deep time. *Geologica Acta*, v. 4, n. 4, p. 409-38, 2006.
Bar-On, Y. M.; Philips, R. et al. The biomass distribution on Earth. *Proc Natl Acad Sci USA*, v. 115, p. 6506-11, 2018.

*Invenções das plantas para reprodução e dispersão*
Pellmyr, O.; Thien, L. B. Insect reproduction and floral fragrances: Keys to the evolution of the angiosperms? *Taxon*, v. 35, p. 76-85, 1986.

DUDAREVA, N.; PICHERSKY, E. (orgs.). *Biology of Floral Scent*. CRC Press, 2006.
LOVISETTO, A.; GUZZO, F. et al. Molecular analyses of mads-box genes trace back to gymnosperms the invention of fleshy fruits. *Mol Biol Evol*, v. 29, p. 409-19, 2012.
RODRÍGUEZ, A.; ALQUÉZAR, B. et al. Fruit aromas in mature fleshy fruits as signals of readiness for predation and seed dispersal. *New Phytologist*, v. 197, p. 36-48, 2013.
GUIMARÃES, P. R.; GALETTI, M. et al. Seed dispersal anachronisms: Rethinking the fruits extinct megafauna ate. *PLoS One*, v. 3, p. e1745, 2008.
NEVO, O.; RAZAFIMANDIMBY, D. et al. Fruit scent as an evolved signal to primate seed dispersal. *Sci Adv*, v. 4, p. eaat4871, 2018.
CRONBERG, N. Animal-mediated fertilization in bryophytes – parallel or precursor to insect pollination in angiosperms? *Lindbergia*, v. 35, p. 76-85, 2012.
SCHIESTL, F. P.; DÖTTERL, S. Evolution of floral scent and olfactory preferences in pollinators: Coevolution or pre-existing bias? *Evolution*, v. 66, p. 2042-55, 2012.

*Moléculas vegetais "químicas" e medicinais*
SARRET, M.; ADAM, P. et al. Organic substances from Egyptian jars of the Early Dynastic period (3100-2700 AEC): Mode of preparation, alteration processes and botanical (re)assessment of "cedrium." *J Archaeol Sci Reports*, v. 14, p. 420-31, 2017.
CHEN, W.; VERMAAK, I. et al. Camphor – a fumigant during the Black Death and a coveted fragrant wood in ancient Egypt and Babylon – a review. *Molecules*, v. 18, p. 5434-54, 2013.
EARLEY, L. S. *Looking for Longleaf: The Fall and Rise of an American Forest*. Univ. North Carolina Press, 2004.
VERNON, L. F. From surgical suite to fresh breath: The history of Listerine®. *Int J Dentistry and Oral Health*, v. 4, n. 3, p. 1-7, 2018.

*Moléculas vegetais irritantes, suavizantes e agradáveis*
COMETTO-MUÑIZ, J. E.; SIMONS, C. Trigeminal chemesthesis. In: *Handbook of Olfaction and Gustation*. Org. R. L. Doty. Wiley, 2015. p. 1089-112.
STARTEK, J. B.; VOETSM, T. et al. To flourish or perish: Evolutionary TRiPs into the sensory biology of plant-herbivore interactions. *Pflügers Archiv – Eur J Physiol*, v. 471, p. 213-36, 2019.
KERMAN, F.; CHAKIRIAN, A. et al. Molecular complexity determines the number of olfactory notes and the pleasantness of smells. *Sci Rep*, v. 1, p. 206, 2011.
KHAN, R. M.; LUK, C.-H. et al. Predicting odor pleasantness from odorant structure: Pleasantness as a reflection of the physical world. *J Neuroscience*, v. 27, p. 10015-23, 2007.
KELLER, A.; GERKIN, R. C. et al. Predicting human olfactory perception from chemical features of odor molecules. *Science*, v. 355, p. 820-26, 2017.

## CAPÍTULO 8. FAMÍLIAS VOLÁTEIS DOS VEGETAIS: VERDE, FRUTADO, FLORAL, PICANTE

THOREAU, H. D. Wild apples. *Atlantic Monthly*, v. 10, n. 61, p. 513-26, 1862.

*A produção volátil dos vegetais em geral*
WENG, J.-K.; PHILIPPE, R. N. et al. The rise of chemodiversity in plants. *Science*, v. 336, p. 1667-70, 2012.
GANG, D. R. Evolution of flavors and scents. *Ann Rev Plant Biol*, v. 56, p. 301-25, 2005.
POTT, D. M.; OSORIO, S. et al. From central to specialized metabolism: An overview... *Front Plant Sci*, v. 10, p. 835, 2019.
SCHWAB, W.; DAVIDOVICH-RIKANATI, R. et al. Biosynthesis of plant-derived flavor compounds. *Plant J*, v. 54, p. 712-32, 2008.
DUDAREVA, N.; NEGRE, F. et al. Plant volatiles: Recent advances and future perspectives. *Crit Revs Plant Sci*, v. 25, p. 417-40, 2006.
KREIS, W.; MUNKERT, J. Exploiting enzyme promiscuity to shape plant specialized metabolism. *J Exp Bot*, v. 70, p. 1435-45, 2019.

*Substâncias voláteis das folhas verdes*
ENGELBERTH, J.; ALBORN, H. T. et al. Airborne signals prime plants against insect herbivore attack. *Proc Natl Acad Sci USA*, v. 101, p. 1781-85, 2004.
HATANAKA, A. The biogeneration of green odour by green leaves. *Phytochemistry*, v. 34, p. 1201-18, 1993.
MATSUI, K. Green leaf volatiles: Hydroperoxide lyase pathway... *Curr Opinion Plant Biol*, v. 9, p. 274-80, 2006.

*Ésteres, lactonas, jasminoides*
DUCHESNE, A. N. *Histoire Naturelle des Fraisiers*. Paris, 1766.
LI, G.; JIA, H. et al. Emission of volatile esters... during ripening of "Pingxiangli" pear fruit... *Scientia Horticulturae*, v. 170, p. 17-23, 2014.
BEEKWILDER, J.; ALVAREZ-HUERTA, M. et al. Functional characterization of enzymes forming volatile esters from strawberry and banana. *Plant Physiol*, v. 135, p. 1865-78, 2004.
MAGA, J. A.; I. KATZ, I. Lactones in foods. *CRC Crit Revs Food Sci Nutr*, v. 8, p. 1-56, 1976.
HEIL, M.; TON, J. Long-distance signalling in plant defence. *Trends Plant Sci*, v. 1, p. 264-72, 2008.
WANG, J.; WU, D. et al. Jasmonate action in plant defense against insects. *J Exp Bot*, v. 70, p. 3391-3400, 2019.
ZHU, Z.; NAPIER, R. Jasmonate – a blooming decade. *J Exp Bot*, v. 68, p. 1299-1302, 2017.

*Terpenoides*
LANGE, B. M. The evolution of plant secretory structures and emergence of terpenoid chemical diversity. *Ann Rev Plant Biol*, v. 66, p. 139-59, 2015.
CHEN, F.; THOLL, D. et al. The family of terpene synthases in plants... *Plant J*, v. 66, p. 212-29, 2011.
PICHERSKY, E.; RAGUSO, R. A. Why do plants produce so many terpenoid compounds? *New Phytologist*, v. 220, p. 692-702, 2018.

*Furanonas, compostos fenólicos, benzenoides*
SLAUGHTER, J. C. The naturally occurring furanones: Formation and function from pheromone to food. *Biol Revs*, v. 74, p. 259-76, 2007.
TOHGE, T.; WATANABE, M. et al. The evolution of phenylpropanoid metabolism in the green lineage. *Crit Revs Biochem Mol Biol*, v. 48, p. 123-52, 2013.
WIDHALM, J. R.; DUDAREVA, N. A familiar ring to it: Biosynthesis of plant benzoic acids. *Molecular Plant*, v. 8, p. 83-97, 2015.

*Compostos voláteis nitrogenados e sulfurados*
ROUTRAY, W.; RAYAGURU, K. 2-Acetyl-1-pyrroline: A key aroma component of aromatic rice and other food products. *Food Reviews Int*, v. 34, p. 539-65, 2018.
MURRAY, K. E.; WHITFIELD, F. B. The occurrence of 3-alkyl-2-methoxypyrazines in raw vegetables. *J Sci Food Agric*, v. 26, p. 973-86, 1975.
IRANSHAHI, M. A review of volatile sulfur-containing compounds from terrestrial plants... *J Ess Oil Res*, v. 24, p. 393-434, 2012.
BLOCK, E. *Garlic and Other Alliums: The Lore and the Science*. Royal Society of Chemistry, 2010.

## CAPÍTULO 9. MUSGOS, ÁRVORES, RELVA, ERVAS

AGATÁRQUIDES, c. 150 a. C. *On the Erythraean Sea*. Trad. ingl. S. M. Burstein. In: A. Dalby. *Dangerous Tastes: The Story of Spices*. Univ. California Press, 2000. p. 33.
KELLER, H. *The World I Live In*. Century, 1908. p. 65.

*Hepáticas, musgos, cavalinhas, samambaias*
CRONBERG, N. Animal-mediated fertilization in bryophytes – parallel or precursor to insect pollination in angiosperms? *Lindbergia*, v. 35, p. 76-85, 2012.

ASAKAWA, Y. Chemosystematics of the Hepaticae. *Phytochemistry*, v. 65, p. 623-69, 2004.
SARITAS, Y.; SONWA, M. M. et al. Volatile constituents in mosses (*Musci*). *Phytochemistry*, v. 57, p. 443-57, 2001.
FONS, F.; FROISSARD, D. et al. Volatile composition of six horsetails. *Nat Product Comms*, v. 8, p. 509-12, 2013.
FONS, F.; FROISSARD, D. et al. Biodiversity of volatile organic compounds from five French ferns. *Nat Product Comms*, v. 5, p. 1655-58, 2010.
FROISSARD, D.; FONS, F. et al. Volatiles of French ferns and "fougère" scent in perfumery. *Nat Product Comms*, v. 6, p. 1723-26, 2011.
KESSLER, M.; CONNOR, E.; LEHNERT, M. Volatile organic compounds in the strongly fragrant fern genus *Melpomene... Plant Biol*, v. 17, p. 430-36, 2015.
JIAO, J.; GAI, Q.-Y. et al. Ionic-liquid-assisted microwave distillation coupled with headspace single-drop microextraction followed by GC-MS for the rapid analysis of essential oil in *Dryopteris fragrans*. *J Separation Sci*, v. 36, p. 3799-3806, 2013.

*Cedro, pinho, abeto, sequoia*
*Epopeia de Gilgamesh*, c. 1200 a.C. F. N. Al-Rawi e A. R. George. Back to the cedar forest: The beginning and end of Tablet V of the standard Babylonian Epic of Gilgameš. *J Cuneiform Studies*, v. 66, n. 1, p. 69-90, 2014.
FLEISHER, A.; FLEISHER, Z. The volatiles of the leaves and wood of Lebanon cedar... *J Ess Oil Res*, v. 12, p. 763-65, 2000.
PAOLI, M.; NAM, A.-M. et al. Chemical variability of the wood essential oil of *Cedrus atlantica manetti* from Corsica. *Chem e Biodiversity*, v. 8, p. 344-51, 2011.
ADAMS, R. P. Investigation of *Juniperus* species of the U.S. for new sources of cedarwood oil. *Ec Bot*, v. 41, n. 1, p. 48-54, 1987.
KRAUZE-BARANOWSKA, M.; MARDAROWICZ, M. et al. Antifungal activity of the essential oils from some species of the genus *Pinus*. *Zeitschrift für Naturforschung* C, v. 57, p. 478-82, 2002.
KUROSE, K.; OKAMURA, D.; YATAGAI, M. Composition of the essential oils from the leaves of nine *Pinus* species and the cones of three of *Pinus* species. *Flavour Fragr J*, v. 22, p. 10-20, 2007.
YU, E. J.; KIM, T. H. et al. Aroma-active compounds of *Pinus densiflora* (red pine) needles. *Flavour Fragr J*, v. 19, p. 532-37, 2004.
ANDERSEN, N. H.; SYRDAL, D. D. Terpenes and sesquiterpenes of *Chamaecyparis nootkatensis* leaf oil. *Phytochemistry*, v. 9, p. 1325-40, 1970.
VON RUDLOFF, E. The leaf oil terpene composition of incense cedar and coast redwood. *Canadian J Chemistry*, v. 59, p. 285-87, 1981.
VON RUDLOFF, E.; LAPP, M. S. et al. Chemosystematic study of *Thuja plicata*... *Biochem Systematics Ecol*, v. 16, p. 119-25, 1988.

*Olíbano, mirra, bálsamos*
LANGENHEIM, J. H. *Plant Resins: Chemistry, Evolution, Ecology, and Ethnobotany*. Timber Press, 2003.
BEN-YEHOSHUA, S.; BOROWITZ, C. et al. Frankincense, myrrh, and balm of Gilead... *Hort Reviews*, v. 39, p. 1-76, 2012.
CERUTTI-DELASALLE, C.; MEHIRI, M. et al. The (+)-cis- and (+)-trans-olibanic acids: Key odorants of frankincense. *Angewandte Chemie*, v. 128, p. 13923-27, 2016.
NIEBLER, J.; BÜTTNER, A. Frankincense revisited, Part I: Comparative analysis of volatiles in commercially relevant *Boswellia* species. *Chem e Biodiversity*, v. 13, p. 613-29, 2016.
NIEBLER, J.; BÜTTNER, A. Identification of odorants in frankincense... *Phytochemistry*, v. 109, p. 66-75, 2015.
NIEBLER, J.; ZHURAVLOVA, K. et al. Fragrant sesquiterpene ketones as trace constituents in frankincense volatile oil... *J Natural Products*, v. 79, p. 1160-64, 2016.
HANUŠ, L. O.; REZANKA, T. et al. Myrrh – *Commiphora* chemistry. *Biomed Papers*, v. 149, p. 3-28, 2005.
BURGER, P.; CASALE, A. et al. New insights in the chemical composition of benzoin balsams. *Food Chem*, v. 210, p. 613-22, 2016.

CUSTÓDIO, D. L.; VEIGA-JUNIOR, V. F. True and common balsams. *Rev Brasil Farmacogn*, v. 22, p. 1372-83, 2012.

*Copal, âmbar*
CASE, R. J.; TUCKER, A. O. et al. Chemistry and ethnobotany of commercial incense copals of North America. *Economic Botany*, v. 57, p. 189-202, 2003.
GRAMOSA, N. V.; SILVEIRA, E. R. Volatile constituents of *Copaifera langsdorffii* from the Brazilian northeast. *J Ess Oil Res*, v. 17, p. 130-32, 2005.
FEIST, M.; LAMPRECHT, I. et al. Thermal investigations of amber and copal. *Thermochimica Acta*, v. 458, p. 162-70, 2007.
SANTIAGO-BLAY, J. A; LAMBERT, J. B. Plant exudates and amber: Their origin and uses. *Arnoldia*, v. 75, n. 1, p. 2-13, 2017.

*Canela, eucalipto, louro-da-califórnia, abacate*
RAVINDRAN, P. N.; NIRMAL BABU, K. et al. (orgs.). *Cinnamon and Cassis: The Genus* Cinnamomum. CRC Press, 2004.
WOEHRLIN, F.; FRY, H. et al. Quantification of flavoring constituents in cinnamon... *J Agric Food Chem*, v. 58, p. 10568-75, 2010.
KIM, L.; GALBALLY, I. E. et al. BVOC emissions from mechanical wounding of leaves and branches of *Eucalyptus sideroxylon* (red ironbark). *J Atmospheric Chemistry*, v. 68, p. 265-79, 2011.
TABANCA, N.; AVONTO, C. et al. Comparative investigation of *Umbellularia californica* and *Laurus nobilis* leaf essential oils... *J Agric Food Chem*, v. 61, p. 12283-91, 2013.
NIOGRET, J.; EPSKY, N. D. et al. Analysis of sesquiterpene distributions in the leaves, branches, and trunks of avocado. *Am J Plant Sci*, v. 4, p. 922-31, 2013.

*Sândalo, agáloco, palo santo, carvalho, cerejeira*
HASEGAWA, T.; IZUMI, H. et al. Structure-odor relationships of α-santalol derivatives with modified side chains. *Molecules*, v. 17, p. 2259-70, 2012.
CHEN, H.; YANG, Y. et al. Comparison of compositions and antimicrobial activities of essential oils from chemically stimulated agarwood, wild agarwood and healthy *Aquilaria sinensis* trees. *Molecules*, v. 16, p. 4884-96, 2011.
ISHIHARA, M.; TSUNEYA, T. et al. Components of the volatile concentrate of agarwood. *J Ess Oil Res*, v. 5, p. 283-89, 1993.
NAEF, R. The volatile and semi-volatile constituents of agarwood... *Flavour Fragr J*, v. 26, p. 73-87, 2011.
YUKAWA, C.; IMAYOSHI, Y. et al. Chemical composition of three extracts of *Bursera graveolens*. *Flavour Fragr J*, v. 21, p. 234-38, 2006.
FERNÁNDEZ DE SIMÓN, B.; ESTERUELAS, E. et al. Volatile compounds in acacia, chestnut, cherry, ash, and oak woods... *J Agric Food Chem*, v. 57, p. 3217-27, 2009.
MARTÍNEZ, J.; CADAHÍA, E. et al. Effect of the seasoning method on the chemical composition of oak heartwood to cooperage. *J Agric Food Chem*, v. 56, p. 3089-96, 2008.

*Artemísia, sálvia, mil-folhas, fedegosa, chaparral*
BARNEY, J. N.; HAY, A. G. et al. Isolation and characterization of allelopathic volatiles from mugwort... *J Chem Ecology*, v. 31, p. 247-65, 2005.
BOREK, T. T.; HOCHRIEN, J. M. et al. Composition of the essential oil of white sage, *Salvia apiana*. *Flavour Fragr J*, v. 21, p. 571-72, 2006.
AMOORE, J. E.; FORRESTER, L. J. Specific anosmia to trimethylamine: The fishy primary odor. *J Chem Ecology*, v. 2, p. 49-56, 1976.
JARDINE, K.; ABRELL, L. et al. Volatile organic compound emissions from *Larrea tridentata* (creosote bush). *Atmos Chem Phys*, v. 10, p. 12191-206, 2010.
RHEW, R. C.; MILLER, B. R. et al. Chloroform, carbon tetrachloride and methyl chloroform fluxes in southern California ecosystems. *Atmos Environ*, v. 42, p. 7135-40, 2008.
STROBEL, G.; SINGH, S. K. et al. An endophytic/ pathogenic *Phoma* sp. from creosote bush and its VOCs. *FEMS Microbiol Letters*, v. 320, p. 87-94, 2011.

*Gramíneas, trevos,* sweetgrass
BRILLI, F.; HÖRTNAGL, L. et al. Qualitative and quantitative characterization of volatile organic compound emissions from cut grass. *Environ Sci Technol,* v. 46, p. 3859-65, 2012.
MAYLAND, H. F.; FLATH, R. A. et al. Volatiles from fresh and air-dried vegetative tissues of tall fescue... *J Agric Food Chem,* v. 45, p. 2204-10, 1997.
RUUSKANEN, T. M.; MÜLLER, M. et al. Eddy covariance VOC emission and deposition fluxes above grassland using PTR-TOF. *Atmos Chem Phys,* v. 11, p. 611-25, 2011.
QUIJANO-CELIS, C. E.; PINO, J. A. et al. Chemical composition of the leaves essential oil of *Melilotus officinalis* (L.) Pallas from Colombia. *J Ess Oil Bearing Plants,* v. 13, p. 313-15, 2010.
TAVA, A. Coumarin-containing grass: Volatiles from sweet vernalgrass... *J Ess Oil Res,* v. 13, n. 5, p. 367-70, 2001.

*Isopreno, emissões florestais*
POLLASTRI, S.; TSONEV, T. et al. Isoprene improves photochemical efficiency and enhances heat dissipation in plants... *J Exp Bot,* v. 65, p. 1565-70, 2014.
GERSHENZON, J. Insects turn up their noses at sweating plants. *Proc Natl Acad Sci USA,* v. 105, p. 17211-12, 2008.
GUENTHER, A.; KARL, T. et al. Estimates of global terrestrial isoprene emissions... *Atmos Chem Phys,* v. 6, n. 11, p. 3181-3210, 2006.
GUENTHER, A.; ZIMMERMAN, P. et al. Natural volatile organic compound emission rate estimates for U.S. woodland landscapes. *Atmos Environ,* v. 28, p. 1197-1210, 1994.
KIDD, C.; PERRAUD, V. et al. Integrating phase and composition of secondary organic aerosol from the ozonolysis of α-pinene. *Proc Natl Acad Sci USA,* v. 111, p. 7552-57, 2014.
JAIN, S.; ZAHARDIS, J. et al. Soft ionization chemical analysis of secondary organic aerosol from green leaf volatiles emitted by turf grass. *Environ Sci Technol,* v. 48, p. 4835-43, 2014.
KIRSTINE, W.; GALBALLY, I. et al. Air pollution and the smell of cut grass. In: *Conference Proceedings: 16th International Clean Air Conference.* Christchurch, New Zealand, 2002.

## CAPÍTULO 10. FLORES

ARISTÓTELES, 325 a.C. *Sense and Sensibilia,* 5. Trad. Ingl. J. I. Beare. In: *The Complete Works of Aristotle.* Org. J. Barnes. Princeton Univ. Press, 1984. p. 704-5.
PLÍNIO, 75. *Natural History,* livro 21, cap. 1. Trad. ingl. J. Bostock e H. T. Riley. In: *Pliny the Elder: The Natural History,* 1855. Disponível em: https://www.perseus.tufts.edu/hopper/text?doc= Perseus:text:1999.02.0137. Acesso em: 20 jun. 2022.
GENDERS, R. *Scented Flora of the World.* Hale, 1994.
GOODY, J. *The Culture of Flowers.* Cambridge Univ. Press, 1993.

*A evolução das flores e algumas recordações não muito florais*
RAGUSO, R. A. Flowers as sensory billboards... *Curr Opinion Plant Biol,* v. 7, p. 434-40, 2004.
RAGUSO, R. A. Wake up and smell the roses: The ecology and evolution of floral scent. *Ann Rev Ecol Evol Systematics,* v. 39, p. 549-69, 2008.
JÜRGENS, A.; DÖTTERL, S. et al. The chemical nature of fetid floral odours... *New Phytologist,* v. 172, p. 452-68, 2006.
ZHANG, X.; CHINGIN, K. et al. Deciphering the chemical origin of the semen-like floral scents in three angiosperm plants. *Phytochemistry,* v. 145, p. 137-45, 2018.

*Compostos voláteis florais mistos, síndromes, sinais*
DUDAREVA, N. A.; PICHERSKY, E. *Biology of Floral Scent.* CRC Press, 2006.
MUHLEMANN, J. K.; KLEMPIEN, A. et al. Floral volatiles: From biosynthesis to function. *Plant Cell Environ,* v. 37, p. 1936-49, 2014.
KESSLER, D.; DIEZEL, C. et al. Petunia flowers solve the defence/apparency dilemma of pollinator attraction by deploying complex floral blends. *Ecol Lett,* v. 16, p. 299-306, 2013.
RAGUSO, R. A. More lessons from linalool: Insights gained from a ubiquitous floral volatile. *Curr Opinion Plant Biol,* v. 32, p. 31-36, 2016.

KNUDSEN, J. T.; ERIKSSON, R. et al. Diversity and distribution of floral scent. *Botan Rev*, v. 72, p. 1-120, 2006.
GRABENHORST, F.; ROLLS, E. T. et al. How pleasant and unpleasant stimuli combine in different brain regions: Odor mixtures. *J Neurosci*, v. 27, p. 13532-40, 2007.
GRABENHORST, F.; ROLLS, E. T. et al. A hedonically complex odor mixture produces an attentional capture effect in the brain. *NeuroImage*, v. 55, p. 832-43, 2011.

*Flores dos antigos*
KAISER, R. *Meaningful Scents around the World: Olfactory, Chemical, Biological, and Cultural Considerations*. Wiley, 2006. p. 114-21 [lírios, lótus].
MORAGA, A. R.; RAMBLA, J. L. et al. Metabolite and target transcript analyses during *Crocus sativus* stigma development. *Phytochemistry*, v. 70, p. 1009-16, 2009.
LI, H. L. *The Garden Flowers of China*. Ronald Press, 1951.
KAISER, R. *The Scent of Orchids: Olfactory and Chemical Investigations*. Elsevier, 1993.
LI, S.; CHEN, L. et al. Identification of floral fragrances in tree peony... *Scientia Horticulturae*, v. 142, p. 158-65, 2012.
KANEKO, S.; CHEN, J. et al. Potent odorants of characteristic floral/sweet odor in Chinese chrysanthemum flower tea infusion. *J Agric Food Chem*, v. 65, p. 10058-63, 2017.
Zheng, C. H.; Kim, T. H. et al. Characterization of potent aroma compounds in *Chrysanthemum coronarium* L. (Garland)... *Flavour Fragr J*, v. 19, p. 401-05, 2004.

*Flores europeias silvestres e cultivadas*
HAMMAMI, I.; KAMOUN, N. et al. Biocontrol of *Botrytis cinerea* with essential oil and methanol extract of *Viola odorata* L. flowers. *Arch Appl Sci Res*, v. 5, p. 44-51, 2011.
SURBURG, H.; GUENTERT, M. et al. Volatile compounds from flowers: Analytical and olfactory aspects. In: *Bioactive Volatile Compounds from Plants*. Org. R. Teranishi, R. G. Buttery et al. American Chemical Society, 1993. p. 168-86 [lírio-do-vale].
ROHRIG, E.; SIVINSKI, J. et al. A floral-derived compound attractive to the tephritid fruit fly parasitoid *Diachasmimorpha longicaudata*. *J Chem Ecology*, v. 34, p. 549-57, 2008 [alisso].
DOBSON, H. E. M.; ARROYO, J. et al. Interspecific variation in floral fragrances within the genus *Narcissus* (Amaryllidaceae). *Biochem Systematics Ecol*, v. 25, p. 685-706, 1997.
MOOKHERJEE, B. D.; TRENKLE, R. W. et al. Live vs. dead, Part II: A comparative analysis of the headspace volatiles... *J Ess Oil Res*, v. 1, p. 85-90, 1989 [narciso].
CHEN, H.-C.; CHI, H.-S. et al. Headspace solid-phase microextraction analysis of volatile components in *Narcissus tazetta* var. *chinensis* Roem. *Molecules*, v. 18, p. 13723-34, 2013.
BRUNKE, E.-J.; HAMMERSCHMIDT, F.-J. et al. Flower scent of some traditional medicinal plants. In *Bioactive Volatile Compounds from Plants*. Org. R. Teranishi, R. G. Buttery et al. American Chemical Society, 1993. p. 282-96 [camomila].
OMIDBAIGI, R.; SEFIDKON, F. et al. Roman chamomile oil: Comparison between hydro-distillation and supercritical fluid extraction. *J Ess Oil Bearing Plants*, v. 6, p. 191-94, 2003.
AN, M.; HAIG, T. et al. On-site field sampling and analysis of fragrance from living lavender (*Lavandula angustifolia* L.) flowers... *J Chromatogr A*, v. 917, p. 245-50, 2001.
LIS-BALCHIN, M. T. Lavender. In: *Handbook of Herbs and Spices*. Org. K. V. Peter. Elsevier, 2012. p. 329-47.
CLERY, R. A.; OWEN, N. E. et al. An investigation into the scent of carnations. *J Ess Oil Res*, v. 11, p. 355-59, 1999.
NIMITKEATKAI, H.; UEDA, Y. et al. Emission of methylbutyric acid from *Gypsophila paniculata* L... *Scientia Horticulturae*, v. 106, p. 370-80, 2005 [aroma de suor e queijo].

*Flores de trepadeiras, arbustos e árvores europeias*
PORTER, A. Floral volatiles of the sweet pea *Lathyrus odoratus*. *Phytochemistry*, v. 51, p. 211-14, 1999.
SCHLOTZHAUER, W. S.; PAIR, S. D. et al. Volatile constituents from the flowers of Japanese honeysuckle (*Lonicera japonica*). *J Agric Food Chem*, v. 44, p. 206-9, 1996 [inclui a *Lonicera caprifolium* europeia].

ADUMITRESEI, L.; GOSTIN, I. et al. Chemical compounds identified in the leaf glands of *Rosa agrestis savi* and *Rosa rubiginosa* L. *Analele Științifice ale Universității "Al. I. Cuza" din Iași: Matematic* (Romênia), v. 55, n. 1, p. 39-45, 2009.
ANTONELLI, A.; FABBRI, C. et al. Characterization of 24 old garden roses from their volatile compositions. *J Agric Food Chem*, v. 45, p. 4435-39, 1997.
KRECK, M.; PÜSCHEL, S. et al. Biogenetic studies in *Syringa vulgaris* L. ... lilac aldehydes and lilac alcohols. *J Agric Food Chem*, v. 51, p. 463-69, 2003.
LI, Z.-G.; LEE, M.-R. et al. Analysis of volatile compounds emitted from fresh *Syringa oblata* flowers... *Analytica Chimica Acta*, v. 576, p. 43-49, 2006.
NAEF, R.; JAQUIER, A. et al. From the linden flower to linden honey – volatile constituents of linden nectar, the extract of bee-stomach and ripe honey. *Chem e Biodiversity*, v. 1, n. 12, p. 1870-79, 2004.

*Flores asiáticas*
JOHNSON, T. S.; SCHWIETERMAN, M. L. et al. Lilium floral fragrance... *Phytochemistry*, v. 122, p. 103-12, 2016.
KONG, Y.; SUN, M. et al. Composition and emission rhythm of floral scent volatiles from eight lily cut flowers. *J Am Soc for Hort Sci*, v. 137, p. 376-82, 2012.
MCCULLOCH, M. Fragrance removal in *Lilium* L. subdivision *Orientalis* (Oriental lily). University of Minnesota Department of Horticultural Science, 2015.
BERA, P.; KOTAMREDDY, J. N. R. et al. Interspecific variation in headspace scent volatiles composition of four commercially cultivated jasmine flowers. *Natural Product Res*, v. 29, p. 1328-35, 2015.
CHRISTENSEN, L. P.; JAKOBSEN, H. B. et al. Volatiles emitted from flowers of γ-radiated and nonradiated *Jasminum polyanthum* Franch. in situ. *J Agric Food Chem*, v. 45, p. 2199-2203, 1997.
ROUT, P. K.; NAIK, S. N. et al. Composition of absolutes of *Jasminum sambac* L. flowers... *J Ess Oil Res*, v. 22, p. 398-406, 2010.
ISHIKAWA, M.; HONDA, T. et al. "Aqua-space®," a new headspace method for isolation of natural floral aromas... *Biosci Biotech Biochem*, v. 68, p. 454-57, 2004 [gardênia].
MOOKHERJEE, B. D.; TRENKLE, R. W. et al. Live vs. dead, Part II: A comparative analysis... *J Ess Oil Res*, v. 1, p. 85-90, 1989 [jasmim-do-imperador].
PERRIOT, R.; BREME, K. et al. Chemical composition of French mimosa absolute oil. *J Agric Food Chem*, v. 58, p. 1844-49, 2010.
ZHANG, H.; SETZER, W. N. The floral essential oil composition of *Albizia julibrissin* growing in northern Alabama. *Am. J Ess Oils Nat Prod*, v. 1, n. 2, p. 41-42, 2013.

*Flores africanas e americanas*
AZUMA, H.; THIEN, L. B. et al. Floral scents, leaf volatiles and thermogenic flowers in Magnoliaceae. *Plant Species Biol*, v. 14, p. 121-27, 1999.
BARRETO, A. S.; FELICIANO, G. D. et al. Volatile composition of three floral varieties of *Plumeria rubra*. *Int J Curr Microbiol Appl Sci*, v. 3, n. 8, p. 598-607, 2014.
AO, M.; LIU, B. et al. Volatile compound in cut and un-cut flowers of tetraploid *Freesia hybrida*. *Natural Product Res*, v. 27, p. 37-40, 2013.
FU, Y.; GAO, X. et al. Volatile compounds in the flowers of freesia parental species and hybrids. *J Integrative Plant Biol*, v. 49, p. 1714-18, 2007.
OGUNWANDE, I. A.; OLAWORE, N. O. The essential oil from the leaves and flowers of "African marigold," *Tagetes erecta* L. *J Ess Oil Res* v. 18, p. 366-68, 2006.
TANKEU, S. Y.; VERMAAK, I. et al. Essential oil variation of *Tagetes minuta*... *Biochem Systematics Ecol* v. 51, p. 320-27, 2013.
REVERCHON, E.; DELLA PORTA, G. Tuberose concrete fractionation by supercritical carbon dioxide. *J Agric Food Chem*, v. 4, p. 1356-60, 1997.
RODYOUNG, A.; SA-NUANPUAG, K. et al. Volatile releasing patterns of tuberose flowers... *Acta Horticulturae*, p. 307-11, 2015.
KAYS, S. J.; HATCH, J. et al. Volatile floral chemistry of *Heliotropium arborescens* L. "Marine." *HortScience*, v. 40, p. 1237-38, 2005.

RAGUSO, R. A.; HENZEL, C. et al. Trumpet flowers of the Sonoran desert: Floral biology of *Peniocereus* cacti and sacred *Datura*. *Int J Plant Sci*, v. 164, p. 877-92, 2003.
SUZUKI, S. Development of new fragrance products by headspace method. *J Japan Oil Chemists' Soc*, v. 44, n. 4, p. 274-82, 1995 [cereus, frésia].

*As rosas ao longo da história*
FOUGÈRE-DANEZAN, M.; JOLY, S. et al. Phylogeny and biogeography of wild roses... *Annals of Botany*, v. 115, p. 275-91, 2015.
ADUMITRESEI, L.; GOSTIN, I. et al. Chemical compounds identified in the leaf glands of *Rosa agrestis savi* and *Rosa rubiginosa* L. *Analele Științifice ale Universității "Al. I. Cuza" din Iași: Matematică* (Romênia), v. 55, n. 1, p. 39-45, 2009.
PICONE, J. M.; CLERY ROBIN, A. et al. Rhythmic emission of floral volatiles from *Rosa damascena semperflorens* cv. Quatre Saisons. *Planta*, v. 219, p. 468-78, 2004.
RUSANOV, K.; KOVACHEVA, N. et al. Traditional *Rosa damascena* flower harvesting practices evaluated through GC/MS... *Food Chem*, v. 129, p. 1851-59, 2011.
SCALLIET, G.; PIOLA, F. et al. Scent evolution in Chinese roses. *Proc Natl Acad Sci USA*, v. 105, p. 5927-32, 2008.
MOOKHERJEE, B. D.; TRENKLE, R. W. et al. Live vs. dead, Part II: A comparative analysis... *J Ess Oil Res*, v. 1, p. 85-90, 1989 [rosa-chá híbrida].
CHERRI-MARTIN, M.; JULLIEN, F. et al. Fragrance heritability in hybrid tea roses. *Scientia Horticulturae*, v. 113, p. 177-81, 2007.
CAISSARD, J.-C.; BERGOUGNOUX, V. et al. Chemical and histochemical analysis of "Quatre Saisons Blanc Mousseux," a moss rose of the *Rosa × damascena* group. *Ann Bot*, v. 97, p. 231-38, 2006.

## CAPÍTULO 11. VERDURAS E ERVAS COMESTÍVEIS

EVELYN, J. (1699). *Acetaria: A Discourse of Sallets*. Fac-símile. Prospect Books, 1982.
HUI, Y. H. (org.). *Handbook of Fruit and Vegetable Flavors*. Wiley, 2010.
PETER, K. V. (org.). *Handbook of Herbs and Spices*. Elsevier, 2012.

*Verduras*
CHARRON, C. S.; CANTLIFFE, D. J. et al. Photosynthetic photon flux, photoperiod, and temperature effects on emissions of (Z)-3-hexenal, (Z)-3-hexenol, and (Z)-3-hexenyl acetate from lettuce. *J Am Soc for Hort Sci*, v. 121, p. 488-94, 1996.
GOETZ-SCHMIDT, E. M.; SCHREIER, P. Neutral volatiles from blended endive (*Cichorium endivia*, L.). *J Agric Food Chem*, v. 34, p. 212-15, 1986.
FLAMINI, G.; CIONI, P. L. et al. Differences in the fragrances of pollen, leaves, and floral parts of garland (*Chrysanthemum coronarium*)... *J Agric Food Chem*, v. 51, p. 2267-71, 2003.
UMANO, K.; HAGI, Y. et al. Volatile chemicals identified in extracts from leaves of Japanese mugwort... *J Agric Food Chem*, v. 48, p. 3463-69, 2000.
CHIN, H.-W.; ZENG, Q. et al. Occurrence and flavor properties of sinigrin hydrolysis products in fresh cabbage. *J Food Sci*, v. 61, p. 101-4, 1996.
BREME, K.; TOURNAYRE, P. et al. Characterization of volatile compounds of Indian cress absolute... *J Agric Food Chem*, v. 58, p. 473-80, 2010.
MASANETZ, C.; GUTH, H. et al. Fishy and hay-like off-flavours of dry spinach. *Zeitschrift für Lebensmitteluntersuchung und -Forschung A*, v. 206, p. 108-13, 1998.
SHIM, J.-E.; HEE BAEK, H. Determination of trimethylamine in spinach, cabbage, and lettuce... *J Food Sci*, v. 77, p. C1071-76, 2012.
DREGUS, M.; ENGEL, K.-H. Volatile constituents of uncooked rhubarb (*Rheum rhabarbarum* L.) stalks. *J Agric Food Chem*, v. 5, p. 6530-36, 2003.
DREGUS, M.; SCHMARR, H.-G. et al. Enantioselective analysis of methyl-branched alcohols and acids in rhubarb stalks. *J Agric Food Chem*, v. 51, p. 7086-91, 2003.
GÖTZ-SCHMIDT, E. M.; SCHREIER, P. Volatile constituents of *Valerianella locusta*. *Phytochemistry*, v. 27, n. 3, p. 845-48, 1988.

Delort, E.; Jaquier, A. et al. Volatile composition of oyster leaf... *J Agric Food Chem*, v 60, p. 11681-90, 2012.
Mhamdi, B.; Wannes, W. A. et al. Volatiles from leaves and flowers of borage... *J Ess Oil Res*, v. 21, p. 504-6, 2009.

*Ervas da família da hortelã (labiadas)*
Karousou, R.; Balta, M. et al. "Mints," smells and traditional uses in Thessaloniki (Greece) and other Mediterranean countries. *J Ethnopharmacol*, v. 109, p. 248-57, 2007.
Kelley, L. E.; Cadwallader, K. R. Identification and quantitation of potent odorants in spearmint oils. *J Agric Food Chem*, v. 66, p. 2414-21, 2018.
Kokkini, S.; Vokou, D. *Mentha spicata* (Lamiaceae) chemotypes growing wild in Greece. *Economic Botany*, v. 43, p. 192-202, 1989.
Teixeira, M. A.; Rodrigues, A. E. Coupled extraction and dynamic headspace techniques for the characterization of essential oil and aroma fingerprint of *Thymus* species. *Ind e Eng Chem Res*, v. 53, p. 9875-82, 2014.
Figuérédo, G.; Cabassu, P. et al. Studies of Mediterranean oregano populations... *Flavour Fragr J*, v. 21, p. 134-39, 2006.
Baher, Z. F.; Mirza, M. et al. The influence of water stress on plant height, herbal and essential oil yield and composition in *Satureja hortensis* L. *Flavour Fragr J*, v. 17, p. 275-77, 2002.
Karousou, R.; Efstathiou, C. et al. Chemical diversity of wild growing *Origanum majorana* in Cyprus. *Chem e Biodiversity*, v. 9, p. 2210-17, 2012.
Flamini, G.; Cioni, P. L. et al. Main agronomic-productive characteristics of two ecotypes of *Rosmarinus officinalis* L. and chemical composition of their essential oils. *J Agric Food Chem*, v. 50, p. 3512-17, 2002.
Steševič, D.; Ristič, M. et al. Chemotype diversity of indigenous Dalmatian sage (*Salvia officinalis* L.) populations in Montenegro. *Chem e Biodiversity*, v. 11, p. 101-14, 2014.
Nitta, M.; Kobayashi, H. et al. Essential oil variation of cultivated and wild perilla analyzed by GC/MS. *Biochem Systematics Ecol*, v. 34, p. 25-37, 2006.
Peer, W. A.; Langenheim, J. H. Influence of phytochrome on leaf monoterpene variation in *Satureja douglasii*. *Biochem Systematics Ecol*, v. 26, p. 25-34, 1998.

*Manjericação e molho "Pesto alla Genovese"*
Vieira, R. F.; Simon, J. E. Chemical characterization of basil (*Ocimum spp.*) based on volatile oils. *Flavour Fragr J*, v. 21, p. 214-21, 2006.
Bernhardt, B.; Sipos, L. et al. Comparison of different *Ocimum basilicum* L. gene bank accessions... *Ind Crops Products*, v. 67, p. 498-508, 2015.
Elementi, S.; Neri, R. et al. Biodiversity and selection of "European" basil (*Ocimum basilicum* L.) types. *Acta Horticulturae*, p. 99-104, 2006.
Amadei, G.; Ross, B. M. Quantification of character-impacting compounds in *Ocimum basilicum* and "Pesto alla Genovese." *Rapid Communs in Mass Spectrom*, v. 26, p. 219-25, 2012.
Miele, M.; Dondero, R. et al. (2001). Methyleugenol in *Ocimum basilicum* L. cv. Genovese Gigante. *J Agric Food Chem*, v. 49, p. 517-21, 2001.
Fischer, R.; Nitzan, N. et al. Variation in essential oil composition within individual leaves of sweet basil (*Ocimum basilicum* L.) is more affected by leaf position than by leaf age. *J Agric Food Chem*, v. 59, p. 4913-22, 2011.

*Ervas da família do aipo (apiáceas)*
Kurobayashi, Y.; Kouno, E. et al. Potent odorants characterize the aroma quality of leaves and stalks in raw and boiled celery. *Biosci Biotech Biochem*, v. 70, p. 958-65, 2006.
Bylaité, E.; Roozen, J. P. et al. Dynamic deadspace-gas chromatography-olfactometry analysis of different anatomical parts of lovage (*Levisticum officinale* Koch.) at eight growing stages. *J Agric Food Chem* v. 48, p. 6183-90, 2000.
Lisiewska, Z.; Kmiecik, W. et al. Content of basic components and volatile oils in green dill... *J Food Quality*, v. 30, p. 281-99, 2007.

STEFANINI, M. B.; MING, L. C. et al. Essential oil constituents of different organs of fennel... *Rev Bras Pl Med*, v. 8, p. 193-98, 2006.
BAŞER, K. H. C.; ERMIN, N. et al. (1998). The essential oil of *Anthriscus cerefolium* (L.) Hoffm. (chervil) growing wild in Turkey. *J Ess Oil Res*, v. 10, p. 463-64, 1998.
CADWALLADER, K. R.; BENITEZ, D. et al. Characteristic aroma components of the cilantro mimics. In *Natural Flavors and Fragrances*. Org. C. Frey e R. Rouseff. American Chemical Society, 2005. p. 117-28.
MASANETZ, C.; GROSCH, W. Key odorants of parsley leaves... *Flavour Fragr J*, v. 13, n. 2, p. 115-24, 1998.
ULRICH, D.; BRUCHMÜLLER, T. et al. Sensory characteristics and volatile profiles of parsley... *J Agric Food Chem*, v. 59, p. 10651-56, 2011.

*Ervas da família da margarida (compostas)*
OBOLSKIY, D.; PISCHEL, I. et al. *Artemisia dracunculus* L. (Tarragon): A critical review... *J Agric Food Chem*, v. 59, p. 11367-84, 2011.
KHALILOV, L. M.; PARAMON, E. A. et al. ... Composition of vapor isolated from certain species of *Artemisia* plants. *Chemistry of Natural Compounds*, v. 37, n. 4, p. 339-42, 2001 [absinto].
MASTELIĆ, J.; POLITEO, O. et al. Contribution to the analysis of the essential oil of *Helichrysum italicum*... *Molecules*, v. 13, p. 795-803, 2008 [erva-caril].
MESHKATALSADAT, M. H.; SAFAEI-GHOMI, J. et al. Chemical characterization of volatile components of *Tagetes minuta* L... *Digest J Nanomaterials and Biostructures*, v. 5, n. 1, p. 101-06, 2010 [coari-bravo].

*Outras ervas das Américas*
CALVO-IRABIÉN, L. M.; PARRA-TABLA, V. et al. (2014). Phytochemical diversity of the essential oils of Mexican oregano. *Chem e Biodiversity*, v. 11, p. 1010-21, 2014.
SHAHHOSEINI, R.; ESTAJI, A. et al. The effect of different drying methods on the content and chemical composition of essential oil of lemon verbena... *J Ess Oil Bearing Plants*, v. 16, n. 4, p. 474-81, 2013.
BLANCKAERT, I.; PAREDES-FLORES, M. et al. Ethnobotanical, morphological, phytochemical and molecular evidence for the incipient domestication of epazote ... in a semi-arid region of Mexico. *Genetic Resources and Crop Evolution*, v. 59, p. 557-73, 2012.
MCBURNETT, B. G.; CHAVIRA, A. A. et al. Analysis of *Piper auritum*: A traditional Hispanic herb. In *Hispanic Foods*. Org. M. H. Tunick e E. González de Mejía. American Chemical Society, 2006. p. 67-76 [*hoja santa*].
BUTTERY, R. G.; LING, L. C. et al. Tomato leaf volatile aroma components. *J Agric Food Chem*, v. 35, p. 1039-42, 1987.

*Ervas da Ásia oriental*
AVOSEH, O.; OYEDEJI, O. et al. *Cymbopogon* species... *Molecules*, v. 20, p. 7438-53, 2015 [capim-limão].
AGOUILLAL, F.; TAHER, Z. M. et al. A review of ... *Citrus hystrix* DC. *Biosciences, Biotechnol Res Asia*, v. 14, p. 285-305, 2017 [lima-cafre].
JIANG, L.; KUBOTA, K. Formation by mechanical stimulus of the flavor compounds in young leaves of Japanese pepper (*Xanthoxylum piperitum* DC). *J Agric Food Chem*, v. 49, p. 1353-57, 2001.
STARKENMANN, C.; LUCA, L. et al. Comparison of volatile constituents of *Persicaria odorata* (Lour.)... *J Agric Food Chem*, v. 54, p. 3067-71, 2006 [*rau ram*, coentrão-do-vietnã].
STEINHAUS, M. Characterization of the major odor-active compounds in the leaves of the curry tree *Bergera koenigii* L. ... *J Agric Food Chem*, v. 63, p. 4060-67, 2015.
WAKTE, K. V.; THENGANE, R. J. et al. Optimization of HS-SPME conditions for quantification of 2-acetyl-1-pyrroline and study of other volatiles in *Pandanus amaryllifolius* Roxb. *Food Chem*, v. 121, p. 595-600, 2010.

*Ervas cosmopolitas*
MNAYER, D.; FABIANO-TIXIER, A.-S. et al. Chemical composition, antibacterial and antioxidant activities of six essentials oils from the Alliaceae family. *Molecules*, v. 19, p. 20034-53, 2014.
NIKOLIĆ, M.; MARKOVIĆ, T. et al. Chemical composition and biological activity of *Gaultheria procumbens* L. essential oil. *Ind Crops Prods*, v. 49, p. 561-67, 2013 [gualtéria].
BRENDEL, S.; HOFMANN, T.; GRANVOGL, M. Characterization of key aroma compounds in pellets of different hop varieties *J Agric Food Chem*, v. 67, p. 12044-53, 2019.
ANDRE, C. M.; HAUSMAN, J.-F. et al. *Cannabis sativa*: The plant of the thousand and one molecules. *Frontiers in Plant Sci*, v. 7, p. 19, 2016.

## CAPÍTULO 12. RAÍZES E SEMENTES COMESTÍVEIS: ALIMENTOS BÁSICOS E ESPECIARIAS

PLINIO, c. 75. *Natural History*, livro 12, cap. 14. Trad. Ingl. J. Bostock e H. T. Riley. In: *Pliny the Elder: The Natural History*, 1855. Disponível em: https://www.perseus.tufts.edu/hopper/text?doc=Perseus:text:1999.02.0137. Acesso em: 20 jun 2022.
SAUL, H.; MADELLA, M. et al. Phytoliths in pottery reveal the use of spice in European prehistoric cuisine. *PLoS One*, v. 8, p. e70583, 2013.
KRAFT, K. H.; BROWN, C. H. et al. Multiple lines of evidence for the origin of domesticated chili pepper, *Capsicum annuum*. In: Mexico. *Proc Natl Acad Sci USA*, v. 111, p. 6165-70, 2014.
HUI, Y. H. (org.). *Handbook of Fruit and Vegetable Flavors*. Wiley, 2010.
PETER, K. V. (org.). *Handbook of Herbs and Spices*. Elsevier, 2012.
PARTHASARATHY, V. A. (org.). *Chemistry of Spices*. Centre for Agriculture and Bioscience International, 2008.

*Hortaliças subterrâneas*
MCKENZIE, M.; CORRIGAN, V. Potato flavor. In: *Advances in Potato Chemistry and Technology*. Org. L. Kaur e J. Singh. Elsevier, 2016. p. 339-68.
WANG, Y.; KAYS, S. J. Effect of cooking method on the aroma constituents of sweet potatoes (*Ipomoea batatas* [L.] Lam.). *J Food Quality*, v. 24, p. 67-78, 2001.
BACH, V.; KIDMOSE, U. et al. Effects of harvest time and variety on sensory quality and chemical composition of Jerusalem artichoke (*Helianthus tuberosus*) tubers. *Food Chem*, v. 133, p. 82-89, 2012.
ULRICH, D.; NOTHNAGEL, T. et al. Influence of cultivar and harvest year on the volatile profiles of leaves and roots of carrots... *J Agric Food Chem*, v. 63, p. 3348-56, 2015.
NEFFATI, M.; MARZOUK, B. Roots volatiles and fatty acids of coriander... *Acta Physiologiae Plantarum*, v. 31, p. 455-61, 2009.
SHAROPOV, F. Phytochemistry and bioactivities of selected plant species with volatile secondary metabolites. Tese de doutorado, Universidade Ruperto-Carola, Heidelberg, p. 45-47, 2015 [cherovia].
MAHER, L.; GOLDMAN, I. L. Endogenous production of geosmin in table beet. *HortScience*, v. 53, p. 67-72, 2018.

*Raízes e bulbos pungentes e aromáticos*
MASUDA, H.; HARADA, Y. et al. Characteristic odorants of wasabi (*Wasabia japonica matum*), Japanese horseradish, in comparison with those of horseradish (*Armoracia rusticana*). In: *Biotechnology for Improved Foods and Flavors*. Org. G. R. Takeoka, R. Teranishi et al. American Chemical Society, 1996. p. 67-78.
BLOCK, E. *Garlic and Other Alliums*. Royal Society of Chemistry, 2010.
PANG, X.; CAO, J. et al. Identification of ginger (*Zingiber officinale* Roscoe) volatiles and localization of aroma-active constituents by GC–Olfactometry. *J Agric Food Chem*, v. 65, p. 4140-45, 2017.
SINGH, G.; KAPOOR, I. P. S. et al. Comparative study of chemical composition and antioxidant activity of fresh and dry rhizomes of turmeric... *Food Chem Toxicol*, v. 48, p. 1026-31, 2010.

JIROVETZ, L.; BUCHBAUER, G. et al. Analysis of the essential oils of the leaves, stems, rhizomes and roots of the medicinal plant *Alpinia galanga* from southern India. *Acta Pharm Zagreb*, v. 53, n. 2, p. 73-82, 2003.
WAGNER, J.; GRANVOGL, M. et al. Characterization of the key aroma compounds in raw licorice... *J Agric Food Chem*, v. 64, p. 8388-96, 2016.
SAFARALIE, A.; FATEMI, S. et al. Essential oil composition of *Valeriana officinalis* L. roots cultivated in Iran. *J Chromatogr A*, v. 1180, p. 159-64, 2008.

*Cereais, leguminosas, amendoim*
MAEDA, T.; KIM, J. H. et al. Analysis of volatile compounds in polished-graded wheat flours... *Eur Food Res Technol*, v. 227, p. 1233-41, 2008.
NORDLUND, E.; HEINIÖ, R.-L. et al. Flavour and stability of rye grain fractions in relation to their chemical composition. *Food Res Int*, v. 54, p. 48-56, 2013. Disponível em: https://doi.org/10.1016/j.foodres.2013.05.034. Acesso em: 20 jun. 2022.
JANEŠ, D.; KANTAR, D. et al. Identification of buckwheat (*Fagopyrum esculentum* Moench) aroma compounds with GC–MS. *Food Chem*, v. 112, p. 120-24, 2009.
JANEŠ, D.; PROSEN, H. et al. Identification and quantification of aroma compounds of tartary buckwheat (*Fagopyrum tataricum* Gaertn.) and some of its milling fractions. *J Food Sci* v. 77, p. C746-51, 2012.
MCGORRIN, R. J. Key aroma compounds in oats and oat cereals. *J Agric Food Chem*, v. 67, p. 13778-89, 2019.
CRAMER, A.-C. J.; MATTINSON, D. S. et al. Analysis of volatile compounds from various types of barley cultivars. *J Agric Food Chem*, v. 53, p. 7526-31, 2005.
BRADBURY, L. M. T.; HENRY, R. J. et al. Flavor development in rice. In: *Biotechnology in Flavor Production*. Org. D. Havkin-Frenkel e N. Dudai. Wiley, 2016. p. 221-42.
YANG, D. S.; SHEWFELT, R. L. et al. Comparison of odor-active compounds from six distinctly different rice flavor types. *J Agric Food Chem*, v. 56, p. 2780-87, 2008.
ASIKIN, Y., KUSUMIYATI et al. Alterations in the morphological, sugar composition, and volatile flavor properties of petai (*Parkia speciosa* Hassk.) seed during ripening. *Food Res Int*, v. 106, p. 647-53, 2018.
ROLAND, W. S. U.; POUVREAU, L. et al. Flavor aspects of pulse ingredients. *Cereal Chemistry J*, v. 94, p. 58-65, 2017.
OOMAH, B. D.; LIANG, L. S. Y. et al. Volatile compounds of dry beans... *Plant Foods Hum Nutr*, v. 62, p. 177-83, 2007.
CHETSCHIK, I.; GRANVOGL, M. et al. Comparison of the key aroma compounds in organically grown, raw West African peanuts (*Arachis hypogaea*) and in ground, pan-roasted meal produced thereof. *J Agric Food Chem*, v. 56, p. 10237-43, 2008.

*Frutos secos*
CADWALLADER, K.; PUANGPRAPHANT, S. Flavor and volatile compounds in tree nuts. In: *Tree Nuts*. Org. F. Shahidi e C. Alasalvar. CRC Press, 2008. p. 109-25.
KIM, Y. K.; CHUNG, K. N. et al. Volatile components of pinenut. *Korean J Food Sci Technol*, v. 18, n. 2, p. 105-9, 1986.
SONMEZDAG, A. S.; KELEBEK, H. et al. Pistachio oil (*Pistacia vera* L. cv. Uzun): Characterization of key odorants... *Food Chem*, v. 240, p. 24-31, 2018.
FRANKLIN, L. M.; MITCHELL, A. E. Review of the sensory and chemical characteristics of almond (*Prunus dulcis*) flavor. *J Agric Food Chem*, v. 67, p. 2743-53, 2019.
BURDACK-FREITAG, A.; SCHIEBERLE, P. Characterization of the key odorants in raw Italian hazelnuts (*Corylus avellana* L. var. Tonda Romana) and roasted hazelnut paste... *J Agric Food Chem*, v. 60, p. 5057-64, 2012.
LEE, J.; VÁZQUEZ-ARAÚJO, L. et al. Volatile compounds in light, medium, and dark black walnut and their influence on the sensory aromatic profile. *J Food Sci*, v. 76, p. C199-204, 2011.
GONG, Y.; KERRIHARD, A. L. et al. Characterization of the volatile compounds in raw and roasted Georgia pecans by HS-SPME-GC-MS. *J Food Sci*, v. 83, p. 2753-60, 2018.

WANG, W.; CHEN, H. et al. Effect of sterilization and storage on volatile compounds, sensory properties and physicochemical properties of coconut milk. *Microchemical J*, v. 153, p. 104532, 2019.

*Especiarias da família do aipo (apiáceas)*
SOWBHAGYA, H. B.; SRINIVAS, P. et al. Effect of enzymes on extraction of volatiles from celery seeds. *Food Chem*, v. 120, p. 230-34, 2010.
BAILER, J.; AICHINGER, T. et al. Essential oil content and composition in commercially available dill cultivars in comparison to caraway. *Ind Crops Prods*, v. 14, p. 229-39, 2001.
BESHARATI-SEIDANI, A.; JABBARI, A. et al. Headspace solvent microextraction: A very rapid method for identification of Iranian *Pimpinella anisum* seed. *Analytica Chimica Acta*, v. 530, p. 155-61, 2005.
HAMMOUDA, F.; SALEH, M. et al. Evaluation of the essential oil of *Foeniculum vulgare* Mill (fennel)... *African J Tradit Compl Altern Meds*, v. 1, p. 277, 2014.
SRITI, J.; TALOU, T. et al. Essential oil, fatty acid and sterol composition of Tunisian coriander fruit different parts. *J Sci Food Agric*, v. 89, p. 1659-64, 2009.
HASHEMI, P.; SHAMIZADEH, M. et al. Study of the essential oil composition of cumin seeds... *Chromatographia*, v. 70, p. 1147-51, 2009.
AZIZI, M.; DAVAREENEJAD, G. et al. Essential oil content and constituents of black zira (*Bunium persicum* [Boiss.] B. Fedtsch.) from Iran during field cultivation (domestication). *J Ess Oil Res*, v. 21, p. 78-82, 2009.
SINGH, G.; MARIMUTHU, P. et al. Chemical, antioxidant and antifungal activities of volatile oil of black pepper [ajwan] and its acetone extract. *J Sci Food Agric*, v. 84, p. 1878-84, 2004.
DEGENHARDT, A.; LIEBIG, M. et al. Novel insights into flavor chemistry of asafetida. In *Recent Advances in the Analysis of Food and Flavors*. Org. S. Toth e C. Mussinan. American Chemical Society, 2012. p. 167-75.

Outras especiarias da Eurásia
MEBAZAA, R.; MAHMOUDI, A. et al. Characterisation of volatile compounds in Tunisian fenugreek seeds. *Food Chem*, v. 115, p. 1326-36, 2009.
ZAWIRSKA-WOJTASIAK, R.; MILDNER-SZKUDLARZ, S. et al. Gas chromatography, sensory analysis and electronic nose in the evaluation of black cumin (*Nigella sativa* L.) aroma quality. *Gas Chromatography*, v. 56, p. 11, 2010.
OZTURK, I.; KARAMAN, S. et al. Aroma, sugar and anthocyanin profile of fruit and seed of mahlab (*Prunus mahaleb* L.)... *Food Analytical Methods*, v. 7, p. 761-73, 2014.
MACCHIA, M.; CECCARINI, L. et al. Studies on saffron (*Crocus sativus* L.) from Tuscan Maremma (Italy). *Int J Food Sci Technol*, v. 48, n. 11, p. 2370-75, 2013.

*Especiarias pungentes: mostardas e pimentas*
DAI, R.; LIM, L.-T. Release of allyl isothiocyanate from mustard seed meal powder *J Food Sci*, v. 79, p. E47-53, 2014.
LIU, L.; SONG, G. et al. GC-MS Analysis of the essential oils of *Piper nigrum* L. and *Piper longum* L. *Chromatographia*, v. 66, p. 785-90, 2007.
JAGELLA, T.; GROSCH, W. Flavour and off-flavour compounds of black and white pepper (*Piper nigrum* L.), I-III. *Eur Food Res Technol*, v. 209, n. 1, p. 16-31, 1999.
MA, Y.; WANG, Y et al. Sensory characteristics and antioxidant activity of *Zanthoxylum bungeanum* pericarps. *Chem e Biodiversity*, v. 16, p. e1800238, 2019 [pimenta-de-sichuan].
JIANG, L.; KUBOTA, K. Differences in the volatile components and their odor characteristics of green and ripe fruits and dried pericarp of Japanese pepper... *J Agric Food Chem*, v. 52, p. 4197-4203, 2004.
MARTÍN, A.; HERNÁNDEZ, A. et al. Impact of volatile composition on the sensorial attributes of dried paprikas. *Food Res Int*, v. 100, p. 691-97, 2017.
LAWRENCE, B. M. Pink pepper fruit and leaf oils. *Perfumer e Flavorist*, v. 41, p. 5, 56-60, 2016.

*Materiais aromáticos da Ásia: canela, cravo, cardamomo*
RAVINDRAN, P. N.; NIRMAL BABU, K. et al. (org.). *Cinnamon and Cassia: The Genus* Cinnamomum. CRC Press, 2004.
CHAIEB, K.; HAJLAOUI, H. et al. The chemical composition and biological activity of clove essential oil... *Phytotherapy Res*, v. 21, p. 501-06, 2007.
HOWES, M.-J. R.; KITE, G. C. et al. Distinguishing Chinese star anise from Japanese star anise... *J Agric Food Chem*, v. 57, p. 5783-89, 2009.
GOCHEV, V.; GIROVA, T. et al. Low temperature extraction seeds from cardamom (*Elettaria cardamomum* [L.] Maton). *J BioScience e Biotechnol*, v. 1, n. 2, p. 135-39, 2012.

*Materiais aromáticos das Américas: pimenta-da-jamaica, urucum, cumaru, baunilha*
GARCIA-FAJARDO, J.; MARTÍNEZ-SOSA, M. et al. Comparative study of the oil and supercritical $CO_2$ extract of Mexican pimenta... *J Ess Oil Res*, v. 9, p. 181-85, 1997.
GALINDO-CUSPINERA, V.; Lubran, M. B. et al. Comparison of volatile compounds in water- and oil-soluble annatto (*Bixa orellana* L.) extracts. *J Agric Food Chem*, v. 50, p. 2010-15, 2002.
BAJER, T.; SURMOVÁ, S. et al. Use of simultaneous distillation-extraction ... for characterization of the volatile profile of *Dipteryx odorata* (Aubl.) Willd. *Industrial Crops and Products*, v. 119, p. 313-21, 2018.
BRUNSCHWIG, C.; ROCHARD, S. et al. Volatile composition and sensory properties of Vanilla × tahitensis bring new insights for vanilla quality control. *J Sci Food Agric*, v. 96, p. 848-58, 2016.
BELANGER, F. C.; HAVKIN-FRENKEL, D. (org.). *Handbook of Vanilla Science and Technology*. Wiley, 2018.

## CAPÍTULO 13. FRUTAS

BARTRAM, W. *Travels through North and South Carolina...*, 1791.
WALLACE, A. R. *The Malay Archipelago: The Land of the Orangutan and the Bird of Paradise: A Narrative of Travel, with Studies of Man and Nature*. Macmillan, 1869. v. 1, p. 74-75.
BUNYARD, E. A. (1929). *The Anatomy of Dessert*. Reimp. Modern Library, 2006. p. 4.
CORNER, E. J. H. *The Life of Plants*. World Publishing, 1964. p. 218.
HUI, Y. H. (org.). *Handbook of Fruit and Vegetable Flavors*. Wiley, 2010.

*Substâncias voláteis das frutas*
NEVO, O.; AYASSE, M. Fruit scent: Biochemistry, ecological function, and evolution. In *Co-Evolution of Secondary Metabolites*. Org. J.-M. Merillon e K. G. Ramawat. Springer, 2019. p. 1-23.
GUTH, H. Determination of the configuration of wine lactone. *Helv Chim Acta*, v. 79, p. 1559-71, 1996.
MCGORRIN, R. J. The significance of volatile sulfur compounds in food flavors: An overview. In: *Volatile Sulfur Compounds in Food*. Org. M. C. Qian, X. Fan et al. American Chemical Society, 2011. p. 3-31.

*A cordilheira de Tian Shan os pomos*
BROWNING, F. *Apples*. North Point Press, 1998.
DZHANGALIEV, A. D. The wild apple tree of Kazakhstan. *Hort Revs*, v. 29, p. 63-303, 2003.
DZHANGALIEV, A. D.; SALOVA, T. N. et al. The wild fruit and nut plants of Kazakhstan. *Hort Revs*, v. 29, p. 305-71, 2003.
MABBERLEY, D. J.; JUNIPER, B. E. *The Story of the Apple*. Timber Press, 2009.
SPENGLER, R. N. Origins of the apple: The role of megafaunal mutualism in the domestication of *Malus* and rosaceous trees. *Frontiers Plant Sci*, v. 10, p. 617, 2019.
APREA, E.; COROLLARO, M. L. et al. Sensory and instrumental profiling of 18 apple cultivars... *Food Res Int*, v. 49, p. 677-86, 2012.
BROWN, S. K. Breeding and biotechnology for flavor development in apple... In: *Biotechnology in Flavor Production*. Org. D. Havkin-Frenkel e N. Dudai. Wiley, 2016. p. 264-80.
SUGIMOTO, N.; FORSLINE, P. et al. Volatile profiles of members of the USDA Geneva Malus core collection... *J Agric Food Chem*, v. 63, p. 2106-16, 2015.

DONNO, D.; BECCARO, G. L. et al. Application of sensory, nutraceutical and genetic techniques to create a quality profile of ancient apple cultivars. *J Food Quality*, v. 35, p. 169-81, 2012.

SUWANAGUL, A.; RICHARDSON, D. G. Identification of headspace volatile compounds from different pear (*Pyrus communis* L.) varieties. *Acta Horticulturae*, v. 475, p. 605-24, 1997.

LI, G.; JIA, H. et al. Characterization of aromatic volatile constituents in 11 Asian pear cultivars... *African J Agric Res*, v. 7, n. 34, p. 4761-70, 2012.

TATEO, F.; BONONI, M. Headspace-SPME analysis of volatiles from quince whole fruits. *J Ess Oil Res*, v. 22, p. 416-18, 2010.

*Drupas, figo, caqui*

PETERSEN, M. B.; POLL, L. The influence of storage on aroma, soluble solids, acid and colour of sour cherries... *Eur Food Res Technol*, v. 209, p. 251-56, 1999.

HAYALOGLU, A. A.; DEMIR, N. Phenolic compounds, volatiles, and sensory characteristics of twelve sweet cherry (*Prunus avium* L.) cultivars grown in Turkey. *J Food Sci*, v. 81, p. C7-18, 2016.

LOZANO, M.; VIDAL-ARAGÓN, M. C. et al. Physico-chemical and nutritional properties and volatile constituents of six Japanese plum (*Prunus salicina* Lindl.) cultivars. *Eur Food Res Technol*, v. 228, p. 403-10, 2009.

SABAREZ, H. T.; PRICE, W. E. et al. Volatile changes during dehydration of d'Agen prunes. *J Agric Food Chem*, v. 48, p. 1838-42, 2000.

WANG, Y.; CHEN, F. et al. Effects of germplasm origin and fruit character on volatile composition of peaches and nectarines. In: *Flavor and Health Benefits of Small Fruits*. Org. M. C. Qian e A. M. Rimando. American Chemical Society, 2010. p. 95-117.

GREGER, V.; SCHIEBERLE, P. Characterization of the key aroma compounds in apricots... *J Agric Food Chem*, v. 55, p. 5221-28, 2007.

King, E. S.; Hopfer, H. et al. Describing the appearance and flavor profiles of fresh fig (*Ficus carica* L.) cultivars. *J Food Sci*, v. 77, p. S419-29, 2012.

MUJI, I.; BAVCON KRALJ, M. et al. Changes in aromatic profile of fresh and dried fig... *Int J Food Sci Technol*, v. 47, p. 2282-88, 2012.

BEAULIEU, J. C.; STEIN-CHISHOLM, R. E. HS-GC-MS volatile compounds recovered in freshly pressed "Wonderful" cultivar and commercial pomegranate juices. *Food Chem*, v. 190, p. 643-56, 2016.

MAYUONI-KIRSHINBAUM, L.; PORAT, R. The flavor of pomegranate fruit: A review. *J Sci Food Agric*, v. 94, p. 21-27, 2014.

WANG, Y.; HOSSAIN, D. et al. Characterization of volatile and aroma-impact compounds in persimmon... *Flavour Fragr J*, v. 27, p. 141-48, 2012.

*Frutas vermelhas, kiwi, uva*

HUMMER, K. E.; BASSIL, N. et al. *Fragaria*. In: *Wild Crop Relatives: Genomic and Breeding Resources*. Org. C. Kole. Springer, 2011. p. 17-44.

SCHWIETERMAN, M. L.; COLQUHOUN, T. A. et al. Strawberry flavor: Diverse chemical compositions, a seasonal influence, and effects on sensory perception. *PLoS One*, v. 9, p. e88446, 2014.

ULRICH, D.; KOMES, D. et al. Diversity of aroma patterns in wild and cultivated *Fragaria* accessions. *Genetic Resources and Crop Evolution*, v. 54, p. 1185-96, 2007.

ULRICH, D.; OLBRICHT, K. Diversity of metabolite patterns and sensory characters in wild and cultivated strawberries. *J Berry Res*, v. 4, p. 11-17, 2014.

DU, X.; QIAN, M. Flavor chemistry of small fruits: Blackberry, raspberry, and blueberry. In: *Flavor and Health Benefits of Small Fruits*. Org. M. C. Qian e A. M. Rimando. American Chemical Society, 2010. p. 27-43.

Zhu, J.; Chen, F et al. Characterization of the key aroma volatile compounds in cranberry... *J Agric Food Chem*, v. 64, p. 4990-99, 2016.

JUNG, K.; FASTOWSKI, O. et al. Analysis and sensory evaluation of volatile constituents of blackcurrant (*Ribes nigrum* L.) fruits. *J Agric Chem*, v. 65, p. 9475-87, 2017.

MOUHIB, H.; STAHL, W. From cats and black currants: Structure and dynamics of the sulfur-containing cassis odorant cat ketone. *Chem e Biodiversity*, v. 11, p. 1554-66, 2014.

HEMPFLING, K.; FASTOWSKI, O. et al. Analysis and sensory evaluation of gooseberry (*Ribes uva crispa* L.) volatiles. *J Agric Food Chem*, v. 61, p. 6240-49, 2013.
GARCIA, C. V.; QUEK, S.-Y. et al. Kiwifruit flavour: A review. *Trends Food Sci Technol*, v. 24, p. 82-91, 2012.
NIEUWENHUIZEN, N. J.; ALLAN, A. C. et al. The genetics of kiwifruit flavor and fragrance. In: *The Kiwifruit Genome*. Org. R. Testolin, H.-W. Huang et al. Springer, 2016. p. 135-47.
SUN, Q.; GATES, M. J. et al. Comparison of odor-active compounds in grapes and wines from *Vitis vinifera* and non-foxy American grape species. *J Agric Food Chem*, v. 59, p. 10657-64, 2011.
YANG, C.; WANG, Y. et al. Volatile compounds evolution of three table grapes... *Food Chem*, v. 128, p. 823-30, 2011.

*Pepino e melão*
SCHIEBERLE, P.; OFNER, S. et al. Evaluation of potent odorants in cucumbers (*Cucumis sativus*) and muskmelons (*Cucumis melo*)... *J Food Sci*, v. 55, p. 193-95, 1990.
GONDA, I.; BURGER, Y. et al. Biosynthesis and perception of melon aroma. In: *Biotechnology in Flavor Production*. Org. D. Havkin-Frenkel e N. Dudai. Wiley, 2016. p. 281-305.
AUBERT, C.; PITRAT, M. Volatile compounds in the skin and pulp of Queen Anne's pocket melon. *J Agric Food Chem*, v. 54, p. 8177-82, 2006.
LIU, Y.; HE, C. et al. Comparison of fresh watermelon juice aroma characteristics of five varieties *Food Res Int*, v. 107, p. 119-29, 2018.
VERGAUWEN, D.; DE SMET, I. Watermelons versus melons: A matter of taste. *Trends Plant Sci*, v. 24, p. 973-76, 2019.

*Tomate, pimentas do gênero* Capsicum *e seus parentes*
DAVIDOVICH-RIKANATI, R.; SITRIT, Y. et al. Tomato aroma: Biochemistry and biotechnology. In: *Biotechnology in Flavor Production*. Org. D. Havkin-Frenkel e N. Dudai. Wiley, 2016. p. 243-63.
MAYER, F.; TAKEOKA, G. et al. Aroma of fresh field tomatoes. In: *Freshness and Shelf Life of Foods*. Org. K. R. Cadwallader e H. Weenen. American Chemical Society, 2002. p. 144-61.
KREISSL, J.; SCHIEBERLE, P. Characterization of aroma-active compounds in Italian tomatoes... *J Agric Food Chem*, v. 65, p. 5198-5208, 2017.
XU, Y.; BARRINGER, S. Comparison of *tomatillo* and tomato volatile compounds... *J Food Sci*, v. 75, n. 3, p. C268-73, 2010.
BERGER, R. G.; DRAWERT, F. et al. The flavour of cape gooseberry... *Zeitschrift für Lebensmittel-untersuchung und -Forschung*, v. 188, p. 122-26, 1989.
YILMAZTEKIN, M. Characterization of potent aroma compounds of cape gooseberry (*Physalis peruviana* L.) fruits... *Int J Food Properties*, v. 17, p. 469-80, 2014.
FORERO, M. D.; QUIJANO, C. E. et al. Volatile compounds of chile pepper (*Capsicum annuum* L. var. *glabriusculum*) at two ripening stages. *Flavour Fragr J*, v. 24, p. 25-30, 2009.
LUNING, P. A.; DE RIJK, T. et al. Gas chromatography, mass spectrometry, and sniffing port analyses of volatile compounds of fresh bell peppers... *J Agric Food Chem*, v. 42, p. 977-83, 1994.
NAEF, R.; VELLUZ, A. et al. New volatile sulfur-containing constituents in... red bell peppers... *J Agric Food Chem*, v. 56, p. 517-27, 2008.
STARKENMANN, C.; NICLASS, Y. New cysteine-S-conjugate precursors of volatile sulfur compounds in bell peppers. *J Agric Food Chem*, v. 59, p. 3358-65, 2011.
PINO, J.; SAURI-DUCH, E. et al. Changes in volatile compounds of habanero chile pepper (*Capsicum chinense* Jack. cv. Habanero) at two ripening stages. *Food Chem*, v. 94, p. 394-98, 2006.

*Frutas cítricas*
MABBERLEY, D. J. Citrus (Rutaceae): A review of recent advances in etymology, systematics and medical applications. *Blumea*, v. 49, p. 481-98, 2004.
WU, G. A.; TEROL, J. et al. Genomics of the origin and evolution of Citrus. *Nature*, v. 554, p. 311-16, 2018.
DUGO, G. *Citrus Oils: Composition, Advanced Analytical Techniques, Contaminants, and Biological Activity*. CRC Press, 2010.

PORAT, R.; DETERRE, S. et al. The flavor of citrus fruit. In: *Biotechnology in Flavor Production.* Org. D. Havkin-Frenkel e N. Dudai. Wiley, 2016. p. 1-31.
LOTA, M.-L.; DE ROCCA SERRA, D. et al. Volatile components of peel and leaf oils of lemon and lime species. *J Agric Food Chem*, v. 50, p. 796-805, 2002 [porcentagem de terpenoides em óleos de casca].
Verzera, A.; Trozzi, A. et al. Essential oil composition of *Citrus meyerii* Y. Tan. and *Citrus medica* L. cv. Diamante and their lemon hybrids. *J Agric Food Chem*, v. 53, p. 4890-94, 2005 [porcentagem de terpenoides em óleos de casca].
ARENA, E; GUARRERA, N. et al. Comparison of odour active compounds ... between hand-squeezed juices from different orange varieties. *Food Chem*, v. 98, p. 59-63, 2006.
SELLI, S.; KELEBEK, H. Aromatic profile and odour-activity value of blood orange juices obtained from Moro and Sanguinello... *Industrial Crops and Products*, v. 33, p. 727-33, 2011.
TOMIYAMA, K.; AOKI, H. et al. Characteristic volatile components of Japanese sour citrus fruits: yuzu, sudachi and kabosu. *Flavour Fragr J*, v. 27, p. 341-55, 2012.
AGOUILLAL, F.; TAHER, Z. et al. A review of... *Citrus hystrix* DC. *Biosci, Biotechnol Res Asia*, v. 14, p. 285-305, 2017 [lima-cafre].
DUGO, G.; BONACCORSI, I. (org.). *Citrus Bergamia: Bergamot and Its Derivatives.* CRC Press, 2013.

*Frutas tropicais e subtropicais*
AMIRA, E. A.; GUIDO, F. et al. Chemical and aroma volatile compositions of date palm (*Phoenix dactylifera* L.) fruits at three maturation stages. *Food Chem*, v. 127, p. 1744-54, 2011.
EL AREM, A.; SAAFI, E. B. et al. Volatile and non-volatile chemical composition of some date fruits (*Phoenix dactylifera* L.) harvested at different stages of maturity. *Int J Food Sci Technol*, v. 47, p. 549-55, 2012.
AURORE, G.; GINIES, C. et al. Comparative study of free and glycoconjugated volatile compounds of three banana cultivars from French West Indies: Cavendish, Frayssinette and Plantain. *Food Chem*, v. 129, p. 28-34, 2011.
BUGAUD, C.; DEVERGE, E. et al. Sensory characterisation enabled the first classification of dessert bananas. *J Sci Food Agric*, v. 91, p. 992-1000, 2011.
MUNAFO, J. P.; DIDZBALIS, J. et al. Characterization of the major aroma-active compounds in mango (*Mangifera indica* L.) cultivars... *J Agric Food Chem*, v. 62, p. 4544-4551, 2014.
SUNG, J.; SUH, J. H. et al. Relationship between sensory attributes and chemical composition of different mango cultivars. *J Agric Food Chem*, v. 67, p. 5177-88, 2019.
MAHATTANATAWEE, K.; PÉREZ-CACHO, P. R. et al. Comparison of three lychee cultivar odor profiles... *J Agric Food Chem*, v. 55, p. 1939-44, 2007.
OBENLAND, D.; COLLIN, S. et al. Influence of maturity and ripening on aroma volatiles and flavor in "Hass" avocado. *Postharvest Biol Technol*, v. 71, p. 41-50, 2012.
FUGGATE, P.; WONGS-AREE, C. et al. Quality and volatile attributes of attached and detached "Pluk Mai Lie" papaya during fruit ripening. *Scientia Horticulturae*, v. 126, p. 120-29, 2010.
ULRICH, D.; WIJAYA, C. H. Volatile patterns of different papaya (*Carica papaya* L.) varieties. *J Appl Bot Food Qual*, v. 83, p. 128-32, 2010.
PORTO-FIGUEIRA, P.; FREITAS, A. et al. Profiling of passion fruit volatiles... *Food Res Int*, v. 77, p. 408-18, 2015.
SHAW, G. J.; ELLINGHAM, P. J. et al. Volatile constituents of feijoa... *J Sci Food Agric*, v. 34, p. 743-47, 1983.
STEINHAUS, M.; SINUCO, D. et al. Characterization of the key aroma compounds in pink guava... *J Agric Food Chem*, v. 57, p. 2882-88, 2009.
WIJAYAA, C.; SILAMBA, I. et al. Correlation between flavor profile and sensory acceptance of two pineapple cultivars and their new genotype. In: *Flavour Science.* Org. V. Ferreira e R. Lopez. Elsevier, 2014. p. 32-29.
TOKITOM , Y.; STEINHAUS, M. et al. Odor-active constituents in fresh pineapple... *Biosci Biotechnol B ochem*, v. 69, n. 7, p. 1323-30, 2005.

*Ginkgo, baunilha, durião*
DEL TREDICI, P. The phenology of sexual reproduction in *Ginkgo biloba*: Ecological and evolutionary implications. *Botanical Review*, v. 73, p. 267-78, 2007.
PARLIMENT, T. H. Characterization of the putrid aroma compounds of *Ginkgo biloba* fruits. In: *Fruit Flavors*. Org. R. L. Rouseff e M. M. Leahy. American Chemical Society, 1995. p. 276-79.
HOUSEHOLDER, E.; JANOVEC, J. et al. Diversity, natural history, and conservation of vanilla (Orchidaceae) in Amazonian wetlands of Madre de Dios, Peru. *J Botanical Res Institute of Texas*, v. 4, p. 227-43, 2010.
LUBINSKY, P.; VAN DAM, M. et al. Pollination of vanilla and evolution in Orchidaceae. *Lindleyana*, v. 75, n. 12, p. 926-29, 2006.
GIGANT, R.; BORY, S. et al. Biodiversity and evolution in the *Vanilla* genus. In: *The Dynamical Processes of Biodiversity: Case Studies of Evolution and Spatial Distribution*. Org. O. Grillo e G. Venora. InTech, 2016. p. 1-26.
LI, J.-X.; SCHIEBERLE, P. et al. Insights into the key compounds of durian (*Durio zibethinus* L. "Monthong") pulp odor... *J Agric Food Chem*, v. 65, p. 639-47, 2017.
NAKASHIMA, Y.; LAGAN, P. et al. A study of fruit-frugivore interactions in two species of durian (*Durio*, Bombacaceae) in Sabah, Malaysia: Short Communications. *Biotropica*, v. 40, p. 255-58, 2008.

## CAPÍTULO 14. A TERRA: SOLO, FUNGOS, PEDRAS

PLÍNIO, c. 75. *Natural History*, livro 17, cap. 3. Trad. Ingl. J. Bostock e H. T. Riley. In: *Pliny the Elder: The Natural History*, 1855. Disponível em: https://www.perseus.tufts.edu/hopper/text?doc=Perseus:text:1999.02.0137. Acesso em: 20 jun. 2022.
BEAR, I. J.; THOMAS, R. G. Nature of argillaceous odour. *Nature*, v. 201, n. 4923, p. 993-95, 1964.
BEAR, I. J.; THOMAS, R. G. Genesis of petrichor. *Geochimica et Cosmochimica Acta*, v. 30, n. 9, p. 869-79, 1966.

*Fungos e estreptomicetos*
NARANJO-ORTIZ, M. A.; GABALDÓN, T. Fungal evolution: Major ecological adaptations and evolutionary transitions. *Biological Reviews*, v. 94, n. 4, p. 1443-76, 2019.
BRUNDRETT, M. C. Coevolution of roots and mycorrhizas of land plants. *New Phytologist*, v. 154, p. 275-304, 2002.
SEIPKE, R. F.; KALTENPOTH, M. et al. Streptomyces as symbionts: An emerging and widespread theme? *FEMS Microbiol Reviews*, v. 36, p. 862-76, 2012.

*Folhas caídas, restos de folhas, composto orgânico*
PURAHONG, W.; WUBET, T. et al. Life in leaf litter: Novel insights into community dynamics of bacteria and fungi during litter decomposition. *Mol Ecol*, v. 25, p. 4059-74, 2016.
RAMIREZ, K. S.; LAUBER, C. L. et al. Microbial consumption and production of volatile organic compounds at the soil-litter interface. *Biogeochem*, v. 99, p. 97-107, 2010.
ISIDOROV, V.; TYSZKIEWICZ, Z. et al. Fungal succession in relation to volatile organic compounds emissions from Scots pine and Norway spruce leaf litter-decomposing fungi. *Atmos Environ*, v. 131, p. 301-06, 2016.
LEFF, J. W.; FIERER, N. Volatile organic compound (VOC) emissions from soil and litter samples. *Soil Biol Biochem*, v. 40, p. 1629-36, 2008.
FRANICH, R. A. Macrocyclic lactones in radiata pine forest floor litter. *Phytochemistry*, v. 31, p. 2532-33, 1992.
TIEFEL, P.; BERGER, R. G. Seasonal variation of the concentrations of maltol and maltol glucoside in leaves of *Cerciphyllum japonicum*. *J Sci Food Agric*, v. 63, p. 59-61, 1993.
KUTZNER, H. J. Microbiology of composting. In: *Biotechnology*. Org. H. J. Rhem e G. Reed. 2. ed. Wiley, 2000. v. 11c, p. 35-100.
GOLDSTEIN, N. Getting to know the odor compounds [no compost orgânico]. *BioCycle*, v. 43, n. 7, p. 51-53, 2008.

ZHANG, H.; LI, G. et al. Influence of aeration on volatile sulfur compounds (VSCs) and $NH_3$ emissions during aerobic composting of kitchen waste. *Waste Management*, v. 58, p. 369-75, 2016.

*O solo e a geosmina*
CROWTHER, T. W.; VAN DEN HOOGEN, J. et al. The global soil community and its influence on biogeochemistry. *Science*, v. 365, p. eaav0550, 2019.
PAUL, E. A. The nature and dynamics of soil organic matter... *Soil Biol Biochem*, v. 98, p. 109-26, 2016.
BENNETT, J. W.; HUNG, R. et al. Fungal and bacterial volatile organic compounds: An overview and their role as ecological signaling agents. In: *Fungal Associations*. Org. B. Hock. Springer, 2012. p. 373-93.
PEÑUELAS, J.; ASENSIO., D et al. Biogenic volatile emissions from the soil. *Plant Cell Environ*, v. 37, p. 1866-91, 2014.
THAYSEN, A. C. The origin of an earthy or muddy taint in fish. *Annals Appl Biol*, v. 23, p. 99-104, 1936.
GERBER, N.; LECHEVALIER, H. A. Geosmin, an earthy-smelling substance isolated from actinomycetes. *Appl Environ Microbiol*, v. 13, n. 6, p. 935-38, 1965.
GERBER, N. N. Three highly odorous metabolites from an actinomycete: 2-isopropyl-3-methoxy--pyrazine, methylisoborneol, and geosmin. *J Chem Ecology*, v. 3, p. 475-82, 1977.
BUTTERY, R. G.; GARIBALDI, J. A. Geosmin and methylisoborneol in garden soil. *J Agric Food Chem*, v. 24, p. 1246-47, 1976.
WATSON, S. B. Cyanobacterial and eukaryotic algal odour compounds: Signals or by-products? *Phycologia*, v. 42, p. 332-50, 2003.

*Compostos voláteis de bolores e cogumelos*
DICKSCHAT, J. S. Fungal volatiles – a survey from edible mushrooms to moulds. *Nat Prod Rep*, v. 34, p. 310-28, 2017.
TRIBE, H. T.; THINES, E. et al. Moulds that should be better known: The wine cellar mould, *Racodium cellare* Persoon. *Mycologist*, v. 20, p. 171-75, 2006.
FRAATZ, M. A.; H. ZORN, H. Fungal flavours. In: *The Mycota*. Org. M. Hofrichter. Springer, 2011. v. 10, p. 249-68.
PUDIL, F.; UVIRA, R. et al. Volatile compounds in stinkhorn... *Eur Scientific J*, v. 10, n. 9, p. 163-71, 2014.
JUNG, M. Y.; LEE, D. E. et al. Characterization of volatile profiles of six popular edible mushrooms *J Food Sci*, v. 84, p. 421-29, 2019.
MISHARINA, T. A.; MUHUTDINOVA, S. M. et al. Formation of flavor of dry champignons... *Appl Biochemistry and Microbiol*, v. 46, p. 108-13, 2010.
CHEN, C.-C.; LIU, S.-E. et al. Enzymic formation of volatile compounds in shiitake mushroom (*Lentinus edodes* Sing.). In: *Biogeneration of Aromas*. Org. T. H. Parliment e R. Croteau. American Chemical Society, 1986. p. 176-83.
WU, C.-M.; WANG, Z. Volatile compounds in fresh and processed shiitake mushrooms... *Food Sci Technol Res*, v. 6, p. 166-70, 2000.
DE PINHO, P. G.; RIBEIRO, B. et al. Correlation between the pattern volatiles and the overall aroma of wild edible mushrooms. *J Agric Food Chem*, v. 56, p. 1704-12, 2008.
FONS, F.; RAPIOR, S. et al. Volatile compounds in the *Cantharellus*, *Craterellus* and *Hydnum* genera. *Cryptogamie Mycologie*, v. 24, n. 4, p. 367-76, 2003 [cantarelo, trombeta-negra].
CHO, I. H.; LEE, S. M. et al. Differentiation of aroma characteristics of pine-mushrooms (*Tricholoma matsutake* Sing.) of different grades... *J Agric Food Chem*, v. 55, p. 2323-28, 2007.
TAŞKIN, H. Detection of volatile aroma compounds of *Morchella*... *Notulae Botanicae Horti Agrobotanici Cluj-Napoca*, v. 41, p. 122, 2013.
TIETEL, Z.; MASAPHY, S. Aroma-volatile profile of black morel (*Morchella importuna*) grown in Israel. *J Sci Food Agric*, v. 98, p. 346-53, 2018.

*Trufas*
ZAMBONELLI, A. (org.). *True Truffle (*Tuber *spp.) in the World: Soil Ecology, Systematics and Biochemistry.* Springer, 2016.
BUZZINI, P.; GASPARETTI, C. et al. Production of volatile organic compounds (VOCs) by yeasts isolated from the ascocarps of black (*Tuber melanosporum* Vitt.) and white (*Tuber magnatum* Pico) truffles. *Archives of Microbiol*, v. 184, p. 187-93, 2005.
SPLIVALLO, R.; EBELER, S. E. Sulfur volatiles of microbial origin are key contributors to human--sensed truffle aroma. *Appl Microbiol and Biotechnol*, v. 99, p. 2583-92, 2015.
VAHDATZADEH, M.; DEVEAU, A. et al. The role of the microbiome of truffles in aroma formation... *Appl and Environ Microbiol*, v. 81, p. 6946-52, 2015.
TALOU, T.; DOUMENC-FAURE, M. et al. Flavor profiling of 12 edible European truffles. In: *Food Flavors and Chemistry.* Org. A. M. Spanier, F. Shahidi et al. Royal Society of Chemistry, 2001. p. 274-80.

*Leveduras*
PÉTER, G.; TAKASHIMA, M. et al. Yeast habitats: Different but global. In: *Yeasts in Natural Ecosystems: Ecology.* Org. P. Buzzini, M.-A. Lachance et al. Springer, 2017. p. 39-71.
BECHER, P. G.; FLICK, G. et al. Yeast, not fruit volatiles, mediate *Drosophila melanogaster* attraction, oviposition and development. *Functional Ecology*, v. 26, p. 822-28, 2012.
SAERENS, S. M. G.; DELVAUX, F. R. et al. Production and biological function of volatile esters in *Saccharomyces cerevisiae*. *Microbial Biotechnol*, v. 3, p. 165-77, 2010.
CHRISTIAENS, J. F.; FRANCO, L. M. et al. The fungal aroma gene ATF1 promotes dispersal of yeast cells through insect vectors. *Cell Reports*, v. 9, p. 425-32, 2014.
DWECK, H. K. M.; EBRAHIM, S. A. M. et al. Olfactory proxy detection of dietary antioxidants in *Drosophila*. *Curr Biol*, v. 25, p. 455-66, 2015.
SMITH, B. D.; DIVOL, B. *Brettanomyces bruxellensis*, a survivalist prepared for the wine apocalypse and other beverages. *Food Microbiol*, v. 59, p. 161-75, 2016.
STEENSELS, J.; DAENEN, L. et al. *Brettanomyces* yeasts – from spoilage organisms to valuable contributors to industrial fermentations. *Int J Food Microbiol*, v. 206, p. 24-38, 2015.

*Solo e pedras úmidos, pederneira, pântanos*
PLACELLA, S. A.; BRODIE, E. L. et al. Rainfall-induced carbon dioxide pulses result from sequential resuscitation of phylogenetically clustered microbial groups. *Proc Natl Acad Sci USA*, v. 109, p. 10931-36, 2012.
STARKENMANN, C.; CHAPPUIS, C. J.-F. et al. Identification of hydrogen disulfanes and hydrogen trisulfanes in $H_2S$ bottle, in flint, and in dry mineral white wine. 2 *J Agric Food Chem*, v. 64, p. 9033-40, 2016.
TOMINAGA, T.; GUIMBERTAU, G. et al. Contribution of benzenemethanethiol to smoky aroma of certain *Vitis vinifera* L. wines. *J Agric Food Chem*, v. 51, p. 1373-76, 2003.
KREITMAN, G. Y.; DANILEWICZ, J. C. et al. Copper(II)-mediated hydrogen sulfide and thiol oxidation to disulfides and organic polysulfanes and their reductive cleavage in wine... *J Agric Food Chem*, v. 65, p. 2564-71, 2017.
BROWN, K. A. Sulphur distribution and metabolism in waterlogged peat. *Soil Biol Biochem*, v. 17, p. 39-45, 1985.
WAJON, J. E.; KA ANAGH, B. V. et al. Controlling swampy odors in drinking water. *J Am Water Works Assoc*, v. 80, p. 77-83, 1988.
WESTERMANN, P. The effect of incubation temperature on steady-state concentrations of hydrogen and volatile fatty acids during anaerobic degradation in slurries from wetland sediments. *FEMS Microbiol Ecol*, v. 13, p. 295-302, 1994.

## CAPÍTULO 15. AS ÁGUAS: PLÂNCTON, ALGAS MARINHAS, FRUTOS DO MAR, PEIXES

STEINBECK, J. *Travels with Charley: In Search of America.* Viking Press, 1962.
CLARK, E. *The Oysters of Locmariaquer.* Pantheon, 1964.

*A vida na água*
SWENSON, H. *Why Is the Ocean Salty?* U.S. Geological Survey, 1983.
BRODIE, J.; CHAN, C. X. et al. The algal revolution. *Trends Plant Sci*, v. 22, p. 726-38, 2017.

*O aroma sulfúreo do mar aberto*
YANCEY, P. H. Organic osmolytes as compatible, metabolic and counteracting cytoprotectants in high osmolarity and other stresses. *J Exp Biol*, v. 208, p. 2819-30, 2005.
GIORDANO, M.; PRIORETTI, L. Sulphur and algae: Metabolism, ecology and evolution. In: *The Physiology of Microalgae*. Org. M. A. Borowitzka, J. Beardall et al. Springer, 2016. p. 185-209.
HAAS, P. The liberation of methyl sulphide by seaweed. *Biochemical J*, v. 29, n. 6, p. 1297-99, 1935.
JOHNSTON, A. W.; GREEN, R. T. et al. Enzymatic breakage of dimethylsulfoniopropionate – a signature molecule for life at sea. *Curr Opinion Chemical Biol*, v. 31, p. 58-65, 2016.
SEYMOUR, J. R.; SIMO, R. et al. Chemoattraction to dimethylsulfoniopropionate throughout the marine microbial food web. *Science*, v. 329, p. 342-45, 2010.
SAVOCA, M. S.; WOHLFEIL, M. E. et al. Marine plastic debris emits a keystone infochemical for olfactory foraging seabirds. *Sci Advances*, v. 2, p. e1600395, 2016.

*Os halogênios da praia: compostos voláteis de cloro, bromo e iodo*
PAUL, C.; G. POHNERT, G. Production and role of volatile halogenated compounds from marine algae. *Nat Prod Rep*, v. 28, p. 186-95, 2011.
KÜPPER, F. C.; CARPENTER, L. J. et al. In vivo speciation studies and antioxidant properties of bromine in *Laminaria digitata* reinforce the significance of iodine accumulation for kelps. *J Exp Bot*, v. 64, p. 2653-64, 2013.
CHUNG, H. Y.; JOYCE MA, W. C. et al. Seasonal distribution of bromophenols in selected Hong Kong seafood. *J Agric Food Chem*, v. 51, p. 6752-60, 2003.
FULLER, S. C.; FRANK, D. C. et al. Improved approach for analyzing bromophenols in seafood... *J Agric Food Chem*, v. 56, p. 8248-54, 2008.
LIU, M.; HANSEN, P. E. et al. Bromophenols in marine algae and their bioactivities. *Marine Drugs*, v. 9, p. 1273-92, 2011.

*Os aromas de alimentos marinhos frescos e deteriorados*
SHAHIDI, F.; CADWALLADER, K. R. (org.). *Flavor and Lipid Chemistry of Seafoods*. American Chemical Society, 1997.
NOLLET, L. M. L.; TOLDRÁ, F. (org.). *Handbook of Seafood and Seafood Products Analysis*. CRC Press, 2009.
HAARD, N. F.; SIMPSON, B. K. (org.). *Seafood Enzymes: Utilization and Influence on Postharvest Seafood Quality*. CRC Press, 2000.
MA, J.; PAZOS, I. M. et al. Microscopic insights into the protein-stabilizing effect of trimethylamine N-oxide (TMAO). *Proc Natl Acad Sci USA*, v. 111, p. 8476-81, 2014.
SUMMERS, G.; WIBISONO, R. D. et al. Trimethylamine oxide content and spoilage potential of New Zealand commercial fish species. *New Zealand J Marine and Freshwater Res*, v. 51, p. 393-405, 2017.

*Peixes*
KAWAI, T.; SAKAGUCHI, M. Fish flavor. *Crit Revs Food Sci and Nutrition*, v. 36, p. 257-98, 1996.
ÓLAFSDÓTTIR, G.; JÓNSDÓTTIR, R. Volatile aroma compounds in fish. In: *Handbook of Seafood and Seafood Products Analysis*. Org. L. M. L. Nollet e F. Toldrá. CRC Press, 2009. p. 97-117.
BENANOU, D.; ACOBAS, F. et al. Analysis of off-flavors in the aquatic environment... *Analyt Bioanalyt Chem*, v. 376, p. 69-77, 2003.
HOWGATE, P. Tainting of farmed fish by geosmin and 2-methyl-iso-borneol... *Aquaculture*, v. 234, p. 155-81, 2004.

LIU, S.; LIAO, T. et al. Exploration of volatile compounds causing off-flavor in farm-raised channel catfish (*Ictalurus punctatus*) fillet. *Aquaculture Int*, v. 25, p. 413-22, 2017.

*Frutos do mar*
PENNARUN, A.-L.; PROST, C. et al. Identification and origin of the character-impact compounds of raw oyster *Crassostrea gigas*. *J Sci Food Agric*, v. 82, p. 1652-60, 2002.
PENNARUN, A.-L.; PROST, C. et al. Comparison of two microalgal diets. 2. Influence on odorant composition and organoleptic qualities of raw oysters... *J Agric Food Chem*, v. 51, p. 2011-18, 2003.
VAN HOUCKE, J.; MEDINA, I. et al. Biochemical and volatile organic compound profile of European flat oyster (*Ostrea edulis*) and Pacific cupped oyster (*Crassostrea gigas*)... *Food Control*, v. 68, p. 200-207, 2016.
KUBE, S.; GERBER, A. et al. Patterns of organic osmolytes in two marine bivalves, *Macoma balthica* and *Mytilus* spp... *Marine Biol*, v. 149, p. 1387-96, 2006 [mexilhão].
BAEK, H. H.; CADWALLADER, K. R. Character-impact aroma compounds of crustaceans. In: *Flavor and Lipid Chemistry of Seafoods*. Org. F. Shahidi e K. R. Cadwallader. American Chemical Society, 1997. p. 85-94.
WHITFIELD, F. B.; HELIDONIOTIS, F. et al. *Effect of Diet and Environment on the Volatile Flavour Components of Crustaceans*. CSIRO and Fisheries Res and Development Corporation, 1995.
RODRÍGUEZ-BERNALDO DE QUIRÓS, A.; LÓPEZ-HERNÁNDEZ, J. et al. Comparison of volatile components in fresh and canned sea urchin (*Paracentrotus lividus*, Lamarck) gonads... *Eur Food Res Technol*, v. 212, p. 643-47, 2001.

*Algas marinhas e sal marinho*
LAUDAN, R. *Food of Paradise: Exploring Hawaii's Culinary Heritage*. Univ. Hawai'i Press, 1996.
MOURITSEN, O. G.; MOURITSEN, J. D. *Seaweeds: Edible, Available, and Sustainable*. Univ. Chicago Press, 2013.
GÜVEN, K. C.; SEZIK, E. et al. Volatile oils from marine macroalgae. In: *Natural Products*. Org. K. G. Ramawat e J.-M. Mérillon. Springer, 2013. p. 2883-2912.
WHITFIELD, F. B.; HELIDONIOTIS, F. et al. Distribution of bromophenols in species of marine algae from eastern Australia. *J Agric Food Chem*, v. 47, p. 2367-73, 1999.
BALBAS, J.; HAMID, N. et al. Comparison of... volatile composition between commercial and New Zealand made wakame from *Undaria pinnatifida*. *Food Chem*, v. 186, p. 168-75, 2015.
BLOUIN, N. A.; BRODIE, J. A. et al. Porphyra: A marine crop shaped by stress. *Trends Plant Sci*, v. 16, p. 29-37, 2011.
SHU, N.; SHEN, H. Identification of odour-active compounds in dried and roasted nori (*Porphyra yezoensis*)... *Flavour Fragr J*, v. 27, p. 157-64, 2012.
MIYASAKI, T.; OZAWA, H. et al. Discrimination of excellent-grade "nori," the dried laver *Porphyra* spp... *Fisheries Sci*, v. 80, p. 827-38, 2014.
BURRESON, B. J.; MOORE, R. E. et al. Volatile halogen compounds in the alga *Asparagopsis taxiformis* (Rhodophyta). *J Agric Food Chem*, v. 24, p. 856-61, 1976.
LE PAPE, M.-A.; GRUA-PRIOL, J. et al. Optimization of dynamic headspace extraction of the edible red algae *Palmaria palmata* and identification of the volatile components. *J Agric Food Chem*, v. 52, p. 550-56, 2004.
SÁNCHEZ-GARCÍA, F.; MIRZAYEVA, A. et al. Evolution of volatile compounds and sensory characteristics of edible green seaweed (*Ulva rigida*)... *J Sci Food Agric*, v. 99, p. 5475-82, 2019.
SILVA, I.; COIMBRA, M. A. et al. Can volatile organic compounds be markers of sea salt? *Food Chem*, v. 169, p. 102-13, 2015.

*Influências dos compostos voláteis oceânicos*
LE CHÊNE, M. Algues vertes, terrain glissant. *Ethnologie française*, v. 42, p. 657, 2012 [alface-do--mar tóxica].
BIESTER, H.; SELIMOVIĆ, D. et al. Halogens in pore water of peat bogs *Biogeosci*, v. 3, p. 53- 64, 2006.
BENDIG, P.; LEHNERT, K. et al. Quantification of bromophenols in Islay whiskies. *J Agric Food Chem*, v. 62, p. 2767-71, 2014.

## CAPÍTULO 16. RESTOS MORTAIS: FUMAÇA, ASFALTO, INDÚSTRIA

FARADAY, M., 1861. *The Chemical History of a Candle.* Reimp. Viking, 1960. p. 13, 27.
ROBINSON, V. Coal-tar contemplations. *Scientific Monthly,* v. 45, p. 354-56, 1937.

*Fogo e vida*
BOWMAN, D. M. J. S.; BALCH, J. K. et al. Fire in the earth system. *Science,* v. 324, p. 481-84, 2009.
PAUSAS, J. G.; KEELEY, J. E. A burning story: The role of fire in the history of life. *BioScience,* v. 59, p. 593-601, 2009.
LENTON, T. M.; DAHL, T. W. et al. Earliest land plants created modern levels of atmospheric oxygen. *Proc Natl Acad Sci USA,* v. 113, p. 9704-9, 2016.
GLASSPOOL, I. J.; EDWARDS, D. et al. Charcoal in the Silurian as evidence for the earliest wildfire. *Geology,* v. 32, p. 381, 2004.
BOND, W. J.; SCOTT, A. C. Fire and the spread of flowering plants in the Cretaceous. *New Phytologist,* v. 188, p. 1137-50, 2010.
HE, T.; PAUSAS, J. G. et al. Fire-adapted traits of *Pinus* arose in the fiery Cretaceous. *New Phytologist,* v. 194, p. 751-59, 2012.
NELSON, D. C.; FLEMATTI, G. R. et al. Regulation of seed germination and seedling growth by chemical signals from burning vegetation. *Annu Rev Plant Biol,* v. 63, p. 107-30, 2012.
BOWMAN, D. M. J. S.; BALCH, J. et al. The human dimension of fire regimes on Earth. *J Biogeography,* v. 38, p. 2223-36, 2011.
MACDONALD, K. The use of fire and human distribution. *Temperature,* v. 4, p. 153-65, 2017.
WRANGHAM, R. *Catching Fire: How Cooking Made Us Human.* Basic Books, 2009.

*Pirólise*
CICCIOLI, P.; CENTRITTO, M. et al. Biogenic volatile organic compound emissions from vegetation fires. *Plant Cell Environ,* v. 37, p. 1810-25, 2014.
ALÉN, R.; KUOPPALA, E. et al. Formation of the main degradation compound groups from wood and its components during pyrolysis. *J Analyt Appl Pyrolysis,* v. 36, p. 137- 48, 1996.
YOKELSON, R. J.; SUSOTT, R. et al. Emissions from smoldering combustion of biomass... *J Geophys Res,* v. 102, p. 18865-77, 1997.
BRANCA, C.; GIUDICIANNI, P. et al. GC/MS characterization of liquids generated from low-temperature pyrolysis of wood. *Ind Eng Chem Res,* v. 42, p. 3190-3202, 2003.
CZERNY, M.; BRUECKNER, R. et al. ... odor qualities and odor detection thresholds of volatile alkylated phenols. *Chemical Senses,* v. 36, p. 539-53, 2011.

*Alcatrão, carvão vegetal, breu, terebintina*
MAZZA, P. P. A.; MARTINI, F. et al. A new Palaeolithic discovery: Tar-hafted stone tools in a European Mid-Pleistocene bone-bearing bed. *J Archaeol Sci,* v. 33, p. 1310-18, 2006.
SCHENCK, T.; GROOM, P. The aceramic production of *Betula pubescens* (downy birch) bark tar using simple raised structures: A viable Neanderthal technique? *Archaeol Anthropol Sci,* v. 10, p. 19-29, 2018.
ZILHÃO, J. Tar adhesives, Neandertals, and the tyranny of the discontinuous mind. *Proc Natl Acad Sci USA,* v. 116, p. 21966-68, 2019.
ANTAL, M. J.; GRØNLI, M. The art, science, and technology of charcoal production. *Ind Eng Chem Res,* v. 42, p. 1619-40, 2003.
PLÍNIO, c. 75. *Natural History,* livro 15, cap. 7. Trad. ingl. J. Bostock e H. T. Riley. In: *Pliny the Elder: The Natural History,* 1855. Disponível em: https://www.perseus.tufts.edu/hopper/text?doc= Perseus:text:1999.02.0137. Acesso em: 20 jun. 2022.
KOLLER, J.; BAUMER, U. et al. Herodotus' and Pliny's embalming materials identified on ancient Egyptian mummies. *Archaeometry,* v. 47, p. 609-28, 2005.
EARLEY, L. S. *Looking for Longleaf: The Fall and Rise of an American Forest.* Univ. North Carolina Press, 2004.
HENNIUS, A. Viking Age tar production and outland exploitation. *Antiquity,* v. 92, p. 1349-61, 2018.

*Betume, petróleo, carvão mineral*
CONNAN, J. Use and trade of bitumen in antiquity and prehistory: Molecular archaeology reveals secrets of past civilizations. *Phil Trans Roy Soc Lond B*, v. 354, p. 33-50, 1999.
CARTER, R. Boat remains and maritime trade in the Persian Gulf during the sixth and fifth millennia BC. *Antiquity*, v. 80, p. 52-63, 2006.
NISSENBAUM, A.; BUCKLEY, S. Dead Sea asphalt in ancient Egyptian mummies – why? *Archaeometry*, v. 55, p. 563-68, 2013.
MURALI KRISHNAN, J.; RAJAGOPAL, K. Review of the uses and modeling of bitumen from ancient to modern times. *Appl Mechanics Reviews*, v. 56, p. 149-214, 2003.
HATCHER, P. G.; CLIFFORD, D. J. The organic geochemistry of coal: From plant materials to coal. *Org Geochem*, v. 27, p. 251-74, 1997.
RASMUSSEN, B. Evidence for pervasive petroleum generation and migration in 3.2 and 2.63 Ga shales. *Geology*, v. 33, p. 497, 2005.
VU, T. T. A.; HORSFIELD, B. et al. The structural evolution of organic matter during maturation of coals and its impact on petroleum potential and feedstock for the deep biosphere. *Organic Geochem*, v. 62, p. 17-27, 2013.

*Gás de rua, querosene, alcatrão de hulha, substâncias voláteis isoladas*
PAGEL, W. *Joan Baptista Van Helmont: Reformer of Science and Medicine.* Cambridge Univ. Press, 2002.
MATTHEWS, W. *An Historical Sketch of the Origin, Progress, and Present State of Gas-lighting.* London, 1827.
SMALLEY, E. V. Striking oil. *Century Magazine*, v. 26, n. 3, p. 323-39, 1883.
FARADAY, M. On new compounds of carbon and hydrogen, and on certain other products obtained during the decomposition of oil by heat. *Proc Roy Soc London*, v. 2, p. 248-49, 1815.
KAISER, R. "Bicarburet of hydrogen": Reappraisal of the discovery of benzene in 1825 with the analytical methods of 1968. *Angewandte Chem Int Ed*, Engl, v. 7, p. 345-50, 1968.
SNEADER, W. *Drug Discovery: A History.* Wiley, 2005.
REICHENBACH, K. *Das Kreosot in Chemischer, Physischer und Medizinischer Beziehung*, v. 14, 1835.
RUNGE, F. Über einige Produkte der Steinkohlendestillation. *Annalen der Physik und Chemie*, v. 31, p. 65-78, 1834.
VON HOFMANN, A. W. Introduction, xlv–lxiii. *Reports of the Royal College of Chemistry and Research Conducted in the Laboratories in the Years 1845-6-7*, 1849.

*Plásticos e solventes*
POWERS, V. *The Bakelizer: A National Historic Chemical Landmark.* National Museum of American History, Smithsonian Institution. American Chemical Society, 1993.
BRUNO, P.; CASELLI, M. et al. Monitoring of volatile organic compounds in non-residential indoor environments. *Indoor Air*, v. 18, p. 250-56, 2008.
BURDACK-FREITAG, A.; HEINLEIN, A. et al. Material odor emissions and indoor air quality. In: *Springer Handbook of Odor*. Org. A. Büttner. Springer, 2017. p. 563-84.
KATAOKA, H.; OHASHI, Y. et al. Indoor air monitoring of volatile organic compounds... In: *Advanced Gas Chromatography*. Org. M. A. Mohd. In-Tech, 2012. p. 161-84.
CHANG, J. C. S.; FORTMANN, R. et al. Air toxics emissions from a vinyl shower curtain. In *Proceedings: Indoor Air 2002*, p. 542-47, 2002.
CURRAN, K.; M. STRLIC̆, M. Polymers and volatiles: Using VOC analysis for the conservation of plastic and rubber objects. *Studies in Conservation*, v. 60, p. 1-14, 2015.
COLES, R. (org.). *Food Packaging Technology.* Blackwell, 2003.
BRAVO, A.; HOTCHKISS, J. H. et al. Identification of odor-active compounds resulting from thermal oxidation of polyethylene. *J Agric Food Chem*, v. 40, p. 1881-85, 1992.
SANDERS, R. A.; ZYZAK, D. V. et al. Identification of 8-nonenal as an important contributor to "plastic" off-odor in polyethylene packaging. *J Agric Food Chem*, v. 53, p. 1713-16, 2005.
DELAUNAY-BERTONCINI, N.; VAN DER WIELEN, F. W. M. et al. Analysis of low molar-mass materials in commercial rubber samples... *J Pharmaceut Biomed Anal*, v. 35, p. 1059-73, 2004.

FABER, J.; BRODZIK, K. Air quality inside passenger cars. *AIMS Environ Sci*, v. 4, p. 112-33, 2017.
VAN LENTE, R.; HERMAN, S. J. The smell of success – exploiting the leather aroma. Soc. Automotive Eng Technical Paper 2001-01-0047, 2001.
MCDONALD, B. C.; GOUW, J. A. de et al. Volatile chemical products emerging as largest petrochemical source of urban organic emissions. *Science*, v. 359, p. 760-64, 2018.

*Toxinas do barril de alcatrão, éter*
LOWE, D. Wake up and smell the solvents, 2007. Disponível em: https://blogs.sciencemag.org/pipeline/archives/2007/02/18/wake_up_and_smell_the_solvents. Acesso em: 20 jun. 2022.
POTT, P. *Chirurgical Observations Relative to the Cataract, the Polyplus of the Nose, the Cancer of the Scrotum, the Different Kinds of Ruptures, and the Mortification of the Toes and Feet*. London, 1775.
COOK. J. W.; HEWETT, C. L. et al. The isolation of a cancer-producing hydrocarbon from coal tar. *J Chem Soc*, p. 395-405, 1933.
LIM, S. K.; SHIN, H. S. et al. Risk assessment of volatile organic compounds benzene, toluene, ethylbenzene, and xylene (BTEX) in consumer products. *J Toxicology and Environ Health*, Part A, v. 77, n. 22-24, p. 1502–21, 2014.
HUBBARD, T. D.; MURRAY, I. A. et al. Divergent Ah receptor ligand selectivity during hominin evolution. *Mol Biol Evol*, v. 33, p. 2648-58, 2016.
JOHNSTON, F. H.; MELODY, S. et al. The pyro-health transition: How combustion emissions have shaped health through human history. *Phil Trans Roy Soc B*, v. 371, 20150173, 2016.
FROBENIUS, A. S. An account of a *spiritus vini aethereus*, together with several experiments tried therewith. *Phil Trans Roy Soc*, v. 36, p. 283-89, 1729.
PRIESNER, C. *Spiritus aethereus*—Formation of ether and theories on etherification from Valerius Cordus to Alexander Williamson. *Ambix*, v. 33, n. 2, p. 129-52, 1986.

## CAPÍTULO 17. FRAGRÂNCIAS

NEEDHAM, J.; GWEI-DJEN, LU. *Science and Civilisation in China*, v. 5, *Chemistry and Chemical Technology*, parte 2, *Spagyrical Discovery and Invention*. Cambridge Univ. Press, 154, 1974.
DICKINSON, E. Essential Oils – are wrung. Emily Dickinson Archive, 1863. Disponível em: https://www.edickinson.org/editions/1/image_sets/236034. Acesso em: 20 jun. 2022.
PICKENHAGEN, W. The history of odor and odorants. In: *Springer Handbook of Odor*. Org. A. Büttner. Springer, 2017. p. 1-12.
TRUJILLO, R. Tide: The history of the smell of clean in North America. *Perfumer Flavorist*, v. 43, n. 11, p. 28-32, 2018.

*Incenso e os ritos indigenas de queima de ervas*
SCHAFER, E. H. *The Golden Peaches of Samarkand: A Study of Tang Exotics*. Univ. California Press, 1985.
BAUM, J. M. From incense to idolatry: The reformation of olfaction in late medieval German ritual. *The Sixteenth Century J*, v. 44, n. 2, p. 323-44, 2013.
KANAFANI-ZAHAR, A. *Aesthetics and Ritual in the United Arab Emirates: The Anthropology of Food and Personal Adornment among Arabian Women*. American Univ. Beirute, 1983.
NIEBLER, J.; BÜTTNER, A. A new approach to identify thermally generated odorants in frankincense. *J Analyt Appl Pyrolysis*, v. 113, p. 690-700, 2015.
NAEF, R. The volatile and semi-volatile constituents of agarwood... *Flavour Fragr J*, v. 26, p. 73-8, 2011.
ISHIHARA, M.; TSUNEYA, T. et al. Components of the agarwood smoke on heating. *J Ess Oil Res*, v. 5, p. 419-23, 1993.
TAKEOKA, G. R.; HOBBS, C. et al. Volatile constituents of the aerial parts of *Salvia apiana* Jepson. *J Ess Oil Res*, v. 22, p. 241-44, 2010.
BOREK, T. T.; HOCHRIEN, J. M. et al. Composition of the essential oil of white sage, *Salvia apiana*. *Flavour Fragr J*, v. 21, p. 571-72, 2006.

COHEN, R.; SEXTON, K. G. et al. Hazard assessment of United Arab Emirates (UAE) incense smoke. *Sci of the Total Environment*, 458-60, p. 176-86, 2013.
LIN, T.-C.; KRISHNASWAMY, G. et al. Incense smoke: Clinical, structural and molecular effects on airway disease. *Clin Mol Allergy*, v. 6, p. 3, 2008.

*Tabaco*
PROCTOR, R. N. The history of the discovery of the cigarette-lung cancer link: evidentiary traditions, corporate denial, global toll. *Tobacco Control*, v. 21, p. 87-91, 2012.
HAHN, B. *Making Tobacco Bright: Creating an American Commodity, 1617–1937*. Johns Hopkins Univ. Press, 2011.
BAKER, R. R.; BISHOP, L. J. The pyrolysis of tobacco ingredients. *J Analyt Appl Pyrolysis*, v. 71, p. 223-311, 2004.
PERFETTI, T.; RODGMAN, A. The complexity of tobacco and tobacco smoke. *Beiträge zur Tabakforschung Int / Contributions to Tobacco Res*, v. 24, p. 215-32, 2011.
XIANG, Z.; CAI, K. et al. Analysis of volatile flavour components in flue-cured tobacco... *Anal Methods*, v. 6, p. 3300, 2014.
LEFFINGWELL, J. Basic chemical constituents of tobacco leaf and differences among tobacco types. In: *Tobacco: Production, Chemistry, and Technology*. Org. D. L. Davis e M. T. Nielson. Blackwell, 1999.
LEFFINGWELL, J. C.; ALFORD, E. D. et al. Identification of the volatile constituents of Cyprian Latakia tobacco. *Leffingwell Rep*, v. 5, n. 2, p. 1-29, 2013.
LEFFINGWELL, J.; ALFORD, E. Volatile constituents of Perique tobacco. *J Environ Agric Food Chem*, v. 4, p. 1-6, 2005.
RUSTEMEIER, K.; STABBERT, R. et al. Evaluation of the potential effects of ingredients added to cigarettes. Part 2: Chemical composition of mainstream smoke. *Food Chem Toxicol*, v. 40, p. 93-104, 2002.
TAYLOR, H.; WINTER, D. et al. ... odorous volatile organic compounds (VOCs) from concentrated aged sidestream smoke (SSS). *Beiträge zur Tabakforschung Int / Contributions to Tobacco Res*, v. 18, p. 175-87, 1999 [resíduos em tecidos].
BAZEMORE, R., C. HARRISON et al. Identification of components responsible for the odor of cigar smoker's breath. *J Agric Food Chem*, v. 54, p. 497–501, 2006.
FRAUENDORFER, F.; CHRISTLBAUER, M. et al. Elucidation of ashtray odor. In: *Flavour Science*. Org. V. Ferreira e R. Lopez. Elsevier, 2014. p. 47-51.

*Maconha, moxabustão*
ELSOHLY, M. A. (org.). *Marijuana and the Cannabinoids*. Springer, 2007.
MOIR, D.; RICKERT, W. S. et al. A comparison of mainstream and sidestream marijuana and tobacco cigarette smoke produced under two machine smoking conditions. *Chem Res Toxicol*, v. 21, p. 494-502, 2008.
DENG, H.; SHEN, X. The mechanism of moxibustion: Ancient theory and modern research. *Evidence-Based Compl Alt Med*, p. 1-7, 2013.
WHEELER, J.; COPPOCK, B. et al. (2009). Does the burning of moxa (*Artemisia vulgaris*) in traditional Chinese medicine constitute a health hazard? *Acupunct Med*, v. 27, p. 16-20, 2009.
*Captura das substâncias voláteis: destilação, álcool, solventes*
GENDERS, R. *Perfume through the Ages*. Putnam, 1972.
MORRIS, E. T. *Fragrance: The Story of Perfume from Cleopatra to Chanel*. Scribner, 1984.
MCHUGH, J. *Sandalwood and Carrion: Smell in Indian Religion and Culture*. Oxford Univ. Press, 2012.
ZOHAR, A.; LEV, E. Trends in the use of perfumes and incense in the Near East after the Muslim conquests. *J Royal Asiatic Soc*, v. 23, p. 11-30, 2013.
KANAFANI-ZAHAR, A. *Aesthetics and Ritual in the United Arab Emirates: The Anthropology of Food and Personal Adornment among Arabian Women*. American Univ. Beirute, 1983.
FORBES, R. J. *Studies in Ancient Technology*. Brill Archive, 1956. v. 3.
LEVEY, M. *Chemistry and Chemical Technology in Ancient Mesopotamia*. Elsevier, 1959.

BELGIORNO, M. R. *The Perfume of Cyprus: From Pyrgos to François Coty*. Ermes, 2016.
CASTEL, C.; FERNANDEZ, X. et al. Perfumes in Mediterranean antiquity. *Flavour Fragr J*, v. 24, p. 326-34, 2009.
NAVES, Y. R.; MAZUYER, G. et al. *Natural Perfume Materials: A Study of Concretes, Resinoids, Floral Oils and Pomades*. Reinhold, 1947.
BAŞER, K. H. C.; BUCHBAUER, G. (org.). *Handbook of Essential Oils: Science, Technology, and Applications*. CRC Press, 2015.
BAŞER, K. H. C.; KURKCUOGLU, M. et al. Turkish rose oil research: Recent results. *Perfumer Flavorist*, v. 28, n. 2, p. 34-43, 2003.
KURKCUOGLU, M.; BAŞER, K. H. C. Studies on Turkish rose concrete, absolute, and hydrosol. *Chem Nat Compounds*, v. 39, n. 5, p. 457-64, 2003.

*Materiais vegetais usados em fragrâncias*
Ver Naves et al. e Başer e Buchbauer na seção "Captura das substâncias voláteis" (acima); ver também as referências dos capítulos 9-13.

ARCTANDER, S. *Perfume and Flavor Materials of Natural Origin*. Publicação do autor, 1960.
SWAMY, M.; SINNIAH, U. A comprehensive review... of *Pogostemon cablin* Benth. *Molecules*, v. 20, p. 8521-47, 2015 [patchouli].
JOULAIN, D.; TABACCHI, R. Lichen extracts as raw materials in perfumery: Oakmoss. *Flavour Fragr J*, v. 24, p. 49-61, 2009.
FROISSARD, D.; FONS, F. et al. Volatiles of French ferns and "fougère" scent in perfumery. *Nat Product Comms*, v. 6, n. 11, p. 1723-26, 2011.
WEYERSTAHL, P.; MARSCHALL, H. et al. Constituents of commercial labdanum oil. *Flavour Fragr J*, v. 13, n. 5, p. 295-318, 1998.
MIYAZAWA, N.; NAKANISHI, A. et al. Novel key aroma components of galbanum oil. *J Agric Food Chem*, v. 57, p. 1433-39, 2009.
CHAUHAN, R. S.; NAUTIYAL, M. C. et al. Effect of post-harvest drying methods on the essential oil composition of *Nardostachys jatamansi* DC. *J Ess Oil Bearing Plants*, v. 20, p. 1090-96, 2017.
LIU, Z. L.; HE, Q. et al. Essential oil composition and larvicidal activity of *Saussurea lappa* roots *Parasitol Res*, v. 110, p. 2125-30, 2012 [costo].
MARONGIU, B.; PIRAS, A. et al. Chemical composition of the essential oil and supercritical $CO_2$ extract of *Commiphora myrrha* (Nees) Engl. and of *Acorus calamus* L. *J Agric Food Chem*, v. 53, p. 7939-43, 2005.
BELHASSEN, E.; FILIPPI, J.-J. et al. Volatile constituents of vetiver: A review. *Flavour Fragr J*, v. 30, p. 26-82, 2015.
DEL GIUDICE, L.; MASSARDO, D. R. et al. The microbial community of vetiver root and its involvement into essential oil biogenesis. *Environ Microbiol*, v. 10, p. 2824-41, 2008.
BRENNA, E.; FUGANTI, C. et al. The ten isomers of irone. *Comptes Rendus Chimie*, v. 6, p. 529-46, 2003 [íris].
MOOKHERIEE, B. D.; WILSON, R. A. Tobacco constituents—their importance in flavor and fragrance chemistry. *Perfumer e Flavorist*, v. 15, n. 1, p. 27-49, 1990.

*Materiais de origem animal usados em fragrâncias, almíscares vegetais*
LEVEY, M. Ibn Mäsawaih and his treatise on simple aromatic substances: Studies in the history of Arabic pharmacology. *J Hist Med Allied Sci*, v. 16, p. 394-410, 1961.
KING, A. H. *Scent from the Garden of Paradise. Musk and the Medieval Islamic World*. Brill, 2017.
KRAFT, P. Aroma chemicals, IV: Musks. In: *Chemistry and Technology of Flavors and Fragrances*. Org. D. J. Rowe. Blackwell, 2004. p. 143–68.
HAYES, R. A.; RICHARDSON, B. J. et al. To fix or not to fix: The role of 2-phenoxyethanol in rabbit, *Oryctolagus cuniculus*, chin gland secretion. *J Chem Ecology*, v. 29, n. 5, p. 1051-64, 2003.
BOYLE, R., 1676. Experiments and observations about the mechanical production of odours. In: *Works of the Honourable Robert Boyle*. Londres, 1772. v. 4, p. 272.
CLARKE, R. The origin of ambergris. *Lat Am J Aquat Mamm*, v. 5, n. 1, p. 7-21, 2006.

ROWLAND, S. J.; SUTTON, P. A. Chromatographic and spectral studies of jetsam and archived ambergris. *Natural Product Res*, v. 31, p. 1752-57, 2017.
PANTEN, J.; SURBURG, H. et al. Recent results in the search for new molecules with ambergris odor. *Chem e Biodiversity*, v. 11, p. 1639-50, 2014.
DANNENFELDT, K. H. Europe discovers civet cats and civet. *J History Biology*, v. 18, p. 403-31, 1985.
TANG, R.; WEBSTER, F. X. et al. Phenolic compounds from male castoreum of the North American beaver, *Castor canadensis*. *J Chem Ecology*, v. 19, p. 1491-1500, 1993.
PRINSLOO, L. C. Rock hyraces: A cause of San rock art deterioration? *J Raman Spectrosc*, v. 38, p. 496-503, 2007.
FERBER, C. E. M.; NURSTEN, H. E. The aroma of beeswax. *J Sci Food Agric*, v. 28, p. 511-18, 1977.
NONGMAITHEM, B. D.; MOUATT, P. et al. Volatile and bioactive compounds in opercula from Muricidae molluscs... *Sci Rep*, v. 7, p. 17404, 2017.
KAISER, R. *Meaningful Scents around the World: Olfactory, Chemical, Biological, and Cultural Considerations*. Wiley, 2006. p. 143-51 [resina de pinheiro].

*Novos materiais aromáticos produzidos pelos químicos*
DAVID, O. R. P. Artificial nitromusks, stories of chemists and businessmen. *Eur J Org Chem*, v. 2017, n. 1, p. 4-13, 2017.
DE NICOLAÏ, P. A smelling trip into the past: The influence of synthetic materials on the history of perfumery. *Chem e Biodiversity*, v. 5, n. 6, p. 1137-46, 2008.
GUPTA, C. A biotechnological approach to microbial based perfumes and flavours. *J Microbiol Exp*, v. 2, n. 1, p. 11-18, 2015.
KRAFT, P.; BAJGROWICZ, J. A. et al. Odds and trends: Recent developments in the chemistry of odorants. *Angewandte Chem Int Ed*, v. 31, 2000.
KRAFT, P.; EICHENBERGER, W. Conception, characterization and correlation of new marine odorants. *Eur J Org Chem*, v. 19, p. 3735-43, 2003.
ARCTANDER, S. *Perfume and Flavor Chemicals*. Publicação do autor, 1969. 2 v.
RIMKUS, G. G. (org.). *Synthetic Musk Fragrances in the Environment*. Springer, 2004.

*Perfumes*
AFTEL, M. *Essence and Alchemy: A Book of Perfume*. North Point Press, 2001.
TURIN, L.; SANCHEZ, T. *Perfumes: The Guide*. Viking, 2008.
CALKIN, R. R.; JELLINEK, J. S. *Perfumery: Practice and Principles*. Wiley, 1994.
SELL, C. *Understanding Fragrance Chemistry*. Allured, 2008.
SELL, C. (org.). *The Chemistry of Fragrances: From Perfumer to Consumer*. Royal Society of Chemistry, 2015.
OHLOFF, G.; KRAFT, P. et al. *Scent and Chemistry: The Molecular World of Odors*. Wiley, 2012.
KAPOOR, B. Attars of India – a unique aroma. *Perfumer e Flavorist*, v. 16, n. 1, p. 21-24, 1991.

*Escutar os aromas*
AFTEL, M. *Fragrant: The Secret Life of Scent*. Riverhead, 2014.
KAISER, R. *Meaningful Scents around the World: Olfactory, Chemical, Biological, and Cultural Considerations*. Wiley, 2006. p. 59-64 [agáloco].
DALBY, L. *East Wind Melts the Ice: A Memoir through the Seasons*. Univ. California Press, 2009.
DALBY, L. Incense, s.d. Disponível em: http://www.lizadalby.com/LD/TofM_incense.html.
MORITA, K. *The Book of Incense: Enjoying the Traditional Art of Japanese Scents*. Kodansha, 2006.
FUJII, N.; ABLA, D. et al. Prefrontal activity during koh-do incense discrimination. *Neuroscience Res*, v. 59, p. 257-64, 2007.

## CAPÍTULO 18. ALIMENTOS COZIDOS

BACHELARD, G. *La Psychanalyse du Feu*. Gallimard, 1938. Trad. ingl. A. C. M. Ross. *The Psychoanalysis of Fire*. Beacon, 1964.
WRANGHAM, R. *Catching Fire: How Cooking Made Us Human*. Basic Books, 2009.

*Alquimia culinária*
PARAVISINI, L.; GOURRAT-PERNIN, K. et al. Identification of compounds responsible for the odorant properties of aromatic caramel. *Flavour Fragr J*, v. 27, p. 424-32, 2012.
PARAVISINI, L.; SEPTIER, C. et al. Caramel odor: Contribution of volatile compounds according to their odor qualities to caramel typicality. *Food Res Int*, v. 57, p. 79-88, 2014.
DUNKEL, A.; STEINHAUS, M. et al. Nature's chemical signatures in human olfaction: A food-borne perspective for future biotechnology. *Angewandte Chem Int Ed*, v. 53, p. 7124-43, 2014 [principais substâncias aromáticas dos alimentos].

*Buquês da cocção e métodos de cocção*
BELITZ, H., W. GROSCH et al. *Food Chemistry*. Springer, 2009.
BORDIGA, M.; NOLLET, L. M. L. (org.). *Food Aroma Evolution: During Food Processing, Cooking, and Aging*. CRC Press, 2019.
FICKERT, B.; SCHIEBERLE, P. Identification of the key odorants in barley malt (caramalt)... *Food/Nahrung*, v. 42, n. 6, p. 371-75, 1998.
RAHMAN, M. M.; KIM, K. H. Release of offensive odorants from the combustion of barbecue charcoals. *J Hazardous Materials*, v. 215, p. 233-42, 2012.
SUNG, W.-C. Volatile constituents detected in smoke condensates from the combination of the smoking ingredients sucrose, black tea leaves, and bread flour. *J Food and Drug Analysis*, v. 21, p. 292-300, 2013.
WATCHARANANUN, W.; Cadwallader, K. R. et al. Identification of predominant odorants in Thai desserts flavored by smoking with "tian op"... *J Agric Food Chem*, v. 57, p. 996-1005, 2009.
CHOE, E.; MIN, D. B. Chemistry of deep-fat frying oils. *J Food Sci*, v. 72, p. R77-86, 2007.
THÜRER, A.; GRANVOGL, M. Generation of desired aroma-active as well as undesired toxicologically relevant compounds during deep-frying of potatoes... *J Agric Food Chem*, v. 64, p. 9107-15, 2016.
PIYACHAISETH, T.; JIRAPAKKUL, W. et al. Aroma compounds of flash-fried rice. *Kasetsart J Nat Sci*, v. 45, p. 717-29, 2011.
LIU, T.; LIU, Z. et al. Emission of volatile organic compounds ... from stir-frying spices. *Sci Total Environ*, v. 599-600, p. 1614-21, 2017.

*Óleos e gorduras*
WATANABE, K.; SATO, Y. Aliphatic γ- and δ-lactones in meat fats. *Agric Biological Chem*, v. 32, p. 1318-24, 1968.
CAMPESTRE, C.; ANGELINI, G. et al. The compounds responsible for the sensory profile in mono--varietal virgin olive oils. *Molecules*, v. 22, 1833, p. 1-28, 2017.
SAMBANTHAMURTHI, R. Chemistry and biochemistry of palm oil. *Prog Lipid Res*, v. 39, p. 507-58, 2000.
SANTOS, J. E. R.; VILLARINO, B. J. et al. Analysis of volatile organic compounds in virgin coconut oil... *Philippine J Sci*, v. 140, n. 2, p. 161-71, 2011.
DELORT, E.; VELLUZ, A. et al. ... new volatile molecules found in extracts obtained from distinct parts of cooked chicken. *J Agric Food Chem*, v. 59, p. 11752-63, 2011.
HWANG, L. S.; CHEN, C.-W. Volatile compounds of lards from different treatments. In: *Lipids in Food Flavors*. Org. C.-T. Ho e T. G. Hartman. American Chemical Society, 1994. p. 244-55.
WATANABE, A.; UEDA, Y et al. Analysis of volatile compounds in beef fat... *J Food Sci*, v. 73, p. C420-25, 2008.
MALLIA, S.; ESCHER, F. et al. Aroma-active compounds of butter: A review. *Eur Food Res Technol*, v. 226, p. 315-25, 2008.
SARRAZIN, E.; FREROT, E. et al. Discovery of new lactones in sweet cream butter oil. *J Agric Food Chem*, v. 59, p. 6657-66, 2011.
WADODKAR, U. R.; PUNJRATH, J. S. et al. Evaluation of volatile compounds in different types of ghee... *J Dairy Res*, v. 69, p. 163-71, 2002.

*Leite, creme, ovos*
CADWALLADER, K. R.; SINGH, T. K. Flavours and off-flavours in milk and dairy products. In: *Advanced Dairy Chemistry*. Org. P. McSweeney e P. F. Fox. Springer, 2009. p. 631-90.

Schütt, J.; Schieberle, P. Quantitation of nine lactones in dairy cream... *J Agric Food Chem*, v. 65, p. 10534-41, 2017.
Schwendel, B. H.; Wester, T. J. et al. Pasture feeding conventional cows removes differences between organic and conventionally produced milk. *Food Chem*, v. 229, p. 805-13, 2017.
Kaffarnik, S.; Kayademir, Y. et al. Concentrations of volatile 4-alkyl-branched fatty acids in sheep and goat milk and dairy products. *J Food Sci*, v. 79, p. C2209-14, 2014.
Jo, S.-H.; Kim, K.-H. et al. Study of odor from boiled eggs over time using gas chromatography. *Microchemical J*, v. 110, p. 517-29, 2013.
Cerny, C.; Guntz, R. Evaluation of potent odorants in heated egg yolk... *Eur Food Res Technol*, v. 219, p. 452-54, 2004.

*As carnes e suas características*
Resconi, V.; Escudero, A. et al. The development of aromas in ruminant meat. *Molecules*, v. 18, p. 6748-81, 2013.
Nollet, L. M. L.; Toldrá, F. (org.). *Sensory Analysis of Foods of Animal Origin*. CRC Press, 2010.
Takakura, Y.; Sakamoto, T. et al. Characterization of the key aroma compounds in beef extract... *Meat Sci*, v. 97, p. 27-31, 2014.
Mahadevan, K.; Farmer, L. Key odor impact compounds in three yeast extract pastes. *J Agric Food Chem*, v. 54, p. 7242-50, 2006.
Fraser, R.; Brown, P. O. et al. Methods and compositions for affecting the flavor and aroma profile of consumables. WIPO Patent Appl WO20 14110532 A2, 2014 [heme].
Rochat, S.; Chaintreau, A. Carbonyl odorants contributing to the in-oven roast beef top note. *J Agric Food Chem*, v. 53, p. 9578-85, 2005.
Tang, W.; Jiang, D. et al. Flavor chemistry of 2-methyl-3-furanthiol, an intense meaty aroma compound. *J Sulfur Chemistry*, v. 34, p. 38-47, 2013.
Snitkjær, P.; Frøst, M. B. et al. Flavour development during beef stock reduction. *Food Chem*, v. 122, p. 645-55, 2010.
Zhao, J.; Wang, M. et al. Volatile flavor constituents in the pork broth of black-pig. *Food Chem*, v. 226, p. 51-60, 2017.
Frank, D.; Watkins, P. et al. Impact of brassica and lucerne finishing feeds and intramuscular fat on lamb eating quality and flavor. *J Agric Food Chem*, v. 64, p. 6856-68, 2016.
Takakura, Y.; Mizushima, M. et al. Characterization of the key aroma compounds in chicken soup stock... *Food Sci Technol Res*, v. 20, p. 109-13, 2014.
Wu, C.-M.; Liou, S.-E. Volatile components of water-boiled duck meat and Cantonese style roasted duck. *J Agric Food Chem*, v. 40, p. 838-41, 1992.
Strasser, S.; Schieberle, P. Characterization of the key aroma compounds in roasted duck liver... *Eur Food Res Technol*, v. 238, p. 307-13, 2014.
Neethling, J.; Hoffman, L. C. et al. Factors influencing the flavor of game meat: A review. *Meat Sci*, v. 113, p. 139-53, 2016.
Tansawat, R.; Maughan, C. A. J. et al. Chemical characterization of pasture- and grain-fed beef related to meat quality and flavour attributes. *Int J Food Sci Technol*, v. 48, p. 484-95, 2013.
Fruet, A. P. B.; Trombetta, F. et al. Effects of feeding legume-grass pasture and different concentrate levels on fatty acid profile, volatile compounds, and off-flavor... *Meat Sci*, v. 140, p. 112-18, 2018.
Arshamian, A.; Laska, M. et al. A mammalian blood odor component serves as an approach-avoidance cue across phylum border – from flies to humans. *Sci Rep*, v. 7, p. 13635, 2017.

*Peixes e frutos do mar*
Shahidi, F.; Cadwallader, K. R. (org.). *Flavor and Lipid Chemistry of Seafoods*. American Chemical Society, 1997.
Nollet, L. M. L.; Toldrá, F. (org.). *Handbook of Seafood and Seafood Products Analysis*. CRC Press, 2009.
Tamura, T.; Taniguchi, K. et al. Iron is an essential cause of fishy aftertaste formation in wine and seafood pairing. *J Agric Food Chem*, v. 57, p. 8550-56, 2009.

CARRASCON, V.; ESCUDERO, A. et al. Characterisation of the key odorants in a squid broth (*Illex argentinus*). *LWT – Food Sci Technol*, v. 57, p. 656-62, 2014.

SELLI, S.; RANNOU, C. et al. Characterization of aroma-active compounds in rainbow trout (*Oncorhynchus mykiss*) eliciting an off-odor. *J Agric Food Chem*, v. 54, p. 9496-9502, 2006.

METHVEN, L.; TSOUKKA, M. et al. Influence of sulfur amino acids on the volatile and nonvolatile components of cooked salmon... *J Agric Food Chem*, v. 55, p. 1427-36, 2007.

## Hortaliças

HUI, Y. H. (org.). *Handbook of Fruit and Vegetable Flavors*. CRC Press, 2010.

ZHU, Y.; KLEE, H. J. et al. Development and characterization of a high quality plum tomato essence. *Food Chem*, v. 267, p. 337-43, 2018.

KOUTIDOU, M.; GRAUWET, T. et al. Impact of processing on odour-active compounds of a mixed tomato-onion puree. *Food Chem*, v. 228, p. 14-25, 2017.

BUTTERY, R. G.; TAKEOKA, G. R. Cooked carrot volatiles ... linden ether as an important aroma component. *J Agric Food Chem*, v. 61, p. 9063-66, 2013.

BLANK, I.; SCHIEBERLE, P. Analysis of the seasoning-like flavour substances of a commercial lovage extract (*Levisticum officinale* Koch.). *Flavour Fragr J*, v. 8, n. 4, p. 191-95, 1993.

GRANVOGL, M.; CHRISTLBAUER, M. et al. Quantitation of the intense aroma compound 3-mercapto-2-methylpentan-1-ol in raw and processed onions... *J Agric Food Chem*, v. 52, p. 2797-2802, 2004.

VILLIÈRE, A.; LE ROY, S. et al. Evaluation of aroma profile differences between sué, sautéed, and pan-fried onions... *Flavour*, v. 4, p. 24, 2015.

YANG, P.; SONG, H. et al. Characterization of key aroma-active compounds in black garlic... *J Agric Food Chem*, v. 67, p. 7926-34, 2019.

CHRISTLBAUER, M.; SCHIEBERLE, P. Evaluation of the key aroma compounds in beef and pork vegetable gravies à la chef... *J Agric Food Chem*, v. 59, p. 13122-30, 2011.

NOE, F.; POLSTER, J. et al. OR2M3: A highly specific and narrowly tuned human odorant receptor for the sensitive detection of onion key food odorant 3-mercapto-2-methylpentan-1-ol. *Chemical Senses*, v. 42, p. 195-210, 2017.

NAEF, R.; VELLUZ, A. The volatile constituents of extracts of cooked spinach leaves... *Flavour Fragr J*, v. 15, n. 5, p. 329-34, 2000.

SIMIAN, H.; ROBERT, F. et al. Identification and synthesis of 2-heptanethiol, a new flavor compound found in bell peppers. *J Agric Food Chem*, v. 52, p. 306-10, 2004.

ULRICH, D.; HOBERG, E. et al. Contribution of volatile compounds to the flavor of cooked asparagus. *Eur Food Res Technol*, v. 213, p. 200-04, 2001.

STARKENMANN, C.; NICLASS, Y. et al. Occurrence of 2-acetyl-1-pyrroline and its nonvolatile precursors in celtuce... *J Agric Food Chem*, v. 67, p. 11710-17, 2019.

MACLEOD, A. J.; PIERIS, N. M. et al. Aroma volatiles of *Cynara scolymus* and *Helianthus tuberosus*. *Phytochemistry*, v. 21, n. 7, p. 1647-51, 1982.

SINGH, J.; KAUR, L. (org.). *Advances in Potato Chemistry and Technology*. Elsevier, 2016.

ORUNA-CONCHA, M. J.; DUCKHAM, S. C. et al. Comparison of volatile compounds isolated from the skin and flesh of four potato cultivars after baking. *J Agric Food Chem*, v. 49, p. 2414-21, 2001.

WANG, Y.; KAYS, S. J. Effect of cooking method on the aroma constituents of sweet potatoes... *J Food Quality*, v. 24, p. 67-78, 2001.

CHUNG, M.-J.; CHENG, S.-S. et al. Profiling of volatile compounds of *Phyllostachys pubescens* shoots in Taiwan. *Food Chem*, v. 134, p. 1732-37, 2012 [broto de bambu].

GROSSHAUSER, S.; SCHIEBERLE, P. Characterization of the key odorants in pan-fried white mushrooms... *J Agric Food Chem*, v. 61, p. 3804-13, 2013.

LI, B.; LIU, C. et al. Effect of boiling time on the contents of flavor and taste in *Lentinus edodes*. *Flavour Fragr J*, v. 34, p. 506-13, 2019.

MACLEOD, A. J.; TROCONIS, N. G. de. Aroma volatiles of aubergine... *Phytochemistry*, v. 22, p. 2077-79, 1983.

SHU, N.; SHEN, H. Identification of odour-active compounds in dried and roasted nori... *Flavour Fragr J*, v. 27, p. 157-64, 2012.

*Frutos secos, cereais, leguminosas*
SIEGMUND, B.; MURKOVIC, M. Changes in chemical composition of pumpkin seeds during the roasting process. *Food Chem*, v. 84, p. 367-74, 2004.
ZHOU, M.; ROBARDS, K. et al. Analysis of volatile compounds and their contribution to flavor in cereals. *J Agric Food Chem*, v. 47, p. 3941-53, 1999.
CHO, S.; KAYS, S. J. Aroma-active compounds of wild rice *Food Res Int*, v. 54, p. 1463-70, 2013.
BUTTERY, R. G.; LING, L. C. et al. Studies on popcorn aroma and flavor volatiles. *J Agric Food Chem*, v. 45, p. 837-43, 1997.
KARAHADIAN, C.; JOHNSON, K. A. Analysis of headspace volatiles and sensory characteristics of fresh corn tortillas made from fresh masa dough... *J Agric Food Chem*, v. 41, p. 791-99, 1993.
BUTTERY, R. G.; LING, L. C. Additional studies on flavor components of corn tortilla chips. *J Agric Food Chem*, v. 46, p. 2764-69, 1998.
POZO-BAYÓN, M. A.; GUICHARD, E. et al. Flavor control in baked cereal products. *Food Reviews Int*, v. 22, p. 335-79, 2006.
KIRCHHOFF, E.; SCHIEBERLE, P. Quantitation of odor-active compounds in rye flour and rye sourdough... *J Agric Food Chem*, v. 50, p. 5378-85, 2002.
SCHOENAUER, S.; SCHIEBERLE, P. Characterization of the key aroma compounds in the crust of soft pretzels. *J Agric Food Chem*, v. 67, p. 7110-19, 2019.
KATO, Y. Influence of butter and/or vegetable oil on flavors of roux prepared from wheat flour and fat/oil. *Food Sci Technol Res*, v. 11, p. 278-87, 2005.
MISHRA, P. K.; TRIPATHI, J. et al. GC-MS olfactometric characterization of odor active compounds in cooked red kidney beans... *Heliyon*, v. 5, p. e02459, 2019.
MATSUI, K.; TAKEMOTO, H. et al. 1-Octen-3-ol is formed from its glycoside during processing of soybean seeds. *J Agric Food Chem*, v. 66, p. 7409-16, 2018.
MORISAKI, A.; YAMADA, N. et al. Dimethyl sulfide as a source of the seaweed-like aroma in cooked soybeans ... *J Agric Food Chem*, v. 62, p. 8289-94, 2014.
MUREKATETE, N.; ZHANG, C. et al. Soft tofu-type gels: Relationship between volatile compounds... *Int J Food Engineering*, v. 11, p. 307-21, 2015.

*Frutas, xaropes, mel*
SABAREZ, H. T.; PRICE, W. E. et al. Volatile changes during dehydration of d'Agen prunes. *J Agric Food Chem*, v. 48, p. 1838-42, 2000.
WANG, D.; DUAN, C.-Q. et al. Free and glycosidically bound volatile compounds in sun-dried raisins made from different fragrance intensities grape varieties... *Food Chem*, v. 228, p. 125-35, 2017.
NURSTEN, H. E.; WOOLFE, M. L. An examination of the volatile compounds present in cooked Bramley's seedling apples... *J Sci Food Agric*, v. 23, p. 803-22, 1972.
LESSCHAEVE, I.; LANGLOIS, D. et al. Volatile compounds in strawberry jam: Influence of cooking on volatiles. *J Food Sci*, v. 56, p. 1393-98, 1991.
TAKEI, Y. Comparison of the aroma of fresh peels or marmalades between several species of citrus fruits. *J Home Econ Japan*, v. 36, n. 10, p. 754-62, 1985.
URBANUS, B. L.; COX, G. O. et al. Sensory differences between beet and cane sugar sources... *J Food Sci*, v. 79, p. S1763-68, 2014.
KABIR, M. A.; LORJAROENPHON, Y. Identification of aroma compounds in coconut sugar. In *Agric Sci. Proceedings of the 52nd Kasetsart Univ Annual Conference*, v. 6, p. 239-46, 2014.
FRANITZA, L.; GRANVOGL, M. et al. Influence of the production process on the key aroma compounds of rum... *J Agric Food Chem*, v. 64, p. 9041-53, 2016.
ASIKIN, Y.; WADA, K. et al. Compositions, taste characteristics, volatile profiles, and antioxidant activities of sweet sorghum ... and sugarcane ... syrups. *Food Measure*, v. 12, p. 884-91, 2018.
PERKINS, T. D.; VAN DEN BERG, A. K. Maple syrup—production, composition, chemistry, and sensory characteristics. *Advances in Food and Nutrition Res*, v. 56, p. 101-43, 2009.
ZHOU, Q.; WINTERSTEEN, C. L. et al. Identification and quantification of aroma-active components that contribute to the distinct malty flavor of buckwheat honey. *J Agric Food Chem*, v. 50, p. 2016-21, 2002.

FEARNLEY, L.; GREENWOOD, D. R. et al. Compositional analysis of manuka honeys *Food Chem*, v. 132, p. 948-53, 2012.
NAEF, R.; JAQUIER, A. et al. From the linden flower to linden honey... *Chem e Biodiversity*, v. 1, p. 1870-79, 2004.
PITA-CALVO, C.; VÁZQUEZ, M. Differences between honeydew and blossom honeys. *Trends Food Sci Technol*, v. 59, p. 79-87, 2017.

*Bolos e outras massas assadas doces*
GASSENMEIER, K.; SCHIEBERLE, P. Comparison of important odorants in puff-pastries prepared with butter or margarine. *LWT - Food Sci Technol*, v. 27, p. 282-88, 1994. Disponível em: https://doi.org/10.1006/fstl.1994.1056. Acesso em: 20 jun. 2022.
CEPEDA-VÁZQUEZ, M.; REGA, B. et al. How ingredients influence furan and aroma generation in sponge cake. *Food Chem*, v. 245, p. 1025-33, 2018.
POZO-BAYÓN, M. A.; RUÍZ-RODRÍGUEZ, A. et al. Influence of eggs on the aroma composition of a sponge cake and on the aroma release in model studies. *J Agric Food Chem*, v. 55, p. 1418-26, 2007.
Rega, B.; Guerard, A. et al. ... endogenous aroma compounds released during the baking of a model cake. *Food Chem*, v. 112, p. 9-17, 2009.
AIT AMEUR, L.; REGA, B. et al. The fate of furfurals and other volatile markers during the baking process of a model cookie. *Food Chem*, v. 111, p. 758-63, 2008.
MOHSEN, S. M.; FADEL, H. H. M. et al. Effect of substitution of soy protein isolate on aroma volatiles, chemical composition and sensory quality of wheat cookies. *Int J Food Sci Technol*, v. 44, p. 1705-12, 2009.

*Café, chocolate*
BUFFO, R. A.; CARDELLI-FREIRE, C. Coffee flavour: An overview. *Flavour Fragr J*, v. 19, p. 99-104, 2004.
SUNARHARUM, W. B.; WILLIAMS, D. J. et al. Complexity of coffee flavor. *Food Res Int*, v. 62, p. 315-25, 2014.
APROTOSOAIE, A. C.; LUCA, S. V. et al. Flavor chemistry of cocoa and cocoa products – an overview... *Comp Revs Food Sci Food Safety*, v. 15, p. 73-91, 2016.
BECKETT, S. T.; FOWLER, M. et al. (org.). *Beckett's Industrial Chocolate Manufacture and Use*. Wiley, 2017.
LIU, J.; LIU, M. et al. A comparative study of aroma-active compounds between dark and milk chocolate... *J Sci Food Agric*, v. 95, p. 1362-72, 2015.
STEWART, A.; GRANDISON, A. S. et al. Impact of the skim milk powder manufacturing process on the flavor of model white chocolate. *J Agric Food Chem*, v. 65, p. 1186-95, 2017.

## CAPÍTULO 19. ALIMENTOS CURADOS E FERMENTADOS

FEYNMAN, R. P.; LEIGHTON, R. B. et al. *The Feynman Lectures on Physics*. Addison-Wesley, 1970. v. 1, cap. 3.
DAVIDSON, A. *North Atlantic Seafood*. Macmillan, 1979. p. 368.
SPETH, J. D. Putrid meat and fish in the Eurasian middle and upper Paleolithic: Are we missing a key part of Neanderthal and modern human diet? *PaleoAnthropology*, p. 44-72, 2017.

*Deterioração e rancidez*
FORSS, D. A.; PONT, E. G. et al. ... volatile compounds associated with oxidized flavour in skim milk. *J Dairy Res*, v. 22, p. 345-48, 1955.
CZERNY, M.; BÜTTNER, A. Odor-active compounds in cardboard. *J Agric Food Chem*, v. 57, p. 9979-84, 2009.
WARNER, K.; NELSEN, T. AOCS collaborative study on sensory and volatile compound analyses of vegetable oils. *J Am Oil Chem Soc*, v. 73, p. 157-66, 1996.
SHAHIDI, F.; JOHN, J. A. Oxidative rancidity in nuts. In: *Improving the Safety and Quality of Nuts*. Org. L. J. Harris. Elsevier, 2013. p. 198-229.

BARRETT, D. M.; GARCIA, E. L. et al. Blanch time and cultivar effects on quality of frozen and stored corn and broccoli. *J Food Sci*, v. 65, p. 534-40, 2000.

ASADUZZAMAN, M.; SCAMPICCHIO, M. et al. Methanethiol formation during the photochemical oxidation of methionine-riboflavin system. *Flavour Fragr J*, v. 35, p. 34-41, 2020 [leite].

BAERT, J. J.; CLIPPELEER, J. de et al. On the origin of free and bound staling aldehydes in beer. *J Agric Food Chem*, v. 60, p. 11449-72, 2012.

KERLER, J.; GROSCH, W. Odorants contributing to warmed-over flavor (WOF) of refrigerated cooked beef. *J Food Sci*, v. 61, p. 1271-75, 1996.

*Carnes, peixes e ovos curados*

GARCÍA-GONZÁLEZ, D. L.; TENA, N. et al. Relationship between sensory attributes and volatile compounds qualifying dry-cured hams. *Meat Sci*, v. 80, p. 315-25, 2008.

SONG, H.; CADWALLADER, K. R. Aroma components of American country ham. *J Food Sci*, v. 73, p. C29-35, 2007.

SONG, H.; CADWALLADER, K. R. et al. Odour-active compounds of *Jinhua* ham. *Flavour Fragr J*, v. 23, p. 1-6, 2008.

DEL PULGAR, J. S.; GARCÍA, C. et al. Study of the volatile compounds and odor-active compounds of dry-cured Iberian ham extracted by SPME. *Food Sci Technol Int*, v. 19, p. 225-33, 2013.

DEHAUT, A.; HIMBER, C. et al. Evolution of volatile compounds and biogenic amines throughout the shelf life of marinated and salted anchovies... *J Agric Food Chem*, v. 62, p. 8014-22, 2014.

CAPRINO, F.; MORETTI, V. M. et al. Fatty acid composition and volatile compounds of caviar from farmed white sturgeon... *Analytica Chimica Acta*, v. 617, p. 139-47, 2008.

GANASEN, P.; BENJAKUL, S. et al. Effect of different cations on pidan composition and flavor in comparison to the fresh duck egg. *Korean J for Food Sci of Animal Resources*, v. 33, p. 214-20, 2013.

*Chá*

ZENG, L.; WATANABE, N. et al. Understanding the biosyntheses and stress response mechanisms of aroma compounds in tea. *Crit Revs Food Sci and Nutrition*, v. 59, p. 2321-34, 2019.

FENG, Z.; LI, Y. et al. Tea aroma formation from six model manufacturing processes. *Food Chem*, v. 285, p. 347-54, 2019.

BABA, R.; AMANO, Y. et al. Characterization of the potent odorants contributing to the characteristic aroma of matcha... *J Agric Food Chem*, v. 65, p. 2984-89, 2017.

YANG, Z.; KOBAYASHI, E. et al. Characterisation of volatile and non-volatile metabolites in etiolated leaves of tea (*Camellia sinensis*) plants in the dark. *Food Chem*, v. 135, p. 2268-76, 2012.

KUMAZAWA, K.; KUBOTA, K. et al. Influence of manufacturing conditions and crop season on the formation of 4-mercapto-4-methyl-2-pentanone in Japanese green tea (Sen-cha). *J Agric Food Chem*, v. 53, p. 5390-96, 2005.

SCHUH, C.; SCHIEBERLE, P. Characterization of the key aroma compounds in the beverage prepared from Darjeeling black tea... *J Agric Food Chem*, v. 54, p. 916-24, 2006.

LU, H.-P.; ZHONG, Q.-S. et al. Aroma characterisation of pu-erh tea using headspace-solid phase microextraction combined with GC/MS and GC-olfactometry. *Food Chem*, v. 130, p. 1074-81, 2012.

LI, Z.; FENG, C. et al. Revealing the influence of microbiota on the quality of pu-erh tea during fermentation process *Food Microbiol*, v. 76, p. 405-15, 2018.

*Sujo e estragado*

SANO, K.-I.; ANRAKU, A. Draft genome sequence of *Brevibacillus reuszeri* strain NIT02, isolated from a laundered rental cloth hot towel. *Genome Announc*, v. 6, p. e01353-17, 2018.

ADAMS, R. I.; LYMPEROPOULOU, D. S. et al. Microbes and associated soluble and volatile chemicals on periodically wet household surfaces. *Microbiome*, v. 5, p. 128, 2017.

TAKEUCHI, K.; YABUKI, M. et al. Review of odorants in human axillary odour and laundry malodour. *Flavour Fragr J*, v. 28, p. 223-30, 2013.

SPERBER, W. H.; DOYLE, M. P. (org.). *Compendium of the Microbiological Spoilage of Foods and Beverages*. Springer, 2009.

*Microrganismos da fermentação*
TAMANG, J. P.; WATANABE, K. et al. Review: Diversity of microorganisms in global fermented foods and beverages. *Front Microbiol*, v. 7, 2016.
BOIOCCHI, F.; PORCELLATO, D. et al. Insect frass in stored cereal products as a potential source of *Lactobacillus sanfranciscensis* for sourdough ecosystem. *J Appl Microbiol*, v. 123, p. 944-55, 2017.
HITTINGER, C. T.; STEELE, J. L. et al. Diverse yeasts for diverse fermented beverages and foods. *Curr Opinion Biotechnol*, v. 49, p. 199-206, 2018.
BODINAKU, I.; SHAFFER, J. et al. Rapid phenotypic and metabolomic domestication of wild *Penicillium* molds on cheese. *mBio*, v. 10, p. e02445-19, 2019.
GIBBONS, J. G.; SALICHOS, L. et al. The evolutionary imprint of domestication on genome variation and function of the filamentous fungus *Aspergillus oryzae*. *Curr Biol*, v. 22, p. 1403-9, 2012.

*Hortaliças fermentadas*
DUNLOP, F. Rotten vegetable stalks, stinking bean curd and other Shaoxing delicacies. In: *Cured, Fermented and Smoked Foods: Proceedings of the Oxford Symposium on Food and Cookery 2010*. Org. H. Saberi. Prospect Books, 2011. p. 84-96.
LIU, Y.; MIAO, Z. et al. Analysis of volatile flavor components in a simultaneous distillation-extraction extract of fermented amaranthus stem. *J Chinese Inst Food Sci Technol*, v. 11, n. 1, p. 226-32, 2011.
CHEUNG, H.-M. Identification of odorous compounds in commercial chaw tofu and evaluation of the quality of model broths during fermentation. Dissertação de mestrado, Chinese Univ. Hong Kong, 2005.
PARAMITHIOTIS, S. (org.). *Lactic Acid Fermentation of Fruits and Vegetables*. CRC Press, 2017.
SONMEZDAG, A. S.; KELEBEK, H. et al. Characterization of aroma-active compounds, phenolics, and antioxidant properties in fresh and fermented capers... *J Food Sci*, v. 84, p. 2449-57, 2019.

*Sementes fermentadas: pães e leguminosas*
POZO-BAYÓN, M. A.; ANDÚJAR-ORTIZ, I. et al. Application of supercritical $CO_2$ extraction for the elimination of odorant volatile compounds from winemaking inactive dry yeast preparation. *J Agric Food Chem*, v. 58, p. 3772-78, 2010.
KIRCHHOFF, E.; SCHIEBERLE, P. Quantitation of odor-active compounds in rye flour and rye sourdough... *J Agric Food Chem*, v. 50, p. 5378-85, 2002.
HATZIKAMARI, M.; YIANGOU, M. et al. Changes in numbers and kinds of bacteria during a chickpea submerged fermentation used as a leavening agent for bread production. *Int J Food Microbiol*, v. 116, p. 37-43, 2007.
MCGEE, H. The disquieting delights of salt-rising bread. *Lucky Peach*, v. 11, p. 16-19, 2014.
HUANG, J.; LIU, Y. et al. Characterization of the potent odorants contributing to the characteristic aroma of Beijing douzhi... *J Agric Food Chem*, v. 66, p. 689-94, 2018.
XIE, C.; ZENG, H. et al. Volatile flavour components, microbiota and their correlations in different sufu, a Chinese fermented soybean food. *J Appl Microbiol*, v. 125, p. 1761-73, 2018.
LIU, Y.; SU, H.; SONG, H.-L. Comparison of four extraction methods for the analysis of flavor compounds in nattō. *Food Analysis Methods*, v. 11, p. 343-54, 2018.
MCGRATH, C. Up in the air: The emerging science of dust and sandstorm microbes. *Genome Biol Evol*, v. 10, n. 8, p. 2008-9, 2018.
JELEŃ, H.; MAJCHER, M. et al. Determination of compounds responsible for tempeh aroma. *Food Chem*, v. 141, p. 459-65, 2013.

*Condimentos de sementes fermentadas: molho de soja, missô, jiang*
PERRY, C. Medieval Near Eastern rotted condiments. In: *Taste: Proceedings of the Oxford Symposium on Food and Cookery 1987*. Org. T. Jaine. Prospect Books, 1988. p. 169-77.
HUANG, H. T. *Fermentations and Food Science. Science and Civilisation in China*. Cambridge Univ. Press, 2000. v. 6, parte 5.
FENG, Y.; SU, G. et al. Characterisation of aroma profiles of commercial soy sauce... *Food Chem*, v. 167, p. 220-28, 2015.

Lee, S. M.; Seo, B. C. et al. Volatile compounds in fermented and acid-hydrolyzed soy sauces. *J Food Sci*, v. 71, p. C146-56, 2006.
Meng, Q.; Kitagawa, R. et al. Contribution of 2-methyl-3-furanthiol to the cooked-meat-like aroma of fermented soy sauce. *Biosci Biotech Biochem*, v. 81, p. 168-72, 2017.
Zhao, J.; Dai, X. et al. Comparison of aroma compounds in naturally fermented and inoculated Chinese soybean pastes... *Food Control*, v. 22, p. 1008-13, 2011.
Kumazawa, K.; Kaneko, S. et al. Identification and characterization of volatile components causing the characteristic flavor in miso (Japanese fermented soybean paste) and heat-processed miso products. *J Agric Food Chem*, v. 61, p. 11968-73, 2013.
Ohata, M.; Tominaga, T. et al. Quantification and odor contribution of 2-furanmethanethiol in different types of fermented soybean paste miso. *J Agric Food Chem*, v. 57, p. 2481-85, 2009.
Chen, Q.-C.; Xu, Y.-X. et al. Aroma impact compounds in Liuyang douchi, a Chinese traditional fermented soya bean product. *Int J Food Sci Technol*, v. 46, p. 1823-29, 2011.
Li, Z.; Dong, L. et al. Bacterial communities and volatile compounds in doubanjiang. *J Appl Microbiol*, v. 120, p. 1585-94, 2016.
Huang, M.; Li, Y. et al. Correlation of volatile compounds and sensory attributes of Chinese traditional sweet fermented flour pastes... *J Chemistry*, p. 1-8, 2017.
Kang, K.-M.; Baek, H.-H. Aroma quality assessment of Korean fermented red pepper paste (gochujang)... *Food Chem*, v. 145, p. 488-95, 2014.

*Carnes e peixes*
Lapsongphon, N.; Yongsawatdigul, J. et al. Identification and characterization of the aroma-impact components of Thai fish sauce. *J Agric Food Chem*, v. 63, p. 2628-38, 2015.
Giri, A.; Osako, K. et al. Olfactometric characterization of aroma active compounds in fermented fish paste in comparison with fish sauce, fermented soy paste, and sauce products. *Food Res Int*, v. 43, p. 1027-40, 2010.
Kleekayai, T.; Pinitklang, S. et al. Volatile components and sensory characteristics of Thai traditional fermented shrimp pastes... *J Food Sci Technol*, v. 53, p. 1399-1410, 2016.
Amitsuka, T.; Okamura, M. et al. The contribution of aromatic components in katsuobushi to preference formation and reinforcement effect. *Biosci Biotech Biochem*, v. 81, p. 1561-68, 2017.
Ishiguro, K.; Wakabayashi, H. et al. Changes in volatile compounds ... and evaluation of major aroma constituents of dried bonito (katsuo-bushi). *J Jap Soc for Food Sci Technol*, v. 48, p. 570-77, 2001.
Skåra, T.; Axelsson, L. et al. Fermented and ripened fish products in the northern European countries. *J Ethnic Foods*, v. 2, p. 18-24, 2015.
Belleggia, L.; Aquilanti, L. et al. Discovering microbiota and volatile compounds of *surströmming*, the traditional Swedish sour herring. *Food Microbiol*, v. 91, p. 103503, 2020.
Blank, I.; Devaud, S. et al. Odor-active compounds of dry-cured meat: Italian-type salami and Parma ham. In: *Aroma Active Compounds in Foods*. Org. G. R. Takeoka, M. Güntert et al. American Chemical Society, 2001. p. 9-20.

*Leite e creme*
Cadwallader, K. R.; Singh, T. K. Flavours and off-flavours in milk and dairy products. In *Advanced Dairy Chemistry*. Org. P. McSweeney e P. F. Fox. Springer, 2009. p. 631-90.
Routray, W.; Mishra, H. N. Scientific and technical aspects of yogurt aroma and taste. *Comp Revs in Food Sci and Food Safety*, v. 10, p. 208-20, 2011.
Shepard, L.; Miracle, R. E. et al. Relating sensory and chemical properties of sour cream to consumer acceptance. *J Dairy Sci*, v. 96, p. 5435-54, 2013.
Mallia, S.; Escher, F. et al. Aroma-active compounds of butter: A review. *Eur Food Res Technol*, v. 226, p. 315-25, 2008.
Triqui, R.; Guth, H. Potent odorants in "smen," a traditional fermented butter product. *Eur Food Res Technol*, v. 212, p. 292-95, 2001.

*Queijo*
McSweeney, P. L. H.; Fox, P. F. et al. (org.). *Cheese: Chemistry, Physics and Microbiology*. Elsevier, 2017.
Tunick, M. H. *The Science of Cheese*. Oxford Univ. Press, 2014.
Donnelly, C. (org.). *The Oxford Companion to Cheese*. Oxford Univ. Press, 2016.
Bertuzzi, A. S.; McSweeney, P. L. H. et al. Detection of volatile compounds of cheese and their contribution to the flavor profile... *Comp Revs Food Sci Food Safety*, v. 17, p. 371-90, 2018.
Hannon, J. A.; Kilcawley, K. N. et al. Flavour precursor development in Cheddar cheese due to lactococcal starters and the presence and lysis of *Lactobacillus helveticus*. *Int Dairy J*, v. 17, p. 316-27, 2007.
Brückner, A.; Heethoff, M. Scent of a mite: Origin and chemical characterization of the lemon--like flavor of mite-ripened cheeses. *Exp Appl Acarol*, v. 69, p. 249-61, 2016.
Leal, W. S.; Kuwahara, Y. et al. 2(E) ... β-Acaridial: A new type of monoterpene from the mold mite *Tyrophagus putrescentiae*... *Agric Biol Chem*, v. 53, n. 3, p. 875-78, 1989.

*Vinhos*
Robinson, J.; Harding, J. (org.). *The Oxford Companion to Wine*. Oxford Univ. Press, 2015.
Waterhouse, A. L.; Jeffery, D. W. et al. *Understanding Wine Chemistry*. Wiley, 2016.
Bakker, J.; Clarke, R. J. *Wine: Flavour Chemistry*. Wiley, 2011.
Peynaud, E. *The Taste of Wine: The Art and Science of Wine Appreciation*. Trad. ingl. M. Schuster. Macdonald Orbis, 1987.
Ferreira, V.; Lopez, R. The actual and potential aroma of winemaking grapes. *Biomolecules*, v. 9, p. 818, 2019.
Ferreira, V.; Escudero, A. et al. The chemical foundations of wine aroma –a role game aiming at wine quality, personality, and varietal expression. *Proc 13th Austral W ne Ind Tech Conf*, p. 1-9, 2007.
Ferreira, V.; Sáenz-Navajas, M. P. et al. Sensory interactions between six common aroma vectors... *Food Chem*, v. 199, p. 447-56, 2016.
Magyar, I.; Soós, J. Botrytized wines – current perspectives. *Int J Wine Res*, v. 8, p. 29-39, 2016.
Parker, M.; Capone, D. L. et al. Aroma precursors in grapes and wine: Flavor release during wine production and consumption. *J Agric Food Chem*, v. 66, p. 281-86, 2018.
Becher, P. G.; Lebreton, S. et al. The scent of the fly. *J Chem Ecology*, v. 44, p. 431-35, 2018.

*Cervejas*
Oliver, G. (org.). *The Oxford Companion to Beer*. Oxford Univ. Press, 2012.
Bamforth, C. *Beer: Tap into the Art and Science of Brewing*. Oxford Univ. Press, 2009.
Gallone, B.; Mertens, S. et al. Origins, evolution, domestication, and diversity of *Saccharomyces* beer yeasts. *Curr Opinion Biotechnol*, v. 49, p. 148-55, 2018.
Gonzalez Viejo, C.; Fuentes, S. et al. Chemical characterization of aromas in beer and their effect on consumers liking. *Food Chem*, v. 293, p. 479-85, 2019.
Kishimoto, T.; Wanikawa, A. et al. Comparison of the odor-active compounds in unhopped beer and beers hopped with different hop varieties. *J Agric Food Chem*, v. 54, p. 8855-61, 2006.
Olaniran, A. O.; Hiralal, L. et al. Flavour-active volatile compounds in beer: Production, regulation and control. *J Inst Brewing*, v. 123, p. 13-23, 2017.
Spitaels, F.; Wieme, A. D. et al. The microbial diversity... reveals a core microbiota for lambic beer fermentation. *Food Microbiol*, v. 49, p. 23-32, 2015.

*Álcoois asiáticos feitos com cereais*
Liu, Y.-C.; Chen, M.-J. et al. Studies on lao-chao culture filtrate... *Asian Australas J Anim Sci*, v. 15, p. 602-09, 2002.
Yu, H.; Xie, T. et al. Characterization of key aroma compounds in Chinese rice wine... *Food Chem*, v. 293, p. 8-14, 2019.

CHEN, S.; WANG, C. et al. Characterization of the key aroma compounds in aged Chinese rice wine... *J Agric Food Chem*, v. 67, p. 4876-84, 2019.
JAPAN Sake e Shochu Makers Association. *A Comprehensive Guide to Japanese Sake*, 2011.
MIMURA, N.; ISOGAI, A. et al. Gas chromatography/mass spectrometry-based component profiling and quality prediction for Japanese sake. *J Biosci Bioeng*, v. 118, p. 406-14, 2014.
ISOGAI, A.; UTSUNOMIYA, H. et al. Changes in the aroma compounds of sake during aging. *J Agric Food Chem*, v. 53, p. 4118-23, 2005.

*Vinagres*
SOLIERI, L.; GIUDICI, P. (orgs.). *Vinegars of the World*. Springer, 2009.
GIUDICI, P.; LEMMETTI, F. et al. *Balsamic Vinegars: Tradition, Technology, Trade*. Springer, 2015.
AURAND, L. W.; SINGLETON, J. A. et al. Volatile components in the vapors of natural and distilled vinegars. *J Food Sci*, v. 31, p. 172-77, 1966.
CORSINI, L.; CASTRO, R. et al. Characterization by gas chromatography-olfactometry of the most odour-active compounds in Italian balsamic vinegars... *Food Chem*, v. 272, p. 702-08, 2019.
LIANG, J.; XIE, J. et al. Aroma constituents in Shanxi aged vinegar before and after aging. *J Agric Food Chem*, v. 64, p. 7597-7605, 2016.
ZHOU, Z.; LIU, S. et al. Elucidation of the aroma compositions of Zhenjiang aromatic vinegar... *J Chromatogr A*, v. 1487, p. 218-26, 2017.
VILLARREAL-SOTO, S. A.; BEAUFORT, S. et al. Understanding kombucha tea fermentation: A review. *J Food Sci*, v. 83, p. 580-88, 2018.

*Destilados*
FORBES, R. J. *Short History of the Art of Distillation...* Brill, 1948.
ALLCHIN, F. R. India: The ancient home of distillation? *Man*, v. 4, n. 1, p. 55-63, 1979.
WATTS, V. A.; BUTZKE, C. E. Analysis of microvolatiles in brandy: Relationship between methylketone concentration and Cognac age. *J Sci Food Agric*, v. 83, p. 1143-49, 2003.
RUSSELL, I. (org.). *Whisky: Technology, Production and Marketing*. Elsevier, 2003.
POISSON, L.; SCHIEBERLE, P. Characterization of the most odor-active compounds in an American bourbon whisky... *J Agric Food Chem*, v. 56, p. 5813-19, 2008.
SAKAIDA, H.; NAKAHARA, N. et al. Characteristic flavor of buckwheat shochu and comparison of volatile compounds from variety cereal shochu. *J Jap Soc for Food Sci Technol*, v. 50, n. 12, p. 555-62, 2003.
FANG, C.; DU, H. et al. Compositional differences and similarities between typical Chinese baijiu and Western liquor *Metabolites*, v. 9, n. 2, p. 1-18, 2018.
ZOU, W.; YE, G. et al. Diversity, function, and application of *Clostridium* in Chinese strong flavor baijiu ecosystem... *J Food Sci*, v. 83, p. 1193-99, 2018.
GONZÁLEZ-ROBLES, I. W.; COOK, D. J. The impact of maturation on concentrations of key odour active compounds which determine the aroma of tequila. *J Inst Brew*, v. 122, p. 369-80, 2016.
VERA-GUZMÁN, A.; GUZMÁN-GERÓNIMO, R. et al. Volatile compound profiles in mezcal spirits as influenced by agave species... *Beverages*, v. 4, p. 9, 2018.
CARDOSO, D. R.; ANDRADE SOBRINHO, L. G. et al. A rapid and sensitive method for dimethylsulphide analysis in Brazilian sugar cane sugar spirits... *J Braz Chem Soc*, v. 15, p. 277-81, 2004.
DE SOUZA, M. D. C. A.; VÁSQUEZ, P. et al. Characterization of cachaça and rum aroma. *J Agric Food Chem*, v. 54, p. 485-88, 2006.
FRANITZA, L.; GRANVOGL, M. et al. Influence of the production process on the key aroma compounds of rum: From molasses to the spirit. *J Agric Food Chem*, v. 64, p. 9041-53, 2016.

*Uma nota de rodapé inebriante*
SAERENS, S. M. G.; DELVAUX, F. R. et al. Production and biological function of volatile esters in *Saccharomyces cerevisiae*. *Microbial Biotechnol*, v. 3, p. 165-77, 2010.
BECHER, P. G.; HAGMAN, A. et al. Chemical signaling and insect attraction is a conserved trait in yeasts. *Ecol Evol*, v. 8, p. 2962-74, 2018.

## CONCLUSÃO: MEU SEGUNDO TETRAZ

BARWICH, A.-S. Measuring the world: Olfaction as a process model of perception. In *Everything Flows: Towards a Processual Philosophy of Biology*. Org. D. Nicholson e J. Dupré. Oxford Univ. Press, 2018.

DUNLOP, F. Rotten vegetable stalks, stinking bean curd and other Shaoxing delicacies. In: *Cured, Fermented and Smoked Foods: Proceedings of the Oxford Symposium on Food and Cookery 2010*. Org. H. Saberi. Prospect Books, 2011. p. 92.

LORJAROENPHON, Y.; CADWALLADER, K. R. Identification of character-impact odorants in a cola--flavored carbonated beverage. *J Agric Food Chem*, v. 63, p. 776-86, 2015.

ROMAGNY, S.; COUREAUD, G. et al. Key odorants or key associations? Insights into elemental and configural odour processing. *Flavour Fragr J*, v. 33, p. 97-105, 2018.

## BIBLIOGRAFIA SELECIONADA

CLARK, A. J.; CALVILLO, J. L. et al. Degradation product emission from historic and modern books... *Analytical and Bioanalytical Chem*, v. 399, p. 3589-3600, 2011.

BEMBIBRE, C.; STRLIČ, M. Smell of heritage: A framework for the identification, analysis, and archival of historic odours. *Herit Sci*, v. 5, p. 2, 1-11, 2017.

# ÍNDICE REMISSIVO

*Os números de páginas em itálico remetem a tabelas e a gráficos maiores.*

ABCC11, gene, 129
abacate, *178*, 342-43
abacaxi, xii, xxvi, 161, 339, *341*, 344, *502*
abelhas, 228
abelhas e sua cera, 47, 227-28, 345, 441, *485*, 486, 503, *504*
abelhas que polinizam orquídeas, 346
abeto, xxii, 170, 198, 200, *200*, 289, 374
abóbora, 246-47, *247*, 326, 534, *535*
absinto, 254, 269, *269*, 464
açafrão, 232, *233*, 276, *294*, 294-95, 479, 512
açafrão (flor), *179*, 232, *233*
ácaros do queijo, 589
acetaldeído, 17, *50*, 217, 250, 357, *358*, 380, *425*, 447, 463, *504*, *510*, 516-17, *535*, *542*, *548*, *556*, *558*, *573*, 584, *585*, *591*, 594, *604-605*, 606
acetato de etila, 309, *310*, 315, 590
acetato de linalila, 176, *176*
acetato de metilbutila (isoamila), 164, *166*, *310*, *319*, 599
acético, ácido, 18 : e a qualidade do ar, 227, 364, 457; e as secreções de sinalização dos animais, 85; e os aromas da cerveja, 597; e as moléculas de carbono e oxigênio, 17; e a química das cadeias básicas de carbono, 42-44; e os aromas de alimentos cozidos, 516-17, 549-50; e as fezes, 99-103; e os alimentos fermentados, 570, 572-74; e os cheiros do pé humano, 121; e as frutas, 310, 315; e os polímeros feitos pelo ser humano, 442; e as madeiras de árvores latifoliadas de aroma brando, 209; e as moléculas dos asteroides, 19; e os monoterpenoides, 171; e os ésteres e lactonas frutados, 164-68; e o metabolismo vegetal, 156; e a decomposição de proteínas, 61; e as reações de pirólise, 423; e os aromas sexuais, 121; e as estruturas das cadeias carbônicas, 48-51; e os aromas do vinagre, 568, *573*, 602-05; e os aromas de pântano, 382-84; e os vinhos, 591; e as leveduras, 374
acetil pirrolina, *106*, 188, *189*, 225, 272, 287, 409, *508*, 515-16, 524-25, 531-32, *534*, 536-37, *539*, 544-46, *560*, 575, *583*, 588
*aceto balsamico di Modena tradizionale*, 604
acetofenona, 183-84, *197*, 232-35, 280, 324, 445, *587*
acetona, 17, 53, 97, 109, 116, 357, 449
ácidos: e os aromas da cerveja, 597; e as moléculas de carbono e oxigênio, *17*; e o isolamento químico das moléculas voláteis, 438-41; e a química das cadeias carbônicas básicas, 46, 53; e os alimentos fermentados, 554; e o petricor, 379; e os ésteres e lactonas dos vegetais, 164-68; e as moléculas primordiais, 105; e o microbioma da pele, 113; aromas tipicamente associados com, *44*. *Ver também nomes de ácidos específicos*
ácidos de cadeia curta, 61, 77, 85, 105, *125*, 125, 129, 159, 164, 376, 565, 585, 590, 612
ácidos graxos: e as famílias de álcoois e ácidos, *44*; e as enzimas aquáticas, 397-98; e as moléculas de carbono e oxigênio, 17-18; e a química das cadeias carbônicas básicas, 42, 44; e as fezes, 101; e os alimentos fermentados, 588; e os aromas do pé humano, 121; e os aromas de caprinos e

ovinos, 88; e os hidrocarbonetos e aldeídos, 46-47; e as moléculas dos asteroides, 20; nomes e aromas de, *50-51*; e as fragrâncias derivadas de vegetais, 471-72; e a decomposição de proteínas, 60-61; e as frutas tropicais, 340
ácido hidroximetil hexanoico, 126
ácidos graxos de cadeia curta, 20, 44, 60, 101, 120
ácoro, 478, *478*
acroleína, 17, *93*, *425*, *463*, *510*, *557*
açúcares, 42, 101, *501-502*, 501-503, *542-43*, 611-12
Aftel Archive of Curious Scents, 497
agáloco, 175, 208, 459, *460*, 477, 479, 497-98
agastache, 261, *261*
Agatárquides, 193
agave, 611
agrião, 255, *255*
agrião-da-índia, 255, *255*
agricultura, 34, 72, 74-75, 222, 277, 538
água, 8, 26, 33
água de colônia, 339, 465, 468, 473, 493, 494, *495*, *496*
aguarrás, 436-37, *445*
aipo, 266-68, *267*, 279, 291-93, 526
*ajwan*, 293, *293*
alanina, 399, 406
alcachofra, 512, *512*
alcaçuz, 283, *284*
alcaparra, 572, *573*
alcaravia, 291, *292*
alcatrão e seus aromas: e as pesquisas em química, 417-18; e os compostos orgânicos fósseis, 437; e os polímeros artificiais, 445; e a decomposição de proteínas, 60-62, *62*; e o apelo sensorial dos petroquímicos, 451; e a fumaça, *427*, 428-30, *430*
álcoois: e os aromas da cerveja, 18, 597; e as moléculas de carbono e oxigênio, 16-17; e a química das cadeias carbônicas básicas, 41; e os aromas dos alimentos cozidos, 504; e os aromas de sujo e estragado, 564; e a destilação, 438-39, 466-68, 606-08; e a produção de ésteres, 612-13; e as fezes, 74; e os alimentos fermentados, 554, 567, 612; e a extração de fragrâncias, 464, 469; e as frutas, 336; e os fungos, 362-63; e a cromatografia gasosa, xxvii, 494; aromas dos álcoois de cereais, 595, 600; e os aromas do corpo humano, 130; e as substâncias voláteis produzidas por insetos, 91; *nosing*, 606; e os ésteres e lactonas frutados, 164-68; e o metabolismo dos vegetais, 159, 161-63, *163*; e as moléculas primordiais, 4; e os aromas do couro cabeludo, 118; aromas tipicamente associados com, 42-45, *44*, *50-51*; e os vinagres, 602-606; e os aromas dos vinhos, 590, 593; e as leveduras, 374. *Ver também nomes de álcoois específicos*
álcoois benzílicos, 366
álcoois de benzenoides, 245-46
álcool isopropílico, 43, *166-67*
álcool metílico, *166-69*, 357
álcool propílico, *166-67*
aldeídos: e os aromas da cerveja, xv, 597; e as frutas vermelhas, 324; e as moléculas de carbono e oxigênio, 16, *17*; e a família do aipo, 266-67; e a química das cadeias carbônicas básicas, 41, 46-47; e os aromas dos alimentos cozidos, 506, 508-509, 533-34; e os alimentos curados, 559-60; e os aromas sujos e estragados, 564; e as fezes, 74; e os alimentos fermentados, 587; e os aromas de peixe, 398, 400; e as frutas, 326-27; e os fungos, 362-63; e os cereais, 284-87; e as verduras e ervas, 272; e os incensos, 457; e as substâncias voláteis produzidas por insetos, 91; e os perfumes que marcaram época, 495; e os polímeros artificiais, 445; e o petricor, 379; e os aromas dos animais de estimação, 76; e o metabolismo dos vegetais, 159-63; e as raízes e sementes, 278-79, 285-91; e os aromas do couro cabeludo, 118; e os alimentos de origem marinha, 405; e o microbioma da pele, 113, 117; aromas tipicamente associados com, *46-47*, *48-49*; e os alimentos estragados e rançosos, 557; e o aroma de roupa lavada e seca ao sol, 555; e os aromas dos vinhos, 593-94. *Ver também nomes de aldeídos específicos*
aldeídos benzílicos, 184
aldeídos de benzenoides, 245-46
aldeídos de cadeia curta, 159, 286, 508, *565*
*ale*, cerveja, xvi, 598, *599*
alecrim, 257-58, 260, *260*
alevante, 261, *262*
alface, 253-54, *254*
alface chinesa, 531, *532*
alface-de-cordeiro, *255*, 256
alface-do-mar, *413*, 413
alga, 140, 144, 353, 388-89, 410-413, 476
alga vermelha *Polysiphonia*, 390
algas marinhas, 196, 385, 388-89, 392-93, 398, *412-13*, 609
algas vermelhas, 390-91, 391, 411-12

alho e seus aromas: e as características do gênero *Allium*, 282, *282*; e a assafétida, 293, 293; e os aromas do hálito e da boca, 110, *111*; e os aromas de alimentos cozidos, 526-28, *528-29*; e os aromas humanos familiares, 133; e os alimentos fermentados, 572-73; e os cogumelos, 366-67, *367-68*, 370-71, *373*, 374; e a água do mar, 387; e o molho pesto, 264; e as fragrâncias derivadas de vegetais, 475; e o metabolismo dos vegetais, 159, *160*; e os compostos voláteis de vegetais sulfurados, 10, 189-91; e os gases dos pântanos, 383; e as frutas incomuns, 341-42, 346-47; e a urina, *108*
alho-poró, 190, *191*, *527-28*, 529, *530*
alho preto, 528
alicina (tiosulfinato de dialila), 528
alilas, 189, 426
sulfetos de alila, 528-29, 573
alimentos marinhos, 395-410, 560, *561. Ver também* peixe e aromas de peixe; algas marinhas
alisso, *183*, 184
*Allium*, plantas do gênero, 190, *273*, 282, *282*, 526-27
almécega, 202, *202*
almíscar e aromas almiscarados: e as fragrâncias derivadas de animais, 477-78, *478*; e as secreções de sinalização dos animais, 87-88; veado almiscarado, *86*, 87, 325, 482-83; boi almiscarado, 88; rosa-mosqueta, 2478; e as fragrâncias derivadas de vegetais, 486-88, *488*; e o morango, 320, *321*; e as fragrâncias sintéticas, 491-92, 496
amamentação e leite materno, 99-100, 129
âmbar-gris: e a extração por meio de álcool, 468; e as fragrâncias derivadas de animais, 479-80, 484; e a composição dos perfumes, 493-94; e os almíscares de origem vegetal, 486-87; origem e componentes, 483-84, *484*; e as fragrâncias sintéticas, 489; e os terpenoides, 462; naftofurano de âmbar, 484, 487, 490
ambreta, 487, *488*
ambrinol, 484
ameixa, 317, 317
ameixa seca, *540*, 541
amêndoa, 290, *291*
amêndoa amarga, 289-90
amendoim e seu óleo, 287-88, *288*, 510-11, *511*
amido, 600

amido resistente, 100, 101
aminas: e as fragrâncias derivadas de animais, 480; e as excreções de sinalização dos animais, 81-82; e as moléculas carbônicas sulfuradas e nitrogenadas, 15; e os aromas dos alimentos cozidos, 516; e os aromas da morte e da putrefação, 65; e as fezes, 71-72; e os aromas de peixe, 402-404; e o metabolismo humano, 98; e as moléculas dos asteroides, 21; e as substâncias voláteis nitrogenadas, 62-63; e as moléculas primordiais, 12; e a decomposição de proteínas, 60-61; e os aromas sexuais, 121; e a urina, 107-108
aminoacetofenona, 78, *183*, 184, 188, *189*, 287, 325, *326*, *515*, 537, *539*, *544*, *586*, 592
aminoácidos: e os aromas dos animais, 62, 76; e a química das cadeias carbônicas básicas, 42; e o chocolate, 549; e os aromas dos alimentos cozidos, 516, 533, 546; e os alimentos fermentados, 574, 578; e os aromas do pé humano, 120; e as substâncias voláteis nitrogenadas, 63; e o metabolismo dos vegetais, 159; e a decomposição de proteínas, 60; e as folhas de chá, 561; e a urina, 107-108
amônia: e os aromas dos animais, 62; e as moléculas carbônicas sulfuradas e nitrogenadas, 16; e as fezes, *71*, 73-75, 101-103; e os alimentos fermentados, 576-77, 586; e as substâncias voláteis nitrogenadas, 62-64; e a oxigenação da atmosfera terrestre, 35-36; e a percepção dos aromas, xxiii; e as moléculas primordiais, 4, 10-11, *11*, 22; e a decomposição de proteínas, 61-62; e os alimentos de origem marinha, 410; e as fragrâncias sintéticas, 489; e a urina, 105-106
amora, 322, *323*, 323-245
anaeróbios: e as entranhas dos animais, 66-97; e as secreções de sinalização dos animais, 85; e a química das cadeias carbônicas básicas, 45; e o composto orgânico, 358; e as fezes, 70, 101-102; e as origens da percepção química, 52; e a oxigenação da atmosfera terrestre, 35-36; e os aromas sexuais, 121-22; e os aromas de pântano, *383*
*Anatomy of Dessert, The* (Bunyard), 306
anchovas, 558, *561*
androstenona, 106, *484*
anetol, 186, *187*, 267, 284, 292, *295*, *300*

Angel (fragrância), *495*, *496*
angélica, raiz de, 487, *488*, 490
animais, aromas dos: e as práticas da pecuária, 71, 278; fragrâncias derivadas de animais, 456, 479-86, *484-85*; e os repelentes de animais, 81; substâncias voláteis de origem animal, 60-65; e os aromas da morte, 57-58, 65-66; e as fezes, 68-76, *71*, 81-82, 101-104, *102*; e o microbioma do intestino, 68; e as entranhas, 67-68; e as substâncias voláteis nitrogenadas, 62-65; e os aromas dos animais de estimação, 76-79; e a decomposição de proteínas, 59-62; aromas de sinalização, 85-87. *Ver também* estrebaria, aromas de; carne e aromas carnosos; urina; *animais específicos*
animais de estimação, aromas dos, 59, 76-79. *Ver também* gato, urina do
animais que se esfregam na própria urina, 88
anis, 284, 292-93, *292*
anis estrelado, 186, *187*, *300*, *301*
anisaldeído, 186, *187*, 246, *247*, *300*, 367
anisol, 186, *187*, 316
antissépticos, *21*, *62*, 102, 149-50, 440
antitranspirante, 131
antranilato, 322
antranilato de metila, 182, 184, 187-89, *189*, 309, *310*, 320, 321, 325
aonori, 413, *413*
Appenzeller, queijo, 121, 133, 588, *588*
aquicultura, 401, 404
*Aquilaria*, gênero, 208
aráceas, 223-24
arbustos, 210-11, *225*, *239*
arginina, 64, 406
Aristóteles, 57, 219, 221
Armagnac, 608
Arnold, Dave, 315, 340
aromas de sinalização, 81-83, 124. *Ver também* sexo e os aromas sexuais
aromas naturais, 591, 617
aromas personalizados, 58. *Ver também* perfumes
aromas que marcam trilhas, 92
aromas sociais, 124, 128-29-24. *Ver também* sexo e os aromas sexuais; aromas de sinalização
Arqueano, Éon, 26
arroz, *286-87*, 287, *558*
arroz, vinhos de, 600, *600-601*
arroz-jasmim, 287, *287*
arroz selvagem, 536, *536*
arruda, 211, *212*
*Artemisia*, 211, *212*, 237, 254, 458, 463-64

árvores: e a natureza composta dos aromas, xxii; e liquens, 475, *475*; com flores malcheirosas, *225*; e resinas, 198-99, 201-204, *202-203*, 208, 469, 486; frutos secos que dão em árvores, 288-91, *290-91*. *Ver também espécies e tipos de árvores*
árvores latifoliadas, 201-210, *207*, *210*, 428
árvores latifoliadas de aroma brando, 209-210
ascaridol, 270
asfalto, 417, 419
aspargo, 84, 531
*Aspergillus*, *356*, 564, 571, 579-81
aspérula odorífera, 185, *214*, 215
assado, *507*, 508, 547. *Ver também* Maillard, reações de
assafétida, 190, *191*, 293
associações espirituais das fragrâncias, 482. *Ver também* incenso
asteráceas, 236
astroquímica, 3-22
Atala, Alex, 132, 147
atividade geológica/geotérmica, 26-27, 139-40
atmosférica, qualidade, 34-35, 139-40, 215-18, 419
ATP (trifosfato de adenosina), 60, 63
atração, papel dos aromas na, 91-92, 221, *224*, 230, 479-80, 500. *Ver também* pólen e polinização
*attar*, 315, 455, 466
Austin, David, 250
aveia, 287, *287*
avelã, 290, *291*, 313, 373
avenca, 197, *197*
Averno, Lago, 24, 28, 37
aves, 71, *71*, 75, 144-45
aves marinhas, 75, 391
*awamori*, 610
axilas, 124-26, *127*, 130
azedume, 323
azeitonas e azeite de oliva, 465, *511*, 556, *573*

bacalhau, 401, 523, *524*
Bachelard, Gaston, 499, 545-46
bactérias: e o cultivo dos aromas humanos, 133; e os aromas de sujo e estragado, 565; e os alimentos fermentados, 550, 583-84, 586-87; e os aromas do pé humano, 121; sua simbiose com os fungos, 371; e os aromas dos animais de estimação, 78; e o solo, 353-54, 360; e o enxofre como fonte de energia, 32; e o aroma de *"wet-up"*, 379. *Ver também nomes de bactérias específicas*

ÍNDICE REMISSIVO 675

bactérias do ácido acético, 568, 569, 603, 605
bactérias do ácido lático: e as forças
    evolutivas, 613-14; e a fermentação, 567,
    572, 574-75, 578, 585; e os aromas das
    bebidas alcoólicas derivadas de cerais,
    599-600-80; *Lactobacillus*, 122, 568,
    587-88; *Lactococcus*, 568
Baekeland, Leo, 442
*baijiu*, 610-12
*baijius chi xiang*, 610, *611*
*baijius zhi xiang*, 610, *611*
Ballard, Robert, 29
bálsamos, 193, 201, 203
banana, 340-41
banana-da-terra, 340, *341*
banha de porco, 513, *513*
baquelite, 442-43
barata, 92
barata-d'água-gigante (*Lethocerus indicus*), 93, *93*
*barberry*, 224-25
Bartram, William, 306, 320
basmati, arroz, 287, *287*, *532*, 536
batata, xxi, 278, *278*, 532, *533*
batata-doce, 278, *278*, 532, *533*
*Baudelaire* (Sartre), xix
Bauer, Albert, 489
baunilha, 276, 302, *303*, 345, *346*, 473, 549
baunilha do Taiti, 302-303, *303*
baunilha pompona, 303, *303*
Bear, Isabel, 351-52, 379
Beaux, Ernest, 489, 494
bebidas alcoólicas destiladas à base de cereais, 595-600, *597*
Becher, Paul, 613
besouros, 91, *92*, 223-24, 227-28
Bell, Peter, 591
Benn, Charles D., 119, 128
benzaldeído: e as amêndoas, 289; e os anéis de benzila, 187; e as benzilas, cinamilas e anéis balsâmicos, 184-85; e o isolamento químico de substâncias voláteis, 438; e os aromas dos alimentos cozidos, 538; e as especiarias da Eurásia, 295; e a evolução dos aromas florais, 226; e as flores das Américas e da África, 247; e os aromas florais que contêm indol, 228; e as madeiras de árvores latifoliadas de aroma brando, 209; e as moléculas dos asteroides, 20; e os cogumelos, 366; e as frutas da família das rosáceas, 314-15; e as drupas, 317
benzeno metanotiol, 380
benzenoides e seus anéis: e a qualidade do ar, 415-16; e as fragrâncias derivadas de animais, 485-86; e as madeiras aromáticas de árvores latifoliadas, 205-207; e as raízes aromáticas, 284; e os arbustos aromáticos, 213-14; e o manjericão, 265; e as frutas vermelhas, 322, 325; e a família do aipo, 266-69; e os trevos, 214; e a composição dos perfumes, 494; e as coníferas, 200; e os aromas dos alimentos cozidos, 533; e os anéis picantes do ácido cumárico, 185-88, *186-87*; e os frutos da família das cucurbitáceas, 327; e as ervas da família das asteráceas, 268-69; e as bebidas alcoólicas destiladas, 610; e as ervas e verduras comestíveis, 253, 272-74; e as raízes e sementes comestíveis, 278-79, 286, 291-92, 300-304, 305; e as especiarias da Eurásia, 295; e os aromas das flores, 223, 226-29, 232-34, 235-36, *247-48*, 247-49; e os compostos orgânicos fósseis, 433; e as frutas, 308, 315-17, 339-40, 245-46; e os fungos/cogumelos, 364-65, 366-67; e as substâncias voláteis de folhas verdes, 194; e as resinas de árvores latifoliadas, 203; e as substâncias voláteis produzidas por insetos, 91; e as plantas herbáceas, 210-11; e as madeiras de árvores latifoliadas de aroma brando, 209; e as ervas da família da hortelã (labiadas), 260-62; e as substâncias voláteis nitrogenadas de origem vegetal, 188; e as fragrâncias derivadas de vegetais, 472-73; e a evolução dos vegetais, 147, 196, 227-28, 613; e o metabolismo dos vegetais, 180-82, *182*; e as reações de pirólise, 423; e os aromas dos alimentos marinhos, 408; e as folhas de chá, 562
benzenoides pré-amínicos, 181-82, *182*
benzenos e seus anéis: e os benzenoides, 180-81; e as benzilas, cinamilas e anéis balsâmicos, 182-85; e os hidrocarbonetos, 14; e o isolamento químico de substâncias voláteis, 438-40; e os aromas dos alimentos cozidos, 509-10; e o ácido cumárico, *186-87*, 187; e os compostos orgânicos fósseis, 433, 436; e as resinas de árvores latifoliadas, 203-204; e os polímeros artificiais, 445; e as moléculas dos asteroides, 20, 21; e as substâncias voláteis nitrogenadas de origem vegetal, 188; e os almíscares de origem vegetal, 486; e as reações de pirólise, 425, 427-28; e o apelo sensorial dos produtos petroquímicos, 449-50; e as fragrâncias sintéticas, 489-90

benzila, anéis de, 182-85, *183*, *185*
benzoico, ácido, 184-85
benzoínas, 180, 185, *202-203*, 204
benzopireno, 448-49
bergamota, 261, *262*, 332, *337*, 337-38, 473, 494-95
beterraba e seu açúcar, 279-80, *280*, 532, *533*, 542, *542*
bétula, 429-30, 476, *477*
bifidobactérias, 100, 102-103
"Blumen der Luft" (Müller), 80
boca, aromas da. *Ver também* aromas do hálito e da boca
boca-de-lobo, 237, *237*
bolas de levedura de Xangai, 600
boleto (cogumelo), *256*, 365, 366
boleto-rei, 365, *369*
bolores, 353, 570, *571*, 574-76, 582
bombicol, 91
borboletas, 80, 91-93, 148, 226-29
bordo, 209-10, *210*
Borgonha, trufa da, 373, *373*
borneol, 172, *173*
borragem, xxvi, *255*, 256
Bosch, Carl, 74
*Boswellia*, 197, *198*
*Botrytis cinerea*, 594. *Ver também* bolores
Boyle, Robert, 481, 487
*brandies*, 608, *608-609-88*
*Brettanomyces*, leveduras do gênero, *356*, 373, *377*, *378*, 570, 592, 595, 598-99
breu, 429
*Brevibacterium*, 120, 121, 568
Brie, queijo, 570, 586, *587*
Brieger, Ludwig, 63
*brimstone*, 24
Brock, Thomas D., 29
bromo, 387, 392-95, 410, 414-15
bromofenóis, 394, 408, 415, 486
bromofórmio, 393
broto de bambu, 533-34
Browning, Frank, 313
BTEX, 449, 508
Bumpass Hell, 28
Bunyard, Edward A., 306, 315
butanoato. *Ver* butirato
butano, 47, 434
butanoico, ácido: e a química das cadeias carbônicas básicas, 43, 53; e os aromas dos alimentos cozidos, 514; e as fezes, 99, 101-*102*; e os alimentos fermentados, 574-75, *582*-83, 588; e os aromas do pé humano, 120; e as sementes de ginkgo, 345; e as moléculas dos asteroides, 20; e a oxigenação da atmosfera terrestre, 36; e os ésteres e lactonas frutados, 164-68; e o morango, *321*; e a terminologia das cadeias carbônicas, 48
butirato, *167*, 321, 345
butirato de etila, *310*
butirato de metila, 164, *310*, *321*, *324*, 575, *587*
buxo, 211-12, *212*, 592

cabeça, aromas da, 118-19, *119*
Cabernet Sauvignon Viña Tremonte 2010 "Meteorito", 21
cabra. *Ver* caprinos
cabra, leite e queijos de, 81, 88-91, *515*, 585, *586*
caça, carne de, x-xii, 520-21, 615-17
cachaça, *612*
cachorro molhado, cheiro de, 77, *78*. *Ver também* animais de estimação, aromas dos
Cadamosto, Alvise, 512
cadaverina, 62, 64-66, 77, *102*, 110-11, 122-23, 572
cade, óleo de, 477, *477*
cadeias carbônicas, substâncias voláteis de: e as enzimas aquáticas, 397-98; e as moléculas de carbono e oxigênio, 16; e as forças evolutivas, 51-53, 141-42; e os aromas de peixe, 398-99; e os aromas do pé humano, 121; hidrocarbonetos e aldeídos, 46-47; e as moléculas dos asteroides, 20; e as origens da vida, 41-42; e a oxigenação da atmosfera terrestre, 36; e os aromas dos animais de estimação, 77; e a fotossíntese, 33-34; e o metabolismo dos vegetais, *163*; e as substâncias voláteis de origem vegetal, 138; e as moléculas primordiais, 12, 16-7, 30-31, 40-41; e o microbioma da pele, 113; aromas tipicamente associados com, 42-46, *44*, *46-47*, *49-51*
cães, aromas dos, 76, 78, *78*, 86, 96
cães, sentido do olfato do, xxx-xxxi
café, xxv, 546-48, *548-50*
Calasso, Roberto, 79
Calkin, Robert, 492
Calona, *495*
calêndula, 236, *236*
camarão, *409*, 409, 524, *524*, 581
Camembert, queijo, 570, 586, *587*
camomila, 236, *237*
Campi Flegrei, 24
Campitello, pedreira de, 429
câncer, 103, 116, 448, 510

ÍNDICE REMISSIVO 677

canela, 183, *183*, 205, *205*, 206, 276, 292, 299, *300*, *302*, *369*, *465*, *541*, *612*, *618*
canela, balas de, 205
canela-da-indonésia, *205*
canela-de-saigon, *205*, 206, *300*
cânfora: e as fragrâncias derivadas de animais, 478; e as madeiras aromáticas de árvores latifoliadas, *205*, 206; e as raízes aromáticas, 283; e a família do aipo, 292; e as raízes e sementes comestíveis, 301; e as flores das civilizações antigas, 233; e as flores da Ásia e da Austrália, 241; e as ervas das Américas e da Ásia, 271; e as ervas da família da hortelã (labiadas), 261; e os monoterpenoides, 172, *172*; e as qualidades voláteis que não envolvem aroma, 151-152; e as fragrâncias sintéticas, 491
cangambá e seus aromas, 81, *84*, 85-87, *86*
cânhamo. *Ver* maconha
Cantalupo, *184*
cantarelo (cogumelo), 366, *369*, 370
cantarelo negro, *368*, *369*
capim-limão, 132, 171-72, 271, *272*
caprinos, 48, 88-91, *90-1*, 95, 125-6, 130. *Ver também* cabra, leite e queijos de
capsaicina, 152, 299
*Capsicum*, pimentas do gênero, *298*, 329, *330*, 531, *532*, 534, *535*
capuchinha, 255
caramelo/caramelização, *501-502*, 501-503, 545, *546*, 569, 603. *Ver também* Maillard, reações de
caranguejo, 524
carboidratos, 42, 59-60, 100, 102
carbono: álcoois e ácidos, 42-46; e o isolamento químico de substâncias voláteis, 437-38; e a evolução da percepção química, 51-53; hidrocarbonetos e aldeídos, 46-48; e o espaço interestelar, 8; associações de nomes das variações de cadeias carbônicas, 47-48, *50-51*; e as origens da vida, 40-42; e as moléculas primordiais, 11-12; e a química estelar, 6
carbono, anéis de, 12-14, 20, 70, 98, 138
carbono e hidrogênio, moléculas de, 13-14, *14*
carbono e nitrogênio, moléculas de, 13, *14*, 98
carbono e oxigênio, moléculas de, 16-19
carbono e enxofre, moléculas de, 15, *15*
cardamomo, 299, *300*
caril, 272, *369*, *426*, *618*
cariofileno, 177

Carlsberg, cervejaria, 377
carne bovina, 512, *513*, *518-21*, 528-29, *530*. *Ver também* carne e aromas carnosos
carne e aromas carnosos: e a experiência do autor com o tetraz, x-xii, xxiv, 58, 615-18; e os aromas dos alimentos cozidos, 517-22; e as fezes, 103; e os alimentos fermentados/curados, 553-54, 580-81, *582-83*; carnes de caça, x-xii, 520-21, 615-17; carne de cordeiro, 89-90; e os aromas de alimentos estragados, *566*; e os aromas de estragado e rançoso, 557; e a urina, *84*
carnívoros, 72, 82, 223-24, 229, 484
carotenoides, 157-58, 328, 335, 462, 533
"carro novo, cheiro de", 446
carunchos, 92, *93*
carvacrol, 173, *173*, 259, 270, *284*, 295
carvão mineral e alcatrão de hulha, 141, 416, *435-38*, 449-50, 489. *Ver também* compostos orgânicos fósseis
carvão vegetal, 420, 430, 508. *Ver também* carbono
carvona, 173, *174*, 259, 292
carvona da alcaravia, 173, *174*, 208, 259, *261*, 292
casca lavada, queijos de, *120*, 120-21, *587*
cássia, 201, 205-206, *300*
castanheira, mel de, 78, *189*, 325, 537
castor, *86*, 87, *485*. *Ver também* castóreo
castóreo, 87, 479, *485*, 485, 497
Catão, 511
cattleya, orquídea, 246, *247*
Catulo, 124
cauda-de-andorinha (borboleta e lagarta), 80, 92, *92*
cavalinhas, 196-97, *197*
cavalo, excremento de, 70, *71*
caviar, 560, *561*
cebola, 10, 126, 160, 190, *191*, 273, *273*, *280*, 282, 347, 371, 373, *519*, 526-30. *Ver também Allium*, plantas do gênero
cebolinha, 273, *273*
cedro, 150, 195, 198-200, *298*, 333, 336, *460*
cedro-do-líbano, *177*
cedro mexicano, *200*
cedro ocidental, 199-200, *200*
cedro vermelho oriental, 199, *200*
celulose, 157, 424, 443
cenoura, 279, *279*, 526-27, 529
centeio, 286, *286*
Centro Alemão de Pesquisa em Química dos Alimentos, 341
cera de ouvido, 128-29

cereais, 284-87, 557, *557-8*
cereais integrais, 286, *286*, 534, *536*, 537, *538*
cereais refinados, 534, *536*
cereja, 289, 317, *318*, *490*
cereu, 246, *247*
cerveja: e a complexidade aromática, xiv; e os aromas dos alimentos cozidos, 507; descrição, 595-99; e os aromas da fermentação, *567-70*; e os aditivos herbáceos, 273, 596-97, *597-98*; e os maltes, 597-600, *598-99*; e os aromas de estragado e rançoso, 555, 557, *557-58*; e os terpenoides, 169-70; e as características das leveduras, 374-376, 377-78
cetona da framboesa, 187, *187*
cetona do abacaxi, 344
cetonas: e os arbustos aromáticos, 213-14; e as frutas vermelhas, *322-25*; e as moléculas de carbono e oxigênio, 16, *18*; e a química das cadeias carbônicas básicas, 53; e as frutas cítricas, 332; e os aromas de alimentos cozidos, 538; e os anéis picantes do ácido cumárico, 187; e os aromas sujos e estragados, 564; e as fezes, 74; e os alimentos fermentados, 570, 586; e os aromas de peixe, 398; e as frutas, 312, 344; e os fungos/cogumelos, 362-63, 369; e os aromas do corpo humano, 116, 118, 122; e as substâncias voláteis produzidas por insetos, 91; diacetil cetona, 117; e o petricor, 379; e os aromas dos animais de estimação, 76; e as fragrâncias derivadas de vegetais, 471-72; e os alimentos de origem marinha, 398; e os alimentos estragados e rançosos, 555; e as drupas, *318*; e o aroma de *wet-up* ("molhação"), 378-79
cevada, 286, 596
chá, xxv-xxvi, 508, *509*, 561-63
chá preto, 563, *563*
chá verde, xxv-xxvi, 562, *563*
Chanel, Coco, 465, 494
Chanel No 5, 489, 494, *495*
chaparral, *212*, 213, 257
Chaucer, Geoffrey, 154
*Chemical History of a Candle, The* (Faraday), 415
cherovia, *279*, *280*
Chevreul, Michel, 88, 438
Cheyne, George, 70
chocolate, *425*, 545, 547-50
chocolate amargo, *549*
chucrute, 572-73
chuva, 387
*chypre*, 495

cianeto, 37, 143, 185, 187, 290
cianeto de hidrogênio, 185, 314
cianobactérias, 33-36, 360-61, 388, 404, 476
cidra, 331-32, 333, *334*
cimeno, *172*, *207*, *237*
cinamaldeído, 183, *183*, *187*, *205*, 206, 299, 302, 491, *544*
cinâmicos, anéis, 182-85, *183*
cineol, *173*
cítricas, frutas: e a composição dos perfumes, 493-94; aromas da casca e do suco, 331-32; e o metabolismo dos vegetais, 164; e os aromas de alimentos estragados, 567; e os terpenoides, 309; substâncias voláteis associadas a, 330-39, *333-34*, *336-37*, *338*. Ver também espécies específicas
citronela, 474, *475*
citronelal, 174, 176, *176*, 271, 341, 475
citronelol, 174, *175*, 234, 271, *325*, 471, *472-73*, *475*
civeta, *86*, 87, 479, 481, 484, *485*, 489
civetona, *86*, 87, 484, 490
Clark, Eleanor, 385-86, 394, 405
Classen, Constance, 96
clementina, 332
cloreto de sódio, 10, 38, 387. *Ver também* sais
cloro, 387, 392-93, 449
clorofila, 33, 158-59. *Ver também* fotossíntese
clorofórmio, 213, 393, *394*, *412*, *444-45*
*Clostridium*, 569, 575, 576
"Coal-Tar Contemplations" (Robinson), 416
cocção e aromas dos alimentos cozidos: e as características da família do alho, 281; aromas de alimentos cozidos, 503-506, *504*, *505-506*; café e chocolate, 547-51, *548*, *549-50*; métodos de cocção, *507-508*, 507-10; óleos e gorduras usados em cocção, *510*, 510-14, *511-13*; peixes e frutos do mar, 521-25, *523*, *524*, *525*; frutas, xaropes e méis, *540-41*, 540-45, *542-43*, *544*; carnes, 517-22, *518*, *519*, *520*; leites, creme e ovos, 514-17, *515-16*, *516-17*; cogumelos, 365; bolos e outras massas doces assadas, 545-46, *545-46*; sementes, frutos secos, cereais e leguminosas, 533-35, *536*, *537*; e a fumaça, 207, 428, 432, 509-10, *509*; açúcar e caramelo, *501-502*, 501-503; hortaliças, 526-30, *526*, *527-28*, *528-29*, *530-32*, *531-32*, 533-35, *533-34*, 535
coco, 118, 168, 290, *291*, 512, *513*
cocolitóforos, 388
*Cognac*, 608

ÍNDICE REMISSIVO 679

coentrão, 267, *268*
coentro, xxix, 92, 197, 266, *267*, 268, *272*, *277*, *292*, *577*
coentro-do-vietnã, 272, *272*
cogumelos: e a química das cadeias carbônicas básicas, 45; e os aromas dos alimentos cozidos, 531, *532*; variedades cultivadas, 365-67; e os aromas sujos e estragados, *566*; álcool de cogumelos, 362; e o metabolismo dos vegetais, 164; aromas associados aos, 362-74; e o solo, 353-56, 360-61; variedades simbióticas, 367-68; trufas, 370-74
cogumelos fálicos, 365conservantes, 203, 431-32
cola, refrigerante de, 617-18, *618*
colêmbolos, 147
colostro, 130
combustão, 416, 421-24
combustíveis, 13-14, 22, 432. *Ver também* solventes e seus aromas
combustíveis subterrâneos, 431-34
comensais, microrganismos, 99-100, 123, 131
cometas, 19, 26
cominho, sementes de, 277
cominho-negro, semente de, 292, *293*
"Como falar sobre o corpo" (Latour), xxxii
complexos e compostos, aromas: e os aromas dos animais, 58; e os aromas que chamam a atenção, 230, 479-80; e a cerveja, xiv; e a química das cadeias carbônicas básicas, 42-43; e os aromas dos alimentos cozidos, 503; e as flores, xxii; e os aromas do pé humano, xiii; e a cromatografia gasosa/olfatometria, xxviii-xxix; e as glândulas aromáticas dos insetos, 91-93, *93*; "notas" em aromas compostos, xiv, xxxii, 74; e a percepção dos aromas, xxi-xxiii, xxv-xxvi; e o treino do sentido do olfato, xxxii; e a variação entre espécimes de flores, 230-31
composto orgânico, 358-59
compostos orgânicos fósseis, 12-15, 432-33, 434-38, *437*. *Ver também* hidrocarbonetos
Comté, queijo, 587, *588*
Concord, uva, 187, 309, 320, 324-26, *326*
concretos, 469-70
Conforto olfativo em relações próximas (do inglês "Olfactory Comfort in Close Relationships" – McBurney), 131
Confúcio, 233
conhaque, *608*
coníferas, 141, 198-201, *200*, 203, 215-16, 333, 420
*Contos de Cantuária* (Chaucer), 154

copaíba, 204
Cook, James D., 448
copal, 201, 204, 208, *459*, 489
coprofagia, 68
cordeiro, 88-91, *90*, 520, *520*
cordeiro, carne de, 88, *90*, 520
Corner, E. J. H., 308, 346-47
corpo humano, aromas do: axilas, 124-26, *127*; associações com aromas de alimentos, 132-34; aromas do hálito e da boca, 109-12, *110-11*; e as fezes, 99-103, *102*; pés, 119-21, *121*; flatulência, 105; estudo histórico dos, 95-97; limitação e controle dos, 127-29; e o microbioma da boca, 112; percepção dos, 128-31; couro cabeludo e cabelo, 118-19, *119*; aromas sexuais, 121-21, *123*; pele, 113-18, *117*; e a urina, *102*, 105-9, *108*; fluxos de substâncias voláteis no corpo, 97-99
*Corynebacterium*, 125-26
cosméticos, ciência dos, 127-30
costo, 477, *478*
couro cabeludo e cabelo, aromas de, 118-19, *119*
couve, 255, *255*, 532
couve-flor, 534, *535*
Coty, François, 495
Coumadin, 215
cratego, 224, *225*
cravina, 237, *238*
cravina-barbela, 237, *237*
cravo, 160, 183, 185-86, *187*, 237, 284, 300, *300*
cravo, árvore do, 426
cravo (flor), 237, *238*
creme azedo, 567, 583-84, *584*
*crème fraîche*, 584, *584*
cremes, 514-17, *516-17*
creosoto, 429, 439-40, 448
cresóis: e as fragrâncias derivadas de animais, 479-80, 485; e as excreções de sinalização dos animais, 82-83; e o isolamento químico de substâncias voláteis, 438-39; e os aromas dos alimentos cozidos, 508-509, 519; e as fezes, 70, 73-74, 101-102; e os aromas das flores, 224, 228-29, 241-43; e as substâncias voláteis produzidas por insetos, 91; e a carne de cordeiro, 89; e as flores malcheirosas, 224; e as moléculas dos asteroides, 21; e a decomposição de proteínas, 61; e a fumaça, 426, *426*, 429
Cresp, Olivier, 496
crisântemo, 233, *234*, 241, *242*, 254
crisântemo chinês, 236, 241

crisopídeos, 93, 226
cromatografia gasosa/olfatometria, xxviii-xxix
crustáceos, 389, 409, 524
cubenol, 411
cucurbitáceas, 326-28, *327-28*
cumárico, ácido, 185-87, *186-87*
cumarina, 185, *186-87, 205,* 206, 214, 440, 459, 491, 494-95
cumaru, 185, 301, *302*
Cumas, 23, 24
cuminaldeído, 173, *174,* 292-93
cura e alimentos curados, 461, 536, 551-52, 554, 557-58, *559*
curare, 143
cúrcuma, 277, 282, *282*
*cymbidium,* orquídea, 233

*Da sensação e do sensível* (Aristóteles), 219
*daikon* (nabo), 281
Dalby, Liza, 498
damascenona, 78, 178, *179, 239, 249, 472,* 526
damasco, *166-67,* 168, 177, *311,* 317, *318*
damascona, 178, *179*
*dashi,* 581
Davidson, Alan, 552-53
decadienais, 52, *53,* 53, *197, 336,* 503, *509, 510,* 521, *537*
decadienoato de etila, 164, *311*
decalactona, 514, 545
decanais, *51,* 52, *53,* 78, 116
decanoico, ácido, 49
decomposição, 16, 554
dendê, azeite de, 511-12, *512-13*
dente-de-leão, 234, *235*
depuração, 406
desinfetantes, 439
desodorantes, 125, 127-28
destilação: e o isolamento químico de substâncias voláteis, 43739; bebidas alcoólicas destiladas, 606-12, *607;* e o conteúdo de etanol, 375; e a cromatografia gasosa, xxvi-xxviii; usos históricos da, 465-66; e o metanol, 18; e as "notas" nos aromas compostos, xxxii; e a perfumaria, 471; e os vinagres, 602-603; e a fermentação por leveduras, 569
diacetil: e os aromas dos alimentos cozidos, 505-506, 514, 528, 545; e a fermentação, 568, 582-84; e as reações de pirólise, 424; e os aromas da pele, 117; e os aromas dos vinhos, 592
diagnóstico, valor dos aromas para, 95-96, 107
diatomáceas, 388

dibromoiodometano, 393, *393-94, 412*
Dickinson, Emily, 455
dictiopterenos, 397-98, 411
dieffenbachia, 148, 223
di-hidroactinidiolida, 178, *179,* 369, *563*
dimetil sulfeto (DMS): e a qualidade do ar, 216; e os aromas dos alimentos cozidos, 504-505, 527, 530, 533-34, 536; e as flores malcheirosas, 224; e os cogumelos, 372; e o plâncton, 390; e as plantas terrestres primitivas, 196; e os alimentos de origem marinha, 395, 401, 404, 406, 408-409; e os aromas do litoral, 392; e os aromas de algas marinhas, 411; e a formação do ácido sulfúrico, 413; e as folhas de chá, 562; e os aromas de pântano, 383
dimetilamina, 63
dimetilsulfoniopropanoato (DMSP), 391, 408, 411, 414, 525
dimetoxitolueno, *233, 236,* 241-42, *247,* 249
dinoflagelados, 388-89
dióxido de carbono, 8, 26, 33, 36, 218, 359, 376, 606
dinossauros, 345
"Dissertação sobre o porco assado" (Lamb), 344
dissulfeto de dialila, 189, 528
diterpenoides, 199, 462
doces, aromas, 78, 153, *180,* 215, 503, 505.
  *Ver também* açúcares
*dou chi* (feijão preto fermentado), *579,* 580
*doubanjiang* (pasta fermentada de fava), *579, 580*
*douzhi/douzhir,* 576
*douzhi* de Pequim, 576
drosófila, 377-78, 595
drupas, 289, 295, 314, 317, *318*
*drywall,* 445
Duchesne, Antoine, 165, 321
*dulse,* 412, *413*
Dunlop, Fuchsia, 133, 616
durião, 189-90, 307-308, *346,* 346-48

Earl Grey (chá), 176, 338, 473
*East Wind Melts the Ice* (Dalby), 498
Eau Sauvage (fragrância), *495,* 496
ectocarpenos, 398
*eftazymo,* 575, *575*
egípcia, cultura, 24, 231-32
*eglantine,* 250
elétrons e carga elétrica, 5, 7-8, 9, 11-12, 30-31, 419
Elizabeth I da Inglaterra, 234

*Em busca do tempo perdido* (Proust), xi, 107, 239
embutidos (salsichas), 570, *571,*
Emmental, 550, 567, *568*
endívia, 254, *254*
endro, 172-4, 186-7, 266, *267,* 277, 291, *292, 490, 544*
*enfleurage,* 466-67, 470, 472
enfuste, 240, *241*
enxofre e aromas sulfúreos: e a vida aeróbia e anaeróbia, 34-35; e as algas, 390; e as características das plantas do gênero *Allium,* 280-81; e as secreções de sinalização dos animais, 86; e os aromas da cerveja, 597; e as frutas vermelhas, *323-24;* e os aromas do hálito e da boca, 109; e as moléculas carbônicas sulfuradas e nitrogenadas, 14-15; e a vida celular, 30-31; e o café, 548; e o composto orgânico, 359; e os aromas de alimentos cozidos, 504-506, *505-506,* 507-508, 510-11, 514-19, 522-37, 539-41, 544, 547-548; e as pesquisas do setor de cosméticos, 131; e as cucurbitáceas, 327; e os alimentos curados, 559; e as suas associações com a morte e o inferno, 24-25; e os aromas sujos e estragados, 564, *564;* e as ervas e verduras comestíveis, 273-74; e as raízes e sementes comestíveis, 288; e as fezes, 70, 99-105; e a vida dos extremófilos, 28-30; e os alimentos fermentados, 569-70, 574-76, 586; e a flatulência, 103-105; e as frutas, 308-313, *312,* 335-39, 341-42, 346-47; e a atividade geotérmica, 26-28; e os aromas do corpo humano, 97-98, 125-26, 133; sulfeto de hidrogênio, 36-38; e o aroma de mineralidade, 380-81; e o microbioma da boca, 112; e os cogumelos, 365, 370-71; e as solanáceas, 329; e a oxigenação da atmosfera terrestre, 34-35; e o petricor, 379; e o plâncton, 389-92; e o metabolismo dos vegetais, 159-60; e as substâncias voláteis de origem vegetal, 187-91, *191;* e as moléculas primordiais, 22, 25-26; e a decomposição de proteínas, 60-62; e os alimentos de origem marinha, 395, 399, 410-12; e a água do mar, 387; e os morangos, 319-21; dióxido de enxofre, 11, *11,* 25, 35, 540-41, 592; tióis de enxofre e hidrogênio, 84; e o ácido sulfúrico, 31, 44, 413; e as fragrâncias sintéticas, 489; e a urina, 84, *84,* 106-107; e os aromas dos vinhos, 592; e a lã, 89-90. *Ver também* sulfetos

enzimas: aquáticas, *397;* e as sementes das leguminosas, 287-88; e os aromas da cerveja, 595-96; e os aromas do hálito, 112; e os queijos, 588-89; e os aromas dos alimentos cozidos, 515, 521-22, 527; e as raízes e sementes comestíveis, 295-96; e os alimentos fermentados, 553, 578; efeito das substâncias voláteis de folhas verdes sobre as, 253; e o metabolismo dos vegetais, 161; e a decomposição de proteínas, 59-60; e os alimentos de origem marinha, 395-96; e as folhas de chá, 561; e os aromas de tabaco, 461-62; e os aromas dos vinhos, 591
Éon Hadeano, 25
eperlano, 402-403, *403*
Époisses, queijo, 121, 133, 569, 586, *587*
epóxi decenal, *330,* 518, 522, *546,* 557, *558, 561, 585*
erva-caril, 269, *269*
erva-de-cheiro, *214,* 215
erva-luísa, 271, *271*
erva-ulmeira, 237, *235*
ervas, 469, 493. *Ver também* verduras comestíveis
ervas cosmopolitas, 273-74, *273-74*
ervas que fazem parte da família das gramíneas, 214-15, *215*
ervas secas, 557, *557*
ervilha, *288,* 530-31, *531-32*
ervilha-de-cheiro, 238, *239*
escandalosa, 224, *225*
escaravelho egípcio, 223
escatol: e as fragrâncias derivadas de animais, 479-80; e os aromas dos alimentos cozidos, 508, 519; e as fezes, 70, 73-74, 101, *101;* e os aromas das flores, 224, 228-29; e os aromas dos insetos, 91, *92-93;* e a carne de cordeiro, 89, *90;* e o ato de "escutar os aromas", 496-97; e as substâncias voláteis nitrogenadas, 63-64; e os aromas de tabaco, 461-62
escorpião-vinagre, *92*
escurecimento (dos alimentos), 504. *Ver também* Maillard, reações de
"escutar" os aromas, 496-97, 617
especiarias e seus aromas: e as madeiras aromáticas de árvores latifoliadas, 204; anéis do ácido cumárico, 185-87, *186-87;* e as ervas e verduras comestíveis, 252; especiarias da Eurásia, 293-95; e o metabolismo dos vegetais, 159-60; e as raízes e sementes, 299-303; e a fumaça, 425-26; e a extração por solvente, 469-70;

comércio de especiarias, 276-77, 291;
anéis aromáticos das especiarias, 185-87.
*Ver também* ervas; pimentas; *especiarias específicas*
esperma, *111*, 121, 123, 224, *225*, 272, 287
espinafre, *255*, 255-56, 531, *531*
esterco, xxiii, 11, 62, 71-75, 89, 365, 584. *Ver também* excrementos
ésteres: e as secreções de sinalização dos animais, 86-87; e as raízes aromáticas, 282; e os aromas da cerveja, xiv, 597-98; e as frutas vermelhas, 324-25; e o cacau, 549; e as moléculas de carbono e oxigênio, 17, *18*; e a família do aipo, 282-83; e os aromas dos alimentos cozidos, 496, 523; e os óleos usados para cocção, 511-12; e os frutos da família das cucurbitáceas, 326-31; e os aromas sujos e estragados, 564; e as bebidas alcoólicas destiladas, 606, 607; e as raízes e sementes comestíveis, 279, 283-84, 300-301; e os efeitos da cocção, 540; e os alimentos fermentados, 19, 572-73, 578, 586-87, 612-13; e os aromas das flores, 223, 228, 235-36, 239, 245-47; e as frutas, 308-309, *310*, 311-12, 314-15, 317, 320-21, 331-39, 342, 344-45; e as bebidas alcoólicas à base de cereais, 600; e as substâncias voláteis de folhas verdes, 194; e a carne de cordeiro, 89; e os leites, 514-15; e os monoterpenoides, *177*; e as fragrâncias derivadas de vegetais, 471-72; e o metabolismo dos vegetais, 164-68, *166-67*, *168*; e os vinagres, 582, 584-85; e os vinhos, 591-92, 594; e a fermentação por leveduras, 375-76, 569-70
ésteres anelados, *168*
ésteres benzílicos, 184
ésteres de benzoato, 342
ésteres de benzenoide, 245-46
estireno, 204, 427, 434, 439, 442-44, *444-47*
estoraque, *203*, 204
estragados, alimentos, 555-58, 565-65
estragão, 268, *269*
estragão espanhol, 269, *269*
estragol, 185-86, *186-87*, 206, 264-66, 267, 291
estratégias de reprodução, 285, 364
estrebaria, aromas de: e as fragrâncias derivadas de animais, 485-86; e as excreções de sinalização dos animais, 83; e os aromas da cerveja, 598-600; e os aromas dos alimentos cozidos, 519-20; e o cresol, 74; e os aromas de alimentos curados, 558-59; e o metabolismo humano, 98; e as substâncias voláteis produzidas por insetos, 91; e os estercos e fezes, 70, 73, 101-104; e as moléculas dos asteroides, 21; e as pimentas, 296; e as fragrâncias derivadas de vegetais, 472, 476; e a decomposição de proteínas, 61; e os aromas de tabaco, 462-63; e a baunilha, 302-303; e os aromas dos vinhos, 592-93
estrelas e a química estelar, 3-9, 40
estreptomicetos, 353, 356-57, 360-61, 377, 379
estricnina, 143
estrume, aromas de, *90-91*, 223. *Ver também* estrebaria, aromas de; fezes
estrutura do livro, xvi-xviii
etanol (álcool etílico), 18, *166-67*, 357, 363-64, 375, 468, 569, 590
éter, 450
éter de endro, 173, *174*, 266, *267*, 544
éter de tília, 239, 527
etil pirazinas, *369*, 563
etil sulfonil etanotiol, 347
etiloctanoico, ácido, 89, 126
etilfenol, 82-83, *378*
eucalipto, 206-207, 271-72, 282-83, 300-301
eucaliptol: e as madeiras aromáticas de árvores latifoliadas, 206-207; e as raízes aromáticas, 282; e o manjericão, 264-65; e as frutas vermelhas, 324-25; e os aromas "químicos" de plantas, 149-50; e os monoterpenoides, 173, *174*; e os enxaguantes bucais, 111; e as qualidades voláteis não aromáticas, 151-52
eugenol, 111, 186-87, *187*, 237, 241, 264-65, 2671, 425
eurialinos, peixes, 402-403, *402-403*
Evelyn, John, 251, 252-53, 448
excrementos (fezes), 67-71, 81-83, 99-100, *102*
exposição à luz, aromas decorrentes da, 557, 599
extração por CO2 supercrítico, 470
extrato de levedura, 519, *519*
extremófilos, 29, 565

Faraday, Michael, 416-17, 439
farinhas, 556-57, *557*. *Ver também* cereais
farneseno, *473*
Fäviken, 431
fecais, aromas, *78*, 102. *Ver também* excrementos
fedegosa, 188, 212, *212*, 271

feijão: e os aromas dos alimentos cozidos, *531-32*, 534-40, *536*, *537*, *539-40*; e a decomposição enzimática, 287-88; e os alimentos fermentados, 572, 574-77
feijão-fedido, 288, *288*
feijão-petai, 288, *288*
feijão roxinho, *288*
feijoa, 342-43, *343*
felinina, 83
fenchona, 173, *174*, 292
fenícios, 430
fenil (anéis), 182-85, *183*
fenilacetaldeído, 183, 228, 232, 278, 286, 505, 544
fenilacético, ácido, 21, 182
fenilalanina, 160, 180-82
feniletanol: e os aromas das flores, 226, 228, 239, 246-47; e os fungos, 364; e as bebidas alcoólicas à base de cereais, 600; e as fragrâncias derivadas de vegetais, 470; e o metabolismo dos vegetais, 182; e as leveduras, 375-6, 613
feniletilamina, 188, *189*
feno-grego, 118, 285-86, 293-94, *294*, *311*, 369
fenóis: e as fragrâncias derivadas de animais, 486; e os aromas da cerveja, xvi, 598; e os aromas do hálito e da boca, 111; e o isolamento químico de substâncias voláteis, 439; e o café, 547; e os aromas dos alimentos cozidos, 531, 537, 539; e as fezes, 70, 74; e os alimentos fermentados, 586; e o mel, *544*; e os incensos, 458-59; e as moléculas dos asteroides, 21; e os cogumelos, 372; e as turfeiras, 415; anéis de fenol-cresol, 77; POF (sabores fenólicos defeituosos), 598-9; e a decomposição de proteínas, 61; e os aromas de fumaça, 426-7; e as leveduras, 377
fermentação: e as associações com aromas animais, 58; e as moléculas de carbono e oxigênio, 17; e a química das cadeias carbônicas básicas, 45-46; e a produção de chocolate, 550-51; e os aromas dos alimentos cozidos, 500-501, 536; e as bebidas alcoólicas destiladas, 606-12; e os ésteres, 19; peixes e carnes, 580-81, *582-83*; microrganismos associados à, 567-71, *568-69*, *569*, *571*; e as sementes, 574-77, *575*; aromas tipicamente associados à, 552-54, *567*; e os chás, 563; de hortaliças, 572-74, *572-73*
feromônios, 82, 91, 411
feta, queijo, 585

Feynman, Richard, 552-53
fibra alimentar, 100-103
fígado, funcionamento do, 96, 98
figo, 318, *319*
filbertona, 289-90
filodendro, 148, 223
Firmenich, 83-84, 96, 112-13, 381, 490
fisális, 329, *330*
fitoplâncton, 388-89, 391, 394-96, 405-409, 413, 415ferro, 30, 31-32, 38
*Five Senses, The* (Serres), 3, 23, 57
flatulência, 103-105
flor-cadáver, 223, 224, *225*
flores e plantas floríferas: americanas e africanas, 244-47; das civilizações antigas, 231-34; asiáticas e australianas, 240-45; e a natureza composta dos aromas, xxii; significado cultural das, 219-20; floriculturas, 220, 241; e os ésteres, 223, 228, 235-36, 239, 243-46, 247; europeias, 234-39, *235*; e as forças evolutivas, 143-44, 225-28, 230-31; plantadores de, 220, 222; e os aromas de folhagens, 250; com aroma de indol, 228-30; e o linalol, 226, 229, *236*, 237-47; e os maus cheiros, 223-25; do Mediterrâneo, 224, 230, 232-34, *233*; organização de espécimes selecionados, 230-31; e as fragrâncias derivadas de vegetais, 472-76, *472-73*; e o metabolismo das plantas, 164; propósito e função das, 221-22; rosas, 247-50; e os terpenoides, 226, 232-39, 240-44, 244-47, 250; e a variação entre os espécimes, 230-31. *Ver também* ésteres; *espécies específicas*
flores híbridas, 241, 248, 249
flores noturnas, 232, 247
floresta, aromas da, 193, 215-18
fogo, 417, 419-28. *Ver também* fumaça
fogos-fátuos, 383
*foie gras*, 521
folhas verdes, aldeídos de, 315, 511. *Ver também* folhas verdes, substâncias voláteis de (VFVs)
folhas verdes, substâncias voláteis de (VFVs): família das apiáceas, 266; e as cascas e sucos de frutas cítricas, 331-2; componentes, 194; e os aromas de alimentos cozidos, 530; e as ervas e verduras comestíveis, 253, 258; e os aromas de florestas e prados, 215-6; e as frutas, 308, 315, 324, 342-3; e as gramíneas e outras ervas rasteiras, *215*; e as plantas herbáceas, 210-11; e as frutas da

família das solanáceas, 329; e a água do mar, 413; e as fragrâncias derivadas de vegetais, 472; e o metabolismo dos vegetais, 161, *162*; e as plantas terrestres primitivas, *197*; e os alimentos de origem marinha, 395; e as drupas, 317; e a subjetividade dos aromas, xxix; e as folhas de chá, 561; e as frutas tropicais, 340

Fonte do Polvo (Octopus Spring, Yellowstone), 32

fontes hidrotermais, 30, 38, 64, 139

fontes termais, 26-28, 38-39

forças evolutivas: e as substâncias voláteis de cadeia carbônica, 51-53, 141-42; e a química das cadeias carbônicas básicas, 51-53; e a evolução do cosmos, xix; e o desenvolvimento do sentido do olfato, xxiv; e as águas da Terra, 386; evolução da matéria, 5-6; e os aromas de fezes, 72; impacto do fogo sobre a evolução humana, 420-21; e os aromas humanos nos alimentos, 132; e os reinos dos seres vivos, 59; e as moléculas primordiais, 4, 31; e as frutas da família das rosáceas, 314; e o crescimento vertical das plantas, 140-41

formaldeído, 17, 363, 508-509

formato, 165, *166*

fórmico, ácido, 18, *49*

formigas: da Amazônia, xxix, 132; e as forças evolutivas, 147, 613; e os diagnósticos médicos, 96; e os terpenoides, 170; e as secreções voláteis, 18, 49, 91-92, *92*

formigas da Amazônia, xxix, 132, 170

fosfina, gás, 384

fotossíntese: evolução da, 32-34, 59; e o isopreno, 178-9; e a oxigenação da atmosfera terrestre, 139-41, 419-20; e a evolução dos vegetais, 138; e o metabolismo dos vegetais, 155-8, *150*, *160*; e os terpenoides, 170; e o crescimento vertical das plantas, 142

Fougère Royale, 494, *495*

*fougères*, 197, 494

Fox Run Vineyards, 591

*Fragaria*, 165, 320-21, *321*, 344

fragrâncias: álcoois usados para capturar, 467-69; derivadas de animais, 481-86, *484-85*; e os aromas das axilas, 124; e as madeiras aromáticas de árvores latifoliadas, 208; bancos de dados de, 154; primeiros perfumes, 464-65; purificadores de ar, 446-47; e os aromas de caprinos e ovinos, 86-87; e os incensos, 457-60, *459*; perfumes importantes, 493-96, *495*;

"escutar" os aromas, 497-98; métodos de captura de aromas, 464-66; componentes dos perfumes, 492-93; derivadas de vegetais, *471*, 472-76, *472-73*, *474*, *475*, 476-79; e a extração por solventes, 470-72; e as fragrâncias sintéticas, 476-79, *478-79*; compostos voláteis sintéticos, *490*; tabaco, maconha, moxa, 460-64, *463*; treino do sentido do olfato, xxxii; e os aromas de urina, 83; variedades e funções das, 455-57

fragrâncias sintéticas, 488-92, *490*, *491*, 616-17

*fraise des bois*, morangos, 319, *322-23*

framboesa, 322-23, *323-24*

Francisco, Papa, 88

frango, 73, 503, 508, *520*, 568

Franklin, Benjamin, 104

frésia, 245, *246*

Frobenius, August Sigmund, 450, 470

frutas: vermelhas, *322-26*, *323-24*, *325*; cítricas, 330-39, *333*, *335-38*; da família das cucurbitáceas, 326-28, *327-28*; e as bebidas alcoólicas destiladas, *608*; diversidade, 306-308; durião, 344-48, *346*; carnosas, 144, 307; ginkgo, 344-45, *346*; da família das solanáceas, 329-30, *330*; e as fragrâncias derivadas de vegetais, *472-73*, 473; pomos, 315-17, *316*; drupas, 317-18, *318*; morangos, 319-22, *321*; subtropicais e tropicais, 339-44, *341*, *343*; sulfetos associados às, 311, *312*; da cordilheira de Tian Shan, 313-14; baunilha, 345, *346*; substâncias voláteis associadas às, xxv, 308-13, *310*, *311*; e a fermentação do vinho, 590-95

frutas carnosas, 144-45, 307

frutas subtropicais e tropicais, 339-44, *341*, *343*

frutas híbridas, 317, 332

frutas vermelhas, 160, 322-25, *323*, *325-26*

frutos do mar, 385-86, 389, 392, 394-95, 398-99, 405, 408, *409*, 522, *523*

frutos secos e seus aromas, 168, 506, *506*, 535, *536*, 556-57, *557*

ftalidas, 266, *292*, *526*, 527

ftalidas (benzofuranos), 278-79

fumaça: componentes da, 428-431; e a natureza composta dos aromas, xxii, 417-18; e o fogo, e a associação com a vida, 419-21; e os incensos, 455-60, *459*; e as reações de pirólise, 421-23; apelo sensorial da, 451; alimentos defumados, 209, 428, 432, 508-09, *509*; cheiro de

fumaça no vinho, 595; compostos voláteis da, *425*, *426*
fumaça líquida, 420, 439
funcho, 266, *267*, 292, *292*
fungos: compostos voláteis carbônicos comuns, *363*; e as coníferas, 199; evolução dos, 59; e os aromas de cogumelos, 364-66, *367-68*, *368-69*, *372-73*; e os aromas do couro cabeludo, 118; e o solo, 352-62; trufas, 370-74; variedades e funções dos, 353-57; compostos voláteis e aromas dos, 362-64; e as leveduras, 374-78. *Ver também* cogumelos
fungos filamentosos, 355-56
furaneol, 310, *311*, 320, 329, 341, *560*, *586*, 587
furanonas: e os aromas da cerveja, 597; e as frutas vermelhas, *322-23*; e os aromas dos alimentos cozidos, 526; e as ervas e verduras comestíveis, 272; e as especiarias da Eurásia, 294-95; e os alimentos fermentados, 578; e o fogo, 424; e as frutas, 310, *311-12*, 313, 320, *322-23*, 339, 344; e os cereais, 285-86; e as plantas herbáceas, 210; e o metabolismo dos vegetais, 179-80; e o morango, 320; de aroma doce, *180*
furanona do morango, 344
furanona do *shoyu*, 578
furanos, 425, 507-508, 538, *539*, 593
furão, 86
furfural, 217, 357-58, 425, *604*, 605

gafanhoto, 92
gaiaicor, 352, 380
galanga, *172*, 283
gálbano, 476, *476*
*garum*, 580
gás natural, 13, 47, 74, 383, 422, 432-34, 437, *437*
gardênia, 243, 244, 480
gasolina, 47, 418
gato, urina de, 83-85, *84*, 113, 126
gatos, cetona dos, 84, 212, 324, 562
"Genesis of Petrichor" (Bear e Thomas), 351
genética, 105-108, 128-29, 142-43, 268. *Ver também* forças evolutivas
gengibre, 170, 276-7, 282-3, *282*
geosmina, 280, 359-62, *361*, 377, 404, 524, 531
geranial, 174-75, *176*, 263, 271, 283, 331, 333, 473
geranil acetona, 116, *117*, 178, *179*
gerânio, 174-78, 474, *475*, 521-22, 534

geraniol, 174, *175*, 238, 245, *477*
Gerber, Nancy, 360
gergelim, óleo de, 511, *511*
*Geruchsproben* (amostras de cheiros), 96
Gesner, Abraham, 436
*ghee*, *513*, 514
Gibson, James J., xxxii
*Gilgamesh, Epopeia de*, 198, 199
gim, 607, *608*
*ginjo*, 602
ginkgo, 344-5, *346*
Givaudan, 97, 127, 200
glândulas apócrinas e o suor, 115, *117*, 120, 125-26, 128-29, 131
glândulas écrinas e o suor, 114, 120
glândulas odoríferas, 85-87, *86*, 91, 93. *Ver também* castóreo; almíscar e aromas almiscarados
glândulas sebáceas, 88, *90-1*, 114-18, *118*, 120
glicina, 399, 406
glicínia, 241-42, *242*
glutamato monossódico, 411
glutâmico, ácido, 411
*gochujang* (pasta fermentada de pimentas do gênero *Capsicum*), 580, *580*
goiaba, 300, 342, *343*
goiveiro-encarnado, 237, *238*
gordura de pato, 513, *513*
gorduras e óleos: e os aromas dos animais, 60; e as cadeias de carbono, 12; e a química das cadeias carbônicas básicas, 42; e os aromas dos alimentos cozidos, 503, *510*, 510-13; e os aromas de caprinos e ovinos, 87-88; e o microbioma da pele, 113-15; e os aromas de estragado e rançoso, 555-58, e os frutos secos que dão em árvores, 289. *Ver também tipos específicos de óleos e gorduras*
Gorgonzola, queijo, 587
*Gorillas in the Mist* (Fossey), 68
gosto, xii, xx
Gouda, queijo, 587, *588*
grama verde/folhas verdes, aroma de, *44*, 48, *92-4*, 140
gramíneas, 214-8, *215*, 285, 420
Grande Evento da Oxigenação, 34
Grande Evento da Oxidação, 34
Grande *Smog* de 1952, 448
Granny Smith, maçã, 308, 315
Gravenstein, maçã, 315
Grew, Nehemiah, 268
Grojsman, Sophia, 496
groselha, *323-24*, 324

groselha chinesa, *324*, 324
groselha-preta, *84*, *323-24*, 325
Gruyère, queijo, 587, *588*
guaiacóis, 87, 286, 287, 377, 425, 440, 511
gualtéria, 150, 181-82, 226, 228, 237, *238*, *241*, *247*, 273, *274*, *286*, *330*, *343*, 473, 533, *534*
guano, *71*, 75-76
Guerlain, Aimé, 494
Guerlain, Jacques 496
Gulliver, Trevor, x

Haas, Paul, 390-91
Haber, Fritz, 74
Hades, 24-25
*hákarl*, 401, 581
hálito e boca, aromas do: e o metabolismo humano, 98, 108-112, *111*; e os diagnósticos médicos, 96; e o microbioma da boca, 77, 112-13; e os enxaguantes bucais, 111, 150, 259; e os aromas dos animais de estimação, 77
halogênios, 387, 392-93, *394*, 395, 406, 410-11, 414, 486
Han, China, 111
Hasegawa, Yoshihiro, 131
hélio, xxvii, 6-7, 10, 12
heliotrópio, 246, *247*, 256, 490
heme, 517-18, 520-21, 529, 557
Henderson, Fergus, x, 619
hepáticas, 146-47, 196-97, *197*
heptanona, *92*, *330*, *535*, *550*
hexanal, 162, *394*, *398*, 557, *557-58*
hexano, 434, 440, 469
hexanoico, ácido, 20, 49, 345
hexanol, 45, 162, *421*, 513
hexenal: e as enzimas aquáticas, *396*; e os aromas da cerveja, *597*; e as frutas vermelhas, *323-24*; e os aromas dos alimentos cozidos, *511*, *513*, *526*, *528*, *531*, *534*, *540*; e as frutas, *316*, *318*, *319*, *330*, *336*, *336*, *337*, *341*, *343*; e o metabolismo dos vegetais, 162, *163*; e os alimentos estragados e rançosos, *556*, *557*; e os morangos, *321*
hexenol, 162, *397*, *407*
hidrocarbonetos, 13-14, *14*, 41, 46, *46-47*, 379, 439, 445. *Ver também* compostos orgânicos fósseis
hidrogênio, xxviii, 5-6, 8, 43, 575
hidroximetil furfural, 358
Hipócrates, 96
hiráceo, *485*, 485-86
hírax, 486

hircinoico, ácido, 89
*História natural* (Plínio), 219, 275, 351
*ho wood*, 477, *477*
Hofmann, August Wilhelm von, 441
Hofmann, Thomas, 502
*hoja santa*, 186, *187*, *270*, *271*
*hominy*, 3537
*Homo erectus*, 420
*Homo sapiens*, 72, 132, 421, 451, 555
*hongeo-hoe*, 401, 581
hormônios, 115, 122
hortaliças em conserva, 572-74, *572-73*. *Ver também* fermentação
hortelã, 194, *208*, 256-59, *259*, *260-61*, 262
hortelã e aromas mentolados: e as ervas de uso culinário, 256-58; carvona da hortelã, 173, *174*, 259-60, 263; ervas da família da hortelã (lamiáceas), 258-61; variações da hortelã e do tomilho, 262-63; e os monoterpenoides, 173, *174*; hortelã-pimenta, 195, 258, *259*, 262; hortelã-maçã, *262*; hortelã-comum, 195, 258-59, *259*, 261; hortelãs incomuns, *262*; hortelã-d'água, 261, *262*
hortelã-d'água, 261, *262*
hortelã-japonesa, 258, *259*
hortelã-maçã, 262, *262*
hortelã-pimenta, 195, 258, *259*, 261-62
hortelãs gregas, *262*
*huacatay*, 270
huilliche, povo, 320
humo, 360
humuleno, 177
Huysmans, Joris-Karl, 127-28

ibn Masawaih, Yuhanna, 487
ilangue-ilangue, *473*, 473, 494, *495*
impressão 3D, 443
Imru' al-Qais, 482
incenso, 455-60, *459-60*
Indo, civilização do Vale do, 277
indol: e as fragrâncias derivadas de animais, 479; e os aromas dos alimentos cozidos, 514-15; e os aromas das flores, 224, 228-30, 235, 238, 241-44, 245-46; e os fungos, 364; e os compostos voláteis nitrogenados, 63
infusões, 269, 273, 465, 468-69, 496, 581
insetos: e a família do aipo, 267-68; inseticidas e repelentes, 185, 283-84, 474-75; e a evolução dos vegetais, 143, 149-50, 226, 262, 613; como polinizadores, 221-22; e os aromas de sinalização, 91-94, *92-93*; e os terpenoides, 170. *Ver também espécies específicas*

Instituto Leibniz de Biologia dos Sistemas
    Alimentares, 502
Instituto Weizmann, 153
interestelares, moléculas, 3-22, *10*, *13*
iodo, 385, 387, 392-95, 408-410, *4*
iogurte, 567-68, *568*, 583-84, *584*
iononas: e as frutas vermelhas, *322-23*; e os
    aromas dos alimentos cozidos, 529-30,
    537; e os alimentos fermentados, 574; e os
    aromas das flores, 241, 243, 248; e as
    fragrâncias derivadas de vegetais, 478; e as
    algas marinhas, 413; aromas tipicamente
    associados com, 178, *179*; e as drupas, 317;
    e as fragrâncias sintéticas, 489, *490*; e as
    frutas tropicais, 342-43; e as violetas, *235*
íris pálida, rizoma da, 479, *479*
*Irish moss*, 412, *412*
isolados (componentes voláteis individuais de
    extratos), 456
isopreno, 108-9, 178, *179*, 216-17, 357, 414,
    442
isopropil metoxipirazina, 361, *361*
isotiocianatos, 189, *190*, 280-81, 339, 532

jacinto, 240, *241*
*jamón ibérico de bellota*, 559, *560*
jasmim, 220, 227, 229-30, *234*, 472, *472*, 494
jasmim árabe, 242, *243*
jasmim-do-imperador, 244, *244*, 478, 478-79
jasmim espanhol, 242, *243*
jasmim-manga, 244, *245-46*
jasmim ornamental, 242, *242*
jasminoides, 168-69, *169*, 174, 244
jasmolactona, 169, *169*, 562
jasmonato de metila, 169, 562
jejum, 95, 99, 110
Jellinek, J. Stephan, 492
Jewitt, John, 554
Jicky (fragrância), 494, *495*
Jin Xuan, chá oolong de, 562
*Jinhua*, presunto, 559, *560*
joaninha, 92, *92*, 595
Johnson, Arielle, 289
Johnson, Samuel, 448
*Journal of Pediatric Gastroenterology and
    Nutrition*, 99
*jukusei-ka* ("aroma maturado"), 602
Juniper, Barrie, 314
junípero. *Ver* zimbro
junquilho, 235, *236*
Jurine, Louis, 105


Kaiser, Roman, 200, 208, 488, 497
*kala namak* (sal negro), 38

Kanafani-Zahar, Aïda, 464
Kannauj, Índia, 496
Kant, Immanuel, 221
Kao Corporation, 131
*kareishu* (aroma da pele), 117, *117*
*karrikins*, 420
*katsuobushi*, 580-81, *583*
Kekulé, August, 440
Keller, Helen, 193, 216, 386
Kenzo pour Homme (fragrância), *495*, 496
Kilauea, vulcão no Havaí, 27
*kimchi*, 573
King, Anya, 482
kiwi, 297, *323-24*, 324
*koji*, 571, *578*, *579*, 601, 610
kombu, 411, *412*
kombuchá, 568-69, 602, *604-605*, 606
Kraft, Philip, 481, 492
kumquat (kinkan), 337, *337*
Kuriwaki, Mio, 498

lã, 88-91
La Brea Tar Pits, 432
lactona: e os aromas dos alimentos cozidos,
    503, 512-14, 520-21, 543, 545; e as raízes
    e sementes comestíveis, 290; e os aromas
    das flores, 243-44; e as frutas, 310, *311*,
    313, 329, 337-38, 341-42, 344;
    jasmolactona, 168-69, 562; e as árvores
    latifoliadas de aroma brando, 209; e o
    petricor, 378-79; e as fragrâncias derivadas
    de vegetais, 472; e o metabolismo dos
    vegetais, 164-65, 167-68, *168*; e os aromas
    do couro cabeludo, 118; e as drupas, 317;
    e o morango, 320
lactona do bordo, 543
lactona do uísque, 209
ládano, 462, 476, 487, *490*, 495
Lagavulin, uísque, 415
*lager*, cerveja, 598, *599*
lagosta, 524
Lamb, Charles, 344
Lambert, Jordan, 111
*lambic*, cerveja, *599*, 599
laminária, 393-94, 410-11
laminária gigante, 411, *412*
lanolina, 81, 90
*laozao*, 600, *601*
laranja: e as famílias de álcoois e ácidos, *44*;
    laranja-amarga, 243, *244*, 473; laranja-
    azeda, 331-33, *336*, *474-5*; laranja
    vermelha, 177, 335, *336*; e as substâncias
    voláteis das frutas cítricas, 329-39, *333*,
    335, *336*, *337*; e os aromas de alimentos

cozidos, 540, 544; e os óleos essenciais, 466-67; e as flores da Ásia e da Austrália, 243, *244*; e os aromas florais que contêm indol, 228; e os monoterpenoides, 175-76, *176*; e o octenol, 148; e a cultura persa, 220; e as fragrâncias derivadas de vegetais, *472-73*, 472-74; e o metabolismo dos vegetais, *163*; Proust sobre as, xii-xiv; e os sesquiterpenoides, *177*; laranja de Sevilha, 335
laranja-amarga, 243, 254, *334-35*, 473
laranja-azeda, 331-33, *336*, *474*, *475*, *541*
laranja doce, 320, 334, *336*
laranja vermelha, 335, *336*
lático, ácido, 114, *117*, 568, 572, 574, 584, 592
Latour, Bruno, xxxii, 457
Laudan, Rachel, 410
*Laugengebäcke* (confeitos assados com lixívia), 538
lauráceas, família das, *205*, 299
lavanda: e a composição dos perfumes, 494; e as ervas da família da hortelã (labiadas), *260*, 261-62, *263*; e as fragrâncias derivadas de vegetais, 472-74, *473-74*; aromas associados à, 237, *238*
*laver*, 411, *412*
Lawrence, Joseph, 111
"Le Gousset" (Huysmans), 127
Leal, Walter, 589, 620
leite: e os aromas dos alimentos cozidos, 514, *510*; e os alimentos fermentados, 582; e os aromas de caprinos e ovinos, 89, *90-91*; chocolate ao leite, *549-50*; e os aromas de alimentos estragados, *566*; e os aromas de estragado e rançoso, 557, *558*
leite condensado adoçado, 515-16
leite desnatado, 502, *502*, 514
leite e laticínios, aromas de, 168
leite recém-tirado, 566
leite UHT (*ultra-high temperature*), 515
lentionina, 367
leveduras: e a produção de álcool, 374-78; e os ésteres, 19, 613-14; e os alimentos fermentados, 550, 569-70, 574, 577-78, 583, 586; e os aromas sexuais, 122; e o microbioma da pele, 118; aromas tipicamente associados com, *378*; e o solo, 353, *356*; e os aromas dos vinhos, 591-92
levístico, 266, *267*, *526*
lichia, 174, 342, *592*
licopeno, 328, 337, 342
lignina, 141-144, *157*, 158, 160, 180, 181, 199, 209, 355, 357-58, 425-26, 428, 430, 520
lilás, aldeídos e álcoois do, 228

lima ácida, 171, 175, 238, 333, *334*
lima-cafre, 271, 272, 338, *338*
lima-da-pérsia, 333
limão Meyer, 333, *334*
limão-siciliano, 333, *334*
Limburger, queijo, 120, 121, 133, 569, 586
Limoncello, 468
limoneno, 175, *176*, 226, 267, *290*, 291, 332-33, 357, 456
limpadores de chaminés, 448
*limu*. Ver também algas marinhas
*limu lipoa*, 411, *412*
linalol: e as madeiras aromáticas de árvores latifoliadas, 206; e o manjericão, 264-65-56; e as frutas vermelhas, *322-23*; e a família do aipo, 292; e as frutas cítricas, 335; e os aromas dos alimentos cozidos, 547-48; e a evolução dos aromas das flores, 226; e os alimentos fermentados, 572-73; e os aromas das flores, 228-29, 236, 238-39, 241-42, 244, 247; e as frutas, 334, 342; produção industrial do, 456; e as ervas da família da hortelã (labiadas), 262; e os monoterpenoides, 174-75, *175*; e os fenis, 182; e as drupas, 317
língua-do-diabo, 224, *225*
lipídios, 59, 76, *78*
liquens, 354, 456, *475*
líquidos inflamáveis, 46-47
lírio, 220, 234, *241-42*
lírio asiático, 240, *241*
lírio-branco, 232, *232*, 235, *235*
lírio-d'água, 219
lírio-de-um-dia, 241, *242*
lírio-do-vale, 234, *235*, 491, 497
lírio europeu, *236*
lírio oriental, 241, *241*
lisina, 64
litoral, aromas do, 395, 414, 491
*liquamen*, 580
Lister, Joseph, 111, 440
livros antigos, *623*
lótus, 233, *234*
louro, 205-208, *205*
louro-da-califórnia, *205*, 206
Lu Gwei-djen, 455
Lucrécio, 23, 24
Lundström, Johan, 131
lula, 408-409, *409*, 483, 489, 525, *525*
lúpulo, 273, *274*, 596, *597*
luz solar, 111, *160*

Mabberley, David, 314
MacDiarmid, Hugh, xv

maçã, xxi, 313-15, *316*, *541*
macela-galega, 245, *246*
macis, *300*, 301
maconha, xiv, xxii, 169-70, 274, 460, *463*, 464, 497
macrocíclicos, 480, 482, 487-90
madalena, xi, 239
Madeira, vinho, 594, *594*
madeira de coníferas, 423
madeiras e aromas amadeirados: e o envelhecimento das bebidas alcoólicas, 608; árvores latifoliadas aromáticas, *205*; e a combustão/pirólise, 423; e as coníferas, *200*; e a evolução do crescimento vertical, 141; e a podridão causada por fungos, 355; e perfumes importantes, 494; e as árvores da família das lauráceas, *205*; e as fragrâncias derivadas de vegetais, *476*; e o metabolismo dos vegetais, butira; e as reações de pirólise, 421-24; e os sesquiterpenoides, 177; e a fumaça, 429-30, *509*; e as resinas de árvores, 198-204, *202-203*, 208, 470, 486; e o envelhecimento dos vinhos, 592, *592-93*; podridão, 353; alcatrão de madeira, *431*
madressilva, 169, 238, *239*
Magendie, François, 105
*Maggi-pilz*, cogumelo, 368
magnólia, 245, *245*
*mahleb*, 294-95, *294*, *302*
Maillard, reações de, 504-508, 549, 551
*maitake*, cogumelo, *369*, 370
*Malay Archipelago, The* (Wallace), 306
malmequer, 254, *254*
malte e maltagem: e os aromas da cerveja, 596, 598; e os aromas dos alimentos cozidos, 505-6, 542, *543*; e perfumes importantes, 495-6; e os aromas de folhas caídas, 358; e os vinagres e kombuchá, 567, 570, 602, *604-5*
mamão, 342-43, *343*
mandarina, 334
manga, 289, 340-41, *341*
manjericão, 260, *261*, 264, *265*, *266*, *490*
manjericão-alface, 264
manjericão-canela, 264, *265*
manjericão genovês, *265*, 265
manjericão-limão, 264, *265*
manjericão indiano, 264, *264*
manjericão mexicano, 264, *265*
manjericão tailandês, 264
manjerona, 260, *260*
manteiga, *513*, 514, 545, *546*, 583, *584*
manteiga de cacau, 548-50

manuka, mel de, *544*, *545*
Maomé, profeta, 465
mapuche, povo, 320
Mara des Bois, morango, *322*
maracujá, 342-43, *343*
marcação territorial, 83. *Ver também* aromas de sinalização
maré vermelha, 389-90
margarida, 236, *236*, 254, 268-69, *269*
Margraaf, Andreas, 489
maria-fedida, 92, *92*, *197*, 268, 272
Marianas, Fossa das, 29
marmelo, 316, *316*
marzipã, 185, 290
massas assadas doces, 545-46
*matchá*, 562, *563*
Mathieu, Christian, 496
*matsutake*, cogumelo, *369*, 370
maturidade, 19, 144-45, 164, 307
McBurney, Donald, 131
medicinais, substâncias e aromas: e os aromas dos animais, *78*; e as raízes aromáticas, 282-83; e os arbustos aromáticos, 211, 213; e as madeiras aromáticas, 206, 476; e as especiarias asiáticas, *300*, 301; e o manjericão, 265; e os aromas da cerveja, 598; e a família das apiáceas, 268, 291-92; e as frutas cítricas, 333-34; e os frutos da família das cucurbitáceas, 327; uso dos aromas em diagnóstico, 95-96; e as especiarias da Eurásia, 294-95; e os alimentos fermentados, 576, 586; e as flores, 235, 236-37, 245-48; e os compostos orgânicos fósseis, 434, 438-39; e as ervas das Américas e da Ásia, 270-72; e as ervas da família da hortelã (labiadas), 260, 261-62-53; e os cogumelos, 366, 369; e os perfumes, 464; e a evolução dos vegetais, 149; e a decomposição de proteínas, *62*; e as reações de pirólise, *426*, 426-27, *427*; e os frutos do mar, 410; e as especiarias das Américas, 301; e os terpenoides, 171; e o tabaco, 462; e as frutas tropicais, 340, 342; e as leveduras, *377*, *378*, 569
medicinas tradicionais, 268, 270
Mediterrâneo: verduras e ervas comestíveis do, 257-60, 270; flores do, 224, 230, 232, *232-33*; e as ervas da família da hortelã (lamiáceas), *260-61*, 262, *262-65*
Mefite, 37
mefítico, aroma, 37
*meju*, 571, 577
mel, xiii, *544*

melaço, 542, *542*, 612
melado (concentrado), 544, *544*
melancia, 327, *327*
melão, 326-28
melão *honeydew*, *327*, 328
memória e olfato, xxiii-xxiv, xxxi-xxxii, 132, 251-52, 374, 498, 500, 618
mentatrieno, 172, *172*, 267
mentenotiol, 190, *191*, *312*, *337*
mentol, 111, 149-52, 173, *174*, 258, *259-60*, 262, 462
mercaptometil pentanol (MMP), 529
*Mertensia maritima*, 265, 266
mescal, 611, *611*
metabolismo: e os aromas dos animais, 78; e os aromas da morte, 65; humano, 96, 97-99; e os aromas dos animais de estimação, 76; vias metabólicas dos vegetais, 156-59, *157*, 159-65, *160*; e os aromas de urina, 107. *Ver também* excremento
metal sulfetos, 104-5, 106-7, 359, 527
metálico, aroma, 518, *518*, *519*, 521-2, 557
metano, 13-15, 35, 47, *50*, 74, 104, 360, 383-4, 422, 434, *437*
metanol, 18, 422, *425*, 445
metanotiol: e os aromas do hálito e da boca, 109-11; e as moléculas carbônicas sulfuradas e nitrogenadas, 15; e os aromas dos alimentos cozidos, 505-6; e as fezes, 68-9, *71*, 101, *102*; e os alimentos fermentados, 574-75; e os aromas do pé humano, 120, *121*; e o sulfeto de hidrogênio, 105-6; e as moléculas primordiais, 22; e os aromas de putrefação, 38, 61, 84, 87, *91*, 100, *102*, 105-8; e os compostos voláteis vegetais sulfurados, 190, *191*; e a urina, 105
meteoros e meteoritos, 19-21, 26
metil (grupo), 19-20, 53
metil eugenol, 186, *187*, *205*, *208*, *264*, *267*, *269*, *292*, *302*
metil furanotiol, 523, 547, *548*, *560*, *578*, *584*, *593*
metil tiopentanona, 380
metil tridecanal, 512, 528
metilamina, 15, 63, *64*, *111*
metilbutanal: e os aromas da cerveja, 596; e o cacau, 547-51; e os aromas dos alimentos cozidos, 506, 542-43, 546; e os alimentos fermentados, 578-80; e os aromas das bebidas alcoólicas à base de cereais, 600-1; e os cogumelos, 372
metilbutanoico, ácido, 20, 53, 61, 77, 284, 507, 549

metilbutanol, 340, 373, 376, *573*, *591*, *599*, *601*, *604*, *607*
metilbutirato de etila, *311*, 347
metilisoborneol (MIB), 361, *361*, 404, *565*, *595*
metional, 319, 365, 373, 505, *515*, 523, 578
métodos de cocção seca, 507
metoxipirazinas, 189, 200, *288*, 530, 533, 547
mexilhão, 407, *408*, 525, *525*
micélio, 355, 372
microartrópodes, 147
microbioma do intestino, 66-68, 98-100
microrganismos do lar, 564-67
microrganismos e sua ação: e a qualidade do ar, 215; e os aromas dos animais, 76, *78*; e os aromas do hálito e da boca, 109, 112-13; e os aromas dos alimentos cozidos, 500-1, 514; e os aromas da morte, 65; e as fezes, 68, 98-100; e os aromas de caprinos e ovinos, 89; e o microbioma do intestino, 66-68; e as substâncias voláteis nitrogenadas, 63-65; e a oxigenação da atmosfera terrestre, 34-36; e a evolução dos vegetais, 142-43, *262*; e as moléculas primordiais, 28; e a decomposição de proteínas, 60; e a água salgada, 390; e as fragrâncias sintéticas, 79; e os aromas de tabaco, 461-62; e a urina, 107-8; e os aromas de pântano, 383. *Ver também* bactérias; fungos; leveduras
microrganismos resistentes à pressão, 29-30
Mieze Schindler, morango, 321
Milbenkäse, 589
mil-folhas, 211, *212*
milho, 77, *78*, 277, 286, 325, 510, 525, 534, *535*, 536-37, *537*, 545
Milton, John, 137, 153, 155, 193, 201, 203, 256
mimolette, *589*, 589
mimosa, 244, *244*, *245*, 491
mineralidade, aroma de, 24, 380-82. *Ver também* petricor
Ministério de Segurança do Estado da Alemanha Oriental, 96
mirceno, 172, *172*, 200, *202*, 226, 273, *298*, *319*, 333-37, 430, *463*, *526*, *597*, *608*
miristicina, 186, *187*, *205*, 267, 279, *301*
mirra, 201-204, *206*, *459*, *465*
mirtilo, 323, *323*
missô, 577, *578-79*
missô *mame*, 579
*mitti attar*, 496
moléculas, desenhos de, 12

moléculas não saturadas, 52
moléculas voláteis e sua química: e os asteroides, 19-21; e a fisiologia do olfato no cérebro, xxiv-xxvi; e as cadeias e anéis de carbono, 11-12, 41-42; e as moléculas de carbono nitrogenadas, 15-16; e as moléculas de carbono e oxigênio, 16-19; e as moléculas de carbono sulfuradas, 15-16; e as defesas químicas das plantas, 153; e a natureza complexa dos aromas, xxiii; e o universo primitivo, 4-5; e os aromas de fezes, 99-103; e a cromatografia gasosa, xxvi-xxviii; e o metabolismo humano, 97-99; e o espaço interestelar, 7-8; e os aromas primordiais, 21-22; e as menores moléculas cujo cheiro se pode sentir, 10; e a estrutura dos aromas, xxi-xxiii; vaporização das moléculas voláteis, xix, xx, 497; ácidos voláteis, 45, 89. *Ver também substâncias específicas*
moluscos, 524-25, *525*
Monell Chemical Senses Center, 117, 131-32
monoterpenoides: e as madeiras aromáticas de árvores latifoliadas, 206; cítricos, *176*; e as coníferas, 199-200; floral, *175*; mentolados, *173-74*; álcoois monoterpenoides, 247, 458, 493-94; ésteres monoterpenoides, *176*; com aroma de pinho e amadeirados, *172*; e o metabolismo dos vegetais, 171-76; calefacientes, *173*; e os vinhos, 591
monóxido de carbono, 8, 26, 37, 422-24, 460
Monte Etna, 27
morango, xxx, 159-60, 175, *178-80*, 309, *310-11*, 319-22, 344, *541*nardo, *182*, *184*, 189, 246, 247, 473, 477, *478-79*
morango alpino ou "silvestre", 309, 319, *321*, 344
morango da praia, 320, *321*
morango da Virgínia, 320, *321*
morel, cogumelo, 369, 370
morte, aromas da, xxv-xxvi, 65-66. *Ver também* cadaverina; putrescina
moscas, 223-24, 227
mosquitinho, 237, *238*
mostarda, 160, 189, *191*, 255, *255*, 276, 281, 296-99, *298*, 342, 532
moxa, *463*, 473-74
mozarela, 585, *586*
mozarela de búfala, 585, *586*
mozarela de vaca, 585, *586*
Müller, Fritz, 80, 148
mumificação, 150, 199
Munster, queijo, 586, *587*

Murchison, meteorito de, 20
Murdoch, William, 435
muscona, 87, 481, 489
musgo, 141, 146-47, 196-97, *197*, 353
musgo-de-carvalho, 475, *475*, 494

nabo, 280, *280*
naftaleno, 14, 92, 433-34, 444-47, 464, 487, 591, *592*
naftalina, *13*, 14, 228-29, 433, *434*
naftas, 436
nardo, *182*, 245, 246, 247, *473*, 477-78
narciso, 235, *236*
narciso-de-inverno, 339, *339*
natô, 564, *569*, *575*, 576
"Nature of Argillaceous Odour" (Bear e Thomas), 351
neandertais, 429
néctar de flores, 225-26
nectarina, 317
Needham, Joseph, 455
nêveda, 259, *260*
neral, 175, *176*, 331
nerol, 174, *175*, 238
neroli, 339, 472, *473*, 544
nerolidol, *178*, 572-73
*Neurogastronomy* (Shepherd), xxxi
nicotina, 143, 461
nigela, 294, *294*
ninfeia, 232-33, 250
ninfeia-azul, 232, *232-33*
ninfeia-branca, 232, *232*
nirá, 273, *273*
nitroalmíscares, 489, 494, *495*
nitrofenóis, 379, *380*
nitrogênio: e as algas, 391; e as fragrâncias derivadas de animais, 479; e os aromas dos animais, 62; e o composto orgânico, 359; e os aromas de alimentos cozidos, 515; e as fezes, 72, 73; e a decomposição volátil das substâncias nitrogenadas, *64*; e os óxidos de nitrogênio, 35; e o metabolismo dos vegetais, 187-91; e as substâncias voláteis de origem vegetal, 187-91, *189*; e as moléculas primordiais, 26; e o solo, 360; e os compostos voláteis sulfurados, 187-91, *189*, *191*; e os aromas de tabaco, 461
nitrosaminas, 103
nixtamal, 537-38
Nobel, Prêmio, 457, 490
nonanoico, ácido, 379
nonenal, 117, 149, 558
nootkatona, 177, 331, 335
nori, 411, *412*, 533-34, *535*

*North Atlantic Seafood* (Davidson), 552
noz-moscada, *300, 301*
noz-negra, 290, *291*
noz-pecã, 290-91, *291*
nozes, 290, *290*
nozes americanas, 290
nuvens moleculares, xxii, xxiii, 8

"O olfato humano: somos melhores do que imaginávamos?" (Shepherd), xxxi
octanal, 46, 115
octano, *50,* 434, 440, *444-45*
octanoico, ácido, 49, *50, 93, 380, 502*
octanona, *363,* 366-68, *373, 586*
octenol: e as enzimas aquáticas, *398;* e os aromas dos alimentos cozidos, 512-13, 539-40; e os fungos/cogumelos, 362, *363,* 365-66, 369-70; como repelente de insetos, 431; e as substâncias voláteis de origem vegetal, 149; e os alimentos de origem marinha, *402, 406, 408, 412*
octenona, *286,* 329, *363, 368, 369, 397, 402, 403, 407, 444-45, 504, 510, 513-14, 516, 518-21, 523, 526, 531, 556, 575, 601*
odores corporais, xix, 112-15. *Ver também* suor e cheiros de suor
*ogo,* 412, *412*
óleos. *Ver* gorduras e óleos; petróleo e petroquímicos
óleos cerimoniais, 88
óleos essenciais, 455-56, 466, 470, 493
olfação, processo de, xxvii-xxviii, xxxii-xxxiii
olfação orientada, xxxii
olibânicos, ácidos, *459,* 493
olíbano, 201-204, *202-203,* 458-59, *459,* 497, 509
*onsen,* ovos, 38
onicha, *485,* 486
*oolong,* chás, 169, 562, *563,* 564
orégano, 257, 259, *260*
orégano mexicano, 270, *270*
Oregon, trufas do, *373,* 374
organismos e microrganismos aeróbios, 35-36, 77, 359
origens da vida, 28-30. *Ver também* forças evolutivas
orquídeas, 233, *234,* 246, *247,* 303
Orwell, George, 128
osmocosmo, conceito de, ix, xv, xvii
Osmothèque, conservatório de fragrâncias, 496
ostras, ix, xxvi, 395, 405-408, *407-408,* 525, *525*
ouriço-do-mar, *409,* 410

ovelha, 81, 89, 516, *520*
Ovídio, 125-26
ovo negro, 38
ovos, 22, 38, 515-16, 560, *561*
ovos de pata, 560, *561*
ovos de um século, 560, *561*
Owakudani, Japão, 38
oxicoco, 297, *322-23, 323-24*
óxido de trimetilamina (TMAO), 63, *106,* 108, 122, 399-401, 408
óxidos de ferro, 35
oxigênio: e a química dos ácidos, 45; e os aromas dos animais, 78; e as moléculas de carbono e oxigênio, 16-19; e a química das cadeias carbônicas básicas, 43; e os aromas de peixe, 398; e o espaço interestelar, 8; oxigenação da atmosfera terrestre, 34-35, 139-140, 419-20; e a fotossíntese, 33-34; e a evolução dos vegetais, 141-2; e a química estelar, 6; e os aromas dos vinhos, 593-94
*Oysters of Locmariaquer, The* (Clark), 385
ozônio, *10, 11,* 35, 379-80

pães, 537, *538,* 556-57, 567
pães de fermentação natural, 538-39, *539, 568, 570,* 574
*Palmaria, 412*
palo santo ("pau santo"), 208, *460*
pândano, 188-89, 272-73, *272,* 287-87
Pangea, 140-41, 144-45
pântanos, *382,* 382-83 pântanos, 382-83
pão de ló, *546*
papelão, aroma de, 285, 514, 555, *556, 557,* 559, 597, *599*
Paracelso, 488-90
parafina, 47-48, 435-437, 445-446
*Paraíso Perdido* (Milton), 137-138, 201-202, 256, 312
Parmesão, queijo, xii, xv, 121, 558, 589, *589*
Parquet, Paul, 494
Pasteur, Louis, 34-36
pasteurização, 514-15
patchouli, 474, *475*
Pater, Walter, 307
pau-de-querosene, 204
pau-rosa, 476, *476,* 494
pecorino romano, queijo, 588-89, *589-90*
peixe e aromas de peixe: e as secreções de sinalização dos animais, 82; e as enzimas aquáticas, 397-98; e os hidrocarbonetos, 14; e os aromas dos alimentos cozidos, 504-505, 520-22; peixes curados, *560-61,* 580, *582-83;* e os aromas da morte e da putrefação, 65-66; e os alimentos

fermentados, 569, 580-91, *582-83*; e os compostos voláteis nitrogenados, 62-64; aromas associados aos peixes, 401, *402*, 402-405 e os aromas de alimentos estragados, *566*
pele e seu microbioma, 76, *78*, 113-18, *117*, 121
peônia arbustiva, 233, *233*
*Penicillium*, bolores do gênero, *356*, *361*, 370, 570, 581-82, 586
pepino, xii, 163, 326-28, *327*, 573
pera, 224, *225*, 314-15, 316-17, *317*, 608, *609*
pera Comice, 316
perflavory.com, banco de dados, 149, 154
perfumes: âmbar-gris usado em, 486-87; e a poesia de Baudelaire, xix; e a bergamota, 339; componentes dos, 492-98; e as coníferas, 200; formas primitivas de, 464-65; perfumes que marcaram época, 493-96, *494-95*; "notas" em aromas compostos, xvi; e a percepção dos aromas, xxx; e as plantas terrestres primitivas, 197; e a cultura romana, 96; e a *sillage*, 618; e o treino do sentido do olfato, xxxi, xxxii. *Ver também* fragrâncias estragão-espanhol, 269, *269*
Périgord, trufas do, 372-73, *372-73*
perila/perilaldeído, 173-74, *174*, 236, 260-61, *261-62*
perique, tabaco, 462-63
peróxido, 122, 393-94
peru, 520, *520*
pêssego, 118, 168, 233-34, *233*, 314-15, 317
pêssego, aroma de, no couro cabeludo, 118-19
pés, aromas dos: e os aromas dos animais, 76-77, *94*; e os aromas de queijo, 119-21, *121*, 569-70, 587; e a complexidade aromática, xiii; e os aromas usados em diagnóstico, 107; e os odores corporais humanos, 125, *127*; e os aromas humanos nos alimentos, 133; e as flores malcheirosas, *224*; e a decomposição de proteínas, 61, *62*
*petitgrain*, 339, 474, *474*
petricor, 351-52, 379
petróleo e petroquímicos, 417-18, 429, 432-35, *434*
petúnia, *184*, 246, *247*
Peynaud, Émile, 112-13, 591
pimenta, 276, 295-99, *297-98*, 473
pimenta-branca, 296, *297*
pimenta-da-jamaica, 301, 302, *302*
pimenta-de-sichuan, 296, 297, *298*, *458*
pimenta-do-reino, 276, 296, *297*

pimenta-longa, 296, *297*
pimenta-rosa, *298*, 299, 473
pimentão verde, 329
pimentas do gênero *Capsicum*, 152, *189*, 277, 296, *298*, 329-30, *330*
pimentas verdes do gênero *Capsicum*, 531
pinhão, 289, *290*, 557
pinheiros, cogumelos dos, *369*, 370
pinho e aromas de pinho: e as coníferas, 200; e as resinas de árvores latifoliadas, 202; pineno, 171, *172*, 216, 357, 430; terpenoides dos pinheiros, 150, 456; e as variedades de aromas das folhas, 195
pinho-alemão, 200, *200*
piperina, 296. *Ver também* pimentas
pipoca, aroma de, 188, 272, 287, 408-409, 524, 536, 537, 538, 545
pirazinas: e a família do aipo, 268-69; e o chocolate, 548-49; e os aromas dos alimentos cozidos, 507-508, 534, 538, 547; e os alimentos fermentados, 576; e as substâncias voláteis produzidas por insetos, 91; e as substâncias voláteis nitrogenadas de origem vegetal, 188; e as raízes usadas como hortaliças, 278; e o solo, 360, 361; e os aromas de tabaco, 461-63; e os aromas de vinagre, 604-605
Pirgos, Chipre, 570-71
piridinas, 21, 462
pirólise: e os aromas da cerveja, 597-98; e as bebidas alcoólicas feitas com cereais, 609; café e chocolate, 546, 550; condensados da, 429-30; e os aromas dos alimentos cozidos, 504-505, 507-508; e as formas de combustão, 421-22; e os compostos orgânicos fósseis, 432-35; e a moxabustão, 464; e as madeiras aromáticas, 460-61, 476-77; e o apelo sensorial dos petroquímicos, 448-49; e os aromas de fumaça, 424-28, *425*, *426*, *427*; e os aromas de tabaco, 461-62; e os vaporizadores, 501; e os barris de vinho, 592. *Ver também* Maillard, reações de
pirrolina, 64, 123, 188, 224, 107, 108, 524
pistache, 289, *290*
plâncton, 385-88
plantas cruas. *Ver* verduras comestíveis
plantas e substâncias voláteis de origem vegetal: aldeídos e álcoois, 161-63; e os benzenoides, 180-82; e os anéis de benzila, 182-85, *183*; e as benzilas, cinamilas e anéis balsâmicos, 182-85, *183*, *184*; e os recursos de carbono, 141-42; defesas químicas das plantas terrestres, 152-54; pesquisas sobre a química das, 155-56; e

os anéis picantes do ácido cumárico, 185-187, *186-87*; e as adaptações defensivas das plantas terrestres, 142-43; ésteres e álcoois, 164-65, *166-67*; e as forças evolutivas, xviii, 59, 144-46, 225-28, 230-31; e as furanonas, 179-80, *180*; e os jasminoides, 168-69, *169*; e as substâncias voláteis de origem vegetal, 148-53; e os monoterpenoides, 171-76, *172*, *173-74*, *175*, *176*; almíscares derivados de, 486-88, *488*; e os compostos voláteis sulfurados e nitrogenados, 187-91; e as substâncias voláteis nitrogenadas de origem vegetal, *189*; origens das plantas terrestres, 137-39; e a oxigenação da atmosfera terrestre, 139-40; fragrâncias derivadas de vegetais, *471*, 471-78, *472*, *473*, *474-75*, *476*, *478*; mamíferos que comem plantas, 68; rodovias metabólicas das plantas, 156-59, *157*; e as vias secundárias voláteis das plantas, 159-61, *160*; e as adaptações reprodutivas das plantas terrestres, 143-47; e a autodefesa, 142-43; e os sesquiterpenoides, 176-78, *177-78*; e o solo, 352; e os compostos voláteis vegetais sulfurados, *190*; e as fragrâncias sintéticas, 491; e os terpenoides, 169-171; e o crescimento vertical, 140-41. *Ver também* flores e plantas floríferas; verduras comestíveis; *plantas específicas*
plantas terrestres. *Ver* plantas e substâncias voláteis de origem vegetal
plásticos, 441-47, *444*. *Ver também* petróleo e petroquímicos
Plínio, o Velho, 147, 219, 221, 275-76, 351, 360, 378, 430, 511
podridão e seus aromas: e as coníferas, 199; e as substâncias usadas para embalsamamento, 203; e o metanotiol, 38-39; e as substâncias voláteis nitrogenadas, 63-64; e a percepção dos aromas, xxiv-xxvi; amaranto podre, 572-53; aroma de ovo podre, 38-39. (*Ver também* sulfeto de hidrogênio)
poejo, 262, *262*
polenta, 536
pólen e polinização, 212-22, 225-26, 229, 365
policíclicos, 14, 479-80, 490
polietileno, garrafas de água de, 443
polímeros, 442, 443
poliestireno, 203-204, 442
poluentes, 216
polvo, 408-9, *409*, 525
pomadas, 96

pomos, 314-16, *315-16*
pomelo, 320, 336-37, *337*
*porcini*, cogumelos, *356*, 368, *369*
porco, carne de, *520*, *520*
Pott, Percivall, 448
prados, aromas dos, 213
presunto tradicional americano, 559, *560*
presuntos, 558-59, *559*, *560*
presuntos industriais modernos, 559
*pretzels*, 538, *539*
*Problemata*, 57, 95, 96, 124
Proctor, Robert N., 460-61
prolina, 405, 524
propanal, 17
propanaldeído, 17
propano, 47, 433
propanoico, ácido, 20, 43, 99, 101-102, 121, 574-75
propenal, 22
propenil sulfetos, 527-28
*Propionibacterium*, 125, 569-70
*prosciutto*, 558, *559*
proteínas: e a química das cadeias carbônicas básicas, 42; e as moléculas dos asteroides, 20; aromas da decomposição de proteínas, 59-62, *62*, *64*, 102-103, 108, 358, 564
Proust, Marcel, xiii-xiv, 106, 238, 616
*Pseudomonas aeruginosa*, 78, *78*, 567
*psicanálise do fogo, A* (Bachelard), 499
pulegona, *174*, 208, 259, 262
purinas, 58, 60
putrefação, aromas da, 62-65, 68-69, 77, 82, 101-102, 122
putrescina, 62, 64-66, 77, *102*, 110, 122-23

*qu*, 571, 599-60, 610
"queijinho", 119, 133. *Ver também* pés, aromas dos
queijo e aromas de queijo: e sua associação com os aromas do ser humano, 132-33; e as fezes, 101; e os aromas da fermentação, 60-62, *61*, *78*, 119-21, 567-69, *569-69*, *570*, *571*, 583-89, *584-89*; e o metabolismo humano, 99-98; e a percepção dos aromas, xxv; e os compostos voláteis sulfurados, 22
queijos azuis, 586, *587*
querosene, 435-38, 466
quiabo, 532, *532*
química orgânica: e o isolamento químico de substâncias voláteis, 437-40; e os perigos dos petroquímicos, 447-450; e o éter, 450; e o fogo, associado à vida, 419; e os aromas do fogo, 424-28; e os componentes orgânicos fósseis, 434-37; e os polímeros artificiais,

441-447; origens da, 416-18; e as reações de pirólise, 421-23; e o apelo sensorial dos petroquímicos, 447-50; e os componentes da fumaça, 428-31; e os combustíveis encontrados no subterrâneo, 431-34
quimiostesia, 151

rabanete, 280, *280*
*rabbit tobacco*, *212*, 213
radiação, 19, 25-26, 29, 413
*radicchio*, 254, *254*
raiz de aipo, 279, *279*, 527, 529, *530*
raiz-forte, 160, 189, 281, *282*, 371, *373*
raízes e sementes: e as características das plantas do gênero *Allium*, 280-81; especiarias americanas, 301-302; raízes aromáticas, 282-283; especiarias asiáticas, 299-301; feijões e amendoim, 287-88; e a família do aipo, 291-93; o que têm em comum com as verduras comestíveis, 293-94; e os aromas dos alimentos cozidos, 534-39; especiarias da Eurásia, 293-95; e a evolução das plantas terrestres, 144; e os alimentos fermentados, 574-60, *575*; cereais, 283-87; histórico, 275-77; e perfumes importantes, 494; mostardas e pimentas, 295-299; e as fragrâncias derivadas de vegetais, 477-78; raízes usadas como hortaliças, 277-80, *307*, *279*; bebidas alcoólicas fermentadas derivadas de, 611, *611*; frutos secos que dão em árvores, 288-91
rançoso, aroma, 68, 289, 555-58
*rancio*, 608, *608*
*rau ram*, 272, *272*
Real Sociedade Agrícola da Inglaterra, 75
receptores associados às aminas de traço (TAAR), 65, 82
receptores olfativos, xxi, xxiii-xxx, 107, 151
Reeves, Hubert, 40
Reichenbach, Carl, 429, 438-39
relações simbióticas, 353, 355-56, 365, *368-70*, 371, 377
relâmpagos, 380, 420
repelentes, 81-82, 147, 149-50, 187, 284, 309, 431, 474, 516
repolho: e as caraterísticas da família do alho, 281-82, *282*; e os aromas dos alimentos cozidos, 532, *532*; e as características da família das asteráceas, 255, *255*; e o aroma de mineralidade, *381*; e os compostos voláteis sulfurados, 10, 22, 189
requentado, gosto de, 557, *557*
resinas, 198, 201-204, *202-203*, 208, 469, 486-87

respiração, 108-112
"respiração tidal", 217
*Rhizopus*, bolores do gênero, 356, 570, 576, 600
Rieslings, 14
rito dos indígenas americanos de queimar ervas secas, 458
rizomas, 477
RNA, 20, 60, 123
*Road to Wigan Pier, The* (Orwell), 128
Robinson, Victor, 416, 437, 448
Rockefeller Institute, 153
rolha, cheiro de, 595, *595*
Rollo, John, 96
Roquefort, queijo, 587
rosa: da Ásia e da Austrália, *241*; da Europa, 238; história das, 247-49; e perfumes importantes, 494; da cultura persa, 220; e as fragrâncias derivadas de vegetais, 471, *471*, *472*; *Rosa* x *centifolia*, 248; *Rosa damascena* e x *damascena*, *249*, *472*; *Rosa rubiginosa*, 250; frutos da família das rosáceas, 314; óxido de rosa, 174, *175*; flores com aroma de rosa, *248-49*
rosa-chá, 195, 248, 249, *249*
rosa-chá chinesa, *249*
rosa chinesa, 241, *242*, 248, *249*, 564
rosa damascena, 195, 472
rosa europeia, 238, *239*
*Rosa gallica*, *239*, 249
rosa "musgo", 250, 257-58
*Rosa rubiginosa*, 247, *249*, 250
rotundona, 177, 547
Roudnitska, Edmond, 495
roupa lavada e seca ao sol, aroma de, 555
*roux*, 538, *539*
rúcula, 255, *255*
ruibarbo, *255*, 256
rum, 611-12
rum *agricole*, *611*, 611-12
Runge, Friedlieb, 439
Ružička, Leopold, 489

sabonetes e seus aromas, xxviii-xxix, 46, 116, 257, 489
*Saccharomyces*, leveduras do gênero, 375-77, *376*, 569, *590*, 590, 596, 598-99
safranal, 178, *173*, 232, *242*, 295, *531*
safrol, 186, *187*, 200, 206, *270*, 271, *300*, 301
Saint-Marcellin, queijo, 570
salicilato de metila, 151, 181-82, 226, 274
sais: e os alimentos fermentados, 574; e a água do mar, 387; alimentos curados no sal, 572-73; *salt-rising bread*, 575; peixes de água salgada, 63-64, 401, *401*, 504-505;

sabor salgado, xx; e o aroma dos mangues, 382
sais de cheiro, 11
sal marinho, 410-13, *413*
sal negro, xxvi, 37-39
salame, 11, 568, 580, 582, *583*
salinidade, 389-91, 402, 406, 408, 524-25
saliva, 110, 112, 596. *Ver também* aromas do hálito e da boca
salmão, 403-404, 523, *524*, 554
salsinha, *267*, 268-69, *279*
saltear, 528
sálvia, *212*, 257, 260, *260*, 269, *411*, *463*
sálvia-branca, 458, *459*
sálvia da Califórnia, 211
sálvia esclareia, 474, *475*, *495*
samambaias, 141, 196, *197*, 493
sancha (cogumelo), 368, *369*
sândalo, 177, 207, 458, *460*, 477, *485*, 494, *495*, 496, 509
sânscrito, 79, 208, 296, 335
sanshô, 271, *272*, 297, *298*
sanshô, folha, 271, *272*
sanshoól, 296
santalol, 207, *460*, *509*
saquê, 600, *601*, 601-602
Sartre, Jean-Paul, xx-xxi, xxiii, 19, 616
sassafrás, *177*, 186, *187*, 205, 206, *300*, 301
*Satapatha Brahmana* (texto sânscrito), 79
satsuma, 332, 334
Sauternes, *594*, 595
*Scent from the Garden of Paradise [Aroma do Jardim do Paraíso]* (King), 482
Schieberle, Peter, 502
Schiestl, Florian, 147, 613
SCOBY (sigla em inglês para cultura simbiótica de bactérias e leveduras), 606
sebo, *78*, 114, 116-20, *513*, 519-21, 529-30, 556
segurelha, *173*, 257, 259, *260*
segurelha-das-montanhas, 259, *260*
seleção genética, 220, 241, 248, 540
sementes. *Ver* raízes e sementes
*senchá*, 562, *563*
sentidos moleculares, xxiii
sépia, 408
sequoia, 142, 198, 200, *200*
sequoias da Califórnia, 198
Serres, Michel, 3, 23-24, 57-58
sesquiterpenos, 200, 250. *Ver também* sesquiterpenoides
sesquiterpenoides: e as fragrâncias derivadas de animais, 479-80; e as árvores latifoliadas aromáticas, 205; e as coníferas, 199-200; e as flores da Ásia e da Austrália,
240; e os aromas das frutas, 335; agrupados por aroma, *177-78*; e as resinas de árvores latifoliadas, 204; e as fragrâncias derivadas de vegetais, 474, 477-78; e o metabolismo vegetal, 176-78; e os aromas de algas marinhas, 411
sexo e os aromas sexuais, 64, 82, 88, 95, 121-24, *123*, 221, 224
Shakespeare, William, x, 112, 112, 154, 448
Shalimar (fragrância), 496
Shepherd, Gordon M., xxx
*shiitake*, 355, *356*, 367, *368*, *382*
*shissô*, 174, 236, 260-61, *262*, *292*
*shochu*, *610*, 610
*sillage*, 618
sinais de alarme aromáticos, 91, 147, 185, 522
"síndrome de morte súbita por inalação", 448
siringol, 425
sistema digestório, 67, 69, 82, 99, 110, 156, 583
sistema imunológico, 96, 130
*smen*, 584, *585*
*smog*, 434. *Ver também* atmosférica, qualidade
Smoky Mountains, 217
*smudging*, 458
*Sobre o mar Eritreu* (Agatárquides), 193
*Sobre a natureza das coisas* (Lucrécio), 23
*Sodoma e Gomorra* (Proust), xi
soja, 288, 356, 540, *540*, 556
soja, molhos de, xiii, 356, *567*, *570-71*, 577, 578, *579*
solanáceas, família das, 329, *330*
solos, 351-53, 357-61, 417
solventes e seus aromas: e os arbustos aromáticos, 213; e os hidrocarbonetos, 14-15; e o éter, 450-51; e os produtos usados em casa, *446*; e os polímeros artificiais, 441-47; e as moléculas primordiais, 4, 22; e o apelo sensorial dos petroquímicos, 447-50; extração de substâncias voláteis por solventes, 469-71
soma, 78-79
sorgo, 542, *542*, *605*, *610*, *611*
sotolona: e os aromas dos alimentos cozidos, 526, 529, 542; e os alimentos fermentados, 578, 587; e as frutas, *311*; e as furanonas, 179, *311*; e as bebidas alcoólicas à base de cereais, 600-01, 601; e os cereais, 285-86; e o aroma de xarope de bordo, 294; e o microbioma da pele, 118; e os aromas dos vinhos, 593
*spraints*, 91
St. John (restaurante), x, xii, 615
*Staphylococcus*, bactérias, 120, 125-26

ÍNDICE REMISSIVO 697

Steinbeck, John, 385-86, 392
Stevenson, Robert Louis, 552
Stilton, queijo, *587*
*Streptococcus*, bactérias, 117, *568*
*Su Shi*, 432
suíço, queijo, 43, 121, 569
*sufu*, *575*, 576
sulfeto ferroso, 38-39
sulfanos, 381, *382*, *593*
sulfatos, 31-32, 35, 387
sulfeto de ferro, 38-39
sulfeto de hidrogênio: e os microrganismos anaeróbios, 66-67; e as sementes das leguminosas e o amendoim, *288*; e os aromas do hálito e da boca, *111*; e as moléculas carbônicas sulfuradas e nitrogenadas, 14; e os aromas dos alimentos cozidos, 501, 516, *516-17*; e os aromas de alimentos curados, *561*; e as fezes, 70, 73-74, 99, 101, 103; e a flatulência, 104-105; e os polímeros artificiais, 446; e os aromas gerados por microrganismos, *564*; e o aroma de mineralidade, 380-381; e os cogumelos, *373-74*; e a água do mar, 413-14; e a oxigenação da atmosfera terrestre, 34-36, 139; e o plâncton, 390; e as moléculas primordiais, 10, *11*, 15, 22, 24, 27-29, 31-32, 35-39; e a decomposição de proteínas, 61; e as reações de pirólise, 422; e os aromas de algas marinhas, *412*; e o solo, 359; e os compostos voláteis vegetais sulfurados, 189-90; e os aromas de pântano, 382, *383*; e os aromas dos vinhos, *592*; e os aromas de leveduras, *376*
sulfetos: e fragrâncias derivadas de animais, 479; e as fezes, 73, 74; e os alimentos fermentados, 572, 585, 586; e o metabolismo humano, 98; e as flores malcheirosas, 224; e o aroma de mineralidade, *380*; e os cogumelos, 364; e os aromas dos animais de estimação, 77; e os compostos voláteis vegetais sulfurados, 189, *190*, 191. *Ver também* dimetil sulfeto (DMS)
sulfinatos, *190-91*
suor e cheiros de suor: e os aromas sujos e estragados, *565*; e os aromas dos animais de estimação, *78*; e a decomposição de proteínas, 60-62, *62*; e o microbioma da pele, 113; glândulas sudoríparas, 121, 125, 127-28. *Ver também* odores corporais
suprimentos navais, 430-31
*surströmming*, 552-53, 581, *582*

*sweet everlasting*, 213
*sweet grass*, *215*

tabaco, 460-64, 488
Taiti, baunilha do, 302-303, *303*
Taleggio, queijo, 121
tâmara, 193, 339-40, *341*
Tang, dinastia, 119, 128
tangelo, 335
tangerina, 332, 335-36, *336*
Tangerman, Albert, 104-105
tangor, 335
*Taste of Wine, The* (Peynaud), 112-13
taurina, 399, 405
TDN (trimetil-di-hidro-naftaleno), 433, 591
Techamuanvivit, Pim, 93
tempê, *575*, 576
*tempestade, A* (Shakespeare), xii
Teofrasto, 465
Tepe Gawra, Iraque, 465
tequila, 611, *611*
terebintina, 150, 170, 199, 271, 430, *430*, 439, 445
terebinto, 170
terpenos, xvi, 170, 239, 441, 533. *Ver também* terpenoides
terpenoides: e as madeiras aromáticas de árvores latifoliadas, 206, 208; e as raízes aromáticas, 282-83; e os arbustos aromáticos, 211-13; e o manjericão, 264; e os aromas da cerveja, 596; e as frutas vermelhas, *322-23*, 324; e a família do aipo, 266-68, 291-93; e as frutas cítricas, 331-34; e as coníferas, 199-200; e os aromas dos alimentos cozidos, 540-47; e as ervas da família das asteráceas, 278-79; e as ervas e verduras comestíveis, 253-54, 257-62, 273-74; e as raízes e sementes comestíveis, 278-79, 289, 296-97, 299, 300-302; e as especiarias da Eurásia, 294-95; e a evolução dos aromas florais, 226-28; e os alimentos fermentados, 572-73, 579; e os aromas das flores, 232-36, 238, 241-50; e as flores das Américas e da África, *245*; e os aromas de florestas e campinas, 215-17; e as frutas, 308, 312, 315, 336-42, 344; e as substâncias voláteis de folhas verdes, 194; e as resinas de árvores latifoliadas, 202; e as ervas das Américas e da Ásia, 270-72; produção industrial de, 456; e as substâncias voláteis produzidas por insetos, 91; e as plantas herbáceas, 210; e as madeiras de árvores latifoliadas de

aroma brando, 209; e as ervas da família da hortelã (labiadas), 262-63; e os cogumelos, 364, 369; e o metabolismo dos vegetais, 169-71; e os pomos, 316-17; e as plantas terrestres primitivas, 196; parentes dos, 178-79; e os alimentos de origem marinha, 413; e os sais marinhos, 413; e a fumaça, 430; e o solo, 357, 360-61; e o morango, 320; e as folhas de chá, 561; álcoois terpenoides, 176, 247, 531; ésteres terpenoides, 176, 283, 300; e os aromas de tabaco, 461-62; e os vinhos, 590-92
*terroir*, 370-71, 405
Tête de Moine, queijo, 121
tetraz, x-xii, xxiv, 58, 615-16
Thomas, Dylan, 222
Thomas, Richard, 351-52, 379-80, 620
Thoreau, Henry David, 155-56, 194, 224, 308
*tianmianjiang* (pasta de trigo fermentada), 580, 580
Tian Shan, cordilheira de, 319, 313-14, 320
tília, 239, *239*
tília, espécie norte-americana de, 238-39
timol: e a família do aipo, 292; e os aromas "químicos" de plantas, 149, 152-53; e as substâncias voláteis das frutas cítricas, 337; e as ervas das Américas e da Ásia, 270; e a família da hortelã (labiadas), 259, 262-63; e os monoterpenoides, 172, *173*; e os enxaguantes bucais, 111; e as qualidades voláteis que não envolvem aroma, 151-52
*tíner*, 418
tinturas, 468, 470
tiocianatos, 189, 191. *Ver também* isotiocianatos
tióis: e as fragrâncias derivadas de animais, 479; e as secreções usadas pelos animais para sinalização, 86-87; e o cacau, 548-49; e os aromas de alimentos cozidos, 516, 522, 547, 548; e o durião, 346; e as fezes, 74; e os alimentos fermentados, 578, 586; e as substâncias voláteis produzidas por insetos, 91; e o aroma de mineralidade, 380; e os compostos voláteis vegetais sulfurados, 190, *190*; e os aromas dos vinhos, 592-93, 593
tofu, 539, 572
tofu fedido, 572, *572*, 576
Tokaji Aszú, 594, *594*
tolueno, 357-58, 427, 433, 438, 445, 450, 509
tomate, *261*, 262, 329-30, *330*, 525-26, 566
*tomatillo*, 328, *329*
tomilho, 256-57, 259, *260*, 261-63, *263*

tomilho-alcaravia, 263, *264*
tomilho-limão, 263, *264*
tomme de Savoie cironée, 589, *589*
topinambo, 278, *279*
toranja, 332, 335, *336-37*, *337*, *343*, *380*, 473
traça, 149
tradição islâmica, 482
transpiração, 113. *Ver também* odores corporais
*Travels through North and South Carolina* (Bartram), 306
*Travels with Charley* (Steinbeck), 385
Trésor (fragrância), 495, *495*
trevo, 214, 215, 234, *235*, *302*
trigo, 285-86, *286*, 537
trigo-sarraceno, 286, *287*
trigo-sarraceno, mel de, 544, *545*
trimetoxibenzeno, 241, 248
trimetilamina (TMA), 63, *64*, 66, 77, *106*, 108, 122, 212, 224, *225*, 399-400, *517*, 561, 566, 581, *582-83*
trimetilglicina (TMG), 399-401
triptofano, 63-64, 537
triterpenoides, 479
Trockenbeerenauslese, *594*, 595
trombeta, cogumelo, *369*, 370
trombeta-negra, *369*, *370*
trufa, 354-55, *356*, *364*, *370-74*
trufa branca, *372*, 373, *373*
trufa "chinesa", *373*, 374
trufa negra, *372*, *373*
tubérculos, 277-78
tujona, *172*, *200*, *212*, *236*, *254*, 260, 269
tulipa, 239, *241-42*
tulipas, febre das, na Holanda, 239-40
turfeiras, 451. *Ver também* pântanos

uísque, xxvi-xxvii, xxxi, 209, 302, 413-14, 609, *609*
uísques escoceses, 414, 609
ultravioleta, radiação, 9, *78*, 115, 393, 557, *557*, 599
*Ulva* (alface-do-mar), 413
*umami*, xx
umbelulona, *172*, *173*, *174*, 206
Unilever, 97
Universidade de Oxford, 229-30
Universidade da Pensilvânia, 118
urina: e as aminas, 11; e as excreções dos animais, 70; aromas de urina de gato, 81, 83, *84*, 211, 311, 315, 518, 591, *591*; e o metabolismo humano, 98; e os diagnósticos médicos, 96; e as substâncias voláteis nitrogenadas, 62-64; função de sinalização, 81-83; aromas associados à,

*105-106*, 105-108, *108*; ureia e ácido úrico, 62, 63, 71, 75-76, 107-108, 400
urucum, 301, *302*
uva: e os aromas dos alimentos cozidos, 541; e os ésteres de frutas, 309-10; e o antranilato de metila, 320; e o microbioma da boca, 112-3; e as substâncias voláteis nitrogenadas de origem vegetal, 188; e os benzenoides pré-amínicos, 182; e os compostos voláteis vegetais sulfurados, 190; variedades de, 324-25, *325-26*; e os aromas dos vinhos, 590-93, *592*. *Ver também* vinhos
uva-passa, 540, *541*

valeriana, 256, 282-83, *283*
Van Helmont, Jan Baptist, 434
vanilina: e o isolamento químico de substâncias voláteis, 441; e os aromas químicos nas plantas, 149; e os anéis picantes do ácido cumárico, 186, *187*; e as características das frutas, 345; e os aromas das bebidas alcoólicas destiladas à base de cereais, 600; e os cereais, 286; e perfumes importantes, 494; e as reações de pirólise, 425-26; e as fragrâncias sintéticas, 490-91; e o leite UHT, 515
veado, 83, *86*, 87, *325*, *482*, *521*
védica, medicina, 96
verduras, 530-32, *531-32*. *Ver também* verduras comestíveis
verduras comestíveis: ervas americanas, *271*; manjericões, 260, *261*, 264-66, *264-66*, 473; e a família do aipo, 266-69, *267*; ervas cosmopolitas, 273-74, *273-74*; ervas da família das asteráceas, *254*, 268-70, *269*; ervas da Ásia oriental, *272*; e as ervas das Américas e da Ásia, 270-72; verduras e ervas de uso culinário, 253-56; ervas da família da hortelã (lamiáceas), 256-61, 259-60, *261*, 262-63, *262*; tomilhos, *263*; variedade das, 251-53
verduras e ervas de uso culinário, 252, 253-58, 268-69
vermute, 268
vetiver, 477, *478*
vieira, 408, *409*, 525, *525*
vinagre balsâmico, 569, 603, 604
vinagres chineses, *605*, 605
vinagre de bebidas alcoólicas destiladas, 603, 604
vinagre de sidra, 603, *604*
vinagre de vinho tinto, *603*
vinagre e seus aromas, 22, 42, 77, 99, 102, 569, 602-605, *603-604*

vinho amarelo, 600-602, 605
vinhos: teor alcoólico, 375-76; aromas tipicamente associados aos, 590-95, *591*; aromas derivados dos barris, *593*; e as moléculas de carbono e oxigênio, 15; e a categorização dos aromas, xxxi; aromas que indicam defeitos, *595*; e os aromas da fermentação, 552-53; aromas derivados das uvas, *592*; aromas derivados da manipulação, *594*; e os meteoritos, 20; e o aroma de mineralidade, 24, 380; e o microbioma da boca, 112-13; origens, 467; e a percepção dos aromas, xxv, xxx; e o treino do sentido do olfato, xxxii; e os aromas de urina, 83-84; lactona do vinho, 310, *311*, *377*; vinagre de vinho, 602
vinilguaiacol, 286
violeta, 234, *234*, 473-74, *474*, 489, 494
*Vitis vinifera*, 590
vodca, 606, *608*
vômito, 43-44
vulcões, 26-28

*waffle* de Bachelard, 546
wakame, 411-12
Wallace, Alfred Russel, 306, 308, 346, 348
*wasabi*, 189, 280-81, *281*
Weissbier, 598, *599*
"wet-up", aroma de, 378-79
White Linen (fragrância), 495, *495*
"Wild Apples" (Thoreau), 155
Wilde, Peter, 466-67
Willis, Thomas, 96
Wilson, E. O., 222
*World I Live In, The* (Keller), 193
Wrangham, Richard, 58, 420

xantofilas, 158
xarope de bordo, 180, 213, 294, *542*, *543*
xenobióticos, 98, 109, 450
xerez, xiii, 594, *594*, 602-604
xileno, 358, 427, 434, 439, 445

Yellowstone, Parque Nacional de, 28-30, 32
*yerba buena*, 261, *261*
Young, James, 436
Yu Bo, 611
*yuzu*, 333, 337-38, *338*

zedoária, 283, *283*
Zhenjiang, *605*, 605
zimbro, 199, *200*
zingibereno, 177, *178*, 283
zizaenonas, 478
zooplâncton, 389, 391, 396

**GRÁFICA PAYM**
Tel. [11] 4392-3344
paym@graficapaym.com.br